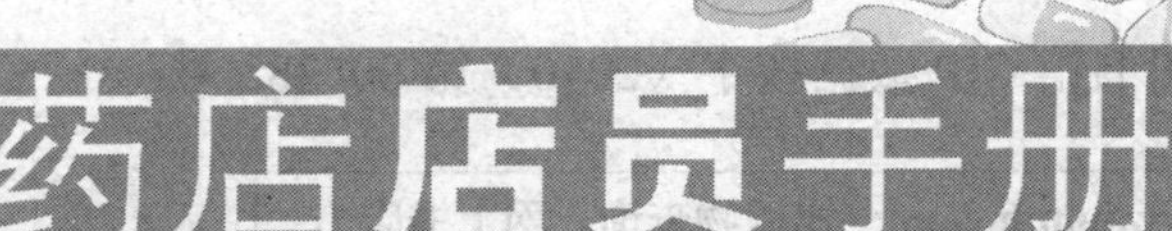


主　审　武志昂

主　编　陈玉文

副主编　连桂玉　王淑玲　孟令全　黄　哲　刘志刚

编写人员（按姓氏笔画排名）

王淑玲　冯雪飞　吕　丹　刘志刚　刘建巍
刘焕芹　严中平　李秀娟　李树鹏　杨　莉
杨亚明　杨建军　连桂玉　沈　伟　宋姝馨
陈　芳（黑龙江省哈尔滨市）
陈　芳（四川省资阳市）　陈　虹　陈玉文
陈韫伟　周　莹　孟令全　胡晓平　姜　儒
徐丽娟　郭　莹　黄　伟　黄　哲　鲁贝贝

人民卫生出版社

**图书在版编目（CIP）数据**

药店店员手册 / 陈玉文主编．—北京：人民卫生出版社，2010.7

ISBN 978-7-117-12559-8

Ⅰ．①药… Ⅱ．①陈… Ⅲ．①药物—手册 Ⅳ．①R97-62

中国版本图书馆 CIP 数据核字（2010）第 005383 号

| 门户网：www.pmph.com | 出版物查询、网上书店 |
|---|---|
| 卫人网：www.ipmph.com | 护士、医师、药师、中医师、卫生资格考试培训 |



**药店店员手册**

主　　编：陈玉文
出版发行：人民卫生出版社（中继线 010-59780011）
地　　址：北京市朝阳区潘家园南里 19 号
邮　　编：100021
E - mail：pmph @ pmph.com
购书热线：010-67605754　010-65264830
　　　　　010-59787586　010-59787592
印　　刷：三河市潮河印业有限公司
经　　销：新华书店
开　　本：850 × 1168　1/32　　印张：30
字　　数：774 千字
版　　次：2010 年 7 月第 1 版　2019 年 7 月第 1 版第 8 次印刷
标准书号：ISBN 978-7-117-12559-8/R・12560
定　　价：52.00 元

# 内容提要

为给广大药店店员在实际工作中提供帮助与指导，特撰写此本新颖而实用的工具书。本书主要介绍了药店店员所应具备的基础知识、基本技能及法律法规知识，并用案例、小链接等生动的形式向店员展示提高工作技巧的经验。本书内容分为职业素养、完美沟通、药店店员促销策略与实战、中药学和药学基础知识、药物应用实用知识、疾病初步诊断及用药知识、药品相关法律知识等。书中所列药物为2009、2010年版国家基本药物目录中的药物。

本书实用性强，内容全面，可作为药店店员工作手册，也可以作为店员培训之用，同时还可以作为药学高等职业技术教育教材使用。本书对提高我国药店店员工作水平具有一定的参考价值。

# 前　言

药店是经营特殊商品的场所，药品零售业尚属劳动密集型产业，其经营成果主要通过注入大量的劳动力来实现，即通过大量的药店店员的劳动来完成从接待顾客、解答疑难、促进销售、包扎商品到结算货款等一系列商业活动任务。药店店员的服务态度、工作作风、仪容仪表等直接影响服务效果和企业的声誉和形象。从某种意义上讲，药店店员就是企业的象征和代言人。

编写本书的目的是为给广大药店店员提供一套新颖而实用的工具书，本书的特点主要有：

（1）实用性较强。书中采用大量生动的成功的案例，具有生动性和易读性。

（2）可操作性较强。本书每章是以问题的提出，并解答问题作为书写方式，简单明了，通俗易懂，一问一答，易于店员在经营管理中遇到问题及时查阅。

（3）系统性较强。本书是从最基本的问题出发，为药店店员提供经营管理的手段和方法、技巧，是药店店员的好帮手。

本书共八章。第一章药店店员的职业素养，介绍了药店店员从业的基本条件；店员的职业道德；店员的基本职责；店员的角色定位；店员的服务原则与服务规范；接待顾客的基本能力和原则；店员的仪表和礼仪。第二章药店店员的沟通能力与技巧，介绍了沟通的原理与原则，并具体地介绍了与顾客沟通的能力与技巧，与同事沟通的能力与技巧以及与店长沟通的能力与技巧等。第三章店员促销策略与实战，介绍了药店店员在日常销售工作中的开场技巧，识别不同类型的能力及应对策略，促进销售业绩的方法，以及对提出异议顾客和投诉顾客的接待艺术。第四章用药基础知识，介绍了药品的概念和分类，药品的批号及有效期、名称、剂型、用法用量、不良反应、慎用、禁用等的含义，假药、劣药的概念及辨别，药品包装及药品的特有标识和处方药的含义等知识。第五章疾病初步诊断及用药（中成药）和第六章疾病初步诊断及用药（化学药品和生物制品），介绍了内科、皮肤科、妇科、五官科、外科等常见疾病及其症状和初步诊断方法，治疗用药主要选自《国家基本药物目录》（2009 版）中的药品。第七章常用药品和生物制品，对药店常用药品进行了分类，介绍了化学药品和生物制品及中成药的常见种类、各大类药物的特点及其相关药学知识，详细介绍了新版国家基本药物的适应症、用法用量、注意事项、不良反应、药物相互作用、制剂与规格等药品信息。第八章药品相关法律知识，介绍了《中华人民共和国药品管理法》及其实施条例、《药品经营质量管理规范》（GSP）及其实施细则、药品分类管理、药品包装、药品监督管理等药店常用药事法律法规知识。

本书主要用作药店店员工作参考用书，也可以作店员培训之用，同时还可以作为药学高等职业技术教育教材使用。

本书难免有不当与疏漏之处，望广大读者批评斧正。

陈玉文

2010 年 5 月

# 目　录

# 第一章　药店店员的职业素养

## 第一节　药店店员从业的基本条件

### 一、药店店员是一个怎样的职业？

随着医药产业的快速发展，零售药店的数量也在快速增长，近年来国家对药品价格的下调，药店的微利时代到来，药店的竞争异常激烈，使药店开始更加注重自身的服务质量。

药店是一个服务于患者的公共场所，患者走进药店，倾诉需求的第一个对象就是药店店员，药店店员通过他们对药品和疾病知识的了解，正确判断顾客需求，销售药品并指导患者用药，与此同时还需要做好药品养护和陈列理货的工作。掌握一定的沟通和销售技巧，向顾客推销和推介药品是店员的主要职责，当然要以遵守职业道德为前提，符合服务原则和规范，注意自身的仪表和礼仪，更好地为顾客提供服务。

简而言之，药店店员是一个需要具备医药学专业基础、销售技巧和沟通技巧，服务于患者的职业，在药品零售行业中占有不可轻视的位置。

### 二、药店店员应具备怎样的素质？

从最基本的条件出发，药店店员应具备以下基本素质：

**（一）掌握医药学专业基础知识**

店员应掌握医药科学知识、产品知识、日常保健医疗等知识。熟悉所售药品的陈列位置，身为药店店员，必须要懂药，向顾客正确介绍药品的功能主治、用法用量、禁忌、不良反应及注意事项，防止差错事故。

**（二）掌握相关的营销知识**

药店店员要了解自己的责任，并熟练掌握有关陈列理货、柜台销售、消费者心理等知识，并能应用自如，为药店创造良好的经济效益。从促销策略上来讲，店员要准确掌握每种药品的最大优点，从而向有需要的顾客推荐，并且能为顾客解释清楚。

**（三）掌握相关的沟通技巧**

顾客的差异性要求店员掌握沟通技巧，差异化服务的实施也需要店员掌握沟通技巧，顾客抱怨的合理处理更需要有店员的有效的沟通。沟通技巧是店员与顾客成功打交道的一把金钥匙。

**（四）掌握相关的药事法规知识，如 GMP、GSP 等知识**

药店店员应该掌握相关的药事法规知识，严格遵守和执行药品零售行业、零售企业和药店的各项法律法规、规章制度，如《药品管理法》、《药品管理条例》、GMP、GSP 等，为患者的用药安全负责，为自己的行为负责，为药店负责。

## 三、药店店员从业的基本条件是什么？

**（一）学历**

药店店员应具备药学或相关学科中专（含）以上的文化程度。如果为高中文化程度，须具有五年从事药品经营工作的经历，并经地市级（含）以上药品监督管理部门考试合格，发给岗位合格证后方可上岗。

**（二）知识结构**

1. 了解所工作的药店历史、现状、组织结构、管理制度等

店员身为药店的一员，应该了解所在企业和药店的历史、现状，以及组织结构和管理的规章制度，才能更好地融入这个集体中，配合药店的管理工作。

2．掌握医药学专业知识

店员应掌握医药科学知识、产品知识、日常保健医疗等知识。熟悉所售药品的陈列位置，坚持问病发药，向顾客正确介绍药品的功能主治、用法用量、禁忌、不良反应及注意事项，防止差错事故。

3．掌握相关的营销知识

药店店员要了解自己的责任，并熟练掌握有关陈列理货、柜台销售、消费者心理等知识，并能应用自如，为药店创造良好的经济效益。

### （三）遵纪守法

店员应掌握GSP和其他国家有关药品监督管理方面的法律法规知识，严格遵守和执行药品零售行业、零售企业和药店的各项法律法规、规章制度。

### （四）身体健康

药店店员必须每年进行健康检查，并建立健康档案。若患有传染病或者其他可能污染药品的疾病，不得从事店员工作。

# 第二节　店员的职业道德

## 一、什么是职业道德？

职业道德是从事一定职业的公民在职业活动中所必须遵循的道德准则和行为规范的总和。它是一定社会中占主导地位的道德在职业活动中的具体体现，即适应各种职业活动的要求而必然产生的道德原则、规范及相应的道德意识、道德情操和道德品质。

## 二、药店店员应该具备怎样的职业道德？

各行各业都有自己的职业道德，遵守职业道德是任何一个行业的从业人员最基本的要求。药店店员职业道德的具体含义是：

### （一）遵纪守法、爱岗敬业

遵纪守法，就是遵守国家制定的各种法律、法规，遵守行业、部门、企业制定的一系列规章制度。药品是一种特殊的商品，关系到人们的生命和健康，国家对药品的生产和经营等都制定了严格的管理规范。店员直接向消费者出售药品、提供服务，不仅要严格遵守国家制定的有关法律法规，也要遵守企业制定的劳动纪律、服务纪律、柜台纪律和企业的各项规章制度，在自己的工作岗位上尽职尽责、尽心尽力。

爱岗，就是热爱自己的工作岗位，并能够为做好本职工作尽心尽力；敬业，就是用一种恭敬严肃的态度、认真负责的精神对待自己的职业，对待自己的工作。

### （二）尊重顾客、热情服务

尊重顾客是店员职业道德的基本要求之一，体现出店员对待工作的积极态度；对顾客尊重是正常地进行商业活动的起码条件，是形成良好的商业道德风范的基础。

热情周到的服务态度体现在接待顾客中，就是要做到主动、热情、耐心、周到。主动向顾客打招呼、主动当好顾客参谋、主动帮助顾客排忧解难等，处处体现出主动关心顾客，为顾客服务的精神。

### （三）真诚守信、文明经商

在介绍药品的时候应实事求是，不夸大药物功效，根据顾客的实际需要推荐药品，药品明码标价，从顾客的立场出发想问题，自觉维护消费者利益，真诚守信，建立起顾客对店员和药店的信任，文明经商，有利于药店的长远发展。

## 第三节　店员的基本职责

### 一、什么是职责？

“职责”就是职务（或职位，即工作岗位和内容，也可说是权利）和责任（包括法律责任，可说是一种义务），就是我们在工作中、家庭中、社会中的义务，必须做的应该做的。无论是工作，还是生活及社交等活动，均应有责任。

店员应遵守职业道德规范的要求：一要有正确的工作立场和心态，认同自己的服务职业性质，避免不良情绪影响工作，愿意用专业知识为顾客服务，体现自我价值；二要有良好的行为举止和仪表；三要有一定的专业服务能力，如医务能力、识别顾客能力和销售技巧。

## 二、药店店员的基本职责包括哪些内容？

根据店员工作的三个阶段：营业前、营业中和营业后，其基本职责可概括如下：

### （一）营业前

1．做好清洁工作

保证店内干净卫生，窗明几净，柜台无灰尘，地板一尘不染，空气清新。保持店内卫生是防止蚊虫鼠害的必要手段，直接关系到药品的质量。清扫后，把清洁工具收拾好，放在不被顾客看见的地方。

2．个人的准备

概括起来有三个方面：保持整洁的仪表，保持旺盛的精力，养成自然大方的举止。

（1）保持整洁的仪表，就是店员容貌要整洁美观，着装要朴实大方，言谈举止要稳重高雅。

（2）保持旺盛的精力，就是店员在上班期间一定要有饱满的热情、充沛的精力，不能无精打采、萎靡不振，也不能怒火中烧、咬牙切齿，始终保持一个乐观、向上、积极、愉快的心理状态。店员应牢记，顾客不是出气筒，千万不能因为自己的情绪反常而往顾客身上撒气。即使情绪低落，也要自己调整心态。

（3）养成自然大方的举止，就是要求店员言谈清晰、举止大方得体、态度热情稳重、动作干脆利落，给顾客亲切、愉快、轻松、舒适的感觉。

3. 销售方面的准备

（1）备齐商品：药品要按剂型、用途分类陈列于货柜，做到人用药和兽用药分开，内服药与外用药分开，处方药品与非处方药品分开，药品与非药品分开；查看商品是否齐全，及时将缺货补齐；对于需要拆包、开箱的商品，要拆除包装；对于需要搭配成套的商品，要及时搭配好；及时剔出残损和变质的商品，使商品处于良好的待售状态。

（2）熟悉价格：店员对本柜台的商品价格要牢记。只有店员准确地说出商品的价格时，顾客才会有信任感。

（3）整理环境：把各种商品摆放整齐，给人整洁清新的感觉。

**（二）营业中**

1. 严格执行《药品管理法》和GSP等相关的法律法规

向消费者正确介绍药品的功能主治、用法用量、禁忌、不良反应及注意事项，不得夸大宣传、滥行推销。

2. 遵守柜台纪律

（1）店员上岗必须佩戴证章标志。

（2）店员必须按时上岗，工作时间内不得擅自离守，空岗、串岗。

（3）店员在工作期间，不得将个人物品及非本柜人员带入柜台。

（4）店员不准在工作场所看书、看报、聊天、打闹、听音乐等，不得做与工作无关的事情。

（5）不能坐着接待顾客。

（6）不能因为上货、盘点、结账等内部工作，影响接待顾客。

（7）店员在营业结束时，不准存放限额以外的现金，不准挪用销售款。

（8）不准私自拿用商品。

（9）不得在规定宣布时间前私自泄露涨价或降价信息和

泄露有关企业的经济秘密。

（10）对顾客遗忘的物品要及时上缴，不得私存或私自使用。

3．接待顾客时主动热情，态度认真，用语文明

仔细核对药品品名、规格、数量，防止发药和计价错误，一旦发现差错应立即报告。

4．做好药品售后服务工作

注意收集消费者对所售药品和服务的意见和建议。

5．正确处理顾客的异议和抱怨

6．认真验收、盘点

配送货物到达时，店员要进行验收；在店员交接班和营业结束前要进行货物盘点。

7．做好店员交接班工作

（三）营业后

1．整理作业区

2．检查柜上商品，进行补货上架

3．填写要货计划

4．做好营业结束的其他收尾工作

## 第四节　店员的角色定位

药店店员在工作时需要代表药店的利益处理好和顾客之间的关系，药店店员正确的工作角色定位对处理自己与顾客的关系和销售行为及工作业绩会产生重大的影响。因为这一定位是建立在店员心理基础上的，不同的心理会引致不同的行为，而行为及其结果最终带来的是工作业绩。

### 一、什么是角色定位？

角色定位是指在一定的场合辨认自身的地位和身份。药店店员必须找准自己的位置，摆正自己的位置，才能做出与自己工作岗位相适应的行为，才能取得良好的工作业绩。

药店店员在工作中应该依据药店店员的身份需要，穿戴合适的服装，适当讲话，举止文明；努力学习药店店员必备专业知识，提升自己的素质；还应多思考别人说话的内容，以掌握合适的方法介绍或推销适合顾客的药品。此外，药店店员作为个体，还要处理好同上级的关系、同下级的关系、同平级的关系、同外围合作伙伴的关系等。处理人际关系，需要掌握沟通技巧，以扩大共识，争取同道者。

## 二、店员应该如何正确定位自己的角色？

店员不能简单地把自己的角色定位在订货员、推销员、交货员，而是应该有正确合理的定位。

### （一）药店店员正确的角色定位：导购型店员

从市场营销观念的发展过程看，由过去的以销售为核心转移到以消费者为核心。商家不再把顾客当作上钩的鱼，进行掺杂着诸多“温柔”欺骗的推销，给顾客“温柔的一刀”。相反，他们为顾客着想，顾客喜欢但不适合他的东西不卖给顾客。他们的目的由获得最大的销售额进化为给顾客提供最为完善的恰当的服务，一切着眼于长期的利润和效益，不追求短期行为。

导购型店员在引导顾客消费的过程中，既能有效了解顾客需求，为顾客选购药品进行指导（事实上，购买药品的顾客非常需要这种专业指导），又能有效促进顾客采取购买行为，实现销售。

### （二）导购型店员的促销心理和行为

从促销心理和行为上分析，导购型店员的心理和行为要符合以下几个方面的要求：

1．对待工作勤奋、敬业

导购型店员要把握住销售节奏，在销售旺季和高峰时段甚至要争分夺秒，不离开柜台半步，不要错过客流和要购买产品的顾客。对待工作的态度要认真，有良好的职业气质和素养。对待顾客谦和，热爱自己的工作，在工作中都愿意倾注个人的情感，时刻体现用心销售的勤奋和敬业精神，会为销售成绩而兴奋或焦虑。

2．能担当销售顾问的角色

药店店员扮演着顾问的角色，发挥着销售顾问的功能和作用，对医药行业有一定的认识，所讲述的语言具有行业代表性和权威性，能准确、清晰表述本药品在行业中的地位，对竞争品牌企业的实力也要有研究，并能关注顾客购物的每一个细节，全面归纳出某品牌药品的比较优势。

店员一定要有条不紊地介绍药品，始终保持严谨的思维逻辑。在柜台指点药品，游刃有余，要准确把握顾客的购物心理。尽可能地为顾客提供丰富的产品信息，帮助顾客购买优质的符合顾客需要的药品，而决非是简单的推销员。不要自以为是地将意志强加给顾客，店员仅仅是在为顾客做参谋，提建议，要认真地将药品介绍到位，但永远要让顾客自己作决定。

3．学习能力强，心理素质好

导购型店员不能满足于自我的一点点经验和技能，要博采众长，主动走访，同更多优秀的店员沟通、切磋“技艺”。导购型店员要快速发觉顾客的感受和隐含的购物意向，以顾客的实际感受来调整介绍的方式内容，即使遇到销售中的尴尬局面，也能自圆其说、自编自演也能与顾客形成默契配合。导购型店员要历练出超强的心理承受能力，在面对顾客的刁难和“不屑一顾”能自我解嘲、平静圆场，为自己找到退步的台阶，让挑衅滋事的顾客只能一笑而过。

4．悟性好，执行力强

一个素质过硬或有潜力的店员，要准确领悟上级主管的意思，在合理事实和销售规律面前能同领导达成共识，并遵照领导的指示调整推销重点，保证药店不同时期的市场策略和销售计划有效执行。

5．处世老练而不露声色，介绍药品时能旁敲侧击

导购型店员在获得介绍药品的主动性后，即使稳操胜券，

也要沉住气；当顾客不能产生购买兴趣时，也不要急躁。对待顾客的反应要能屈能伸，可灵活转换介绍方式和对象，借用不同的产品或产品组合来投石问路，最终引导顾客说出购买意向；在销售现场，要语言表达得体，精练的说辞掷地有声，即便是普通平实的语言，对顾客也能起到旁敲侧击的作用，对顾客有潜移默化的启示，因为顾客往往坚信是自己经过思考后做出了正确选择。

有时店员过于热情、详细的介绍会引起顾客的反感，让顾客产生疑心，所以，老练的店员在和顾客沟通时能不卑不亢、有礼有节，介绍产品时话语恰到好处，让顾客有导游般的感觉，成交后给顾客留下优质服务的感觉。

店员在介绍产品时不光是单一地介绍药品功能等知识，也是在推销自己的药店，要把药店良好的信誉和商业地位方面的信息（例如有好的基础，在当地口碑好，可靠的形象，管理先进、规范等）传达给顾客，让顾客感觉到在该店购物质量和售后服务有保障，价格也合理。总之，优秀店员要从多个侧面去说服顾客，直接介绍产品后还能提供辅助信息去刺激顾客，诱发和引导顾客的购买行为。

6. 善于演示，与顾客共同挑选和欣赏药品

由于信息的不对称，顾客购买药品一般都比较盲目，即使是冲着某品牌而来，也对药品了解甚少。店员在介绍药品时，要尽量展示内在品质，根据顾客要求及时改变产品陈列方位，如果是医疗器械要勤于演示药品功能，达到全面向顾客展示药品。现场的积极演示和调配药品能调动顾客的参与积极性，营造优越的购物场面，利于顾客体验式购物，提高成交可能性。

7. 有惯用的说辞和介绍程序

店员在长期的工作过程中要打造出自己的工作特色，开场要用最简洁、最有效的话语去打动顾客，要能提炼和总结适合自己语言风格和适合顾客心理的介绍程序，久而久之，就会形成自己惯用的销售套路和专用话语。

8．针对疑问能有效解说

疑问总是影响购买决策的最大障碍，店员在介绍产品时，不要去漫天撒网，一定要有明确的针对性和目的性，能将顾客关心的诸如产品疗效、成分、副作用和注意事项等知识一步介绍到位（即使说明书上已经有详细的说明，也要向顾客讲解），消除顾客使用上的顾虑。

**（三）店员之间的交流相处的角色定位**

店员之间应有互帮互助和竞争意识，店员服务的宗旨是为顾客提供满意的服务。相互尊重、平等相待，紧密配合、团结协作，彼此合作、相互沟通，提升自信、和谐共进是店员之间的道德准则。

当遇到顾客询问药品知识、疾病知识自己无法解答时，可以寻求同事的帮助。店员之间应合力为顾客解决疑问，而不是事不关己高高挂起。

同时，店员之间也应该有努力进取的竞争意识，定期参与各类提高自身素质的培训，积极有效地与顾客沟通，实现销售，向优秀店员迈进。

**（四）店员和药店管理人员之间的沟通**

店员应在遵守药店规章制度，保证工作质量的基础上，配合药店管理人员的工作，积极主动地和管理人员沟通自己的想法，有好的点子、合理的建议要主动地说出来，店员、店长是一个团队，只有团队的努力才能使药店有更多的顾客，更多的收益。

# 第五节　店员的服务原则与服务规范

## 一、药店店员的服务原则是什么？

**（一）主动热情原则**

指店员在接待顾客过程中要始终以满腔的热情和愉快的心情，以积极、主动、自然、自信的态度去迎接每位顾客，发挥主观能动性，尽自己最大努力去满足顾客的正当需求。

**（二）尊重礼貌原则**

指店员在接待顾客过程中要充分尊重顾客的自尊心，文明经商，礼貌待人，以发自内心的微笑服务。

**（三）真诚守信原则**

指店员在接待顾客过程中要以诚相待，无论是介绍商品，还是承诺服务，都要做到真实、可信，一诺值千金，绝不能欺骗顾客。

一间中药铺，门口的对联上两行大字赫然入目："但愿人间无病痛，哪怕架上药生尘"。

**（四）善意宽容原则**

指店员在接待顾客过程中要以善意去理解和帮助顾客，站在顾客的角度设身处地替顾客着想，特别是在发生矛盾时，要坚持原则，态度灵活，宽容大度，敢于承担错误，不计较顾客的语气和态度。有时从服务效果出发，还应做到得理让人，善解人意，积极化解矛盾。

**（五）细致认真原则**

指店员在接待顾客过程中要认真对待每一个细节，无论是回答顾客的问题、介绍商品、递拿商品，还是计价开票，都应认真仔细，避免差错。

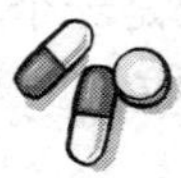

**小链接**

**拒绝卖鞋**

台湾有一位博士，在意大利某名牌鞋店买鞋。最合脚的尺寸卖完了，选了一双小一号的，但有一点紧。反正鞋穿穿会松的，于是要掏钱买，可售货员拒绝卖给他，理由是顾客试穿时表情不对劲。售货员说："我不能将顾客买了会后悔的鞋子卖出去"。

资料来源：汪中求．细节决定成败．新华出版社，2003：6

在这个案例中可以看出，药店店员对顾客也应仔细负责，观察到顾客的细节。药店店员在接待顾客的过程中，不能为了卖药而卖药，而是要仔细判断客户需求，对症推荐药品，同时要注意药品的禁忌症，以免出错。

**（六）平等待人原则**

指店员在接待服务过程中对所有顾客都应平等相待，一视同仁，进店都是客，没有高低贵贱之分，对顾客要做到：生熟、贫富一个样，买与不买一个样，大人孩子一个样，职位高低一个样。

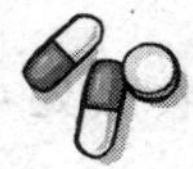

**小链接**

### 药店里的小顾客

例如，一个小孩蹦蹦跳跳地走进药店，“姐姐，买感冒药！”

店员问：“买哪一种的？”

小孩犹豫不决：“这……”

店员不耐烦了：“到底要哪一种？”小孩忘了品牌，正在想。

店员说：“快点决定。这个好不好？不要？这个呢？就这个好了。”店员半强迫地将药品塞给小孩，小孩只好交了钱，低头走了。

资料来源：陈玉文．药店服务营销．北京：中国医药科技出版社，2007

小孩子一般爱憎分明，决不会忘了对店员的第一印象，并会用强烈的感情评价这家药店。药店招致他们的不满，后果相当严重，因为他的不满很容易传给他的家人和朋友。

聪明的店员会主动热情地接待小孩子，遇有小孩想不起买什么药的时候，并不急于催促，而是让小孩慢慢地想，给予提示。小孩子对店员的和蔼可亲会留下深深的印象，回到家会说给家人听，这家人有可能成为药店的固定顾客。

## 二、药店店员服务应遵守怎样的服务规范?

服务是药店店员的主要工作，服务规范，即将接待顾客的各个环节要求具体化、规范化。药店店员具体服务规范如下：

（1）顾客光临柜台，要不失时机地主动上前打招呼。

（2）认真听取顾客的要求，积极推荐商品。

（3）当顾客需要某种商品时，及时为其递拿，轻拿轻放，双手递送，不扔不摔。

（4）递拿的同时进行商品的介绍，积极帮助顾客了解商品，但不可强求顾客购买。

（5）当顾客决定购买后，准确开票，指引顾客到收款处交款。

（6）顾客交款后，应等顾客确认其购买的商品后，再行包装。

（7）可边包装边进行使用注意事项、售后服务的介绍。

（8）将商品交到顾客手里后，讲好道别语。

注意：一般情况下接待顾客，应本着一对一，先到先接待的原则进行。如遇顾客较多，可采取接一、问二、联系三的方式，照顾到后面的顾客。如果有特殊情况，应做好协调工作。

# 第六节　接待顾客的基本能力和原则

## 一、接待顾客需要具备什么样的基本能力?

药店店员有了正确的角色定位、明确了服务的原则和规范后，接待顾客是工作中最核心的任务，优秀的店员通常会得到很多顾客的好评，那为什么他们能得到顾客的认可呢？从最基本的说起，优秀店员需要具有亲和力、较强的沟通能力，能正确探询客户需求，能准确介绍药品信息，同时具备优异的客户投诉处理能力和应变能力，这些都是体现在日常工作中和顾客沟通交流的基本能力，也是为顾客提供他们满意的服务的基础。

一个优秀的店员必须是一个善于“见风使舵”、“见什么菩萨烧什么香”的人，店员必须要能够迅速地掌握每位顾客的要求、愿望、性格、好恶，以及他说话的方式、态度、表情等，进而用对方能接受的方式向他推荐适合的药品。每次面对不同的顾客，需要努力去揣摩“这个人到底要什么？”“我应该推荐哪种药品？”“哪一种推荐方式适合这个顾客？”“我应该如何掌握顾客的心理？”经常思考这些问题是你成功的第一步。

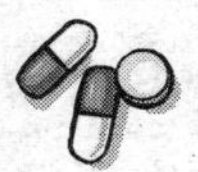

**小链接**

### 到底方不方便

一个顾客正在挑选感冒药，店员热情地介绍说：“先生，这种感冒药与其他的感冒药不同，它是一种中药冲剂，而且药效持久，相信您用了会满意的！”

顾客回答说：“嗯，不过我想它服用起来有些不方便……”

店员赶紧插话说：“不会的，您可能觉得服用有些不方便，但用过的人都说疗效很好，这一点您大可放心。”

顾客看了他一眼：“是吗？但我还觉得有些麻烦。本来我今天也没打算买，我看还是改天再说吧。”说完就走了。

资料来源：佚名. 如何成为一名优秀的药店店员 [EB/OL]. [2006-1-16]. http://news.djyw.com/html/27296.html

从这个案例我们可以看到，药品的说明要针对顾客的需求来介绍，顾客的问题在于服用不方便，应从这个方面介绍，也可以询问顾客的症状再推荐其他服用方便的同类药品。即使顾客这次不买，但你的解说使他满意。顾客有心无意，犹豫不决，买卖没有成交，站在店员的立场上，此时不能埋怨顾客，而应该更加认真地对待。这些探价的顾客就是潜在的购买者，他们比过门不入的顾客更受欢迎；店员以优质的服务相待，会给顾客留下深刻的印象，有机会他就会来购买药品。对于这类顾客，店员必须学会如何把握推荐的时机，如何揣摩顾客的潜在需求。

## 二、怎样练就接待顾客的基本功？

药店的店员要提供让顾客满意的服务必须能熟练应对各种顾客，处理好各类问题，让顾客高兴而来满意而归，而不是由着性子回避矛盾，或将问题转给别人，甚至与顾客争吵。以下10条基本功有助于你与顾客进行更好的沟通。

### （一）药店就是你

在顾客眼中一线的店员代表着药店和品牌，所以顾客有问题时不能将责任推给别的部门或员工。如果顾客确实需要与药店其他人对话时，应亲自与这项业务的负责人联系，并带领顾客走过去或将顾客移交给这位负责人。这时，最好对顾客说一句："如果您还有需要，请给我打电话！"

### （二）将心比心，换位思考

店员要经常回想一下自己是顾客时想要什么？希望店员怎样对待自己？怎样解决问题才能让自己满意？这一点对自己的顾客同样适用。

### （三）不要让顾客感到气馁

遇到问题时不要说"我处理不了"，不妨换一种积极的、实在的回答方式，如"这确实有点麻烦，不过我试一下吧！"也可以说"我请示一下上级"，而不能只给顾客消极的回答如"这是个问题"或"这个挺难办"。要说"你可以……"而不能说"你必须……"。记住要永远设身处地为顾客着想，即使顾客提出的要求有悖于药店的政策，也应该是这样回答："您的要求不符合药店的规定，您看不如我们再换一种办法。"

### （四）让顾客感觉到你有时间处理他们的问题

无论你有多忙，压力有多大，面对顾客时始终保持轻松的语调耐心处理他们的问题。多花些时间来寻求解决顾客问题的信息和方法。即使最后问题没有解决，顾客也会对你的努力和关注表示感谢。

**（五）给顾客改变主意的机会**

一个好的药店店员总会不厌其烦地询问顾客的病状、偏好、意见和其他的选择，因为他们明白：顾客的消费往往是非理性的，即使顾客在消费前制定了清单也会随时改变主意购买别的产品。优秀的店员懂得，通过良好的沟通，可以做成更多的生意。

**（六）认真对待有投诉的顾客**

有投诉的顾客因为不满所以怒火可能一触即发，这时店员首先要控制顾客和自己的情绪，以公平、公正的心态听取顾客的陈述，切勿用不友善、怀疑、批判的眼光看待顾客，这种伤害顾客自尊的态度会引起更大的情绪反弹。接着店员要认真、诚挚地为顾客解决问题，这种态度很有感染力，可以触动对方的心灵，让对方的情绪得以舒解，同时转怒为喜，双方化干戈为玉帛，至此又可以赢得一个忠实的顾客。

**（七）首应负责制**

人们遇到问题，最想要的就是找一个人性化的、面对面的解决方式。在表达了“感谢您告诉我”之后，你最好直截了当地表达你个人的关心，要表现出你个人的、真诚的道歉：“我很抱歉！”而不是“我们很抱歉”来表达你的认同和理解并着手更正服务的问题。

**（八）永远不要说“我从没听说过此事”**

在每一种情况下都要表示出你个人的关心和积极的态度。不要通过告诉顾客“有人比你还惨呢”的方式使顾客的问题大事化小、小事化了，这不仅会使药店形象受损，而且让顾客心生不满。

**（九）对目前所做的努力征求顾客意见**

通过询问顾客意见得到及时反馈，如“我做的是否符合您的要求？”“我告诉您的有用吗？”“这是您想象的吗？”当然还有“我还可以为你提供什么帮助？”

**（十）用“谢谢您！”结束**

“谢谢您!”比“谢谢”更有感谢的意义，因此要对顾客真诚地说：“谢谢您!”因为顾客的存在才是拥有这份工作的唯一前提。

## 三、接待顾客的原则是什么?

对于服务人员而言，顾客永远是对的，是需要被礼遇和尊重的。因此，友善接待每一位顾客是药房店员最基本的工作宗旨，药房店员在接待顾客时应本着以下几点原则：

**（一）敬业乐群**

主动积极地解决顾客任何困难与需求，高度发挥团体共识。药房服务的工作过程中不仅需要考量个人服务态度的好坏，还应配合公司策略，和谐地与工作伙伴相处，才是敬业乐群的最佳表现。

**（二）圆融沟通**

服务人员是药房第一线接触顾客的人。对于任何疑问和需求，必须透过灵活多变的说话方式与技巧，提出独到的见解，让顾客信服，以促使服务工作进行更为顺利。

**（三）态度真诚**

对于任何服务柜台服务人员都必须尽心尽力处理。尽管只是倾听顾客的需求与建议而言也应具备好听众的特质耐心听完顾客意思与重点，最好能适时主动询问，深入切题地了解对方需求。平常服务时也需细心留意顾客的任何举动，只要见到顾客有需要服务或支持的动作时，即应主动上前服务，不要等客人叫唤或等候。培养主动、积极的服务态度是一位优秀服务员应具备的绝对条件。

**（四）尊重顾客**

无论顾客的社会地位、穿着品味、举止等条件，对于每一位进药房的顾客都应提供相同的服务品质与态度，关注顾客的特殊要求，习惯，以体现对顾客的尊重与重视。

# 第七节　店员的仪表和礼仪

药店店员每天要接待众多顾客，药店店员的仪表决定了给消费者留下怎样的印象。整洁美观的容貌、大方得体的着装、稳重高雅的言谈举止，表现了个人良好的精神面貌，也代表了整个药店的员工素质水平。

## 一、什么是仪表?

仪表，就是指药店店员在销售服务时的穿着、修饰、举止姿态、精神状态和个人卫生等诸多方面的外观表现。这个外观表现要以反映药店健康的精神面貌、给顾客带来良好的感觉为标准。仪表包括仪容和仪态，仪容包括容貌和服饰，仪态指通过行为举止所表现出来的精神风貌。

## 二、店员的仪容标准是什么?

### （一）发型

对于女店员来说，应做到定期理发，保持整洁。一般情况下，不留松散披肩发，长发不要遮住脸，不染发，发卡样式美观大方，应选择短发、马尾辫或烫发中较为保守型的发式，颜色素雅，刘海适中以不遮住眉毛为宜；男性要经常剃须理发，头发不要遮住脸，禁止留长发、染彩发、留胡子、蓄大鬓角，头发保持清洁。一般情况下，要求店员戴帽子，统一着装。

### （二）手

无论是男女店员，都要始终保持手的清洁，注意经常修剪指甲，保持指甲短于指尖，不抹指甲油。

### （三）服装服饰

服饰是指人的衣着穿戴，应与穿者的环境、工作性质、体型等保持协调一致，讲求和谐统一的整体效果。药店店员作为药店的形象代言人，在消费者心目中比公司负责人更具有代表性。顾客中不仅有年轻人、还有老人、小孩，所以，药店店员的仪容仪表应该考虑顾客的感受，个人的喜好必须受到职业的限制才合理。

店员着装要美观大方、色彩协调、整洁合体、适应环境、干净利落、易于工作。一般要统一着装，因为统一着装能营造协调、气派的氛围，增强员工的自豪感，提高自信心，也便于顾客识别店员，易于交流。

统一着装应注意以下方面的问题：

1．服装样式不能太保守，也不能赶时髦。

2．服装的面料应讲究，但档次也不要太高，最好选择颜色单一、质地纯正的面料。

3．服装的款式应符合季节和工作环境。

4．店服型号应找准，穿着一定要合体。

5．店服穿着要规范：配套穿着，系牢纽扣和鞋带，按要求佩戴领饰，不卷袖口和裤脚；鞋袜要求与服装颜色、款式搭配协调。男店员的领带应与西装、衬衫搭配得当，清洁，系得端正。

6．证章、工号牌或胸卡等标志应按要求端正地佩戴于左胸前，无歪斜。

### （四）鞋子

无论是男女店员都应穿与服装相适宜的鞋，颜色和款式不要太夸张，鞋要保持整洁，禁止穿运动鞋、拖鞋和草编鞋，皮面鞋要有光泽，其他面料的鞋与鞋边保持干净。女店员鞋跟一般不超过 5cm。

### （五）袜子

男袜一般以黑白两色为主，无臭味，无破损；女店员应穿丝袜，以肉色为主，防寒时用黑色或深蓝色，无破损。

### （六）装束打扮

在装束打扮上，女性可适当化些淡妆，做到适度得体，既增加自信心，同时也给顾客一个清新、赏心悦目的视觉感观，切忌浓妆艳抹，脱落的妆要及早补好；中药饮片区的店员不能喷洒香水；在发带和发夹的选择上，样式应该大方，颜色应当素雅；营业时，不戴手镯、手链、戒指、耳坠或耳环等饰物。

**（七）气味**

注意口腔卫生，避免身体有异味，嘴部保持清洁。口齿的清洁与愉快悦耳的声音，对任何人而言，都具有莫大的魅力。店员务必要养成上岗前照照镜子、用餐完毕要漱口的习惯，并彻底检查是否擦了口红，食物的残渣菜叶是否夹藏在齿缝中等情况。上班前不抽烟，不喝酒，不吃生大蒜、大葱等带刺激味的食物。此外，有些药店店员由于齿质不良或其他疾病而引发的口臭、腋臭等体臭，会令顾客产生尽快逃离药店的想法，有此疾病的药店店员须特别注意，要尽快去看医生，或含一块淡香味的糖。

## 三、怎样才是得体的仪态？

**（一）得体的行为举止**

药店店员的行为举止要符合社会规范，讲究文明礼貌，在接待顾客的过程中要表现大方、自然、得体。大方，主要指表情、行为要放得开，不拘束；自然，主要指动作轻松自如，不做作；得体，主要指把握分寸要适度，给人以亲切、文雅的感觉。

**（二）站姿与站位**

店员的站姿、站位是一种区别于其他工作的职业特征，也是一种规范、一种基本功。店员的“站”是一种敬业乐业的典型形象，一种精神风貌的体现，而且有经常坚持的特点。

1．站姿、站位的要求

店员站柜台姿势要端正，面向顾客，双脚自然分开，上身正直，双手下垂或交叉放在身前，如果前面有柜台，应站在距柜台 10cm 的位置，可将手轻扶于柜台上，体现出良好的站姿和风度。切忌倚靠货架、廊柱，趴柜台、蹬货柜等懒散姿势，不允许有双手抱肩、双手插兜等让人不易接近的形态，也不应有背向顾客、聊天、说笑、追逐打闹、吃零食、看书报、化妆、剪指甲、掏耳朵、挖鼻孔等不礼貌不文明的行为。站立时身体不要晃动。

店员在进入岗位时的站位应根据货架、柜台摆放位置的不同，选择适当的位置。一般所站位置，应把握在既能照顾到自己所负责的商品，又易于观察、接待顾客的合适位置上。具体地说，货架摆放在中间的，店员应站在货架台的四周；货架摆放在周边的，店员应站在货架侧前方，背对货架，面朝顾客，两三个人时，人与人之间要保持一定的距离，呈弧状；柜台设在前面的，如果是一个人可站在中间，如果是两个人，可站在两边，如果是三个人，则应一字排开。

2. 八种不良站姿

所谓不良站姿，指的就是店员在工作岗位上不应当出现的站立姿势。它们要么姿态不雅，要么缺乏敬人之意。店员要是任其自然，不加以克服，往往会无意之中使本人或药店形象受损，也反映了药店的管理水平。需要店员努力克服的不良站姿大致上有以下八种：

（1）身躯歪斜。古人对站姿的要求是“立如松”。它说明，在人们站立之时，以身躯直正为美，而不允许使其歪歪斜斜。店员在站立之时，若是身躯出现明显的歪斜，例如头偏、肩斜、身歪、腿曲，若是膝部不直，不但会看上去东倒西歪，直接破坏人体的曲线美，而且还会令人觉得该店员颓废消沉、萎靡不振、自由放纵。

（2）弯腰驼背。弯腰驼背，其实是一个人身躯歪斜时的特殊表现。除去腰部弯曲、背部弓起之外，它大都还会同时伴有颈部弯缩，胸部凹陷，腹部撅起等一些其他的不良状态。凡此种种，显得一个人缺乏锻炼，健康不佳，无精打采，往往对个人形象的损害会很大。

（3）趴伏倚靠。在工作岗位上，店员要确保自己“站有站相”，就不能在站立之时自由散漫，随便偷懒。在站立之际，随随便便地趴在一个地方，伏在某处左顾右盼，倚着墙壁、货架而立，靠在桌柜边上，或者前趴或者后靠，都是不允许的。

（4）双腿大叉。不管是采取基本的站姿，还要采取变化的站姿，店员均应切记：自己双腿在站立时分开的幅度，在一般情况下以越小越好。在可能之时，双腿并拢最好。即使是将其分开，通常也要注意不可使两脚之间的距离宽于本人的肩部，而切勿使其过度地“分开”。

（5）脚位不当。店员在工作岗位上站立时，双腿的具体位置是有一定之规的。在正常的情况下，双腿在站立时呈现出“V”字式、丁字式、平形式等脚位，通常是允许的。但是，采用“人”字式、蹬踏式等脚位，则是不允许的。所谓“人”字式脚位，指的是站立时两脚脚尖靠在一处，而脚后跟之间却大幅度地分开来。有时，这一脚位又叫“内八字”。所谓蹬踏式，则是指站立时为图舒服，而是站在地上的同时，将另外一只脚踩在鞋帮上、踏在椅面上或蹬在柜台上，跨在桌面上。

（6）手位不当。在站立时，与脚位不当一样，店员的手位如果不当，同样也会破坏站姿的整体效果。站立时不当的手位主要有：一是将手放在衣服的口袋之内，二是将双手抱在胸前，三是将两手抱在脑后，四是将双肘支于某处，五是将双手托住下巴，六是手持私人物品。

（7）半坐半立。在工作岗位上，店员必须严守自己的岗位规范，该站就站，该坐就坐，而绝对不允许在需要自己站立之时，为了贪图安逸，而采取半坐半立之姿。当一个人半坐半立时，既不像站也不像坐，只能让别人觉得有些过分的随便。

（8）浑身乱动。在站立时，是允许略作体位变动的。不过从总体上讲，站立乃是一种相对静止的状态，因此，不宜在站立时频繁地变动体位，甚至浑身上下乱动不止。手臂挥来挥去，身躯扭来扭去，腿脚抖来抖去，都会使一个人的站姿变得十分难看。

### （三）饱满的精神面貌

店员在岗一定要有饱满的热情、充沛的精力，切不可无精打采、萎靡不振，也不能怒火中烧、咬牙切齿。调整好自己的情绪，始终保持一个乐观、向上、积极、愉快的心理状态。一个优秀的店员应牢记：顾客不是出气筒，只能通过自己调整心情，也不能让顾客来适应“我”。这样才会给顾客以愉快、安全、卫生的心理感受，从而放心地购买其销售的药品。

药店店员要做到精力充沛，可借助于以下途径：

1．保证充足的睡眠

夜晚休息好，第二天才可能精力旺盛；否则，哈欠连天，一脸倦容，不利于服务。

2．丰富业余生活保持良好心情

业余时间，多参加各种健身、娱乐活动，培养自己广泛的兴趣和爱好，有助于增强体质和保持良好的心情。

3．化不利情绪为有利情绪

人非草木，焉能无情？每一个人都有他的喜怒哀乐，药店店员也是如此。但是，为了更好地为顾客服务，就要尽量避免把不利的情绪带到工作岗位上去。当情绪不佳时，药店店员可用下列办法调整自己的情绪：

（1）积极参加营业前的工作例会，通过工作布置、互通情况而使自己抛开不良情绪，提前进入工作状态。

（2）要主动、热情地和同事打招呼，营造融洽的工作环境，使自己心情舒畅。

（3）进行自我调节。安静地独处一会儿，心中反复告诫自己：忘掉烦恼、振作精神、或者想一两件令人愉快的事情。

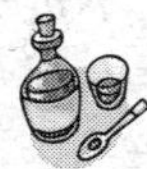

**小贴士**

## 药店店员的八种仪表禁忌

①服装怪异，浑身珠光宝气，且香气扑鼻；②衣服不整洁，纽扣掉落或脱线；③不佩戴胸卡或将胸卡藏于衣服内只露出一角；④表情颓废，抱肘拥胸，手插衣袋而立；⑤化妆时使用很奇怪的颜色；⑥头发颜色怪异，表面油腻有头皮屑；⑦浓妆艳抹，眼线和睫毛液渗出，带夸张耳环；⑧留

长指甲，涂有色指甲油，或短指甲内留有污垢。

资料来源：陈玉文. 药店营业员必备：素质技能知识. 中国医药科技出版社，2006.

## 四、店员的礼仪你注意了吗？

店员与顾客主要通过语言进行沟通，语言的表达方式和内容能表现一个店员的修养和素质，也是店员礼仪水平的具体体现。

### （一）礼仪三要素

“机智灵活”是店员礼仪的第一要素。一是机智代表“愉快”，是指在营业行为上使人感到愉快之意。店员在待人接物时应欣赏和赞美别人的优点，努力营造愉快的环境。顾客感到愉快、满意，生意自然就会好了。二是机智代表“灵感”，在药店日常经营中往往会接触到形形色色的顾客，在接待顾客、为顾客服务、与顾客交谈时，如果店员不机灵、不懂得察言观色的话，时常会因得罪顾客而不能达成交易。三是机智代表“迅速”，当今社会追求效率，所以迅速准确地完成工作也是礼貌的重要表现。

“确认角色”是店员礼仪的第二要素。

“宽容”是店员礼仪的第三要素。宽容是指大度、包容的意思，这点最难做到。要做到这点就要全身心地放在他人身上，处处为他人着想，记住“将心比心”四个字，多想他人的优点，自然就有好的服务心情。不要认为不挑问题的顾客才是好顾客，顾客越挑剔，越要加倍付出耐心地为之解答，容忍会更加增进与顾客间的彼此依赖。

### （二）接待顾客的语言

1．极具亲和力的语言技巧

（1）和气。在接待顾客时，态度热情、尊重客人、和颜悦色、心平气和、不强词夺理、不声色俱厉、不挖苦讽刺、不侮辱谩骂、不怠慢顾客。

（2）文雅。在接待顾客时，态度亲切、文质彬彬，说话讲究方式，言词生动、形象，比喻恰当，给顾客以生动的印象。

（3）谦逊。在接待顾客时，要谦和、礼让、友好而不傲慢。

（4）言之有礼。店员使用礼貌语言既是对顾客、对自己尊重的表现，又是融洽与顾客关系的基础。

（5）表达恰当。说话要准确、贴切，说话要注意分寸，不要说与营业无关的话，不打听顾客的职务、年龄等可能涉及个人隐私的内容。

（6）普通话标准。店员与顾客之间交往的一个前提就是彼此语言相通。我国地域广阔，有许多土语方言，店员必须学好普通话，履行推广普通话的义务；同时，店员还要懂一点地方的方言，使自己能适应各地顾客的语言。

2．接待顾客的礼貌用语

顾客走进药店之后，店员应主动热情地打招呼，招呼声也叫迎客声，是店员接待顾客的第一声。顾客临柜，店员应抓住最佳的接触时机，主动迎上去打招呼，说好第一句话。要求笑脸迎宾、亲切自然、落落大方，使顾客有宾至如归的感觉。

（1）一般礼貌用语。在顾客进门时，一般的礼貌用语为："同志（先生）！""女士（小姐）！""小朋友！早上好！""先生您好！""小姐您好！""欢迎光临！"

（2）招呼顾客进店礼貌用语。当顾客进店后，一般会直奔柜台，店员应立即接待，主动打招呼："您好！您需要什么药？""先生（小姐），您需要什么？我拿给您看。"

（3）介绍药品礼貌用语。

1）当顾客进店之后浏览药品时，店员应主动介绍：

"先生/女士，您想看看××（他/她所凝视的药品）吗？我拿给您。"

"小姐，××（她凝视的药品）是新产品，请您看看说明。"

2）当顾客对某一种药品进行仔细观看和对比时，店员应自然地上前，说：

“先生，这药品的功能主治、产地、特点是……”

“先生，这是××（地方或工厂）的新产品，它的优点是……”

（4）帮助顾客时礼貌用语。当顾客将视线从药品转向店员时，这意味着他需要帮助，此时，店员及时靠近打招呼：“需要我帮忙吗？”“先生，您要看什么药品？我帮您拿。”

“小姐，有什么我能帮忙吗？”“请问需要哪种药品？”“先生，您想寻找什么药品？我能帮上您的忙吗？”

（5）药品退换礼貌用语。“请让我看看发票好吗？”“能让我按规定检查一下药品吗？”“我们药店设有专门负责解决退货问题的人员，我陪你去找他吧！”“对不起，这种药品按规定店员无权退货，我陪你去找店长好吗？”“请原谅，按规定您的药品不能退换，可不可以用其他办法解决？”“很抱歉，您的药品已经被损坏了，按规定不能退货。”

（6）与顾客道别礼貌用语。“再见！”“欢迎惠顾！”“请您拿好，慢走！”“谢谢您的关照！”“欢迎您对我们提出宝贵意见！”

3．柜台服务语言禁忌

在回答顾客询问时，忌用“没有”、“不知道”等简单生硬的话；在顾客来退换货时，忌说“早干吗来着”等抱怨的话。

顾客快接近柜台时，店员应热情地招呼，但也不要把目光一直盯在顾客身上。顾客既不喜欢无人理睬，受到冷落，也不喜欢被人死盯，受到监视。

没有接待顾客的时候，店员可以盘点商品或者布置展柜，不要无所事事，要给顾客一种生机盎然的感觉。

**（三）语言的表达技巧**

服务的语言技巧，简言之，就是说话的艺术性。店员在不同的环境、不同的气氛中，根据不同的对象，应用不同的语言，采用不同的表达方式，把自己要说的意思，准确而又婉转地表述出来，使顾客听起来很舒服，造成一种满足感。常见的语言表达技巧有：

1．尽量避免使用命令式语气，而应多用以疑问句的请求形式跟顾客说话

命令式的语句是说单方面的意思，没有征求别人的意见；请求式的语句，则是以尊重他人的态度，请求别人去做。顾客到药店，不是花钱买罪受，也不是来听从使唤、调遣的。请求式的语句，一般有两种说法：

一是肯定句。如："请你稍微等一等。"

二是征询疑问句。如："你能稍微等一等吗？"

2．少用否定句，多用肯定句来回答顾客的问话

否定句是否定对方的意见，会让顾客觉得不高兴，而肯定句则是肯定顾客的陈述，会让顾客心里舒服。如顾客问："这个药没有小盒装的吗？"如店员回答："没有"，顾客可能就走掉了，但如回答："是的，只有大盒装的了，相当于两个小盒的量，但是比两个小盒的价钱便宜。"这种肯定的回答就可能使顾客留下来。

3．善于应用负正法

下面两句话所要表达的意义完全一样，可说法不同，效果就不一样。"这个药价格虽然贵了点，可是疗效较好，副作用较小。""这个药虽然疗效较好，副作用较小，但是价格贵了点。"前一句话的重点在疗效好，副作用小，后一句话的重点在价格贵。第一句先讲缺点，再讲优点，得出的结论是优点多；后一句话先讲优点，再讲缺点，得出的结论是缺点多。向顾客介绍药品时，先将商品缺点提一下，然后再叙述优点，效果可能会更好一些。提一下药品的缺点，还会让顾客觉得店员很诚实，接下去再向顾客说明优点时，顾客就会对店员十分信任了。

4．要一边说话，一边观察顾客的反应

因为每个顾客的生活经验不一样，对同一句话的感受也可能不一样。有时即使对同一顾客说同样的话，也会因时间、地点的不同而使顾客的感受不大一样。因此，店员最好一边说话一边观察顾客的反应，以便确定自己的说话方式。如果不注意

顾客到底听懂了没有便一直讲下去，顾客一定会生厌的。店员只有边说话边试探顾客的反应，才能确定下一步怎么介绍。

5．说话时语气应委婉

使用尊敬语、亲切语、谦让语都可以表达对顾客的尊敬，但是程度不同。店员对于不同年龄不同性别的顾客应使用不同的语式。对老年顾客使用尊敬语、对中年顾客使用谦让语，对青年顾客使用亲切语。

**（四）店员的接待礼仪**

1．要有先来后到的次序观念。对于后到的顾客应亲切而有礼貌地请他稍等片刻，但不能置之不理；即使先招呼后来的顾客，也不能怠慢先来的顾客。

2．在营业场所十分忙碌、人手不够的情况下，店员在接待等候多时的顾客时，应先向对方道歉，表示招待不周，恳请顾客谅解，不能气急败坏、敷衍了事。

3．应亲切地招待顾客到店内参观，并让顾客随意选择，最好不要刻意左右顾客的购物意向，或在一旁唠叨不停。应有礼貌地告诉顾客："如果有需要，请叫我一声"。

4．有必要，应主动对顾客进行帮助。比如顾客带着大包小包的东西时，可以告诉他寄物处或可以暂放置的地方；下雨天可帮助顾客收伞，并代为保管。

5．顾客有疑问时，应以专业、愉悦的态度为其解答，切忌不耐烦或一问三不知。细心的店员可以适时观察出顾客的心态及需求，为其提供良好的建议，且能对药品作简明扼要的介绍，准确有效地说明药品的成分、功效、用量用法和不良反应，以利于顾客选择。

6．不要忽略随顾客来店的人，应一视同仁地一起招呼，或许也会激起他们的购买欲望。

7．与顾客对话的用语应以询问、商量的口吻，而不能用强迫或强硬的口气要顾客非买不可。当顾客看完样品后，应先询问顾客满意的程度，而非一味地称赞药品好。

8．在交易成交后也应注意服务品质，不宜过于现实，以为拿了钱就完事了，而要将药品包装好，双手递给顾客，并礼貌地与顾客道别。在条件允许的情况下，应目送顾客离开，以示期待之意。

9．即使顾客不买任何东西，也要保持一贯的亲切、热忱的态度，感谢他的光临，给对方留下良好的印象。也许下次顾客有需要时，就会首先想到你的药店并再度光临，这就是“生意做一辈子”的道理。

10．有时顾客可能由于购物不如意而愤怒，这时店员要立即向顾客道歉并解释，并要将注意力集中在顾客身上。当顾客看到你把注意力集中在他们的问题上时，他们就会冷静下来。当然，要控制好自己的情绪，不要让顾客的逆耳之言影响你的态度和判断。

11．要善于主动倾听意见，虚心地听取抱怨，知道顾客真正需要什么。让顾客抱怨、发泄他的怒气，使其被压制的感情得以缓解，这样可以使一位难以对付的顾客不再苛求。

12．当顾客提出意见时，要用自己的语言再重复一遍听到的要求，这样再一次让顾客觉得他的问题已经被注意，而且使他感觉到你会帮助他解决的问题。

13．休息时间快到时，店员不应在顾客面前准备“进入后台”，或频频看手表。在休息期间，要好好地放松，以十足的精神做好下段工作。店员若在休息时间外出，应得到上司的允许，并严守回店的时间。休息时间结束时，应把自己的周围整理干净。坐椅要还原，垃圾要拾回垃圾箱内。一旦结束休息，就要立刻恢复应有的态度。

# 第二章 药店店员的沟通能力与技巧

## 第一节 沟通的原理与原则

### 一、什么是沟通?

沟通就是将观念或思想由一个人传递至另一个人的过程，其目的是使被沟通者获取思想上的了解和行动上的认同。沟通对我们非常重要，“双 70 定律”说明了这一点，管理者 70% 的时间用于沟通，70% 的出错是由于沟通失误引起的。著名世界级管理大师德鲁克认为：沟通不是万能的，没有沟通是万万不能的！

### 二、沟通的原则有哪些?

#### （一）自己是沟通的第一对象

你在进行工作之前，应先和自己沟通：我认可并完全相信自己的事业吗？我认可并完全相信自己的药店和制度吗？之所以这样，是因为当人们想认真地做好自己本职工作的时候，也许暂时没有好办法，但如果拥有一颗具备强烈欲望的心，方法一定会产生出来的。

#### （二）倾听是沟通第一要素

一般而言在每次成功的沟通中，沟通者占去 20% 的说话时间，被沟通者占去 80% 的说话时间，只有充分地倾听了对方的说话内容，你才能真正了解到他心中所想、心中所需，由此做到沟通的有的放矢。

你要让对方知道，你正在专心聆听，同时也明白对方说话的内容和对方的感觉，使对方愿意表达内心的感觉，对于解决困难有很大的帮助。表现出了解对方的感觉，并不一定表示你同意对方所讲的话。通常在说了“我明白你的意思”之类，我们很容易会加上“但是”或“不过”等字眼。如果使用这些字眼，你给对方的印象，就是你认为他的感受在你的眼中是“错的”，或者不像你所关注的问题那么重要。应该避免使用这些字眼，在你说出自己的意见之前，可使用“同时”这个词语，或在适当时候暂时停下来，代替“但是”或“不过”等字眼。

有效地利用这个原则，可使你与别人沟通更坦诚，更有成果。可以帮助你：

▲减少抗拒——细心聆听，了解对方所讲的话，可以鼓励坦诚沟通。

▲加强自信——关心对方所讲的话及内心的感受，可以令对方感到自己的重要性。

▲鼓励合作——对方知道你明白他的感受时，会更加乐意与你合作。

▲消除误会——在对方坦诚的说出感受之后，你便可继续与对方讨论可行的解决方法及具体行动。

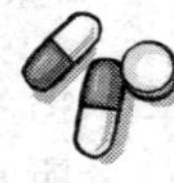

**小链接**

**温馨提示**

### 倾听的注意事项

①展现赞许的点头，微笑及恰当的面部表情；②适当的提问与回应或复述对方的意思；③尽量避免中途打断对方；④双目注视对方，表示对对方的尊重以及兴趣；⑤避免导致分心的举动或其他肢体语言。

资料来源：何逸骎. 沟通原来并不难. 成功直销，2005，12：58-60

### （三）维护自尊，加强自信

自信就是“对自己感到满意”，通常对自己有信心的人都会表现得有毅力、能干而且易于与人合作。要乐意去解决问题、研究各种可行的方法、勇于面对挑战。

1．要清楚明确

药店店员在维护自尊，加强自信时，应要清楚明确。无论是面对上司，还是顾客，店员都应该表现出自尊，不能为了把药品推销出去，而对顾客过于热情，反而引起顾客的不满。

2．要充满诚意

虚假、不真诚的恭维话是容易为人察觉的，这样不但无益，反而有害。过分的夸奖会使赞赏减色，减低了赞赏的效力。

有效地使用这一原则可以帮助店员：

▲打开沟通之门——可以化解彼此之间的隔膜。

▲得到对方合作，把计划付诸实行——充满自信的人，大多会言出必行，热心把理想实现。

▲缓和抗拒的情绪——在解决问题的检讨中，不会使人有受到攻击的感觉。

▲使组员合作更协调——一个充满自信的工作小组，一般都更能合作无间、更具创意和更有效率。

### （四）能够帮助解决实际问题

在沟通过程中，不仅仅是感受对方，最好还能够帮助对方解决实际问题。为此，应向对被沟通方征求意见，可以营造一起合作、共同参与的气氛，在可能的范围内，尽量采用对方所提供的意见，如果对方的意见真的不可行，要加以解释，并给出其他的合理建议。

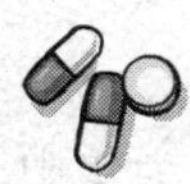

**小链接**

#### 职场沟通原则十五条

①讲出来；　　②不批评、不责备、不抱怨、不攻击、不说教；

③互相尊重；　　④绝不口出恶言；

⑤不说不该说的话；　　⑥情绪中不要沟通，尤其是不能够做决定；

⑦觉知；　　⑧理性的沟通，不理性不要沟通；

⑨承认我错了；　　⑩说对不起；

⑪让奇迹发生；　　⑫爱；

⑬等待时机；　　⑭耐心；

⑮智能。

资料来源：佚名.职场沟通原则十五条.http://www.chinahrd.net/zhi_sk/jt_page.asp?articleid=160919　2009-06-03

## 三、基本的沟通技巧有哪些？

### （一）着意传递你的想法

着意传递你的想法，会让你的顾客或者同事、上司认为你是在努力做事情。例如以下的情景：你真心地说一声“早上好”与你在一段谈话前随便说一声“早上好”，这两者是有很大区别的，给别人的感受是不同的。

### （二）在合适、自然的情况下微笑

正如你不能撅着嘴或者扬起眉发脾气一样，如果你脸上带着真正、真诚、善意的微笑，你不会看起来愤怒、憎恨或受压迫。微笑是另一种表示真正友爱的奇妙信号。在这方面，我们做得还很不够。

### （三）在舒适、合适时做手势和姿势

在你与被沟通者近距离接触时，手势、姿势起着特别的作用。姿势是讲话者的绘画工具。它显示和强调了你正在说的事情。它有很强的表现能力。

### （四）以平静的语调说话

这确实需要花工夫。当它变成习惯时，应该将注意力集中在这上面。大声说话只能适得其反。大声让人反感，平静的声音让人温柔、抚慰和满意。

**（五）做好最坏的准备**

准备好冲突。当有人向你开火时，不要立刻反击。暂时停下来，直视你的对手，仔细考虑你的回答，给予积极的正面回答，而不是具有攻击性的拒绝性回答。几乎所有诘问或谴责都能转而对你有利。

**（六）无时无刻不记住你的沟通对象**

一定要时刻谨记你的沟通对象是谁，如果你的沟通对象喜欢他们看见的和听见的，理解你、同意你、信任并信服你，你就是赢家。

**（七）保持目光交流**

强有力的目光交流显示自信和控制，也是对沟通对象的尊重，不断变化的目光看起来躲躲闪闪，不是光明正大，偶尔的目光转移反映出恐惧和不确定性，会给沟通对象带来不安全感，因此，要与沟通对象保持适当的目光交流。

**（八）尽量使用简洁的语言**

语言不应模棱两可，不要支吾搪塞。言简意赅让人记忆深刻。简短的句子清晰明确，容易理解。没人喜欢饶舌之人。如果你可以用 5 个字把问题说清楚，就不应该用 50 个字。

**（九）注意沟通对象传递的信号**

沟通的目的是为了让沟通对象认同你或者你的想法。因此，在沟通过程中，要注意沟通对象的反应。如果你离题太远，就赶紧折回来。如果你发现沟通对象有点着急，不耐烦，就应加快速度。当一次沟通失败后，你应总结一下你为什么会失去他们的注意力。在你下次讲话时，这种事情就不会再次发生了。

**（十）记住别人说的和我们所听到的可能会产生理解上的偏差**

我们个人的分析、假设、判断和信仰可能会歪曲我们听到的事实。为了确保你真正了解，重说一遍你听到的、你的想法并问："我的理解恰当吗？"如果你对某人说的话有情绪反应，就直接说出来，并询问更多的信息："我可能没有完全理解你的话，我以我自己的方式来理解的，我想你所说的就是某某某的意思吧，这是你的意思吗？”

**（十一）如果没人问你，就不要指指点点**

如果没有人问你，就不要对事情进行评价，因为沟通对象可能暂时并不需要你的意见，如果没有掌握好说话的时机，反而会引起沟通对象的反感，比如现在有很多药店店员询问消费者想要哪类药品后，会直接把自己的观点或者推荐的药品说出来，这种做法让很多的消费者不满意。

## 四、沟通时可以考虑哪些策略?

沟通的策略有很多，而且针对不同沟通对象，策略也不相同，总体而言，沟通策略常常体现在以下几个方面：

**（一）80% 的时间倾听，20% 的时间说话**

这个策略与前面的沟通原则是一致的。较佳的倾听却是完全没有声音，而且不打断对方讲话，两眼注视对方，等到对方停止发言时，再发表自己的意见。而更加理想的情况是让对方不断地发言，愈保持倾听，你就越握有控制权。在沟通过程中，20% 的说话时间中，问问题的时间又占了 80%。问问题越简单越好，是非型问题是最好的。

**（二）沟通中不要指出对方的错误，即使对方是错误的**

你沟通的目的不是去不断证明对方是错的。生活中我们常常发现很多人在沟通过程中不断证明自己是对的，但却十分不得人缘；沟通天才认为事情无所谓对错，只有适合还是不适合你而已。所以如果不赞同对方的想法时，不妨还是仔细听他话中的真正意思。若要表达不同的意见时，切记不要说：“你这样说是没错，但我认为……”而最好说：“我很感激你的意见，我觉得这样非常好，同时，我有另一种看法，不知道你认为如何？”要不断表示赞同对方的观点。

**（三）善于运用沟通三大要素：文字、声音、肢体动作**

经过行为科学家 60 年的研究发现，面对面沟通时三大要素影响力的比率是文字 7%，声音 38%，肢体语言 55%。一般人在与人面对面沟通时，常常强调讲话内容，却忽视了声音和肢体语言的重要性。其实，沟通便是要努力和对方达到一致性以及进入别人的频道，也就是你的声音和肢体语言要让对方感觉到你所讲和所想的十分一致，否则对方无法收到正确信息。

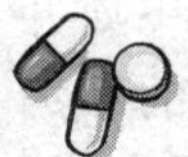
小链接

### 沟通的三大纪律、八项注意

**沟通的三大纪律：**

面对问题，而不要躲避矛盾；

解决问题，而不是证明对方的错误；

换位思考，而不要固执己见。

**沟通的八项注意：**

注意倾听，而不是想象或猜测别人的看法；

要求反馈，而不是等待反馈；

承认错误，而不是考虑个人脸面；

积极求得利益上的平衡，而不是隐瞒利益上的冲突；

对事不对人，而不是对人不对事；

尽量减少非正常的越级沟通；

不忽略非正式沟通（一对一，私下）；

建立正式沟通的渠道和机制。

资料来源：宋新宇. 沟通的 3 大纪律 8 项注意（2009-07-06 10:35:19）http://blog.sina.com.cn/s/blog_4ba5208b0100dpbv.html

## 五、沟通过程中存在的误区有哪些？

有一件人人都会做的事情，就是说话。但能把沟通做得好的人，几乎微乎其微。因为和顾客沟通有问题，很多药店无法找到适合自己的生存空间，逐渐消失，也因为内部沟通有问题，很多店员无法找到适合自己的位置，不得不离开药店。说话是容易的，沟通是困难的。大部分都可能存在以下5个沟通误区中的某一种：

**（一）不沟通，用猜测，甚至是猜疑取代沟通**

造成这种情况的原因各种各样。有时是无意识的不沟通，例如上级认为这件事情是明摆着的，不需要再说了，而下属并不知道，也无法知道上级真正的意图。有时是有意识的不沟通，例如有些人故意隐瞒一些信息，以便给别人造成困难，给自己创造优势。有时不沟通是因为绝望：我们经常听到有人叹息，“给他讲了也没用”，“我已经说过100遍了，他就是不听”。但最可惜的是因为（过分）信任而不沟通：我的上级（或我的下级）很棒，我不必告诉他，他肯定知道。

**（二）“说”而不“听”**

上司滔滔不绝地说，下级默默地听。但下级是否理解了，理解正确与否，说者似乎并不关心。在他看来，只要我说了，他听不明白是他的责任。

**（三）“听”而不“说”**

这种情况和上面的情况对应，通常是下级给上级的“沟通”中十分常见。尽管对对方的说法有疑问，不理解甚至是有不同意见，但碍于面子，碍于层级关系或仅仅是因为不自信而不把事情讨论清楚。

**（四）为了沟通而沟通，没有目的的沟通**

这个极端是第一个误区的反面。为了沟通而沟通，大家可能联络了彼此感情，但药店问题却一点也没有解决。不仅沟通没有效果，也浪费了资源。

**（五）不理解冲突也是一种沟通**

很多店员为了维护药店表面的和谐，避而不谈一些会触动某些人利益的事情，大家都做老好人，结果是你好我好大家好，但药店慢慢变得不好。其实冲突，包括批评和吵架，都是沟通的有效形式，我们是不应该害怕和回避冲突的。

之所以有这么多的关于沟通的误区，是因为我们虽然都会说话，但很少有人学到过沟通的真正意义。从本质上来说，沟通不是说话，而是改变行动。所以真正的沟通者关注沟通的效果。在沟通时，重要的不是你说了什么，而是对方理解了什么，所以要求对方给你反馈很重要。如果对方没有正确理解你的意思，错误不在对方，而在你这边。当然，沟通除理性层面之外，还有感情的层面。感情层面甚至更重要，只有从感情上接受你这个人，他们才会接受你提的建议。

## 第二节　与顾客沟通的能力与技巧

### 一、店员与顾客沟通的基本原则是什么?

长期以来，药店主要强调店员如何售药以及业务的熟练程度，即便要求提高服务水平也只是要求店员热情、周到，而忽视了顾客的要求以及与顾客的沟通。随着售药模式的转变，掌握与顾客沟通的艺术和技巧，树立良好的形象，建立良好的买卖关系已成为药店店员售药工作的重要内容。实现与顾客的良好沟通应重视以下几项:

**（一）给顾客留下好印象**

印象是店员给顾客留下的反映，而第一印象又决定了顾客对药店的认识程度，因此店员应注重留给顾客良好的第一印象，注重外在形象和称呼极为重要。仪容、仪表、服饰、精神状态等外在形象对建立良好的沟通关系起着重要作用，如果一个店员不注重外在形象，仪表邋遢，说话唾沫星子乱飞，顾客会极为讨厌。对不同的顾客应当用各不相同的沟通方式，沟通才能起作用，面对开朗的顾客，店员应愉快、热情地迎接，使其感到亲切；面对愁容满面，情绪低落的顾客，店员应以微笑、和蔼可亲的态度，拉近与顾客的关系，化解顾客的忧愁；面对害羞胆怯的顾客，店员应平易近人，放松其紧张情绪。

### （二）学会“说话”与倾听

语言是沟通的重要手段。店员应主动开口，只有开口才有加强沟通的机会。加强与顾客语言沟通，要抓住有利时机，以此促进双方感情交流。一般应注意三个重要机会：一是在顾客进店时，店员应主动使用问候语，并借此加强交流；二是在顾客购药时，店员在介绍药品知识时，主动进行沟通；三是在顾客购药离开时，注意使用礼貌送别语，切实让顾客感到宾至如归。

### （三）与顾客交流不是闲聊，应有主题，有目的

要针对顾客年龄、性格、职业等的不同，选择不同的谈话方式和内容。一般要以顾客关心的情况为交流的切入点展开沟通。患者及其家属面对不幸时，希望得到别人的安慰和鼓励，应多用安慰性语言和鼓励性语言。

现代经营学要求店员不但要熟练掌握经营技巧，还要具有专业知识和各个领域的常识。只有掌握了全面的知识，才能对顾客提出的各种问题做出科学回答，取得顾客的信任。对心理敏感的顾客，要学会用积极的暗示，有些话就不能太直白，如不问“你得的什么病？”而是介绍这种药具有什么样的疗效和功能。倾听过程包括了接受口语和体语这两种信息，在与购药者交谈过程中，店员要全神贯注地听购药者倾诉，注意保持眼神的交流，并给予恰当的反应，如适时地以语言或点头表示接受对方说的内容，希望他继续讲下去，不要随便打断顾客的讲话。

### （四）善用其他方式沟通

说起沟通，人们自然会想到最直接、有效的口头语言。不错，人与人之间的思想交流、情感联络都需要简明、直接的语言来表达、传递。除此之外，动作、表情、视线等肢体语言，虽然也被人们在不经意地运用着，但它在沟通交流中的影响力和特殊作用却没有引起人们的注意。就药店经营而言，销售药品的过程就是店员与顾客直接沟通、交流的过程，经营药品就是经

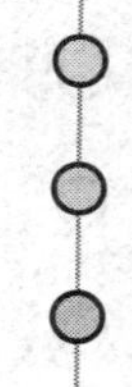

营与顾客的关系。一方面要求店员说话礼貌得体，语速适中，语音清晰；另一方面，店员的一举一动，哪怕是一个瞬间的表情变化，也可能影响顾客的情绪，改变顾客对药店的印象。“此时无声胜有声”，说的就是无声的肢体语言在人际交往中能产生生动的效果。

1．理解顾客的肢体语言

每个人都能够通过特有的形体动作、信号传达丰富的信息，所以，作为店员，准确理解顾客的肢体语言非常重要，它是读懂顾客的购买意图与主观诉求的重要途径之一。店员要学会从顾客的表情、视线、动作，以及彼此之间的空间距离中，感知顾客的心理状态与情感反应，了解顾客的情绪变化，然后有的放矢地调整自己的动作、姿态、表情等与之交往，通过展示合适得体的肢体语言，达到与顾客轻松交流与沟通的目的。

2．恰当使用自己的肢体语言

不同的人有不同的肢体语言表现形式，所产生的沟通效果也大不一样。店员如何做到恰当自如地使用肢体语言，通过富有个人特质的肢体动作和表情与顾客拉近距离，为顾客提供满意的服务，是很有学问的一件事，需要店员经常有意识、有针对性地加强研习，多加揣摩与总结。如在动作处理上，要求店员结合药品经营服务规范和岗位特点，参照礼仪培训中对身体动作的规范要求，从站姿、坐姿、行姿、服务手势、导引动作等方面进行强化训练，力求自己的举手投足规范得体，符合礼仪标准，让顾客看着舒服、亲切；在表情运用上，要以热情、大方为原则，强化微笑服务，讲究自然流露，不能矫揉造作、刻意装扮，不能让顾客产生虚情假意之感，因为店员面部表情传递的信息最容易进入顾客的视线，而且顾客对此非常敏感，有时直接决定顾客的购买选择；在视线交流上，要充分发挥眼睛是心灵的“窗户”的映射作用，懂得通过不同的视线传达不同的含义，与顾客进行目光交流，既不能目不转睛地直视顾客，也不能将目光在顾客身上扫来扫去，更不宜不看顾客自说自话；在交谈距离的把握上，店员的站立位置很重要，既不能挡住顾客的视线，影响顾客浏览柜台上摆放的药品，又要注意保持与顾客适度的距离，太近，会让顾客感到局促不安，太远，难免有生疏隔膜感。

此外，店员的发型、面部化妆、身上的气味等也都是值得注意的方面。店员的穿着应力求自然得体，或略加修饰搭配，以给顾客干练、卫生、清爽的第一感觉为宜，切忌过分装扮粉饰，使顾客产生不信任感。有的店员化浓妆，着奇装异服，容易引起顾客的反感，有些传统型的顾客一见店员这副模样，往往会掉头就走。所有这些，都不得不特别注意。

## 二、店员接待顾客的基本能力有哪些?

### (一) 交际能力

1. 真诚待客

真诚的店员能使人产生一种安全感，受人欢迎，易于让人接受。真诚要求店员讲真话，对药品的功能主治、疗效、副作用等应实事求是地介绍，不能隐瞒或夸大。对顾客错误的认识，店员应善意地指出。

2. 宽厚待客

店员对顾客不斤斤计较，一切为顾客着想，从顾客的根本利益出发，保证顾客用药合理经济。对某些顾客的刁难和不友好，店员应在坚持原则的基础上，以促成交易为大局，不要因为顾客的态度而改变自己的热情和真诚。

3. 兑现承诺

店员不应该只为了促成交易而向顾客进行虚假承诺，一旦答应顾客的事情一定要办到、办好，直到顾客满意为止。

4. 待客热情

热情主要体现在：主动地创造促进销售和相互了解的机会。在顾客对销售有异议时，店员要热情主动地为顾客解决，而不要被动地等待顾客的指责。

### （二）表达能力

在日常销售中，店员做得最多的就是向顾客介绍药品的功能和特点，以及适应症等事项，这就要求店员有很强的表达自己意思的能力。要求表达具有目的性、表达要明确清楚，用词简练通俗、突出重点，少用专业术语、表达通俗化，同时还要注意表达的艺术性。

### （三）应变能力

应变能力是指店员在遇到意想不到的情况时，能在不利的形势下扭转局势，或遇到突发事件时处乱不惊，果断地挽救可能出现的失误的一种能力。这要求店员具有灵活的头脑及敏捷的思维，能够快速地分析、综合问题，判断和推理准确、沉着、冷静、果断，能够触类旁通，随机应变，在危机中找寻转机，将失误降至最少，短时间内使工作恢复正常。

### （四）洞察能力

在药品销售中，店员应具有敏锐的洞察能力，从视觉上探求顾客的信息，如观察顾客的外表、衣着、对待其他店员的方式等，抓住顾客的心理变化和购买需求，及时地促成交易。

## 三、接待顾客的基本步骤是怎样的？

例一：

当一位顾客到药店购买几种常用药品的时候，人刚走进药店，药店里的店员就跟了过来，像保镖一样在顾客的周围“护驾”，只要顾客的目光稍作停留，店员马上就问：“您要这种感冒药吗？”“您看这种消炎药好吗？”问得顾客心烦意乱，身上比挨了蚊子叮还要难受，顾客只想快点离开药店。

上述的例子，是由于店员不懂营业的基本规程，使得顾客在药店里如芒刺在背，很不舒服，本来有强烈的购买欲望，也被打消了。这是因为店员不了解顾客购药过程中心理变化所导致的，所以研究顾客的心理对促进销售至关重要。下面将根据顾客的心理变化，制定接待顾客的基本步骤。

1. 顾客购买药品的心理变化

顾客购买商品的过程中，其心理活动是一个变化的过程，这个完整的过程中顾客的心理活动一般经历8个阶段：

(1) 注视阶段。俗话说，“百闻不如一见”，在这一阶段顾客希望有一个自由的空间，可以随意地观看药品，顾客还可要求把药品拿在手中，仔细阅读说明书，此时药品最能打动顾客的心。

(2) 兴趣阶段。顾客注视药品，会对药品的疗效发生兴趣，还会注意药品其他方面的介绍。店员此时可以适当提升顾客的兴趣。

(3) 联想阶段。顾客对某一种药品发生兴趣，自然联想服用该药品之后疾病痊愈的情形。在顾客选购时，店员一定要适度提高他的联想力，促使他下定决心购买药品。

(4) 欲望阶段。顾客在产生购买欲望时，极有可能又会产生疑问：“有没有比这种更好的药呢?”由此进入同类药选择比较阶段。

(5) 比较阶段。顾客的购买欲望产生之后，会多方比较权衡。这时，她对此种药品和其他种药品的各项指标产生比较，如适应症、剂型、价格、服用是否方便等问题会使顾客犹豫不决，这时，需要店员就这些问题给顾客提供咨询。

(6) 信心阶段。在经过一番权衡与咨询后，顾客会对该药品产生信心，这一信心来源于三个方面，即相信店员的诚意，相信药品的生产商和品牌，相信某种惯用品。店员从这三个方面进攻，能够全面地帮助顾客建立信心。

(7) 行动阶段。顾客的决心下定之后，就会当场付款购买药品。这时，店员要熟练地开好销售小票，交给顾客，并包装好药品，等顾客付款后来拿，还可以向顾客推荐其他药品，以加深顾客对本店的印象。

(8) 满足阶段。顾客在完成购买之后，一般会有一种欣喜的感觉，这一感觉来自两个方面：其一，购买产品过程中的满足感（包括享受到店员的优质服务）；其二，药品使用后的满足感，这种满足会促使顾客再次光临药店。

2．接待顾客的基本步骤

店员服务的基本步骤在了解了顾客的购买心理活动的八个阶段之后，就要有针对性地制定接待顾客的具体步骤。

（1）顾客上门前。顾客上门前，店员要随时做好迎接顾客的准备，不能松松垮垮，无精打采，不能交头接耳，聊天闲扯。

（2）初步接触。顾客进门之后，店员一边和顾客寒暄，一边和顾客接近，这是“初步接触”。从顾客的心理来说，在兴趣阶段和联想阶段之间最容易接纳店员的初步接触行为，在注视阶段接触会使顾客产生戒备心理，而在欲望阶段接触会使顾客觉得受到冷落。

与顾客接触的最佳时机有以下几个时刻：①当顾客长时间凝视某一药品，若有所思时；②当顾客抬起头来的时候；③当顾客突然停下脚步时；④当顾客的眼睛在搜寻时；⑤当顾客与店员的眼光接触时。

此时，优秀的店员一般会以三种方式与顾客初步接触：与顾客随意打个招呼，直接向顾客介绍他中意的药品，询问顾客的购买意愿。

（3）药品提示。让顾客了解药品的详细说明，即所谓“药品提示”。要对应于顾客心理过程的联想阶段和欲望阶段之间。此时，要使顾客了解以下方面：①药品使用过程；②药品的禁忌症；③药品的疗效；④提供几种药品让顾客选择（仅供选择应用）。

（4）揣摩顾客的需要。顾客的购买动机不同，需求自然不同，所以店员要善于揣摩顾客的需要，明确顾客要买什么样的药品？治疗什么病？才能向顾客推荐最合适的药品，帮助顾客做出明智的选择。

如何揣摩顾客的需要，应从以下几个方面入手：①通过观察顾客的动作和表情来探测顾客的需要；②通过向顾客推荐

一、两种药品，观看顾客的反应，以此了解顾客的愿望；③通过自然提问询问顾客的想法；④善意地倾听顾客的意见。

（5）应用专业知识说明。顾客在产生购买欲望之后，并不会立即购买，还需进行比较、权衡，直到对药品充分信赖之后，才会购买。在此过程中，店员要利用专业知识向顾客介绍药品，说明时语言要通俗易懂，有针对性，打消顾客的疑虑。

（6）劝说诱导。在讲解了药品相关知识后，顾客开始决策，店员要把握机会，及时劝说诱导以达成购买。劝说应从以下方面进行：①实事求是地劝说；②投其所好地劝说；③辅以动作地劝说；④用药品本身的质量劝说；⑤帮助顾客比较、选择地劝说。

（7）销售要点。最能导致顾客购买的药品特性称为销售要点。当店员把握住了销售要点，并有的放矢地推荐药品时，交易是最容易完成的。顾客对于药品的需求是多方面的，其中必有一个是最主要的，而能否满足这个主要需求是促使顾客购买的关键因素。

一个优秀的店员在做销售要点的说明时，一般会注意到以下五点：

1）用“五W-H”原则，明确顾客购买药品时要由何人使用（WHO），在何处使用（WHERE），在什么时候使用（WHEN），想要用什么（WHAT），为什么必须用（WHY）及如何使用（HOW）。

2）说明要点言辞要简短。

3）能形象、具体地表现药品的特性。

4）针对顾客提出的病症进行说明。

5）按顾客的询问说明。

（8）成交。顾客在对药品和店员产生了信赖之后，就会决定采取购买行动。此时，需要店员做进一步的说明和服务工作，打消顾客的一丝疑虑，此步骤称为“成交”。

当出现以下八种情况时，成交的时机就出现了：①顾客突然不再发问时；②顾客的话题集中到某个药品上时；③顾客不讲话若有所思时；④顾客不断点头时；⑤顾客开始注意价钱时；⑥顾客开始询问购买数量时；⑦顾客关心售后服务时；⑧顾客不断反复地问同一个问题时。

在成交的时机出现时，店员应采用以下四种方法：①不给顾客再看新的药品了；②缩小药品选择的范围；③帮助顾客确定所要的药品；④对顾客想买的药品作一些简要的重点说明，促使其下定决心。

在这一过程店员应注意方式，不能用粗暴、生硬的语气催促顾客，不要使顾客有强迫推销的感觉。

（9）收款、包装。顾客在决定购买后，店员要填写收银小票，并交给顾客，请顾客到收银台付款，然后包装好药品。收银时应唱收唱付，声音要清楚准确，态度友好。

（10）送客。待顾客付款后，店员应将药品双手递给顾客，并向顾客诚挚地道谢，顾客走时，要道别。

3．药店服务十大技巧

在了解了药店服务的步骤后，还需要掌握营销技巧来帮助顾客解决各种难题。具体的营销技巧有：

（1）运用微笑服务。微笑应是发自内心的，真诚的笑，通过微笑使顾客感受到温情，能与顾客实行情感的沟通。微笑是店员必备的基本素质，但是不能在实际工作中生搬硬套。

（2）讲究语言艺术。“温语慰心三冬暖，恶语伤人七月寒”。店员主要靠语言与顾客沟通交流，她们的语句是否热情、礼貌、准确、得体，直接影响顾客的购买行为，并影响顾客对药店的印象。优秀的店员说出的话应该具有逻辑性，层次清楚，表达明白，言语生动，语气委婉；讲话突出重点；不讲多余的话，不啰嗦；不夸大其词，不说过头的话；在任何情况下都不能侮辱、挖苦、讽刺顾客；不与顾客发生争执；说话因人而异；不能使用服务忌语。

讲话还要注意多用请求式，少用命令式；多用肯定式，少用否定式；多用先贬后褒的方法；当然讲话还要配合适当的表情和动作。

（3）注意电话礼貌。有些顾客会打电话到药店里，或要求送药，或需要咨询，或投诉，如果接电话的店员敷衍了事，或一问三不知，甚至极不耐烦，这会极大地损害药店的信誉。

接电话的具体规则：

1）接通电话后，要先自报家门：“您好，这里是中信大药房 ×× 分店，我是 ×××。”

2）接到找人电话要尽快转给被找者，找不到时要解释清楚，并尽量留言，必要时记在纸上。

3）当自己无法明确答复时，要请对方稍候，问明白了再做答复。

4）需要对方等待时，需向对方说：“对不起，请您稍等一下。”

5）结束通话时要注意礼节，要有致谢语和告别语。

（4）熟悉接待技巧。店员每天要面对各种各样的顾客，采用灵活多样的接待技巧，满足顾客的不同需要，使她们高兴而来，满意而去。优秀的店员接待不同身份、不同爱好的顾客的方法如下：

1）接待新上门的顾客要注重礼貌，以求留下好的印象。

2）接待熟悉的老顾客要突出热情，使顾客有如逢挚友的感觉。

3）接待性子急或有急事的顾客，要注意快捷，不要让顾客因购买药品误事。

4）接待精明的顾客，要有耐心，不要表现出厌烦。

5）接待女性顾客，要注重推荐新的药品，满足顾客求新的心态。

6）接待老年顾客，要注意方便实用，要让顾客感到公道，实在。

7）接待需要参谋的顾客，要当好顾客的参谋，不要推诿。

8）接待自有主张的顾客，要让其自由挑选，不要去打扰。

（5）掌握展示技巧。熟练地展示药品可减少顾客挑选的时间。店员在展示药品时一定要尽量吸引顾客的感官，激发顾客的购买欲望。店员要双手把药品递给顾客，不能单手或把药品直接放在柜台上，同时要有适当的言语表示。

（6）精通说服技巧。顾客在选购药品时，他的心理不是一成不变，店员能给出充足的理由让他对某种药品产生信赖，会得到顾客的认同，并做出购买的决定。一般说来，只要在顾客对药品提出询问和异议的情况下，才需要店员对他进行说服和劝导。在顾客对店员推荐的药品提出异议时，店员必须回答顾客提出的异议，并加以解释和说明，这个过程，实质上就是说服过程。

说服顾客的技巧有以下的方法：

1）"是，但是"法。这是一个回答顾客异议的一种方法，其核心是：一方面店员要对顾客的意见表示同意；另一方面店员又要解释顾客产生意见的原因及顾客看法的片面性。"是，但是"法，可以在不和顾客发生争执的情况下，委婉地指出顾客的看法是错误的。

例二：

有一个顾客走进药店，来到维生素柜台，顾客对店员说："我想买一盒维生素给小孩吃，但是我听同事说她给孩子吃过，但没什么效果。"店员和颜悦色地解释说："是的，您说得很对，很多人给孩子服用复合维生素后，效果并不明显，这是由于小孩的身体各项功能并不很完全，效果不能很快地显现。但是，由于小孩不能充分地从食物中摄取生长发育所需的维生素，合理地补充复合维生素将会有助于您的小孩健康成长。根据专家的指导，连续服用肯定是有效果的。"

在这个例子中，店员先用一个"是"对顾客的话表示赞同，再用一个"但是"解释了效果不佳的原因。这种方法可以让顾客心情愉快地纠正对药品的误解。

2）"高视角，全方位"法。当顾客对药品的某个方面提出缺点，店员则可以强调药品的突出优点，以弱化顾客提出的缺点，当顾客提出的异议基于事实依据时，可用此法。

例三：

一对夫妇走进一家药店，她们想为老人买降压药，妻子看了一种药，但显然心存疑虑。

店员解释道："这种国家级降压新药，降压效果有效。"顾客问道："是很快，但是这种降压药能否降压平稳呢？有什么副作用？"聪明的店员会信心十足地解释说："我们咨询过这方面的专家，经过大量的临床证明，它（药品）的降压效果很平稳，而且副作用轻微，您可以放心。"

3）"自食其果"法。采用这种方法，实际上是把顾客提出的缺点转化为优点，并作为其购买的理由。

例四：

一位顾客正在挑选一种小孩用复合维生素，看了很久未下决心，最后坦率地对店员说："这种维生素质量很好，32 元一瓶，价钱有点贵。"此时，店员应能理解顾客的忧虑，就对他说："这种维生素含有多种儿童生长发育所必需的维生素，而且口味儿特别受小朋友喜欢，细算一下，每月每天才花一元钱，就能给孩子带来健康的身体，应该不算贵，您说是吗？"

把顾客提出的缺点转化成为他购买药品的理由，这种方法能把销售的阻力变成顾客购买的动力。

4）"问题引导"法。有时可以通过向顾客提问题的方法引导顾客，让顾客自己解除疑虑，自己找出答案，比让店员直接回答问题的效果还好些。

例五：

一位顾客走进药店，对店员说："我想买一盒白天不困的感冒药。"店员说："这种日夜百服宁分为日片和夜片，日片无嗜睡作用，夜片让您安心休息，您觉得可以吗？"顾客有点犹豫，不大情愿地说："我想是不是吃起来有点麻烦。"店员可以耐心解释道："可是，这总比您一整天昏昏沉沉的好吧。"

5）“示范”法。示范法实际上就是操作药品的表演，用这种示范来演示给顾客，具体的示范表演比单纯用语言说明更能让顾客信服。

例六：

在药店的医疗器械柜台前，有一位顾客上前问道：“这种治疗仪会不会用几天就坏了？”店员颇有信心地说：“不会的，这种治疗仪采用新材料制成，耐腐蚀，耐酸碱，效果很好，不信，我给你试试看。”说着，店员拿给顾客演示，使他亲身感受治疗仪的好处。这样顾客是能够信服的。

6）“介绍他人体会”法。这种方法就是利用使用过该药品的顾客“现身说法”来说服顾客，一般说来，顾客比较愿意听使用者对药品的评价。

例七：

一位女顾客正在观看一种减肥药，她将信将疑，向店员询问道：“我用过很多减肥药，似乎没什么作用，这种能好使吗？”店员很体贴地说：“您的心情我很理解。许多顾客用过这种减肥药，据她们反映，效果很好。就在几个星期前有一位张小姐买了这种减肥药，开始也担心不起作用，可前天，她又来我们店买了几瓶，说使用后效果很好，还向朋友推荐呢。您不妨也试试看。”

这种说明方法具有极强的说服力，应该积极采用，但不能任意胡说。

7）“展示流行”法。这种方法是通过揭示当今药品流行趋势，劝说顾客改变自己的观点，从而接受店员的推荐。此法适用于年轻的顾客。

例八：

一位年轻的女士想给自己买感冒药，她来到一家药店，已经挑选好一会儿，始终犹豫不决。这时另一位店员走过来说：“您看看这种新的感冒药，很多人用了都说好，对您会更好一些。”一句话，使女顾客改变了主意，欣然买下。

8)“直接否定”法。当顾客的异议来自不真实的信息或误解时,应使用“直接否定法”。如果不对顾客加以纠正,那么,顾客从其他渠道得到真实的信息后,自会对你不信任,因为她会认为你也不懂,她也不会再来买药了。

例九:

一位顾客在选购感冒药,有些迷惑不解,就问店员:“这种药中含有氢溴酸右美沙芬,这是不是PPA?我记得药监局已经禁止销售这类药了。”店员不同意她的看法,直截了当地说:“我明白您的意思,的确药监局禁止销售的药品中有几个复方右美沙芬,致使不少消费者误认为右美沙芬是禁药,但事实上,右美沙芬不是PPA。导致复方右美沙芬被禁用的原因是这些药品含有PPA,而避免PPA才是选择感冒药的关键,我给您推荐的日夜百服宁绝不含PPA。”

由于直截了当地驳斥顾客,一定要注意说话的语气,必要时才可以使用。而且采用这种方法语气要柔和、婉转,要让顾客感觉你是在帮助她才驳斥她,不是有意和她辩论,这样才不会伤她的自尊心。

(7)创新包装技巧。这个技巧主要适用于中草药的包装,如果由于你包装得不好造成顾客的损失,那是得不偿失的。包装时要注意以下几点:

1)包装速度要快,包装质量要好,包好的药品安全、美观、方便。

2)包装之前,要当着顾客的面,检查药品的质量和数量,使顾客放心。

3)包装时要注意保护药品,防止药品被碰坏和污染。

4)包装操作要规范。

5)包装过程中要遵从三不准:①不准边聊天边包装;②不准出现漏包、松捆;③不准单手把药品交给顾客。

(8)做好退换服务。药店在一定的原则下,视具体情况允许退货换药,无缘无故退换的顾客不多,相反,允许退货使得顾客增加了购买信心，这对于提高药店的信誉，吸引顾客上门有很大的作用。

在退换的过程中，店员应做到以下几点：

1）端正认识，深刻体会处理好退换货是体现药店诚意的最好途径。要意识到顾客的信赖是千金不换的财富。

2）要以爱心对待顾客，不怕麻烦，不能推诿，要急顾客之所急。

3）在退货过程中，要向顾客表达歉意，并保证不发生类似的事情。

4. 店员的不良态度及其危害

实际上店员的一些不好的举动妨碍了顾客接近药品，观察药品，进而影响了顾客购药情绪。这些不好的举动如下：

（1）店员的急功近利会赶走顾客。在药店里表情可怕的店员、在药店急切推销的店员、顾客一上门就凑上去的店员都是使顾客止步的原因。

（2）店员说出赶走顾客的言语。当顾客靠近店门时，就向顾客打招呼“欢迎光临”的店员，当顾客走近柜台就问“请问您要买什么？”“请问您想买多少？”等的店员，都是在说出赶走顾客的言语。

做出不良举动的店员就如同守在药品旁边的猛兽，使顾客感到不安全，自然不能产生购买的欲望。

## 四、不同类型顾客的接待方法有哪些？

按照不同的标准顾客可以分为不同的类型，对每一种类型，店员应采取不同的接待方法，以达到良好的沟通效果。

### （一）按顾客对购买目标的确定程度分类

1. 全确定型

这类顾客在走进药店前，就已经确定要购买药品的种类、数量、生产厂家及价格等情况，一般进入药店后，就直接向店员询问是否有其所需要的药品，价格合意后立即购买。

对于这类顾客，店员无须花费太多的时间进行咨询指导，否则容易引起顾客的反感。服务应重点放在取药的准确和快速上，同时应简单地介绍药品的用法用量和禁忌症等。

2．半确定型

这类顾客在走进药店前，已大致确定所要购买药品的类型，但并不十分明确药品的具体名称和生产厂家，进入药店后，大多先向店员询问具有某种治疗作用的药品的种类、疗效和价格等情况，进行比较后才决定购买。

对于这类顾客，店员应仔细询问患者病情和用药史，推荐针对性强和疗效好的药品，最好能够推荐多种药品供顾客选择，详细介绍每种药品的用法、用量和注意事项。这样不仅增加了顾客的选择范围，而且更容易激发顾客对于店员的信任感。交易达成后店员可以承诺在顾客用药过程中，随时提供用药咨询服务。

3．不确定型

这类顾客在走进药店前，并不知道所要购买药品的有关信息，进入药店后，一般先向店员描述病情症状，在听取店员的意见后，即在店员的指导下购药。这类顾客并不多见，一般基本上不懂医疗和药疗保健知识。

对于这类顾客，店员应多花点精力，详细询问患者症状，准确判断患病类型，选择合理、有效的药品，并耐心讲解药品的用法、用量、注意事项和用药疗程，叮嘱顾客在用药过程中随时与药店保持联系。如果店员根据经验和知识不能断定顾客的患病类型，应建议顾客到医院确诊，决不能为追求药店片面的经济效益而随便推荐药品，贻误顾客的治疗。

在日常购物过程中，消费者对于商品的选择往往是优柔寡断，千挑万选却又无法决定。而在药品零售行业中，针对药品的特殊性与安全性，顾客在购买药品时表现得更为明显。对于药品适应症相似的药品往往犹豫不决，不知如何取舍，此类顾客即是犹豫不决型顾客。

例十：

某中年女顾客来药店购买滴眼液，一会儿让店员拿这种，一会儿又拿那种，店员向其询问症状，顾客只表示要自己考虑。但是，不一会儿又对另一种滴眼液提起兴趣。片刻工夫，柜台上已经摆着六七种不同类型的滴眼液。这个看看也不错，那个也是广告产品，到底应该选哪个呢？顾客一时也作不了决定，只好对店员说："不好意思，麻烦你，我再看看……"店员看其犹豫不决便不耐烦道："都差不多，厂家不同而已。"顾客听罢便空手转身离开。

案例简要分析：中年女性在购买商品时，总是愿意把几种不同的商品都拿出来比较一下，就算是同一种商品，不同厂家也要反复多看几遍，对于我们药店店员来说，在接待这类顾客时，应该耐心、周到。甚至应该主动拿出几种药品请顾客自行比较、选择，关键时候给予其意见，以满足他们的购买欲求，更重要的是能够让顾客感受到被尊重，尽管他们反复地挑选，店员千万不该不耐烦地说"都一样"或者"没什么好比较的"等让顾客不满的话，引起顾客不愉快，甚至放弃购买。

例十一：

一位大爷在咳嗽用药货架前研究了半天，再三比较下，终于拿了几样比较"顺眼"的药品，便向店员询问哪种药更好。这时店员发现其中有一种是公司规定的主推品种，便机灵地指着说："这种不错。"大爷半信半疑地说："我看这种最近广告打得挺好，而且是某明星代言的，效果应该也不错。"店员立即附和："是的，这个也蛮好的！"大爷又指着其中一种说："这个是糖浆，服用挺方便的，而且是老牌子，应该也可以的。"店员立刻点头说："确实是……"由于接二连三的提问都得不到明确的答复，大爷也失去了选择的能力，最后只得放下药品对店员说："等医生开了药方我再来买吧……"

案例简要分析：老年购买者在购买商品时，心理不稳定，没有主见，容易接受别人意见以及广告宣传的左右，往往行动谨慎选择比较缓慢，疑心较大，在听取店员意见时显得小心谨慎、顾虑重重，挑选药品动作缓慢，费时较多。有时可能由于犹豫不决而中断购买行为，想买而又害怕上当受骗。店员在接待这类顾客时，不宜“一味附和”或者“喧宾夺主”，一定要把自己放在称职“参谋”的位置上，真正为顾客所想，尊重他们的意见的同时言语缓和地表达自己的观点，这样可以减少顾客的疑虑，加快达成交易的速度。

例十二：

春节前一民工回家过年前来药店买感冒药，在琳琅满目的货架前左挑右选，取这个放那个，店员看得不耐烦了，说：“你到底要哪种？选半天了，这么多感冒药没有适合你的么？”民工刷的脸红了，嘟囔着说“有些价格太贵，便宜的有效果么？”店员无所谓地回答：“一分价钱一分货，好价钱，效果肯定好，便宜的效果我可说不好。”

案例简要分析：作为药店店员，我们应该注意严格要求自己的言行举止，对一些特殊群体，比如工人、农民，相对而言他们的收入较低，在购买药品时对方关注的是药品的价格，力求价廉物美，高价格的药品大多情况下被接受的概率不高。往往这类消费群体自尊心较高，更希望得到关心与尊重。在这类人群购买药品时，我们店员应该更为关心他们，在交流对话中一定要加上称呼，如：大爷、大叔、师傅等让他们感受到自己得到了尊重。往往这时店员为其介绍的药品大多会被接受。可以为他们介绍一些价格中等，尽量与他们收入相吻合。让顾客真正感受到“价廉物美”。

**（二）按顾客购买态度和要求分类**

按顾客购买态度和要求分类，可将顾客分为习惯型、慎重型、经济型、冲动型、感情型、疑虑型顾客。

1. 对习惯型顾客的接待方法

这类顾客习惯购买某一特定厂家生产的特定药品。有的相信广告，购买广告宣传的药品；有的根据过去的用药经验购买疗效较好的药品。

对于这类顾客，店员应先询问其病情，如果与所要购买的药品适应症相符合，可迅速成交；如果所要购买的药品对病情没有太大的作用，则应耐心地向顾客说明，建议其选择其他有效的药品。如顾客坚持己见，且其选购的药品可能延误病情或严重威胁健康，店员可根据情况婉言拒绝销售药品。决不能为追求药店的经济效益，或怕得罪顾客，而满足其不合理的购药要求，对症售药是药店店员要坚持的基本销售原则。

2．对慎重型顾客的接待方法

这类顾客喜欢多方面收集药品的有关信息，在经过分析和比较，了解清楚药品的治疗效果、适应症、规格和价格后方才购药。在购买过程中，其主观性较强，不愿别人介入，很少受广告宣传和店员指导的影响。

对于这类顾客，店员应注意不能将自己的想法强加给他们。一般情况下，这类顾客的购买行为比较成熟，选择药品的适应症符合病情，疗效也比较理想。店员在解答这类顾客的问题时，应全面和准确，并应特别注意语言表达的严谨。

3．对经济型顾客的接待方法

这类顾客购买药品多从经济角度考虑，对药品的零售价格非常敏感。有的顾客认为价高的药品疗效显著故而选购高价药品，有的顾客认为价格低的药品经济实惠故而选购低价药品。

对于这类顾客，店员应首先判断其类型，对偏爱高价药品的顾客，推荐同类药品中价格较高的，并说明价格偏高的原因，或是因新剂型，或是因疗效好，或是因合资、进口药品，或是因进药渠道不同，或是因广告宣传效应；对偏爱低价药品的顾客，可推荐同类药品中价格较低的，并说明价格偏低药品与价格偏高药品的差别。对于有些药品，店员还应从药物经济学的角度出发，推荐顾客购买经济、有效的药品，让顾客明白不一定价高的药品疗效就强于价低的药品，不一定价低的药品治疗总费用就少于价高的药品。

4. 对冲动型顾客的接待方法

这类顾客易受药品包装和广告宣传的影响，往往以直观感觉为主。新上市的药品和新剂型药品对其吸引力较大，一般能迅速作出购买决定。

对于这类顾客，店员应确定其选购的药品对疾病的治疗是否有效，以免因为其盲从广告或一时冲动而购买没有针对性治疗效果的药品。

5. 对感情型顾客的接待方法

这类顾客情感体验深刻而细腻，具有丰富的想象力和联想力以及敏锐的审美感觉，在购买行为上容易受感情和心理的影响，也容易受销售宣传的引诱，往往以药品的疗效和店员的服务是否符合其感情的需要来确定购买的决策。

对于这类顾客，店员应细心揣摩其内心感情的波动，注意纠正其购药的错误倾向，推荐安全、有效的药品，尤其应加强用药的咨询服务，尽量满足其感情上受重视的需要和购买药品疗效相对完美性的需要。

6. 对疑虑型顾客的接待方法

这类顾客性格内向，谨慎稳重，善于观察细微事物，凡事注重体验而疑心较重，从不仓促地作出购买药品的决定，在听从店员介绍药品时，往往小心谨慎和疑虑重重，且挑选药品时动作缓慢，反复思索，费时较多，还可能因犹豫不决而中断购买，甚至在购买后仍放心不下。

对于这类顾客，店员应在服务上多下工夫，应尽可能详细地介绍药品适应症、疗效、规格、用法、用量、注意事项以及与同类药品的比较情况；在帮助挑选药品时，要耐心和热情，主动拿出说明书进行讲解；解答问题时应全面而详细，必要时应重复讲解；购药结束后，应再次对有关问题进行强调，让顾客确定所选购药品的正确无误和安全有效。

**（三）按顾客在购买现场的情感反应分类**

按顾客在购买现场的情感反应分类，将顾客分为沉稳型、温顺型、健谈型、反抗型、激动型顾客。

1．与沉稳型顾客打交道

这类顾客往往灵活性较低，反应比较缓慢、沉着，一般不为无谓的动因而分心。在购买药品过程中往往沉默寡言，情感不外露，举动不明显，购买态度明确，不愿与店员谈离开药品内容的话题。

对于这类顾客，店员应开门见山，根据其对购买目标的选定程度，有针对性地进行服务，准确、中肯地提供其需要的药品信息，而不需对药品的疗效和质量进行过多的宣传，以免引起反感。

2．与温顺型顾客打交道

这类顾客由于在生理上不能忍受或大或小的神经紧张，故在选购药品时往往尊重店员的意见，作出购买决定较快，对店员比较信任和放心，很少重复查看药品的包装和说明，即购买药品更注重店员的服务态度与服务质量。

对于这类顾客，店员应善于抓住其性格特点，回报其对店员的信任，为其提供满意的购药服务，即详细介绍药品的有关信息，耐心解答疑问，使其成为药店的忠实顾客。

3．与健谈型顾客打交道

这类顾客灵活性较高，能很快适应新的环境，但情感易变，兴趣广泛。在购买药品时，能很快与人接近，愿意与店员交换意见，并富有幽默感，非常健谈。

对于这类顾客，店员可以努力使其成为好朋友，适当地与其谈一些与药品无关的事情，并善于从谈话中获取有用的信息，如了解其病情、用药情况、生活习惯、经济状况等，根据这些信息，推荐药品，纠正其不正确的用药行为。

4．与反抗型顾客打交道

这类顾客具有高度的情绪敏感性，对外界环境的细小变化都能有所警觉，显得性情怪僻，多愁善感。在选购药品时往往不能接受店员的意见和推荐，对店员的介绍异常警觉，抱有不信任的态度。

对于这类顾客，店员应注意与其交流的方式和技巧，态度要诚恳，介绍应科学、准确，服务要周到，努力使其感觉店员是全心全意为患者的健康着想，而不是为了单纯的商业利润。店员还应承诺为其病情保密，并且绝不能流露出同情或歧视的情绪，以免伤害其自尊心，导致其对店员甚至药店产生反感。

5．与激动型顾客打交道

这类顾客情绪易于激动，脾气暴躁，在言谈、举止和表情中都有狂热的表现。在选购药品时言语、表情显得傲气十足，甚至用命令口气提出要求，对药品质量和店员的服务要求极高，稍不如意就可能发脾气。

这类顾客为数不多，但店员对其应用更多的注意力和精力进行服务，尽量满足其各种要求，言谈举止应小心谨慎，解答问题应详细周到，遇到其发脾气时，应保持冷静的头脑和平和的心态，面带微笑地介绍或解释，用真诚和耐心感染他们，努力使其成为药店忠实的顾客。

## 五、不同目的顾客的接待方法有哪些？

### （一）探价的顾客及其接待方法

探价的顾客就是指那些摆出要买的架势，却又无心购买的顾客。顾客都是一副有心无意，犹豫不决的样子。站在药店店方的立场上来看，以探价为目的的顾客不但让人感到可惜，有时还会使人感到气愤。但是作为店员，对待这类顾客仍要以诚相待，热情服务。对于探价的顾客暂时是没有购买，但并不意味着在进行价格比较之后他不作出购买决定。这类顾客一般对价格敏感，店员要适当地对其进行药品价格确定依据的说明。

在商业中也有一种“马太效应”，越是人流熙攘的药店大家越是愿意挤进去看个究竟，越是抢手的东西越要赶着买，而越是冷冷清清的药店越不愿进去。这就是“顾客招徕顾客”的原理。

### （二）购买特卖品的顾客及其接待方法

药品虽然是特殊商品，国家对其促销活动有严格的规定，但促销是一种重要的宣传方式，其中打折特卖是促销的一种重要形式。在国家规定允许的范围内，可以适当搞些特卖活动。促销总是能够吸引一些人的眼光。在低价的诱惑下，他们会情不自禁地走进店里来买些常用药，这些人就是购买特卖品的顾客。

对于购买特卖品的顾客来说，本身就有被人看做贪小便宜的担心，因此店员给予这类顾客足够的尊重显得至关重要，甚至要比平时更加注重顾客的感受。另外，在酬宾活动中要尽力避免使用诸如“便宜”、“贱卖”等字样，这些词语容易让顾客产生便宜没好货的联想。

### （三）替人跑腿的顾客及其接待方法

许多顾客买药并不是为自己买，而是受人之托专程来购买。或者是顺便帮家人捎带购买的，这种顾客称为替人跑腿的顾客。替人跑腿的顾客来到店里一般会有如下几种表现：

替人跑腿顾客的特点：跑腿的顾客不管是孩子，还是服务人员，不论其是何等身份，顾客都是信任他才要他跑腿，这种顾客兼有自己和物主双重人格。对于跑腿的顾客万万不可轻慢，不然的话就是同时得罪了两个顾客。药店除了要慰劳跑腿的顾客“辛苦了”之外，还要通过跑腿的人对物主说一声“谢谢”。此外，对于替人跑腿的顾客大多都是已经确定购买何种药品，因此店员不要过分地推销，以免引起反感，如果对方对于所买药品仍然不是很确定，店员则应详细问清用药人的情况，再提供选择，并承诺随时对用药情况进行服务。

### （四）砍价的顾客及其接待方法

每个开店的人都很有感受，有的顾客生来就有砍价的天性，而且精于砍价，正因为他们对于自己的能力深信不疑，并常为此而沾沾自喜，所以他们常常乐此不疲。即使是两分钱的一根绣花针，他也想要三分钱买两根，这种顾客我们称之为砍价型的顾客。

砍价的顾客可以归纳为几类：

其一，称之为温柔一刀型。比如说在考虑一番后做委屈状说：“没办法了，只好将就这个吧，能不能便宜呢？”

其二，是当头棒喝型。他们认为店方理所当然要减价，天经地义，不容置疑，所以他们开口就是：“怎么样？能不能打点折？”

其三，是施恩型的砍价法。顾客摆出一副可怜的样子说：“小姐啊，你也要替我想想吧，我特地从很远的地方跑到你这里来，好歹也要优惠一点嘛！”

其四，是软硬兼施型。顾客说：“这一条街上那么多家药店我都没有去，直接就上你这家。冲这点你也应该少算一点才是啊！”

其五，理解体贴型。顾客甚是深明大义：“小姐，你不要说了，我也知道现今生意难做，也不好意思再要打七折了，但是我今天带钱不多，你看能不能来个八折啊！”

其六，是牵制砍价型。顾客利用其他药店的价格来逼你让利。比如说，一个顾客故作惊讶状地嚷道：“哎呀！怎么这么贵啊？15块钱一盒，杀人啊！你看街头A家十四块五，对门C家的十四块六。我也不要你降得太多，十四块五总可以了吧？”

其七，是笑里藏刀型的。顾客自言自语地说：“不降低没关系，顶多不买罢了！”

其八，是低姿态的砍价法。顾客很是通情达理：“小姐，实在不好意思，浪费了你这么多的时间，今天我的手头刚好就带这么多钱，如果你十四块能卖，我就买了。”

还有一些动之以情的顾客，一进门估摸着经理不在就满世界惊天动地地找：“呀，你们经理哪去了？怎么没看见他啊？……出去了？啊？实在不巧啊？我是他的老朋友啊，每次我来买药他都给我最低价，这样吧，今天我10块钱拿一盒“×××”，等他回来告诉他一声得了!”

也有顾客倚老卖老，动不动就说：“降点价有什么关系嘛，我是你们的老主顾嘛！从这药店一开张，我就来这里买药，那时候你还没来呢!”店员一听他这“中顾委”级别的资格，也不好不给面子了。

也有一些顾客是用借力打力法来砍价的。无论买什么药都是说：“我有一个亲戚就是做药品批发的，底价我再明白不过了。这盒药你打算卖我多少钱?”

店员不欢迎砍价的顾客，心里有个共同的感受：难缠！但药店应该欢迎砍价的顾客，因为他们正是有心购买才开口砍价，砍价是购买的前奏，所以店员一定不能对他们敬而远之，要耐心地说明价格确定的机制和原因，如果顾客不能接受，可以向其推荐价格略低的同类产品。

**（五）退货、换货的顾客及其接待方法**

由于药品是特殊商品，为了保证消费者的用药安全，各个药店原则上只承诺“如药品质量问题，给予退换”。药品是需要了解适应症和禁忌症等专业知识才能使用的，购买后如果顾客或其家人发现药品的一些信息不对症或对禁忌有所顾虑时，顾客就会产生退换的想法。每个药店都会遇到退货、换货的顾客，这并不为奇，但是要认真对待。

顾客提出退换的要求一定难以启齿，如果店方态度殷勤，感到理亏的顾客一定会松口气，虽然这次只是退货或换货，下次有机会一定会到店里买药的。

遇到退药，只要能确认没有打开包装，并且确实是本店所售而又不影响二次销售，就要热情退换。即使不能退换，也要详细向顾客说明原因，请求谅解。态度要始终保持热情，顾客在愉快地告辞时一定在暗下决心“下次购买药品时一定要到这家药店”。

**（六）结伴同行的顾客及其接待方法**

一流的店员要懂得如何与结伴而行的顾客结成同盟，三心二意的顾客在同伴的劝说下就会下定购买的决心。店员要征求她同伴的意见，使这个同伴感到自身受到了尊重，自然觉得轻松自在，也乐于帮店员说话。反之，如果把同伴冷落一边，他（她）就可能会有意拖后腿。一句“这个看来不怎么样”的话，就会使一场交易难以达成。

优秀的店员应当对结伴而行的顾客给予足够的尊重，这会使购买者感到多一份尊重，从而激发他们对药店的好感。对于孩子和老人则更应多一分关心与照顾，在营造良好的销售氛围、促进交易的达成的同时更能够激发顾客对于药店的归属感。

**（七）带孩子的顾客及其接待方法**

女性顾客在购买物品时喜欢带上孩子。对于带着孩子的顾客，店员要特别注意对待孩子的态度，因为这往往成为影响顾客是否决定购买的因素。

如果顾客带着小孩上门，在招呼顾客的同时，别忘了亲切地跟小孩说几句话。但也不要奉承得太露骨了。因为这反而容易招来反感，结果适得其反，称赞孩子尽量选用一些不太离谱又能让父母高兴的措词。例如：“这孩子很精神，好聪明伶俐”等，如果那孩子实在乏善可陈，逗孩子一句“跟妈妈出来逛街啊？”之类的话也行。

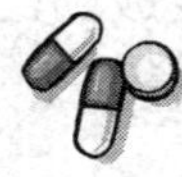

**小链接**

**温馨提示**

**药店销售人员切忌**

①随意编造信息；②向顾客传达未经证实的信息；③使用过多的专业术语；④不懂装懂，信口开河；⑤贬低另一型号产品。

资料来源：佚名．药店店员销售技巧二．2008-12-25 17:51

http://tlinfan.blog.163.com/blog/static/559170862008112555129358/

## 六、接待老年顾客的注意事项有哪些？

### （一）老年顾客的特征

1．生活上比较孤寂

老年人退休在家，闲暇时间较多；儿女们工作忙，不能陪伴左右，喜欢团圆热闹的他（她）不能如愿；有些老年丧偶，更显孤独。

2．生理上多有沟通障碍

由于身体状况的原因，多有眼花、耳背、声音低沉、行动缓慢、多疑、爱唠叨等沟通障碍。

3．一般身患多种疾病

### （二）接待老年顾客的方法

1．当顾客走进药店时应热情招呼

当老年顾客走进药店、靠近柜台的时候，要面带微笑、亲切地称呼“老大爷”、“老大妈”，这也算是与之进行良好沟通的前奏。若是熟识的老顾客，可以称呼“李大爷”、“王奶奶”等，给他们一种亲切的感觉。姑且称之为“微笑打开您老的心扉”，这也是基于对老年人心理的了解，与其建立融洽交流的第一步。

2．耐心帮助老人精心挑选药品

有些老年人在挑选药品时，由于记忆不好，常常忘记需要购买药品的名称。这需要店员耐心地与之沟通，劝老人不要着急、慢慢想；或者在问清药品用途后，帮其引见，而老人很可能在看到某药品时就会忽然想起。老人在豁然开朗之余，多少会对店员的帮助心存感激。

3．巧妙化解老人的多疑行为

老年人一般处事谨慎、思维细腻，甚至有些多疑。他们在拿到药品后，也不急于结账而去，而是仔细观看或询问，此时店员应该将他们看作自己的亲人一样，保持耐心、谦恭的服务态度。

4．正确运用语言和手势

在与老年顾客的沟通中，会遇到老人在听、说方面有障碍的情况，这就需要店员耐心倾听、作答。店员在说话时，最好是放慢语速、吐字清楚响亮，必要时辅以手势。当老人看到店员尽心尽力地为自己服务时，会感到自己受到了尊重和关心，他们往往看在眼里、记在心上，会对服务的店员和药店产生良好而又深刻的印象。即使这一次的交易不成功，店员的亲情服务也为他们下一次的购买提供了感情基础。

5．巧妙处理老人的唠叨和抱怨

有时，店员因顾客较多不慎疏忽、冷落了某位老年顾客，可能会遭到老人的唠叨，此时店员必须以柔克刚，使用“棉花招数”。老人的心情不顺，一般是生活等一些不愉快事情所诱发，或是因老年病（慢性病）表现出来的情绪不稳定等症状，所以，店员要理解老年顾客。不管老人唠叨喊叫，店员要始终面带微笑、和声作答。老人再暴躁的脾气、再唠叨的性格，在店员“棉花招数”下也不会持续太久的，老人的态度也会随之慢慢缓和起来。当店员能够“化干戈为玉帛”的时候，那么他也成了这位老年顾客喜欢的店员了。

6．告诉老人用药的相关知识

店员在推荐药品时要充分考虑到老年人最适宜的服药方式，不宜用片剂、胶囊剂的，可改为口服液，必要时建议医生注射用药。同时也要告知服药技巧，服用片剂、胶囊剂至少要用半杯温开水（250ml）送服，而且最好站立服药，如不能站立，应坐直身体，吞下药物约 1 分钟后再躺下，以免药物滞留在食道上。对控释片、缓释片以及肠溶片，应提示不可嚼服或压碎服用。

## 七、接待女性顾客的注意事项有哪些?

女性占据“半边天”，店员如果能够接待好女性顾客，则能把销售范围扩大到“半边天”之外，因为她们不仅为自己购药，还要为孩子和丈夫买药。

店员接待女性顾客，说话要体现个性化，也就是要看女性的年龄、职业及表情。对不同年龄、不同要求的女性顾客要运用不同的接待方法，说话要有分寸，要把进店的每一位顾客视为自己的亲朋好友，那样会极自然地主动、热情、文明、周到地为她们服务。

一般来讲，女性顾客购买较多的是妇科用药和儿科用药。对不同年龄阶段的女性要针对本人实际情况采取不同的接待方法才行，特别是对年龄较轻、购药时表情犹豫不决或难以启齿的顾客，要采用低声询问、个别服务的方法。

对文化素质较高者，可备好详尽的说明书，让其自己看，此时是“无声胜有声”，但须对药品不良反应、注意事项等适时地提示或公告。

对文化程度较低者要主动、热情、文明、周到地介绍药品的功能主治、使用方法、不良反应、注意事项等。

一些女青年对青春初潮、痛经等感到惊慌失措，既不好意思请医生检查，又不好与家人述说，或因有其他隐情，靠道听途说、从书本上得来的一知半解的知识来药店购药，对这类顾客，店员要以亲切、自然的语调低声询问，一是对症推荐药品，二是建议去医院详细检查。店员说话要注意分寸，使顾客产生信赖感，切不可唐突或粗心大意，那样会引起顾客的不快或反感。

接待前来买药的妊娠女性或哺乳女性更应慎重，因多数药物对胎儿或乳儿有不良后果，店员不应轻易推荐药品，应劝其看医生后再用药。

对中老年女性购妇科药者，应视其经济情况，帮助其选用对症的药品。

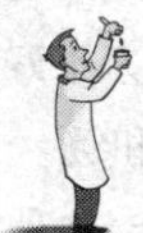

## 案例分析

### 优秀店员李景堃

李景堃是北京永安堂医药连锁有限责任公司十条药店的一名普通店员，在平日的工作中，她兢兢业业，把服务顾客的需求放在工作首位。

药品是用来防病治病、康复治疗的，李景堃作为十条药店的一名药师，她深知自己责任重大。她时常说："顾客来药店买药，就是对咱们的一种信任，不能让顾客失望。"药品销售过程中，她严格按照GSP规程销售药品，同时，她还利用自己的业务知识，为顾客解答一些相关问题。

有一次，来了一位顾客，要买皮炎平。在询问病情过程中，她得知这位顾客因为吃了海鲜，导致皮肤过敏，尤其在面部更为厉害。得知此情况后，她建议这位顾客使用一些口服的抗过敏药物进行脱敏治疗，同时如果使用外用药涂抹脸部，要尽量使用那种不含激素成分而且刺激小的外用药膏，而皮炎平中含有激素，虽然使用后见效迅速，但是如果长期使用，会引起色素沉积。

这位顾客经过李景堃的用药指导才恍然大悟，立即挽起袖子让她看了自己的手腕。原来这位顾客还患有接触性皮炎，因为带了金属质地的腕表，导致皮肤过敏。听到别人说皮炎平好用于是就对过敏部位进行了涂抹，见效很快，但是在长期使用下，过敏部位的皮肤颜色已经发生了变化。李景堃见状非常重视，建议顾客前去医院做过敏原反应筛查，同时在饮食过程中要注意尽量少食用一些大分子蛋白的食物，如海鲜、蛋类等。她建议顾客：如果有条件的可以使用如葡糖籽一类增加自身免疫力的保健品，平时避免佩戴一些金属饰物。这位顾客在李景堃的指导下购买了相应的药品，满意地离开了药店。在药品营销过程中，类似的顾客不计其数，作为一名驻店药师，首要目的就是指导顾客正确安全用药，李景堃用自己的实际行动证明了自己的价值。

除此之外，李景堃在销售过程中还有自己的一套办法，那就是耐心讲解，细心服务。由于十条药店邻近医院和住宅区，前来药店购药的顾客中有很多都是上了岁数的老年人。老年人上了岁数，大多都视力、听力、记性都不大好，在碰上这些老年顾客时，李景堃更是耐心，在遇到听力不好的老年人时，李景堃注意让自己讲话声音格外洪亮，而且语气更为和缓。

经常来十条药店购药的老年人中有一位住在附近的老大爷，一次他来店里看血糖仪，正好赶上李景堃的班，她接待了这位老大爷后耐心地为其讲解店内的几款血糖仪，这位大爷耳朵不大好，李景堃就一遍又一遍，不厌其烦地为大爷讲解，大爷最终听从药师指导，购买了一款自己满意的血糖仪，这时，李景堃又耐心为大爷演示使用方法。由于大爷购买的血糖仪在更换新试纸时要对血糖仪进行调试，所以每次这位老人在更换新试纸时都要到店里来让店员为他调试机器，李景堃每次总是不厌其烦地为大爷调试，并解答大爷使用过程中的问题。

大爷每次都会说："姑娘，又要麻烦你了，我岁数大了，孩子不在身边，眼睛看不清，记性又不好，老来麻烦你。"而李景堃却说："大爷您别着急，这是我们应该做的！有问题您就来……"有时候碰上腿脚不方便的顾客，李景堃会让顾客进店后先坐下，然后帮他们拿药，交款。

工作上除了热情服务，对各项工作认真负责也是李景堃的一贯作风。除了担任驻店药师，李景堃在十条药店还担任物价员、计算机系统员和药品质量验收员的工作。在接到变价单后，李景堃会根据商品的库存情况及时制作和更换价签，同时她还会告知店内其他同事物价的变动情况。每天店内的销售情况都会由李景堃制作销售报表，及时上交总部。在平时销售过程中，李景堃非常善于观察：市场上新增加的品种、顾客询问而店内没有的品种、销售比较快的品种，她都心中有数，并且能够准确、及时地根据季节和市场需要及时调整货品结构。在来货验收过程中，李景堃更是准确、快速，工作效率异常的高。

药店店员的工作就是服务人民，销售药品是为人民服务，帮助他人也是为人民服务。由于紧邻医院，经常会有一些外地患者进出药店，即使他们不是来买药，李景堃也会热情接待他们。有一次来了一对外地夫妇，拿着药方来药店买药，经过了解后得知他们是安徽的农民，来北京治病，由于医院没有他们药方上的药品，医生让他们到药店购买，可是当时店里也没有他们需要的药品，于是李景堃就告诉他们可以到大一点的药店去看看有没有，由于他们是外地人，对北京的路并不熟悉，于是李景堃就耐心告诉他们乘车的路线，而且还为他们画了地图，并且把电话留给了他们，让他们有问题随时打电话。

工作就要投入百分之百的精力和热情，销售过程中了解患者的身体状况，为患者提供安全、有效、廉价的药物，保证患者用药安全，在不断实践中提高自身素质和业务水平，这是李景堃对自己的要求，同时她也是这样做的。

资料来源：佚名．金牌店长店员评选：李景堃（北京永安堂医药连锁有限责任公司十条药店）http://new.ydzz.com/px2009.php?col=18&file=232

案例简要分析：

上述案例其实是在介绍一个公司所推荐的优秀店员所作的一些突出事件，无论是专业知识、还是对顾客的日常交流，每个店员从中都应该看到值得学习的地方。

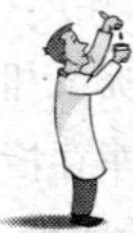

## 案例分析

### 小小抹布无伤大雅?

星期天，吴女士带着女儿外出散步。婆婆打来电话，叫她买枸杞子和核桃仁。在吴女士看来，药店的药品质量比超市的要控制得严一些。于是，她便径直来到药店的中药柜台购买。由于这两种药品在常温下不易存储，多数药店都会将其放入冰箱冷藏保存。这家药店也不例外。店员打开冰箱门，一股腥臭味飘了出来。“冰箱怎么会有这么难闻的味道啊？是不是有药品坏掉了？”吴女士凑过去准备看个究竟，只见一个装着鱼的袋子正放在冰箱里的药物上，还流下来一摊血水。原来这条鱼是店员前天晚上临时放进去的，下班忘记带走了，而碰巧当晚因附近线路维修，店里停了一夜的电。店员见状，马上拿抹布清理，擦干净后，将抹布随意地扔在一边的药品上。见店员没回答，吴女士接着问：“专用的冰箱怎么能随便放私人物品呢？药是用来吃的，你怎么能把抹布放在上面呢？”店员接过话说：“‘不干不净，吃了没病’，你以为这些中药在加工时都很干净么？”说完，随手拿起抹布扔到了柜台里面。吴女士一听就冒火了：“像你这样的态度还能做生意吗？药品卫生干净我们才吃得放心啊。”接着，两人你一言我一语地吵了起来，引来不少顾客看热闹。争执惊动了店长，店长问清情况后，狠狠地把店员训斥了一顿，并诚恳地向吴女士道歉，可是吴女士没有买任何东西，拉着女儿头也不回地走了。

资料来源：马小佳. 细节服务，你的药店做到了吗？2009-04-08 http://www.ruisy.com/yiyao-guanli/guke/2032as.html

案例分析：

为顾客提供贴心服务是药店的责任。该案例中，店员知道自己的错误后，并没有去检讨，反而当面顶撞顾客。在药店的冰箱内放私人物品已违反了规定，当顾客表示不满，并提出合情合理的意见时，店员应悉心听取并改正，而不应该顶撞顾客。细节决定成败，店员应时刻注意自己的言行举止，店长在管理门店日常工作的同时，也要多加注意门店能否给顾客一种明亮、整洁的印象。

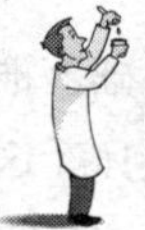

## 案例分析

### 保健品推荐：我与顾客的失败接触

因觉得身体有点亚健康状态，小云想买点维生素片补充营养，并决定选购品牌产品 A 维生素片。在药店她直接向店员提出买 A 维生素片，谁知这位店员说：“这种维生素片比较贵，我建议你选 B 维生素片吧，价格实惠而且效果也很好。”小云一看，店员推荐的是一种从没听说过的产品，就坚持要 A 维生素片。店员有点不高兴，一边给小云开单一边仍说：“A 维生素片也就是广告打得多，实际效果和 B 维生素片其实差不多……”小云忍耐着拿了单子到收银台，谁知收银员一看，也唠叨起来：“其实买 B 维生素片更划算的……”小云气得把单子一扔：“不买了。”一些药店认为，顾客购买保健品的目的性不如药品那么强，一般不急用，随意性消费也较多，店员或促销员往往会在产品推荐上花更多工夫，有的一片好心为顾客着想，有的是为了卖出毛利更高的产品，但推荐尺度把握不好，往往惹得顾客拂袖而去。

从这些与顾客的失败接触中，药店店员悟出了什么？

资料来源：朱丽华. 保健品推荐：我与顾客的失败接触. 2009-08-10.

医药经济报，http://www.cnypjs.com/Html/xxnews/200610/2006102610140028587.html

案例简要分析：

案例中保健品推荐失败的原因，主要是功利性推销太明显，不把顾客的感受当回事儿。每位顾客都非常在乎消费环境的畅通性和愉悦性，当店员不高兴地边开单边唠叨，结账时小云再次遭遇收银员的同一番说教，这种店员过分坚持的推荐行为对顾客来说实际上是一种不尊重的表现，干涉了顾客消费的自主性，刻意制造了隐性的“消费障碍”，使顾客的购物环境被彻底破坏，同时自尊心遭受了极大伤害，顾客进而对药店诚信度产生怀疑。所谓“欲速则不达”，功利性太强的保健品推荐行为显得面目可憎。

店员推荐保健品时一定要把握好一点：在征求顾客意见的基础上推荐。比如顾客指定要某种保健品之时，店员可以试探性地推荐：“您好，这位先生（女士），您所指定的保健品固然不错，但是有一点保健品信息我有义务传递给您，就是我们药店新上了一个品种，价位及效果方面都很有优势，很多顾客也反馈说效果不错。不知道您有没有兴趣看一下？”以“探讨”的口气征求顾客的意见，这样顾客的自尊心得到满足的同时，好奇心也受到刺激，一般会欣然接受店员的提议。如果顾客表示不愿意接受，店员也应该尊重顾客自主消费的权利，高高兴兴地提供销售服务，确保消费环境的畅通性和愉悦性。

## 八、如何应对“滚刀肉”型顾客？

例十三：“滚刀肉”型顾客的应对策略

这天，药店里来了一位年轻女子要买感冒药，店员小石根据她的要求给她拿了药，她交款后说不知道怎样服用，请小石给她介绍一下。小石耐心地向她做了说明，可该女子说自己头疼得难受，一时记不住，请小石把用法、用量写在包装盒上，小石犹豫了一下，该女子说她已交钱，药就是她的了，写字没关系。小石觉得她说得也有理，就按她的要求将用法、用量写在了包装盒上。可刚刚过了10分钟，该女子便来药店退药，说感觉感冒得厉害，不打算服药了，要去输液，所以得退药。这下小石犯了难，药盒上已经写了字，退回来肯定卖不出去。小石向该女子说明写了字的药不能退，而且字也是应顾客要求写的。没想到该女子开始不承认是自己要求写字的事实，后来在小石的据理力争下她又怪罪小石没有告诉她写了字的药不能退，坚持说这都是小石的错，反正要是不给退药就不善罢甘休，而且扬言自己有个外号叫“滚刀肉”，让小石看着办。面对此种场景，小石该怎么办？

解决方案：

**（一）以柔克刚**

1．用真情感动顾客

看来这是一位比较容易激动的女子，常言道“只有软柴捆硬柴，没有硬柴捆软柴”，察言观色是我们药店店员的本职。小石首先应调整心态，软言细语地劝说她，绝对不能硬碰硬。可以先给她倒杯水，递个凳子让她坐下，接着说：“您感冒得不轻，先喝口水。”再告诉她：“感冒大多是病毒感染，应多喝开水，注意休息。治病的原则是能打针则不输液，能吃药则不打针。感冒无并发症，吃药就可以了。刚才的药是对症的，您早点吃早点好，如不放心去趟医院也行。”相信这位女子听了小石关切的话语，态度会有所改变。只要她吃了药，问题也就解决了。

2．赞美顾客，争取理解

场景中的顾客，基本可以断定是在无理取闹，店员小石应该据理力争，但态度要和蔼，以免使局面恶化。同时，也不能露出害怕的心理。顾客一旦感觉到你怕她，她就会更“牛”，会有更过激的行为。小石不妨多在赞美顾客身上下工夫，给顾客打一针“镇静剂”：“您这么斯文、优雅，怎么会跟‘滚刀肉’沾上边呢？”以此来安抚顾客的情绪。同时可以告诉顾客：“因为药店确实有规定，外包装已写上字的药是不能退的，您这么善解人意，一定不忍心我赔钱。所以，非常感谢您对我工作的支持！”若想取悦顾客，最有效的方法就是热情地赞扬她。这样做，一定会得到顾客的理解并平息事态。

**（二）退一步海阔天空**

在药店服务过程中，店员首先应该明白一点：并不是所有顾客都会耐心听你的解释。所以，对于类似于“滚刀肉”类型的顾客，店员必须讲点策略，不要激化矛盾，否则只会给药店带来更大的被动。就本场景而言，笔者建议店员“退一步海阔天空”，因为店员在药品包装盒上写“用法、用量”的做法欠妥。今后出现这种情况，店员可以用便笺纸帮顾客注明，而不要直接将字写在药盒上。因此，小石可以采取折中的办法：“您好！按规定像您这样的情况是不能退货的，但为了表达我的诚意，我将药品打个对折卖给您吧。这是我所能做的最大让步了，而且这种药您还可以作为家庭常备药品储存，有效期还长着呢。您看怎么样？”

**（三）从提高服务技能上下工夫**

当顾客建议“把用法、用量写在包装盒上”时，小石就应该意识到这样做可能导致无法退货。如果在卡片或拆零药品包装袋上注明用法、用量给顾客，则可以避免上述情形发生。事已至此，小石再和顾客争执谁是谁非已于事无补，应避其锋芒，转而劝顾客既然感冒得厉害，就应该同时采取多种用药途径对症治疗，输液的同时再配合服用感冒药会好得快点。并告知顾客，通常药店的药品都比医院的便宜一些。还可以承诺顾客，先抓紧时间治疗感冒，等感冒好了，药又没用，再来退货也不迟。此外，店员要提高风险预知能力。遇到难缠的顾客无正当理由要求退药，店员能够招架得住，实属不易。有鉴于此，笔者建议药店吸取经验教训，制订出比较完备的退药条件，并对外公示，让顾客明白药店的难处，相互体谅，不能因自己的一时过错而把责任推卸到店员身上。同样，店员在售药过程中，除了要把药品的用法、用量向顾客讲明外，还务必把售药过程中的每一个细节都向顾客讲清楚，比如在包装盒上写过字的药品是不能再退货的等。如果顾客还胡搅蛮缠，店员可以让当地消费者协会协助解决。因此，在退药公示牌的最后，药店不妨再加上“如双方协商不成，可以提交消费者协会处理”。

从本场景看，店员小石首先是有责任的。小石应当知道在药盒上写字会导致已售药品无法退换、不能再次销售，但未向顾客说明，且听信了顾客之言，在药盒上写上了字，直接导致问题的发生，主观、客观上都有过错。在缺乏人证、物证等证据的情况下，无法认定店员的行为是在顾客同意并授意的情况下进行的，而且即使顾客承认（姑且不论供述、证言可以事后反悔，作为证据的证明力较弱），店员也应当为未履行向顾客进行善意提醒义务而承担一定的责任。事后，为避免类似问题再次发生，药店应加强对员工的教育，引导他们遇到类似问题时，可将服药说明写在便笺或其他纸张上，无论顾客同意与否，都不能在药盒上写字，否则带来的损失由当事人承担。另外，可以在药店内安装摄像头，实施全程监控；或教育员工在处理类似问题时叫上其他员工在场，增加物证、人证，尽量避免损失。

## 第三节　与同事沟通的能力与技巧

人际关系对于一个人的发展至关重要，人人都希望能够在舒适的环境中工作，要想处理好人际关系，就必须处理好人际关系中重要的一环——与同事的关系。

### 一、怎样与同事建立良好关系?

#### （一）了解你的同事

要想与同事沟通好，首先你需要了解你的同事，需要了解同事的工作，他们所在部门的工作情况等，此外，还要管理好你对同事的预期，这样，才能全面地了解同事，为与同事沟通打好基础。

（二）对自己练好内功是根本

人际关系的好坏首先取决个人的性格和经历的人事，其次取决于相处的技巧。所以，修炼自己的性格远比照书"一二三"地练习技巧有效得多。为此，你应待人真诚，乐于帮助；人与人彼此不同，只有善于发现别人优点，接纳别人的人，才能赢得大家普遍的欢迎；换位思考，理解和体谅别人价值取向；礼貌而不必谦卑，保持适当距离，防人之心不可全无；不公开议人是非，不轻易流露对他人的喜恶，泄露隐私；善于拒绝自己做不了的事或承担不了的责任。

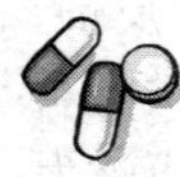

小链接

受人尊重的30种人

①仪容整洁，但不追求时髦之人；②待人谦虚、办事有分寸之人；

③对于服务员、清洁工、司机、警卫、门房、接线员等都客气有礼之人；

④不听信谣传、不为他人议论所动之人；⑤赞扬他人功绩之人；

⑥聪明但不炫耀之人；⑦与上司、部属经常保持联络之人；

⑧能够牺牲小我、完成大我之人；⑨勇于认错之人；

⑩欣然承认他人优点之人；⑪对所有人都平等看待之人；

⑫不骄傲、乐于教人之人；⑬光明磊落、不矫揉造作之人；

⑭如生意人般的精明能干，又富有同情心的人；⑮注意健康、深切顾家庭之人；

⑯具有工作热忱又虚心学习之人；⑰不以自己的兴趣去勉强他人之人；

⑱陈述意见、不掺杂自我感情因素之人；⑲说话有条理而简明扼要之人；

⑳遇到困难时镇定而不慌张之人；㉑责任感强烈而不炫耀自己地位之人；

㉒没有特权意识之人；㉓尊重女性的男性、尊重男性的女性；

㉔能专注、虚心听人说话之人；㉕公私分明之人；

㉖不失女性娇媚的女性、不失男性气概的男性；㉗严守时间之人；

㉘性格豪放开朗之人；㉙不轻易向人借钱之人；㉚亲切照顾后辈之人。

资料来源：佚名. 同事沟通的技巧. 2008-08-18. http://www.08.cn/880149229.html

（三）与同事形成融洽的关系

没有一个部门可以独立成事，与非直属同事相处的最大问题可能就是各自为政了。作为同事，你没有理由苛求人家为自己尽忠效力。要获得支持，先要体谅别人。彼此工作有轻重缓急，所以在无事时建立良好关系是关键，有事时自然好说话。当然，支持应慎重，支持意味着接纳，而一味地支持只能导致盲从，也会滋生拉帮结派。

1. 要学会安慰和鼓励同事

俗话说危难显真情。如果同事自己或者家中遇到什么不幸，工作情绪非常低落时，往往最需要人的安慰和鼓励，也只有在此时同事才会对帮助他的人感激不尽。这时，你应该学会安慰和鼓励同事，让同事把心中的烦恼和痛苦诉说出来，帮助同事解决困难，分减痛苦。同事一旦把心中不顺心的事情说出来后，痛苦郁闷的感觉就会逐渐消失了，而你此时每一句话语对同事来说不啻于是一种甜蜜。

2. 遇事勤于向同事求援

有许多人遇到自己不能解决的困难时，总是难于向别人启齿，或者不希望给别人带来麻烦，这是不对的。因为一方面你不向别人求援，别人就不知道你的困难，那么你就失去了一个解决困难的机会；另外一方面你不向别人求援，别人就会误认为你是一个怕麻烦的人，以后别人一旦有事自然就不会和你倾吐衷肠了。因此，大家日后在遇到困难事情时，应该勤于向同事求援，这样反而能表明你对同事的信赖，从而能进一步融洽与同事的关系，加深与同事之间的感情。良好的人际关系是以互相帮助为前提的。因此，求助他人，在一般情况下是可以的。当然，要讲究分寸，尽量不要使人家为难。

3. 要学会成人之美

要真心对待同事也体现在褒和贬上。例如在药店举行的总结会上，你应该学会恰如其分地夸奖同事的特长和优点，在群众中树立他的威信；如果发现同事的缺点或者有什么不对的地方，应该在与他单独相处时，实事求是地指出他存在的不足和缺点，并帮助他一起来完善自己。

4. 不能得理不饶人

如果你是一位嘴巴不肯饶人的人，那么你在与同事交谈时，一定要学会克制自己，不能总想在嘴巴上占尽同事的便宜，否则时间长了，同事就会逐渐疏远你的。例如，有些人喜欢说别人的笑话，讨人家的便宜，虽是玩笑，也绝不肯以自己吃亏而告终；有些人喜欢争辩，有理要争理，没理也要争三分；有些人不论国家大事，还是日常生活小事，一见对方有破绽，就死死抓住不放，非要让对方败下阵来不可；有些人对本来就争不清的问题，也想要争个水落石出；有些人常常主动出击，人家不说他，他总是先说人家。

5. 大事及时报告给大家

与别人相处最忌讳的就是私心太重，一个人如果时时刻刻只关心自己，对他人的事情不闻不问，那么这个人肯定是不会受大家欢迎的。例如，单位里发物品、领奖金等，你先知道了，或者已经领了，一声不响地坐在那里，像没事人似的，从不向大家通报一下，有些东西可以代领的，也从不帮人领一下。这样几次下来，别人自然会有想法，觉得你太不合群，缺乏共同意识和协作精神。以后他们有事先知道了，或有东西先领了，也就有可能不告诉你。如此下去，彼此的关系就不会和谐了。因此，你一定记住，把自己融入集体中，把集体的事情当作自己的事情。

6. 不能搞小团体

你对每一个人要尽量保持平衡，尽量始终处于不即不离的状态，也就是说，不要对其中某一个特别亲近或特别疏远。在平时，不要老是和同一个人说悄悄话，进进出出也不要总是和同一个人。否则，你们两个也许亲近了，但疏远的可能更多。有些人还以为你们在搞小团体。如果你经常和同一个人咬耳朵，别人进来又不说了，那么别人不免会产生你们在说人家坏话的想法。

7. 外出要与同事打招呼

你有事要外出一会儿，或者请假不上班，虽然批准请假的是领导，但你最好与同事说一声。即使你临时出去半个小时，也要与同事打个招呼。这样，倘若领导或熟人来找，也可以让同事有个交代。如果你什么也不愿说，进进出出神秘兮兮的，有时正好有要紧的事，人家就没法说了，有时也会懒得说，受到影响的恐怕还是自己。互相告知，既是共同工作的需要，也是联络感情的需要，它表明双方互有的尊重与信任。

8. 不能明知而推说不知

同事临时出去一会儿，这时正好有人来找他，或者正好来电话找他，如果同事走时没告诉你，但你知道，你不妨告诉他们；如果你确实不知，那不妨问问别人，然后再告诉对方，以显示自己的热情。明明知道，而你却直通通地说不知道，一旦被人知晓，那彼此的关系就势必会受到影响。外人找同事，不管情况怎样，你都要真诚和热情，这样，即使没有起实际作用，外人也会觉得你们的同事关系很好。

9. 可以和同事交流生活中的一些私事

有些私事不能说，但有些私事说说也没有什么坏处。比如你的男朋友或女朋友的工作单位、学历、年龄及性格脾气等；如果你结了婚，有了孩子，就有关于爱人和孩子方面的话题。在工作之余，都可以顺便聊聊，它可以增进了解，加深感情。倘若这些内容都保密，从来不肯与别人说，这怎么能算同事呢？无话不说，通常表明感情之深；有话不说，自然表明人际距离的疏远。你主动跟别人说些私事，别人也会向你说，有时还可以互相帮帮忙。你什么也不说，什么也不让人知道，人家怎么信任你。信任是建立在相互了解的基础之上的。

10．不能冷淡同事的热情

有时，同事中有人获了奖或评上了职称什么的，大家高兴，要他买点东西请客，这也是很正常的，对此，要尽可能积极参与。你不要冷冷坐在旁边一声不吭，更不要人家给你，你却一口回绝，表现出一副不屑为伍或不稀罕的神态。人家热情分送，你却每每冷拒，时间一长，人家有理由说你清高和傲慢，觉得你难以相处。

11．不要刨根究底

刚刚走上工作岗位的人，对什么都感到新鲜，因而乐于刨根究底，这固然是一种好的品质，问题是不分场合、对象和环境，毫无选择、毫无顾忌地东扯西拉、疑问连篇就让人讨厌了。因此，你在与同事交谈时，不要去询问他的私生活，能说的人家自己会说，不能说的就别去挖它。每个人都有自己的秘密。有时，人家不留意把心中的秘密说漏了嘴，对此，你不要去探听，不要想问个究竟。有些人热衷于探听，事事都想了解得明明白白，根根梢梢都想弄清楚，这种人是要被别人看轻的。你喜欢探听，即使什么目的也没有，人家也会忌你三分。从某种意义上说，爱探听人家私事，是一种不道德的行为。

12．千万不能出口伤害同事

与同事整天在一起工作，难免会发生一些不愉快的事情。如果因此而与同事争吵时，千万不能随意出口伤害同事。因为如果你激昂慷慨，说出许多令人心寒的话，同事会发出辛辣的反应，从而会对你产生一种仇恨的心理。

13．向老同事吸取经验

那些比你先到公司工作的同事，相对来说会比你积累了更多的经验，有机会时我们不妨聆听他们的见解，从他们的成败得失里寻找可以借鉴的地方，这样不仅可以帮助我们自己少走弯路，更会让他们感到我们对他们的尊重。尤其是那些资历比你长，但其他方面比你弱一些的同事，会有更多的感动，而那些能力强的同事，则会认为你善于进取，便会乐于关照并提携你。

我们也常常会看到这样的反例，有些人能力强，可在单位里，自视甚高，不买那些老同事的账，弄得老同事很反感，而这些老同事毕竟根基深厚，方方面面都会考虑他们的意见，结果关键时候你会因此受挫，这不得不引起重视。

14. 善意帮助新同事

新到的同事对手头的工作不甚熟悉，当然很想得到大家的指点，但是心有怯意，不好意思向人请教，这时，我们最好主动去关心帮助他们，在他们最需要得到帮助之时，伸出援助之手，往往会让他们铭记终生，打心眼里深深地感激你，并且会在今后的工作中更主动地配合和帮助你，切不可自以为是，把新同事不放在眼里，在工作中不尊重他们的意见，甚至叱责，这些态度都会伤害对方，从而对你产生恶感。

15. 关心异性同事

人们对任何形式的性骚扰都感到反感，但是如果能利用自己性别上的优势去帮助异性同事，则会得到他们的好感。不能否认，两性各有各的长处，比如男性较有主见，更能承受艰苦劳累的工作，也能更理性地分析并解决问题等；而女性呢，则显得比较有耐心，做事细心有条理，善于安慰人等。尽管只是同事，并不是在家里，但每个人也渴望得到同事们的关心和理解，若能善于发挥自己的长处，对异性同事多些关心和帮助，如男性多为女同事分担一些她们觉得较为吃力的差事，女性多做些需要细心的工作，多为办公室环境的优美做些事，这些对我们来说并不难，效果却很好，对方对你所给予的关心与支持打心眼里感激，将你视为可以信赖的好同事。

16. 不要过于计较一己之利

有一些人与同事相处的关系不好，是因为过于计较自己的利益，老是争取种种的“好处”，时间长了难免惹起同事们的反感，无法得到大家的尊重，而且他们总在有意或无意之中伤害了同事，最后使自己变得孤立。而在事实上呢，这些东西未必能带给你多少好处，反而弄得自己身心疲惫，并失去了良好的人际关系，可谓是得不偿失。如果对那些细小的，不大影响自己前程的好处，多一些谦让，比如与其他人共同分享一笔奖金或是一项殊荣等，这种豁达的处世态度无疑会赢得人们的好感，也会增添你的人格魅力，会带来更多的“回报”，俗语所说的“吃小亏占大便宜”从一定程度上说明了这个道理。

17. 多点乐观和幽默

如果我们从事的是单调乏味或是较为艰苦的工作，千万不要让自己变得灰心丧气，更不可与其他同事在一起怨声叹气，而要保持乐观的心境，让自己变得幽默起来，如果是在条件好的单位里，那更应该如此。因为乐观和幽默可以消除彼此之间的敌意，更能营造一种亲近的人际氛围，并且有助于你自己和他人变得轻松，消除工作中的劳累。那么，在大家的眼里你的形象就会变得可爱，容易让人亲近。当然，我们要注意把握分寸，分清场合，否则会讨人嫌。

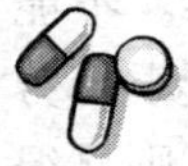

**小链接**

## 培养人际技术

①日常树立管理威望（以身作则，以能服人）；②乐于帮助他人，关怀他人；

③多参加药店活动；④与人相处，不妨带点傻气，不要过于计较；

⑤言辞幽默；⑥主动向你周边的人问候；

⑦记住对方姓名，不任意批评别人；⑧提供知识、资讯给好朋友；

⑨好朋友介绍给好朋友，好东西与好朋友分享。

资料来源：佚名. 同事沟通的技巧. 2008-08-18. http://www.08.cn/880149229.html

**（四）与同事建立亲密关系5个步骤**

1. 用真诚的微笑面对每一个人

微笑的作用无可估量。首先它是拨开“陌生面纱”的法宝，即使是一位你叫不上名字的同事，微笑也能立即拉近你们的距离；其次，它是欢迎新同事的最好的“见面礼”；另外，微笑还是“通行证”，可以让你在寻求帮助时顺利畅通；最后，微笑还是你的职场“标签”，人们一想到你，都会同时联想到你常挂在脸上的微笑——“啊，就是那个人，很有亲和力、常常微笑的那个人”，说这句话的时候，心灵的闸门已经向你敞开。

2．关注别人的工作

关注的同义词是重视，当你用心倾听别人的工作状况及甘苦的同时，你的眼睛和神情也传递了这样的信息：他的一切并非无人问津，至少还有你在默默地关心他、同情他。

3．适时适当地伸出援助之手

当同事有困难的时候，适时伸出援助之手，能够使其非常感激，会成为你日后忠诚的朋友。

4．帮助别人，不求立即回报

在能力范围内，主动帮助同事，是累积人际资产的双赢方法。有位企业人士说得好：“欠我的人愈多，日后帮我的人也愈多。”如果在一个工作环境中，大多数人都明里暗里地帮你，为你扫平障碍，前景必定光明一片。

5．每天留出一定的时间进行工作以外的交流

工作再忙，你总要休息和放松吧？就用这几分钟的时间跟同事谈谈工作以外的话题，增进感情，交流信息。别小看每天这几分钟的能量，日积月累，滴水穿石，它就像一座宏伟建筑的基石一样，虽然看不见，但却在暗中稳固地支撑着你，让你立于不败之地。

### （五）“急脾气”该如何与同事相处？

典型问题：我最近在工作和人事方面遇到了一些不愉快，我自己是个性格比较急躁的人，平时在和同事讲话时语气总是很急，有时难免让同事不满。另外，我平时比较粗心，所以很多时候就容易落下话柄，其实我并没有任何的坏心眼，我也很着急自己的脾气。请问，我在和同事相处的时候，要如何克制自

己的急躁呢？应该说，在现实社会中，每个人的性格都不同，急脾气的人也是很多的，为此，对于这种急脾气性格的人，可以考虑采取如下的建议：①后退法，即让自己在发表态度、观点前先克制自己，然后考虑周全后再发表，或者索性就不发表意见；②忘却法，让自己遗忘掉那些令自己情绪激动的因素，只看事情本质，就事论事；③自问法，“我现在是冲动状态吗？”“会造成恶劣影响吗？”“后果会怎样？”；④暗示法，气质决定命运，建立良好积极的气质首先取决于我们能否建立目标中的气质。

**（六）新进店员该如何沟通？**

新店员进入药店中，通常面临很多的困难，如老员工的排挤等，为了更快地融入新的环境中，新店员要在沟通中注意以下问题：

1．找准立场

新店员应充分意识到自己是后来者，也是资历最浅的新手，领导和同事都是你的前辈，在这种情况下，新店员在表达自己的想法时，应尽量采用低调、迂回的方式，不要过于强调自我，应该更多地站在对方的立场考虑问题。

2．顺应风格

新店员应注意观察药店中同事间的沟通风格，注意留心大家表达观点的方式，假如大家都是开诚布公，你也就有话直说；倘若大家都喜欢含蓄委婉，你也要注意一下说话的方式，总之，要尽量采取大家习惯和认可的方式，避免特立独行，招来非议。

3．及时沟通

不管你性格内向还是外向，是否喜欢与他人分享，在工作中，时常注意沟通总比不沟通要好很多。性格外向、善于与他人交流的店员总是受欢迎的。新店员要利用一切机会与同事交流，在合适的时机说出自己的观点和想法。

4．注意沟通误区

沟通是把双刃剑，说了不该说的话，表达观点过激，冒犯了他人的权威、个性太过沉闷，都会影响你的工作，因此在工作中切忌以下误区：

（1）仅凭个人想当然来处理问题。有些新店员因为性格比较内向，与同事不是很熟悉，或是碍于面子，在工作中碰到问题，遇到凭个人力量难以解决的困难，或是对上司下达的工作指令一时弄不明白，不是去找领导或同事商量，而是仅凭自己个人的主观意愿来处理，到最后往往差错百出。因此，新店员在工作经验不够丰富时，切忌想当然地处理问题，应多向领导和同事请教，这样一来可以减少工作中出差错的机会，二来也能加强与团队的沟通，迅速融入团队。

（2）迫不及待地表现自己。所谓初生牛犊不怕虎，刚刚参加工作的新店员总是迫不及待地把自己的创新想法说出来，希望得到大家的认可。而实际上，你的想法可能有不少漏洞或者不切实际之处，急于求成反而会引起他人的反感。因此，作为新手，处在一个新环境中，不管你有多大的抱负，也要本着学习的态度，有时“多干活儿少说话”不失为一个好办法。

（3）不看场合，方式失当。如开会的时候你总是一声不吭，而散会后却总是对会议上决定的事情喋喋不休地发表观点，这怎能不引起他人反感……不看场合、方式失当的沟通通常会失败。因此，新店员在沟通中要注意察言观色，在合适的场合、用适当的方式来表达自己的观点，或与他人商讨问题。

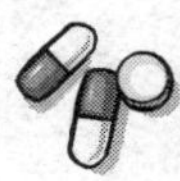

**小链接**

### 妙语几束

沟通多一点，问题少一点；

了解多一点，朋友多一点；

心平气和点，问题解决点。

资料来源：佚名．怎样处理好同事的关系．2008-09-15．

http://wenwen.soso.com/z/q95324903.htm

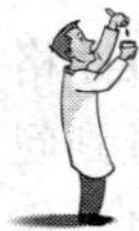

## 案例分析

### 关于阿梅的"好心"为什么得不到好报的问题

某药店上午班12时结账，下午班13时接班，这中间1小时内的销售额则记入上午班人员下一班次的销售额中。有一次，下午班的收款员说："咱们这一班的销售额总是比她们那一班少，真该把她们的销售额给咱们分一点儿。"真是言者无心，听者有意，上午班的一位药店店员阿梅就把这句话记到了心里。

一天，上午班12时结账后，收款员交款去了，中药组又销售了68元钱，暂将这笔销售款交到了阿梅手里。阿梅出于同情下午班销售欠佳，就没把这笔钱交给上午班的收款员，而是把小票和钱交给了下午班的收款员。到下一班时，上午班的这个收款员和中药组对账老是相差68元的现金，怎么也对不上。到下午班的收款员和中药组对账时，才发现68元被交到了这个班上。阿梅帮助下午班"提高"销售业绩的事也被发现了。惹得周围一顿埋怨，上午班的收款员气得说："我们对了一中午死活对不上账，原来是你在背后显能哩！"中药组的药店店员也对阿梅一顿奚落，下午班的收款员这时也一点不领情，说阿梅多事。

资料来源：佚名. 关于阿梅的"好心"为什么得不到好报的问题. 医药经济报药店周刊，2006年，第2期

案例的具体分析：

阿梅原本是想帮同事一把，可为何大家都不领她的情呢？这是因为工作中应以制度为准则。零售药店的正常有序运转是依靠制度和流程规范作保证的。制度和流程规范是一个严密的环链，店员在这个环链中操作，一旦脱离了制度和流程规范的约束，就会闹出像阿梅那样"好心没有好报"的结局。现在药店一般执行的是销售额与奖金挂钩的激励考核制度，销售金额的多少自然成了店员比较敏感的热点，这是可以理解的。从另一个角度讲，销售金额在一定程度上也体现了一个店员的综合素质。阿梅的药店规定上

午班和下午班交班一个小时内的销售货款归上午班的下一个班次结算，那么相应的货账清对、商品盘点都要以这条规定为划定标准，包括阿梅在内的每一个店员，无论平时的私交多么好，在工作中都要不折不扣地执行，不然就会扰乱正常的经营程序，搞得两头不讨好。作为店员，阿梅应入店随俗，做好自己的分内工作，卖好自己的货品，交好账目。有了好的想法和建议可以抽时间和同事进行交流和沟通。如果药店的情况果真像下午班收款员说得那样，阿梅听了以后应该向店长反映，让店长思考，商店的规定如何能够比较合理公平地表达上下午班交叉时段的客观实际。比如，上午班和下午班一周定期轮转一次，或者将上午班和下午班交叉时段的销售额作为下午班结算，这样也许更能够实时反映药店营业运行的信息。店长将新的规定放在员工会上讨论，经通过后开始实施新的规定。这样一来，问题不就解决了？店员的工作能否得到领导的肯定和同事的赞同，很大程度上取决于店员处事方式是否正确。倘若阿梅在做这件事之前，能与同班次的同事打个招呼，不仅能得到同事的理解，也能避免大家因不了解情况，为68元的差错而大费周折来对账，招致众怒。另外，新店员不要轻易涉足敏感地带。显然该门店的考核是与每个班次的销售额挂钩的，"利益"之争，使销售较低的班次店员难免会有怨言，在这种情况下，阿梅把本该属于上午班次的款项，给了下午班次，当然会受到部分店员的数落。由于区区68元对下午班次的销售额增加作用也不大，人家也不领情。对于阿梅来说，出现两头不讨好的尴尬情况也在情理之中。阿梅应以此为鉴，注意和同事多加交流和沟通，遇到问题多听听大家的意见，用适当的方式表达自己的想法。

## 二、与同事沟通的原则有哪些？

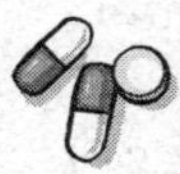

**小链接**

**温馨提示**

### 合作沟通的基本原则

①自信——精神支柱，服务信心；②助人——助人自助，敬业乐群；

③友善——投其所好，广结人缘；④热忱——燃烧自己，照亮别人；⑤关切——你想他，他想你，你忘他，他忘你。

资料来源：佚名. 同事沟通的技巧. 2008-08-18. http://www.08.cn/880149229.html

**（一）莫想与所有同事做朋友**

首先要清楚，到药店的目的不是交朋友，而是为了把工作做好。所以，对于工作中的人际关系，应理性看待。“物以类聚，人以群分”，对于不同类型的人，不要因不能做朋友而大伤脑筋，只要保持正常的工作关系即可，否则要么改变对方，要么扭曲自己。同时也要明白：不是所有人都能做朋友，你也不可能成为所有人的朋友。

**（二）利益沟通核心是维持双赢**

著名心理学家韩三奇说，同事关系主要以利益为主，当两人发生冲突时，一定是妨碍了彼此的利益。利益沟通的关键点是：维持双赢。如果任何一方在冲突中失去重大利益，那么以后的冲突就更加严重。只有在相互妥协中达到双赢，才能和谐相处。不要因为与上司的友谊，就处处觉得自己高人一等，这样除了成为众矢之的，受到嫉妒和不屑的目光外，更可能是明里暗里地处处作对。

**（三）太顾虑朋友影响决策**

过多顾虑朋友感情就会影响你的决定，因为出于保护朋友而做出有倾向的决定，会引起其他员工的不满意，会增加自己工作的困难。另外，如果你在公司的朋友是异性，在工作场合要尽量避免过多的接触，哪怕是会心的微笑和交流的目光。

**（四）千万莫吝啬你的支持**

在你遇到难题想得到怎样的支持，你就怎样去支持别人。但要注意保持适当距离，不要把同事完全当成朋友，公私不分。

**（五）亲密但不能无间**

要想在药店中工作下去，自然不能把同事关系搞得一团糟，保持友好关系是必须的。但是同事之间毕竟存在竞争，也就是说有利益冲突，那就是不能“无间”，别人自然就了解你的长处与短处，甚至掌握你的隐私，关键时候就有可能击败你。人往往在没有利益冲突时可以称兄道弟，一旦有利益纷争，就可能反目成仇。

**（六）不要与同事形影不离**

同一战壕的战友，往往容易“同仇敌忾”，一个人开口骂领导，抱怨工作太多，待遇又差，同事大多随声附和。对药店有消极影响的事情，最好要三思而后行，除非你不想在这个药店再干。

**（七）精诚合作，以诚相待**

同事们个性志趣不同，工作风格也相异。但有一样相同之处：都是为了一份工，赚一份钱，在个人事业生涯上有所成就。只要基本出发点是一样的，即使性格如何不合，在为了能很好地完成工作的前提下，明智之人也能“在商言商、就事论事”的准则下，求同存异、互相包容，共同完成工作任务。精诚合作、以诚相待，不仅会对你的工作有所助益，让你与同事保持良好的合作关系，还是你的事业迈向成功的坚实基础。

**（八）时刻注意细节**

在与同事沟通过程中，一定要时刻注意细节，不能觉得关系很好，就可以随意地做事情，细节包括很多内容，主要有以下几个方面：

（1）平等对待每一个人。不要对资历老的前辈刻意讨好，也不要对新人颐指气使。“尊重”是与同事相处的基本之道。

（2）莫要过多谈论自己的私人生活，更不要倾诉自己的个人危机，“友善”并不等同于“友谊”，别人对你的个人生活也不一定感兴趣。

（3）开玩笑要有“度”。轻松幽默的人的确能够得到大家的喜爱，但口无遮拦就是另一回事了。

（4）莫谈论他人是非。谈论别人是非者往往自己会成为是非的中心。

（5）莫炫耀自己。即使你与上司有着情同手足的关系，也不要到处炫耀，低调淡然能远离妒忌和刁难。

（6）莫想着占别人的便宜。斤斤计较的人容易失去同事的信任和支持。

（7）莫过多要求别人。不要期望每个同事都像家人和朋友一样来包容你、理解你。

（8）如果已经和同事成为朋友，不要在工作场合显得过于亲密，避免让人感觉你们“拉帮结派”。

（9）要学会说“不”。同事间相互帮助是应该的，但不要让这种帮助变成了习惯和指使，否则你分内的工作又怎么办呢？

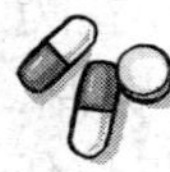

**小链接**

### 沟通十要

（1）语言文字要真挚动人，具有感染力。运用对方感情上容易接受的语言文字，多用陈述性语句，避免或尽量少用评论性、挑战性语句。

（2）使用语言文字的意义要明确，不要拖泥带水，模棱两可，以免接受者产生误会。

（3）使用语言时既不要滥用辞藻，花里胡哨，也不要干巴枯燥，平淡无味。

（4）努力做到措词得当，通俗易懂，在一般非专业性交谈情况下，尽量少用专业性术语，力戒陈词滥调、空话、套话。

（5）酌情使用图表，具有形象性，使对方容易理解与接受。在交谈中可借助手势、表情，有助于思想感情的沟通。

（6）尽量使用短句。一般情况下少用或不用长句，否则使人产生累赘之感，不利于意见沟通。

（7）叙事说理，力求言之有据，条理清楚。力戒颠三倒四，文理不通。

（8）语言文字要净化，努力做到语言美，力戒脏话。

（9）交谈中涉及对方生疏的人名、地名等要谈得慢些，重要的人名、地名要重复。

（10）交谈中人称要明确，交代清楚是第一人称还是第三人称，否则容易造成接受者的误解。

资料来源：佚名. 同事沟通的技巧. 2008-08-18. http://www.08.cn/880149229.html

## 三、冲突后怎样修补同事关系？

作为药店的店员，每天接触的人很多，与同事们相处，也很容易出现矛盾。有了矛盾和误会要多沟通，在人与人之间架起一座沟通的桥，这样才能消除烦恼，愉快工作。一般来说，同事间的冲突最好靠协调解决，让冲突双方都要了解和正视冲突，要首先考虑对方的感受和诉求，然后再根据自己的情况，提出自己的良好意愿，从而说服对方来解决问题。在药店上班时间长了，与同事相处得久了，对彼此之间的爱好、生活状态，都有了一定的了解，作为同事，我们没有理由苛求人家为自己尽忠效力，在发生误解和争执的时候，一定要换个角度，站在对方的立场上为人家想想，理解一下人家的处境，千万别情绪化，把人家的隐私抖搂出来。任何背后议论和指桑骂槐，最终都会在贬低对方的过程中破坏自己的大度形象，而受到旁人的抵触。

### （一）你必须问自己，究竟是哪些因素使你认为有必要修复彼此之间的关系

以下几种情况是值得你付出努力的：

- 你们仍然要继续共事。
- 你们同在一个工作间。
- 他的推荐对你事业的发展至关重要。
- 他有一些来自高层的朋友。

● 你们并肩作战所显示的实力要比各自为政强大得多。

● 你们有过一段共同的经历，无论对于你还是他，都弥足珍贵。

● 你们有共同的同事和朋友圈，一旦你们的关系恶化，大家一起时气氛会很尴尬。

**（二）如何修补同事关系？**

1．正面沟通

冲突一旦发生了，沉默是不对的，当事情没发生更不可以。正确的态度是坦诚地认真地沟通，双方要谈。而且，不要拖，事后沟通越早越好，时间拖得越长，双方心理上的芥蒂越深，化解起来就越麻烦。况且，在公共办公场所发生争执，对其他同事和同事间的正常关系都会造成不良影响。尽快化解矛盾甚至敌对情况，也是要展示给其他同事看的。这种姿态是非常重要的。

2．选择合适的沟通时间和场合

在沟通的时间和场合上，需要注意：不必是很正式的。可以借一个机会。比如，利用联系工作的机会主动表示一下自己的态度和看法。如果觉得工作时间不方便，可以直接约一个时间一起吃顿饭，在轻松平静的情绪下顺便交换一下看法。不一定要分出对错，关键是把事情说开，不要因此种下心结。

3．注意沟通内容

在沟通的内容上，还是要针对具体事情做讨论，做到“对事无情，对人有情”。应该看到，大家出现分歧争执是由于各司其职，但是总的出发点是要维护公司利益。在这个共同的前提下，没有什么事情是不可以谈的。只要双方都是真诚的，看似麻烦也会变得很简单。

4．要着眼于未来

不愉快的心结解开之后，还应该考虑一下怎样在今后的工作中避免发生类似的问题。找到问题的所在。这样一来，既解决了已发生的不愉快，又规避了可能发生的不愉快。

5. 具体沟通技巧

● 不要认为错在对方。工作中的关系有不同的亲疏程度是很正常的，你大可不必多虑。

● 减少联系的次数。减少见面和说话的机会，不要因为联系次数减少了而觉得事态严重，但要注意不要表现得太明显，以免伤害了别人的感情。冷却一段时间，暂且先把它放在一边，等事情过去一段时间，双方的情绪都比较平静之后，再来寻找解决的办法。

● 尝试站在对方的立场上看问题。设身处地地看待对方的所作所为，努力去了解背后的原因。

● 接受分歧。双方都应该明白，存在分歧是自然的，并不一定要在所有问题上都达成一致。

● 寻求第三方的仲裁。当双方僵持不下时，看看有谁能从旁观者的角度帮助解决问题。可以向人力资源部门寻求帮助，也可以找一个双方都信赖的朋友或同事来裁夺。

● 倾听对方的声音。倾听是化解矛盾的最佳手段。双方都耐心地倾听对方的想法，才能真正了解各自的立场。让对方知道自己非常在乎彼此的关系。一方先加重了筹码，另一方就会受到鼓舞从而也积极改善双方的关系。

● 使用“我”这个称谓，让对方知道他的言行确实给你造成了影响。这并不是在指责对方，而是向对方传递你的感受。

**（三）怎样与同事化敌为友？**

当你在工作中非常需要另一个人的帮助，而这个人曾与你有某种不和的时候，你该做些什么？显然，放弃并不是好办法，虽然不费吹灰之力便可做到，但会使你失去一个得力伙伴。你应该做的是如何化敌为友，使之成为你的朋友。以下几个做法可帮你达到这一目的。

1. 勇于承认自己的不对之处

不要总害怕承认自己的不对，以为这样别人就会看不起自己。其实，真正有能力的人是勇于承认自己的不对之处的。即使你的同事表达这种意思的方式没能让你高兴得跳起来，对方提出的正确的看法，你也应该乐于承认。这并不意味着每当有过分好斗的同事向你发起攻击时，你都要举手投降。但是你首先应该考虑的是，对方所说的话中包含的信息，而不是说话的人。而且你应该力求客观地对待你得到的意见，即使这种意见不是用一种特别客观的方式表达的。而且，有个小秘密要记在心里：承认你错了，常常能够带来让对方闭嘴的好处。这是一种制造惊人沉默的经典方法。

2. 对别人的兴趣加以注意

要想让对方对你有好感，并愿意成为你的朋友，最好的办法就是对他的兴趣加以注意。

3. 对威胁性的问题不要理会

有时，我们会听到别人威胁性的问题，“你以为你是谁？”“你们那所高级学校难道没教你点什么东西吗？”这些问题以及它们那些数不胜数的变种，根本就不是询问什么信息，它们只是为了使你失去平稳的心态。不要带着感情色彩去回答他们——根本就不要回答它们。索性假装它们压根儿就没从你同事的嘴里迸出来，你只管回到你的主题：你感受到了什么（而非它是什么）？你计划做什么？以及你希望怎样做？这样，你不给你的同事向你破口大骂的机会，就有可能减少他（她）对这一类威胁性问题的依赖。

4. 让对方知道你非常需要他

这一点是很重要的，它能在很大程度上调动对方的积极性。当然，你是否真的需要，那是另外一回事。我们的想法是利用这样的一种接纳，抬高对方的自尊，对方一高兴，就可以避免把谈话激化，尽可能减少或消除将来的敌对怨恨。你可以说明自己工作中的两三个方面，需要你的同事提供意见或指导。如果你要把这些方面进一步加以确定，你的同事大概也不会太反对。

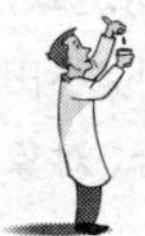

## 案例分析

### 店员之间开玩笑无度该怎么办?

前几天，药店发生了一件事……

“鸭子，快过来帮忙。”店员小田冲着同事小王喊。小田做事挺主动，但爱开玩笑，看见小王走路的样子很独特，便给她起了个外号——鸭子。

小王没理她，从昨天小田喊她“鸭子”开始，她就有点不高兴。小王是药店的先进，工作勤奋、踏实，但性格内向，不苟言笑。

“这么大架子，不就是个先进嘛。”联想起昨天小王对她爱理不理的样子，小田生气了。

这时，一位顾客走到小田身旁问：“请问，你这里有 × 药吗？”

“喏，在那边，”小田指了指小王的柜台。

“在哪里，能帮我拿过来吗？”顾客接着说。

“你找她，我忙着呢，”小田没有叫小王拿药过来，而是让顾客去找小王。

“这是什么态度？”顾客生气了。“你们这里不卖，我到其他地方买，”说完，顾客扭头走出了店门。

店员之间适当开开玩笑，既能调节情绪，又能缓解工作压力，可碰到这种因开玩笑过了头影响店内工作的情形，应该怎么办呢？

资料来源：佚名. 店员开玩笑无度怎么办？中国医药报，2007-04-09（A2）

案例简要分析：

一个人爱开玩笑，是个性使然。然而，说笑话要看场合，在工作中，这种无助于团结同事，无助于做好工作的笑话还是少开为好。之所以出现这种令同事和顾客都反感的事，关键在于小田未能意识到工作的严肃性，把一些不合时宜的做法不自觉地带到了工作之中。在工作时间，店员应该按照药店的规章制度办事，同事之间说话、接待顾客时，都要用规范的服务用语，不能随意给别人起外号，也不能把业余时间的一些称呼带到工作之中来，面对顾客时更不能不注意语言的使用。

因此，这件小冲突事件，主要责任在于小田。所以小田应主动道歉，当然不需要太正式，只要找个适当的、氛围较好的情况下道歉，此外，小田也应该从这件事情中吸取教训，玩笑不可随意开，要有合适的场合、对象和内容，不要把给别人起绰号当成玩笑。

对于小王，也需要体谅。同事之间的玩笑大多是善意的，对待这些玩笑完全可以一笑了之，不必太当真。小王不妨采取一些富有针对性的冷战政策，小田叫“鸭子”时可以装作听不见，当他再叫小王名字时再热心帮助其解决问题，几次之后相信小田自己也会忘记那些不雅的外号了。

## 第四节　与店长沟通的能力与技巧

店员与店长的沟通主要应体现在两个方面：业绩和尊重。高质量履行自己职责，完成工作任务是赢得与店长良好关系的前提，对于那些工作业绩无法量化的工作来说，了解店长的管理风格也十分必要，因为这会影响你决定与之沟通的方式，比如直截了当还是委婉措辞，当时说还是事后再说。店长的所为也并非全部完美，要让上司接纳你的观点，应在尊重的氛围里，有礼有节、有分寸地磨合。除了这两个方面之外，还有一些其他沟通方面的问题以及技巧。

### 一、如何克服胆怯心理，与店长建立良好关系？

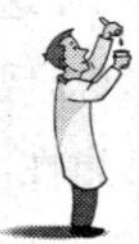

**案例分析**

#### 见了领导，他为什么总想着要躲？

参加工作有四年多的小王，平时工作兢兢业业，踏实肯干、工作表现不错，深受他人的好评，可就是这个小王却有一个毛病，就是老想躲着领导，每次见了领导都特别紧张，尤其是领导找她谈工作时，就更是紧张得手足无措、诚惶诚恐，总担心自己在领导面前会有不佳的表现，怕领导发现自己的短处后批评自己，连她自己都不知道为什么会这样。

资料来源：佚名. 见了领导，他为什么总想着要躲？ 2008-10-14. http://club.eladies.sina.com.cn/thread-177172-1-1.html

案例的具体分析：

从深度心理学的角度来看，出现这种状况可能与她的心理素质有关，她很可能患了一种“权威恐惧症”。一般情况下患有“权威恐惧症”的人，与他（她）从小所受的教育环境有着不可分割的因素和密切的联系，他或她很有可能是在父母过于严厉的教育和一种压抑的环境下长大，抑或从小缺少爱的温暖，从而形成了对“权威”的恐惧和惧怕。面对领导的权威，一般人或多或少都会有紧张和惧怕的心理，这是一种很普遍的正常心理。不过，像小王这样一见领导就想躲，甚至因为怕领导会经常找她而产生刻意的回避心理，恐怕就是一种心理上的误区了，这也就是所谓的“权威恐惧症”。这样，不但搞不好与领导之间的关系，还有可能会造成一些误会，这既不利于工作，又不利于上下级之间的沟通与交流。长此以往，势必还将影响到个人的前程。我们都知道，在职场和单位，权利无处不有、无处不在。如果不能及时调整和修复心理上的“权威恐惧症”，对于像小王这样的人来说，就意味着恐惧和惶恐无处不在、无处不有。现实社会中，像小王这样的员工大有人在，因此，要克服这种胆怯心理，与上司建立好良好融洽的关系。

有很多店员认为，和店长走得太近，别人会有看法，而且和店长说得太多，言多必失。这种习惯性的认识和观念用在药店的工作环境中并不合适。药店中成员的等级制度并不是很明显，因此与店长建立良好的关系比较容易并且更加重要，合理的沟通观念应该是：克服自己的胆怯心理，和店长沟通是你工作中的重要职责，你需要从中了解店长意图，获得店长支持，从而更好地完成工作。

### （一）为什么要恰当地向店长表达你的意见？

1．顺利开展工作的必要

如同店长向店员布置任务、分配工作一样，店员恰当地向店长表达自己的意见也是顺利开展工作必不可少的一部分。店员向店长表达自己的意见是对店长所传达信息的一种反馈，通过这种反馈店员可以更好地理解店长的意图，同时店长也可以知道自己所传达的意思店员掌握了几分。通过这样的磨合，不仅使得工作能够更加容易开展，更重要的是可以增加店长与店员之间的默契程度。

2．获得店长认可的必要

恰当地表达自己的意见，至少会令店长认为你是一个认真领悟他（她）的意思、爱思考的店员，店长会认真地与你交流，此后也会更多地注意你。而这样的注意也会是激励你努力工作、勤于思考的动力，从而更快地获得店长的认可。

3．自我学习和发展的必要

恰当地向店长表达自己的意见，可以扩大与店长交流的空间，根据你的意见，店长会与你做更详细的交流与解释。你从中获得的除了他（她）对这个问题的理念还有他的一些处事方式经营理念，这些经验对你丰富自己、提升自己都有很重要的作用，通过这样的交流，你能够更好地把握自己未来的工作方向，在计划上统一步调，避免向不同的方向用力，影响整体工作效果。

### （二）如何克服胆怯心理，与店长建立良好的关系？

1．要树立自信心、克服自卑和压抑的心理

要积极主动地消除与店长之间的心理间隙和“自我防卫心理”，用一种不亢不卑的平常心来对待与店长的交往。心理学理论告诉我们：以为自己处于某种状态并相应地为之，这种状态就会愈发明显。

2. 要自信、自然、大方、平和、稳妥，不能让店长的权威“压倒了”自己

心理上要有自信，尊重自己，就是尊重领导。从这个意义

上来讲，对店长要尊重，但不能被店长的“权威”给吓倒了。毕竟，店长是人，不是神，更不是凶神恶煞。作为下级，不要怕店长发现自己的短处，更不要拿自己的短处和别人的长处比。人都有所长，也都有短处，白玉有瑕，正所谓：金无足赤，人无完人。是人，谁又能没有短处呢？正如美国总统林肯所说：“没有突出缺点的人，也没有突出的优点。”世界上没有完美的人，当领导的同样也有短处。

3．要主动了解店长的心理特征，进行正常的心理沟通

店长也是人，同样有七情六欲，不了解店长的心理特征，就不能进行良好的情感交流，达不到情感上的一致性。上级与下级的工作关系，不能完全抛开情感关系。上下级之间双方心理上接近与相互帮促，会减少互相之间的摩擦事件和冲突，反之，情感差异很大，就免不了要发生心理碰撞，影响工作关系。社会心理学研究认为，交往频率对建立人际关系具有重要作用。对领导不交往，采取回避态度，很难和店长的认识取得一致，没有一致的认识，相互之间的支持、协调、配合都将受到一定的影响。况且，交流还是人际关系的润滑剂。交流的过程不但能克服见到店长时所产生的胆怯心理，而且还能使店长更多地认识你、了解你、熟知你。

4．要学会为心理减压而不是加压

俗话说：“无欲则刚”，反之，刚则无欲。追求太多的欲望和过多的自我暗示是造成惧怕和恐慌心理的主要原因之一。为此，在内心里要有蔑视和剔除唯唯诺诺、卑微猥琐的勇气，但在言语和行为上要富于弹性，要懂得和深悟迂回的妙处。在尊重权威的同时，要适当的学会为心理减压，不要让太多的贪恋和欲望填充和占满了心灵的空间，吞噬了自己的人格和做人的尊严。

5．不要怕在店长那里“碰钉子”

（1）摆正自己的位置。不论是与谁沟通，自尊心过强往往都会影响沟通效果，与店长沟通则更需要店员摆正自己的位置

才能减少“碰钉子”的概率，也能够使店员在“碰钉子”之后能够更加容易调整自己。

1）要尊重店长。他们丰富的工作经验和待人处世方略，都是值得我们学习借鉴的，我们应该尊重他们精彩的过去和骄人的业绩。在与店长交流时，要本着询问与确认的语气，如果要提出不同意见，则要本着完善店长意见的态度，对你同意的部分要做出肯定。要让店长心悦诚服地接纳你的观点，应在尊重的氛围里，有礼有节有分寸地磨合。不过，在提出质疑和意见前，一定要拿出详细的足以说服对方的资料计划。

2）要虚心接受店长的意见。对于店长的批评要及时反省自己，在意识到自己的错误，听取店长的意见之后，也许你对于店长的严厉言语已经不是那么在乎了，而你也能够在这一次的“碰钉子”中提升自己。

（2）店长的言语或举止比较严厉不是什么大不了的事情。其实在很多时候店长并不是真的要“折磨”店员，只是没有意识到自己的做法对店员的影响。沟通中不能得到店长良好的反馈，的确是很影响积极性的。但是，店长的言语或举止比较严厉确实不是什么大不了的事情。所以当店长反馈不佳时，你首先需要做个判断，是否有可能让店长意识到他的问题所在。然后，你要么在合适的时候提醒店长、改变店长，要么做个“厚脸皮”的人，从心理上增强受挫能力。值得注意的是：不论店长的言行举止是否合适，履行自己工作的职责还是最关键的。

（3）学会换位思考。换位思考是沟通的必备技巧之一，换位思考能够增进彼此的理解，显著提高沟通质量。店长的言语或举止比较严厉一方面是店长自身的原因，但更多的时候可能是当时的情景和处境使得店长的脾气比较暴躁而造成了这样的结果。作为店员要充分理解店长的处境，学会换位思考，多多为店长着想。这样的角度转换，能够让你更好的调整自己的心态，选择合适的方式与店长沟通，从而更好地履行自己的工作职责。此外，通过这样的角度转换，也能够改变自己单一的思考问题的方式，让自己更加成熟起来。

6. 用改进沟通技能的方法增强自信

（1）沟通内容的选择。正式沟通时，内容可以是自己工作中的问题，可以是药店内的一些新政策、可以是对药店发展的一些建议等。但不论是什么内容，沟通之前都要做好准备工作，要尽量坚持使自己观点清晰、重要内容有理有据，而且要选择良好的表达方式使自己的意见能够被理解。

相对于正式沟通，非正式沟通在药店的店长与店员之间、店员之间的沟通占的比重更大。正如之前所说，非正式沟通的理念在于投其所好。选择双方比较关心的话题，生活琐事、服饰美容、社会新闻等。这样的沟通大家的意见一般没有什么大的分歧，反而可以找到很多相似的思维方式、相同的兴趣爱好等，对于拉近彼此的距离起到了不可忽视的作用。

（2）沟通方式的选择。在药店中，店长与店员基本是在一起工作的，所以店员与店长的沟通基本上是面对面的沟通方式，在沟通时采用店长容易接受的沟通频率、语言风格、态度、情绪。熟悉之后可以采用电话、电子邮件的方式沟通，增进彼此的感情。一旦你真正处好了与店长的关系，你就会觉得你们更像是伙伴而不像是上下级。作为伙伴，店长会托付你更多的责任，使你事业有进步，工作更满意。

（3）沟通场景的选择。店员与店长的沟通一般都是发生在药店里，店员根据沟通内容的不同可以选择公开沟通和私下沟通的方式。公开沟通时要考虑其他店员的感受以及沟通内容会造成的影响。私下沟通时要注意让店长明白你的意图以及选择私下沟通的理由，以免造成不必要的误会。

## 二、与店长沟通的注意事项有哪些？

之所以说与店长的沟通很重要，是因为通过沟通才能使你的店长了解你的工作作风、确认你的应变与决策能力、理解你的处境、知道你的工作计划、接受你的建议，这些反馈到他

（她）那里的资讯，让他（她）能对你有比较客观的评价，并成为你日后能否提升的考核依据。

“和你的上司搞好关系”永远是职场人必须熟记的生存守则。因此作为店员来说，提职也好，加薪也罢，你的前途和命运有绝大部分的“股份”握在店长的手里。所以，同店长的关系、沟通是关系到工作的完成情况和升职计划能否成功的关键。

**（一）你对你的店长了解多少？**

1．你的店长是个什么样的人？

你的店长是个什么样的人？你的店长是个只愿把握大局的人，还是个事无巨细皆不放松的人？如果你向一个只愿把握大局的人汇报细枝末节，那么你俩很快就都会烦的。你也许会认为你对某项工作是如此殚精竭虑，而你的店长却漠不关心，其实这样想就错了。一位只愿把握大局的店长会认为你该把所有基础工作都做好，否则对方就不会信任你。你的店长可能只注重结果。如果你早些了解店长的个性，你俩的合作就会愉快得多。

2．你的店长的目标是什么？

你是否在帮助店长达到目标？如果你清楚地知道你的店长想要完成什么任务，你最好能帮上忙。了解那些特别的目标，将有助于你更好地掌握部门的发展方向。通过这些信息，你就能采取前瞻性措施来帮助你的店长达到目标，店长也就会视你为药店中有价值的成员，那么当有机会时，你也会跟着得到提拔。

3．你是否知道店长对你的期望？

你对店长寄予你的期望是否了然于胸？实际上只有为数不多的幸运者会被店长寄予期望，并为他们勾画目标。所有人都削尖脑袋想成为其中一员。如果你的店长是个注重细节的人，你就该简要地写下你认为对方对你的期望是什么，然后送给对方去征求意见。而如果你的店长是个一见纸多就眼晕的人，你最好就你在药店中的作用和责任，同对方非正式地聊几次。要记下聊的内容以便经常查阅，并确保你在帮助店长完成任务。

**（二）与店长沟通的原则有哪些？**

1．坦诚相待，主动沟通

在工作中，店员要赢得店长的肯定和支持，很重要的一点是要让店长感受到你的坦诚。工作中的事情不要对店长保密或隐瞒，要以开放而坦率的态度与店长交往，这样店长才觉得你可以信赖，他才能以一种真心交流的态度与你相处。与店长沟通，主动的态度十分重要，尤其是你在工作中一旦出现纰漏或错误时，如果不去主动与店长沟通、交流，消极回避，不但不能取得店长的谅解，反而有可能让店长产生误解。

2．了解内心，适度恭维

下属只有了解店长的个性心理，才方便沟通。对店长清楚的了解，不要认为这是为了庸俗地“迎合”店长，而是为了运用心理学规律与领导进行沟通，以便更好地处理上下级关系，做好工作。即使是自己不喜欢的领导，你也要给予适度的恭维。店员应该明白，上级之所以把他安排在这个岗位上，一定有它的原因。现实中有太多的时候，我们并不了解对方。店长所做每一件事情，都一定有他的理由。对你看不惯的方面，你不要过多地批评、指责和抱怨，更不要当面顶撞或争论，而要给予充分的谅解，必要时给予店长适度的恭维。

3．心怀仰慕，把握尺度

与店长沟通成功与否，不仅影响店长对你的观感，甚至影响你的工作和前途。只有对店长怀有仰慕的心情，才能实现有效沟通。与店长交谈时，要有一个积极乐观的心态，向店长叙述重要事宜，或回答店长提问时，如果做到目不斜视地盯着对方的眼睛，不但会增强语言的说服力，还会给店长留下精力充沛、光明磊落的印象。与店长沟通，要把握尺度，不能无原则地扯关系、拉近乎。对店长交办的事情，要慎重，看问题要有自己的立场和观点，不能一味地附和。如果你确信自己在某件事上没有过错，就应该采取不卑不亢的态度。在必要的场合，只要你从工作出发，摆事实、讲道理，也不必害怕表达出自己的不同观点。对于店长个人的事情，作为下属不能妄加评论。

4．注意场合，选择时机

店长的心情如何，在很大程度上影响到你沟通的成败。当店长的工作比较顺利、心情比较轻松的时候，如某些方面取得成功、节日前夕、生日的时候，心情会比较好，这是与店长进行沟通的好时机。当店长在某一方面取得成功，你准备向他表达祝贺时，你要选择一个比较适当的场合，营造一下氛围，向店长表达祝贺之意的同时，提出你的问题。店长一天到晚要考虑的事情很多，假若你仅仅为了一些琐事，就不要在店长埋头处理大事时去打扰他。店长心情不好，或者处于苦恼时，他可能是因为工作头绪繁多忙得焦头烂额，可能是因为受到上级的斥责感到消极颓废，可能是因为事业发展受阻感到压力过大，可能是因为家庭纠纷导致自己沮丧不已，也可能是因为遇到重大问题不能决断而感到迷茫。这个时候店长的心情特别差，你的意见他很难听进去，不便于沟通。

5．尊重权威，委婉交谈

店长的权威不容挑战。不论店长是否值得你敬佩，下属都必须尊重他。与店长谈话时，要采取委婉的语气，切不可意气用事，更不能放任自己的情绪。

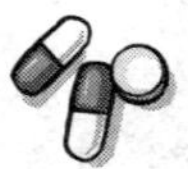

小链接

### 成功者与领导相处的六大原则

（1）具有敬业精神。这里有三方面的技巧需要注意。第一，对工作要有耐心、恒心和毅力；第二，苦干要加巧干。勤勤恳恳，埋头苦干的敬业精神值得提倡，但必须注意效率，注意工作方法；第三，敬业也要能干会“道”。“道”就是让领导知道或感受到你付出的努力。

（2）服从第一。服从的技巧和艺术：第一，对有明显缺陷的领导，积极配合其工作是上策；第二，有才华且能干的下属更容易引起领导的注意；第三，当领导交代的任务确实有难度，其他同事缩手缩脚时，要有勇气出来承担，显示你的胆略，勇气及能力。

（3）关键地方多请示。聪明的下属善于在关键处多向领导请示，征求他的意见和看法，把领导的意志融入正专注的事情。关键处多请示是下属主动争取领导的好办法，也是下属做好工作的重要保证。

（4）工作要有独立性，能独当一面。锻炼工作独立性应从以下几方面着手：第一，要有独立见解；第二，能够独立地承担一些重量级任务；第三，把被同事忽略的事情承担下来。

（5）维护领导的尊严。一般地讲，领导者的面子在下列几种情况下最容易受到伤害，必须多加注意。第一，领导出现失误或漏洞时，害怕马上被下属批评纠正；第二，领导至上的"规矩"受到侵犯；第三，有些人对领导不满，虽不当面发泄，却在背后乱嘀咕，有意诋毁领导的名誉；第四，有些领导能力不强，最怕下属看不起自己。

（6）学会争利。在利益面前，不要逆来顺受，也不要过分谦让，应大胆地向领导要求自己应该得到的。"丑话说在前头"，在接受任务时谈好报酬更易让领导接受。争利要把握好度，既不争小利，不计较小得失，又不得过分争利。当然，折扣的方法有时也很奏效。向领导要求利益大有学问，关键要把握好火候和技巧。第一，执行重大任务以前，争取领导的承诺；第二，要求利益要把握好"度"，见机行事。

资料来源：佚名. 成功者与领导相处的六大原则. 2004-11-10. http://www.enet.com.cn/article/2004/1110/A20041110360922.shtml

### （三）与店长沟通的基本技巧

1. 不要事事都去找店长，但也不能不找店长

不论是什么店长都不喜欢他的下属事事都向自己报告。不论是多么注重细节的店长，也不喜欢店员什么事都向他征求意见。但是与店长交流是店员更好完成工作的一个必备环节，因此与店长交流内容的选择显得格外重要。

（1）与自己工作有关。这是店员与店长交流最普遍的话题，也是最容易让店长觉得你事事都来找他的话题。因此，选

择这种话题去与店长交流时要比较慎重。最简单的解决方法就是能够自己解决的事情不劳烦别人，能够向同事请教的问题不劳烦店长。当遇到比较棘手或者很急的问题时应当及时向店长请教，哪怕是碰钉子也要虚心学习，因为完成任务才是你的本职工作。如果你对你的工作有新的规划或者新的想法可以去找店长交流，几乎所有的上司都希望自己的下属是有想法的人，但是之前的准备工作一定要格外充分。

（2）与药店的建设有关。优秀的店员会把药店的情况掌握的非常清楚，并且在心里对于药店的发展有自己的看法。药店药品的陈列、促销政策、会员制度等，都可以作为与店长交流的内容。作为店长也会十分愿意看到自己的店员关心药店的发展，因此也会对这样的话题很感兴趣。

（3）与药店的新政策有关。如果对于药店的新政策有自己的看法，应当及时与店长交流，这对于工作的开展有十分重要的作用。从店员的角度来说，对于新政策的把握不一定能够做到十分确切；从店长的角度来说，他也很想知道自己传达的信息有多少被店员接受。这样的交流与磨合对于培养店长与店员之间的默契是很重要的。

2．方式和时机的选择

除了沟通内容，方式和时机的选择对于沟通的效果也起着至关重要的作用。药店中的店长与店员之间的关系相对而言比较亲切，要非常重视非正式沟通的作用，有很多时候可以用非正式沟通的方式沟通工作问题，尤其是在店员向店长提意见或者表达不同看法的时候，非正式沟通往往比正式沟通更加有效。

3．语言上的准备

大多数店员在与店长沟通之前都会做语言上的准备工作。要考虑的因素基本上包括：要表达清楚自己的意思、要考虑店长的感受、要适当显示自己的优点等。

（1）使用提问的语言艺术。最恰当的方式是，提出一个跟药店前景有关，而又发人深省的话题。每个人都有强烈的倾诉欲望，当店长敞开心扉、滔滔不绝地诉说心得的时候，你不仅获益良多，也会让他对你的上进心刮目相看。

（2）把握时机，适时进言的语言艺术。店长只会赏识那些有头脑、有主见的店员。即便你的地位不是很高，只要你有自己的主见，你都应该发出自己的声音，敢于说出自己的想法。我们要善于发现最有价值的时机，并利用这个时机开展工作。

（3）承认错误、接受批评的语言艺术。犯错和被店长批评是在所难免的事，勇于承认自己的过失，冷静面对店长的批评，但又不引起店长的不满，对于你来说，是非常重要的。

在承认自己的错误时需语言诚恳，可以运用巧妙的语言：比如说“是我一时的失察，不过幸好……”、“我想今后不会出现类似的事情了”。

（4）巧妙回答问题的语言艺术。我们随时都会要应答店长提出的各种问题：

1）巧妙回答你不知道的事。店长问你某个与业务有关的问题，而你却不知道该如何作答，千万不可以说不知道，你应该灵活应变。

2）巧妙回答日常生活中的事。店长有时也会问你一些与工作上无关的事，在回答问题时，讲几句富有哲理的话、俏皮话或讲一段笑话，不仅会让你们之间的谈话更活跃，甚至可以排忧解难，使某些难于解答的问题迎刃而解。

3）巧妙回答派遣的事。店长有可能给你发派临时任务，在店长传唤时，应该责无旁贷、冷静、迅速地作出回答，“我马上去处理”、“我一定完成”，这样的回答会让店长感觉你是名有效率的好部属。

（5）与店长沟通的几个基本句型

1）句型：我们似乎碰到一些状况。妙处：以最婉约的方式传递坏消息。如果立刻冲到店长的办公室里报告这个坏消息，就算不干你的事，也只会让店长质疑你处理危机的能力。

此时，你应该不带情绪起伏的声调，从容不迫地说出本句型，要让店长觉得事情并非无法解决，而我们听起来像是你将与店长站在同一阵线，并肩作战。

2）句型：我马上处理。妙处：店长传唤时责无旁贷。冷静，迅速地做出这样的回答，会令店长直觉地认为你是名有效率的好部属；相反，犹豫不决的态度只会惹的责任本就繁重的店长不快。

3）句型：让我再认真地想一想，× 点以前给你答复好吗？妙处：巧妙闪避你不知道的事。店长问了你某个与业务有关的问题，而你不知该如何作答，千万不可以说不知道。本句型不仅暂时为你解危，也让店长认为在这件事情上头很用心。不过，事后可得做足功课，按时交出你的答复。

4）句型：我很想知道你对某件事情的看法。妙处：恰如其分地讨好。你与店长共处一室，这是一个让你能够赢得青睐的绝佳时机。但说些什么好呢？此时，最恰当的莫过一个跟药店前景有关，而又发人深省的话题。在他滔滔不绝地诉说心得的时候，你不仅获益良多，也会让他对你的求知上进之心刮目相看。

5）句型：是我一时失误，不过幸好……。妙处：承认疏失但不引起店长不满，犯错在所难免，勇于承认自己的过失非常重要，不过这不表示你就得因此对每个人道歉，诀窍在于别让所有的矛头都指到自己身上，坦诚却淡化你的过失，转移众人的视线。

6）句型：谢谢您告诉我，我会仔细考虑您的建议。妙处：面对批评表现冷静。自己的工作成果遭人修正或批评，的确是一件令人苦恼的事。不需要将不满的情绪写在脸上，不卑不亢的表现令你看起来更有自信，更值得人敬重。

4. 用事实和数据说话

如果要说服店长同意自己的观点或意见，最直接最有效的莫过于用事实和数据说话了。在表达自己的看法时尽量选择恰当的例子与数据来支持自己的观点，则会使沟通变得更加容易，自己的看法也更容易被接受。但是如果店长脾气固执的话，不要过度坚持，因为事实和数据的客观性很容易使得分歧变得白热化，一段时间后选择一个更加适当的时机，再向店长表达自己的看法。

5．提出你的建议，给店长做选择题

在提建议时给店长出选择题是聪明店员的做法。这样做法的好处有三：一是可以节约店长的时间，也减少了他的负担；二是能够锻炼自己的工作能力，使得自己在想问题时更加全面；三是可以让店长觉得你是个乐于思考并为他着想的员工。

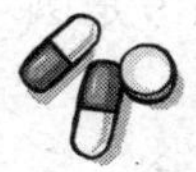

**小链接**

**与店长沟通的高级技巧**

①转换你的思维角度；②将你的意见变成他的意见；③适当管理店长对你的预期；④欣赏、称赞和激励你的店长；⑤虚心接受店长对你的批评，及时调整你的意见；⑥艺术化地提醒你的店长。

陈龙．实用沟通技巧．2009-06-23．http://blog.sina.com.cn/s/blog_5f6077360100e8g2.html

## 三、怎样准确理解店长的意见？

能够迅速理解店长意见的店员会更加容易的受到店长的认可，要做到准确理解店长的意见，不仅跟个人的理解能力有关，同时和与店长的默契程度、个人业务的熟悉程度有关。

### （一）多了解你的店长

通过了解店长的思维模式、为人处世的方式能够更好地理解店长布置任务的意图和任务实施的大体方式。通过平时与店长的沟通，了解店长的表达方式，能够更加容易理解店长的话语中的意思。通过平时对店长性格的了解，可以知道他的好悉，这对理解店长的决定并给予配合有很大的帮助。

**（二）做到业务熟悉**

熟悉的业务对于理解店长的新政策有十分重要的帮助，如果不熟悉本职业务，对店长的意见就可能不完全理解，严重的情况，可能会产生错误的理解，因此，业务的精通对于更好地理解店长的意见十分重要。

**（三）在店长布置任务时要仔细倾听，多思考**

在听店长布置任务时，应尽可能的仔细倾听，最好用笔把店长所说的话、要求记录下来，以便以后按照店长的要求去做，此外，还应对店长布置的任务多多思考，店长通常只能给出任务的整体的要求、规划，具体的事情需要店员来做，常思考是圆满完成任务的必要条件。

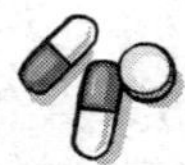

**小链接**

### 善于与各种性格领导打交道的技巧

（1）控制型的领导特征和与其沟通技巧

控制型领导性格特征：强硬的态度；充满竞争心态；要求下属立即服从；实际，果决，旨在求胜；对琐事不感兴趣。

与其沟通技巧：对这类人而言，与他们相处，重在简明扼要，干脆利索，不拖泥带水，不拐弯抹角。

（2）互动型的领导特征和与其沟通技巧

互动型的领导性格特征：善于交际，喜欢与他人互动交流；喜欢享受他人对他们的赞美；凡事喜欢参与。

与其沟通技巧：公开赞美，赞美的话语一定要出自真心诚意，言之有物，否则虚情假意的赞美会被他们认为是阿谀奉承。

（3）实事求是型的领导和与其沟通技巧

实事求是型的领导性格特征：讲究逻辑而不喜欢感情用事；为人处世自有一套标准；喜欢弄清楚事情的来龙去脉；理性思考而缺乏想象力；是方法论的最佳实践者。

与其沟通技巧：省掉话家常的时间，直接谈他们感兴趣而且实质性的东西。

资料来源：李启军. 试论与领导相处的艺术. 商品储运与养护，2008，30（9）：68-69

## 四、如何修复你与店长之间的“裂痕”？

在工作中难免会与店长发生意见分歧，不管谁是谁非，“得罪”店长无论从哪个角度来说都不是件好事，只要你没想调离或辞职，就不可陷入僵局，以下几种对策可为你留有回旋的余地。

### （一）尽快沟通

消除你与店长之间的隔阂是很有必要的，向店长作解释，表明自己在以后以此为鉴，希望继续得到店长的关心。假若是店长的原因，在较为宽松的时候，以婉转的方式，把自己的想法与对方沟通一下，这样既可达到相互沟通的目的，又可以替其提供一个体面的台阶下。

### （二）别跟同事诉苦

无论何种原因“得罪”店长，你往往会想向同事诉说苦衷，如果失误在于上司店长，同事对此不好表态，也不愿介入你与店长的争执，又怎能安慰你呢？假如是你自己造成的，他们也不忍心再说你的不是，往你的伤口上撒盐。更有居心不良的人会反馈到店长那儿，加深你与店长之间的裂痕。

### （三）表示对他的尊重

即使是开明的店长也很注重自己的权威，都希望得到下属的尊重，所以当你与店长冲突后，最好让不愉快成为过去。你不妨在一些轻松的场合，比如会餐、联谊活动等，向店长问个好，敬一下酒，表示你对对方的尊重，店长自会记在心里，排除或是淡化对你的敌意，也同时向人们展示他的修养与风度。

# 第三章　药店店员促销策略与实战

## 第一节　迎宾开场与销售

### 一、你知道主动相迎的好处吗？

当顾客进入药店时，作为店员应该主动地热情迎接，这是每位药店店员的工作要求之一。但是，你知道为什么吗？

**（一）营造良好气氛**

以前的很多经营理念，认为销售人员应该把顾客当作上帝。而在现在的营销理论中，顾客应被当作我们的亲友。那么，亲友来家做客时，我们应该怎样对待他们呢？

打开房门，热情地迎接他们，寒暄几句，然后端茶倒水招待朋友。于是屋子里充满了久别重逢后的温馨。

药品销售也是一样，需要一种良好的气氛，这种良好的气氛从一开始就需要营造，这就是主动相迎的重要性。

**（二）顾客期待主动相迎**

当顾客，尤其是新顾客来到一家药店或柜台，是到了一个陌生的地方，在情势中属于弱者，所以希望一进门就被当做亲人来对待，希望有店员能主动相迎。

**（三）冷淡会使 70% 的顾客敬而远之**

如今，商家的服务意识普遍得到提高，药店的竞争也越来越激烈，顾客在这种环境中自然会变得比较挑剔，顾客在这买不到药品时，到其他药店也能买到，他为什么要忍受不热情的对待？

调查显示，当受到冷淡的对待后，70% 的顾客会选择离开。因此，主动相迎不但可以开发新顾客，而且可以提高顾客的忠诚度。

**（四）顾客心中的六个问题**

有一个专门的营销调研表明：所有的顾客在消费的时候都在心中存在六个问题，这六个问题必须找到答案，否则他们不会购买，这六个问题是：

“我为什么要听你讲？”

“这是什么？”

“对我有什么好处？”

“那又怎么样？”

“谁这样说的？”

“还有谁买过？”

这其中的第一个问题就是：“我为什么要听你讲？”顾客会在刚刚开始的时候有一个判断，如果你是热情相迎，如果你能吸引顾客，顾客才会在你的柜台前停留，你才有机会把产品推销出去。药品作为特殊的商品，顾客在购买时会更加小心谨慎，如果店员不能向顾客清晰地解答以上六个问题，是不可能说服顾客在你这儿购药的。

## 二、店员如何正确接待顾客？

药店店员是药店形象的代表，每天要接待众多顾客，接待顾客是服务的第一步，直接关系着顾客对药店的评价。主动相迎是正确接待顾客的前提，除此之外，如何正确地接待顾客也是每位药店店员的必修课。

**（一）店员接待顾客的基本能力**

1．交际能力

店员每天和顾客打交道，良好的交际能力是店员所应必须具备的。培养交际能力，要求店员在药品销售中必须做到以下几点。

（1）真诚待客。真诚的店员能给人产生一种安全感，受人欢迎，易于让人接受。真诚要求店员讲真话，对药品的功能主治、疗效、副作用等应实事求是地介绍，不能隐瞒或夸大。对顾客错误的认识，店员应善意地指出。

（2）宽厚待客。店员对顾客不斤斤计较，一切为顾客着想，从顾客的根本利益出发，保证顾客用药合理经济。对某些顾客的刁难和不友好，店员应在坚持原则的基础上，以促成交易为大局，不要因为顾客的态度而改变自己的热情和真诚。

（3）兑现承诺。店员不应该只为了促成交易而向顾客进行虚假承诺，答应顾客的事情一定要办到、办好，直到顾客满意为止。

（4）待客热情。热情主要体现在：主动地创造促进销售和相互了解的机会。在顾客对销售有异议时，店员要热情主动地为顾客解决，而不要被动地等待顾客的指责。

2．表达能力

在日常销售中，店员做得最多的就是向顾客介绍药品的功能和特点，以及适应症等事项，这就要求店员有很强的语言表达能力。

（1）表达有目的性。店员和顾客交谈时，应主要围绕药品交谈，避免谈及私人事务。过多的信息会扰乱顾客的思路，也使店员所要表达的事情不明确，难以理解。同时，店员的表达应主旨清楚，说话不兜圈子，不东拉西扯，不夸夸其谈，要尊重顾客的时间。

（2）表达应明确清楚。店员可以配合适当的动作，注意条理清楚，语句通顺，含义完整，陈述全面，顺序明确，逻辑分明，重点清楚，由浅入深。

（3）用语简练通俗，突出重点。店员应较多地使用结构简单的语句，表达准确、简练、委婉、干练、突出重点，必要时刻重复关键语句，以引起顾客注意。店员应抓住顾客的心理，找到顾客想得到的信息，集中精力充分说明解释，以顾客的主要疑虑为中心，全面地进行澄清。

（4）少用专业术语，表达通俗化。顾客并没有多少关于药品的专业知识，对很多术语根本无法理解，如果店员过多地使用专业术语，会使顾客感到反感，认为是在卖弄，所以店员要从顾客的角度出发，表达上浅显易懂，符合顾客的理解水平。

（5）多用请求式肯定句。如顾客需要的一种药品刚好卖完了，这时店员说："真抱歉，这种药品销量不错，刚好卖完了，但这里还有一种同类药品，疗效也很不错，您来一盒试试？"

（6）表达出顾客购买的理由。大多数顾客在购买时都要从心理上找到一个购买的理由，因此，店员在表达时必须为顾客提供一个购买的理由，让顾客感到自己的选择合情合理。这就要求店员在表达上应注意巧妙地应用言辞。例如，顾客因为药品价格太高而犹豫不决时，店员就要及时地表达出解决价格异议的方法，可以回答："您说的不错，这个药的价格的确比一般的药品高，可是您想想看，这么好的质量保证和优质的疗效，不是很值得的吗？"而不要直接反驳顾客的意见，例如："这还贵啊？"

3．应变能力

应变能力是指店员在遇到意想不到的情况时，能在不利的形势下扭转情形，或遇到突发事件时处乱不惊，果断的挽救可能失误的一种能力。这要求店员具有灵活的头脑及敏捷的思维，能够快速地分析、综合问题，判断和推理准确、沉着、冷静、果断，能够触类旁通，随机应变，在危机中找寻转机，将失误降至最小，短时间内使工作恢复正常。

应变能力表现在以下几个方面：

（1）较好的表达能力。处乱而不惊，完善地阐述自己的立场、观点，赢得顾客的理解和共鸣。

（2）较强的沟通能力。通过谈话和行动传递出解决问题的信息，理解顾客和同事，保持彼此关系融洽，店内气氛祥和。

（3）敏锐的观察能力。店员要像心理学家一样，能准确地注意到顾客的心理变化和购买需求，明察秋毫，及时准确地采取销售策略。

（4）较强的决策能力。店员在遇见突发事故或者顾客感情表现强烈以致影响正常销售时，要敢于承担责任。同时，还要保持理智，能取能舍，当断则断，如常见的顾客抱怨和顾客退货等问题。

（5）优秀的缺货处理能力。缺货是销售中偶尔的现象之一，是由于店员没能及时了解到库存信息，在拿货时发现货品已经卖完而造成的。在处理缺货时，店员要保持镇定，不可以慌张无措，叹息埋怨，应以冷静的态度思考解决的方法。首先，向顾客道歉，接着报告主管，请主管解决，如不能及时调货，店员在诚恳道歉的同时，向顾客提供其他类似的药品以供顾客选择，让顾客感到店员确实尽力了。但是，如果顾客仍希望买到先前的药品，店员可请顾客留下姓名和电话，顾客需要的药品一到，就及时地通知顾客。

（6）果断的设备故障与意外事故处理能力。在销售中，难免会有一些设备出现故障，如收款机、打印机出现故障，照明灯不亮，给销售工作带来暂时的阻碍。这时店员应当迅速处理，同时维持好顾客秩序，向顾客致歉，保持沉着冷静，有条不紊地解决出现的问题。

4．洞察能力

在药品销售中，店员应具有敏锐的洞察能力，从视觉上探求顾客的信息，如观察顾客的外表、衣着、对待其他店员的方式等，抓住顾客的心理变化和购买需求，及时地促成交易。

### （二）店员接待顾客的基本原则

1．药店就是你

在顾客眼中一线的店员代表着药店和品牌，所以，顾客有问题时不能将责任推给别的部门或员工。如果顾客确实需要与药店其他人对话时，应亲自与这项业务的负责人联系，并带领顾客走过去，或将顾客移交给这位负责人。这时，最好对顾客说一句:“如果您还有需要,请给我打电话!”

2. 将心比心,换位思考

店员要经常回想一下,自己是顾客时想要什么?希望店员怎样对待自己?怎样解决问题才能让自己满意?这一点对自己的顾客同样适用。

3. 不要让顾客感到气馁

遇到问题时不要说“我处理不了”,不妨换一种积极的、实在的回答方式,如“这确实有点麻烦,不过我试一下吧!”也可以说:“我请示一下上级”。而不能只给顾客消极的回答,如“这是个问题”或“这个挺难办”。要说“你可以……”而不能说“你必须……”。记住要永远设身处地为顾客着想,即使顾客提出的要求有悖于药店的政策,也应该是这样回答:“您的要求不符合药店的规定,您看不如我们再换一种办法。”

4. 让顾客感觉到你有时间处理他们的问题

无论你有多忙,压力有多大,面对顾客时始终保持轻松的语调,耐心处理他们的问题。多花些时间,来寻求解决顾客问题的信息和方法。即使最后问题没有解决,顾客也会对你的努力和关注表示感谢。

5. 给顾客改变主意的机会

一个好的药店店员总会不厌其烦地询问顾客的病状、偏好、意见和其他的选择,因为他们明白:顾客的消费往往是非理性的,即使顾客在消费前制定了清单,也会随时改变主意购买别的产品。优秀的店员懂得,通过良好的沟通,可以做成更多的生意。

6. 认真对待有投诉的顾客

有投诉的顾客,因为不满所以怒火可能一触即发,这时店员首先要控制顾客和自己的情绪,以公平、公正的心态听取顾客的陈述,切莫用不友善、怀疑、批判的眼光看待顾客,这种伤害顾客自尊的态度会引起更大的情绪反弹。接着店员要认真、诚挚地为顾客解决问题,这种态度很有感染力,可以触动对方的心灵，让对方的情绪得以缓解，同时转怒为喜，双方化干戈为玉帛，并可以赢得一个忠实的顾客。

7. 首应负责

人们遇到问题，最想要的就是找一个人性化的、面对面的解决方式。在表达了“感谢您告诉我”之后，你最好直截了当地表达你个人的关心，要表现出你个人的、真诚的道歉：“我很抱歉！”而不是“我们很抱歉”来表达你的认同和理解，并着手更正服务的问题。

8. 永远不要说“我从没听说过此事”

这种话不仅令人讨厌，而且也不是真的。你已经听说过了——就在刚才，这才是顾客真正关心的时间。在每一种情况下，都要表示出你个人的关心和积极的态度。不要通过告诉顾客“有人比你还惨呢”的方式使顾客的问题大事化小、小事化了，这不仅会使药店形象受损，而且让顾客心生不满。

9. 对目前所做的努力征求顾客意见

通过询问顾客意见得到及时反馈，如“我做的是否符合您的要求？”“我告诉您的有用吗？”“这是您想象的吗？”“我还可以为您提供什么帮助？”

10. 接待顾客要委婉

店员接待顾客尽量使用委婉的语言，切记不要让顾客感到尴尬。例如店员对购买减肥药的矮胖型顾客，可称之为“长得丰满”；瘦长型顾客可称之为“苗条修长”；将有病在身的顾客应称之为“欠安”。

11. 掌握聊天的尺度

如果店员遇上聊天型顾客，应掌握好聊天的适当时间，时间差不多时，应停止对谈，做个听众，偶尔以“的确”、“是吗”等短句回答。如果顾客还没有停止交谈的意思，尽量把顾客的注意力引到药品上。

12. 注意结束语的运用

售药结束时，店员千万不要对顾客说“欢迎下次再来”，这会使顾客非常不舒服。毕竟人们不生病，没有购药需求是不会来药店的，也没有人希望自己经常光顾药店。店员出于礼貌可以说“谢谢您”或“您慢走”。

**（三）店员接待顾客的步骤**

根据顾客购物过程中心理状态的变化，店员就有可能采取适当的步骤和方法，做好柜台销售接待工作。

1. 等待时机

顾客进店，走近柜台或货架时，店员要随时注意找机会同顾客接触搭话。首先要仔细观察和判断顾客邻近柜台或货架的意图，是随便观看，还是欲购药品，有无某种药品已引起顾客的注意。这时要求店员端庄自然地站在自己负责的药品地段内，而不能心不在焉，左顾右盼。如果能主动为顾客提供帮助，就可能促成一笔交易，而不与顾客接触搭话，就会使一些交易的机会白白丧失。

2. 接触搭话的时机

（1）当顾客较长时间凝视某个药品时。

（2）当顾客把头从观察的药品上抬起来时。

（3）当顾客邻近柜台停步用眼睛观看某种药品时。

（4）当顾客邻近柜台寻找某种药品时。

（5）当顾客把脸转向店员时。

这五个机会意味着顾客已意识到对某种药品的需要或希望得到店员的帮助，店员可通过接触搭话唤起顾客的注意，或使顾客从无意注意转向有意注意，以加深印象。

3. 接触搭话的方法

接触搭话可采用：打招呼法、介绍药品法和服务性接近法。

（1）打招呼法。打招呼法适用于随意浏览的顾客和因忙于接待别的顾客而无暇顾及的顾客，避免这位顾客产生被冷落的感觉而离去。

（2）介绍药品法。介绍药品法适用于正注意观察某种药品的顾客。店员这时应扼要地介绍药品的功能主治以引起顾客的购物兴趣，这时顾客一般不会说“我只是看看”，而店员却获得了推销药品的机会。

介绍药品时需要直接、快速切入正题，不需要多余的礼貌。常见的错误方法是：“需不需要我帮您介绍一下？”或“能不能耽误您五分钟？”而正确的方法是：“让我来帮您介绍一下。”

（3）服务性接近法。服务性接近法适用于对那些明确表明要购药的顾客，特别是那些急于要购药的顾客。

4．出示药品

出示药品就是在顾客表明对某种药品产生兴趣时，店员要立即取出药品送到顾客手中，以促进其产生联想，刺激顾客的购物欲望。店员与顾客搭话以后，应尽快出示药品，使顾客有事可做，有东西可看。在出示药品时，可采用以下2种方法：

（1）示范法。示范法就是药品的展示，让顾客实际感知药品的适用性，消除顾客的疑虑。

（2）多种类出示法。多种类出示法适用于顾客对具体购买某种药品无一定主见时，店员可出示几种性能相近或价格相近的药品供其选择，但并不是出示的药品越多越好。

5．药品说明

药品说明是指在出示药品的同时，应向顾客提供药品的有用信息。这时店员应实事求是地做有效说明和介绍。好的药品介绍，能使店员掌握销售的主动权，并能刺激顾客的购物欲望。

6．参谋推荐

参谋推荐就是根据顾客的情况，提供药学服务。在顾客比较判断的阶段刺激顾客购买欲望，促成购买。

参谋推荐一般需要以下三个步骤：第一，列举药品的一些特点；第二，确定能满足顾客需要的功能主治；第三，向顾客说明使用此种药品的效果。这就是将药品特征转化为顾客所向往、所理解、所需要的东西，即顾客利益的过程。

7. 促进信任

店员把握机会促进顾客对欲购药品的信任，有四种时机：当顾客对某一药品提问时；当顾客默默无言独立思考时；当顾客反复询问某个问题时；当顾客的谈话涉及药品售后服务时。

店员在把握这四个机会时，不应在一旁默默等待，而应坚定顾客的决心，消除其疑问，建议其购买。需要注意的是，店员建议顾客购买绝不等于催促顾客购买。若店员不断地催促顾客购买，会使顾客产生反感。但是一味等待也会失去销售机会，因而店员只能用平缓的语调建议顾客购买。

建议的方法主要有以下几种：

（1）直接建议法。当顾客对药品没有问题可提问时，就可以直接建议顾客购买，例如："您看这种药品可以吗？"

（2）选择药品法。这是采用含蓄的促使顾客做出购药决定的方法。选择药品法是询问顾客要买哪种药品，而不是让顾客在买与不买之间进行选择。在选择的范围上，一般不超过两种，否则顾客难以做出选择决定。这种方法是经常使用的、较好的一种方法。

（3）化短为长法。当顾客面对药品的禁忌症犹豫不决时，店员应能够将药品的长处列举出来，使顾客感到长处多于短处，就能促进顾客对药品的信任。

（4）机不可失法。让顾客感到错过机会就很难再买到的、一种坚定顾客购物决心的方法。例如：节假日期间减价、折扣、特价等。

运用此法使顾客感到若不下决心购买，以后不是买不到，就是价格上涨。但这只有当顾客希望购短缺药品或有销售时间性的药品时才可使用此法；反之，会事与愿违。

（5）印证法。当顾客对药品的个别问题持有疑虑、迟迟不愿做出购物决定时，可向其介绍其他顾客使用此药品的情况，来印证店员所做的介绍，或淡化药品的问题，消除顾客的疑虑。但一定要让顾客感受到店员的真诚，而不是感到这是强行推销。

（6）奖励法。这是一种通过向顾客提供奖励，如提供积分鼓励顾客购买某种药品的方法。这种方法与用减价出售药品的方法相比，它不会让顾客产生药品本身价值降低，促使顾客考虑购买决定。

8. 收取货款

顾客一旦下了购药决心，采取购药行动后，店员就开始收取货款。收取货款务必要做到“三唱一复”。“三唱”即“唱价”（确认顾客所购药品的价格）、“唱收”（确认所收顾客现款金额）、“唱付”（确认找给顾客余款金额）、“一复”即“复核”（确认所付药品与收进货款是否相符）。

9. 结束销售

店员在为顾客进行药品包装时，还应询问顾客是否还需要别的药品。当将包装好的药品交到顾客手中时，应主动口头向顾客表示感谢，并请其对药品的质量放心。这将使顾客体验到药店是真心实意地为顾客服务的，从而留下美好的购药记忆。

以上是成功地完成销售的基本步骤。若由于种种原因未能交易成功，店员也绝不能怠慢顾客。否则，顾客会认为该药店只为推销药品，而不考虑顾客的利益，其结果往往不只是失去一次销售机会，而是失去一位顾客。

销售的成功，包含着巧妙接近顾客的方法，如细心体察顾客的需要和购药动机，恰到好处地进行药品说明，完美的示范表演，以及能消除顾客疑问的解答等。整个柜台售药的接待工作，不仅是在推销药品，也是推销整个药店的声誉。

## 三、接待不同个性顾客的服务策略是否相同？

顾客往往具有很强的个性和鲜明的性格特征，怎样快速地识别不同个性的顾客？要采取怎样的应对策略来接待不同个性的顾客呢？

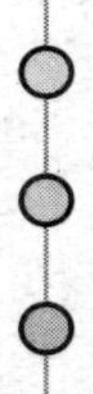

1．健谈型顾客

（1）表现特征：兴趣广泛，非常健谈。

（2）应对策略：要抓住一切机会将谈话引入药品正题。

2．内向型顾客

（1）表现特征：不善言辞，少言寡语。

（2）应对策略：不要失去耐心，提出一些不能仅仅用“是”或“否”才能回答的问题，直至顾客开口。

3．保守型顾客

（1）表现特征：似乎在认真聆听，但迟迟不做购买决定。

（2）应对策略：如果不及时采取行动，将会失掉这个顾客。例如可以向其透露药品价格将会涨或者供给不足的信息。

4．不同意见型顾客

（1）表现特征：永远有异议，总能提出意见。

（2）应对策略：尽量不要与其争论和回击，保持冷静，听顾客把话说完，同时面带微笑。

5．胆怯型顾客

（1）表现特征：小心谨慎，畏畏缩缩。

（2）应对策略：提供引导、保证和支持，帮助顾客克服购买恐惧心理，鼓励顾客，慢慢使其放松。

6．自我中心型顾客

（1）表现特征：自我优越感较强，以自我为中心。

（2）应对策略：仔细地聆听并且恭维顾客的自我主义，在合适的时候，向顾客征询意见。

7．果断型顾客

（1）表现特征：很自信，有主见。

（2）应对策略：不要给这些顾客太长的销售解释，只给必要的细节，要严格忠于事实。

8．精明型顾客

（1）表现特征：很理性，可能曾经是业内人士。

（2）应对策略：应用巧妙的恭维，来表达对顾客的判断和讨价能力的赞赏。

9．怀疑型顾客

（1）表现特征：一直对店员抱有怀疑，担心落入店员的“圈套”。

（2）应对策略：对顾客的反对做出反应，但不要和顾客争论，要和顾客谈话，承认缺点，应用逻辑和已证明的事实。

10．牢骚型顾客

（1）表现特征：满腹牢骚，但起因并不一定在店员这里。

（2）应对策略：要特别快乐，不要被顾客的心情所影响，力图找到困扰顾客的麻烦是什么。

11．条理型顾客

（1）表现特征：做事缓慢，似乎对你提出的每句话都在权衡。

（2）应对策略：调整你的步伐和顾客保持一致，放慢速度，尽量向细节上扩展。

12．依赖型顾客

（1）表现特征：做决定时犹豫不决，需要有人帮助。

（2）应对策略：可以问他一些问题，然后说明你所介绍的药品正好满足他的需要。

13．挑剔型顾客

（1）表现特征：比较挑剔，不会同意你的提议。

（2）应对策略：强调质量和服务来表明你所介绍的药品值这个价钱。

14．冲动型顾客

（1）表现特征：情感大于理性，很容易做出结论。

（2）应对策略：要直接步入正题，不兜圈子，可以提出建议，但不要告诉顾客怎么做。

15．分析型顾客

（1）表现特征：富有条理性，喜欢数据、事实和详细的情况。

（2）应对策略：给顾客的信息越多越好，让顾客自己做出正确结论。

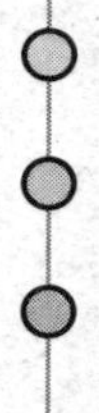

16. 感情型顾客

（1）表现特征：情感细腻，重视个人感情。

（2）应对策略：应该和这类顾客逐渐熟识，全身心地投入谈话并保持自己的个性。

17. 固执型顾客

（1）表现特征：坚持己见，总是装出很重要的样子。

（2）应对策略：向顾客表明你认同这种重要感，抬高顾客，同时也抬高你自己。

18. 脾气暴躁型的顾客

（1）表现特征：急躁、态度不友好、蛮横。

（2）应对策略：尽量满足其要求，少说话，态度谦恭。

## 四、怎样成为一名优秀的药店店员？

### （一）优秀店员必做的六个字

药品作为一种特殊的药品，其独特性决定了在促销时必须有别于其他的药品。药店店员要成为一名优秀的店员，首先就要学会如何做好药品的促销，这就要求店员在售药过程中要做到以下六个字：一懂，二做，三说，四配，五细，六练。

“懂”。作为销售人员，首先要懂药：药品的功能主治是什么，适用于哪些症状，用法和用量是怎样的，在服用的过程中有可能出现哪些不良反应等。另外，从促销策略上来讲，最重要的还要准确掌握每种药品的最大优点，从而向有需要的顾客推荐，并且能为顾客解释明白。

“做”。药品的摆放是药品促销中非常基础、非常重要的一项工作。药品摆放要整齐有序，对需要重点推荐的药品要陈列在最能吸引人眼球的位置，最好是让顾客进店第一眼就可以看到、伸手就可以拿到的地方。宣传广告也要放在显眼的地方，要能够引起顾客的关注。

“说”。见到顾客首先应该问好，面带微笑。在接待不同层次、不同类型的顾客时要灵活运用基本礼貌用语及接近方式，巧妙切入主题，简洁明了地把产品的特点和主要卖点介绍给顾客。不要长篇大论，不要喋喋不休，更不要缠住不放，让顾客感到烦。

“配”。有时，对顾客所患的疾病，单纯一种药品没有什么治疗效果，或者比联合用药效果差很多。此时，店员就要在充分了解顾客情况的前提下，从疾病防治和药学的专业角度向顾客解释清楚，推荐联合用药的方案，给顾客一种你对业务很熟练、对工作很认真、对顾客很负责的感觉。

“细”。所谓细节决定成败。在促销工作中要多用心，多留意，注意细节。比如自己的仪容仪表、言谈举止等是否会令顾客反感，促销结束后有没有及时做好总结，以便以后促销活动的开展等。

“练”。没有谁天生就懂得促销、会做促销，优秀店员都是通过不断学习、反复实践成长起来的。知识每天都在更新，市场环境每天都在变化，只有通过不断的学习、锻炼，才能成为一名优秀的药店店员。

**（二）店员角色定位与心理定位**

一名药店店员要想步入优秀店员之列，在售药过程中，除了做到以上最基本的六个字外，还要有正确的角色定位与心理定位。

1. 店员的角色定位误区

药店作为零售终端，药品销售链的末端，顾客和医药企业“竞技”的足球场，顾客用“拒绝、异议”紧守“购买”的大门，能否洞穿顾客把守的“购买”大门，就看药店店员的“临门一脚”踢得怎么样。他们直接面对顾客，这“临门一脚”踢得好不好与其角色定位有极大的关系。在这一脚未踢出去之前，要先找准自己的位置，弄清自己所扮演的角色，寻找“进球”成功率最高的角度。药店店员正确的工作角色定位对处理自己与顾客的关系和销售行为及工作业绩会产生重大的影响。因为这一定位是建立在店员心理基础上的，不同的心理会引致不同的行为，而行为以及其结果最终带来的是工作业绩。

每个店员应该避免的三种角色定位误区：

（1）订货员。这样的店员在售药过程中扮演的角色是订货员。订货员只知道守株待兔，不会主动宣传产品，不对顾客的消费行为产生任何影响，完全依赖顾客自我去寻求解决问题的方法，而忽视了在店员与顾客之间产品信息的不对称性，没有及时将必要的产品信息提供给顾客。药店所经营的主要是药品，药品本身其技术含量较高，从药品外观也不能判断其技术含量、内在质量等产品信息，而且目前药品品种繁多，顾客没有能力有效把握完全的药品信息，靠顾客自我寻求解决问题的方法是不行的，这也意味着药店开展药学服务的必要性，药店店员掌握药学知识的必要性。药店店员要努力改善其与顾客之间这种药品信息的不对称，从而能使顾客在把握药品信息基础上，选购适合自己病情的药品，这样，药店店员也坚持了对证售药的药品销售原则。

（2）推销员。有时药店店员把自己看成是药品推销员，这是绝对不允许的。因为顾客是否得了疾病、得的是何种疾病以及顾客本身的用药习惯、用药禁忌等病症方面的信息，作为药店店员是不能完全把握的，店员也不具备医生才能具备的疾病诊断能力。这就存在顾客疾病以及用药信息在店员与顾客之间的信息不对称性。在店员没有弄清顾客病症的前提下，盲目地推销药品同样是违背对证售药原则的，而对证买药自然是顾客购买药品时最为优先考虑的因素。

可见，药品作为与人类健康与疾病相关的特殊药品，在销售过程中，任何强行推销的意图和行为都是顾客绝不会接受的。同时，如果顾客失去了决定的自由，或其自由选购过程受到了干扰，顾客自然不能满意或将顾客吓跑。“强扭的瓜不甜”，店员销售时功利性太强，将自己所卖的药品只视为销售业绩中的提成，这是绝对不可取的，不仅影响药店的长远的经济利益，也不会取得良好的社会效益。

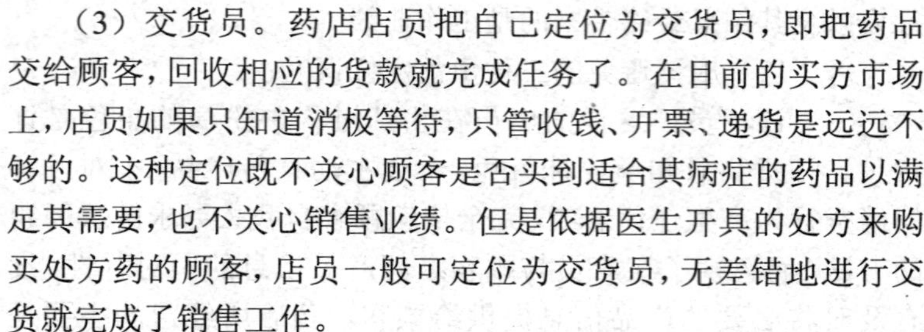

（3）交货员。药店店员把自己定位为交货员，即把药品交给顾客，回收相应的货款就完成任务了。在目前的买方市场上，店员如果只知道消极等待，只管收钱、开票、递货是远远不够的。这种定位既不关心顾客是否买到适合其病症的药品以满足其需要，也不关心销售业绩。但是依据医生开具的处方来购买处方药的顾客，店员一般可定位为交货员，无差错地进行交货就完成了销售工作。

2．优秀店员的心理定位——导购型店员

从市场营销观念的发展过程看，由过去的以销售为核心转移到以顾客为核心。商家不再把顾客当作上钩的鱼，掺杂着诸多“温柔”欺骗的推销，给顾客“温柔的一刀”。相反，商家为顾客着想，顾客喜欢但不适合他的东西不卖给顾客。商家的目的由获得最大的销售额进化为给顾客提供最为完善的恰当的服务，一切着眼于长期的利润和效益，不追求短期行为。

导购型店员在引导顾客消费的过程中，既能有效了解顾客需求，为顾客选购药品进行指导（事实上，购买药品的顾客非常需要这种专业指导），又能有效促进顾客采取购买行为，实现销售。从促销心理和行为上分析，导购型店员的心理和行为要符合以下几个方面的要求。

（1）对待工作勤奋、敬业。导购型店员要把握住销售节奏，在销售旺季和高峰时段甚至要争分夺秒，不离开柜台半步，不要错过客流和要购买药品的顾客。对待工作的态度要认真，有良好的职业气质和素养。对待顾客谦和，热爱自己的工作，在工作中愿意倾注个人的情感，时刻体现着用心销售的勤奋和敬业精神，会为销售成绩的高低而兴奋或焦虑。

（2）能担当销售顾问的角色。药店店员扮演着顾问的角色，发挥着销售顾问的功能和作用，对医药行业有一定的认识，所讲述的语言具有行业代表性和权威性，能准确、清晰表述本药品在行业中的地位，对竞争品牌企业的实力也要有研究，并能关注顾客购物的每一个细节，全面归纳出某品牌药品的比较优势。

店员一定要有条不紊地介绍药品，始终保持严谨的思维逻辑。在柜台指点药品，游刃有余，要准确把握顾客的购物心理。尽可能地为顾客提供丰富的产品信息，帮助顾客购买优质的符合顾客需要的药品，而绝非是简单的推销员。不要自以为是地将意志强加给顾客，店员仅仅是在为顾客做参谋，提建议，要认真地将药品介绍到位，但要让顾客自己作决定。

（3）学习和效仿能力强，心理素质好。导购型店员不能满足于自我的一点点经验和技能，要博采众长，主动走访，同更多优秀的店员沟通、切磋“技艺”。导购型店员要快速发觉顾客的感受和隐含的购物意向，以顾客的实际感受来调整介绍的方式和内容，即使遇到销售中的尴尬局面，也能自圆其说、自编自演地与顾客形成默契配合。导购型店员要历练出超强的心理承受能力，在面对顾客的刁难和“不屑一顾”能自我解嘲、平静圆场，为自己找到退步的台阶，让挑衅滋事的顾客只能一笑而过。

（4）悟性好，执行力强。一个素质过硬或有潜力的店员，要准确领悟上级主管的意思，在合理事实和销售规律面前能同领导达成共识，并遵照领导的指示调整推销重点，保证药店不同时期的市场策略和销售计划有效执行。

（5）处世老练而不露声色，介绍药品时能旁敲侧击。导购型店员在获得介绍药品的主动性后，即使稳操胜券，也要沉住气；当顾客不能产生购买兴趣时，也不要急躁。对待顾客的反应要能屈能伸，可灵活转换介绍方式和对象，借用不同的药品或药品组合来投石问路，最终引导顾客说出购买意向；在销售现场，要语言表达得体，精练的说辞掷地有声，即便是普通平实的语言，对顾客也能起到旁敲侧击的作用，对顾客有潜移默化的启示，因为顾客往往坚信是自己经过思考后做出了正确选择。

有时店员过于热情、详细的介绍会引起顾客的反感，让顾客产生疑心，所以，老练的店员在和顾客沟通时能不卑不亢、有礼有节，介绍药品时话语恰到好处，让顾客有导游般的感觉，成交后给顾客留下优质服务的感觉。

店员在介绍药品时不光是单一的介绍药品功能等知识，也是在推销自己的药店，要把药店良好的信誉和商业地位方面的信息（例如有好的基础，在当地口碑好，可靠的形象，管理先进、规范等）传达给顾客，让顾客感觉到在该店购物质量和售后服务有保障，价格也合理。总之优秀店员要从多个侧面去说服顾客，直接介绍药品后还能提供辅助信息去刺激顾客，诱发和引导顾客的购买行为。

（6）善于演示，同顾客共同挑选和欣赏药品。由于信息的不对称，顾客购买药品一般都比较盲目，即使是冲着某品牌而来，也对药品了解甚少。店员在介绍药品时，要尽量展示内在品质，还能根据顾客要求及时改变药品陈列方位，如果是医疗器械要勤于演示药品功能，达到全面向顾客展示药品。现场的积极演示和调配药品能调动顾客的参与积极性，营造优越的购物场面，利于顾客体验式购物，提高成交可能性。

（7）有惯用的说辞和介绍程序。店员在长期的工作过程中要打造出自己的工作特色，开场要用最简洁、最有效的话语去打动顾客，要能提炼和总结适合自己语言风格和适合顾客心理的介绍程序，久而久之，就形成了自己惯用的销售套路和专用话语。

（8）针对疑问有效解说。疑问总是影响购买决策的最大障碍，店员在介绍药品时，不要去漫天撒网，一定有着明确的针对性和目的性，能将顾客关心的诸如药品疗效、成分、副作用和注意事项等知识一步介绍到位（即使说明书上已经有详细的说明，也要向顾客讲解），消除顾客使用上的顾虑。

## 五、吸引顾客注意的方法有哪些？

药店的利润之源在哪？很显然是顾客。药店是为顾客服务，同时顾客是药店存在与发展的动力源泉。如果没有顾客，一家药店能经营多久？药店的成功经营除了要有优质的服务，合理的药品，更重要的是怎样打开药店利润之源的大门——吸引顾客进店。这就需要把药店良好的外观形象和购药环境展示给顾客。

**（一）药店设计展示**

1. 招牌的设计

在众多店铺云集的街道，顾客怎么会在很短的时间内知道那家店是药店呢？这就是招牌的作用。药店的招牌有很多种，有正面招牌，有侧面招牌，还有如药丸或胶囊形状的标志物等。

2. 标语的设计

很多药店都有标语，标语是药店经营理念的外在表现，如“悉察顾客需求，超越顾客期待”，“全心全意为人民健康服务”，“顾客的健康是我们的心愿”，标语应醒目，简练，易懂。

3. 照明的设计

药店照明遵循的原则是明亮清洁。若光线暗淡，药店会显得沉闷压抑，顾客不容易看清药品和说明书；而光线过强，又会使顾客感到眩晕，店员视力疲劳和精神紧张，易出差错。

4. 色彩的设计

在色彩布置上，药店应以让顾客感到舒适、轻松为前提，不同的药品可以用不同的颜色做背景。如将中药柜中的中药饮片和部分中药材布置成金黄色的背景，而将注射剂等药品柜布置成浅蓝色背景，让顾客身临其境，勾起强烈的购买欲望。不过药店的色彩应以淡色调为主，若药店的面积不大，就不应用太多的色彩。

5. 顾客流动线的设计

顾客流动线是指店内顾客的流动方向。由于店内顾客的流动方向是被店方有计划地引导的，所以也把顾客流动路线称“客导线”。实质上顾客流动线就是药店通道，是顾客购物与药店员工补货的必要通路，其设计要方便顾客行走和参观浏览。

药店通道一般分主副通路，主通道是顾客从店门进入药店的主要通道。药店流动线布局应充分考虑主副通道的宽度，药品补给路线选择，非营业场所与营业场所连接等各个方面。

6．药店的装饰用材

药店内部装饰中，装饰材料质地的不同会产生不同的效果。质感粗糙的使人感到稳重、沉着和粗犷，细滑的表面质感则使人感觉轻巧精致。材料质地的不同还会给人高贵或简陋的感觉。正确地选用装饰材料，能增加药店的艺术表现力。平价药店和社区药店以简洁清洁为主，在装饰上一般用料比较便宜，装修也比较简单。综合性药店由于功能繁多，装饰也比较繁杂。精品药店装饰显示出高贵、华丽的气息，与精品药材相呼应。

**（二）药店环境展示**

1．店面的布局和陈列

药店应遵循合理布局的原则，按照GSP中的相关要求，药品与非药品、内用药与外用药、处方药与非处方药之间应分开存放；易串味的药品、中药材、中药饮片以及危险品等应与其他药品分开存放。为了方便顾客购买，不同种类的药品应该分别存放，有提示顾客购买品类的指示牌。药师咨询区应邻近药品区，特别是处方药药品区。当药店有多个服务区时，更应该合理规划区域，如美容美体区应邻近药妆柜台，医疗门诊区应邻近处方药区域。

2．气味

气味会影响形象。药店应注意保持空气的清新，消除不良气味。

3．声音

声音往往是气氛营造的背景。药店可播放一些舒缓的轻音乐，钢琴曲、古典音乐等，营造舒适轻松的气氛。

4．温度和湿度

药品是特殊的药品，对存放的温度和湿度有特定的标准，药店应配备检测温湿度的设备，定时检测、记录药店的温湿度。

5．清洁度

没有顾客愿意购买外表沾有灰尘的药品和愿意进入满是灰尘的药店。药店的橱窗、柜台台面、休息椅等应做到清洁卫生。在固定的地点，应设立颜色醒目的垃圾桶，防止顾客随地扔垃圾。

## 六、何时接近顾客?

顾客进入药店后主动相迎是最好的接待方法，店员可以一边和顾客寒暄，一边和顾客接近，这一行动称之为“初接触”。但有时因为某些原因，店员未能及时迎接，那么应该怎样选择恰当的时机与顾客“初接触”?

### （一）顾客一直注视着某种药品时

这个时候，正是招呼的机会。因为长时间只看着一种药品，证明这位顾客不知什么原因对那药品有“兴趣”，或者他的心情已经到达“联想”的阶段了。

这时招呼的方法为，从顾客的正面或是侧面，不慌不忙地说声“您好，有什么需要我帮忙的吗?”若是认为顾客已经进入“联想”的阶段的话，可以用“您要买感冒药吗?（或其他功能主治的药品）这个效果不错。”更能令其“联想”延伸。

### （二）顾客用手触摸药品时

一直看着某种药品的顾客有时会用手去触摸药品，这表示他对那种药品有兴趣。很多人对引发他兴趣的东西，往往会摸摸来证实一下。利用此习性，可以用来抓住接近的好时机。只是这时候，顾客正欲接触药品的刹那，若从背后趁其不备时出声的话，恐怕会吓到顾客，最好先屏住呼吸一会儿，再从侧面自然地向前招呼较妥当。

### （三）从看药品的地方抬起头来时

一直注视着药品的顾客突然把脸转了过来，这个动作显然是寻求帮助或是他想把药品拿在手上仔细看一下，想要店员过来的意思。这时店员就要主动迎上，并毫不犹豫地大声说：“您好，想买哪种药品？”这样的招呼大部分是可以成功的。

**（四）脚静止不动时**

在店内边走边浏览陈列及展示柜中药品的顾客，突然停下脚步，这时是店员上前打招呼的最好时机，因为，顾客在药店中走马观花，突然停住脚步，他可能在那儿有了“新发现”，找到了自己所想要购买的药品。看清楚是什么药品令他心动，赶快趁热打铁地向他打招呼。

**（五）像是在寻找什么时**

一进到店里来，顾客就左顾右盼地似在找寻什么，应该尽早向他说声“您好，有什么需要帮忙的吗？”招呼得越早，省去顾客花时间寻找的麻烦，他心里会越高兴。店员若能做到高效率的配合，可以说一举两得。

**（六）和顾客眼睛碰上时**

顾客走到你旁边的药品，和顾客的眼睛正面碰上时，应先说声“您好”，再给他一点时间浏览，然后找准切入的时机。在这个过程中，要把握分寸：太急，会令顾客有压力；太慢，又让顾客受到怠慢。应时刻调整心态，要保持亲切、自然的微笑，干脆、利落的动作，柔和、正面的目光，还要包括大声、大方的问候，这一切就是为了给顾客一个良好的印象，这就使销售工作成功了一半。

## 七、怎样引导不同年龄段的顾客？

1．青少年的消费心理及引导方法

主要表现：喜欢和成年人比拟、趋于稳定的购买意识、从众心理开始形成、个性化消费心理不断发展。

引导方法：恰当地运用商品的定价方法、充分发挥商品直观形象的作用、适当注意商品质量。

2．青年消费心理及引导方法

主要表现：追求时尚与新颖、追求科学与实用、追求自我成熟和消费个性的表现、冲动性多于计划性。

引导方法：利用青年购买的群体性、利用青年购物的快捷性、利用青年购物的时尚性。

3. 中年顾客的消费心理及引导方法

主要表现：中年人是家庭消费的主要决策者；希望以稳重、自尊和富有涵养的风度有别于青年人；情绪不易受外界影响。购买时有理性、有计划、有主见、有求同性。

引导方法：不能欺骗、要真诚，不要夸夸其谈，而要认真地亲切地与之交谈，对他的家庭、事业说一些佩服的话，要说得实在，他们一般乐于倾听，从而信任你及你的产品，不要施压和紧逼。

4. 老年人的消费心理及引导方法

主要表现：具有较强的习惯性购买心理，求方便、安全、服务以及求实。老年人心理比较敏感、多疑。

引导方法：提供耐心周到、细致入微的良好服务，提供舒适、方便、安全的购物环境。

## 第二节　基于顾客行为的促销

顾客行为，指顾客在处理与顾客有关的问题时所表现出的行为，即顾客在寻找、选择、使用、评估和处理与自身满足相关的产品和服务时所表现的行为。顾客心理，是指顾客在处理与顾客有关的问题时所发生的心理活动，即顾客在寻找、选择、使用、评估和处理与自身满足相关的产品和服务时所发生的心理活动。顾客行为是一种外部活动，是可见的，而顾客心理是一种纯粹的内部心理活动，是不可见的。但是，顾客行为与顾客心理是密不可分的，顾客行为由顾客心理引起，同时顾客心理还规定了顾客行为的方向性和目的性。所以，店员要想根据药店顾客不同的消费行为来采取不同的促销方式，首先要了解顾客的心理。药店的顾客形形色色、各种各样，由于家庭背景、文化程度、兴趣爱好以及观念的差异，在购药过程的购买心理各不相同，表现出的购买行为也千差万别，怎样识别各种类型的顾客？面对不同类型的顾客应采取什么样的促销方法？

## 一、识别顾客的贪利心理如何促销?

### （一）顾客特征

此类顾客对药品价格比较敏感，爱占便宜，价值50元的东西，50元买回来，那只能叫便宜，只有价值100元的东西，50元买回来，才觉得是占便宜了，心里才感觉舒服。在购药过程中，总喜欢讨价还价，或打折购买或要点赠品。所以，在某种药品搞优惠活动时，这类顾客的购买欲望比较强烈。这类顾客以老年人和女性居多。

### （二）促销方法

对于此类顾客，店员一般能迅速地识别出来，在推荐同类产品时，可以率先介绍正搞买赠活动的药品，或增加其购药总金额，再打折销售。店员还应该尽量的“帮助”这部分爱占便宜的顾客占便宜。在总的原则不变的情况下，给有需求的顾客开绿灯，让他觉得自己占了比预期大的便宜，增强其心理上的满足感。

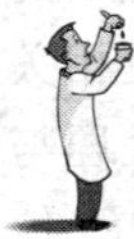

**案例分析**

#### 买赠效应

某药店的补锌、补钙产品，每天的销售量在10～15盒不等。厂家为提高产品的销售量，扩大产品的影响面，联合该药店搞了五天的买赠活动，买六盒产品赠一个漂亮的磨砂水杯，买十盒赠一盒产品。结果统计，五天活动期间，该产品的销售量飙升，一天的销售量突破了200盒。而且，这五天内，药店的其他药品的销售额也有明显的上涨。

案例的具体分析：

顾客大多都有贪利心理，只要某产品打折销售或搞买赠活动，顾客就会蜂拥而至。所以，药店可以根据顾客的这种心理，不定期对某类产品搞优惠活动，对于某类产品可以定期进行促销活动，这样可以固定“老病号”的购药周期，将这部分顾客“捆绑”在店里。同时，还可以增加其他产品的销售额。

## 二、识别顾客的比照心理如何促销？

### （一）顾客特征

此类顾客女性较多，金钱观念相对较强，喜欢“货比三家”，总希望购买到“价廉物美”的药品。习惯于对同类药品的功能主治、规格、价格等基本信息反复比较，选择一种他认为性价比较高的药品，一般是同类药品中价格较低的。他们还倾向于对不同药店的药品价格、店员服务水平等进行评价比较。

### （二）促销方法

接待这类顾客，店员说话要有分寸，要把进店的每一位顾客视为自己的亲朋好友，主动热情、文明周到地为他们服务。介绍药品时，不需对药品的疗效和质量进行过多的宣传，让顾客自行比较。如果顾客有疑问，店员在作解答时应运用专业知识详细地为其解释，同时可增加附加服务。

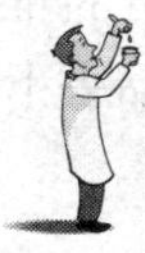

**案例分析**

### 价格比照

一位二十多岁的小姑娘，走进药店问：“你们这儿有抗结核的药吗？”

店员小王立刻答道：“有，您要买哪种？”

小姑娘说：“异烟肼有吗？

“有”小王一边回答，一边拿出一瓶异烟肼递给顾客。

小姑娘接过药后，又从包里拿出另一瓶，把两瓶对比着看了一会儿，确定两瓶药完全一样，这才抬起头问："多少钱一瓶？"

"两元"小王说。

"你们这儿怎么这么贵啊，我在其他药店刚买了一瓶，是一块六，一样的药，你们怎么卖两块呢？"

小王耐心地解释说："两家药店的进货渠道不同，所以价格也就不同。"

"有什么不同的，都一样的药，一块六一瓶卖吧，要不卖，我就再到别家去买了。"小姑娘不屑地说。

最终，小王以一块六一瓶，卖给小姑娘两瓶异烟肼。

案例的具体分析：

案例中的小姑娘就是典型的具有比较心理的顾客，不但比对药品是不是一样的，还比较两家药店的价格。最终，小王以薄利多销的原则售出两瓶异烟肼。

## 三、识别顾客的求新心理如何促销？

### （一）顾客特征

此类顾客以年轻人居多，消费时尚，反应敏感，对药品的外观和包装要求高；受广告宣传和社会环境的影响比较大，新上市的药品、新剂型药品、名气大的药品对其吸引力较大，对陈旧、落后的药品不愿问津；多属于冲动消费，易接受店员的推荐；价格敏感度相对较低，不问药品价格和规格，拿起药品丢下钱就走。

### （二）促销方法

面对此类顾客，店员首先推荐新特药，并自信地解释药品的新颖之处。不过，店员还应确定其选购的药品对疾病的治疗是否有效，以免因为其盲从广告或一时冲动而购买没有针对性治疗效果的药品。在介绍药品时首先推荐新特药，语言简单明了，与他们沟通要迅速切入主题，少啰嗦，尽量用快节奏的服务与他们快节奏的生活接轨。

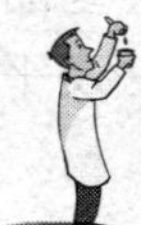

**案例分析**

两位十八九的小女孩进药店后，直接走向减肥品专柜，店员小丽走过去问道："两位要买减肥药？"

其中一位小姑娘说："是啊，那个报纸上说的CXM，你们这儿有吗？"

小丽回答："有，你们用过这个产品吗？我们这儿的清脂三天卖的很好，顾客反映效果也不错，而且价格也比CXM实惠。"

另一个小姑娘不屑地说："清脂三天？没听过，报纸上说CXM挺管用的，我们只买CXM。"

最后，两人各买五盒CXM离开。

案例的具体分析：

面对这种受广告影响较深的顾客，店员无须过多地介绍其他产品，简单明了地说一下药品的服用方法及注意事项即可。

## 四、识别顾客的求廉心理如何促销？

### （一）顾客特征

此类顾客以老年人居多，他们追求药品价格低廉为主要心理特征，希望付出较少的货币而获得较多的物质利益，这类顾客对价格特别敏感，对价格的变化反应也格外敏感，喜欢选购低价、优惠价、特价、折扣价的药品。具有这种消费心理的顾客，以收入水平较低的人为多。这与顾客的经济条件有关，但也不是绝对的，也有一些收入水平较高的顾客以买到特价、折扣价的药品为满足。

### （二）促销方法

店员在接待这类顾客时，保持耐心、谦恭的服务态度，与其建立良好的关系，使其成为药店的忠实顾客，绝不可因顾客购买的药品价格低廉而心生偏见。在推荐药品时，选择同类药品中价格较低的产品，并耐心、仔细地交代药品的服用方法及平时的注意事项。药店要尽量保持药品价格的相对稳定。

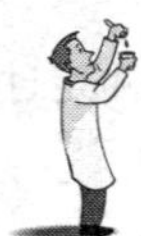

**案例分析**

一老大爷来药店买消心痛（硝酸异山梨酯），进门后问："5mg 的消心痛多少钱一瓶？"

店员小张回答说："大爷，是一块钱一瓶。"

老大爷一听不满地说："怎么贵了呢？以前不都是八毛钱吗？八毛钱卖吧，要不卖俺就到其他药店买去。"

小张抱歉地说："大爷，这种药早就涨价了，在其他药店八毛钱也买不了了，这个药的进价就八毛五。"

老大爷不相信，最后唠叨着离开了药店。

案例的具体分析：

案例中的老大爷就具有求廉心理，只差两角钱，他也坚持不在该药店购买。对于这类顾客店员要耐心详细地向其解释，尽量做到不让顾客心生埋怨，以保持药店的良好声誉。

## 五、识别顾客的价值心理如何促销？

### （一）顾客特征

此类顾客倾向于购买名牌产品，因为他相信这种产品会给他带来比同类产品更大的价值，也就是说具有更大的潜在价值。潜在价值取决于产品的潜在质量。所谓潜在质量，它不是指质量监管部门检测出的质量，而是指顾客心中感受到的质量，是顾客主观上对一种品牌的评价。潜在价值具有独特性、独立性、可信性和重要性。潜在价值就是名牌效应，正如名人效应一样，就是一种观念，这种观念已深深根植于顾客的心目中。

### （二）促销方法

此类顾客，一般能快速识别出，店员无须过多地介绍其他产品，只需询问一下患者的症状，保证顾客购买的药品对证，再交代一下药品的用法用量及注意事项即可。

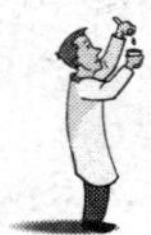

**案例分析**

李女士因头晕来到药店买西比灵（盐酸氟利桂嗪胶囊）。

店员拿了一盒西比灵同时她也拿了另一个厂家生产的盐酸氟利桂嗪胶囊，说："这个药和西比灵的成分完全一样，功效也一样，而且这个药比西比灵便宜得多"。

李女士接过两种药看了一下，说："成分是一样，功效也一样，不过，我还是买盒西比灵，毕竟YS是有名的大厂子，生产的药质量有保证，用着也放心啊。"

案例的具体分析：

其实，有很多顾客像案例中的李女士一样，追求品牌，一是认为品牌产品具有更大的价值，二是为显示自己的身份地位。面对这类顾客，快速达成交易是店员最明智的选择。

## 六、识别顾客的趋同心理如何促销？

### （一）顾客特征

这类顾客以女性居多，她们的从众心理比较强，从众指个人的观念与行为由于受群体的引导或压力，而趋向于与大多数人相一致的现象。此类顾客容易受到外界影响，她们进行药品、保健品消费之前，经常会打听亲戚、朋友们的情况，希望在自己的身上也会产生同样的效果。

### （二）促销方法

接待此类顾客，店员热情主动，细心周到，首先要判断其所购买的药品是否对证。如果前来买药的是妊娠女性或哺乳女性更应慎重，因多数药物对胎儿或乳儿有不良后果，店员不应轻易推荐药品，应劝其看医生后再用药。并详细地向顾客解释，因每个人的体质不同，同一药品对不同患者的药效也不尽相同，建议顾客买适合自己的药品。

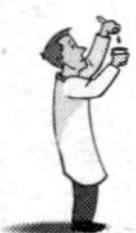

**案例分析**

王女士领着女儿来到药店为女儿买补锌产品，进门就问："你们这儿有 ×× 牌的酵母锌吗，多少钱一瓶？

店员小刘回答说："有，给您看一下，33 元一瓶。"同时，小张还拿出了另一个厂家生产的儿童专用酵母锌，说："我们还有一种酵母锌，效果不错，是 20 元一瓶，比较实惠。"

王女士又接过第二种酵母锌，把这两种对比着看了一会儿，说："我还是买瓶 ×× 牌的吧，我有个同事的女儿就是吃的这一种，效果挺好的。所以，她才推荐我这个牌子的。"

案例的具体分析：

王女士就是因为听自己同事说 ×× 牌酵母锌补锌效果很好，才执著地购买这个牌子。其实，有很多顾客受周围人的影响比较深，用过某种药品的人对这种药的评价比任何店员、药师的推荐或广告宣传更有效。

## 七、识别顾客的短缺心理如何促销？

### （一）顾客特征

此类顾客经常认为"物以稀为贵"，当他们看到"打折销售”、“数量有限”、“欲购从速”等字眼，购买欲望就会比较强烈，这类顾客倾向于购买打折优惠或正搞买赠活动的产品。

### （二）促销方法

对于这类顾客，药店可以根据顾客的这种心理不定期地对某些药品搞优惠活动，增加药店人气，同时带动其他药品的销售量，以增加药店的总销售额。

一般店员很容易识别出此类顾客，要主动热情地接待，为他们详细地介绍活动的具体细节，但是，也不可为了药店利益，而盲目地向顾客推荐药品，一定要遵循对证售药的基本原则，以免影响药店声誉。

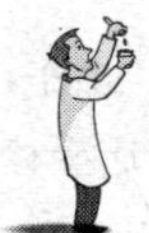

**案例分析**

某药店位置稍偏，虽然药品价格比其他店便宜一点，可每天来药店买药的人仍寥寥无几。药店经营者为增加药店人气，提高药店知名度，在药店门口挂了一个牌子，上面写着：周六、周日两天，本店药品一律进价销售。结果，周末两天来该药店买药的人比平时多出好几倍。后来，人们发现该药店的价格确实稍低，来买药的人也就渐渐多了。

案例的具体分析：

该药店经营者就是自觉地运用了“短缺心理”，药品只进价销售两天，机会难得，让人顾客感觉过了这个村就没这个店了。由此，扭转了该药店几乎无人问津的局面。

## 八、识别顾客的偏好心理如何促销？

### （一）顾客特征

此类顾客在购药过程中，易从经验或印象出发，对某种产品、某个厂家、某家药店或某个店员等产生特殊的好感，信任备至，在购买中非此不可。这类顾客就是药店最忠诚的支持者，他们不仅自己经常光顾，而且是药店的义务宣传员，对他们周围的其他顾客有影响作用。

**（二）促销方法**

对于此类顾客，店员要像接待自己的亲朋好友一样，热情周到，与他们建立良好的个人关系，努力培养顾客的这种偏好心理，不断为药店争取更多的忠实顾客。

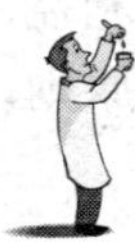

**案例分析**

刘医生被A和B两家药店同时聘请，免费为药店顾客看病。上午，当刘医生在A药店坐诊时，几乎无人问津；而下午刘医生在B药店坐诊时，前来就诊的人络绎不绝，忙得刘医生不可开交。刘医生感到很奇怪，就问了一位老大爷："为什么人们都到B药店，而A药店几乎无人问津？"

老大爷说："那家药店的药太贵，而且态度也不好，慢慢地就没有人去了，你再看这家药店，药价合理不说，最重要的是人家服务周到，在这儿买药心理舒服。"

案例的具体分析：

从该例子中可以得知，人们到某家药店购药，除了药价合理是一个原因，更重要的是药店良好的服务水平。所以，药店店员服务水平的高低直接关系着药店的生死存亡。

## 第三节　销售促进

销售促进的主要目的是加速药品流通，促进药品销量的增加。销售促进具体目标有：介绍新药品，为顾客提供机会；用各种促销方法将使顾客在众多药店中选择本店；刺激现有顾客的购买和消费量的增加；让更多的顾客了解有关药品的信息。展览会、展销会、顾客使用药品培训班等活动都属于销售促进的范畴；增加顾客对零售药店的光顾量；对于季节性强、需求时间性强的药品，把防止药品销量波动作为一个重要努力目标。下面简单介绍几种常用的促销方法。

## 一、如何利用赠品促销？

### （一）赠品的含义

所谓赠品，在商业领域中的应用主要指购买商品时，可获得商家免费赠送的另一种物品，即为赠品。赠品对促进买卖的达成、商品品牌的建立与传播，起着举足轻重的作用。除此以外，在各种商业交往活动中，医药企业对顾客、零售商等免费派发馈赠的物品、食品品尝、商品试用，均可称其为赠品。

赠品促销目前在药店促销中应用也比较多，一般情况下，在新产品推出试用、产品更新、对抗竞争品牌、开辟新市场情况下，利用赠品促销可以达到比较好的促销效果。但是，赠品设计中有一个基本的原则，那就是尽量赠送与产品有关联的赠品。

### （二）赠品促销的优点

1．可以提升品牌和药店的知名度。

2．鼓励人们经常光顾药店以获得更多的优惠信息。

3．能根据顾客索取赠品的热情程度，总结分析营销效果和产品本身的反应情况等。

### （三）赠品的设计

1．赠品，让人容易获得

容易获得才可以激发大家参与，促销的“势”才容易造出来，否则，赠品让人感觉与自己无缘，那你的赠品只能算是“样品”。最好让参与的每一个人都能感到可以获得。药店要吸引顾客连续购买，那获得赠品的门槛一定要低。

2．赠品与产品有相关性

选择的赠品和产品有关联，这样很容易给顾客带来对产品最直接的价值感。就如同红花与绿叶，搭配起来相辅相成，让人有很强的记忆点，否则，产品与赠品极易失去价值感。

3．赠送就请赠送在明处

有时我们明确地告诉顾客赠品的价格，也有非常效果，即使是便宜的赠品。因为顾客是冲着产品去的，赠品是你让顾客购买的一个诱因。“礼轻仁义重”——你可以增加顾客的认同感，让顾客认为你对顾客是真诚的，这比通过广告等别的方式提高顾客对你的忠诚要省钱得多。

4．不断更新赠品内容和种类

为了保持赠品的吸引力，在赠送某产品一段时间之后，应该不断更换赠品的种类，而不是数月不变，千篇一律，做到常赠常新。

5．给赠品一个好听的名字

一个好的赠品名字或一个美好的寓意，会激发顾客美好的联想，这种联想不但可以对促销起到好效果，而且可以促动长远的销售，因为美好的印象是有延续性的。给赠品起个吸引人的名字，可以加快推动商品的流通，同时，也增加了品牌的附加价值。

6．把医药企业的信息告诉顾客

很多医药企业一方面为自己的品牌传播苦恼，另一方面又忽略赠品这个载体。在赠品上印上医药企业标志，设计可爱的电话号码都是顺手就能做到的事情。让顾客每次用企业的赠品时，看到企业的标志，则想到企业。

7．注重时间和时机

注重赠品的时间性，如冬季不能赠予只在夏季才能用的物品。另外，在危急公关等情况下，也可考虑不计成本的赠品活动以挽回形象。

8．注重预算和市场需求

赠品要在能接受的预算内，不可过度赠予赠品而造成营销困境。

### （四）赠品促销的操作要点

1．先声夺人，广告信息准确发布

在实施赠品促销之前，广告宣传工作是前提，如果把赠品促销活动比作是一场战争的话，那么，未雨绸缪的广告宣传就是"逢山开路，遇水架桥"的先锋部队。广告宣传的策划必须符合本次赠品促销的目标消费群体的地域划分、人口分布、购买习惯、购买地点、兴趣偏好等相关元素的相应特征。有的放矢地把促销的地点、方式方法、赠品推荐等信息发布出去。

2．理性为先，凸显促销赠品价值

在通过赠品吸引顾客前来光顾促销和到药店购买的策划中，药品本身为顾客提供的利益已经不再是唯一的诱惑点了。在市场的"广阔天地"里，同规格、同功效、品质相近的同类产品遍布零售市场，顾客有很大的选择空间。在这时，凸显自身赠品价值就显得非常有必要了。

3．情感助阵，适当炒作赠品价值

假设我们的赠品比较廉价或者普通怎么办？其实在前面已经提到过，在消费品促销活动中，赠品的价值一般都不会太大，那就看如何炒作宣传了。炒作价值和夸大价值不同，夸大价值是直白地告诉顾客这件赠品价值多少钱，过分的夸大令人难以信任；而适当的炒作赠品价值则需要从赠品的使用利益与情感利益等方面进行炒作。

4．强化概念，赠品是附加值的体现

在进行赠品促销时，一些医药企业往往把概念颠倒了过来，或者说概念没有完全弄清楚。他们在宣传口径上常常这样提到：只要您购买了多少价值的产品您就能获得与之相应的赠品。这样往往给顾客一种他支付的价值里面包括了赠品价值的概念。假设我们换一种口径来宣传呢？例如："我们这次促销的价格在同类产品里是很优惠的了，您今天购买产品能够得到实实在在的优惠，而且，为了感谢您的光顾，我们还将免费赠送您××"。哪种口径最能打动顾客呢？因为强调了"免费"这两个字，在感觉上，把前面口径里的“买了才能送”变成了后者的“不但买得实惠，而且还有赠品送”。可以看到前后两者的本来意思是差不多，但是效果却是天壤之别。

5. 集中摆放，注重赠品陈列和展示

对于赠品与产品关联性的强调，除了通过现场的节目、游戏等方式操作之外，赠品展示也是行之有效的方法。

6. 欲擒故纵，设置限量式的悬念造成紧张感

在依靠赠品促销的活动中这种手法也是经常被使用的。譬如在广告中告知顾客“本活动自今日起截至 ×× 月 ×× 日为止，赠品数量有限，送完即止。”以此达到催促顾客尽快购买的目的。所以，在经过对赠品和活动本身的宣传后，在赠品对目标消费群体具有了一定吸引力后，采用限量赠送的方法时，特别在促销现场，尽量不要让顾客看到赠品过多堆积的场面，在兑换点和展台上适宜仅摆放少量的赠品。展台旁边或者兑换点角落等地方适当地摆放一些盛装赠品的空箱子；对于一些顾客非常喜欢的赠品则应摆放更少。

## 二、如何通过赠送样品促销？

如果药店要做自己的品牌，在新药品上市时先举办免费样品促销活动，不仅可有效地刺激顾客的兴趣，同时又可提高其尝试购买的意愿。而且还可以赠加药店人气，增加其他药品的销售额。所以，利用样品是药店屡试不爽的促销手段之一。

### （一）赠送样品的含义

将药品免费送达顾客手中的销售促进方式称为赠送样品。在绝大部分的促销方法中，顾客常须完成某些事情或符合某些条件，才可取得药品或获得馈赠。免费赠送样品则不同，顾客无需具备什么条件即可得到药品或保健品。实践证明，免费样品是吸引顾客试用其药品或保健品的好方法，特别是当新药品导入市场时运用较为有效。

但并非所有的药品均适合使用免费样品。对于高度特殊

性药品或诉求的市场小又有选择限制时，运用免费样品则不可以。而当药品差异性或特点优越于竞争品牌，并值得向顾客进行披露时，运用样品赠送效果较好。对于常用药品适合于运用此方法。药品的特性使运用免费样品来推广介绍药品效果明显，因为只要展示药品的疗效，即可获得顾客的认可。

### （二）赠送样品的优点

1．产生购买效应

可提供快速的药品信息，并可在药店产生立即购买效应。因为免费样品直接将药品送到顾客手中，便可刺激他们立即采取购买行动，而不像其他宣传，需要不断地重复才可能吸引顾客购买。如果免费样品是医药企业提供的，可以增进药店的进货欲望，同时为了搞好销售，药店还会提供货架特别陈列，以及药店内广告辅助物品的强化活动。

2．使顾客转换品牌

运用弹性大，促销对象可选择性高，是促使品牌忠诚顾客转换品牌的较好方式。免费促销通常可根据药店的需要，既可设计成符合某特定对象的需要，又可全面无区别地分送。药店运用免费赠送是刺激顾客转用新品牌的有效方法，因为可以在短时期内即得到了顾客的认可。

3．扩大药店销售区域

可协助已有品牌强化分销渠道。免费样品是扩大药店销售区域的有效方法。

### （三）赠送样品活动的运作

1．费用估计

为了较为准确地核算免费样品促销活动的成本支出，通常在实际活动过程中，可能发生的费用项目包括：样品费；其他的促销费用，包含样品包装上的宣传广告物、样品的包装费等。

2．药品选择

某些药品运用单纯的样品促销时，常常会收到良好的效果。一般来说，以新品或换代品作为选择，往往较具代表性，且效果较好。如大众化的补钙药品、外用的药品等，通过免费样品，可以体验到药品的口味、气味等。

3．时机运用

销售旺季来临前举办免费样品促销是最为理想的时机，因为此时促销既可扩大试用率，又可提高未来的销售率。选择好时机的同时，药店要注意一个重要的法则：确信已经达到了50% 的铺货率。

4．样品规格

免费试用的样品规格没有硬性的规定。通常只是让顾客够用就可以了，可以根据药品的疗效而定，比如口味不错的药品，送一次用量就可以，如果必须多次连续使用才能体验出药品价值利益，则包装量应该多些，一般来说，包装量多的样品比小包装试用品更能赢得顾客的欢心。

## 三、如何利用好折价优待法？

药店有时为了增强自身的竞争力，会对不定期的某些药品打折销售，这是药店最常用的促销方法之一。

### （一）折价优待的定义

折价优待是指药店在一定时期内调低一定数量药品的售价，也可以说是适当地减少自己的利润回馈顾客的销售促进活动。药店之所以采用折价优待，其主要原因是可以与竞争者相抗衡，同时，折价优待可积极地用来增加销售，扩大市场份额。从长远角度来说，折价优待也可增加药店的利润。

一般来说，药店可以运用折价优待来巩固已有的消费群，或利用这一促销方式来抵制竞争者的活动，通常，折价优待在销售中能强烈地吸引顾客的注意，并能促进购买欲，提高药店的销售，甚至可以刺激顾客购买一些单价较高的药品。

### （二）折价优待的优点

1．能够抓住现有顾客，促进销售升级

折价优待促销能使顾客立即享受折现或节约费用，对于既了解本药品，又在满意地使用本药品的顾客而言，自然会促使其继续购买，并且给顾客留下以较低的花费买到较大、较高价值药品的印象。

2．提高顾客忠诚度

可使初次使用者通过折价优待产生购买欲望，切实得到减价的好处。对于初次使用者，若以折价优待促销，更能促使其成为经常使用者，因为这可直接从药品的价格上得到优惠；同时也控制了流通渠道上借机截取顾客应得的折价利益。

3．鼓励顾客大量购买

提高药品在货架上的注目率，从而鼓励顾客大量购买。同类药品若与竞争品牌并排陈列，包装上加一个设计突出的色彩丰富的促销贴纸，势必使该药品更受瞩目。

4．维护药店的既得利润

如果折价优待是厂家优待顾客的，那药店的利润仍可维持在一定的水平上，如果折价的同时再辅之以“经销补贴”、“主推”费用，则更能吸引药店大面积货架推销该药品，效果更好。

5．有弹性，易控制

折价优待具有弹性，药店可以完全掌握促销品的数量和地区，且每一环节都较容易控制。

**（三）折价优待活动的运作**

因折价优待的时效性、花费成本及促销品的生产等差异性很大，运作起来要灵活掌握，要注意实施中的一些要点。

1．计划的确定

举办折价优待往往需要全盘考虑，相互协调及多方配合。特别是在标签上均清楚地标明金额，而且简单明了。实践证明，越复杂的折价优待，越难吸引顾客的兴趣，效果也差。

2．费用评估

因折价优待活动方式多样，优惠条件各异，因此从设计、制版到印刷，各有其需求变化，所以想确切估算这方面的成本，还需请教设计制作专业人员。但通常人们从两方面来估算折价优待的费用支出。一方面是简单地以折价金额乘以促销品数量即得出费用情况；另一方面是为特殊的标签、包装、纸箱的设计印刷费用，这种费用往往较难估算，需要专业人员帮助。

3．价格政策

通常情况下，小数量大降价的效果比大数量小降价更能提高市场占有率。当折价只有6%～7%时，不管任何品牌、数量多寡，几乎不会有什么效果出现，而只可能会吸引某些老顾客的注意。那么只有当折扣在10%～20%时才能吸引顾客。

一种市场占有率低的药品，通常须比领导品牌付出更高折价，才能增加销售成果。另外，新品牌运用折价优待的成效优于老品牌，通常折价越多，销售越快，效果越好。

4．折价品数量预估

预估所需的促销折价品数量，虽方法很多，但较为常用的是以每周的销售量作为参考值。比如A药品每周销售200单位，因折价促销增加20%的销量，假设时间为4周时间，则促销折价品预估为960个（200×120%×4）。

通常对所销折价品的估量预估平均以4～8周较为普遍。

5．折价品标签的设计运用

设计折价品标签标识时，最重要的是必须让购物者一看就知折价多少，这比讲求美观却看不清楚折价更有效。当然在突出折价数的同时，也需考虑整体图案的设计。

## 四、如何使用优待券?

赠送优待券是指药店向顾客用邮寄、在包装中或以折页等形式附赠一定面值的优待券，持券人可以凭此优待券在购买某种药品时免付一定金额的费用。

### （一）优待券的类别

1．总店优待券

药店优待券只能是某一特定的药店或连锁药店使用。通常，此类型优待券由连锁总公司策划，并运用在店内的小传单、

POP广告上。药店使用此类优待券是以吸引顾客光临为目的，而不是为了吸引顾客购买某一品牌的药品。另外，它也是被广泛用来协助刺激对店内各种药品的购买欲望上。

药店优待券的种类大致可以分为三种：

（1）直接折价式优待券，即指药店在特定时间内，针对某特定品牌，可凭券购买以享有某金额的折价优待。这种促销方式也可运用在多量购买上。

（2）免费送赠药品优待券，即买A药品可凭此券免费获赠B药品。

（3）送积分式优待券，即购买某药品时，可获赠积分点券，凭这些点券可在该药店兑换自己喜欢的赠品。一般此券的价值常由药店自行决定。

2．单体药店优待券

这种优待券是由单体药店所规划和散发的，可以在药店兑换，并获得购买该品牌药店的药品折价或特价优待。对于药店来说，负责回收优待券，药店负担额外的处理费用。这种方式主要目的是增加顾客对药店同一品牌或者不同品牌的系列药品的购买欲望，同时对药店也起到吸引顾客的目的。

优待券因散发方式不同也可分为以下几种：

（1）直接送予顾客优待券。通常是挨家挨户直接送到顾客手中，既可采用单独送，也可附带介绍或宣传性资料一起寄送。另外，还可以采用在街头散发；置于展台上任人自取；通过药店“欢迎取用”告示牌来吸引顾客索取等。

（2）媒体发放的优待券。此种是通过媒体散发优待券。因读者不同，媒体的选择也不同。

第一，报纸上的优待券可单刊或多家联刊，单刊通常是由一家药店单独将优惠券刊登在报纸广告上；联刊则是几个品牌的优待券组合起来刊出广告，联刊式优待券由非竞争性的厂商组合起来，一般所有联刊厂商的优待券均在某一共同主题下，按统一格式排列刊登。联刊式优待券的优点是，既可争取较大的篇幅刊登，又可吸引顾客注意另一药品，使彼此间产生积极互助的效果。

第二，刊于杂志上的优待券有两种情况：一是刊于内页广告上，即在杂志内页中药品广告上附带该药品的优待券；另一种是刊于彩色插页式优待卡，通常是设计成独立的优待券，插在药品的正式广告页间，或是附连在正常广告页上，其用纸质量较好，尺寸较小，常是直接装订或粘贴在杂志上。

第三，运用在周日附刊和特刊上的优待券有两种，一种是一般优待券，通常是报纸或杂志正常广告上的一部分；另一种是“独立式夹页”，常采用单页或单份的形式夹在报纸或杂志中。它上面的广告或优待券是另外印制的，而且不属于正常报纸周日附刊或杂志特刊的一部分。之所以称为“独立式”是因为无论何种情况，它均不会连附于报纸或杂志上。

（3）随药品发放的优待券。此为吸引顾客再次购买时享受优惠的一种形式。需要注意的是，在药品和食品类药品使用优待券时，管理的规定极为严格，要特别的注意。在包装上某处附有优待券，它可以是在购买时赠送的。

另外，某药品的优待券可以放在其他不同类别的药品销售上，此种称之为“交叉取胜”。此方式多用于相互依存的药品。“交叉取胜”优待券可以被不同药品互相搭配采用，有时则由不同厂商的药品共同组成、联合采用。

（4）特殊渠道发放的优待券。可以采取小型的但却能迅速成长的优待券发放形式。可以采用的方式有：将优待券印在收银机打出的收款条背面、药店的购物袋上、冷冻食品袋上等可利用的地方。这类优待券散发渠道多，运用灵活，但正因其发放方法新颖，缺乏长期记录轨迹，运用时要做细致的筹划。

**（二）优待券的优点**

1．优待券能迅速递到大多数潜在顾客和现有顾客手中。

2．运用优待券促销，无论是新上市药品还是老药品，都能很好地刺激顾客试用。

3．优待券可用来推荐新口味、新规格或其他品牌延伸的药品。

4．与其他形式的促销活动相比，优待券展现在“拉”的威力效果较好。

5．运用优待券常可使药品试用者转变为长期的忠实使用者。

6．优待券可协助增加既有消费群体的购买量。

7．如果医药企业运用优待券，可增加药店的进货量。

**（三）优待券活动的运作**

1．优待券的设计

优待券的制作可以设计成任意大小或各种不同的形状，优待券非常重要的部分就是用简单的文字对顾客说明其使用方法。从外表上看，该券相当有价值感，说明内容要清楚简洁，而且要明确优待券的限制范围，再加上一小段颇具吸引力的文字，达到了鼓励顾客运用的目的。

2．兑换比率的测定

药品优待券兑换比率是促销活动中最难确认的一件事。影响优待券兑换率的主要因素有：优待券递送方式；药品包装的大小；优待券的到达率；顾客对药品的需要度；顾客对品牌认知度、品牌忠诚度；优待券面值；新或老药品；优待券促销的设计和表现；优待券的折价条件；使用地区范围和竞争品牌的活动内容等。

3．如何避免误兑

优待券的兑换相当重要，但误兑的问题却时常发生。除了真正的误兑以外，还有一些故意冒用及盗窃行为。

## 五、如何利用竞赛和抽奖促销？

竞赛与抽奖是指药店通过特定的方式，以特定奖品为诱因，让顾客产生兴趣，积极参与并期待意外中奖机会的一种销售促进活动。竞赛与抽奖促销效果明显，因为它可以为顾客提供获得意想不到的收入机会。因此，一个规划完善的竞赛或抽奖活动，确能帮助药店达到既定的促销目标和销售目标。

### （一）竞赛与抽奖的区别

1．竞赛

竞赛是一种顾客运用和发挥自己的才能和知识，以解决或完成某一特定问题的活动。需要参赛者运用和发挥自己的能力、知识和技巧来提出某种想法、建议、构思，如挖掘老药品的新用途、构思药品广告标题、要求针对某些药品的功效的区别，或回答一些与某特定品牌药品有关的问题，如对药品的熟悉程度、对药品的看法、态度、建议、改进意见等，然后，依据优劣或摇号选出优胜者，给予优胜者以奖励。这种方法不直接允诺或给予每个参赛者利益和好处，只允诺参赛者均等的取胜机会和可能性，提供给他们一种刺激。因此，竞赛通常要具备三个条件，即奖品、参与者的知识及某些参加条件限制，并依此作为评选优胜者的依据。

2．抽奖

抽奖的目的是促使顾客参与药店的宣传活动。奖品不能是药品本身。

抽奖的两种形式：一种是直接式抽奖，即从来客中直接抽出中奖者；另一种是兑奖式抽奖，即由药店事先选好数字或标志，当一组奖券送完或到指定的日期后，在一定的时间内告知顾客，参加者若符合已选定的数字或标志即中奖。

另外，还有一种称为“计划性学习”抽奖，参加者必须先详细阅读举办活动的宣传材料，以便获得符合参加条件的答案，然后可以在药品的标签、包装或广告上了解某些问题，然后由药店在所有提出正确答案的参加者中抽出幸运中奖者。

3．区别竞赛与抽奖的不同

竞赛需要参加者具有一定的能力和技巧；抽奖则纯粹是靠机会和运气取胜。抽奖活动实际上是一种随机的，碰运气的游戏；参加者无需任何技巧，每人都有均等的获奖机会。它不要求参加者交钱或购买药品，只需他们在指定期限和地点登记上自己的名字、联系地址或电话等，然后通过随机抽取方式产生幸运者。这种方法比顾客竞赛更经常被使用，因为它更具吸引力，更有趣味性和刺激性，且成本相对较低。顾客竞赛和抽奖的奖励往往都是很可观的大奖，它们不仅可使许多顾客参与活动，而且还可获得医药企业的支持。

**（二）竞赛与抽奖的特点**

虽然竞赛和抽奖在形式和方法上有区别，但是特点很相似。

1. 竞赛与抽奖的优点

（1）可联合数种药品进行规模促销活动。

（2）可扩大、建立或强化药店形象，借助促销活动，强化药店在人们心目中的位置。

（3）能够促使顾客阅读店内广告。

（4）适于针对目标市场进行直接的促销策划，如举办竞赛或抽奖活动的主题或奖品，可依据区域顾客的特点，精心策划，以符合不同心理层次的顾客的真正需求。

2. 竞赛与抽奖的缺点

（1）如果能与社区促销结合进行宣传，效果会更好，否则费用较大。

（2）没有一套正确的事前评估该活动效益的测试方法，若举办该活动，风险比较大。

（3）对顾客的反应不易测定，使用前也无法预测效果。

**（三）竞赛与抽奖活动的运作**

1. 奖品设置

奖品及奖品组合的设置是竞赛或抽奖活动的关键。奖品组合一般采用金字塔形，即一个高价值的大奖；接着是几个中等价位的奖品；最后是较多低价位的小奖品，最后则往往是采用样品小礼品。奖品不能是药品。

2. 费用预算

在策划及执行竞赛与抽奖促销活动时，其费用的估算通常包括：所有奖品的费用、推广该促销活动的花费、印刷费等；对参加来店的评选或抽出中奖者的处理费用；其他如税金、保险费、公证费等开销。

3．法律咨询

活动举办前，最好找专业顾问或律师进行咨询，或在有关管理机构允许和监督之下进行，以避免一些问题和纠纷的产生。

4．规则的制定

活动不同，规则也各不相同，活动的规则要清晰、易懂。其主要有：活动的截止日期；列出评选的方法，并说明如何公布正确答案；列出参加的条件，如参加者的条件和必须附寄的印刷物（标签、商标等凭证）；列出奖品及奖额；标示评选机构，以确认最后评选的职权；中奖名单的发布告知；说明奖品的兑领赠送方式等。

## 第四节　挖掘顾客需求

### 一、什么是药店顾客需求？

#### （一）药店顾客需求的概念

药店顾客需求是药店利润的来源，由于药店是一个特殊的零售行业，满足顾客的需求就是为顾客带来“健康”，为顾客提供安全、有效的药品，让顾客满意。

从顾客的角度看，顾客需求与顾客满意是直接对应的关系，即满足了顾客需求的逻辑结果是顾客满意，药店服务是对这一结果形成过程产生影响的活动过程。因此，顾客满意是顾客需求和药店服务的函数，即：顾客满意 =f（顾客需求，药店服务）。从该函数关系中可以看出，顾客满意的结果受顾客需求和药店服务二个变量的影响，药店服务不是顾客满意的唯一因素，还要看这些服务是否能够满足顾客需求。也就是说，药店提供的不能满足顾客需求的服务是没有意义的，药店要根据顾客需求来进行服务项目设计。

药店顾客的基本需求是健康需求。但作为药品零售经营的药店仅仅理解到这一层面是远远不够的，还需要明确知道光顾某一特定药店的特定顾客具体、真实的需求，即顾客想买什么药品？想得到什么服务？因此，药店顾客需求，就是顾客在药店购买到自己所需药品的同时，还得到其他支持性的服务，对药店服务感到满意。

**（二）药店顾客需求特征**

药店顾客的需求特征决定了药店提供什么样的服务和以什么样的方式来提供服务，从而满足这些需求。药店是通过提供以药品为主体的健康产品、以药学服务为中心的健康服务和以用药信息为主的健康信息来满足顾客的健康需求的。

药品不同于一般商品，其主要作用是用于治疗或预防疾病，它是与人的健康甚至生命相关联的特殊产品。因此，顾客在获得药品满足其健康的需求也存在其特殊性。

药店顾客需求的一般特征表现在以下几个方面：

1. 从顾客需求意愿上，有被动性需求和主动性需求

（1）被动性需求。健康需求是人的生理需求的一部分，它的产生是不能完全自主的。主要表现在：①由于遗传、环境、个性等多种因素导致人们是否得病是不能完全自主的；②疾病及其成因的复杂性需要很高的专业技术和专业技能才能得到确定，人们对所得疾病的确诊和治疗方式是不能完全自主的；③药品本身的高技术特性决定了其内在质量和功效作用等需要较强的专业性技术加以识别，人们用什么样的药品来治疗疾病也是不能完全自主的。因此，这就决定了药店顾客需求是一种被动性需求。这种需求的满足要依靠专业技术和专业技能的采用才能得到实现。在很大程度上，疾病的确诊、治疗和用药被动地由医生决定，使用的药品也被动地由药品的研发、生产和供应状况决定。尽管药品分类管理后，对于OTC药品，顾客可以自行判断、购买和使用，但疾病本身的复杂性、药品的高度专

业性，顾客在选购和使用时，也往往是头痛医头，脚痛医脚，不能从整体上把握上自己的病情，自然对证用药也就存在难度。所以，药店药学服务的水平和质量对顾客健康需求的满足是至关重要的。

（2）主动性需求。需求的主动性是指人们为了健康，会积极、主动地预防和用药的需求。例如，人们为了预防疾病，会主动地储备一些常用药品；当某种流行病出现，人们会主动服用某些预防疾病的药物，等等。人们攒钱买房和买药都能实现某种需要的满足，储备常用药品，是为了急需时的方便用药。需求的这种主动性也是由于经济、医保制度等因素而使人们的健康需求得到满足，所带来的心理作用不可低估，尤其是老年群体。

2．从顾客需求时间上，有急迫性需求和非急迫性需求

（1）急迫性需求。急迫性需求是指药店顾客需求时间上紧急，不可耽误。人们之所以急切地要满足这种需求的原因在于：其一，这种需求如果不及时满足会给人们带来生理或心理方面现实的或潜在的痛苦；其二，这种需求延迟满足，可能会增加顾客总成本，或者可能会造成难以满足或不再有机会得到满足，或者导致不需要再去满足的生命终结；其三，大多数疾病的发病导致健康需求的产生是非预期的。24小时售药服务的提供就是健康需求的急迫性特征决定的，这也是其他大部分店铺不需要24小时营业的原因。

（2）非急迫性需求。非急迫性需求是指药店顾客的慢性病和预防性用药需求。

3．从顾客需求目标上，有指向性需求和无指向性需求

（1）有指向性需求。有指向性需求是指药店顾客在购买药品时的目标明确而清晰。一方面，顾客对于要购买的药品种类、产地、名称、数量等方面有很强的针对性，目标指向集中。如，胃病患者到药店后不会购买心血管类药品，甚至除了在胃药柜台外，不会在其他柜台驻足，而且对于所要购买的药品不

可替换。另一方面，药店中的药品不像百货商店的商品那样，能或多或少地满足顾客的某些需求，能提高顾客总价值。比如，人饥饿的时候，米饭、馒头、馅饼等所有食品都能满足他的需求，只是由于个人偏好满意度大小不同而已。但健康需求则不是所有药品都能满足的，不是指向顾客这一特定需求的药品，不仅不能给顾客带来满意体验，还会加大顾客总成本，减少顾客让渡价值，降低顾客满意度。有目标指向需求的这一顾客需求特征，要求药店要对证售药。对证是药品消费的基本特征。药店的药品品种成千上万种，但是可以治疗某一疾病的药品可能只有那么一两种，顾客使用其他的药品根本无效，有时还会产生不良反应或延误病情。因此，对证售药是药店服务的第一准则，这对药店药学服务提出了更高的要求。

（2）无指向性需求。无指向性需求是指药店顾客在购买药品时的目标不是很明确而清晰。一方面，对所要购买药品都能满足某一特定顾客的需求是明确的，至于购买的药品名称、品牌都不确定。

4. 从顾客需求数量上，有精确性需求和不确定性需求

（1）精确性需求。就药店某一特定顾客的一种特定需求而言，其对药品需求的数量是非常精准的。因为满足这一需求的某种药品既不能多，也不能少。用量少了，其治疗效果就不显著，甚至达不到治愈的目的，往往也会延误病情；就一次用药而言，用量多了，药品的毒副作用会增加，超过治疗量的用药也容易导致中毒，甚至死亡；就病程而言，超过了病程的用药（即治愈后的用药）显然没有意义，保存起来备用也未必一定对证适用于下一次的疾病，过期失效后也增加了顾客购买药品的支付成本。药店顾客一次的购买量一般是预计现实疾病治愈的量。常年病患者可能是按一个周期、一个疗程作购买参考，顾客一次性购买量并不大。也就是说，药店满足这一需求的药品提供量，不管是少了还是多了，顾客都会不满意。因此，药店为了获得高销售额而多卖给顾客药品的销售行为是不可取的。

（2）不确定性需求。据调查，药店顾客用药需求的数量是不确定的，许多顾客往往不是按照一次用药量来购买，会一次性购买几个疗程的药品，或者一次性购买几个人的用药量，因此，药店顾客需求具有不确定性。

顾客在选购药品时总是很慎重的，甚至愿意多花钱去买“好”药，由于对疾病及药品知识的缺乏，顾客往往也错误地把药品价格的高低作为判断药品好坏的标准。

## 二、如何快速了解药店顾客需求？

每一位顾客都是抱着某种需求才走进药店的，所以，店员要尽快了解顾客的真正购买动机，才能向他推荐最合适的药品，店员向顾客做药品提示的目的也就在于此。然而，顾客的购买决策源于他们自己的想法，而非店员的想法，不同的顾客由于购买动机不一样，会产生不同的购买行为，会购买不同的药品。基于此，店员在做完药品提示后，必须要运用一些方法揣摩、找到顾客的真正需求。此外，药品并不是顾客光顾药店的唯一需求，在购买药品的过程中得到其他支持性的服务也是顾客的需求。

可以通过下面几种方法了解顾客对药品的真实需求：

1．观察法

通过仔细观察顾客的动作和表情来洞察他们的需求，找到顾客购买意愿产生的线索。

（1）观察动作。顾客是匆匆忙忙，快步走进药店寻找一种药品，还是漫不经心地闲逛；是三番五次拿起一件药品打量，还是多次折回观看。店员注意观察顾客的这些举动，就可以从中透视出他们的心理了。

（2）观察表情。当接过店员递过去的药品时，顾客是否显示出兴趣，面带微笑，还是表现出失望和沮丧；当店员向其介绍药品时，他是认真倾听，还是心不在焉，如果两种情形下都是前者的话，说明顾客对药品基本满意，如都是后者的话，说明药品根本不对顾客的“胃口”。采用观察法，切忌以貌取人。衣着简朴的人可能会花大价钱购买名贵药品；衣着考究的人可能去买最便宜的感冒药。因此，店员不能凭主观感觉去对待顾客，要尊重顾客的愿望。

2．推荐药品法

假如店员通过观察法并未能准确地把握顾客的需求，那么，不妨试一下推荐法。通过向顾客推荐一、两种药品，观看顾客的反应，就可以了解顾客的愿望了。

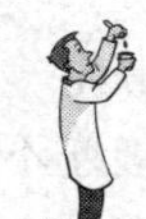

## 案例分析

一位顾客正在仔细观看消炎药，如果顾客只是简单地应酬了一句，那么店员可以采用下面的方法探测这位顾客：

店员：“这种消炎药很有效。”

顾客：“我不知道是不是这一种，医生给我开的药，但已用光了，我又忘掉是哪一种了。”

店员：“您好好想一想，然后再告诉我，您也可以去咨询一下我们这的药师。”

顾客：“哦，我想起来了，是这一种。”

案例简要分析：

店员一句试探性的话，就达成了一笔交易。

如果店员采用一般性的问话，如：“您要买什么？”

顾客：“没什么，我先随便看看。”

店员：“假如您需要的话，可以随时叫我。”

店员没有得到任何关于顾客购买需要的线索。所以，店员一定要仔细观察顾客的举动，再加上适当的询问和推荐，就会较快地把握顾客的需求了。

3．询问法

在上面的例子中可以看出，“询问”在了解顾客需求的过程中是很重要的，但是作为一名顾客又非常讨厌被别人探察，不愿意被审问，有时候当店员想通过直接性提问去发现顾客的需求时，往往发现顾客会产生抗拒而不是坦诚相告。所以，提问一定要有技巧，以巧妙、不伤害顾客感情为原则。店员可以提出几个经过精心选择的问题有礼貌地询问顾客，再加上有技巧的介绍药品和对顾客进行赞美，以引导顾客充分表达他们自身的真实想法。在询问时要遵循三个原则：

（1）不要单方面的一味询问。缺乏经验的店员常常犯一个错误，就是过多地询问顾客一些不太重要的问题或是接连不断的提问题，使顾客有种“被调查”的不良感觉，从而对店员产生反感而不肯说实话。

（2）询问与药品提示要交替进行。因为“药品提示”和“询问”如同自行车上的两个轮子，共同推动着销售工作，店员可以运用这种方式一点一点地往下探寻，就容易掌握顾客的真正需求。

（3）询问要循序渐进。店员可以从比较简单的问题着手，如“请问，您买这种药是给谁用的？”或“您想买瓶装的还是盒装的？”然后通过顾客的表情和回答来观察判断是否需要再有选择地提一些深入的问题，就像上面的举例一样，逐渐地从一般性讨论缩小到购买核心，问到较敏感的问题时店员可以稍微移开视线并轻松自如地观察顾客的表现与反应。

4．倾听法

“喜欢说，不喜欢听”乃人性的弱点之一，如果店员一味地去表述自己的观点，可能就会引起争论或者马上使顾客忘掉你所说的话。优秀的店员善于掌握人性弱点，让顾客畅所欲言，不论顾客的称赞、说明、抱怨、驳斥，还是警告、责难、辱骂，店员都会仔细倾听，并适当有所反应，以表示关心和重视。因为顾客所言是“难以磨灭的”，店员可以从倾听中了解到顾客的购买需求，又因为顾客尊重对那些能认真听自己讲话的人，愿意去回报。因此，倾听——用心听顾客的话，是体察顾客需求的一种有效方法。

倾听如此重要，那么要如何洗耳恭听呢？

（1）做好“听”的各种准备。首先，要做好心理准备，要有耐心倾听顾客的讲话的心态；其次，要做好业务上的准备，对自己销售的药品要了如指掌，要预先考虑到顾客可能会提出什么问题，自己应如何回答，以免到时无所适从。

（2）不可分神，要集中注意力。听人说话也是一门学问，当顾客说话速度太快、或与事实不符时，店员绝不能心不在焉，更不能流露出不耐烦的表情。一旦让顾客发觉店员并未专心在听自己讲话，那店员也将失去顾客的信任。

（3）适当发问，帮顾客理出头绪。顾客在说话时，原则上店员要有耐性，不管爱听不爱听都不要打断对方，可是适时地发问，比一味地点头称是或面无表情地站在一旁更为有效。一个好的倾听者既不怕承认自己的无知，也不怕向顾客发问，因为她知道这样做不但会帮助顾客理出头绪，而且会使谈话更具体生动。为了鼓励顾客讲话，店员不仅要用目光去鼓励顾客，还应不时地点一下头，以示听懂或赞同。例如：“我明白您的意思”、“您是说……”、“这种药很不错”，或者简单地说一声：“是的”、“不错”等。

（4）从倾听中，了解顾客的意见与需求。顾客的内心常有意见、需要、问题、疑难等，店员就必须要让顾客的意见发表出来，从而了解需要、解决问题、清除疑难。在店员了解到顾客的真正需求之前，就要找出话题，让顾客不停地说下去，这样不但可避免听片段语言而产生误解，而且店员也可以从顾客的谈话内容、声调、表情、身体的动作中观察、揣摩其真正的需求。

（5）注意平时的锻炼。听别人讲话也是一门艺术。店员在平时同朋友、家人、服务对象交谈时，随时都可以锻炼听力，掌握倾听技巧，慢慢地就可以使倾听水平有很大的提高，而且也可以从倾听中学到许多有用的知识。店员千万不要自以为知道顾客想要什么，必须仔细倾听他们所讲的每一句话，而且通过顾客的谈话来鉴定他最关心的问题，而后根据他们的需要提出合理化建议，只有这样，才能收到事半功倍的效果。

## 三、如何快速挖掘药店顾客需求?

除了要了解顾客的需求之外，还需要挖掘，为什么呢？顾客需求明确的只有50%，不太明确或根本不了解自己需求的占50%，及时这些顾客需求明确的顾客，仍然有可能还有部分需求是隐含的，所以需要我们去挖掘。那怎样去挖掘顾客的需求呢？下面介绍一种比较专业的销售技巧——顾问式销售技巧（SPIN）。

### （一）SPIN的概念

顾问式销售技巧也叫SPIN销售技巧（Situation，Problem，Indication，Need-Benefit）分别包括背景问题、难点问题、暗示问题、示意问题，因为SPIN挖掘顾客需求基本上是以提问的方式来实现的。这是一种根据顾客消费心理的变化来主动挖掘顾客需求的技巧。这一技巧的应用，将会影响顾客的心理，将顾客没有明确的潜在需求逐步发展为明确的需求，从而达成销售。

现在，我们就简单地介绍挖掘顾客需求的利器——顾问式销售的四个步骤：背景问题、难点问题、暗示问题、示意问题，并分析这四种问题的具体使用方法。

### （二）寻找顾客的“伤口”——背景问题

1．什么是背景问题？

背景问题主要是收集有关顾客现状的事实、信息及其背景情况。背景问题通常是为下一步提出难点问题和暗示问题做准备的，背景问题的提出需要在了解所要销售产品的基础之上进行，不能漫无目的地提出背景问题。

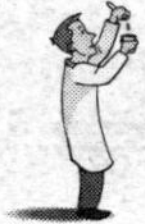

**案例分析**

在销售补充人体微量元素（主要是钙和锌）的产品时，可以提问这样的问题：

“您给谁买啊？”

“孩子多大了？”

提问这些问题是为了找到顾客的“伤口”。

问：“您给谁买啊？”，是为了了解患者的身份，如果是孕妇，有些产品是孕妇不能服用的。

问：“孩子多大了？”，是了解孩子的年龄，如果是还未长牙的婴儿，就不能推荐咀嚼的产品。

2．使用背景问题时应注意

背景问题的作用在于为下面的难点问题、暗示问题和示意问题做铺垫，让顾客说出自己的需求，是各种问题中最基本的一种，但使用时要格外小心。成功的店员只问很少的问题，但每次发问都有侧重、有目的。

如果问太多的背景问题，顾客可能会不耐烦。太多的背景问题很容易变成盘问，触动顾客敏感的神经，得到的可能是拒绝回答。

背景问题通常是与顾客有了一定的交流之后提出，提问时要与礼貌用语相搭配。

**（三）揭开“伤口”——难点问题**

1．什么是难点问题

这些问题的共同点是，每一个问题都是针对难点、困难、不满来提问的，而且每一个都是在引诱顾客说出隐含需求。我们称之为难点问题。难点问题与成功销售的联系比背景问题与成功销售的联系更紧密。

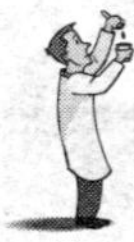

**案例分析**

在提问完上面的问题后可以接着问：

“到医院检查过吗？”

“用过其他产品吗？效果怎么样？”

提问这样的问题目的在于揭开顾客的“伤口”。

到医院检查了，如果还没有用过什么产品，那顾客总是挂在心上，这是顾客心中的阴影；如果用了某些产品，而效果不是很明显，顾客就会对用过的产品产生抱怨，店员也可借此比较一下自己店内的产品有什么优势，为下一步推荐产品做准备。

2．使用难点问题时应注意

正如标题所描述的，难点问题是揭开顾客的“伤口”，直接触及顾客的不满和困难。使用难点问题时，应注意不能损害顾客的自尊和隐私。

**（四）往“伤口”上撒盐——暗示问题**

1．什么是暗示问题

暗示问题的中心目的，是抓住顾客的问题，把其放大再放大直到大得足以让顾客付诸行动购买产品。可以看出，暗示问题与难点问题的区别在于难点问题是真实的困难，而暗示问题则是未来可能发生的更大的苦难。难点指的是现实存在的苦难，暗示问题指的是暗示这困难将来可能发生更严重的后果。

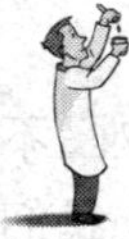

**案例分析**

在暗示问题时，如果是儿童缺钙或缺锌可以提问这样的问题：

“您的孩子是不是经常喊着腿疼或肚子疼？”

“您的孩子学习是不是感到吃力？”

提问这些问题，就是为了让顾客了解到缺钙和缺锌对孩子未来成长的影响：

“处于发育期的孩子，缺钙会影响到孩子的成长。”

“缺锌，会对孩子的智力发育有不利影响，进而会耽误孩子的学业。”

案例简要分析：

这样的问题，现在并未发生，但未来可能发生。而且未来发生的可能更大，这就是暗示问题的效果。背景问题是找到“伤口”，难点问题是揭开这“伤口”，而暗示问题是困难的放大，用“在伤口上撒盐”是较形象的比喻。

---

2．使用暗示问题时应注意

从例子中可以看出，暗示问题主要是夸大问题的严重性，暗示顾客可能的不良后果，但它们可能使顾客感觉不舒服，有可能引起抵触情绪。所以在使用的时候要注意时机，把握好分寸。

### （五）给“伤口”抹药——示意问题

1．示意问题

我们已经经历了寻找“伤口”→揭开“伤口”→往“伤口”上撒盐的过程，所有这些做法的目的只有一个，让顾客感到痛苦后，再给他往“伤口”上抹上药膏——接受我们的产品。

有谁会拒绝往“伤口”上抹药膏呢？尤其在经历了痛苦之后。这就是示意问题。

示意问题的使用是为了把隐含需求变成明确需求，首先使用暗示问题提出并扩大问题，以便让顾客感到问题很严重，然后转而用示意问题揭示产品对顾客的价值或意义。

还是接着上面的例子，可以这样说：

“我们这儿有一种补钙的泡腾片，放到水中就融化，吸收效果比咀嚼片要好得多，效果很不错。最主要的是，含锌量是同类产品中最高的，是给孩子补锌最理想的产品。”

2．示意问题的特点

（1）注重对症下药。不是注重问题而是更着重对策。这样可以营造一种注意提供对策和行动方案的积极地解决问题的气氛，而不是只提出问题和困难。

（2）要为顾客提示答案。示意问题主要是描述可以得到的利益，从而降低被顾客拒绝的机会。

## 四、什么是网上药店促销?

随着互联网的普及，电子商务正以无比迅猛的势头蓬勃发展着，从尿布到汽车，几乎所有的东西都可以在网上销售，网上药店作为多元化竞争的必然产物，也正以惊人的速度不断发展壮大起来。

### （一）网上药店的含义

网上药店或称虚拟药店，是电子商务的一个分支，是让顾客享受购物的方便，而且网上药店可以24小时全天候甚至全年无休，顾客省去长途跋涉和往返到处询价的劳苦，只需用鼠标点几下，输入地址、信用卡号等，网上药店就会将商品送来。

随着网上药店的出现，网上购药的方式被越来越多的顾客所认可。在近期对顾客进行问卷式调查，绝大多数顾客对网上购药的方式给予支持，并表示可以尝试去消费。网上售药作为一种更便捷的销售方式的出现，让顾客有了更好的选择。怎样做才能更好地发展成为网上药店思考的首要问题。所以，网上药店必须以医药经营实体为基础，并通过全面信息化来进行支撑。

开设网上药店必须注意以下问题：

1．信息化

充分发展，全面信息化，形成低成本、高效运作的广域物流配送网络，通过商品分类、顾客关系等信息处理技术的积累，为网上药店打下良好的基础。

2．进一步拓展连锁规模与物流配送能力

这里指的连锁是指直营连锁与特许加盟连锁，而非国内目前绝大部分松散型的自由连锁。一定的区域规模，才有利于进行联合采购与统一配送。广域配送能力、星罗棋布的药店及配合快递公司与第三方物流公司，才可能满足网上购药的时效与质量保证。

3．利用网络

通过网络，提升网上药店的定位是关键，可以是一个专业的电子商务公司，也可以是一个药店资源与营销模式的互补，故药店可采用长远规划、分段实施的方式，一方面看到未来电子药店发展的趋势，一方面能合理利用药店目前具有的资源，实现低成本的网上便民服务。信息真实与全面、能提供用户一站式购足服务，是网上药店成功的关键因素，是一般企业从人力、物力、财力各方面所不能满足的。利用连锁药店已有的会员，于网络上提供更多的加值服务，对有的品种可以通过网上便民订货，货到通知、门店取货，这些服务有助于提高药店的综合服务形象，而不会有太大的投入。

4．利用网络技术

增加网上售药的成功率充分地了解顾客的需要，为顾客提供更好的服务、对顾客的价值进行评估、了解顾客的价值、分析顾客需求行为、市场调查和预测。因此，必须建立及时响应机制通过即时信息（IM），虚拟网络导购，加上药品的特殊性可辅助建立咨询服务中心（Call Center）来实现求医问药的指导，这有助于解决用户购物时的不清楚与犹豫不决。

**（二）网上药店的网页设计**

网上药店是一个可以发布药品信息和同顾客进行交流的网上商务平台。网上药店想继续业绩辉煌就必须为顾客创造出更便利、更廉价、更有效的服务产品，真正使顾客成为药店服务的中心。所以网上药店的网页设计必须包括下面的基本内容：

1．药店简介

药店简介是对网上药店所依托的实体药店的情况介绍，以增加顾客对网上药店的信任度，如同信任该实体药店一样，从而增加上网顾客点击率，提高购买率。享有盛誉的网上药店，其光顾的顾客也多是慕名而来。

2．网页框架的基本元素

药品的项目分类区：包括中药材、中成药、西药、保健品等主要的药品品种。

购物功能区：包括有购物中心或购物车、查看购物车、收银台、订单查看、会员注册、会员中心等。

促销功能区：最新产品（新品上架）、最热产品（热销产品）、特价产品区、促销产品、会员专区、销售排行榜等。

网络广告：药品应左边是药品的实物图，右边是该药品的名称、市场价（非会员价）、会员价。实物图要清晰，要让顾客如同看见了实际的药品一样的感觉。

3．药品查询功能

如何让顾客在很短的时间里就找到要买的药品是开展网上药店很重要功能设计，网页上要有互动查询功能，可以按照药品的总分类目录、药品的科目、药品的名称、药品的功效等进行药品查找。

4．常见病咨询功能

提供常见病的信息数据库，顾客只需键入相应的关键词，就可以快速获得相关信息。顾客还可以进入专家在线，随时随地与专家进行互动式信息交流。

5．网站的导航功能

网上药店的网页可能是很丰富的。可能会使顾客进行购买药品时，在众多的网页往返过程中迷失了方向，有一个网站的导航条是十分必要的。如：当前位置→首页→网上药店→购物→查看购物车。顾客会感到网上药店为他们考虑的很周到，购物过程是非常地轻松，增加他们对网上药店的好感，同时能够帮助顾客进行正常的网上浏览或购物活动。一般导航功能放在网页的左上角。

6. 会员功能区

网上药店一般实行会员制，顾客在购买药品时应先注册成为会员，才可以购买药品。会员可以分为：单位会员（电子商务的B2B模式）和个人会员（电子商务的B2C模式）。注册成为会员的一般是长期有购买关系，是网上药店的稳定的消费用户群。网上药店对其进行特定的会员服务如：优惠活动、打折信息、会员价、购物积分活动等。

7. 购物指南

购物指南说明顾客购物的基本流程，如：注册成为会员（或以非会员身份）→浏览商品→点击购买按钮加入购物车→购完所需商品后去收银台→检查购物车里面的商品信息，核实商品数量等信息→填写订单信息并输入收货人信息→选择付款方式→选择收货方式→确认定单→发送订单→购物完成。整个购药过程见图3-1所示。

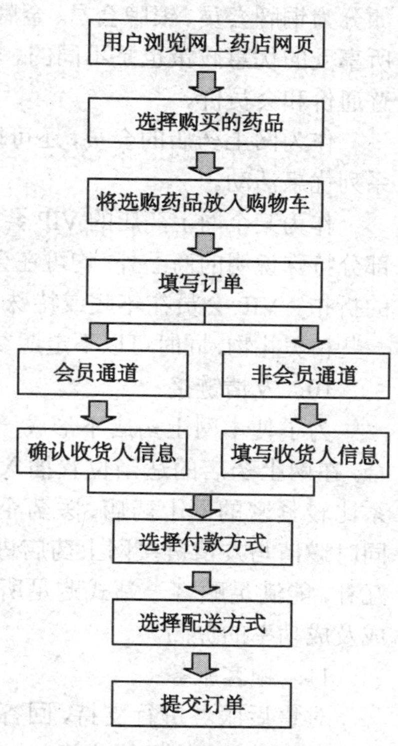

图3-1 网上药店购药流程图

8. 质量保证

网上药店应向用户作出保证，用户在网上药店所购药品与在医院或药店所购药品具有同等的质量保证。含有质量保证书的商品按照保证书的承诺执行。其他商品按国家有关规定执行。在商品退换方面，网上药店也应作出一定的保证，对于从网上药店售出的商品，用户如有不满意的地方，网上药店将负责退换，遵守以下条例：

（1）商品包装未拆封，商品未使用过。

（2）需在规定期限内提出更换要求（以邮戳或收货签名为准），如5日或7日。

（3）特别指出某些特殊的药品售出后不在更换之列，如一些口服产品和外用药品等。

9．优惠活动说明

根据注册的用户在购买产品时，由网上药店送出一定的积分，用户积分达到相关等级时，系统将自动升级用户为会员级别，享受会员级的优惠。网上药店还可以实行会员级别管理，如分为铜牌会员、银牌会员、金牌会员。由于会员的级别不同，所享受的优惠政策也是不同的。药品的价格也可以分为两种：普通价和会员价。

作为网上药店的会员，还可以参加由网上药店所举行的一系列优惠活动。

作为某个网上药店的VIP会员，在该网上药店进行消费，除部分特殊说明的商品外，均可在会员价的基础上，再获得更优惠的折扣。VIP会员在年底或特殊日子里收到该网上药店送出的一些精美礼物，同时可以不定期参加消费积分抽奖活动，等等。

10．友情链接

为了使本网上药店不形成一个孤立的信息岛，促进强强联合，在网上药店的适当位置插入友情链接，把与本网上药店联系比较紧密的网上药店、医药企业的网址等加入本网上药店，同时邀请与友情链接网上药店进行相互链接，做到药品种类的互补，能满足顾客一站式购足所需药物，易促成网上购药的完成及成功率的提高。

11．顾客服务

对售后服务进行支持，回答用户一些问题，收集用户的一些意见和建议，管理用户资料，登记用户提出的应增加药品品种门类等相关的服务。

**（三）网上药店促销的种类**

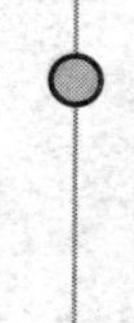

网上药店可以通过促销提高药店的销售量，网上药店促销是利用互联网展开的药品营销活动，目的在于加快药品的流通，增加药店的收入。

网上促销的方法主要有以下六种：

1．折价促销

折价亦称打折、折扣，是目前网上药店最常用的一种促销方式。因为目前网民在网上购药的热情远低于传统药店，因此网上药品的价格一般都要比传统方式销售时要低，以吸引人们购买。由于网上销售药品不能给顾客全面、直观的印象、也不可试用、触摸等原因，再加上配送成本和付款方式的复杂性，造成网上购药和订货的积极性下降。而幅度比较大的折扣可以促使顾客进行网上购药的尝试并做出购买决定。折价券是直接价格打折的一种变化形式，有些药品因在网上直接销售有一定的困难性，便结合传统营销方式，可从网上下载、打印折价券或直接填写优惠表单，到指定地点购买药品时可享受一定优惠。

2．变相折价促销

变相折价促销是指在不提高或稍微提高价格的前提下，提高产品或服务的品质数量，较大幅度地增加产品或服务的附加值，让顾客感到物有所值。由于网上直接价格折扣容易造成对商品品质的怀疑，利用增加药品附加值的促销方法会更容易获得顾客的信任。

3．抽奖促销

抽奖促销是网上应用较广泛的促销形式之一，是大部分网站乐意采用的促销方式。抽奖促销是以一个人或数人获得超出参加活动成本的奖品为手段进行商品或服务的促销，网上抽奖活动主要附加于调查、产品销售、扩大用户群、庆典、推广某项活动等。顾客或访问者通过填写问卷、注册、购买产品或参加网上活动等方式获得抽奖机会。

4．积分促销

积分促销在网络上的应用比起传统营销方式要简单和易操作。网上积分活动很容易通过编程和数据库等来实现，并且结果可信度很高，操作起来相对较为简便。积分促销一般设置价值较高的奖品，顾客通过多次购买药品或多次参加某项活动来增加积分以获得奖品。积分促销可以增加网民对网上药店的忠诚度。

5．联合促销

由不同商家联合进行的促销活动称为联合促销，联合促销的产品或服务可以起到一定的优势互补、互相提升自身价值等效应。假如运用得当，联合促销可起到相当好的促销效果，如网上药店可以和传统药店联合，以提供在网络上无法实现的服务。

6．网上赠品促销

赠品促销目前在网上的应用不算太多，一般情况下，在新产品推出试用、产品更新、对抗竞争品牌、开辟新市场情况下利用赠品促销可以达到比较好的促销效果。

赠品促销的优点：

（1）可以提升品牌和网站的知名度。

（2）鼓励人们经常访问网站以获得更多的优惠信息。

（3）能根据顾客索取赠品的热情程度而总结分析营销效果和产品本身的反应情况等。

以上六种是网上促销活动中比较常见又较重要的方式，其他如节假日促销、事件促销等都可与以上几种促销方式进行组合应用。但要想使促销活动达到良好的效果，必须事先进行市场分析、竞争对手分析以及网络上活动实施的可行性分析，与整体营销计划结合，创意地组织实施促销活动，使促销活动新奇、富有销售力和影响力。

## 五、如何利用 POP 宣传?

POP 广告是“Point of Purchase Advertising”的缩写，Point 是“点”的意思，Purchase 是“购买”的意思，Point of Purchase 即

购买“点”。这里的“点”有双重含义，时间点和空间的点。POP广告是指在药店的橱窗里、走道旁、货架、柜台、墙面甚至天花板上，以顾客为对象的彩旗、海报、标贴、招牌、陈列品，以及情报的服务、指示、引导等药品广告物。

POP广告使用的主要原因，通常是以强化药品终端对顾客的影响力，POP可说是药店的引导，它可以代替店员将药品的特性及说明，传达给顾客，以促进销售。所以在药店的经营中，医药企业与药店一起努力，抓住顾客的心理，促使顾客采取购药行为。那么，使用什么类型的POP广告宣传物？怎样布置POP广告和如何成功地运作POP广告活动以达到POP广告的宣传作用？

**（一）POP广告宣传物的类型**

POP信息宣传物的陈列位置和方式不同，将对POP的设计产生很大的影响。根据陈列位置和陈列方式不同，可把POP信息宣传物分为柜台展示POP、壁面POP、吊挂POP，柜台POP和地面立式POP五个种类。

1．柜台展示POP

柜台展示POP是放在柜台上的小型POP信息宣传物。由于宣传体与所展示商品的关系不同，柜台展示POP又可分为展示卡和展示架两种。展示卡可放在柜台上或药品旁，也可以直接贴在包装稍微大一些的药品包装上。展示卡的主要功能以标明药品的价格、产地等为主。展示架是放在柜台上起说明价格、产地等作用的。它与展示卡的区别在于：展示架上必须陈列少量的商品，来直接说明广告的内容，陈列品相当于展示卡上的图形要素。展架上放的药品一般包装比较小的药品而且数量以少为好。

2．壁面POP

壁面POP信息宣传物是陈列在药店的壁面上的POP形式。在空间的利用上，除壁面外，活动的隔断、柜台和货架的立面、柱头的表面、门窗的玻璃等都是壁面POP可以陈列的地方。运用于药店的壁面POP，在形式上有平面的和立体的两种形式。

3．吊挂 POP

吊挂 POP 信息宣传物是对药店上部空间及顶面有效利用的一种 POP 类型。吊挂 POP 信息宣传物是在各类 POP 中用量最大、使用效率最高的一种 POP。因为从空间角度考虑，无论是其他哪种 POP 信息宣传物形式都必须考虑自己的位置是否影响顾客流通与顾客的视角。而上层空间受这方面的影响显然很小，甚至不受任何影响。吊挂 POP 信息宣传物主要包括吊旗式和吊物式二种。

4．柜台 POP

柜台 POP 是置于卖场内地面上的 POP 广告体。柜台 POP 广告的主要功能是陈列药品，与展示架相比，以陈列药品为主，而且必须可供陈列大量的药品，在满足了商品陈列的功能后再考虑广告宣传的功能。柜台 POP 广告的造价一般都比较高。

5．地面立式 POP

地面立式 POP 信息宣传物是置于店内地面上或药店外的空间地面上的 POP。如药店门口、通往药店的主要街道也可以陈列。在店内，与柜台 POP 相比，地面立式 POP 的主要功能是陈列药品，并不完全是以宣传为目的。

**（二）POP 广告的布置**

由于各个厂家对 POP 的设计不一致，且对终端广告的投入侧重点不同，所以无法做出一个通用的售点 POP 布置标准，但是可以肯定的是决定制定售点 POP 标准的因素是相同的，影响售点 POP 的制定因素主要有：① POP 的布置面积；②大型、醒目、时尚的 POP 位置；③不同类型的 POP 搭配；④售点 POP 广告的传播信息是否符合药品和市场策略现状。

POP 主要在于简洁介绍药品特质，诸如告知药品所在、新药品、推荐药品、特价品等；并借由 POP 将全店统一的气氛活性化，促进药店的活性。一般而言，可以将 POP 的功能界定于药品与顾客之间的对话，可传达的信息包括：价格——让顾客知道药品很便宜；价值——告知药品的特色、用途等，疗效，产地，制造方法，吃法等。

### （三）POP 广告活动的成功运作

周全的计划与制作过程，是 POP 广告物得以成功的重要因素。美国 POP 广告协会（The Point-of-purchase Advertising Institute）据多年经验而整理归纳出的一套完整的 POP 促销遵循的原则，可供 POP 广告促销举办时参考。

1．计划与发展

当广告主的促销计划中包含了 POP 广告物的应用时，可能会选择一家广告公司或 POP 制作公司来发展一套店头陈列、广告辅助物的广告活动。

有些 POP 制作公司拥有充足的人员及设备，从企划、设计、发展、制作到施工，均可一家完成。而一些专业制作公司则可能只擅长 POP 的企划及设计工作，至于制作和施工则转交其他具有此类设备和经验的公司负责，甚至也有些连设计工作也包给其他制作公司或个人执行。由经验得知，在 POP 的推行与扩展方面，广告主通常负责企划及发展，而将设计与制作交给制作公司处理。广告主与制作公司之间应彼此理解，默契配合。

2．广告主的作用

通常广告主会将 POP 的计划指派给公司内部的促销专家来执行，亦即交给促销经理、药品经理、品牌经理，或者是负责计划及发展企划部门来全权规划处理。他们除了评估各种 POP 是否吻合既定的目标，也要依据编列的预算逐步实施。

3．制作公司的作用

当处于企划阶段时，制作公司通过所属的业务及创意部门，向广告主提出有关 POP 广告物的大小、形式、种类、功能的看法及建议。因此，制作公司必须具备促销知识、习俗常识、药品法律规章和特殊区域的施工限制等专业素养。在制作公司提出的建议方案中，常包括全部或部分 POP 的实物设计，每个单元的外观表现、基本创意、主要概念、插图编排、文案撰拟、详细构图，以及工程和结构特性等，一一详细列出。

4．有效计划的必备信息

广告主和制作公司之间，应对如何有效地执行活动方案达成共识，因为只有在对全方案深入了解、默契配合的情况下，才能获得最佳效果。为此，广告主与制作公司应共同研究出一套活动方案查核表，以激励员工凭此协助顺利推动每一个POP广告计划的实施。

可列入查核表内的备选事项有：广告主的药品或服务的促销目标及POP目标；提议中活动方案的特殊目的；整个广告活动计划的主题及POP活动的主题；POP是否与整体广告活动相联结；特殊的广告物应传递哪些信息；除了在POP上表达广告信息外，还有哪些内容必须在每一广告物中提及；POP如何使用，用在何处，使用多久等；广告主以前曾用过何种POP广告物；目前使用何种形式的POP；各类型广告物被业务人员、顾客、药店接受的程度如何，以及他们对销售的影响如何；竞争品牌使用什么POP；POP广告物运用在何种类型的零售药店内；促销活动经费情况；付款条件如何；谁负责；谁负责采购；需要多少数量的POP；如何制定时间表，即设计→核准→印制→物流的进度；POP如何包装、运送、流通及安装；必须考虑哪些法规上的限制；谁拥有设计版权，是顾客还是制作公司；POP费用的提出与核准所依据的政策与程序，等等。

5．制作

创意的功能一经确定，制作公司有责任提出POP的插图、详细构图、工程及结构特性等的建议内容。所以，无论广告主还是制作公司，均需彻底了解下列事项。

（1）创意成本。制作公司为提供必须的创意服务，常需要担负种种费用，如储备设计人员与工程人员、布置工作场所、添购设备等。仅就足够的设备及工程人员而言，为能应对所有前来的广告主，制作公司每年就要投入可观的费用。因此，广告主理应支付制作公司这些人员及设备的花费，该项费用可单独付给制作公司，也可纳入POP广告物的应付款里一并支付。

有些广告主，常会补偿部分费用给提供创意却未承担制作工作的公司，以弥补它们的损失。通常大多数的广告主在得到良好的服务之后，是乐意为此而付出的。

（2）草图及模型的演示。一般制作公司提出的草图不是黑白的就是彩色的。此草图提案，代表了制作公司对广告主所面临的POP效果问题的初步研究，紧接着应进一步准备完整的实体设计，以确认该提案是否符合实际需要，并提出确实的评价。对于经验丰富的广告主而言，粗略的草图已足以让他们做出判断是否进一步发展后续的工作，或是重新另选他人。广告主、若具备此种能力，则能为双方省下大笔经费。此外，不论任何一项提案，在计划继续进行之前，为避免失误，双方应取得协调一致。

6. 创意

在制作POP时不应该受制模式，应改造创新。例如将彩柱制作成胶囊的形状，再把它放大到合适的倍数，中间摆放药品，这无疑会很有吸引力。至于做成动态还是静态的可以根据药店经济实力量身定做。再比如，药店顶棚的灯饰，完全可以做成片剂或胶囊的形状，再在上面悬挂上药品的商标与相应的说明，大小根据药店空间来定，这样顾客对自己的产品多留意。而且所宣传的品牌也可以不断更新。

在色彩方面，由于终端产品众多，琳琅满目的色彩会分散顾客的注意力，被竞争产品的POP所淹没，所以选择颜色的时候，尽量少用复色。显眼很重要，多用明快、亮的颜色和原色，让人们在众多的POP广告中很容易就会看到医药企业产品宣传。

在字体与文笔方面，可以使用特别的字体，比如海韵体、花蝶体等，制作一个独特的字体不失为一个好办法。文笔方面，举个最常见的降价例子，大多数POP都是标明原价多少，现价多少，这样文字顾客早已司空见惯，但换一种文笔来这样写：某某药品现价只售“XX”，只赚取您“XX%”的微薄利润。顾客看到这样的POP可能会不自觉地去算一下出厂价是多少啊，这样一来，就算药店的产品没有卖出去，但在顾客心中肯定会或多或少的留下一些印象，宣传品牌的目的已经达到。

现在单幅面的POP广告已经不能胜任，可以考虑把一个画面发展成一个系列，类似于连环画。这样可以对顾客形成一种强制性阅读，让顾客眼前全是同一产品的POP，减少传播环境中竞争产品的干扰，加强自己产品的宣传效果。它可以是贴在墙上的，也可以是地面立式的。

在桌面、水杯表面和茶壶表面制作POP广告，尤其像中药的OTC品种，其源远流长，可将这些具历史渊源的小故事，复制到桌面或茶壶表面，让顾客在休息的时候来阅读，就像平时边喝茶边看报纸一样。水杯则完全可以制作成一个"药盒"，将药盒上所有的信息反映到上面。

## 六、让会员卡增值的方法?

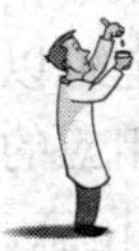

**案例分析**

在某知名连锁药店门口的醒目之处，挂着一个牌子，上面写道：每周六为本店的会员日，会员购药不仅享受九折优惠，还可享有很多其他的优惠活动。

案例的具体分析：

药店会员制是从欧美发达国家引用来的，最早为深圳的药店所用。随着连锁药店竞争的加剧，药店会员制服务遍地开花。

我国早期的药店会员制主要是通过会员折扣、积分返利来吸引会员，其实质是价格战的一种变相形式。随着价格竞争的加剧，药店经营者开始意识到，价格竞争终究是把双刃剑，打击竞争对手的同时也大大地伤了自己的元气。因此，药店开始在会员服务方面下工夫，为会员顾客提供增值服务，如免费健康检查、健康咨询、健康信息刊物赠阅、健康档案建立、送药上门等服务。不过，这些服务尚停留在初级水平，以“会员制”为形式的药学服务还有很长的路要走。

会员制是常客优惠的营销方式，这是会员制服务最基本、最广泛的功能。药店推行会员制能较好地避免价格战，建立和突出药店独特的品牌，会员制是药店为了锁定客源，提升竞争能力而采用的服务方式。如何有效地利用顾客手中的会员卡呢？应怎样完善药店的会员制呢？

### （一）药店会员制的完善

药店要想实施会员制，首先要有比较完善的会员制度，以保证会员的利益。因此，药店会员制的实施过程要注意以下几点：

1. 注意保护会员隐私

药店应派专职人员进行会员档案信息的收集和管理，不得随意泄露会员个人信息，以免给会员带来不必要的麻烦。

2. 注意会员活动的权威性与合法性

名目繁多的讲座、义诊等多是卖药的幌子而已。规范的药店会员制，在开展活动时必须保证内容的权威性、合法性，义诊咨询则需要取得卫生部门的许可，否则，一旦在法规方面触礁，对药店声誉影响极大。

3. 会员要分级，以增加会员数量

如某药店根据消费药品额度把顾客细分为三类：一类是普通卡会员，一次性购物满 30 元凭身份证即可申请入会，或持社保卡可自动成为该药店健康会普通会员。二类金卡会员，凡在该药店一次性消费人民币 1 000 元，或积分满 3 000 分可申请升级领取。三类是白金卡会员，凡在该药店一次性消费人民币 5 000 元，或累积分达到 8 000 分可申请升级领取。这是因为顾客经济水平不同，身体状况有差异，购买药品的频率、数量不一样。如果标准一致，对持续购买药品的顾客缺乏激励，而不同等级的会员享受不同层次的价格折扣和增值服务则提高了顾客的认知度。

4．会员再分类，以提高服务质量

通过对会员需求的分析将顾客分类以提供有针对性的服务，分类的标准可灵活多样，既可根据顾客的年龄层次，也可根据收入状况，还可依据患者所患疾病的种类划分，从而开展有针对性的活动。通过分类，便于掌握顾客的动态，哪些顾客有流失倾向，要及时关注，了解其原因，以及忠诚顾客忠诚的原因，针对存在的问题需要采取什么对策等。

5．药学服务是形成药店核心竞争力的根本

随着我国医疗体制改革的深入，很多人会拿着医生的处方到药店购药，有的则在感觉身体不适时直接进了药店。但药品不同于一般商品，用药不当就会造成伤害。因此，药店不能像其他商家那样推销所售的药品，而应给顾客提供必需的帮助——药学服务，使他们能正确地选择合适的药品，让顾客安全、有效、经济地进行疾病治疗，这对药店的服务提出了新的更高的要求，提供特色的药学服务才能形成药店独特的竞争力。既包括推荐合适的药品，介绍正确的用药方法，解释不良反应，也包括建立药历，健康护理服务，举办健康知识讲座，私人保健医生咨询等。

注重药学服务可以使药店在顾客中的美誉度不断提高，同时也使药店的品牌逐步地树立。一个顾客持有一个拥有高美誉度品牌药店的会员卡，不仅能享受这个药店提供的特殊服务，而且使顾客自身拥有一种归属感。顾客和药店的关系也就更为密切，从而成为该药店的忠诚顾客和义务宣传员。

6．开展联合会员制

药店可以和饭店、百货商店、美容院、健身中心、旅行社等联合开展会员制，实现会员共享，达到多赢的效果。会员只用办一张卡就可以享受不同店家提供的多种服务，全面提升生活质量。如广东省公开发行的“蓝天消费优惠卡”，会员可以在全省 2 800 多家消费场所享受 6～9.5 折的价格优惠，消费范围包括购物、饮食、旅游、娱乐、美容、搬家、冲印、加油、医疗、家电维修等，这种多家联合开展的会员制，比一家单独开展的会员制，效果要好。但要注意，联合伙伴的选择要从企业的知名度和美誉度两方面进行评价。

### （二）会员的开发与维护

在制定较完善的会员制度后，面临的问题就是会员的开发与维护。

1. 新会员的开发

（1）鼓励员工积极办理会员卡，增加会员数量。让员工了解会员营销的意义，不断培训员工，掌握正确办理会员卡的方法。倡导员工向每一位顾客介绍会员卡的办理方法，让更多的顾客通过会员卡来了解药店，增强顾客对药店的信任度。运用激励方法，在店员之间展开办卡竞赛，提高办卡效率，增加了解顾客的机会。

（2）开发商圈内的团体会员。如果商圈内有机关、工厂、学校等，要主动拜访，通过办理会员卡来接洽，后续举办健康讲座、定期回访，建立友好合作单位等来争取顾客。

2. 顾客如何成为会员

（1）流程

1）向经常购药的药店提出申请，并提交入会申请表、一张最近的在本药店消费的有效消费发票和一寸近照等入会必需资料，提供给本药店顾客服务中心。

2）由药店顾客服务中心协助会员填写《入会申请表》，并请会员签名认可，同时负责将会员照片通过图形扫描仪转换为电子版文件，或当场照相。

3）顾客服务中心制作会员卡，送交会员。

（2）服务费用：会员入会可以交纳一定的费用。

（3）积分计算日期：自消费之日起，即计算会员的积分，当会员的积分累积达到一定数额可以领取相应奖品或获取某种优惠时，顾客服务中心应电话通知会员。会员若来领取奖品或享受本药店提供的特殊优惠时，该累计积分额退为0；若无，累计积分继续累积至更高一层次的奖品或优惠。

（4）服务内容

1）当前药店最新药品价格信息。

2）创造良好的购药气氛，提供温馨周到服务。

3）建立会员档案，提供个性化服务。

**（三）会员关系维护**

会员制的实施过程中，会员的维护与新会员的开发相比更重要，这直接关系着药店固定客源的数量。如何才能做好药店会员的维护工作？下面是几点建议：

1．现场服务

通过日常管理，使药店保持整齐和整洁，创造良好的购物气氛，加上员工细心、周到、温馨的服务和关怀，使顾客切身感受到与众不同。

2．称呼顾客

名字的魅力非常奇妙，每个人都希望别人重视自己，重视自己的名字，就如同看重本人一样。传说中有这么一位聪明的堡主，想要整修他的城堡以迎接贵客临门，但由于当时的各项物质资源相当匮乏，聪明的堡主想出了一个好办法：他颁发指令，凡是能提供对整修城堡有用东西的人，他就把他的名字刻在城堡入口的圆柱和磐石上。指令颁发不久，大树、花卉、怪石等都有人络绎不绝地捐出。

充分利用会员申请表中资料，记住会员名字，与顾客拉近距离，让顾客感觉到药店对他的重视。店员在面对顾客时，若能经常、流利、不断地以尊重的方式称呼顾客的名字，顾客对药店的好感，也将愈来愈浓。

但是，具体问题也要具体分析。大多数顾客都希望自己受重视，和人拉近距离，但是有时候由于顾客性格或其他原因，不愿意店员对自己过于熟悉和接近，这时候店员称呼顾客的名字往往会让顾客产生回避的心理。所以，称呼顾客的名字也不能一概而论。

3．积极的会员政策

店头海报昭示，吸引顾客注意，认真落实会员利益。

4．提供个性化服务

在门店建立会员档案，记录顾客的基本资料，内容包括姓名、性别、年龄、籍贯、职业、学历、收入水平、生日、电话、地址、家庭人口构成、消费习惯、个人喜好等。并根据需要为会员邮寄、赠送健康刊物。邀请会员参加健康讲座，会员联谊活动，与顾客保持良好的沟通。在顾客档案基础上，还可制定一些特殊表格，如老人节等节日需问候的顾客目录，旅游爱好者目录，常年老主顾目录等等。

5．认真对待会员意见

由于服务不周，或承诺未兑现等，导致顾客抱怨、投诉时，要认真听取顾客意见，及时改进，并根据情况适当补偿顾客。

## 七、促销时如何管理顾客?

促销的一般目的是通过向市场和顾客传播信息，以促进销售、提高业绩，因此收集、整理和利用顾客资料并开展顾客活动就显得越来越重要，而这些可以称为顾客管理。

1．顾客资料的收集

顾客资料收集的方法：利用开业或节庆促销时的DM（是英文direct mail的缩写，是指直邮或直投广告）剪角，填写顾客基本资料来兑换纪念品、利用抽奖活动的奖券来收集顾客资料、利用累积数量折扣券来收集顾客资料、利用申请会员卡来收集顾客资料、利用商圈住户访问来收集顾客资料、利用居委会的现成资料来收集顾客资料。

2．顾客资料的基本项目

顾客资料一般应包括以下主要项目：家庭人口数、住址及通讯方式、家人姓名和出生年月日（农历与公历）、户主及其配偶的出生地、毕业学校及服务单位、生活状态及信用程度、家庭的嗜好、购物习惯，包括由谁主持购物、购物频率、购物时间等。

3．顾客资料的整理与维护

以往资料整理常用手工操作，现在可充分利用电脑来整理资料。确立责权单位。顾客管理是一项长期性的工作，如果不能持之以恒就难以见效，所以该项活动一定要落实责权单位才不致中断。连锁一般可由总部的有关职能部门来负责，并由门店配合。

资料整理与建档。收集到的资料，先应确认其完整性，再予以建立档案系统，一般均以电话号码或身份证号码作为档案编号。由于商圈内住户数量众多且有一定的流动性，人工建档工作量大，难免发生差错，因此以电脑建档为宜。

资料的维护。由于顾客随工作或环境需要常会搬迁，所以每隔一段时间就应将顾客资料更新一次，一般以每年更新一次为宜。

4．开展顾客活动的目的

开展顾客活动的主要目的是保持药店与顾客之间的良好关系，具体包括以下4个方面：建立药店与顾客之间的双向沟通渠道，以情感来促进销售；向顾客提供多元化的信息服务，丰富顾客的日常生活，并增加其惠顾频率；掌握消费动态，培养忠实的长期顾客；建立良好的药店形象。

5．顾客活动的主要对象

顾客活动的主要对象是商圈内的住户，具体包括以下几种类型：有职业妇女的小家庭、单身家庭、年龄阶层在18到55岁之间、女性为主、收入水平在中等以上、教育程度在初中以上、无充裕时间购物者、追求舒适和自由的购物环境者、追求新潮时尚者或注重品质以及卫生但对价格不太敏感者，且对家事料理不太在行，希望获得消费咨询者。

6．顾客活动的方式

顾客活动的方式多种多样，下面介绍几种常用的方式：

（1）顾客意见访问的方法：设置意见箱、人员访问或电话访问。意见箱可长期实施，人员及电话访问则根据需要而不定期实施。应注意的要点：要重视顾客提出的意见和建议，及时采纳和改正；意见箱要定时开启，长期实施，否则就不要轻易设置；向顾客征求意见的访问要有明确的主题，以便于顾客有针对性地回答；对提供意见者要给予奖励，每月抽奖并公布姓名，以鼓励参与者的趣味。

（2）提供生活信息的方法：在药店内特定药品的前方制作 POP，说明药品功能主治、用法和用量；在服务台免费派送消费信息印刷品；利用固定的公布栏提供用药信息。应注意的要点：以定期的方式，如每周或每月更新一次为宜；所提供的资料要有知识性、科学性和趣味性；要控制成本；有计划地长期实施并不断更新。

（3）恭贺问候的方法：根据顾客资料寄发生日卡、节庆卡。应注意的要点：卡片一定要由店长亲笔签名，不可用印刷方式；贺卡应在特定日期前一日或当天寄到，不要逾期；卡片形式要每年更换；贺卡寄出后最好在特定日期当天，再由店长以电话方式恭贺。

（4）成立商圈顾问团的方法：由店长邀请商圈内经常购物的顾客或公开召集热心提供意见的顾客来担任顾问团成员；由店长担任召集人，定期举行咨询会议。执行要点：每月举办一次，每次 2 小时；会议前要将主要议题告知与会者，以便于准备；主持要引导讨论，并记录各成员意见，不要下结论；每次会议前公布前一次采纳意见的实施成效；要向参与者赠送纪念品。

（5）举办公益活动的方法：发起慈善公益活动，如献血、救济；关心环保公益活动，如认养动物、树木等；关心社会公益活动，如赞助当地消防队救火器材、赞助当地学校等。执行要点：选择与本药店经营理念相符的项目来实施；鼓动附近药店或其他公益团体共同举办；以新闻的方式加以宣传；掌握社会热门话题。

# 第五节 达成销售目标

## 一、如何抓住成交的机会?

药店店员怎样才能抓住机会，促成交易？首先要处理好顾客异议，打消顾客的疑虑，只有这样才能迈出成功销售的第一步。

### （一）顾客异议及其含义

什么是顾客异议？顾客异议是在销售过程中顾客对店员的不赞同、提出质疑或拒绝的任何一个举动。例如，顾客说“我看看”；询问顾客需求时，顾客隐藏了真正的动机；向顾客解说药品时，顾客带着不以为然的表情，等等，这些都称为异议。

多数新店员，对异议都抱着负面的看法，对顾客太多的异议感到挫折与恐惧，但是对有经验的店员而言，却能从另外一个角度来体会异议，揭示出另外一些含义：①从顾客提出的异议，能判断顾客是否有需要；②从顾客提出的异议，能了解顾客对建议接受的程度，而能迅速修正销售战术；③从顾客提出的异议，能获得更多的有利于成交的信息。

可以看出在店员眼中的“异议”，是销售的开始，也就是说“销售是从顾客的拒绝开始的”。

### （二）店员对待异议的态度

1．不要把失败当作失败

当顾客存在异议时往往难以达成交易，导致促销失败，但不要把失败当作失败，只是当作一种学习的经历。当向一个毫无兴趣的人展示药品时，当被一个可能成为顾客的人拒绝时，或当认为能够售出药品而未成交时，都可能会感到郁闷及徒劳。要对失败的原因进行认真的分析，以总结经验和教训。

不要把失败当作失败，只是作为反面的信息回馈，以便调整以后的促销方向。这样看待拒绝就令人愉快。因为反面的信息回馈真正意义在于可以使人调整方向再次向前。如果一个顾客不给任何的回复，但又安于你为他提供的一切服务，始终不做出是否购买的决定时，可以改变一下促销的手段和方法，这是顾客给了你锻炼销售技巧的机会。

2. 店员要有信心

（1）自信是销售成功的第一秘诀。相信自己能够取得成功，这是销售人员取得成功的绝对条件。乔·吉拉德说："信心是销售人员胜利的法宝"。乔·坎多尔弗说："在销售过程的每一个环节，自信心都是必要的成分"。销售是与人交往的工作，在销售过程中，店员要与形形色色的人打交道，有财大气粗、权位显赫的人物，也有博学多才、经验丰富的顾客。店员要与在某些方面胜过自己的人打交道，并且要能够说服他们，赢得他们的信任和欣赏，就必须坚信自己的能力，相信自己能够说服他们，然后信心百倍地去应对顾客。如果店员缺乏自信，害怕与他们打交道，胆怯了，退却了，最终会一无所获。销售是易遭顾客拒绝的工作，如果一名店员不敢面对顾客的拒绝，那么，就根本没有希望取得好成绩。面对顾客的拒绝，店员只有抱着"不定什么时候，一定会成功"的坚定信念。即使顾客冷眼相对，表示厌烦，也信心不减，坚持不懈地努力，才能"精诚所至，金石为开"，最终取得成功。

（2）相信销售是向顾客提供利益的工作。店员必须坚信自己通过药品销售能够给顾客带来利益，坚信自己的销售活动是服务顾客，就会说服顾客。反之，店员对自己的工作和药品缺乏自信，把销售理解为求人办事，看顾客的脸色，听顾客说难听话，那么，店员将难以胜任。

（3）要真心诚意地关心顾客。关心是赢得信赖的敲门砖，信赖犹如冬天里的暖流，烈日中的清风，能扫除人与人之间的隔阂。信赖在销售过程中是最珍贵的触媒，有了它，顾客不再设下防备的栅栏，有了它，顾客能够坦诚地诉说他真正的期望，剩下的问题是如何尽最大努力满足顾客的期望。

（4）积极与热忱应该是店员的本能。本能是一种自然的反应，是不打折扣的，是不需要理由的。作为一位成功的店员，失去了积极与热忱，犹如艺术家失去了灵感，犹如发电机失去了动力，是不能打开顾客闭塞的心扉的。积极与热忱是会感染的，不但能将积极、热忱传播给顾客，也能将此刻的积极与热忱传染给自己。因此，每天早上起来的第一件事就是要告诉自己要积极热忱。

（5）要尊重顾客。尊重顾客的基本点是任何时刻对顾客一定要诚实，绝不欺骗，不虚伪应付顾客。顾客的“挑剔”，就是改善之处，要虚心诚意地接受，并尽最大的努力改善。尊重顾客，就要充实自己的专业知识，才能给顾客最好的建议。尊重顾客，就要站在顾客的利益点，为顾客考虑。尊重顾客，就不能为了自己的利益给顾客带来任何困扰。尊重顾客，就要让顾客每多花一分钱，都能获得多一分的价值。

**（三）把握时机，处理异议**

当顾客表示目前没有需要，对药品不满意或对药品持有偏见时，表达了其异议，例如：从朋友处听到XX药质量不好，不是名牌时等。面对真实的异议，必须视情况采取立刻处理或延后处理等策略。

1．立即处理顾客异议

当顾客提出的异议是属于他关心的重要事项时，必须立即处理后才能使销售活动继续进行下去。当异议处理后，顾客能立刻购买。

2．延后处理顾客异议

对权限外或确实不确定的事情，要承认无法立刻回答，但保证会迅速找到答案告诉他。当顾客在还没有完全了解药品的特性及利益前，提出价格问题时，最好将类似这样异议延后处理。

3．提前防止顾客异议

在顾客异议尚未提出时解答，可防患于未然，这是消除顾客异议的最好方法。店员觉察到顾客会提出某种异议，最好在顾客提出之前，就主动提出来并给予解释，这样可使店员争取主动，先发制人，从而避免因纠正顾客看法，或反驳顾客的意见而引起的不快。店员完全是有可能预先揣摩到顾客异议并抢先处理的，因为顾客异议的发生有一定的规律性，如销售人员谈论药品的优点时，顾客很可能会从最差的方面去琢磨问题。有时顾客没有提出异议，但他们的表情、动作以及谈话的用词和声调却可能流露出异议，店员察觉到这种变化，就可以抢先解答。

## 二、店员如何促成交易？

促销关键是达成交易，达成交易就是店员帮助和鼓励顾客做出购买决定，并协助其完成购买手续的行为及过程。直截了当地说就是“缔结契约”，也就是让顾客表示“我买了”。如何让顾客做出购买决定，恰当的促销时机与方法的选择对店员来说是至关重要的。

### （一）店员促成交易的时机

促成交易的时机在任何一个阶段都可能出现，无论是在接触阶段还是在说明阶段。任何人在做出决定时，心理上一定会有所变化，也会反映在行为举止或言语上，当顾客的表情、态度与先前不同，或者是说话的口气改变时，均是进行促成交易的最佳时机。当感觉到促成交易的时机来临时，千万不要犹豫，立即进入成交阶段。因为机会稍纵即逝，一般顾客想购买的情绪大多只维持30秒。

不论当时正在进行药品说明或做异议处理，一旦察觉出顾客有意购买，就可直接将话题转入促成交易阶段，在整个商谈过程中可以说就是不断地试探、不断地做异议处理，店员采取这种方式无非就是为了引出顾客的反应，当所有拒绝的理由、困惑都一一解决之后，接下来就是购买了。只有了解病情才能对症下药，所以随时都可以做促成交易的试探，试探的次数越多，效果越佳，成功的希望也越大。试探的主要目的就在于了解顾客的需求和反应，从而对症下药。准确把握时机，灵活运用方法，同时需要配以有效的动作加以促成交易。

**（二）促成交易的常用方法**

1．激将法

激将法是常运用的一种方法，是指适时地利用激励话语，促使顾客下决心购买。使用本方法时应注意所引用的故事或推销用语是否足以促使顾客下决心购买。

2．行动法

行动法是指马上行动，让犹豫不决的顾客下决心。“兵贵神速，一刻千金。”顾客需要保障。如果问顾客想不想要时，人人都会说“想”；而问顾客肯不肯花钱买时，谁都很难痛快地答复。在销售过程中，顾客不会使用“我想买”、“我愿意买”等直接表达自己的购买欲望。因此，只要确认已到了促成的时候，就可以借助一些动作来协助促成，如开票或包扎药品等。

3．机会不再法

机会不再法可以演绎为语言：“这一次优惠的机会很难得哦！下一次就没有了，再考虑一下吧！”对于犹豫不决，三心二意的顾客，这种方式相当有效。一定要想清楚在最后关键时刻可采用强势推销的方式来达到目的。可以让顾客感受到店员劝诫自己不要浪费的苦心，同时提醒自己将这笔钱放在更有益的用途上。老实说，这套促成话可以说是老掉牙了，对于早已习惯的顾客来说，早已听腻了，可是奇怪的是，即使重复再说一遍还是会产生一定的效果。因为这番说辞，只不过给个台阶让顾客下，让顾客有做决定的契机罢了！还犹豫不决的顾客，或许正等着这番话！对于这种顾客，最好是施加一点压力。当自己有着“不成功便成仁”的心理准备时，就可以以强势推销的姿态给予顾客一点压力。进行促成时宜挺直背脊，倾身向顾客靠近至几乎脸对脸的距离，睁大眼睛，加重口气，在这之前一直保持着亲切的笑容，温和的口气，突然一百八十度大转变，大部分的顾客都会因此吓一跳，就在这一瞬间开口道出促成话。就这样完成促成交易的一幕。要注意的是，时机尚未成熟的顾客绝对不可以使用此法。拒绝处理未臻圆满时，若突然使用破釜沉舟的手法，事后容易造成顾客的抱怨，甚至解除契约，那就得不偿失了。

4. 以退为进法

有些顾客任凭店员使出十八般武艺依然不为所动，但是还是使出最后一招置之死地而后生，或许还可能再现一线生机。犹豫不决或对店员强烈不信任的顾客，纵使不断加以诱导，也很难得到顾客做出购买决定，但顾客对药品又确实很动心，此时最好还是以退为进，即“买卖不成，仁义在”的劝导。

5. 恐吓法

“症状是主要危险疾病的体现，耽误一天，危险一天”、“血脂高了引起心脑血管病”、“肝炎不及时治疗可诱发肝癌”、“风湿不迅速采取行动就会有残疾的危险”等诉求，在医学上有据可查，而且对那些医学常识少、对疾病重视度不高的顾客或他们的家属，都会取得很好的刺激作用。

6. 深度促销法

先销售低价药品，再渗透高价药品。一些顾客在购买了自己指定要购买的药品之后，最后却又买走了更多的药品。要抓住每一个顾客，仅仅销售其指定的药品是不够的，一定要深入了解顾客，增加购买机会。一般方法是在讲解药品知识时，注意与顾客进行交流，发现顾客健康方面的其他问题。比如一位脂肪肝顾客本来是冲着肝复春来药店的，但最后不仅买了肝复春还买了螺旋藻回去。原来，店员通过交流发现，这个顾客因为身体过度肥胖，不仅患有脂肪肝，同时也因此导致血脂升高，心脑血管方面也有问题。通过店员的解释和介绍，结果这个顾客就同时购买了肝复春和螺旋藻，还对店员感激不尽。在销售药品的过程中，以聊天的方式进行深度沟通，借此发现新的购买动机并形成再次购买是完全可能的。因此，当拉近了与顾客的距离时，就会发现更多的商机；当发现顾客新的需求时，再推销药品时就容易多了，因为已经得到顾客充分的信任了。

7. 免费试用，让顾客有即时的体验

免费试用策略多集中于见效较快的药品，比如清咽药品。在顾客仍然犹豫不决时，让其免费试用一下药品，可能会很快得到顾客的认可，从而迅速达成交易。

8. 强化大周期概念，促成更大交货量的交易

这一策略对显效较慢的药品来说尤为重要。通过长期服用不仅可增强效果，同时加强了口碑宣传。目前市场上有几个增高药品就是如此。此类药品主要针对青少年儿童，以“什么都能等，孩子的身高不能等”、“妈妈，我只想再长高5公分”等抓人的广告攻心。因为此类药品短期内很难见效或者基本无太大效果，所以必须诉求大周期的概念；而且其一次购买最少也应是半年的量，有些药品诉求周期达一年，这样长的时间下来，对于正处于生长发育期的青少年来说，即使不服用此类药品也会长高，何况药品还会多少起到一定的作用呢？但最终效果却全会归到药品身上，这足见商家的精明。

**（三）促成交易后要注意的问题**

在促成时，店员热情、积极努力都是不可欠缺的。促成应保持着魄力去执行，只因为顾客是被动的，必须主动地引导顾客一步一步迈向促成的终点。但是，有一点千万不要误解，不论如何引导，千万不要忘了“最后由顾客来决定”。换言之，“请顾客做下最后的决定”乃是促成的铁则，能遵守这一项规则的才算是高明的手法！

如果一味施以压力顾客就会认为“都是你做的决定”。当离开后，搞不好越想越不对劲，始终无法释怀，最后甚至不会购买。在销售的过程中，绝对不要忘了“顾客才是主角”。

除此之外，当顾客购买后，态度也很重要，让顾客想象一下购买后的种种喜悦，也是促成的妙方之一。换句话说，让顾客想象一下购买了药品之后可享有多少利益，以提高购买的欲

望，自然就会购买，这又称为“结果提示法”。这种方法不需要什么技巧，是人人都会，也不会让顾客有压迫感，既简单又有效。

## 三、不同性格类型顾客的促销策略是否相同?

根据顾客性格，一般将其分为七种类型：冲动型、理智型、疑虑型、情感型、随意型、专家型、挑剔型，针对不同类型顾客应当采用不同促销手段。

### （一）冲动型——正宗与权威

这类顾客购买决定易受外部刺激的影响，相信广告的促销宣传，其购买目的不明确，常常是即兴购买；喜欢购买新药品和流行药品。这类顾客经济能力强，大多是年轻人，患病时间短，对病没什么经验。碰到这类顾客，店员就要打出正宗品牌让其相信药品，如“中国中医药学会郑重推荐，中央电视台、中央人民广播电台对药品的报道，以及国内某某著名专家对药品的评价”，而在顾客犹豫不决时，要迅速把药包起来，要顾客去付款；而且尽量说服顾客一次性多购买，以免其随时改变主意。

### （二）理智型——勿扰与事实

这类顾客购买前非常注重收集有关药品的宣传资料、厂家、疗效等，加以对比鉴别，其购买过程长，购买时往往不动声色，一般询问一两次不会轻易做出购买决定，而是要经历四、五次，而且购买时喜欢独立思考，不喜欢店员的过多介入和打扰。对待这类顾客，店员在他阅读资料时，不要打断他的思路，对其讲的也侧重于理论知识，并且不夸大疗效，实话实说。

### （三）疑虑型——举例与释疑

这类顾客性格内向，行动谨慎，决策迟缓，购买时犹豫不决，对药品和促销缺乏自信，疑虑重重，最怕上当。经常说些“怎么听别人说这药没效果，有没有吃好的？”之类的话。对于疑虑型顾客，店员首先要从病的危害说起，列举典型病例，使用药物后病好了。其次向顾客讲解病理知识和药品知识，弄清他担忧的是什么，针对他的病情给予分析和用药指导，让顾客把店员当专家看，从而解除其忧虑。

**（四）情感型——倾听与赞同**

这类人购买行为受个人情绪和情感支配，没有明确的购买目的，比较容易接受店员的建议，她们多是替孩子或伴侣购买，而且治病心切，爱把自己的事告诉别人，可以连续说上一两个小时，以中年妇女居多。对于她们，店员会装着仔细认真倾听，不时给予同情、安慰和鼓励。这都是先推销情感，再推销药品的惯常做法。等她说得差不多了，店员便会帮她分析病情，并站在她的立场上，赞同她所说的话，和她聊天，拉家常，让她对店员产生依赖。

**（五）随意型——建议与恐吓**

这类顾客购药目标不明确，购买中乐意听取店员建议，对药品不了解，也不会过多地挑剔，他们往往有从众心理，意志不坚定，别人买自己就买。由于这类顾客因个性随意，坚持不够，感觉不舒服时就买，好了就不买。因此，店员要陈述病的危害，首先是让其购买，再让其多买，坚持服药。

**（六）专家型——认同与请教**

这类顾客多是知识分子，有的是“老病号”，对药品知识了解较多。他们相信专家、医生，认为店员与其是对立的利益关系。爱表现自己的知识水平，自我意识强，认为自己的观念绝对正确，经常会考问店员的知识水平。对于这种顾客，店员就要有足够的药品知识和疾病知识，要听他说，让他表现，即便他的观点与店员相左，店员也不要与其当面争执。在听的过程中，店员在表示“您说得对”的同时，还会虚心向他请教，满足他的表现欲。这一切过后，店员便正式登场了，一般可首先是讲一个典型病例，然后又打出正宗品牌。

**（七）挑剔型——倾听与转题**

这类顾客主观意识较强，往往带有某种偏见，往往以前上过当。挑剔者有可能不想购买，也可能想买才挑剔。这时，店员会洗耳恭听，从顾客滔滔不绝的话语中获得新的信息，探究其挑剔的真实动机。其后，店员会讲典型病例，绕开话题侧重讲药品的疗效。

## 四、怎样提高药店的客单价?

### （一）什么是药店的客单价

客单价（per customer transaction）每一位顾客平均购买的商品金额。

（1）客单价 = 商品平均单价 × 每一顾客平均购买商品个数

（2）客单价 = 销售额 ÷ 顾客数

药店如果不考虑成本因素，则药店的利润计算为：

利润 = 客流量 × 购买率 × 客单价 × 毛利率（交叉率）

只要提高了客单价，就可以提高其盈利水平，这就是药店努力提高客单价的原因。

### （二）提高客单价有力武器——联合用药

1．什么是联合用药

治疗疾病有时需要两种或两种以上的药物同时或先后使用，这在医学上称之为联合用药。

联合用药的初衷有两点：①单用一种药物不能很好地控制疾病，为了增加药物的疗效而采用联合用药，多采用有协同作用的药物联合，如用硝酸酯类制剂和β-受体阻滞剂联合应用治疗冠心病心绞痛；②为了减轻药物的毒副作用。如氢氯噻嗪和螺内酯联合应用，即排钾利尿剂和保钾利尿剂联用，防止出现电解质（主要是血钾）紊乱。

首先我们要肯定，联合用药如果科学合理，如果能避免药物之间作用的相互抑制与相互作用，则药物之间会产生“协同效应”，治疗作用会相互加强。例如，阿司匹林治疗风湿性关节炎时，常与小苏打或复方氢氧化铝片联用，以减少对消化道的刺激和出血等副作用。

众所周知，幽门螺杆菌引起的胃病，治疗方法就是世界卫生组织公认的两种三联疗法：质子泵抑制剂（PPI）加2种抗生素（比如：奥美拉唑20mg+阿莫西林1.0g+甲硝唑0.4g，每天2次，治疗1周），或者以铋剂加2种抗生素联合治疗（比如：用枸橼酸铋钾240mg+阿莫西林1.0g+甲硝唑0.4g，每天2次）。其中丽珠胃三联是根据1994年世界胃肠病学术大会推荐的根除幽门螺杆菌（HP）的方案制订的：枸橼酸铋钾片/替硝唑片/克拉霉素片复合包装，就是说抗生素的运用一直在改进以提高三联疗法的作用。由此可见联合用药的科学性。

2．三联及多联疗法组合推荐使用提高客单价

除了治疗胃病的胃三联疗法外，还有肝病、肿瘤、高血压（利尿剂加β阻滞剂，或加上血管紧张素转化酶抑制剂（ACEI），或α受体阻滞剂；β受体阻滞剂加二氢吡啶类（DHP）钙拮抗剂；以及ACEI加钙拮抗剂）、糖尿病、前列腺、盆腔炎、青春痘等疾病都有相应的三联疗法，都应该按照三联疗法推荐用药。此外，还有一些疾病的四联疗法、多联疗法等。

3．组合用药和家庭套装用药提高客单价

除了联合疗法，有些药物具有协同效应，也应该组合运用，以提高客单价；比如补钙要加上鱼肝油（比如维生素A+维生素D+钙制剂）。感冒要加上维生素C，如果感冒严重咳嗽还要加上适当的抗生素等。感冒的中西药的组合用药等。还有在不同季节还可推出家庭常用药套装。比如夏季药物组合套装为："肠胃药+清热解毒药+风热感冒药+祛虫药"等，外加一个药包赠送更能提高购买率。

4．怎样实施联合用药

第一，执业药师把组合用药50例、联合用药50例、套装组合10例编辑成册，反复论证其优劣和有无副作用和药物间的不良反应，以及会不会产生相反的作用，如果这样就会产生药理学上的"拮抗"，使合用后药效下降，甚至发生逆转，加重病情。把这些因素都确认后，然后在店里根据不同季节的发病状

况，备齐这些联合、组合用药的品种。尤其是对一些公认的常见慢性病的组合联合用药，基本上是安全的。

第二，把店员进行专科分类，每个柜台店员相对固定，让其成为一两种疾病的相对“专科医师”。比如，外用药柜组人员，主要进行皮肤科疾病的诊治和组合用药知识的培训。具体可由药师和聘请医师逐一讲解其中的病理、药理，让店员背下来，记住。并教会专科店员针对这些疾病简单闻诊和问诊判断方法，询问其疾病史和用药史，能给出初步适合的组合联合用药判断。当然如果不能判断就不要推荐，以免影响。

第三，会讲解联合疗法、组合疗法的优点，和药物协同作用的简单原理，向患者推荐，提高其客单价。

总之，店员能否顺利合理地向顾客组合用药地推荐，关键还是在于店员医药专业知识的丰富，店员专业形象的树立。可以利用厂家的专业人员对店员进行培训。

**（三）提高客单价的其他方法**

提高药店的客单价除了上面提到的联合用药法，另外还有几种有效方法：

1．品类优化

在每个货架侧面挂一本缺药登记本，每天由专人汇总，通过门店缺药记录和订货丰富产品结构，根据滞销和近效期品种来调整产品结构从而达到优化其产品结构；根据门店药品零售汇总并结合季节性调整好库存上下限，使库存更合理化，从而达到加深其品类管理深度的目的，基本能够满足顾客的用药需求。

2．关联陈列

做好陈列基础工作，卫生、价签、POP 等等，店员在推荐单个药品的时候，能够便于推荐其他产品。比如顾客购买感冒药的时候，一眼就能看见维生素 C 或者消炎片。

3．捆绑销售

利用展台或者端头，做好捆绑销售，设置不同价格档次的药品组合，以满足不同经济实力顾客的消费。比如夏天来了，天气炎热，可以组合一个防暑包，里面有药品板蓝根颗粒 3 包 + 风油精 1 瓶 + 藿香正气液 2 盒；创伤包里面有酒精 1 瓶 + 抗生素 1 盒 + 棉签 1 把；清热解毒包里面有双黄连 2 盒 + 板蓝根 3 包。

4. 促销活动

查看本店平均客单价是多少，如果是 18 元，本次促销活动如果是为了提高客单价，那么你的买赠设置的最低限至少要高于 18 元，比如最低消费 20 元送 ××× 礼品；抽奖也是一样的道理，顾客必须购物满 20 元及以上才能够参加抽奖，具体细节由药店自已定。

5. 考核店员的客单价

调动店员的积极性，挖掘店员的最大潜力，绩效考核的关键指标里设置一项客单价，通过销售数据显示，目标明确，是谁的客单价有问题，影响了整个门店总的客单价。经理找店员谈话，分析是什么原因导致该店员的客单价偏低，然后做出相应的措施，从而提高客单价。

6. 专业知识培训

专业知识在门店起到的作用是让顾客放心，当和顾客交流的时候，能够和顾客建立共同的价值观。那么推荐药品的时候，顾客就放心。比如你在和某个顾客交流如何治疗胃溃疡的时候，谈到治疗胃病的方法很多，但是在临床有一种方案治疗效果达到 90% 以上，顾客这个时候就感兴趣了，你就可以推荐克拉霉素分散片 + 阿莫西林分散片 + 奥美拉唑肠溶胶囊。

7. 提高店员销售技巧

每个店员的销售能力不一样，按照药店的要求提倡问、听、思、行的指导思想，问就是多问，不停地问，让顾客感到你的热情，做销售本身就是从拒绝开始。顾客开口说话就有机会同他交流，让顾客的思维打碎重新整合，然后建立共同的价值观；听顾客核心内容，抓住顾客语言的关键点进行交流；思就是不断的揣摩顾客的心理状态，推荐什么价位的产品顾客才能够接受，什么样的产品才能解决顾客的疾病；行就是指的行动，动作要快而稳，店员在货架用手取货的时候一定要面带微笑，表情自然。

8．超值服务

提高附加值是一种实用的方法，顾客在购买某个单品时价格过低，这个时候你可以和他交流，购买主推单品有礼品相送，送的礼品一定要相关联。比如顾客受伤购买药品，但是他这个时候还缺少棉签，你就告诉他买某种主推消炎药就可以送棉签一把。

9．疗程用药

特别是有一些中成药品，在治疗某些疾病的时候需要疗程用药，这样既可治疗疾病，又可提高客单价。

## 五、交易达成后还要向顾客交代什么？

### （一）用药时间

不同的药品服用的时间不同对疾病的治疗或毒副作用的发生有较大影响。用药时间和用药间隔要向顾客交代清楚，以免其多用或漏用。漏服时，血药浓度会降低，对治疗疾病不利；多服容易造成药物中毒或加剧药品不良反应。

1．有的药品应在清晨空腹服用。

（1）驱虫中成药，如乌梅丸、驱蛔丸等。

（2）盐类泻药，如硫酸镁、硫酸钠等。

2．饭前服用，即饭前15～60分钟之内服用。

（1）健胃药，如龙胆大黄片、小儿散等。

（2）止泻药，如药用炭、鞣酸蛋白等。

（3）抗酸药，如复方氢氧化铝片、盖胃平等。

（4）胃肠解痉药，如普鲁本辛、654-2等。

（5）滋补药，如人参、鹿茸精、十全大补膏等。

（6）胃肠动力药，如吗丁啉、西沙必利等。

3．饭间服用，如胃黏膜保护药，如硫糖铝、米索前列醇、麦滋林-S等。

4．饭后15～30分钟服用。

（1）助消化药，如乳酶生、多酶片等。

（2）解热镇痛药，如吲哚美辛、布洛芬等。

（3）抗生素，如红霉素、环丙沙星等。

5．临睡前15～30分钟服用。

（1）缓泻药，如麻仁丸、五仁润肠丸等。

（2）驱肠虫药，如阿苯达唑、安乐士等；

（3）镇静助眠药，如氯美扎酮、脑乐静、枣仁安神颗粒等。

6．应根据病理所需确切作用时间交代具体服药时限的药物如：如新康泰克缓释胶囊，应每12小时服用1粒；乘晕宁应于乘车、船、飞机前30分钟服用；硝酸甘油片宜在胸闷、胸痛时立即取1粒置于舌下含化。

### （二）使用方法

每种药品都有其使用方法，药品的服用方法对药物的吸收有重要作用，错误的使用药品不仅不能治病，还有可能致病。店员要向顾客交代清楚其所购药品的服用方法。

1．服用硫酸亚铁、富马酸亚铁、葡萄糖酸亚铁等水剂或糖浆剂时，宜用吸管吸入，而且服药后须立即漱口，以免牙齿变黑。

2．服用陈香片或硫糖铝时应嚼碎吞服；肠溶片、缓释片、控释片宜整片吞服，不得咀嚼或掰开后服用，以免影响疗效。

3．利福平眼药水、白内停眼药水等需用溶媒将红色小药片溶解后才能发挥疗效。

4．栓剂类药物应叮嘱顾客用于何处。

5．乳剂或混悬液应用前摇匀。有的药品如华素片、碘喉片等应口含等。

### （三）已知的药物副作用及服药后会引起的有关变化

1．大部分感冒用药（新康泰克、双扑伪麻片、泰诺、扑尔伪麻片等)均含有氯苯那敏,会引起轻度嗜睡,应向顾客交代清楚,以防驾驶员或操纵机器者发生事故。

2．痛经丸、元胡止痛片等含有理气、活血的药物,易致流产,孕妇禁用。

3．某些药物服后会发生有关的变化,如654-2片服后会有口干、面红、视近物模糊等症状。

4．服用痢特灵、四环素可引起棕色或橙棕色尿。

5．服用氢氧化铝壳引起大便呈灰白色。

6．服用磺胺类药物时应大量饮水,以利排泄,避免造成结晶尿。

**(四)药品的贮存和效期**

1．食母生、复方甘草片、药用炭、氨茶碱等药极易潮解变质,均应放在密闭的容器里,用后应盖紧。

2．有的药品原包装内有干燥剂,应叮嘱顾客千万不可服用,以免中毒。

3．利福平眼药水、胃蛋白酶、乳酶生等需在2～15℃的低温下保存。

4．维生素C片、胃复安片、硝酸甘油片等需避光保存的药品,应放在密闭的棕色瓶中保存。

5．对贮存的药品应定期检查,以免失效或变质。

**(五)饮食与生活习惯对药物吸收的影响**

1．健胃药多以苦味刺激神经,增加胃液分泌,促进食欲,故不宜进食糖及含糖量高的食物。

2．服用利尿药期间,不能食用香蕉、紫菜、海带、菠菜、土豆等富含钾的食物,否则易引起高钾血症。

3．服维生素K时,不宜同时食用富含维生素C的山楂、辣椒、鲜枣、茄子、芹菜、西红柿、苹果等,因维生素C可分解、破坏维生素K,减弱其止血的功能。

4．服用磺胺类药忌食酸性水果、果汁和醋,以免尿中形成结晶而损害肾脏。

## 六、怎样提高药店顾客的满意度?

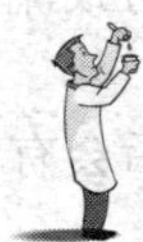

### 案例分析

某连锁药店的销售经理在店员培训课上,这样对员工说:“药店除了是药品零售业,它还属于服务行业,把药品销售出去是我们经营药店最基本的目的,更重要的是让顾客满意,更满意,并在此基础上不断提高顾客的满意度。”

案例简要分析:

上面提到要让顾客满意,更满意,究竟什么是顾客满意呢?所谓顾客满意是指顾客接受有形产品或无形服务后对其需求的被满足程度的感受状态。满意是顾客的实践反映,是顾客根据其需要或期望是否被满足的评价。

### (一)什么是顾客满意度

顾客满意与否,取决于顾客接受服务的感知同顾客在接受之前的期望相比较后的体验,通常有三种感受状态,如图 3-2 所示。①不满意。当感知低于期望时,顾客会感到不满意,甚至会产生抱怨、投诉;如果对顾客的抱怨和投诉采取积极措施并妥善解决,顾客的不满意可能会转化为满意,并最终会成为忠诚

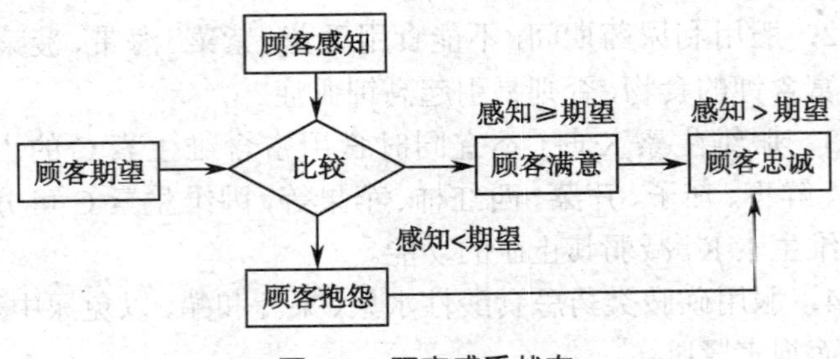


图 3-2 顾客感受状态

的顾客。②满意。当感知接近期望时，顾客会感到满意。③很满意。当感知远远超过期望时，顾客有可能从满意产生忠诚。

所以，顾客满意度是指顾客事后可感知的效果与事前的最低期望之间的一种差异函数。感知效果（Perceived Performance）是指购买和使用产品以后可以得到的利益总和。期望值（Expectations）是指在购买产品之前对产品所能提供利益的预期。即：

顾客满意度 = 感知效果 − 期望值

**（二）顾客满意度的影响因素**

顾客满意度受顾客的感知效果和期望值二个因素的影响。

1. 顾客感知

顾客感知是指顾客在购买和使用产品或服务后，对实际效果的感受和认识。顾客对服务的感知一般是根据服务质量及其在服务过程中所体验到的总体满意程度来感知的。由于服务的特殊性，顾客对服务质量的感知还包括：①在服务过程中对交互质量的感知；②在服务过程中对有形环境质量的感知；③对服务结果质量的感知。

事实上，顾客对服务质量、产品质量、价格、环境因素以及个人因素的感知都会对顾客满意产生影响。

药店顾客满意的感受具有即时性和滞后性双重特征。即时性的顾客满意感受发生在顾客与店员接触时的服务提供和接受过程中，而滞后性的顾客服务感受发生在顾客用药之后。对药店顾客而言，滞后性的服务感受更为重要，因为这满足了患者症状减轻或治愈的根本需要。药店只要提高药学服务水平，坚持对证售药的基本服务准则，顾客这种滞后性的服务满意就很容易得以实现。

2. 顾客期望

顾客期望是购买决策前对其需求的产品或服务所给予的期望和希望。顾客一旦对某种事物产生了需求，期望便随之产生。

服务期望是顾客对所接受的服务质量水平的预期，顾客在评价服务质量时，会把对服务绩效的感知与服务期望进行比较。所以，了解顾客期望和顾客期望的产生是很重要的，顾客的期望正是药店希望通过服务而努力去达到的。

顾客对服务期望的高低会影响到他对服务绩效的评估，从而影响顾客的满意程度。顾客对服务的期望可以分为理想服务和适当服务。理想服务是顾客期望得到的最高水平的服务，是顾客在接受某项服务时所希望实现的绩效水平。但是，顾客希望达到的服务期望又常常被认为是不可能的。因为这个原因，顾客可能愿意接受服务的另一个较低水平的服务期望，这个低水平的期望就是适当服务，即顾客可接受的服务水平。适当服务水平远低于理想服务水平，它表示顾客最小的可接受的期望，即顾客可接受服务绩效的最低水平。

从药店作为服务提供者的角度来说，由于服务的异质性，不同的药店、同一药店的不同服务人员甚至相同服务人员提供的服务都是有差异的。同样，顾客对服务的期望也不是一成不变的，不同的顾客对相同服务的期望也是不同的。

从顾客的角度来说，顾客对服务的期望不是单一的，通常顾客的服务期望是介于理想服务和适当服务之间的一个区域范围。这个范围就是顾客承认并愿意接受的服务差异范围，是顾客对服务差异可以容忍的区间或程度。

顾客对服务期望差异的容忍区间有以下几个特点：

（1）理想服务水平和适当服务水平之间的容忍区不是固定的，而是可以扩大或缩小的。

（2）不同的顾客具有不同的容忍度，即使是同一个顾客的容忍度也可能发生变化。某个顾客容忍度的扩大或缩小依赖于多种因素，例如当价格提高时，顾客对劣质服务的容忍度降低；当价格下降时，容忍度有可能升高。

（3）越是重要的属性，容忍度可能越低。这是因为，顾客对最重要的服务属性和特征有较高的期望，如店员服务中的药品介绍和服务态度等，这些对比服务环境等属性，容忍度可能较低。

总之，顾客期望产生于顾客需要，不同的顾客有不同的需要，因此会产生不同的期望，并且其期望水平也是不同的。

**（三）提高顾客满意度的途径**

通过对顾客满意度影响因素的分析可以看出，为了提高顾客满意度，其基本途径有：

1．提高顾客的感知效果

主要从顾客满意的内容入手，即建立使顾客认同的药店理念，合法、便利、规范的经营行为，设计健康向上且舒适的药店视觉形象，销售有质量保障且对证的药品；提供快捷、方便、内容完整、过程规范的服务。不仅要重视顾客对药店提供服务的物质和精神方面的感知，还要重视其对药店的社会责任感和社会利益维护程度的感知。

2．降低顾客期望

如强调药品的对证而不是价格，强调药品的质量而不是包装等。

3．提高顾客的感知效果的同时降低顾客期望

药店坚持顾客满意理念可以提高顾客满意度，进而在一定程度上增加顾客忠诚度。虽然满意度增加并不一定代表顾客忠诚度的增加，但高的忠诚度总是以高的满意度为基础的。在药店中可以看到一些不能令顾客满意的情形。

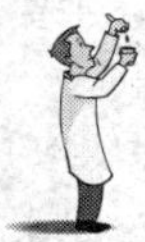

**案例分析**

一位中年妇女漫步走入店里，在儿童药品柜台前久久流连，一会儿低头看看柜台内的药品，一会儿倾着头，好像在考虑些什么。店员走到她的身边打招呼说："您好，这些都是儿童常用药，您买什么？"那位顾客也不搭话，快步离开这个柜台。

走了几步，她又停在保健品柜台前，又开始翻看那堆促销宣传品。店员见状，又走过来招呼说："是要给小孩子补钙吗……"话没有说完，顾客

扔下一句"随便看看"就快步走掉了。

资料来源：陈玉文. 药店服务营销. 北京：中国医药科技出版社，2007：20-22

案例简要分析：

显然店员的接待方式不能让顾客满意，有点强卖的味道，顾客不满意自然转身而走。

## （四）让残疾人满意的方法

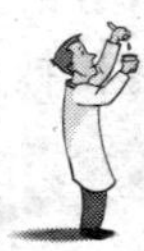

### 案例分析

发现春风药店的与众不同，是在半个月之前。那天下班后，家人打电话让我捎几种药品回去，我就顺路到小区附近的春风药店选购。在入口处，我拾阶而上忽然发现，台阶与往日大不相同：只见在台阶一端，凭空多出一道一米多宽的斜坡路面，路面上铺设了一层地毯，从路基一直延伸到一米多高的药店，并在路面的一边加设了一排不锈钢扶手。

选药的时候，我问药店店员："你们店门口的斜坡路面是新修的吧？上次来的时候好像还没有。"

"是的。"店员笑笑说，"上个月月底才竣工的，投入使用没几天。主要是为了顾客进出药店方便。"

"方便顾客出入？"我有点诧异了。

"您有所不知。"店员接着介绍，"像您这样的顾客上台阶进入药店当然不成问题，但一些特殊人群却可能有困难，比如残疾人……"

资料来源：王献波. 台阶背后的关爱. 中国医药报，2007-9-21[2009-7-22] http://www.cnpharm.cn/www/yyb/yyb_view.jsp?pp_id=84186

案例简要分析：

作为弱势群体，残疾人士越来越受到社会各界的关注，春风药店就充分考虑到了残疾人上台阶的困难，为他们铺设了斜坡路面，并在路面的一边加设了一排不锈钢扶手。其实，每家药店都可能会遇到一些这方面的顾客，同接待普通顾客相比，此类接待难度更大，而且残疾顾客往往比较敏感。因此，店员在接待此类顾客要更耐心、更细心，更要注意服务技巧。

店员接待残疾人的三点建议：

1．对于坐着轮椅的残疾人来说，即使为他们铺设了斜坡路面，上几级台阶也是件十分困难的事。为了更好地为这些坐着轮椅的残疾顾客服务，店员可以时不时往外看看，如果遇到坐轮椅的顾客，就立刻走出药店问他们需要什么药，然后回药店拿好药算好价钱，再送出去。店员要做到不藐视他们，同时给他们更多的微笑和更周到的服务，只要用心，相信任何一个店员都能做得很好。

2．对待身患残疾的"特殊顾客"，不仅要把他们当成"上帝"，更应该将他们看成是自己的亲人，这样才能体现药店的人文关怀。也就是说，我们自己的亲属到药店购药，我们是如何接待的，那么，顾客来到店门前，也就应该怎样接待，这就是所提倡的亲情服务。"良言一句三冬暖"，残疾人是一个特殊的群体，对待这样的弱势群体，需要具备的不仅是同情心，而且更需要有"三心二意"：耐心、细心和爱心，最终使顾客获得"满意、惬意"的服务。

3．由于伤残人员的情况不同，心态不一，在接待他们时，应与对待正常顾客一样，做到不歧视，更要做到不"重"视。部分伤残人员自尊心比较强，尤其是年轻人，接待这部分顾客不应过分关注和过度热情，掌握一个度，有时过分的照顾反而会让他们产生一种反感情绪。报载，一位拄拐杖的年轻男子到某药店购药，因店员过度关注他伤残的腿部，导致该顾客大发脾气。

千人千脾气，万人万秉性，药店店员应针对不同顾客采取不同的服务措施，对老年顾客应多加扶助和关心，对年轻顾客应尊重为先，视其需求适度关注。也就是说，该出手时就出手，帮伤残人员一把，不该出手时不出手。否则，不该出手时乱出手，反而招致责问，伤害他人自尊心，好心办了坏事。

## 七、怎样提高药店顾客的忠诚度?

药店的利润之源在哪里？答案显而易见是顾客。顾客到药店购买药品的决定因素很可能不是药品本身而在于药店品牌，“品牌药店”满足了顾客的情感和精神寄托。现代意义的品牌已经变成了一种体验。如果这种体验是正面的，那么顾客就会成为药店忠实的顾客，因为顾客相信如果在一棵果树上摘下的一个果子是甜的，那么这颗树上的其余果子也都会是甜的，这就是药店的利润之源。所以，怎样提高药店顾客的忠诚度？

正如前面所述药店坚持顾客满意理念可以提高顾客满意度，进而在一定程度上增加顾客忠诚度，但是，顾客满意度增加并不一定代表顾客忠诚度的增加，只能说明忠诚度是以高的满意度为基础的。

怎样才能提高顾客的忠诚度？可以参考以下几点建议：

### （一）激发顾客的购买冲动

顾客的消费冲动，往往与店员的销售技巧息息相关，药品虽说是一种特殊的商品，但要知道顾客并不一定是因为有病才进入药店购买药品。如果能够激发顾客的购买冲动，那么所卖出的就不仅仅是药品，而是与之相关的服务与购物经历，这就要求药店的店员在熟练掌握相关的药品知识外，还要采取新型的交流方式，从另外的角度介绍所卖药品的特点，从而达到使顾客产生购买的愿望。如顾客购买罗红霉素，可重点强调是否有过敏史，服药的注意事项等。

### （二）使顾客参与购买决策

药店店员应当主动询问并了解顾客的打算与需求，在其购买愿望达成前，采用引导的方式向其推荐药品的属性，重点推荐目标的药品（疗效好、利润空间大的药品），使顾客感觉交易的结果比他们预想的更加圆满，从而获得顾客的好感，使他们乐于经常光顾药店。

### （三）推销关怀服务，再推销产品

药店提供的服务应该说是商业领域里最有特色的，药品既然是一种特殊的商品，那么提供关怀服务也是顾客非买不可的理由之一。在通常情况下，顾客事先并不明确购买具体哪一种药品，购买的随机性很强，提供关怀服务，可加大顾客的购买欲望。如顾客患感冒，可用简单的话语进行问候，除向其推荐药品外，在饮食、衣着提醒其注意，使其感到温馨的关怀。提供出色的销售服务，会使产品销售容易得多。

### （四）与顾客建立亲密的伙伴关系

要想成为顾客的朋友，所要做的无非是倾听、回应、认可并尊重他。用所拥有的医药知识为他提供建议，倾听他的感受，指导他用药。使顾客在同店员交易时，就成为伙伴。顾客知道做生意是为了赚钱，但是他并不一定非要成全你，服务态度的好坏与其他的药店形成鲜明的对比，亲密的伙伴关系与买卖的对立关系，是顾客下次光顾药店的基础。

### （五）关心顾客家人健康

每一个人都生活在一个特定的群体中，同样每一个走入药店的顾客也相当于一个群体走入这个药店。在为顾客提供药品和服务的同时适时的关心其家人的健康，往往会有意想不到的效果。如顾客患感冒，可询问其家人是否有老人和儿童，针对感冒的不同时期，提醒其注意事项，这时顾客往往愿意询问哪些药品能起到预防措施，进而主动掏钱购买这些预防的保健药品。在交易结束后，也会把这些感受适时传递给其亲朋好友。这样一来，顾客的忠诚度提高了，药店的销售额也会上升。

### （六）提供便利的措施

连锁药店作为社区的组成部分，应充分考虑其便利性，除在药店设立公共饮水机外，可增加中药材的煎药设备为顾客省去煎药的麻烦，在此基础上提供送药服务，定期或不定期的提供义诊、对一些医疗设备进行有偿的租用等，这些便利措施可有效地提升顾客的忠诚度。

**（七）成为家庭的药箱**

一次高质量的购药经历，使顾客享受到更完善的购药服务、使顾客的购药过程更加圆满、使购买药品和服务的过程变得更加愉快，可有效地提高顾客的忠诚度。是对那些以价格战为主要经营手段的药店最好的防御，一个连锁药店如果不从顾客的需求入手，不断提高顾客的忠诚度，而单凭价格战、广告战生存，相信过不了多久就会倒闭的。

## 第六节　处理顾客异议与投诉

### 一、顾客为什么要拒绝?

“微笑打先锋，倾听第一招；赞美价连城，人品做后盾”。

实际上所有的拒绝只有三种：第一是拒绝销售人员本身，第二是顾客本身的原因，第三是对药店或者是产品没有信心。

**（一）销售人员的原因**

1. 无法与顾客建立信任

建立信任要多方面得当，诚恳的态度，适当的举止，良好的形象。建立信任是销售的核心所在，无法博得信任就无法销售。没有信任说得越精彩，顾客心理防御会越来越大。

2. 诓骗虚伪之词

顾客在没有与你成交之前，对销售人员的信任都是有限的。他对于你说的每一句话都会抱着审视的态度，如果再加上不实之词，其结果可想而知。当然也会有人靠诓骗成交了生意，但这种做法走不远。所以，打假对于各行各业都不例外。

3. 无法有效沟通

沟通的目标在于打消戒心，达成共鸣。一个好的销售人员在与顾客沟通时应当做到：用简洁明了的语言与顾客交谈，避免用过多的专业术语。

当前的说明书，存在普遍的现象：①100% 的说明书专业术语太多，没有对专业术语进行必要的解释。比如保险公司交费的方法有“趸（dun，上声）交”即一次交纳，却不做必要的阐明；②90% 的说明书用词不正确，概念含混不清，没有用好标点符号；③68% 的说明书有错别字。一些产品是专给农民应用，说明书却不用中文用英文。销售人员要把专业的书面语言转换为通俗的日常用语。

### （二）顾客本身的原因

1. 抗拒转变

吸收新事物意味放弃旧东西，意味着转变旧有生活模式，人类天生是拒绝转变的。所以抗拒转变出于人的本能。药品具有生命相关性，人们更不会轻易更换。

2. 情绪不好

人们有购药需求才来药店的，生病本身就很影响人们的心情，如果再遇到其他不顺心的事情，试想顾客的心情能好吗？他会耐心地听你详细地介绍各种同类药品吗？

### （三）产品或药店的原因

1. 产品的原因

因产品价格比较高，顾客不好接受；或产品质量不好，比如：在运输过程中，药品的外包装损毁或弄脏影响了顾客的审美。

2. 药店的原因

药店宣传力度不够，顾客对药店的制度、产品的价格等不太了解；大众传媒曾对药店有过不利的报道；药店确实存在某些方面的不足。

## 二、如何让顾客不再说“不”？

许多销售人员在遭受顾客的拒绝之后，往往就会心灰意冷，转向其他的顾客。其实有很多情况下，顾客的拒绝是可以挽回的，那么怎样挽回呢？

### （一）处理拒绝的原则

1．以诚实来对待

不是真心诚意的话语没有力量，它是无法说服反对的顾客的。对于反对顾客的处理，诚实乃是最重要的条件。

2．在语词上赋以权威感

对药品要有充分的了解，并确信其为优秀品质，因此，在语词上自然便具备了权威，说服力也会表现出来。

3．不要作议论

不要对顾客的反对意见完全否定或作议论，不管是否在议论上获胜，也会对顾客的自尊造成伤害，如此要成功地沟通是不可能的。

4．先预测反对

在沟通场合中，若是作慌张又语无伦次的回答方式，是非常糟糕的，应在事前先作反对的预测，研究处理的方法或应对的语言策略。

5．经常做新鲜的对应

顾客之所以反对，一定有其原因，特别是在技术革新加快的今日，陈旧的说明是无法对应的。收集最新的消息或资料，以提供对顾客有利的信息。

### （二）拒绝的应对技巧

1．直接法

将计就计地利用拒绝，例如对于“没那么多钱，买不起”的拒绝，可以用“疾病的治疗是耽误不得的啊！”再加上其他用药有效的例子。不逃避拒绝，销售是从被拒绝开始。

2．逆转法

仔细听对方说明，然后逆转地说：“虽说如此，但是却有很多的有利之处哦！”仔细考虑其反对的真意，将反对当做质疑，认真应答。

3．区别法

对顾客的拒绝，仔细作说明，令其接受。例如对于“因为价格相同”，可说明：“我们会尽力做售后服务，请放心。”举出其他药店所没有的优点，使其接受。

4．迂回法

暂时不管其拒绝，而讨论别的话题，以此对应其拒绝的方法。抱着热心与自信对应，要有丰富的药品知识，并对药品及自己有自信。

5．追问法

对顾客的反对，反问“何故呢？”“为什么？”以顾客叙说的理由为中心说服之，只是不可以变成逼问的语调。平时便要考虑对应的语言，对每个反对理由做准备，别仅限于当时的回答。

## 三、顾客异议是理解还是认同？

顾客在购药过程中，多多少少总会提出某些异议，顾客在表述自己的不满时，感情一般是激动的，而且对药店工作人员流露出来的不信任或轻率态度特别敏感。在这种情况下，店员除了有效倾听外，还必须站在顾客的立场上来看待顾客提出的异议，保持理解顾客的心态，这样才能有效处理顾客异议。但理解顾客并不代表认同，所以，店员在处理顾客异议时应做到以下几点：

1．不要轻易对顾客言语的真实性下结论。

2．不要轻易责备顾客，即使顾客是错的，他也会认为自己是正确的，因此，顾客有时过激的话语也是可以理解的。

3．不管顾客的异议是否有道理，在处理顾客的异议时，都要保持合作的态度。这样做并不意味着你接受了顾客的抱怨，而是表示你的宽容。

4．顾客并不总是正确的，但让顾客正确往往是必要的，因为顾客的异议往往为销售成功提供了良好的机会。

5．要想继续得到顾客的支持就必须对顾客提出的异议采取较为宽容的态度。

6．店员要格外小心处理顾客为了维护个人声誉或突出自己而提出的异议。

7. 面对一个情绪激动的顾客，店员通常无法将道理讲明白，必须先使其平静下来，然后再向他说明道理。

8. 只要顾客有意见，就让他畅所欲言地提出来，要善于发现顾客没有表达出来的意见。

9. 对顾客提出的合理抱怨，应采取积极的应对态度，并迅速处理，同时承担应负的责任。

## 四、顾客异议的根源何在?

顾客异议产生的根源主要来自主、客观两个方面。

### (一) 主观方面

1. 借口

当顾客未完全信服店员的介绍和解释，或者发现自己购买这种药品的欲望不是那么强烈时，就会以推迟做出购买决定的时间为借口；或是挑剔药品功能和价格，把好的硬说成不好的或者强调自己特殊的情况，来达到取消交易的目的。借口其实是烟幕，它掩藏了顾客不想购买的真实理由。店员辨别借口可以通过顾客说话内容的实质性和观察其说话时的语气、神态来判断。例如："我再考虑考虑"，"这种还行，就是服用太不方便"(同种类的药品没有服用方便的)，"您说的和我们的情况不一样"。顾客的这种异议并不是决定药品好坏的重要方面，它只是顾客不想购买药品而找的种种借口。

2. 偏见和成见

这种异议常带有强烈的感情色彩，大多数顾客在提出对药品的不同看法时，都从自己的主观感受出发，往往带有某种偏见。有一类顾客会用过时的经验和观点来看待当前的事物；也有一类顾客非常坚持己见；还有一类顾客可能在某一店里与店员发生了某些不愉快的争执，而导致他对所有药店及其服务的不认可。这些顾客往往在销售刚开始时，就表现出一种强烈的反对。例如："你们的药，我就是不喜欢，也不会买。"就这样，一口否决，情绪性非常强。

3．自我表现

这种异议产生的原因，一种是因为顾客天生好表现自己见多识广，喜欢“无的放矢”地到处炫耀自己的知识，这类顾客在选购药品时会把自己所懂的都表现出来，而且会把自己的看法当作真理；另一种是因为店员流露出的某种言行激怒了顾客，使顾客产生要和店员对抗的逆反心理。例如：“这没有什么了不起的，一看就知道是国内生产的”、“医生劝我不要用这种药……”

不论出于哪一种原因，店员都要记住：不要采用居高临下的姿态教训顾客、轻视顾客，应当向顾客请教，满足顾客的自尊心理。

4．有意压价

这种顾客异议很常见，它不是在挑药品真正的毛病，而是为了压价。顾客对药品质量、功能等方面比较满意之后，可能会针对药品的一些小毛病，提出该药品不值这个“价格”，以期店员做出让步。例如：“这是最后一瓶，过期没有都不知道”，“这瓶药的商标都不见了”，“这种药成本低得很，也不过就是十几块钱”。或者把其他竞争店的最低价格拿来做比较。例如，顾客说：“你们的药卖得贵了点儿。”

5．恶意反对

恶意反对，即没有任何反对的原因和理由就是故意无理取闹的。

**（二）客观方面**

1．顾客对药品不太了解

人们对应用自己原有知识和经验都达不到的领域是不太感兴趣的，经过店员的一番说明之后，顾客对药品的新名词、新术语、新的使用方法等方面还是不太了解，但由于面子的问题不好意思让别人知道自己不懂这种药品的使用方法，一部分顾客就会以种种借口离开药店，另一部分顾客则期望从店员口中得到更多关于药品的知识，就会故意反对店员所说的话。例如：

“这也没有什么好的。”“一天吃四次，好人都得吃坏了！”

2．顾客缺乏所需要的信息

顾客由于对信息的需求而产生的反对。例如：“看上去不错，但不知效果怎么样呢？”

3．客观批评

这是顾客对药品已经非常了解之后提出的批评意见，是药品或服务本身确实存在的问题。往往有购买兴趣的顾客才会提出来这样的问题。例如：“这种药是不错，但小孩不喜欢吃。”

4．顾客处于两难境地

即将购买药品的顾客，内心常常处于激烈的矛盾冲突中，因为药品自身的利与弊势均力敌，一方面是购买后对自己的好处，另一方面是即将付出的代价。占有欲望和付出代价的不平等致使顾客下不了购买决心。心理学上称其为接近——回避型，这种情况下，要靠顾客自身的努力做出购买选择是很难的，其主要心理原因有：

（1）怕吃亏。顾客有一个更高的期望值，如“另一种药会不会要比这更好？”或者心里在嘀咕：“这个价格是不是太高了，买了不会吃亏吧？”

（2）时间上的拖延。绝大部分的顾客不到非买不可的时候是绝不会掏钱的，他可能会想：“以后再买吧，这病再拖两天也没事的，或许能找到更好的。”

（3）对药品的某一方面不是特别满意。药品本身或其附加价值没有完全满足顾客的需要，顾客喜欢药品的这一面，但又讨厌药品的另一面，使其处于购买两难之中。

（4）店员的某一句话或某一个动作，可能会伤害到顾客的感情利益，让顾客感觉不愉快，使其生“不在此地购买”的想法。

由此看来，顾客下不了购买决心，是他心存“在这儿买，在这个时间买，买这种东西值不值”的疑问，那么店员就要利用药品说明书和积极推介的方法来消除顾客的疑虑，向顾客证实现在买这种药品是他最好的选择，从而扫清销售中的障碍。

5．最后的反对

顾客在购买之前，常常会提出“最后的反对”，这不是新的异议，而是在重复“买两瓶能优惠吗？”“真的那么有效吗？”等在早些时候就已经提出的某些疑义和意见。这实际上是顾客下定决心购买的信号。

## 五、顾客异议的类型有哪些？

顾客异议既是药店经营不良的直接反应，同时又是改善药店销售服务十分重要的信息来源之一。事实上，并非所有的顾客有了异议都会向药店提出，而是以“拒绝再次光临”的方式来表达其不满的情绪，甚至会影响所有的亲朋好友采取一致的对抗行动。反过来说，如果顾客是以异议来表达其不满的话，至少可以给药店有说明与改进的机会。通常，顾客的异议和抱怨主要表现在对商品、服务、安全和环境等方面的不满。

### （一）对商品的异议

顾客对商品的异议的意见主要集中在以下几个方面：

1．价格过高

目前各个药店出售的药品大多相似，而顾客对药品价格较为敏感，因此顾客往往会因为药品的定价较商圈内其他药店的定价高而向药店提出意见，要求改进。

2．商品本身问题

商品质量问题往往成为顾客异议和抱怨最集中的反映，主要表现为：①商品品质往往要打开包装使用时才能做出鉴定。打开包装或使用时发现商品数量有差别，是顾客意见较集中的方面；②包装破损等。

3．标示不符

药品包装标示不符往往成为顾客购物的障碍，因此也成为顾客产生异议和抱怨的原因。通常顾客对药品包装标志的反映主要有以下几个方面：

（1）药品上的价格标签模糊，看不清楚。

（2）药品上同时出现几个不同的价格标签。

（3）药品上的价格标示与促销广告上所列示的价格不一致。

（4）进口药品上无中文说明等。

4．药品缺货

顾客对药店药品缺货的异议和抱怨，一般集中在热销药品和特价药品上，或是药店内没有销售而顾客想要购买的药品，这往往导致顾客空手而归。更有甚者有些药店时常因为热销药品和特价药品售完而不及时补货，从而造成经常性的药品缺货，致使顾客心怀疑窦，有被欺骗感，造成顾客对该药店失去信心。这样不仅流失了顾客，而且损害了药店形象。

**（二）对服务的异议和抱怨**

店员为顾客提供服务，缺乏正确的推荐技巧和工作态度都将导致顾客的不满，产生抱怨。

1．店员服务态度不佳

表现为：不尊敬顾客，缺乏礼貌；语言不当，用词不准，引起顾客误解；有不当的身体语言，例如对顾客表示不屑的眼神，无所谓的手势，面部表情僵硬等。

2．缺乏正确的推销方式

缺乏耐心，对顾客的提问或要求表示烦躁，不情愿，不够主动；对顾客爱理不理，独自忙于自己的事情，言语冷淡，似乎有意把顾客赶走；一味地推销，不顾顾客的反应；紧跟顾客，好像在监视顾客等。

3．缺少专业知识

因医药知识不足，无法回答顾客的提问或者答非所问。

4．过度推销

即过分夸大药品与服务的好处，引诱顾客购买，或有意设立圈套让顾客中计，强迫顾客购买。

5．现有服务作业不当或服务项目不足

促销活动不公平；顾客填写药店发出的顾客意见表得不到任何回应；顾客的异议和抱怨意见未能得到及时妥善的解决；

营业时间短，缺少一些便民的免费服务；没有洗手间，或洗手间条件太差等。

**（三）对安全和环境的异议及抱怨**

1．意外事件的发生

因为药店在安全管理上的不当，造成顾客受到意外伤害而引起顾客异议和抱怨。

2．环境的影响

药品卸货时影响行人的交通；药店内音响声太大；药店内温度不适宜；照明设备的亮度不够或亮度太强；店铺的地面太滑；药店外的公共卫生状态不佳；药店建筑及设计影响周围居民的正常生活等。

## 六、如何巧妙地处理顾客异议?

顾客异议必须恰当地处理，否则会严重影响药店的声誉，进而影响药店的销售业绩，怎样正确地处理顾客异议？应选择恰当的时机与有效的应对技巧。

**（一）处理顾客异议的时机**

1．在顾客提出异议之前进行处理

如果店员已察觉到顾客会提出某种异议，最好争取主动，抢在顾客提出异议之前把问题提出来，然后予以解答。这种先发制人的处理有以下好处：

可以赢得顾客的信任。这样做会使顾客感觉到你没有隐瞒自己的观点，甚至认为店员非常了解他，说出了他想说而未说出的意见，顾客就不会再提出异议。

有利于化解异议。店员自己主动提出异议，可按自己的意思措辞，相对由顾客提出要婉转得多，这样就有利于把大事化小，小事化了。

2．在顾客提出异议时当即进行处理

一般情况下，顾客都希望店员尊重和听取自己的意见，并做出满意的答复。因此，当即处理是解决顾客异议的最佳时间，也是店员必须作答的时间，否则顾客会认为店员不能处理这些异议或不愿做出处理。

3．推迟处理

以下情况采取推迟处理的策略是正确的：若不能当即给顾客一个满意的答复时，应说明情况，暂时搁置，有了满意的结论再予以答复。如此处理，说明店员不是随便对待顾客意见，不会影响顾客对店员的信任。

如果你希望对顾客异议不进行任何反驳，可以不马上回答；若顾客异议离题太远也可以不马上回答。

4．不予处理

由于顾客心境不佳而提出的一些借口或异议，最好不予理睬；那些与销售活动无关的异议更不应理睬。

**（二）处理顾客异议的技巧**

根据不同顾客的异议和抱怨，店员应选择相应的处理方式，并加以解释和说明，这种回答和解释的过程，实质上就是说服的过程。在这个过程中，店员绝对不能把异议和抱怨变为对药店有影响的负面效应。

1．先发制人

在服务过程中，如果店员感到顾客可能要提出某些异议和抱怨时，最好的办法就是自己先把它指出来，然后采取自问自答的方式，主动消除顾客的异议。这样不仅会避免顾客异议和抱怨的产生，同时店员坦率地提出服务中存在的某些不足还能给顾客一种诚实、可靠的印象，从而赢得顾客的信任。

但是，店员千万不要给自己下绊脚石，要记住：在主动提出服务不足之处的同时，也要给顾客一个合理的、圆满的解释。例如："您可能认为它的价格贵了一点，但这种药是同类型里最便宜的了"，"您现在可能在考虑是否有副作用，不必担心，副作用的影响微乎其微"等等。

2．自食其果

店员让顾客对药品或服务中提出的缺点变成他购买药品的

理由，这就是自食其果法。对因价格较高而产生异议的顾客，可以采用这种方法。例如，某顾客："你们的制度为什么那么死，不如别的药店灵活，你们能卖出去吗？"此时，店员要用肯定的语气回答："因为 ×× 药店是通过质量创建品牌，而不是通过销量创建品牌，药店一直认为没有一个严谨的、稳定的制度是不能制造出好的声誉的，也不能对顾客负责。您说呢？"

3．摊牌

采用摊牌法，可以表示诚意。当店员和顾客在互相不能说服对方的情况下（如顾客始终处于两难境地），店员要掌握主动，可以采用反问的方式以表明自己的诚意，借此来答复顾客的异议和抱怨，这样不仅可以获得顾客的好感，削弱反对程度，还可以使顾客不会再纠缠这个问题了。例如，顾客一再询问："我用这种药品真的那么有效吗？"店员可以笑着回答："您说吧，我要怎么才能说服您呢？"或"那您觉得呢？"。

4．归纳合并

把顾客的几种异议和抱怨归纳起来成为一个，并作出圆满的答复，不仅会使顾客敬佩店员的专业知识和能力，还会削弱意见产生的影响，从而使销售活动顺利进行。

5．直接否定

当顾客的异议来自不真实的信息或误解时，可以使用此方法。但由于"直接否定法"直接驳斥顾客的意见，所以，店员只有在必要时才能使用。而且，说话的语气一定要柔和、婉转，要让顾客觉得你是为了帮助他才反驳他，绝不是有意要和他争辩。这样，顾客的自尊心才不至于受到伤害。

6．有所保留

对自我表现和故意表示反对的顾客，店员不必与他们讨论自以为是的看法，但为了不忽视顾客，店员还要在言语上附和以求得一个稳定的销售环境，从而避免了双方在枝节上的讨论、解释和无谓的争辩。在保证顾客不会做出强烈反对的情况下，店员可以主动的推进销售进程，在药品的介绍中，自行消除这种异议和抱怨。例如:“对,说的对极了,您似乎对这个问题很在行。我们还是来看看药品的原料吧!”、“您真会开玩笑,这个药品与众不同的地方是……”或“对,您了解得真是太透彻了!”

7. 询问论证

有些顾客热心地挑选了一阵药品之后,突然找借口说不要了,这对店员来说无疑是个打击。那么该如何来处理这样的事情呢?是激愤?还是早早鸣金收兵,随其自便?优秀的店员总是想办法让顾客重新“回心转意”。店员可以交替运用“询问”、“论证说明”。使用这种方法时要尽量以求教式的谦虚态度,切勿伤害到顾客的自尊心。

首先,要弄清楚顾客说“不”的原因,当然不能直接问:“您为什么不买?”这种责问式的语气只能使顾客产生一种敌对的心理,更加坚定自己不买的决心,店员应该使用试探询问的方法,使顾客道出不买的原因。

例如,顾客看完一种药后对店员说:“谢谢你刚才的介绍,我再看看其他的吧!”,对于这种以推迟时间为借口的反对意见,店员必须要找出它背后的真正理由,可以适当询问:“请问,您还要考虑什么问题呢?是不是我还有什么地方没有解答清楚?”或者“请问,是不是您对这种药还有其他更关心的地方?”就这样,用询问的方式可以帮助店员揭开借口的烟幕,再次打开话题,推进销售活动。

顾客看到店员这么诚恳,会说:“我觉得这种药好是好,就是贵了点儿。”店员可以继续询问:“您说它贵,那么请问您拿它和哪种药品相比呢?”顾客说:“这种药和那种差不多,但是差着 ×× 元钱呢。”

然后,要论证说明。在得到顾客的确切回答之后,店员要先肯定顾客的看法,随后提出问题,诱导其思考,让顾客自己排除疑虑,再摆出此种药与其他药之间的实际区别等事实,随后可以使用高价药品所拥有的更符合顾客需要的附加特性、优点和好处来说明此药品价格的合理性。采用论证说明的方法，实际上是把顾客眼里的缺点转化成优点，并作为他购买的理由。这种方法能把销售的阻力变为购买的动力。店员在说明事实时语气一定要坚决，因为这能让顾客感到信服，当然，先决条件是要对各类药品都熟悉。

## 七、顾客投诉对药店的影响有哪些？

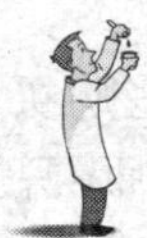

### 案例分析

#### 投诉的顾客——药店的朋友

刚开店门，李店长就接到了一位顾客的投诉电话，反映昨天从药店买的一盒药品有效期只剩下一个月了，担心用不完就会过期，要求进行调换。李店长没有迟疑，马上告诉顾客，可以到药店来调换。李店长处理这样的投诉电话不知道有多少次了，可是他从不敷衍顾客，而是认认真真地解决好每一次投诉事件。他常挂在嘴边的一句话就是："投诉的顾客是我们的朋友，是我们不断进步的动力"。

资料来源：李琳琳. 投诉的顾客—药店的朋友. 中国医药报，2007-7-9 [2009-7-22] http://www.cnpharm.cn/www/yyb/yyb_view.jsp?pp_id=80616

案例简要分析：

目前，顾客投诉现象在药店时有发生，不论药店大小，顾客投诉都是不容忽视的，它往往体现了药店在经营运作中存在的问题和顾客的潜在需求。以顾客为导向的服务，能激励顾客对药店的信任与支持，保持长期的购买关系，传播积极的口碑效应，使药店在激烈的市场竞争中处于有利地位。如果有顾客抱怨并提出投诉，至少证明他对此药店还有信心，在很多情况下，顾客更愿意选择"一言不发"的方式，这样，药店就失去了一位顾客的信任。

一位投诉后没有得到满意处理的顾客，在未来的日子里，他至少会对10个或者更多的人说：“千万别去那家服务不好的药店！”这样，药店就失去了10个或者更多顾客。所以，顾客的投诉一定要认真对待，用心处理。而对于顾客投诉，有些药店的管理者心存恐惧，只要有顾客投诉，不是把问题转移，就是拖延解决时间，使那些不满意的顾客投诉不成。其结果是顾客离开了这些想方设法阻止他们投诉的药店，而到其他药店消费去了。

美国商人马歇尔·费尔德曾说过这样一段话：“那些购买我产品的人是我的支持者，那些向我埋怨的人是我的老师，只有那些一走了之的人伤我最深，他们不愿给我一点儿机会”。其实，投诉对顾客来说也是有成本的。市场如此大，顾客有许多选择，但当他们对某一药店不满时，没有转向其他的药店，而是不辞辛苦地投诉，反映出顾客对药店的信任和厚爱——他们希望药店做得好，而不是希望它垮掉。很多药店错误地将顾客投诉看成是管理和服务质量的测量标准。他们认为，投诉率降低是服务与管理质量提高的标志。其实，投诉的数量相对于心存不满的顾客来说只不过是“冰山一角”。

调查结果显示，在每100位不满意的顾客中，只有23%的顾客向身边的服务人员提出来，而这些提出不满的顾客中只有8%的顾客由于抱怨未得到解决，而向有关部门进行投诉。另一项研究结果显示，即使遇到问题，69%的飞机乘客以及82%的出租车乘客都不会去投诉。所以少量的投诉也许意味着你的大量顾客已经离你而去。

实际上，投诉是联系顾客和药店的一条纽带，是一条很重要的信息通道。精明的药店管理者要善于从顾客投诉中挖掘商机，寻找市场潜在的需求。虽然听到顾客投诉并不是一件愉快的事情，然而实践表明，发展一个新顾客的成本是留住一个老顾客的10倍。而要想保住老顾客，药店必须在内部建立起良好的顾客投诉管理体系，并不断研究如何从“投诉管理”走向

“投诉经营”，这样不但能够使顾客的投诉得到很好的处理，而且也能使药店得到长足的发展。

## 八、处理顾客投诉需要遵循什么原则？

药店的经营之道，不只是在于能吸引顾客，更重要的是要能留住顾客，让来过的顾客在有需求时愿意再次光临。因此，面对顾客的投诉，店员必须从顾客的思维模式出发，寻求可以解决问题的方法。所以，药店在处理顾客投诉时应遵循以下原则：

**（一）树立正确的服务理念**

药店是服务性行业，每一位员工都要树立全心全意为顾客服务的思想和“顾客永远是正确的”的观念。投诉处理人员在面对愤怒的顾客时，一定要注意克制自己，避免感情用事，始终牢记自己代表的是公司或药店的整体形象。

**（二）有章可循**

药店要制订相对完善的制度，并确定专门人员管理顾客的投诉问题，使各种情况的处理都有章可循，同时也有利于保持药店服务的统一和规范。另外，还要注意做好各种可能出现情况的预防工作，防患于未然，尽量减少顾客投诉。

**（三）及时处理**

处理顾客投诉时切记不要拖延时间，更不能推卸责任。所有店员、各部门应通力合作，迅速作出反应，向顾客“稳重＋清楚”地说明有关情况和事件的缘由，并力争在最短时间里全面解决问题，给顾客一个圆满的答复。须知：拖延或推卸责任，会进一步激怒投诉者，使事情进一步复杂化。

**（四）分清责任**

不仅要分清造成顾客投诉的责任部门和责任人，而且需要明确处理投诉的各部门、各类人员的具体责任与权限，以及顾客投诉得不到及时、圆满解决时的相关责任。

**（五）留档分析**

对每一起顾客投诉及其处理结果，要由专人负责进行详细的记录，内容包括投诉内容、处理过程、处理结果、顾客满意程度等。通过对记录的回顾，要让店员吸取教训，总结经验，为以后更好地处理顾客投诉提供参考。

## 九、如何有效应对各种形式的投诉?

顾客投诉的方式通常分为电话投诉、信函投诉、当面投诉三种方式。根据顾客投诉方式的不同，可以分别采取相应的行动。

### （一）电话投诉的处理方式

1．有效倾听

仔细倾听顾客的抱怨，站在顾客的立场分析问题，同时可利用温柔的声音及耐心的话语表示对顾客不满情绪的支持。

2．掌握情况

了解顾客所投诉事件的基本信息。内容包括：什么人来电投诉、该投诉事件发生在什么时候、在什么地方、投诉的主要内容是什么、其结果如何。

3．存档

如有可能，可把顾客投诉电话的内容予以录音存档，尤其是顾客投诉情况较特殊或涉及纠纷的投诉事件。

### （二）书信投诉的处理方式

1．转送店长

药店收到顾客的投诉信时，应立即转送店长，并由店长决定该投诉今后的处理事宜。

2．告知顾客

药店应立即联络顾客，通知其已收到信函，表示药店对该投诉意见极其诚恳的态度和想认真解决问题的意愿。

### （三）当面投诉的处理方式

对于顾客当面投诉的处理，应注意以下几个方面：

1．将投诉的顾客请到接待室，以免影响其他顾客的购物情绪。

2．千万不可在处理投诉过程中中途离席，让顾客在会客室等候。

3. 耐心倾听投诉者申诉，认真填写"顾客投诉记录表"。对表内的各项记载，尤其是顾客的姓名、住址、联系电话以及投诉的主要内容必须复述一次，并请对方确认。

4. 如有必要，可亲赴顾客住处访问、道歉解决问题，体现出药店解决问题的诚意。

5. 所有的抱怨处理都要制定最后的期限，善意的让步可以让投诉适当结束。

6. 顾客投诉意见处理完毕，书面通知投诉人，确定每一个投诉内容均得到解决及答复。

7. 由顾客协会移转的投诉事件，在处理结束后须与该协会联系，以便让对方知晓整个事件的处理过程。

8. 谨慎使用各项应对措辞，不让事件扩大，以免影响药店商誉。

9. 检讨结果，注意避免同类事件的投诉。

## 十、处理顾客投诉的管理制度与办法有哪些?

### （一）顾客投诉处理管理制度

1. 目的

为了及时有效地处理顾客投诉，达到顾客满意，保证药店服务质量，特制定本规定。

2. 适用范围

本规定适用于顾客对药店各部门及工作人员的口头、电话与书面投诉。

3. 职责

（1）质量管理部门（顾客服务中心）是处理顾客投诉的归口部门。质量管理部门应设置顾客的投诉电话，公布电话号码。

（2）中心负责人代表药店接受及处理顾客对药店内所有部门及工作人员的投诉。

（3）各小组组长负责本部门业务范围内顾客意见的处理。

4．工作程序

（1）工作人员在直接与顾客接触的服务过程中，接到顾客投诉时，若属于本部门的问题，本部门经理立即处理，并记录。若涉及其他部门时，应向中心负责人汇报。

（2）中心负责人接到顾客投诉时，应记录，并及时协调有关部门经理处理。对本职权范围无法解决或顾客要求店长出面解决时，应立即报告店长。

（3）向店长汇报投诉内容，接受指示并及时传达到有关部门处理。

（4）质量管理部门接到的顾客电话投诉、书面投诉时应记录，本职权范围的立即处理。需回复顾客的函件，经店长审批后发至顾客。一般情况下，一周内必须给予答复。

（5）对由顾客协会转送的投诉事件，按上述程序办理，处理结束后与协会联系，告知事件的处理过程。

（6）对于一般的顾客投诉，在每周例会上通报。重大的顾客投诉，由店长主持处理。

（7）每年组织一次顾客投诉处理情况总结，广泛了解顾客对药店服务质量方面的意见和建议，并予以改正。

（8）顾客投诉的原始记录、书面原件以及顾客投诉的处理结果由质量管理部门保存。

（9）对投诉中涉及的责任部门和责任人，一经查实，给予责任人相应的行政和经济处罚。

5．相关记录

（1）《顾客投诉意见处理记录表》，见表 3-1。

（2）《用户投诉处理情况登记表》，见表 3-2。

**（二）顾客投诉处理的具体办法**

药店在处理顾客的抱怨时，要注意与顾客的沟通，改善与顾客的关系，培养四种基本能力：观察、聆听、询问和表达。同时掌握一些技巧，有利于缩小与顾客之间的距离，赢得顾客的谅解与支持。在处理顾客投诉时，应做好以下几点：

表 3-1　某药店顾客投诉意见处理记录表

编号：

| 顾客姓名 | | 受理日期 | |
|---|---|---|---|
| 地　　址 | | 发生日期 | |
| 联系电话 | | 最后联系日期 | |
| 投诉项目 | | 结束日期 | |
| 发生地点 | | 投诉方式 | |
| 投诉内容： | | | |
| 处理原则： | | | |
| 处理经过： | | | |
| 处理结果： | | | |
| 接待人员： | | | |
| 意见备注： | | | |

表 3-2　用户投诉处理情况登记表

| 日期 | 顾客名称 | 反映事由 | 处理责任人 | 处理结果 | 处理资料存档号 |
|---|---|---|---|---|---|
| | | | | | |
| | | | | | |
| | | | | | |
| | | | | | |

1．保持心情平静

当顾客对着药店工作人员发泄其不满时，往往在言语与态度上带有激动的情绪，甚至有非理性的行为发生。面对这种不满的发泄或是毫无尊重的责骂，很容易使接待或处理该顾客投诉意见的工作人员，觉得顾客就是在指责他个人，在顾客情绪的感染之下，也很容易被激怒而产生对抗性的态度与行为。因此处理顾客投诉意见时，应把人与抱怨分开，心平气和地保持沉默，用和善的态度请顾客说明事情的原委。

2．有效倾听

所谓有效倾听，就是诚恳地倾听顾客的诉说，并表示你完全相信顾客所说的一切，要让顾客先发泄完不满的情绪，使顾客心情得到平静，分析顾客不满发生的细节，确认问题的所在，千万不要在立场上争执不休。同时，在倾听过程中，也不能让顾客有被质问的感觉，遇到不明白的地方，应以婉转的方式请顾客说明情况，并且在顾客说明时投以专注的眼神，随时以间歇的点头或“我懂了”来表示对问题的了解情况。

3．运用同情心

在有效倾听顾客投诉后，应以同情心来回应顾客的投诉意见，要不带任何偏见地站在顾客的立场来回应顾客的问题，即扮演顾客的支持者角色，让顾客知道接待人员对问题的了解和态度。

4．表示歉意

在听完顾客的投诉后，应向其表示歉意，并针对事情的原因加以探讨判断。同时婉转地向顾客说明，以取得顾客的了解与谅解。

5．分析顾客投诉的原因

（1）抓住顾客的投诉重点。掌握顾客投诉问题的重心，仔细分析该投诉事件的严重性。同时要有意识地充分试探和了解顾客的期望，这是在提出解决问题方案前必须要先评估的部分，这一点对于药店也是至关重要的，因为多数顾客的要求往往低于药店的预期。

（2）确定责任归属。顾客投诉意见的责任不一定是店方，可能是供应商或是顾客本人所造成的，因而药店应确认责任归属。如责任在于药店，药店应负责解决（如销售了已过保质期的药品）；如责任在于药品生产厂商，药店应负责联络厂商共同协助解决；如责任在于顾客，店方则要心平气和地做出令顾客信服的解释，并尽可能提供顾客其他建议等补救措施。

6．提出解决方案

对所有的顾客投诉，都应有处理意见，都必须向对方提出解决问题的方案。在提出解决方案时，以下几点必须加以考虑：

（1）药店既定的顾客投诉意见处理规定。一般药店对于顾客的投诉意见都有一定的处理政策，药店在提出解决顾客投诉的方案时，应事先考虑到既定方针以及顾客投诉意见的有关处理规定，既要迅速，又不能轻率地承担责任。有些问题只要援引既定的办法，即可立即解决，如药品退、换货的处理等。至于无法援引的问题，就必须以药店的原则做出弹性的处理，以便提出双方都满意的解决办法。

（2）处理权限的规定。处理负责人还必须考虑到每一个处理人员的权限规定，或是否能在权限内处理。如让顾客久等之后还得不到回应，将会使顾客又回复到气愤的情绪上，前面为平息顾客情绪所做的各项努力都会前功尽弃。按处理权限确定处理责任人，可以使顾客的意见迅速得到解决。但店方必须向顾客讲述清楚，以取得顾客的谅解。

（3）利用先例。同类事件处理原则保持一致，在处理抱怨时要注意适当地利用先例。对药店来说，能坚持以公平一致性的态度对待所有顾客的投诉，也能提高药店对顾客投诉意见处理的效率。

（4）让顾客同意提出的解决方案。处理人员所提出的任何解决方案，亲切与顾客沟通，以期望获得顾客的同意，否则顾客的情绪还是无法回复。若是顾客对解决方案仍然不满意，一定要多考虑顾客的立场，须进一步了解顾客的需求，以便做新的修正。

7．执行解决方案

（1）恰当地让顾客接受。如果是权限内可处理的，应迅速圆满解决。此时应向顾客陈述解决的具体方法并详细说明，以促使顾客愉快地接受。当双方都同意解决方案之后，药店应立即执行该解决方案。

（2）不能当场解决的投诉。若由于种种原因（如必须与厂商联系后方能答复等），药店不能当场解决的投诉，应告诉顾客原因，详细说明处理的过程和手续，双方约定其他时间再做出处理。此时应将经办人的姓名、电话等告知顾客，并留下顾客的姓名与地址等联系方式，以便事后追踪处理。在顾客等候期间，处理人员应随时了解该投诉意见的处理过程，有变动必须立即通知顾客，直到事情全部处理结束为止。

8．检讨与通报

（1）检讨。每一起投诉都应在统一的顾客投诉意见处理记录表上书面记录，并应存档，以便日后查询，定期检讨产生投诉意见的原因，从而加以修正。在检讨时有两点需要管理者注意的：一是许多投诉都是可以事先预防的，药店若一旦发现某些投诉意见是经常性发生的，就必须组织力量进行调查，追查问题的根源，订出此类事件的处理办法，并及时做出改进管理和作业的规定。二是偶然发生或特殊情况的顾客投诉意见，药店也应做出明确的规定，作为再遇到此类事件的处理依据。

（2）通报。对所有顾客投诉意见，其产生的原因、处理结果、处理后顾客的满意情况以及药店今后的改进方法，应及时利用各部刊物，告知药店的所有员工，使全体员工能迅速改进造成顾客投诉意见的种种行为，并充分了解处理投诉事件时应避免的不良影响，防止今后类似事件再次发生。

# 第四章　用药基础知识

## 第一节　药品的概念和分类

### 一、什么是药品?

《中华人民共和国药品管理法》中关于药品的定义是："药品：指用于预防、治疗、诊断人的疾病，有目的地调节人的生理功能并规定有适应症或者功能与主治、用法和用量的物质，包括中药材、中药饮片、中成药、化学原料药及其制剂、抗生素、生化药品、放射性药品、血清、疫苗、血液制品和诊断药品等。"

### 二、什么是保健品?

《保健食品管理办法》中关于保健食品的定义是："保健食品系指表明具有特定保健功能的食品。即适宜于特定人群食用，具有调节机体功能，不以治疗疾病为目的的食品。"

### 三、药品有哪些分类方法?

为了不同的需要，根据不同的分类原则，药品有多种不同的分类形式。

**(一)按照出现的时间不同分类，可分成现代药与传统药**

现代药是指19世纪以来发展起来的化学药品、抗生素、生化药品、放射性药品、血清、疫苗、血液制品等。它们是用合成、分离提取、化学修饰、生物技术等方法制取的物质，结构基本清楚，有控制质量的标准和方法，这些物质是用现代医学的理论和方法筛选确定其药效的。

传统药是指各国历史上流传下来的药物，主要是动、植物和矿物药，又称天然药物。

**（二）为了保障公众用药安全、有效的同时方便公众自主购药、自我药疗，按照安全性、给药途径和注册、零售、使用管理模式的不同，可分为处方药和非处方药**

1．处方药

处方药，是指凭执业医师或执业助理医师处方方可购买、调配和使用的药品。属于以下情形之一的，列为处方药：

（1）易致药物依赖性的药品。

（2）因毒副作用大或使用时需要医疗专业人员参与（如注射剂），而不宜用作公众自我用药的药品。

（3）新药，除非有充分的材料证实其适于自我用药。

（4）卫生行政部门批准为“药试字”的药品。

（5）血清、疫苗、血液制品。

（6）口服及注射用抗生素。

（7）在使用时，有关法规规定的需凭医师或医疗专业人员开写处方的药品，如特殊处理的药品。

2．非处方药

非处方药是指不需要凭执业医师或执业助理医师处方即可自行判断、购买和使用的药品。根据药品的安全性，非处方药分为甲、乙两类。

甲类非处方药：只能在具有《药品经营许可证》、配备执业药师或药师以上药学技术人员的社会药店、医疗机构药房零售的非处方药。

乙类非处方药：除社会药房和医疗机构药房外，还可以在经过批准的普通零售商业企业零售的非处方药。

被列为非处方药的药品具有以下特点：

（1）药品适应症可自我诊断、可自我治疗，通常限于自身疾病。

（2）药品的毒性在公认的安全范围内，其效用、风险比值大。

（3）药品滥用、误用的潜在可能小，药品作用不掩盖其他疾病，药品不致耐药性。

（4）一般公众能理解药品标签的忠告性内容，使用无需医师监督和实验监测。

非处方药主要有：维生素、滋补剂、微量元素补充剂、感冒咳嗽药、抗酸剂、消胀剂、轻泻剂、口服止痛药、外用镇痛药和麻醉剂、其他外用药、足部保健制剂、口腔清洁用品、支气管扩张剂等。

注意：进入药品流通领域的处方药和非处方药，其相应的警示语或忠告语应由生产企业醒目地印制在药品包装或药品使用说明书上。处方药和非处方药相应的警示语或忠告语如下：

处方药：凭医师处方销售、购买和使用！

甲类非处方药、乙类非处方药：请仔细阅读药品使用说明书并按说明书使用或在药师指导下购买和使用！

**（三）国家基本药物、基本医疗保险用药和特殊管理的药品**

1. 国家基本药物

我国于1982年首次公布国家基本药物目录。目前由国家食品药品监督管理局遴选、公布国家基本药物。国家基本药物主要来源于国家药品标准的品种、生产上市新药和进口药品。国家基本药物的遴选原则是："临床必需、安全有效、价格合理、使用方便、中西药并重。"

2. 基本医疗保险用药

为了保障职工基本医疗用药、合理控制药品费用，规定基本医疗保险用药范围管理，由劳动保障部组织制定并发布国家《基本医疗保险药品目录》。《基本医疗保险药品目录》分为甲类目录和乙类目录。

纳入《基本医疗保险药品目录》的药品是国家药品标准收

载品种、进口药品，并符合“临床必需、安全有效、价格合理、使用方便，市场能保证供应”的原则。纳入“甲类目录”的药品是临床治疗必需，使用广泛，疗效好，同类药品中价格低的药品。纳入“乙类目录”的药品是可供临床治疗选择使用，疗效好，同类药品中比“甲类目录”药品价格略高的药品。

3．特殊管理的药品

国家对麻醉药品、精神药品、医疗用毒性药品、放射性药品实行特殊管理。

**（四）按照传统分类法，分为西药、中成药、中药饮片**

1．西药

西药是一种习惯上的不规范的称谓，严格意义上应该称为化学药制剂。西药的销售份额在绝大多数药店中（除专营中药的中药店）均占第一位。西药种类繁多，一般药店经营的种类有：①抗感染药物；②解热镇痛、抗风湿药；③感冒用药；④止咳、祛痰、平喘药；⑤镇静助眠药；⑥抗高血压药及心脑血管病用药；⑦消化系统药物；⑧抗过敏药；⑨维生素类及补血、补钙药；⑩避孕药；⑪皮肤外用药；⑫妇科用药；⑬五官科用药等。

2．中成药

常用的中成药有：①感冒药；②清热解暑祛湿药；③止咳祛痰药；④活血化瘀药；⑤清热解毒药；⑥补气补血药；⑦养血安神药；⑧治跌打损伤药；⑨妇科用药；⑩儿科用药；⑪皮肤科用药；⑫五官科用药等。

3．中药饮片（中草药）

除专营中草药的中药店外，其他商店根据其规模大小、人员等情况确定是否经营中药饮片。中草药在零售药店的销售份额较小，如药店的营业面积较小，人员中无中药师、中药士，不经营中药饮片；如果营业面积较大，人员中有中药技术人员，应把经营中药饮片作为经营项目之一。

## 第二节　药品的批号及有效期

### 一、怎样识别药品的批号?

药品的批号是药品生产编号的一种表示，常以同一次投料、同一生产工艺所生产的产品作为一个批号计。

卫生部统一规定批号内容包括生产日期(日号，一律用6位数字表示)和分批号(分号)。标注日号在前，分号在后，日号和分号之间以短线相连。如2003年6月12日生产的第二批，其批号为030612-2。

### 二、什么是药品的有效期?

药品有效期是指该药品被批准的使用期限，表示该药品在规定的贮存条件下能够保证质量的期限。

营业员验收时检查药品包装标签上标明的药品有效期或批号，并按有效期先后在账目上登记。在药品销售时，近效期药品先销售。拆零销售时，要尽量将瓶中的药品用完，再补充药品，以免旧药存积瓶底，久而久之出现过期失效。

### 三、如何识别药品有效期?

有效期药品的表示法有两种，即有效期和失效期，有效期意为该药品可用到此日期，在此日期之内使用该药有效；失效期即表示药品失去效力的日期，失效之日起该药品不能继续使用。如有效期为2003年6月12日，表示该药品可用到2003年6月12日，6月13日就不可以再用了；如失效期为2003年6月12日，则表示该药只能用到2003年6月11日，12日起不能再继续使用。通常，药品的标签上既标明药品的生产批号，也标明药品的有效期。有效期的表达方法按年月排序。一般表明有效期至某年某月，或只用数字表示。如有效期至2002.06、

2003/06、2003-06等形式。年份用四位数字表示，1至9月份数字前加0以两位数字表示月份。根据药品生产批号及有效期，可推算出药品的失效期。如批号为030301，有效期为3年，则失效期为2006年3月1日。

## 四、药品有效期一般为多久?

《中华人民共和国药品管理法》规定，药品有效期最长不能超过5年。由于药品理化性质及贮存条件的差异，药品的有效期往往长短不一。一般来说，药品的有效期为1～5年。滴眼液在未开封的情况下，一般可以储存2年，开封之后，常温下一般只能保持1个月的有效期，冷藏的话，有效期可以适当延长。

## 五、怎样识别失效药品?

药品是否失效，除了看有效日期之外，更重要的是还需随时注意观察药品的外形、颜色、气味，如有异常，就是在有效期内也不应服用。具体来说，片剂出现裂片、斑点、变色、变形、发黏现象，糖衣片出现褪色、花斑或发生崩裂、粘连等现象，就不能再使用了；胶囊药物囊体软化、碎裂、表面粘连、内容物变质，散剂（冲剂）出现结块、发霉、粘连或异味，丸剂变色、有异味、无光泽等，也不宜再使用；口服液出现变酸、异味、冒泡、瓶塞顶出等现象，或色泽变化明显，或者本来澄清的变得浑浊了，或者有沉淀物、絮状物（标明“服时摇匀”的除外），便不宜再服；针剂则要求无明显色差、无浑浊、无沉淀；中草药则要求无霉变、腐烂，无异常气味。

## 六、哪些药品需要特殊保存?

《中国药典》对药品的贮存与保管条件作了明确规定。遮光是指用不透光的容器包装，例如棕色容器或黑纸包裹的无色透明、半透明容器；密闭是指将容器密闭，以防止尘土及异物进入；密封是指将容器密封以防止风化、吸潮、挥发或异物进入；熔封或严封是指将容器熔封或用适宜的材料严封，以防止空气与水分的侵入并防止污染；阴凉处是指不超过20℃；凉暗处是指避光并不超过20℃；冷处是指2～10℃。

常见需冷处贮存与保管的药品除血清、疫苗、血液制品外，还有精制破伤风抗毒素、人胎盘组织液、蜡样芽胞杆菌胶囊（肠复康）、双歧三联活菌胶囊（贝飞达）、注射用头孢呋辛钠、注射用头孢哌酮钠、注射用头孢哌酮钠舒巴坦钠、玻璃酸钠注射液（施美克）、注射用尿激酶、诺和灵30R、50R笔芯（人胰岛素）等。需阴凉处贮存的药品有苦参素注射液、艾迪注射液、参芪扶正注射液、重酒石酸去甲肾上腺素注射液、复方骨肽注射液、莪术油葡萄糖注射液等，需凉暗处贮存的药品有利福霉素钠注射液、复方氨基酸注射液（14AA）、转移因子注射液、聚肌胞注射液、注射用胸腺肽等，需避光贮存的药品有硝苯地平缓释片、左氧氟沙星注射液、硝酸甘油注射液、舒血宁注射液、双黄连口服液、联苯双酯口服混悬液等。

## 第三节　药品的不良反应

### 一、什么是药品的不良反应?

药品不良反应主要是指合格药品在正常用法用量下出现的、与用药目的无关的、或意外的有害反应。药品不良反应与药品质量事故和医疗事故有本质的区别。

### 二、药品的不良反应有哪些?

不良反应有多种分类方法，通常按其与药理作用有无关联而分为两类：A型和B型。A型药物不良又称为与剂量相关的不良反应，该反应为药理作用增强所致，常和剂量有关，可以预测，发生率高而死亡率低，如苯二氮䓬类引起的瞌睡，抗血凝药所致出血等。B型药物不良反应，又称与剂量不相关的不良反应，它是一种与正常药理作用无关的异常反应，一般和剂量无关联，难于预测，发生率低而死亡率高，如氟烷引致的恶性高热，青霉素引起的过敏性休克。

## （一）与剂量有关的不良反应

### 1. 副作用

药品在规定常用剂量使用时出现的与防病治病目的无关的作用，这里应强调“目的”一词，因为一种药物往往有多种作用，目的不同，其他作用就成为副作用了。如阿托品用于治疗胃痛时，常出现口干、心跳加快等副作用。如用于治疗有机磷农药中毒，则其口干、心跳加快等副作用又成为治疗作用了。又如阿司匹林，口服易致胃溃疡，甚至可致出血，这是其副作用，但将其用于预防心肌梗死（尤其是二级预防），这个副作用又成为治疗作用了。

### 2. 特异质反应

由于遗传因素使机体的生化机制异常而产生此类不良反应。如葡萄糖-6-磷酸脱氯酶缺乏的患者，使用具有氯化作用的药物时产生溶血反应。

### 3. 毒性反应

药物在常用剂量时，不会产生毒性反应，只有在过量、过久使用方可产生，毒性反应是指药物引起机体发生生理生化功能异常或组织结构病理变化的反应；该反应可在各个系统、器官或组织出现。药物的毒性作用一般是药理作用的延伸，主要对神经、消化、心血管、泌尿、血液等系统，以及皮肤组织造成损害。各种药物毒性性质和反应的临床表现各不相同，但反应程度和剂量有关，剂量加大，则毒性反应增强。药物引致的毒性反应所造成的持续性的功能障碍或器质性病变，停药后恢复较慢，甚至终身不愈。如氨基糖苷类抗生素链霉素、庆大霉素等具有耳毒性，可引致第Ⅷ对颅神经损害，造成听力减退或永久性耳聋。

4．继发性反应

继发性反应是药物发挥治疗作用外伴发的不良后果。如长期使用广谱抗生素引起肠道正常菌群紊乱，导致葡萄球菌性肠炎或真菌性肠炎。

5．药物依赖性

药物的依赖性又称瘾癖、药瘾或病态嗜好，它分为精神依赖和躯体依赖两种。精神依赖是指患者对某种药物的特别渴求，服用后在心理上有特殊的满足；躯体依赖是指重复多次的给同一种药物，使其中枢神经系统发生了某种生理或生化方面的变化，致使对某种药物成瘾，也就是说需要某种药物持续存在于体内，否则药瘾大发作产生戒断症状。

**（二）与剂量无关的不良反应**

1．过敏反应

过敏反应又称变态反应，是少数具有特异体质的患者对某些药物产生的异常反应，如口服阿司匹林，大多数人无异常反应，但少数人会发生皮疹、发热、皮炎、哮喘、白细胞减少，严重者可产生过敏性休克。个别药物可通过皮肤过敏试验减少过敏反应的发生，对绝大多数药物都要提高警惕，尤其是对多种药物、食物有过敏反应者。

2．后遗效应

后遗效应是指停药以后继续存在或新出现的对患者不利的反应。其原因是：①药物的残余作用或停药后的戒断现象（回跳或反跳），如停用脱水剂后脑水肿现象再现，停用成瘾药物后出现戒断综合征；②器官组织功能丧失。如长期使用激素使分泌激素的器官功能下降。

3．致畸、致突变和致癌

致畸作用：指药物在并不损害母体的情况下引起胚胎和胎儿的发育障碍。胎胚的器官发生期（受精后 3 周至 3 个月）是对致畸药物最敏感的时期。所以优生优育必须慎用药物，尤其是妊娠初期 3 个月内显得更为重要。

致癌作用：致癌作用的出现往往有数年或数十年的较长潜伏期，且与药物的剂量与使用时间有关。

致突变作用：因药物引起遗传性损伤，称为药物的致突变作用。突变为显性时，下一代可出现异常或疾病。

## 三、如何避免药品的不良反应?

通过合理用药，有些药物的不良反应是可以避免或减轻的。在用药时，尽量考虑以下方面：

### （一）防止滥用药物

滥用药，就是不管病情、用药对象（老人、儿童、成年人）、药物性能而任意使用，这种做法轻者无效，延长治疗时间，重者延误治疗时机使病情加重，给患者带来痛苦。

### （二）尽量少联合用药

有些药物联合使用起相加作用，使疗效提高；有些药物联合使用起相减作用，使疗效减低，或毒性增加。因此，一般用药最好单品使用或两种药联合使用也足矣。

### （三）按药品说明书使用

不可忽视药品包装上的注意事项，衡量使用某个药物时，不能仅看它的使用和用途，对非专业的家庭成员来说，其注意事项则更显得重要，它是安全有效用药的保证。

### （四）防止药物过敏

凡是过敏体质者，或过去曾有药物过敏史者，服用药物都应格外小心，尤其是磺胺类如复方新诺明，解热镇痛类索米痛片等。以往对某种药有明确过敏史者应禁止再次使用。

### （五）尽量选择非处方（OTC）药品

因为OTC药品疗效可靠，不良反应较少，价格相对较低。非常适合自我药疗。

### （六）在医生或药师指导下用药

尽量避免使用毒、麻、限、剧药品。

### 四、出现药品不良反应的一般应急措施有哪些?

如果服药后出现了不良反应，要立即停药，去医院咨询医师或药师是否需要进一步处理。

## 第四节　药品慎用、忌用与禁用的含义

### 一、什么是药品的慎用?

慎用指的是用药要小心谨慎，即指在使用药品时要注意观察，若出现不良反应要立即停药。“慎用”并非绝对不能用，而是因为小儿、老人、孕妇、哺乳期妇女以及心、肝、肾功能不全的患者服用这种药可能会引起不良反应。由于病理特点或病理原因，体内解毒、排毒功能低下，在使用某种药物容易出现不良反应。因此，用药应当谨慎，一旦出现问题应及时停药并向医师咨询。

### 二、什么是药品的忌用?

忌用就是避免使用的意思，即最好不用。某些患者服用此类药品可能会出现明显的不良反应，但有个体差异，不能一概而论。如异丙嗪，怀孕 3 个月以内的妇女忌用，若服用可能引致胎儿畸形；异烟肼对肝细胞有损伤，肝功能不好的患者应忌用。如果顾客的病情急需使用这类忌用药品该怎么办？此时，当用与该药有类似作用，但不良反应较少的药品代替，或联合使用其他能对抗其副作用的药品。

### 三、什么是药品的禁用?

禁用指没有任何选择余地，属于绝对禁止使用的药物。此类药物一旦误服，就会出现严重的不良反应或中毒。如消化性溃疡患者禁用阿司匹林，正在从事机械操作、驾驶车船或高空

作业者应当禁用马来酸氯苯那敏（扑尔敏）。

## 四、什么是药物间的相互作用？

药物相互作用（Drug Interation）系指两种或两种以上的药物同时应用时所发生的药效变化。合理的药物相互作用可以增强疗效或降低药物不良反应，反之可导致疗效降低或毒性增加，还可能发生一些异常反应，干扰治疗，加重病情。作用增加称为药效的协同或相加，作用减弱称为药效的拮抗，亦称为“配伍禁忌”。

## 五、药物之间相互作用的分类？

药物相互作用可按不同的机制分成多种：

1．药剂学的相互作用

即制剂之间可以发生物理化学反应。

2．药物动力学的相互作用

即影响药物的吸收、分布、代谢和排泄。

3．药效学的相互作用，如改变受体的敏感性等。

其中文献报道最多的是代谢性药物相互作用。代谢性药物相互作用可分为对酶的抑制作用（inhibition）和诱导作用（induction），其中对酶的抑制作用按机制又可分为可逆性、半可逆性和不可逆性三类。可逆性抑制包括三种：竞争性抑制（competitive inhibition）、非竞争性抑制（noncompetitive inhibition）和反竞争性抑制（uncompetitive inhibition）。竞争性抑制指的是抑制剂和底物竞争游离酶的结合部位，这种抑制表观上使得 $K_m$ 增大，而 $V_{max}$ 不变；非竞争性抑制指的是抑制剂不仅与游离酶结合，也可以与酶 - 底物复合物结合，这种抑制表观上使得 $V_{max}$ 变小，但 $K_m$ 不变；反竞争性抑制指的是抑制剂只与酶 - 底物复合物结合，而不与游离酶结合，这种抑制作用使得 $V_{max}$ 和 $K_m$ 都变小，但 $V_{max}/K_m$ 比值不变。机制性抑制指的是抑制剂（这里也称作灭活剂，inactivator）和酶形成的结合

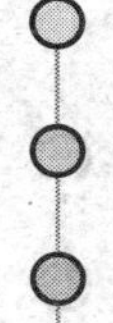

物被酶激活后不可逆地使酶失去活性。诱导作用指一些药物通过促进酶的合成或降低酶的代谢而增加酶的含量。机体内各种酶的含量会受到基因、饮食、疾病和外源物（xenobiotics，如药物）的影响。通常情况下，体内酶的合成和代谢处于动态平衡，因此酶的含量是稳定的。

## 六、影响药品作用的因素有哪些?

药物应用后在体内产生的作用常常受到多种因素的影响，例如药物的剂量、制剂、给药途径、联合应用，患者的生理因素、病理状态等，都可影响药物的作用，不仅影响药物作用的强度，有时还可改变药物作用的性质。

### （一）剂量

药物不同剂量产生的药物作用是不同的。一般的说，在一定范围内剂量愈大，药物在体内的浓度愈高，作用也就愈强。临床上应用的既可获得良好疗效而又较安全的剂量称为治疗量或常用量。药典对某些作用强烈、毒性较大的药物规定了它的极量，即达到最大的治疗作用但尚未引起毒性反应的剂量，超过了即可能引起中毒。一般用药应在这个范围以内，不宜超过极量。有的药物还可在不同剂量下有时产生不同性质的作用。例如，阿托品在逐渐增加剂量时，可依次出现心悸、散瞳、腹胀、面部潮红、兴奋躁动、神经错乱等效应。不同个体对同一剂量的药物的反应存在着差异。不过，大多数药物的常用量对一般患者还是可以达到治疗效果的，只有少数人需要加大或减少剂量；增减的量一般不会大，但也有少数药物在不同患者所需剂量可以相差较大，如普萘洛尔和胍乙啶等。

### （二）制剂及给药途径

同一药物的不同制剂和不同给药途径，会引起不同的药物效应。一般地说，注射药物比口服吸收快，作用往往较为显著。在注射剂中，水溶性制剂比油溶液或混悬剂吸收快；在口服制剂中，溶液剂比片剂、胶囊容易吸收。此外，由于制剂的制备工艺及原辅料等的不同，也能影响制剂的生物利用度等。例如，不同药厂生产的相同剂量的地高辛片，服用后其血药浓度可相差 7 倍；微晶螺内酯 20mg 胶囊的疗效，可与普通晶形的螺内酯 100mg 胶囊相仿。

有的药物给药途径不同，可出现不同的作用，如硫酸镁内服导泻，肌内注射或静脉滴注则有镇痉、镇静及减低颅内压等作用。

### （三）联合应用

两种或两种以上药物同时应用或先后应用，有时会产生一定的相互影响，如使药效加强或减弱，使毒副作用减少或者出现新的毒副作用。假使联合用药的结果使药物效应加强，为协同作用；若使药物效应减弱或对消，则为拮抗作用。前者如磺胺甲噁唑与甲氧苄啶（TMP）的合用，后者如甲氧氯普胺与阿托品的合用。两种或两种以上药物配伍在一起，引起药理上或物理化学上的变化，影响治疗效果甚至影响患者用药安全，这种情况称为“配伍禁忌”。

无论药物相互作用或配伍禁忌，都会影响药物的疗效及其安全性，必须注意分析，加以妥善处理。

### （四）患者的生理因素

1．年龄

药物作用的年龄差异主要在儿童和老年人中表现，这是因为机体的许多生理功能（如肝、肾功能等）与年龄有关。儿童正处于机体的发育和快速生长阶段，其肝、肾、骨骼和中枢神经系统等尚未发育完全，一般对药物的反应比较敏感，易于出现毒副作用，因此儿童应减量用药。老年人的心、肝、肾、中枢神经系统等器官的功能明显衰退，一方面对药物的代谢和排泄能力明显降低，可使血药浓度过高或作用持续时间过于持久而出现不良反应甚至毒性；另一方面对许多药物的耐受性较差，也易导致不良反应的发生。因此对老年人的用药也应慎重，一般应减少用药的剂量。

2．性别

药物反应的性别差异没有年龄差异那么明显，多数药物的效应本身并没有明显的差异，但有些药物的体内过程存在明显的差异，从而对药物的效应产生间接的影响。女性在妊娠最初的3个月内，禁用抗代谢药、激素等能致畸的药物；临产前禁用吗啡等镇痛药，因为可抑制胎儿的呼吸；哺乳期用药避免用影响婴儿的药物，因有些药物可进入乳汁。

3．遗传因素

遗传变异是造成药物的效应出现个体差异的主要原因之一，目前已经发现至少有100多种与药物效应有关的遗传变异基因。药物效应的个体差异是由于遗传因素对药物的药动学和药效学产生的影响所致。

（1）对药动学的影响：遗传因素对药动学的影响必然会对药物的作用产生直接或间接的影响，表现为药物作用的强度和持续时间以及不良反应的差异。大多数药物在体内通过各种酶，如肝P450酶、乙酰基转移酶等的代谢转化而消除。遗传变异可以使这些酶的含量或活性在不同的个体间表现出明显的差异，因而对药物的生物转化产生影响。

（2）对药效学的影响：有些患者由于遗传变异而造成伪胆碱酯酶缺陷，服用常量的琥珀胆碱后作用持续时间较常人延长数十倍，且易中毒。遗传因素还可使受体部位或某些组织器官解剖学出现异常、组织细胞代谢障碍而使机体对药物的反应出现差异或异常。

4．精神因素

患者的思想情绪和精神状态等均有可能对药物的疗效产生影响。如果患者能以乐观的态度正确对待疾病，积极治疗，不仅能减轻对疾病痛苦的主观感受，而且还能提高机体对疾病的抵御能力，有利于疾病的治疗；反之，如果患者以消极悲观的态度对待疾病，就会降低药物的疗效。对于某些慢性病、功能性疾病的治疗（如头痛、失眠、神经官能症等）精神因素可以对药物的疗效产生很大的影响。安慰剂是用乳糖或淀粉等无药理活性的物质制成与药物在形式上（如大小、形状、颜色）极为相似的空白制剂，可取得一定的疗效，一般可达20%～30%，有时甚至可高达50%～70%。

5．病理状态

病理状态可使机体对药物的敏感性或药物的体内过程发生变化，从而影响到药物的疗效。如利尿药对正常人的尿量无明显的影响，但可显著增加水肿患者的尿量。严重肝功能不全者由于生物转化速率减慢，可使某些药物的作用加强，持续时间延长；相反，对可的松、泼尼松等需在肝经生物转化后始有效的药物，则作用减弱。肾功能不全者可使庆大霉素等主要经肾排泄的药物排出减慢，药品半衰期延长，易引起积蓄中毒等。营养不良者蛋白质合成减少，药物与血浆蛋白结合率降低，血中游离型药物增多，使药物作用增强，易引起毒副反应。

6．机体反应性变化

（1）耐受性。在连续用药过程中，有的药物药效会逐渐减弱，需加大剂量才能显效，称为耐受性，是机体对药物反应性降低的一种现象，有先天性和后天获得性之分。先天性是指有些患者在首次用药时就出现耐受性，这种耐受性可长期存在。后天获得性是指某些药物连续多次用药后可使机体对其产生耐受性，但停药后这种耐受性即可消失。快速耐受性是指有些药物在短时间内反复用药数次后出现耐受性，如麻黄碱和脑垂体后叶素等连续注射几次后即可迅速出现耐受性。交叉耐受性是指机体对某一药物产生耐受后，同时可对另一药物的反应性也降低，称之为交叉耐受性。

（2）药物依赖性。是指某些药物长期连续使用后使机体对其产生药物依赖性，如某些麻醉药品和精神药品，表现为强迫性地连续或定期应用该药的行为和其他的反应。根据依赖情况药物依赖性可分为两种类型：①心理依赖性。也称精神依赖性，是指用药后产生的一种心理状态，使用药者产生一种要周期地或连续地用药的欲望及强迫性用药行为，以获得精神满足或避免不适感。这种类型的依赖性在中断用药后一般不会出现生理戒断症状。酒精和某些镇静催眠药常常会产生心理依赖性。②生理依赖性。也称成瘾性，是指由于反复用药而造成的一种机体适应状态，一旦中断用药可使机体出现一系列的心理和生理反应或症状并对躯体造成损害，称为戒断综合征。吗啡、可卡因、大麻等麻醉药品可使用药者在短时间内迅速出现成瘾性。

（3）撤药症状。是指长期用药后突然停药时出现的症状。如果使疾病复发或者加重，称为反跳现象。如长期应用肾上腺素皮质激素突然停药不但产生肌痛、关节痛、疲乏无力、情绪消沉，还可使疾病复发或加重。

### （五）患者的病理状态

病理状态对药物作用有一定影响。例如解热药对发热患者有效，但对正常人并无降低体温的作用。结肠溃疡患者服用磺胺脒后往往引起中毒，即由于此药可从肠溃疡面大量吸收之故。肝功能严重不足时，在肝内代谢的药物如氯霉素的作用将加强；而在肝内活化的药物如泼尼松，其作用将减弱。肾功能不足时，药物排泄减慢，例如庆大霉素，用于肾功能严重不足的患者时，半衰期可长达24小时（正常肾功能患者约为2.3小时），故必须延长给药间隔，以避免蓄积中毒。

### （六）其他因素

例如病原体的抗药性（耐药性）、医疗环境条件等，也都对药物作用有一定影响，都应给予足够的重视。

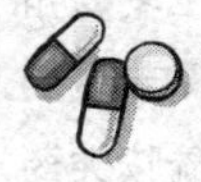
**小链接**

#### 常用的药品的配伍禁忌

1．β-内酰胺类药物与丙磺舒合用，可使前者在肾小管的分泌减少、血药浓度增加、作用时间延长。因此，两者合用时，应注意减少前者的用药剂量。

2. β- 内酰胺类药物不可与酸性或碱性药物配伍。如：氨基糖苷类、氨基酸、红霉素类、林可霉素类、维生素 C、碳酸氢钠、氨茶碱、谷氨酸钠等。因此，输液时只能用生理盐水溶解药物，不能用葡萄糖注射液溶解。

3. 氟氯西林勿与血液、血浆、水解蛋白及脂肪乳配伍。其他 β- 内酰胺类药物也应注意。

4. 头孢菌素类（特别是第一代头孢菌素）不可与高效利尿药（如呋塞米）联合应用，防止发生严重的肾损害。青霉素类中的美西林也不可与其配伍。

5. 头孢西丁钠与多数头孢菌素均有拮抗作用，配伍应用可致抗菌疗效减弱。与氨曲南配伍，在体内外均起拮抗作用，与萘夫西林、氯唑西林、红霉素、万古霉素等，在药效方面不起相互干扰作用。

6. 氨基糖苷类药物不宜与具有耳毒性（如红霉素等）和肾毒性（如强效利尿药、头孢菌素类、右旋糖苷类、藻酸钠等）的药物配伍，也不宜与肌肉松弛药或具有此作用的药物（如地西泮等）配伍，防止毒性加强。本类药物之间也不可相互配伍。

7. 大环内酯类药物可抑制茶碱的正常代谢。两者联合应用，可致茶碱血浓度的异常升高而致中毒甚至死亡，因此联合应用时应监测茶碱的血浓度，以防意外。此外，本类药物对酸不稳定，因此，在 5%～10% 葡萄糖输液 500ml 中，添加维生素 C 注射液（含抗坏血酸钠 1g）或 5% 碳酸氢钠注射液 0.5ml 使 pH 升高到 6 左右，再加红霉素乳糖酸盐，则有助稳定。另外，β- 内酰胺类药物与本类药物配伍，可发生降效作用；与口服避孕药合用，也可使之降效（因本类药物可阻挠性激素类的肠肝循环）。克拉霉素可使地高辛、茶碱、口服抗凝血药、麦角胺或二氢麦角胺、三唑仑均显示更强的作用，对卡马西平、环孢素、己巴比妥、苯妥英钠等也可有类似的阻滞代谢而使作用加强。本类药物与 β- 内酰胺类药物配伍，一般认为可发生降效作用。此外，氟喹诺酮类也可抑制茶碱的代谢。

8. 去甲万古霉素与许多药物可产生沉淀反应，因此含本品的输液中不得添加其他药物。克林霉素不宜加入组成复杂的输液中，以免发生配伍禁忌；此外，本类药物与红霉素有拮抗作用，不可联合应用。磷霉素与一些金属盐可生成不溶性沉淀，勿与钙、镁等盐相配伍。

9. 抑制肠道菌群的药物可抑制柳氮磺吡啶在肠道中的分解，从而影响5-氨基水杨酸的游离，有降效的可能，尤以各种广谱抗菌药物为甚。

10. 呋喃妥因与萘啶酸有拮抗作用，不宜合用。呋喃唑酮有单胺氧化酶抑制作用，可抑制苯丙胺等药物的代谢而导致血压升高；使用本品期间，食用含多量酪胺的食物，也可有类似反应。

11. 碱性药物、抗胆碱药物、$H_2$受体阻滞剂均可降低胃液酸度而使喹诺酮类药物的吸收减少，应避免同服。利福平（RNA合成抑制药）、氯霉素（蛋白质合成抑制药）均可使本类药物的作用降低，使萘啶酸和诺氟沙星的作用完全消失，使氧氟沙星和环丙氟哌酸的作用部分抵消。

12. 克林霉素与红霉素有拮抗作用，不可联合应用，也不宜组成复杂的输液。

13. 四环素类避免与抗酸药、钙盐、铁盐及其他含重金属离子的药物配伍，以防发生络合反应，阻滞四环素类的吸收。牛奶也有类似的作用。

14. 磺胺类不宜与含对氨苯甲酰基的局麻药（如：普鲁卡因、苯佐卡因、丁卡因等）合用，以免降效。

15. 多黏菌素B与其他有肾毒性或神经肌肉阻滞作用的药物不可配伍，以防意外。

16. 对氨基水杨酸钠忌与水杨酸类同服，以免胃肠道反应加重及导致胃溃疡。此外，本品可干扰利福平的吸收，同时应用应间隔6～8小时。

17. 酮康唑和异曲康唑的吸收和胃液的分泌密切相关，因此不宜与抗酸药、抗胆碱药合用。

18. 多沙普仑禁与碱性药合用；慎与拟交感胺、单胺氧化酶抑制剂（MAOI）合用。

19. 吗啡禁与氯丙嗪注射液合用。哌替啶不宜与异丙嗪多次合用，以免发生呼吸抑制；与单胺氧化酶抑制剂（MAOI）合用可引起兴奋、高热、出汗、神志不清。芬太尼也有此反应。

20. 阿司匹林与糖皮质激素合用可能使胃肠道出血加剧，应禁止配伍；与布洛芬等非甾体抗炎药合用使后者的浓度明显降低，也不宜合用；与碱性药配伍，可促进本品的排泄而降低疗效，不宜合用。

21．抗抑郁药不宜与MAOI合用。因两者作用相似，均有抗抑郁作用，合用时必须减量应用。另外，也不宜与拟肾上腺素类药物合用。抗抑郁药可增强拟肾上腺素药的升压作用。

22．曲马朵忌与单胺氧化酶抑制剂合用。因两者作用相悖，相互抵消。

23．左旋多巴禁与单胺氧化酶抑制剂、麻黄碱、利血平及拟肾上腺素药合用。卡比多巴不宜和金刚烷胺、苯扎托品、丙环定及苯海索合用。

24．溴隐亭忌与降压药、吩噻嗪类或$H_2$受体阻滞剂合用。

25．卡马西平与苯巴比妥、苯妥英钠合用时，可加速卡马西平的代谢，使其浓度降低；而烟酰胺、抗抑郁药、大环内酯类抗生素、异烟肼、西咪替丁等药均可使卡马西平的血药浓度升高，使之易出现毒性反应。此外，抗躁狂药锂盐、抗精神病药硫利达嗪与卡马西平合用时，易致本品出现神经系统中毒症状。卡马西平也可减弱抗凝血药华法林的抗凝作用。而与口服避孕药合用时，可发生阴道大出血及避孕失败。故合用时应特别注意。

26．丙戊酸钠可抑制苯妥英钠、苯巴比妥、扑米酮、氯硝西泮的代谢，易使其中毒，故在合用时应注意调整剂量。

27．苯巴比妥为肝药酶诱导剂，因此可使双香豆素、氢化可的松、地塞米松、睾酮、雌激素、孕激素、口服避孕药、氯丙嗪、氯霉素、多西环素、灰黄霉素、地高辛、毛花苷丙及苯妥英钠等药合用时代谢加速疗效降低；也可使在体内活化的药物作用增加，如环磷酰胺等。其他的肝药酶诱导剂（如：别嘌醇、胺碘酮、氯霉素、氯丙嗪、西咪替丁、环丙沙星、右丙氧芬、地尔硫䓬、乙醇（急性中毒时）、红霉素、丙米嗪、异烟肼、酮康唑、美托洛尔、甲硝唑、咪康唑、去甲替林、口服避孕药、羟保泰松、奋乃静、保泰松、伯氨喹、普萘洛尔、奎尼丁、丙戊酸钠、磺吡酮、磺胺药、硫利达嗪、甲氧苄啶、维拉帕米等）也有此反应。而肝药酶抑制剂〔如：巴比妥类（苯巴比妥为最）、卡马西平、乙醇（慢性酒精中毒者）、氨鲁米特、灰黄霉素、氨甲丙酯、苯妥英、格鲁米特、利福平、磺吡酮（某些情况下起酶抑作用）、奥美拉唑、兰索拉唑等）恰好相反。

28. 普萘洛尔不宜与单胺氧化酶抑制剂合用。否则，作用减弱。

29. 噻吗洛尔滴眼时可被吸收而产生全身作用，故不宜与其他β受体阻滞剂合用。

30. 维拉帕米不宜与β受体阻滞剂合用，否则，会产生低血压、心动过缓、传导阻滞，甚至停搏。

31. 在应用强心苷期间，忌用钙注射液、肾上腺素、麻黄碱及其类似药物。因这些药物可增加其毒性。此外，利血平可增加其对心脏的毒性，也应警惕。由于这类药物脂溶性高，主要在肝脏代谢，故在和肝酶诱导剂或抑制剂合用时，应注意调整剂量。

32. 像去甲肾上腺素这类以强碱弱酸盐形式应用的药物，避免和碱性药物配伍，否则，会产生沉淀。

33. 乙酰半胱氨酸能增加金制剂的排泄；减弱青霉素、四环素、头孢菌素类的抗菌活性，故不宜合用。必要时可间隔 4 小时交替使用。

34. 可待因类中枢镇痛药与中枢抑制药合用，可产生相加作用。

35. 右美沙芬与单胺氧化酶抑制剂合用，可致高热、昏迷，甚至死亡。

36. 麻黄碱与单胺氧化酶抑制剂合用，可引起血压过高。

37. 酮替芬与口服降糖药合用，少数患者可见血小板减少，故两者不宜合用。

38. 西咪替丁不宜与抗酸剂、甲氧氯普胺合用，如必须合用，应间隔 1 小时。此外，也不宜与茶碱、苯二氮䓬类安定药、地高辛、奎尼丁、咖啡因、华法林类抗凝药、卡托普利及氨基糖苷类药物配伍。

39. 酶类助消化药不宜与抗酸剂合用，否则，使其活性降低。

40. 胃动力药（多潘立酮、西沙必利）不宜与抗胆碱药合用，作用相互抵消。

41. 思密达可影响其他药物的吸收，如必须合用时，应在服用本品前 1 小时服用其他药物。

42. 铁剂不宜与含钙、磷酸盐类、鞣酸的药物及抗酸剂和浓茶合用，否则，可形成沉淀，影响其吸收；与四环素类合用，可相互影响吸收。

## 第五节　药品的名称、剂型及用法用量

### 一、什么是药品的通用名？

通用名即国际非专有名称，指在全世界都可通用的名称。如西咪替丁。任何药品说明书上都应标注通用名称。

### 二、什么是药品的别名？

由于一定历史原因造成某药曾在一段时间使用过一个名称，后又统一改为现今的通用名，那个曾使用过一段时间、人们已习惯的名称即别名。如甲氰咪胍、心痛定。

### 三、什么是药品的商品名？

许多生产厂家或企业为了树立自己的形象和品牌，给自己的产品注册商品名，以示区别。药品说明书上的商品名的右上角常标注 R。如抗生素药阿莫西林为通用名，羟氨苄青霉素为别名，珍棒为商品名。

### 四、国家对药品的通用名、别名和商品名有哪些要求？

国家食品药品监督管理局在《关于进一步规范药品名称管理的通知》中规定：

1．必须使用通用名称，其命名应当符合《药品通用名称命名原则》的规定。

2．药品商品名称不得有夸大宣传、暗示疗效作用。应当符合《药品商品名称命名原则》的规定，并得到国家食品药品监督管理局批准后方可使用。

3．药品商品名称的使用范围应严格按照《药品注册管理办法》的规定。

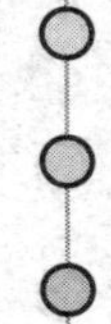

除新的化学结构、新的活性成分的药物，以及持有化合物专利的药品外，其他品种一律不得使用商品名称。

4. 同一药品生产企业生产的同一药品，成分相同但剂型或规格不同的，应当使用同一商品名称。

## 五、什么是药品的剂型?

任何药物，供临床使用之前，都必须制成适合于医疗或预防应用的形式，称为剂型。例如片剂、注射剂、气雾剂、栓剂、丸剂、酊剂等。剂型是集体名词，其中任何一个具体品种，例如片剂中的阿司匹林片，注射剂中的葡萄糖注射液等都叫做制剂。制剂有时也可以是各种剂型，各个具体制剂的总称。

## 六、药品有哪几种剂型?

按照给药途径分类，即将给药途径相同的剂型作为一类，与临床使用密切相关。

1. 经胃肠道给药剂型

指药物制剂经口服后进入胃肠道，起局部作用或经吸收后发挥全身作用的剂型，常用的有散剂、片剂、颗粒剂、胶囊剂、溶液剂、乳剂、混悬剂等。

2. 非经胃肠道给药剂型

指除口服给药途径以外的所有其他剂型，这些剂型可在给药部位起局部作用或被吸收后发挥全身作用。

（1）注射给药剂型：如注射剂，包括静脉注射、肌内注射、皮下注射、皮内注射及腔内注射等多种注射途径。

（2）呼吸道给药剂型：如喷雾剂、气雾剂、粉雾剂等。

（3）皮肤给药剂型：如外用溶液剂、洗剂、搽剂、软膏剂、硬膏剂、糊剂、贴剂等。

（4）黏膜给药剂型：如滴眼剂、滴鼻剂、眼用软膏剂、含漱剂、舌下片剂、粘贴片及贴膜剂等。

（5）腔道给药剂型：如栓剂、气雾剂、泡腾片、滴剂及滴丸剂等，用于直肠、阴道、尿道、鼻腔、耳道等。

## 七、药品通常有哪些使用方法？

1．口服

药物口服后，可经过胃肠吸收而作用于全身，或留在胃肠道作用于胃肠局部。口服是最安全方便的用药方法，也是最常用的方法。

2．注射

注射的方法主要有皮下、肌内、静脉等。

3．局部用药

目的主要是起局部作用，例如涂擦、撒粉、喷雾、含漱、洗涤、滴入、灌肠、吸入、植入、离子透入、舌下给药、肛门塞入、阴道给药等。

## 八、药品常用计量单位有哪些？

中西药物剂量，一律采用法定计量单位计量：

1mg（毫克）=1 000μg（微克）　1g（克）=1 000mg（毫克）

1kg（公斤）=1 000g（克）　1L（升）=1 000ml（毫升）

一部分抗生素、激素、维生素及抗毒素（抗毒血清）用生物鉴定的方法与标准品比较进行测定，采用特定的“单位”（unit; U）计算。对少数毒性较大或用于危急情况的药物（特别是静脉滴注用药），为了确保使用安全与有效，多要求根据体重计算用量，例如解毒药亚甲蓝，规定一次静脉注射量为 1～2mg/kg，即每千克体重的剂量为 1～2mg。如果患者的体重是 50kg，则一次静脉注射量为 50～100mg。

小儿用药量按体重计算的更多，例如红霉素口服计量小儿每日 25～50mg/kg，分 3～4 次服。如果现在有一 6 岁病儿体重 20kg，由此可计算出此病儿日剂量为 500～1 000mg，分 4 次口服，一次量为 125～250mg。

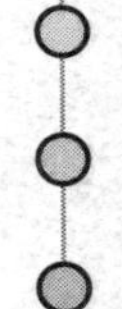

## 九、常用药品服药次数是如何规定的？

根据药物在体内代谢速度的快慢，决定给药的次数。如 1 日 3 次，每日 2 次。

## 十、常用药品的用量是如何规定的？

剂量系指能产生药物作用所需的用量，亦称药用量。剂量过大到一定程度，就能引起中毒现象，称中毒量。严重中毒时引起死亡的量，称致死量。允许使用的最高剂量，称为极量。除特殊情况外，一般不得超过。药物的用量，因患者具体情况不同而异。

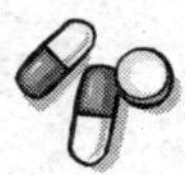

**小链接**

**常用药品的最佳服药时间**

驱虫药、盐类泻药等需空腹给药；健胃药、收敛药、抗酸药、胃肠解痉药、肠道抗感染药和利胆药等在饭前服用；催眠药、缓泻药在睡前服用；其余药物可以在饭后服，特别是对胃有刺激的药物如阿司匹林、吲哚美辛、铁剂等。

资料来源：陈玉文. 药店营业员必备：素质技能知识. 北京：中国医药科技出版社，2006

# 第六节　假药、劣药的辨别

## 一、什么是假药？

### （一）有下列情形之一的，为假药

1. 药品所含成分与国家药品标准规定的成分不符合的。
2. 以非药品冒充药品或者以他种药品冒充此种药品的。

### （二）有下列情形之一的药品，按假药论处

1．国务院药品监督管理部门规定禁止使用的。

2．依照《药品管理法》必须批准而未经批准生产、进口，或者依照必须检验而未经检验即销售的。

3．变质的。

4．被污染的。

5．使用依照《药品管理法》必须取得批准文号而未取得批准文号的原料药生产的。

6．所标明的适应症或者功能主治超出规定范围的。

## 二、什么是劣药？

药品成分的含量不符合国家药品标准的，为劣药。

有下列情形之一的药品，按劣药论处：

1．未标明有效期或者更改有效期的。

2．不注明或者更改生产批号的。

3．超过有效期的。

4．直接接触药品的包装材料和容器未经批准的。

5．擅自添加着色剂、防腐剂、香料、矫味剂及辅料的。

6．其他不符合药品标准规定的。

## 三、如何识别假药？

以下几点可以在购买药品时用来识别某些真假药品：

### （一）注意购药渠道及有效证明

要到一些正规的大药店或医院药房购买药品，因为大药店或医院进药渠道比较正规，重信誉。购买时应索取发票，发票上一定要注明药品名称、生产厂家、生产批号、价格等。若怀疑药品质量有问题，应及时与药品监督管理部门联系，提供发票、实物、包装等证据。不要盲从陌生人、广告或电话的介绍推销，拒绝送货上门。

**（二）查询网站：在国家食品药品监督管理局网站中查找**

键入网址：http://www.sfda.gov.cn。

点“数据查询”，再点“基础数据”，然后把药品名称或国药准字号输入就可查到该产品注册信息，查不到的就是假药。

**（三）使用全国电码防伪系统**

电码防伪技术是近几年才开始使用的一种非常有效的防伪技术，每盒药品的包装盒上都有一个唯一的识别代码，一般为21位。查询方法也很简单：揭开代码标签，拨打防伪电话。

**（四）看包装盒**

从外包装上看要有明确的品名、剂量、规格、生产厂家、生产批号及有效期等。另外，正品所用的纸盒比较硬，不易分层；外观颜色纯正，印刷字迹清晰，打印批号不透纸盒。假药包装盒所用的纸盒比较松软、稍厚，外观颜色不纯正；字迹有些模糊，易分层，打的钢印批号透过纸盒。包装药品的铝箔板：正品印刷字色纯正，字迹清晰，边缘整齐。假药边缘不整齐，印刷字迹有些模糊、重影，字色深浅不一。

**（五）看药片（胶囊）上的字体**

正品药片表面光滑，片白色，片上所压字体深浅一致、清晰。正品胶囊上的字迹清晰，球形小丸大小均匀，药色光亮颜色纯正。

**（六）看药品批准文号**

目前，我国已经对药品的批准文号进行了统一的换发，如果格式不符合，就应当进一步鉴别药品批准文号的格式：国药准字H（Z、S、J）+8位阿拉伯数字组成，其中H代表化学药品，Z代表中药，S代表生物制品，J代表进口药品分包装。如国药准字Z53020799，表明该药是中药，于2002年批准生产，顺序号为“0799”，“53”为省级代码，表示为云南省食品药品监督管理局批准。若批准文号以“卫食健字”或“卫食准字”为开头，则此产品不属于药品。另外看有没有批号，批号一般都是该批药品的出厂日期，如030612-2等。

### （七）看药品说明书

经批准合法生产的药品的说明书内容准确，治疗范围限定严格，附有详细的使用方法毒副作用等，而在包装上出现了一些国家禁止在药品包装上印制的内容，如“正宗藏药”、“祖传秘方”或宣称包治百病的药往往是假药。

### （八）依据药品的特有气味进行鉴别

比如复方醋酸地塞米松乳膏，因其成分中含有樟脑，而樟脑有特异芳香，若无此气味则可疑。胃苏颗粒正品内容物有较浓的芳香气味，假药则没有。

## 四、如何识别劣药？

### （一）注意购药渠道

在经济不发达地区、偏远山区，无证诊所、无证药店比比皆是。这些诊所和药店，正是假药藏身之地。因此，要特别注意在合法的正规医院和有经营许可证的药店购药。

### （二）不贪便宜

假药的实际成本只有真药的 1/10 左右，假药贩子常常以比正品略低的价格销售假药。因此，在购药时切莫将眼光投向价格，以免上当受骗。

### （三）仔细查看药品包装

观察药品内外包装，尤其注意药品外包装的色泽与细微之处。如最小的字，字迹也应清晰可见、间距均匀，印刷套色精致、无错误、无粗糙，药品批号压制清楚，药片、胶囊颗粒大小一致、表面光洁等。另外，观察药粉颜色，可以分辨中成药的真伪。

### （四）观察市场动向

制售假药者是以利润为目的，假劣药品也有一定的市场导向，是与时间、环境和供销需求紧密相连的。通俗地说，什么药品赚钱就有可能出现什么假药，什么药品供不应求就有可能出现什么劣药。所以应当提高警惕。

### （五）加强自我保护意识

当对所购药品或所用药品质量存在质疑时，可将相关的物证，如病历、处方、购药发票、收据、药品内外包装、药品、他人见证等，一并送当地药品监督管理局或消费者协会，供鉴定之用，以维护自身的合法权益。

## 第七节　药品的包装、标签和说明书

### 一、什么是药品的包装？

药品包装是指原用的材料或容器、利用包装技术对药物制剂的半成品或成品进行分（灌）、封、装、贴签等操作，为药品提供品质保证、鉴定商标与说明的一种加工过程的总称。

药品的包装分为内包装和外包装：

（1）内包装系指直接与药品接触的包装（如安瓿、注射剂瓶、铝箔等）。

（2）外包装系指内包装以外的包装，按有里向外分为中包装和大包装。外包装应根据药品的特性选用不易破损的包装，以保证药品在运输、贮藏、使用过程中的质量。

### 二、什么是药品的标签？

药品的标签是指药品包装上印有或者贴有的内容，分为内标签和外标签。药品内标签指直接接触药品的包装的标签，外标签指内标签以外的其他包装的标签。

### 三、什么是药品的说明书？

药品说明书是指导市民如何正确使用药物的依据之一，药品说明书上包含了有关药品的安全性、有效性等基本的科学信息。药品的说明书一般列有以下内容：药品名称（通用名、英文名、汉语拼音）、化学名称、分子式、分子量、结构式（复方制剂、生物制品应注明成分)、性状、药理毒理、药代动力学、适应症、用法用量、不良反应、禁忌症、注意事项、药物过量(包括症状、急救措施、解毒药)、有效期、贮藏、批准文号、生产企业地址及联系电话等内容。如某一项目尚不明确,应注明“尚不明确”字样;如明确无影响,应注明“无”。

## 四、国家对药品包装是如何规定的?

药品包装必须按照规定印有或者贴有标签并附有说明书。

药品的通用名称必须用中文显著标示,如同时有商品名称,则通用名称与商品名称用字的比例不得小于1∶2,通用名称与商品名称之间应有一定空隙,不得连用。

## 五、国家对药品标签是如何规定的?

药品的标签分为内包装标签,中包装标签和外包装标签。

(1)内包装标签与外包装标签内容不得超出国家药品监督管理局批准的药品说明书所限定的内容,文字表达应与说明书一致。

(2)内包装标签可根据其尺寸的大小,尽可能包含药品名称、适应症或者功能主治、用法用量、规格、贮藏、生产日期、生产批号、有效期、生产企业等表示内容,但必须标注药品名称、规格和生产批号。

(3)中包装标签应注明药品名称、主要成分、性状、适应症或者功能主治、用法用量、不良反应、禁忌症、规格贮藏、生产日期、生产批号、有效期、批准文号、生产企业等内容。

(4)大包装标签应注明药品名称、规格、贮藏、生产日期、生产批号、有效期、批准文号、生产企业以及使用说明书规定以外的必要内容,包括包装数量、运输注意事项或其他标志等。

(5)标签上有效期具体表述形式应为:有效期至×年×月。

药品的用法用量除单位含量标志以外,还应使用通俗易懂的文字,如:“一次×片,一日×次”,“一次×只,一日×

次”等。

（6）由于尺寸原因，中包装标签不能全部注明不良反应、禁忌症、注意事项的，均应注明“详见说明书”字样。

麻醉药品、精神药品、医疗用毒性药品、放射性药品、外用药品和非处方药的标签，必须印有规定的标志。

## 六、国家对药品说明书是如何规定的？

《药品说明书和标签管理规定》中规定：

（1）药品说明书应当包含药品安全性、有效性的重要科学数据、结论和信息，用以指导安全、合理使用药品。药品说明书的具体格式、内容和书写要求由国家食品药品监督管理局制定并发布。

（2）药品说明书对疾病名称、药学专业名词、药品名称、临床检验名称和结果的表述，应当采用国家统一颁布或规范的专用词汇，度量衡单位应当符合国家标准的规定。

（3）药品说明书应当列出全部活性成分或者组方中的全部中药药味。注射剂和非处方药还应当列出所用的全部辅料名称。

（4）药品处方中含有可能引起严重不良反应的成分或者辅料的，应当予以说明。

（5）药品生产企业应当主动跟踪药品上市后的安全性、有效性情况，需要对药品说明书进行修改的，应当及时提出申请。

（6）根据药品不良反应监测、药品再评价结果等信息，国家食品药品监督管理局也可以要求药品生产企业修改药品说明书。

（7）药品说明书获准修改后，药品生产企业应当将修改的内容立即通知相关药品经营企业、使用单位及其他部门，并按要求及时使用修改后的说明书和标签。

（8）药品说明书应当充分包含药品不良反应信息，详细注明药品不良反应。药品生产企业未根据药品上市后的安全性、有效性情况及时修改说明书或者未将药品不良反应在说明书中充分说明的，由此引起的不良后果由该生产企业承担。

（9）药品说明书核准日期和修改日期应当在说明书中醒目标示。

## 第八节　药品专有标识

### 国家对药品专有标识是如何规定的?

**（一）处方药专有标识**

是用于已列入《国家非处方药目录》，并通过药品监督管理部门审核登记的非处方药药品标签、使用说明书、内包装、外包装的专有标识，也可用作经营非处方药药品的企业指南性标识。

**（二）非处方药专有标识**

非处方药专有标识图案分为红色和绿色。红色专有标识用于甲类非处方药药品，绿色专有标识用于乙类非处方药药品和用作指南性标识。处方药与乙类非处方的标识见图 4-1 和图 4-2。

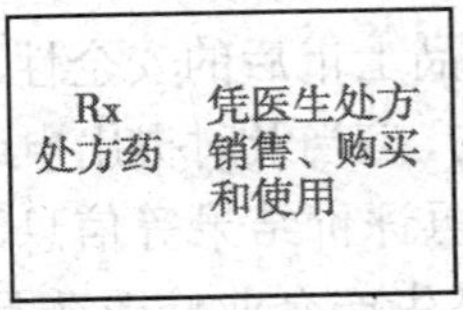

Rx 处方药　凭医生处方销售、购买和使用

图 4-1　处方药标识牌

（白底绿字）

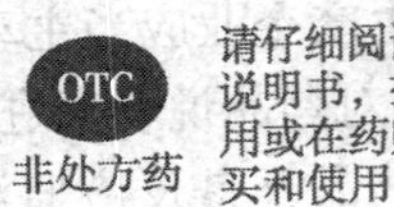


请仔细阅读药品使用说明书，按说明书使用或在药师指导下购买和使用

图 4-2　乙类非处方药标识牌

（白底绿字，OTC 图标为绿底镂空白字，图标坐标比例横：高为 30∶14）

**（三）特殊管理药品和外用药品的专有标识（图 4-3）**

1．麻醉药品，蓝白相间的“麻”字样。

2．精神药品，绿白相间的“精神药品”字样。

3．毒性药品，黑底白字的“毒”字样。

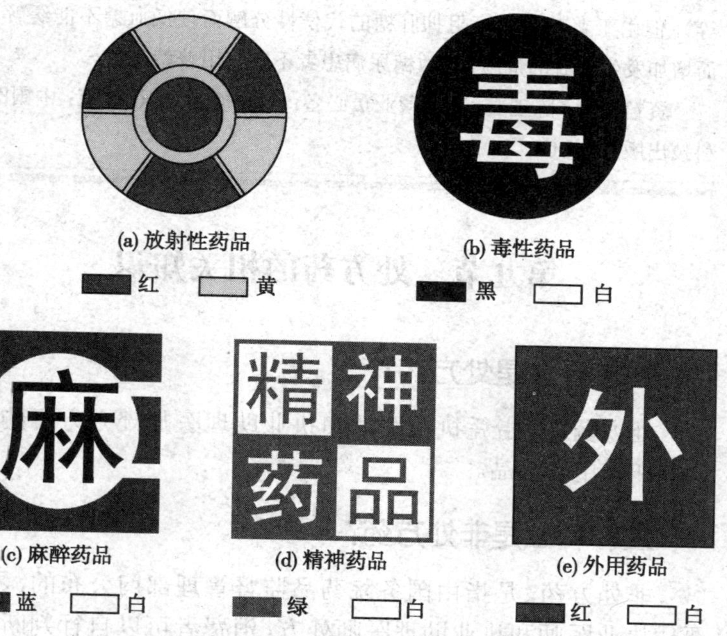

(a) 放射性药品
(b) 毒性药品
(c) 麻醉药品
(d) 精神药品
(e) 外用药品

图 4-3　特殊药品和外用药品的专有标识

4．放射性药品，红黄相间的圆形图案。

5．外用药品，红底白字的“外”字样。

专有标识在药品说明书、中包装、大包装、标签上均有印刷。

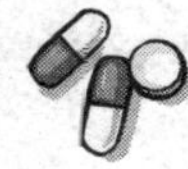

**小链接**

## 特殊患者的用药禁忌

如哮喘患者使用氨茶碱静脉注射及口服后，由于氨茶碱的中枢兴奋作用，患者出现心悸，医生在处方中开了普萘洛尔以减慢心率，但本品还会引起支气管痉挛，加重哮喘，甚至引起死亡，故哮喘患者应禁用普萘洛尔。又如有的医生给糖尿病患者开出二甲双胍和普萘洛尔，由于普萘洛尔系 β 受体阻滞剂，虽可减轻二甲双胍引起的低血糖反应（心悸、出汗等)，但由于普萘洛尔可阻抑肝糖的代偿性分解而使低血糖不能缓解，从而增加发生虚脱的危险性，故糖尿病患者不宜应用普萘洛尔。

资料来源：陈玉文. 药店营业员必备：素质技能知识. 北京：中国医药科技出版社，2006

## 第九节　处方药的相关知识

### 一、什么是处方药?

处方药，是指凭执业医师和执业助理医师处方方可购买、调配和使用的药品。

### 二、什么是非处方药?

非处方药，是指由国务院药品监督管理部门公布的，不需要凭执业医师和执业助理医师处方，消费者可以自行判断、购买和使用的药品。

### 三、如何购买处方药?

《处方药与非处方药分类管理办法》(试行)第二条规定："处方药必须凭执业医师或执业助理医师处方才可调配、购买和使用"。

### 四、如何使用处方药?

处方药的正确使用应注意以下几点：

#### (一) 向医生介绍近期用药情况

治疗过程不全是医生的事，你应当主动参与。在你向医生陈述病情的同时，应介绍你近来所用过的药物，包括你用药方获得的药和你在没有药方的情况下自购的药，以及是否还服用过维生素类营养药、人参等补药和草药。如有必要，你在就诊时应随带着你所用的药品去见医生。这将有助于医生做好你的门诊病历，同时，也便于医生开出更合适于你的药，少走用药的弯路，确保你得到更适宜的治疗。

### （二）回忆用药不良反应史

当医生准备开药给你时，你应当回忆自己是否有过药物热、药疹等药物不良反应史，是服用了哪种药物，当时症状表现如何。以便于医生了解你体质的特异性，慎开对你可能有副作用的药物，从而避免药物对你带来的健康损害。

### （三）认清处方上的药名

有时医生开药的字迹你认不清，有时你不知道医生开的什么药，但药是由你来服用的，你得对自己负责，不妨与医生较较真，保证你能清楚他开出的是什么药方。

### （四）弄清用药期间的饮食禁忌

你应向医生询问："我在服用这种药的同时，还服用其他的药或营养补品，这样做是否安全？""当我服用这种药时，在吃、喝和活动方面有哪些禁忌？"考虑到有些食物有增强或削减药效作用，你还应主动向医生介绍你的饮食结构和饮食习惯，听取医生对你的指导。

### （五）取药时多长个心眼

当你在药房取药时，要问："这药是医生为我开的吗？"提醒药剂师不要拿错了药。

### （六）核实药物的性能和用途

你在药房里取药时，应向药剂师询问药物的有关常识，如"这药是治什么病的"，药剂师有义务耐心回答你提出的问题。若你对医生开的药物有疑问，应找医生核实去。

### （七）看懂药物的使用说明

如果你对药物的使用说明有疑问时，要多作提问。药物说明可能很笼统，或是含糊不清。例如常见的"一日服 3 次"的说法，你必须弄清楚这是多长时间服用一次，是白天里早、中、晚各服一次，还是一昼夜每隔 8 小时服一次。有的药品使用说明标注有每公斤体重服用多少毫克等，为了避免剂量搞错，你不妨请药剂师帮你计算用药量。

**（八）了解药物有何副作用**

你服了药物后，很难保证不产生副作用。你应就药物可能产生的副作用向医生和药剂师详细询问：“药物可能发生的副作用是什么？”“如果出现副作用，我应如何处理？”必要时应索要药物文字说明，有了充分的思想准备，即使发生意外，你也不会惊慌失措，有些情况可以自己迅速解决，有的则要争取得到医生的帮助。

# 第五章　疾病初步诊断及用药（中成药）

## 第一节　内科用药

### 一、感冒类

感冒是感受风、寒、湿、热等外邪引起的外感病，是常见病、多发病之一，主要表现为鼻塞、流涕、喷嚏、咳嗽、头痛、恶寒发热、全身不适等症状，一年四季都可能发生，但以冬、春季多见。一般轻症称为伤风。西医认为，普通感冒是由感冒病毒引起的呼吸道传染病，而流行性感冒是由多种流感病毒引起的急性呼吸道感染病，除以上症状外，全身中毒症状严重，甚至有高热、昏迷以致死亡。中医称为时行感冒。

#### （一）风寒感冒

1．症状

恶寒重、发热轻、无汗、头疼、咳嗽、鼻塞、流清涕、口不渴、舌苔薄白、脉浮紧。

2．治法

可选用具有解表发汗，疏风散寒功能的风寒感冒冲剂、荆防颗粒（冲剂）、感冒清热颗粒，若内有食积者，可选用具有解表和胃功能的午时茶颗粒。风寒感冒常用药见表 5-1。

#### （二）风热感冒

1．症状

发热重、微恶风、有汗或汗出不畅、咳嗽、痰黏或黄，咽干、

表 5-1 风寒感冒常用药

| 药名 | 药物组成 | 功能与主治 | 规格 | 用法与用量 | 备注 |
|---|---|---|---|---|---|
| 风寒感冒冲剂 | 麻黄、葛根、紫苏叶、防风、桂枝、白芷、陈皮、苦杏仁等 | 解表发汗，疏风散寒。用于风寒感冒，发热头疼等 | 每袋 8g | 口服，每次 1 袋，每日 3 次 | 风热感冒不适用，心、脾、肾等慢性病患者应在医生指导下服用 |
| 荆防冲剂 | 荆芥、防风、羌活、独活、柴胡、前胡、川芎、枳壳等 | 发汗解表，散风祛湿。用于风寒感冒，头痛身痛等 | 每袋 15g | 口服，每次 1 袋，每日 3 次 | |
| 感冒清热颗粒（冲剂） | 荆芥穗、薄荷、防风、柴胡、紫苏叶、葛根、桔梗、白芷等 | 疏风散寒，解表清热。用于风寒感冒，头疼发热等 | 每袋 12g 或 6g（无糖型） | 口服，每次 1 袋，每日 2 次 | 糖尿病患者可服用无糖剂型，脾弱便溏者慎用 |
| 午时茶颗粒（冲剂） | 苍术、柴胡、羌活、防风、白芷、川芎、广藿香、前胡等 | 解表和胃。用于感受风寒，恶寒发热，内有食积等 | 每袋 8g | 冲服，每次 1 袋，每日 1～2 次 | 无食积者不宜用 |
| 外感风寒颗粒 | 桂枝、白芷、防风、柴胡、白芍、杏仁（炒）、甘草、生姜等 | 解表散寒、疏风止咳。用于风寒感冒，恶寒发热，全身酸痛，鼻塞流清涕，咳嗽等 | 每袋 12g | 口服，开水冲服，每次 12g，每日 3 次 | 风热感冒不适宜 |

续表

| 药名 | 药物组成 | 功能与主治 | 规格 | 用法与用量 | 备注 |
|---|---|---|---|---|---|
| 感冒胶囊 | 羌活、荆芥穗、川芎、黄芩、麻黄、桂枝、当归、葛根等 | 散风解热。用于外感风寒引起的头疼发热，咽喉肿痛等 | 每粒0.425g | 口服，每次2～4粒，每日2次 | 风热感冒不适宜 |
| 防风通圣丸 | 防风、荆芥穗、薄荷、麻黄、大黄、芒硝、栀子、川芎、连翘等 | 解表通里，清热解毒。用于外寒内热，表里俱实证，头痛咽干，小便短赤，大便秘结等 | 每20丸重1g | 口服，每次6g，每日2次 | 孕妇慎用 |
| 抗病毒口服液 | 板蓝根、生石膏、生地黄、玄参、知母等 | 清热祛湿，凉血解毒。用于流感等 | 每支10ml | 口服，每次1支，每日2～3次（早饭前和午饭、晚饭后各一次） | 孕妇、哺乳期妇女禁用 |
| 感冒水 | 羌活、荆芥穗、薄荷、黄芩、麻黄、石菖蒲、桂枝、桔梗、葛根等 | 散风解热。用于外感风寒引起的头疼发热，恶寒无汗，骨节酸痛等 | 每瓶15ml | 口服，每次5ml，每日2次 | |
| 正柴胡饮颗粒 | 柴胡、陈皮、防风、芍药、甘草、生姜等 | 表散风寒，解热止痛。用于外感风寒初起；发热恶寒，无汗，喷嚏，咽痒咳嗽及流行性感冒初起等 | 每袋10g或3g | 开水冲服。每次1袋，每日3次 | 孕妇禁用，糖尿病患者禁服含糖颗粒剂 |

口渴想喝水，鼻塞、流黄涕。舌边尖红，苔薄黄，脉浮数。

2．治法

可选用具有疏风清热、解毒、利咽功能的风热感冒冲剂、羚翘解毒丸、银翘解毒片；咳嗽较明显者，可选用具有疏风清热、宣肺止咳功能的桑菊感冒片；热象较重者，可选用具有清热、解表功能的银柴颗粒、柴胡口服液；毒热症状较重者，可选用具有清热解毒功能的板蓝根颗粒、双黄连口服液。风热感冒常用药见表 5-2。

**（三）气虚感冒**

1．症状

一般多见于平素气虚，反复感冒，多为感冒风寒，恶寒症状较轻，但延续时间较长，发热轻、怕冷，伴有气短乏力。苔白，脉弱。

2．治法

可选用具有疏风散寒、祛痰止咳功能的参苏丸等。气虚感冒常用药见表 5-3。

【注意】

1．首先应当分辨清楚是普通感冒还是流行性感冒，后者的特点是发病急，病情重，传染性强，往往可以引起暴发、流行或大流行，不属于自我药疗范围。使用中药 OTC 的范围仅限于普通伤风感冒的轻症。

2．很多传染病的初期症状均与感冒相似，如肺炎、痢疾、流行性乙型脑炎等，所以在自我药疗时，一定要注意观察病情的变化。如果发热持续不退而且体温逐渐升高，咳嗽也不断加重，痰量也增多，色黄而黏稠；或见有胸痛，气喘，头痛剧烈，伴有呕吐或腹痛腹泻，且这些症状持续不断并加重，服药 3 天后无缓解，就应当立刻到医院就诊。另外，对于“非典”、禽流感的初期症状更应高度警惕。

3．对于平素体虚，抵抗力较弱，反复感冒缠绵不愈，症状虽轻，但全身疲倦无力，就应当采用扶正祛邪兼施的中药治疗。

4．对于感冒的治疗，多用辛散的药物，使之发汗，外邪即

表 5-2 风热感冒常用药

| 药名 | 药物组成 | 功能与主治 | 规格 | 用法与用量 | 备注 |
|---|---|---|---|---|---|
| 风热感冒冲剂 | 板蓝根、连翘、薄荷、荆芥穗、桑叶、芦根、牛蒡子、菊花等 | 疏风清热，利咽解毒。用于风热感冒，发热有汗等 | 每袋 10g | 开水冲服，每次 1 袋，每日 2 次 | 风寒感冒不适用，心、肝、肾等慢性病患者在医生指导下用 |
| 桑菊感冒片（颗粒、浓缩丸、糖浆） | 桑叶、菊花、连翘、薄荷、苦杏仁、桔梗、甘草、芦根等 | 疏风清热，宣肺止咳。用于风热感冒初起，头疼等 | 每片 0.5g | 口服，每次 4～8 片，每日 2～3 次 | 风寒感冒不适用，心、肝、肾患病者在医生指导下用 |
| 银翘解毒颗粒（胶囊） | 金银花、连翘、薄荷、荆芥、甘草、淡豆豉、牛蒡子（炒）、桔梗等 | 辛凉解表，清热解毒。用于风热感冒，发热头疼等 | 每袋 15g | 开水冲服，每次 1 袋，每日 3 次 | 糖尿病患者可服用无糖剂型 |
| 银柴颗粒（冲剂） | 忍冬藤、芦根、薄荷、柴胡、枇杷叶等 | 清热，解表，止咳。用于风热感冒，发热咳嗽 | 每袋 12g | 口服，每次 1 袋，每日 3～4 次 | 糖尿病患者不宜服用，心、肝、肾病患在医生指导下用 |
| 板蓝根颗粒（片、糖浆等） | 板蓝根 | 清热解毒。用于病毒性感冒，咽喉肿痛 | 颗粒剂每袋 5g 或 10g | 颗粒剂开水冲服，每次 5g，每日 4 次 | 糖尿病患者不宜服用，心、肝、肾病患在医生指导下用 |

续表

| 药名 | 药物组成 | 功能与主治 | 规格 | 用法与用量 | 备注 |
|---|---|---|---|---|---|
| 双黄连口服液（糖浆、胶囊） | 金银花、黄芩、连翘 | 清热解毒。用于感冒发热，咳嗽咽痛 | 每支10ml | 口服，每次20ml，每日3次 | 糖尿病患者不宜服用，心、肝、肾病患在医生指导下用 |
| 柴胡口服液 | 柴胡 | 解表退热。用于感冒发热 | 每支10ml | 口服，每次10～20ml，每日3次 | 糖尿病患者不宜服用，心、肝、肾病患在医生指导下用 |
| 金羚感冒片 | 水牛角浓缩粉、羚羊角、忍冬藤等 | 辛凉解表，清热解毒。用于伤风感冒及上呼吸道感染 | 每盒48片 | 口服，每次4～5片，每日3次 | 孕妇禁用，对阿司匹林过敏者禁用 |
| 复方穿心莲片 | 穿心莲、路边青 | 清热解毒，利湿。用于风热感冒，咽喉疼痛，湿热泄泻 | 每片0.37g | 口服，每次4片，每日3次 | |
| 复方大青叶颗粒 | 大青叶、金银花、大黄、拳参、羌活 | 清热解毒，解表散风。用于风热感冒及流感 | 每袋10g | 开水冲服，每次10～20g，每日1～2次 | 孕妇禁用，糖尿病患者禁服 |

表 5-3　气虚感冒常用药

| 药名 | 药物组成 | 功能与主治 | 规格 | 用法与用量 | 备注 |
|---|---|---|---|---|---|
| 荆防败毒丸 | 荆芥、甘草、薄荷、枳壳、土茯苓、防风、桔梗、前胡、独活、党参、川芎、柴胡、羌活 | 清热散风，发表解肌。用于伤风感冒，恶寒发热，头疼咳嗽，周身酸痛。体虚感冒夹湿者适宜 | 每 10 粒重 1g | 口服，每次 9g，每日 2 次 | |
| 参苏片（水丸、颗粒等） | 党参、紫苏叶、葛根、前胡、茯苓、半夏（制）、陈皮、桔梗等 | 疏风散寒，祛痰止咳。用于体虚感冒，气短乏力，怕冷发热等 | 片剂 | 口服，每次 5 片，每日 2～3 次 | 实证感冒禁服，不宜同时服补药 |
| 人参败毒胶囊 | 独活、羌活、人参、川芎、柴胡、枳壳、桔梗、前胡、茯苓、甘草、生姜等 | 益气解表，散寒祛湿。用于气虚外感风寒湿邪所致恶寒，发热，无汗，口不渴，头疼，肢体酸痛沉重，乏力，咳嗽，鼻塞流清涕 | 每粒 0.3g | 口服，每次 3 粒，每日 3 次 | |
| 体虚感冒合剂 | 板蓝根、黄芪、黄芩、金银花、白术、玄参、麦冬等 | 益气养阴，解表散邪。适用于体虚感冒，乏力，鼻塞流涕 | 每支 10ml 或每瓶 100ml | 口服，每次 10～20ml，每日 3 次 | |

可随汗而解，但是应当以微微汗出为宜，切忌大汗淋漓，否则反而耗伤正气。另外，在服药期间也应当注意饮食和卧床休息，服用清淡的饮食和多饮水等自我调理。

## 二、暑湿类

暑湿证是感受暑湿之邪所引起的外感病。常发生在夏季或夏秋之交时期，暑邪属于热邪范围，但暑邪又多与湿邪相挟杂，湿邪重浊黏腻。暑湿发病，又有暑邪为重和湿邪为重的区别。西医认为，夏秋季节常见的中暑、胃肠炎、胃肠型感冒等病属于中医暑湿范围。

### （一）暑热证

1．症状

头昏、头胀、咽干咽痛、口渴，或有发热、全身不适、胸闷。舌红苔黄、少津，脉细数。

2．治法

可选用具有清热解暑，祛湿生津功能的药物。暑热常用药见表 5-4。

### （二）暑湿证

1．症状

头晕、胸闷、恶心、吐泻、腹痛，或伴有寒热。舌质淡，舌苔腻，脉濡等。

2．治法

可选用具有解表化湿，理气和中功能的药物。暑湿常用药见表 5-5。

【注意】

1．暑湿证应与暑温相区别。因为暑温属于中医温（瘟）病范围，如乙型脑炎、流行性脑膜炎等传染病，中医称之暑温。其症状表现和传变规律与暑湿证完全不同。“温邪上受，首先犯肺，逆传心包”，意思是说暑温之邪是从口鼻入侵，首先引起肺部热病症状，很快就会传入“心包”，而出现高热、昏迷、谵语等

表 5-4 暑热常用药

| 药名 | 药物组成 | 功能与主治 | 规格 | 用法与用量 | 备注 |
|---|---|---|---|---|---|
| 清凉油 | 薄荷脑、薄荷油、樟脑油、樟脑、桉油、丁香油、桂皮油、氨水 | 清凉散热，醒脑提神，止痒止痛。用于伤暑引起的头痛 | 每盒 3g | 外用，需要时涂于太阳穴或患处 | 眼、外阴等皮肤黏膜交界处禁用 |
| 十滴水软胶囊 | 樟脑、干姜、大黄、小茴香、肉桂、辣椒、桉油 | 健胃，驱风。用于伤暑引起的头晕、恶心、腹痛等 | 每粒 0.35g | 每次 2 粒 | 孕妇忌服，过敏性体质忌服 |
| 清凉和片 | 薄荷、紫苏叶、葛根、薄荷脑、乌梅肉 | 清热解暑，生津止渴，用于受暑受热，口渴恶心 | 每片重 0.5g 或 1g | 口服，每次 2～4 片 | 不宜同时服用补药，心、肝、肾病患和孕妇应在医生指导下用 |

表 5-5 暑湿常用药

| 药名 | 药物组成 | 功能与主治 | 规格 | 用法与用量 | 备注 |
|---|---|---|---|---|---|
| 藿香正气软胶囊（水、片、颗粒） | 苍术、陈皮、厚朴（姜制）、白芷、茯苓、大腹皮、生半夏、甘草浸膏、广藿香油、紫苏叶油 | 解表化湿，理气和中。用于胃肠型感冒，呕吐泄泻，头疼昏重等 | 胶囊剂每粒450mg；酊剂每瓶10ml；颗粒剂每袋5g | 口服，胶囊剂每次2～4粒，每日2次；颗粒剂每次5g；酊剂每次5～10ml | 不宜同时服用补药，心、肝、肾病患和孕妇应在医生指导下用药 |
| 六合定中丸 | 藿香、紫苏叶、香薷、木香、六神曲、白扁豆（去皮）、檀香 | 祛暑除湿，和胃消食。用于暑湿感冒，恶寒发热，恶心呕吐等 | 每丸9g | 口服，每次1丸，每日3次 | 不宜同时服用补药，心、肝、肾病患和孕妇应在医生指导下用药 |
| 四季油 | 水杨酸甲酯、肉桂油、樟脑、松节油、薄荷脑、薄荷油、八角茴香油 | 有驱风兴奋作用。用于伤风感冒，舟车眩晕，中暑 | 每瓶30ml | 外用，涂擦额角、眉心等处 | 外用药，不宜内服 |
| 苏合香丸 | 苏合香、安息香、冰片、水牛角浓缩粉、麝香、檀香、沉香、丁香、香附、木香、乳香、荜茇、白术、诃子肉、朱砂 | 芳香开窍，行气止痛。用于中风，中暑，痰厥昏迷，心胃气痛 | 每丸3g | 一次1丸，一日2次 | 孕妇禁用 |

神志症状，所以要密切观察病情，若见有高热神志昏迷等症状应及早到医院就诊。

2．暑湿证应与痢疾相区别。痢疾是因为疫毒壅滞肠间所引起的肠道传染病，以脓血便、里急后重、腹痛腹泻为主症，应立即到医院肠道门诊就诊。

3．对于中暑等症，除服药外，还要注意自我护理，立即到通风、阴凉的地方休息，多饮水，最好是糖盐水，或用凉水湿敷头部等。

## 三、咳嗽类

咳嗽时呼吸系统多种病常见的症状之一；可伴有咳痰或干咳无痰。外感六淫之邪（风、寒、暑、湿、燥、火）或内生五邪（风、寒、湿、燥、火）以及脏腑功能失调均可引起咳嗽，故咳嗽可分为外感咳嗽和内伤咳嗽两大类。外感咳嗽，由于病因不同又分为风热咳嗽、风寒咳嗽和燥邪伤肺咳嗽；内伤咳嗽又分为痰湿咳嗽、痰热咳嗽和阴虚肺热咳嗽等。

### （一）风寒咳嗽

1．症状

咳嗽，痰稀白，恶寒，头痛或鼻塞流涕。舌苔薄白，脉浮或浮数。

2．治法

可选用具有解表散寒，宣肺止咳的通宣理肺丸等。风寒咳嗽常用药见表5-6。

### （二）风热咳嗽

1．症状

咳嗽，胸闷，痰白黏或黄黏，口渴想喝水，或有发热，便秘。舌苔黄，脉滑数。

2．治法

可选用具有清肺，润肺，止咳化痰，平喘功能的川贝清肺糖浆、止嗽定喘口服液等。风热咳嗽常用药见表5-7。

表 5-6　风寒咳嗽常用药

| 药名 | 药物组成 | 功能与主治 | 规格 | 用法与用量 | 备注 |
|---|---|---|---|---|---|
| 川贝止咳糖浆 | 川贝母、杏仁水、款冬花、紫苏叶、紫菀、前胡、桔梗、陈皮、甘草 | 宣肺气，散风寒、镇咳祛痰。用于风寒感冒，咳嗽气逆 | 每瓶100ml | 口服，一次10～15ml，一日3次 | |
| 止咳宁嗽胶囊 | 桔梗、荆芥、百部、紫菀(制)、白前(制)、前胡、款冬花（蜜炙）、麻黄（蜜炙）、陈皮、苦杏仁(炒)、防风 | 疏风散寒，宣肺解表，镇咳祛痰。用于风寒咳嗽，呕吐 | 每粒0.25g | 口服，一次4～6粒，一日2～3次 | 风寒咳嗽、咳嗽较重者宜用 |
| 止咳祛痰颗粒 | 桔梗、百部、苦杏仁、盐酸麻黄碱 | 润肺祛痰，止咳定喘。用于伤风咳嗽，慢性支气管炎及支气管哮喘 | 每袋10g | 温开水冲服，一次10g，一日3次 | |
| 宁咳露（糖浆剂） | 麻黄、甘草、紫菀、苦杏仁、百部 | 止咳化痰。用于伤风咳嗽 | 每瓶100ml | 口服，一次15ml，一日3次 | 风热咳嗽不宜用 |
| 通宣理肺丸(片) | 紫苏叶、前胡、桔梗、苦杏仁(炒)、麻黄、陈皮、半夏(制)、茯苓、枳壳(炒)、黄芩、甘草 | 解表散寒，宣肺止嗽。用于风寒束表、肺气不宣所致的感冒咳嗽，症见发热、恶寒、咳嗽、鼻塞流涕、头痛、无汗、肢体酸痛 | 水蜜丸每100丸重10g | 口服。水蜜丸一次7g，一日2～3次 | |

表 5-7　风热咳嗽常用药

| 药名 | 药物组成 | 功能与主治 | 规格 | 用法与用量 | 备注 |
|---|---|---|---|---|---|
| 治咳川贝琵琶露 | 平贝母、枇杷叶、水半夏、桔梗、薄荷脑、辅料为蔗糖、防腐剂 | 镇咳祛痰。用于感冒引起的咳嗽 | | 口服，一次 1～2 格（10～20ml），一日 3 次 | |
| 止咳丸 | 川贝母、紫苏子、厚朴、葶苈子、法半夏、麻黄、白果、罂粟壳、硼砂、枳壳、陈皮、桔梗、防风、白前、前胡、紫苏叶、桑叶、黄芩、南沙参、薄荷、茯苓、甘草 | 降气化痰，止咳定喘。用于风寒入肺，肺气不宣引起的咳嗽痰多，喘促胸闷，周身酸痛或久咳不止，以及老年支气管炎咳嗽 | 每粒 0.25g | 口服，一次 6 丸，一日 2 次 | 儿童、孕妇及哺乳期妇女禁用；糖尿病患者禁服 |
| 十味龙胆花颗粒 | 龙胆花、烈香杜鹃、甘草、矮紫堇、川贝母、小檗皮、鸡蛋参、螃蟹甲、藏木香、马尿泡等 | 清热化痰，止咳平喘。用于痰热壅肺所致的咳嗽、喘鸣、痰黄，或兼发热、流涕、咽痛、口渴、尿黄、便干 | 每袋装 3g | 开水冲服，一次 3g，一日 3 次 | |
| 风热咳嗽丸 | 桑叶、前胡、连翘、苦杏仁霜、黄芩、枇杷叶、桔梗、菊花、浙贝母、薄荷、甘草 | 祛风解热，止咳化痰。用于风热咳嗽，鼻流稠涕，发热头昏，咽干舌燥 | 每 20 粒重 1g | 口服，一次 3g，一日 3 次 | |

### （三）燥邪咳嗽

1．症状

干咳，咽干，痰少或痰不易咳出。舌苔薄白少津，脉细弦数。

2．治法

可选用具有清肺润燥，化痰止咳，生津利咽功能的二母宁嗽丸、秋梨润肺膏等。燥邪咳嗽常用药见表 5-8。

### （四）痰湿咳嗽

1．症状

咳嗽声重浊，喘息，胸闷，痰多色白易咳出，或痰黏咳吐不爽，脘痞腹胀，纳少，口腻。舌质胖淡，苔白腻，脉滑。

2．治法

可选用具有降气化痰功能的苏子降气丸等。痰湿咳嗽常用药见表 5-9。

### （五）痰热咳嗽

1．症状

咳嗽喘息气粗，痰多，黏稠，不易咳出，胸闷烦热，口干。舌质红，苔黄厚腻，脉滑数。

2．治法

可选用具有清肺热，化痰止咳功能的橘红丸、止嗽定喘口服液等。痰热咳嗽常用药见表 5-10。

### （六）阴虚咳嗽

1．症状

咳嗽日久，痰少咳吐不爽，痰黏或夹血丝，咽干口燥，手足心热。舌红少苔，脉细数。

2．治法

可选用具有养阴润肺，化痰止咳功能的养阴清肺膏、百合固金丸、川贝清肺糖浆等。阴虚咳嗽常用药见表 5-11。

【注意】

1．咳嗽为肺脏最常见的症状之一，发病的原因较多，不论内因外因，致使肺气不能宣散，失于清肃下降之特性；或痰湿阻

表 5-8 燥邪咳嗽常用药

| 药名 | 药物组成 | 功能与主治 | 规格 | 用法与用量 | 备注 |
|---|---|---|---|---|---|
| 川贝半夏液 | 川贝母、半夏、梨清膏 | 润肺止咳。用于阴虚，燥咳等症 | 每瓶 10ml | 口服，每次 10～20ml，每日 3～4 次 | |
| 止咳丸 | 川贝母、紫苏子、厚朴、葶苈子、法半夏、麻黄、白果、罂粟壳、硼砂、枳壳、陈皮、桔梗、防风、白前、前胡、紫苏叶、桑叶、黄芩、南沙参、薄荷、茯苓、甘草 | 降气化痰，止咳定喘。用于风寒入肺，肺气不宣引起的咳嗽痰多，喘促胸闷，周身酸痛或久咳不止，以及老年支气管炎咳嗽 | 每粒 0.25g | 口服，一次 6 丸，一日 2 次 | 儿童、孕妇及哺乳期妇女禁用；糖尿病患者禁服 |
| 二冬膏 | 天冬、麦冬 | 养阴润肺。用于肺阴不足引起的燥咳痰少，鼻干咽痛 | 每瓶 100g | 口服，每次 9～15g，每日 2 次 | 阳虚者不宜用 |
| 清燥润肺合剂 | 桑叶、石膏、甘草、黑芝麻、阿胶、麦冬、苦杏仁、北沙参、枇杷叶 | 清燥润肺。用于燥气肺，干咳无痰，气逆而喘，咽干鼻燥，心烦口渴 | | 口服，一次 10～15ml，一日 3 次 | 阳虚者不宜用 |
| 痰咳净片 | 桔梗、咖啡因、远志、冰片、苦杏仁、五倍子、甘草 | 通窍顺气，止咳，化痰。用于支气管炎、咽炎等引起的咳嗽多痰，气促，气喘 | 每片 0.2g | 含服，一次 1 片，一日 3～6 次 | 孕妇禁用 |

表 5-9 痰湿咳嗽常用药

| 药名 | 药物组成 | 功能与主治 | 规格 | 用法与用量 | 备注 |
|---|---|---|---|---|---|
| 橘红片(颗粒、蜜丸) | 化橘红、陈皮、半夏(制)、茯苓、甘草、桔梗、苦杏仁、紫苏子(炒)、紫菀、款冬花、瓜蒌皮、浙贝母、地黄、麦冬、石膏 | 化痰止咳。用于咳嗽痰多，痰不宜咳出等 | 每片 0.5g | 口服，每次 6 片，每日 2 次 | 有支气管扩张、肺脓肿、心病者，应在医生指导下用 |
| 苏子降气丸 | 紫苏子(炒)，厚朴，前胡，甘草，姜半夏，陈皮，沉香，当归 | 降气化痰。用于痰多色白，咳嗽喘促，气短胸闷，动则加剧 | 13 粒 1g | 口服：每次 6g，每日 1～2 次 | |
| 二陈丸 | 陈皮、半夏、茯苓、甘草 | 燥湿化痰，理气和胃。用于痰湿停滞导致的咳嗽痰多，胸脘胀闷，恶心呕吐 | 每 100 粒重 6g | 口服，一次 9～15g，一日 2 次 | |
| 蜜炼川贝枇杷膏 | 川贝母、枇杷叶、南沙参、茯苓、化橘红、桔梗、法半夏、五味子、瓜蒌子、款冬花、远志、苦杏仁、生姜、甘草、杏仁水、薄荷脑 | 润肺化痰、止咳平喘、护喉利咽、生津补气、调心降火。本品适用于伤风咳嗽、痰稠、痰多气喘、咽喉干痒及声音嘶哑 | 150ml/ 瓶 | | 糖尿病患者忌用 |
| 复方半夏片 | 半夏(姜)、麻黄、远志、桔梗、前胡、陈皮、白前、款冬花、细辛、淀粉、糊精、硬脂酸镁 | 止咳化痰。用于咳嗽痰多 | 每片重 0.39g | 口服，一次 4～5 片，一日 4 次；或遵医嘱 | |

**表 5-10　痰热咳嗽常用药**

| 药名 | 药物组成 | 功能与主治 | 规格 | 用法与用量 | 备注 |
|---|---|---|---|---|---|
| 止咳橘红丸 | 化橘红、陈皮、法半夏、茯苓、甘草、紫苏子(炒)、苦杏仁(去皮炒)、紫菀、款冬花、麦冬、瓜蒌皮、知母、桔梗、地黄、石膏 | 清肺润燥，止嗽化痰。用于肺热燥咳，痰多气促，口苦咽干 | 每丸重 6g | 口服，一次 2 丸，一日 2 次 | 忌食辛辣油腻物 |
| 止咳枇杷冲剂 | 枇杷叶、桑白皮、白前、百部、桔梗、薄荷脑 | 清肺、止咳、化痰。用于咳嗽多痰 | 每袋重 10g | 开水冲服，一次 10g，一日 3 次 | |
| 肺宁颗粒 | 猪胆提取物、浙贝母等 | 清热祛痰，镇咳平喘。用于肺内感染。慢性支气管炎，喘息性支气管炎 | 每袋装 5g | 开水冲服，一次 10g，一日 3 次 | |
| 橘红丸 | 化橘红、陈皮、半夏(制)、茯苓、甘草、桔梗、苦杏仁、紫苏子(炒)、紫菀、款冬花、瓜蒌皮、浙贝母、地黄、麦冬、石膏 | 清肺，化痰，止咳。用于咳嗽痰多，痰不易出，胸闷口干 | 大蜜丸 6g/ 丸 | 口服，小蜜丸一次 12g，大蜜丸一次 2 丸，一日 2 次 | |

表 5-11　阴虚咳嗽常用药

| 药名 | 药物组成 | 功能与主治 | 规格 | 用法与用量 |
| --- | --- | --- | --- | --- |
| 养阴清肺膏 | 地黄、麦冬、玄参、川贝母、白芍、牡丹皮、薄荷、甘草 | 养阴润燥，清肺利咽。用于阴虚肺燥，咽喉干痛，干咳少痰或痰中带血 | 每瓶装 100ml | 口服，一次 10～20ml，一日 2～3 次 |
| 养阴清肺丸 | 地黄、玄参、麦冬、川贝母、牡丹皮、白芍、薄荷、甘草 | 养阴清肺，清热利咽。用于咽喉干燥疼痛，干咳少痰，痰中带血 | 每丸 10g | 口服，一次 1 丸，一日 2 次 |
| 固本咳喘片 | 猪胆提取物、浙贝母等 | 益气固表，健脾补肾。用于慢支、肺气肿、支气管哮喘等症 | 每片重 0.4g | 口服，一次 4～5 片，一日 3 次 |

于气道，呼吸不能顺畅，或痰湿、痰热壅肺；或热伤肺气、肺阴，以致肺虚久咳等，病情比较复杂。而中药OTC仅适用于上述各种情况的初期轻症，除阴虚肺热咳嗽过去已有明确的西医诊断外，各种类型的咳嗽服药均不宜超过一周，同时应密切注意病情的发展变化。

2．对于咳嗽的自我药疗要注意辨证认病，首先要分清是外感咳嗽还是内伤咳嗽。外感咳嗽，多有比较明显的发病因素，如伤风、感冒、受凉、受燥（天气干燥、燥热），病程短，发病急，开始痰少，逐渐增多；而内伤咳嗽发病缓慢，病程长，或有过去慢性发作的病史；兼夹症状也多，如内热、内燥、内寒、内湿等症状。

3．肺燥咳嗽多发生在秋季，由于燥热伤肺引起咳嗽。同时还应分清是外燥还是内燥，内燥多见有明显的肺阴虚生内热的症状，用药也不同。

4．服药期间，忌辛辣、油腻、生冷食物。一般症状如用药一周内未见改变，或咳喘加重，应到医院就诊。

## 四、哮喘类

哮喘可以分为哮证和喘证。哮证是一种发作性的痰鸣气喘；喘证是以呼吸困难，甚至张口抬肩，鼻翼扇动，不能平卧为特征。由于两者证候常并见，故临床常以“哮喘”并称。哮喘是一种慢性呼吸系统疾病的症状。常见于急慢性支气管炎、喘息性支气管炎、慢性阻塞性肺气肿等疾病。本病可由于外感六淫之邪（风、寒、暑、湿、燥、火）或内伤饮食、情志、劳欲、久病导致痰浊阻肺，或肺失宣降，或肾气不固，气逆于肺，都能引起哮喘。哮喘可分为实证和虚证两大类。实证哮喘，由于病因不同又分为风寒袭肺，表寒里热，痰热郁肺，痰浊阻肺，肺气郁闭；虚证哮喘又分为肺虚哮喘和肾虚哮喘。

### （一）寒喘

1．症状

喘咳气急，痰多稀薄色白，兼有头痛，或伴发热，口不渴，无汗。苔薄白，脉浮数。

2. 治法

可选用具有宣肺散寒的保宁半夏曲；表寒里热可选用喘咳宁片。寒喘常用药见表 5-12。

**（二）热喘**

1. 症状

咳逆上气，胸胀或胸痛，气粗，鼻煽，咳而不爽，痰吐稠黏，伴有形寒，身热，烦闷，身痛，有汗或无汗，口渴。苔薄白或黄，质红，脉浮数（滑）。

2. 治法

可选用具有清泄痰热功能的安嗽糖浆、百花定喘丸等。热喘常用药见表 5-13。

**（三）虚喘**

1. 症状

喘咳气涌，胸部胀痛，痰多黏稠色黄，或夹血色，伴有胸中烦热，身热，有汗，渴喜冷饮，面红，咽干，尿赤，或大便秘结。苔黄或腻，脉滑数。

2. 治法

肺虚哮喘可选用具有补肺益气养阴润肺功能的参贝北瓜膏、肺安片等；肾虚哮喘可选用蛤蚧定喘胶囊、息喘丸等。虚喘常用药见表 5-14。

## 五、呕吐类

呕吐是指事物或痰涎等由胃中上逆而出的病症，也是多种病症的症状之一。因此，当出现连续不断的呕吐时，应到医院检查确定诊断后，在医生的指导下用药。若为器质性病变不宜使用中药非处方药。呕吐常用药见表 5-15。

【注意】

1. 哮喘涉及多种急慢性病，发病的原因也较复杂，不但为肺系疾病的主要症状之一，也有因其他脏腑病变影响到肺所

表 5-12　寒喘常用药

| 药名 | 药物组成 | 功能与主治 | 规格 | 用法与用量 |
| --- | --- | --- | --- | --- |
| 保宁半夏曲 | 半夏(制)、豆蔻(去壳)、砂仁(去壳)、肉桂、木香、丁香、枳实(炒)、枳壳、五味子、陈皮、青皮(去心)、生姜、薄荷、甘草、广藿香 | 止咳化痰，平喘降逆，和胃止呕，消痞散结。用于风寒咳嗽，喘息气急，湿痰冷饮，胸脘满闷，久咳不愈，顽痰不化(及老年咳嗽)等症 | 复方(无规格) | 口服，一次 5g，一日 3 次，温开水或姜汤送服 |
| 喘咳宁片 | 麻黄、猪胆汁、苦杏仁霜、桔梗，甘草。辅料为淀粉 | 止咳平喘。用于内素有里热，外又感受风寒所致的咳喘病 | 36 片 / 盒 | 口服，一次 3～4 片，一日 3 次 |

表 5-13　热喘常用药

| 药名 | 药物组成 | 功能与主治 | 规格 | 用法与用量 |
| --- | --- | --- | --- | --- |
| 百花定喘丸 | 款冬花、陈皮、麦冬、天花粉、北沙参、石膏、五味子、桔梗、牡丹皮、薄荷、天冬、苦杏仁、前胡、黄芩、百合、麻黄、紫菀 | 清热化痰，止咳定喘。用于痰热咳喘，胸满不畅，咽干口渴 | 每丸 9g | 口服，每次 1 丸，每日 2 次 |
| 安嗽糖浆 | 浙贝母流浸膏、甘草流浸膏、百部、桔梗流浸膏、前胡、姜半夏、陈皮、氯化铵、盐酸麻黄碱、薄荷脑 | 润肺化痰，止咳平喘。用于痰热阻肺，喘息气短，咳嗽痰黏，口渴咽干，支气管炎 | 120ml/ 瓶 | 口服，一次 10～15ml，一日 3 次 |

表 5-14　虚喘常用药

| 药名 | 药物组成 | 功能与主治 | 规格 | 用法与用量 |
| --- | --- | --- | --- | --- |
| 肺安片 | 款冬花、知母、橘红、桔梗、川贝母、阿胶、葶苈子、姜半夏、苦杏仁、甘草膏、麻黄、马兜铃 | 润肺定喘，止嗽化痰。用于阴虚久嗽，喘息不宁，痰壅气闷，夜卧不安 | 每片 0.35g | 口服，一次 3～5 片，一日 3 次 |
| 参贝北瓜膏 | 北瓜清膏、南沙参、党参、干姜、浙贝母 | 平喘化痰、润肺止咳，补中益气。用于哮喘气急，肺虚咳嗽，津少痰多等症 | 300g/ 瓶 | 口服，每次服 15g，每日 3 次 |

表 5-15　呕吐常用药

| 药名 | 药物组成 | 功能与主治 | 规格 | 用法与用量 |
| --- | --- | --- | --- | --- |
| 止吐六味散 | 甘草、蔓荆子、大米（微炒）、小茴香、柿子、芜荽果 | 止吐。用于呕吐 | 每袋装 15g | 口服，一次 1.5～3g，一日 1～2 次 |
| 活胃胶囊（散） | 砂仁、小茴香、肉桂、红曲、大黄、滑石粉、薄荷脑、碳酸氢钠、酒石酸、碳酸镁 | 理气和胃，降逆止呕。用于肝郁气逆，脾胃不和引起：胸肋胀满，胃脘疼痛，气逆嘈杂，呕吐吞酸，及消化不良 | 每粒 0.25g | 口服，一次 4 粒，一日 2 次 |

致,特别是哮喘反复发作,日久痰瘀互结,病及于心。由于病程长,常反复发作,疾病顽固,而中药OTC仅适用上述各种情况的初期轻症,同时应密切注意病情的发展变化。

2. 对于哮喘的自我药疗要注意辨病认证,首先要分清实证哮喘、虚证哮喘,在分清虚实的基础上,辨寒证、热证,辨外感、内伤。

3. 查过敏原到医院诊治。

4. 服药期间忌辛辣、油腻、腥冷食物,一般症状用药一周内未见改善,或哮喘加重,应向医生咨询。

## 六、伤食类

伤食是指因食物积滞,难以消化所引起的胃肠功能失调而出现的症状,俗称"停食"。多因饮食不节,或暴饮暴食,或过食生冷以及腐败不洁的食品,或因偏嗜某种食物所致。伤食多发生于脾胃虚弱或病后消化功能尚未恢复等患者,相当于西医所说的消化不良、胃肠功能紊乱(又称为非溃疡性消化不良)。主要表现为脘腹胀痛,呕恶嗳腐(打嗝有腐臭味),或有呕吐、腹泻,或大便干结等。

### (一)饮食伤胃

1. 症状

上腹部(胃脘)胀满,食欲不振,口臭、打饱嗝,嗳腐吞酸。舌苔白厚,脉数。

2. 治法

可选用具有开胃消食功能的大山楂丸,或健胃消食功能的加味保和丸等。兼有外感症状(俗说停食着凉)者可选用具有解表、祛湿和中功能的保济丸等。饮食伤胃常用药见表5-16。

### (二)脾虚食滞

1. 症状

腹部满闷,食欲不振,恶心呕吐,消瘦倦怠,大便溏。舌苔白,脉细。

表 5-16　饮食伤胃常用药

| 药名 | 药物组成 | 功能与主治 | 规格 | 用法与用量 | 备注 |
|---|---|---|---|---|---|
| 大山楂丸（颗粒等） | 山楂、六神曲、麦芽 | 开胃消食。用于食欲不振，消化不良 | 每丸 9g | 口服，每次 1～2 丸，每日 1～3 次 | 胃酸多者慎用 |
| 保和丸 | 山楂（焦）、六神曲（炒）、半夏（制）、茯苓、陈皮、连翘、莱菔子、麦芽（炒） | 消食，导滞，和胃。用于食积停滞，脘腹胀满，嗳腐吞酸，不欲饮食 | 水丸每袋装 6g<br>大蜜丸每丸重 9g | 口服，水丸一次 6～9g，大蜜丸一次 1～2 丸，一日 2 次 | |
| 复方鸡内金片 | 鸡内金、六神曲 | 健脾开胃，消食化积。用于脾胃不和引起的食积胀满，饮食停滞 | 每片重 0.25g | 口服，每次 2～4 片，每日 3 次 | |

2．治法

脾虚伤食：可选用具有健脾和胃、顺气化湿功能的木香顺气丸、香砂枳术丸等。脾虚食滞常用药见表5-17。

### （三）肝郁食滞

1．症状

胸胁满闷，上腹部胀满，嗳气倒饱，胃中嘈杂，大便秘结。舌苔黄厚，脉弦。

2．治法

可选用具有行气宽中，化滞通便功能的木香理气片。肝郁食滞常用药见表5-18。

【注意】

1．伤食是指一般性因饮食不节所造成暂时性的消化不良，虽然可能出现腹痛、腹泻等肠道症状，但应与痢疾相鉴别。痢疾是以下利脓血，里急后重，伴有发冷发热，全身中毒症状比较严重，属于肠道传染病，应到医院急诊。

2．伤食应与急性胃肠炎相鉴别，急性胃肠炎多因饮食不洁，以致出现呕吐，恶心，腹痛，腹泻，可有发冷发热，甚至高热，全身症状明显，严重时可以出现脱水等症状，应到医院急诊。

3．应与慢性胰腺炎急性发作相鉴别。本病为突然发作性上腹部痛或左上腹痛，发病前多有饱食、饮酒或过食油腻史，疼痛向左腰或肩部放射，伴有恶心、呕吐、发热，可有黄疸。应及时到医院急诊。

4．对于伤食服药三天症状仍未见改善者仍应到医院诊治。

## 七、胃脘痛类

胃痛（中医又称胃脘痛）是以上腹部近心窝处经常发生疼痛为主的症状。常见的原因有寒邪客胃，饮食停滞，肝气犯胃，或忧思恼怒，损伤脾胃所引起。

### （一）寒邪犯胃

1．症状

表 5-17　脾虚食滞常用药

| 药名 | 药物组成 | 功能与主治 | 规格 | 用法与用量 | 备注 |
|---|---|---|---|---|---|
| 木香顺气丸 | 木香、砂仁、香附（醋制）、槟榔、甘草、陈皮、厚朴（制）、枳壳（炒）、苍术（炒）、青皮（炒） | 行气化湿，健脾和胃。用于湿浊阻滞气机，胸膈痞闷，脘腹胀痛，呕吐恶心，嗳气纳呆 | 每袋 9g | 口服，一次 6～9g，一日 2～3 次 | |
| 香砂六君丸 | 木香、砂仁、党参、白术（炒）、茯苓、炙甘草、陈皮、半夏（制） | 益气健脾，和胃。用于脾虚气滞，消化不良，嗳气食少，脘腹胀满，大便溏泄 | 200 丸 / 瓶，每 8 丸相当于原生药 3g | 口服，一次 6～9g，一日 2～3 次 | |
| 消食健胃片 | 山楂、六神曲（麸炒）、麦芽（炒）、槟榔。辅料为蔗糖 | 开胃消食，消积。用于食欲不振，消化不良，脘腹胀满 | 每片重 0.5g | 嚼服，一次 6～8 片，一日 1～3 次 | 孕妇忌服 |
| 健脾颗粒 | 白术、党参、陈皮、麦芽、山楂、枳实 | 健脾开胃。用于脾胃虚弱，脘腹胀满，食少便溏 | 每袋 5g | 开水冲服，一次 10g，一日 2 次 | |

表 5-18　肝郁食滞常用药

| 药名 | 药物组成 | 功能与主治 | 规格 | 用法与用量 | 备注 |
|---|---|---|---|---|---|
| 木香理气片 | 木香、香附(醋制)、乌药、青皮(醋制)、陈皮、枳实、枳壳、厚朴(姜汁制)、三棱(醋制)、莪术(醋煮)、山楂、槟榔、吴茱萸(制)、肉桂、甘松、桔梗、黄芩、大黄、牵牛子(炒)、蔗糖、糊精、硬脂酸镁 | 行气宽中，化滞通便。用于气郁不舒，停食停水，胸胁痞闷，脘腹胀满，恶心呕吐，倒饱嘈杂，大便秘结 | 每片0.25g | 口服，一次4～8片，一日2次 | |
| 疏肝调气丸 | 香附(醋制)、龙胆、木香、郁金、莪术(醋制)、白芍、郁李仁、厚朴(姜制)、青皮(醋制)、陈皮、石菖蒲、牡丹皮、姜黄、沉香、枳实(麸炒)、豆蔻、延胡索(醋制)、五灵脂(醋制)、牵牛子(炒)、厚朴花、莱菔子(炒) | 舒气开郁，健胃消食。用于两胁胀满，胸中烦闷，呕吐恶心，气逆不顺，倒饱嘈杂，消化不良，大便燥结 | 6g/瓶 | 口服，一次6g，一日1～2次 | 孕妇忌服 |
| 槟榔四消丸 | 槟榔、大黄(酒炒)、牵牛子(炒)、猪牙皂(炒)、香附(醋制)、五灵脂(醋制) | 消食导滞，行气泻水。用于食积痰饮，消化不良，脘腹胀满，嗳气吞酸，大便秘结 | 每袋6g | 口服。一次6g，一日2次 | 孕妇忌服 |

外受寒邪，胃脘暴痛，怕凉喜暖，胃部得温则痛减，遇寒则疼痛加重，口不渴，喜热饮。苔薄白，脉紧。

2．治法

若为外寒所引起的，可选用具有解表祛风，健脾和胃功能的神曲茶；若为内寒，可选用具有温胃止痛作用的温胃舒胶囊。寒邪犯胃常用药见表5-19。

**（二）饮食停滞**

1．症状

胃痛，上腹胀满，嗳腐吐酸水或吐不消化的食物，吐食或排气后胃痛减轻，或大便不爽。苔厚腻，脉滑。

2．治法

可选用具有消食开胃，健胃功能的大山楂丸、加味保和丸；见有脾虚者，可选用具有健脾和胃，消积导滞功能的六味能消丸。饮食停滞常用药见表5-20。

**（三）肝气犯胃**

1．症状

胃脘胀闷，胃痛连胁部，嗳气频繁，大便不畅，每因情志因素而发作。苔薄白，脉沉弦。

2．治法

可选用具有舒肝和胃功能的加味左金丸、气滞胃痛冲剂；若胃痛胃酸偏多者，可选用胃得安片；若胃痛气胀明显者，可选用具有理气消胀功能的胃苏冲剂。肝气犯胃常用药见表5-21。

**（四）脾胃虚寒**

1．症状

胃部隐痛，喜嗳喜按，空腹时疼痛加重，得食痛减，吐清水，食欲不振，神疲乏力，甚则手脚发凉，大便溏稀。舌淡苔白，脉虚弱。

2．治法

可选用具有温中和胃功能的香砂养胃丸或温胃舒胶囊。脾胃虚寒常用药见表5-22。

表 5-19　寒邪犯胃常用药

| 药名 | 药物组成 | 功能与主治 | 规格 | 用法与用量 | 备注 |
|---|---|---|---|---|---|
| 十香止痛丸 | 香附(醋炙)、乌药、檀香、延胡索(醋炙)、香橼、蒲黄、沉香、厚朴(姜汁炙)、零散香、降香、丁香、五灵脂(醋炙)、木香、排草、砂仁、乳香(醋炙)、高良姜、熟大黄 | 疏气解郁，散寒止痛。用于气滞胃寒，两肋胀满，胃脘刺痛，腹部隐痛 | 每丸重 6g | 口服，一次 1 丸，一日 2 次 | |
| 七味胃痛胶囊 | 木香、荜茇、高良姜、鸡内金、吴茱萸、肉桂、次碳酸铋、碳酸氢钠、淀粉 | 温中行气，化瘀消积，制酸止痛。用于寒凝气滞，血瘀积滞所致胃脘胀痛，遇寒加重，烧心吞酸，嗳气饱胀，恶心呕吐，食欲不振；胃十二指肠溃疡 | 每粒装 0.5g | 口服一次 3～4 粒，一日 3 次，饭前服 | 孕妇忌服 |

表 5-20　饮食停滞常用药

| 药名 | 药物组成 | 功能与主治 | 规格 | 用法与用量 | 备注 |
| --- | --- | --- | --- | --- | --- |
| 胃炎宁冲剂 | 木香（煨）、檀香、肉桂、细辛、薏苡仁（炒）、山楂、鸡内金、乌梅、甘草（蜜炙），辅料为蔗糖 | 温中醒脾，和胃降逆，芳香化浊，消导化食 | 每袋 15g | 口服，一次 15g，一日 3 次 | 孕妇忌服 |
| 健胃片 | 苍术（制）、陈皮、黄芩、大黄、碳酸氢纳 | 清热燥湿，制酸和胃。用于肝胃郁热证之反酸吞酸，胃脘痞闷，消化不良等症 | 每片 0.5g | 口服，一次 1～2 片，一日 3 次 | 孕妇忌服 |

表 5-21　肝气犯胃常用药

| 药名 | 药物组成 | 功能与主治 | 规格 | 用法与用量 | 备注 |
| --- | --- | --- | --- | --- | --- |
| 胃苏冲剂 | 紫苏梗、香附、陈皮、香橼、佛手、枳壳 | 理气消胀，和胃止痛。主治胃脘胀痛 | 每袋 15g | 口服：每次 15g，每日 3 次 | 本品含蔗糖，糖尿病患者不宜服用 |
| 气滞胃痛颗粒 | 柴胡、延胡索（炙）、枳壳、香附（炙）、白芍、甘草（炙） | 舒肝理气，和胃止痛。用于肝郁气滞，胸痞胀满，胃脘疼痛 | 每袋装 5g | 开水冲服，一次 5g，一日 3 次 | |
| 沉香化气片（丸） | 沉香、香附（醋制）、莪术（醋制）、甘草、木香、砂仁、六神曲（炒）、广藿香、陈皮、麦芽 | 理气疏肝，消积和胃。用于肝胃气滞，脘腹胀痛，胸膈痞满，不思饮食，嗳气泛酸 | 每片重 0.5g | 口服，一次 3～5 片，一日 2 次 | 孕妇忌服 |

续表

| 药名 | 药物组成 | 功能与主治 | 规格 | 用法与用量 | 备注 |
|---|---|---|---|---|---|
| 沉香舒气丸 | 木香195g、砂仁117g、沉香195g、青皮(醋炙)、厚朴(姜炙)、香附(醋炙)、乌药、枳壳(去瓤麸炒)、草果仁、豆蔻、片姜黄、郁金、延胡索(醋炙)、五灵脂(醋炙)、柴胡、山楂(炒)、槟榔、甘草 | 舒气化郁、和胃止痛。用于肝郁气滞、肝胃不和引起的胃脘胀痛，两胁胀满疼痛或刺痛，烦躁易怒呕吐吞酸，呃逆嗳气，倒饱嘈杂，不思饮食 | 每丸重3g | 一次2丸，一日2～3次 | |
| 舒肝和胃丸 | 香附(醋制)、白芍、佛手、木香、郁金、白术(炒)、陈皮、柴胡、广藿香、甘草(蜜炙)、莱菔子、槟榔(炒焦)、乌药 | 舒肝解郁，和胃止痛。用于两胁胀满，食欲不振，打嗝呕吐，胃脘疼痛，大便失调 | 每丸重6g | 口服，一次2丸，一日2次 | |
| 猴头健胃灵胶囊 | 猴头菌培养物浸膏、海螵蛸、延胡索(制)、白芍(制)、香附(制)、甘草(制) | 舒肝和胃，理气止痛。用于肝胃不和，胃脘胁肋胀痛，呕吐吞酸；慢性胃炎、胃及十二指肠溃疡 | 每粒装0.34g | 口服，一次4粒，一日3次 | |

表 5-22　脾胃虚寒常用药

| 药名 | 药物组成 | 功能与主治 | 规格 | 用法与用量 |
|---|---|---|---|---|
| 香砂养胃丸（颗粒、胶囊） | 木香、砂仁、白术、陈皮、茯苓、半夏（制）、香附（醋制）、枳实（炒）、豆蔻（去壳）、厚朴（姜炙）、广藿香、甘草。辅料为生姜、大枣、滑石粉、四氧化三铁 | 温中和胃。用于不思饮食，胃脘满闷或泛吐酸水 | 每袋 9g | 口服，一次 1 袋，一日 2 次 |
| 温胃舒胶囊（颗粒） | 党参、附子（制）、黄芪（炙）、肉桂、山药、肉苁蓉（制）、白术（炒）、山楂（炒）、乌梅、砂仁、陈皮、补骨脂 | 温胃止痛。用于慢性胃炎，胃脘凉痛，饮食生冷，受寒痛甚 | 每粒装 0.4g | 口服，一次 3 粒，一日 2 次 |
| 胃疡宁丸 | 白术、乌药、白及、青皮、赤芍、仙鹤草、甘草、珍珠层粉、香附、五指毛桃 | 温中散寒，理气止痛，制酸止血。用于胃脘胀痛或刺痛，呕吐泛酸，胃及十二指肠溃疡属于寒凝气滞血瘀者 | 每丸重 3g | 口服，一次 1～2 丸，一日 2～3 次 |
| 胃舒宁冲剂 | 甘草、海螵蛸、白芍、白术、延胡索、党参 | 镇痛，健胃，制酸。用于胃脘疼痛，泛酸，慢性胃炎吞酸，呃逆嗳气，倒饱嘈杂，不思饮食 | 每袋重 5g | 开水冲服，一次 5g，一日 3 次 |

### (五)瘀血停滞

1. 症状

胃痛，有定处而拒按，或有针刺感，食后痛加重，或见吐血，黑色大便。舌质暗、有瘀斑。

2. 治法

可选用具有活血化瘀功能的摩罗丹、胃气痛片等。瘀血停滞常用药见表5-23。

### (六)胃阴亏虚

1. 症状

胃痛隐隐，口燥咽干，大便干结。舌红少津，脉细数。

2. 治法

可选用具有滋阴养胃功能的养胃舒胶囊。胃阴亏虚常用药见表5-24。

### (七)肝胃郁热

1. 症状

胃脘灼痛，痛势急迫，烦躁易怒，吐酸嘈杂，口干口苦。舌红苔黄，脉弦。

2. 治法

可选用具有泻火疏肝，和胃功能的左金片等。肝胃郁热常用药见表5-25。

【注意】

1. 胃痛应与冠心病心绞痛(中医称真心痛)、胆道病(中医称胁痛)和腹痛相鉴别。冠心病心绞痛多已有明确的诊断，且有多次发作的历史，若为初次发作，确有以胃痛为主要症状者，患者自以为是胃痛，吃了治胃痛的药根本无效，而且疼痛剧烈，缓解后如常人；对于中老年人或有高血压病史者，应到医院进一步检查确诊，以免延误病情，甚至引起猝死。胆道病是指胆囊或胆管的炎症，蛔虫、结石等均可引起右侧上腹或胁肋痛，除慢性炎症外多为发作性绞痛，可伴有发热，疼痛向右肩或后背窜痛，可有黄疸；一般多有反复发作的历史，且多因过食油腻

表 5-23　瘀血停滞常用药

| 药名 | 药物组成 | 功能与主治 | 规格 | 用法与用量 | 备注 |
| --- | --- | --- | --- | --- | --- |
| 胃气痛片 | 乌药、郁金、香附(制)、青皮、乳香(制)、没药(制)、五灵脂(炒)、白芍(炒)、肉桂、高良姜、丁香、木香、八角茴香。辅料为：硬脂酸镁 | 理气，和胃，止痛。用于胃脘疼痛，胸腹胀满，呕吐酸水，消化不良 | 每片重 0.4g | 口服，一次 5 片，一日 2 次 | |
| 胃乃安胶囊 | 黄芪、三七、人参粉、珍珠层粉、人工牛黄 | 补气健脾、宁心益神、行气活血、消炎生肌。用于治疗胃及十二指肠溃疡、慢性胃炎 | 每粒 0.3g | 口服：每次 4 粒，每日 3 次 | 孕妇忌服 |

表 5-24　胃阴亏虚常用药

| 药名 | 药物组成 | 功能与主治 | 规格 | 用法与用量 | 备注 |
| --- | --- | --- | --- | --- | --- |
| 养胃舒胶囊(颗粒) | 党参、陈皮、黄精(蒸)、山药、玄参、乌梅、山楂、北沙参、干姜、菟丝子、白术(炒) | 滋阴养胃。用于慢性胃炎，胃脘灼热，隐隐作痛 | 每粒重0.4g | 口服，一次3粒，一日2次 | 胃脘灼热、剧痛，急症不宜服用 |
| 阴虚胃痛颗粒 | 北沙参、麦冬、石斛、玉竹、白芍、甘草 | 养阴益胃，缓中止痛。用于胃阴不足引起的胃脘隐隐灼痛，口干舌燥，纳呆，干呕，慢性胃炎、消化性溃疡 | 每袋5g | 开水冲服，一次10g，一日3次 | |

表 5-25　肝胃郁热常用药

| 药名 | 药物组成 | 功能与主治 | 规格 | 用法与用量 |
| --- | --- | --- | --- | --- |
| 胃力康颗粒 | 柴胡(醋炙)、赤芍、枳壳(麸炒)、木香、丹参、延胡索、莪术、黄连、吴茱萸、大黄(酒炙)、党参、甘草 | 行气活血、泄热和胃。用于胃脘痛气滞血瘀兼肝胃郁热证 | 每袋重10g | 口服，一次10g，一日3次 |
| 胃痛宁片 | 蒲公英提取物、氢氧化铝、甘草干浸膏、天仙子浸膏、龙胆粉、小茴香油 | 清热燥湿，理气和胃，制酸止痛。用于湿热互结所致胃、十二指肠溃疡、胃炎，症见胃脘痉痛，胃酸过多，脘闷嗳气，泛酸泛嘈杂，食欲不振，大便秘结，小便短赤 | 每片重0.25g | 口服，一次3片，一日2～3次 |

而诱发。肝气犯胃所引起的胃痛也有向两胁窜痛的症状，胆道病的疼痛多为绞痛、剧烈；而胃痛病患者仍以胃脘部疼痛为主。病情缓解后仍应到医院进一步确诊。腹痛与胃痛两者相互关联而且相互影响，但疼痛的部位有所不同。胃痛偏于上腹部近心窝处，胃脘以下到耻骨毛际以上都是腹痛范围。有时先胃痛后腹痛，都应当认真鉴别，例如阑尾炎，开始可以表现为胃痛，但随着病情发展就转到右下腹痛。其他如疼痛的性质、特点，伴发呕吐、恶心，或腹泻、便秘等症状，都有助于分清是胃痛还是腹痛。

2. 胃痛的自我药疗。一定要比较明确自己的病情，特别是比较可靠的诊断；如果没有把握就要毫不犹豫地到医院去就诊，不能随意服用“止痛片”或乱吃药，对于腹痛也是如此。若长期胃痛，而且伴有消瘦，食欲不振或厌油腻，就应当到医院彻底检查明确诊断。即使是第一次发生胃痛，自我药疗已经治愈，但仍后遗上消化道的症状(如厌食、胃纳减少等)，也都要到医院进一步确诊为好。

3. 第一次发生胃痛，虽然已经缓解，待到医院确诊后，仍可以根据病情选择一种善后调理的中药OTC，继续服用。平时应注意饮食调理和饮食节制，以防复发。

## 八、胃胀类

胃胀是指胃部痞满，胸膈满闷，按压时无包块、无疼痛的症候。多因生活起居失调，饮食不化，气郁不舒，脾胃虚弱，脾失运化，气机升降失常而引起。一般分为虚证、实证两类。相当于西医所说的功能性消化不良等病。

### (一)脾胃虚弱

1. 症状

胃脘部不舒，痞闷胀满，时轻时重，食欲不振，喜热喜按，得温则症状减轻，四肢不暖，气短乏力，体倦懒言，大便稀溏。舌淡苔白，脉沉细无力。

2．治法

可选用具有健脾养胃，温中散寒，益气健脾功能的益气六君丸、丁蔻理中丸、阿那日五味散等。脾胃虚弱常用药见表5-26。

### (二)痰湿中阻

1．症状

胃脘满闷不舒，头目眩晕，胸闷不饥，恶心欲吐，身倦发沉，或咳痰不爽，小便黄涩。舌苔腻，脉滑。

2．治法

可选用具有燥湿化痰，理气消胀，健胃宽胸功能的不换金正气散、大温中丸、健胃宽胸丸等。痰湿中阻常用药见表5-27。

### (三)饮食停滞

1．症状

胃脘满闷不舒，恶心呕吐或打嗝腐臭，吐酸水或能进食而大便不通，腹满拒按。舌苔厚，脉弦滑。

2．治法

可选用具有理气健脾，消食功能的开胸理气丸、健胃十味丸、消食健脾丸、温胃阿亚然及片等。饮食停滞常用药见表5-28。

### (四)肝郁气滞

1．症状

胃脘不舒，胸闷痞满，心烦易怒，两胁肋部发胀，时有叹息。舌苔薄白，脉弦。

2．治法

可选用具有舒肝解郁，理气化滞功能的开郁顺气丸、沉香化滞丸、舒肝片、调胃丹等。伴有胃阴虚证者可配合服用胃脘舒冲剂或复方鲜石斛颗粒。肝郁气滞常用药见表5-29。

【注意】

1．本病相当于西医所指的功能性消化不良，应到医院检查确诊排除慢性胃炎、十二指肠炎、消化性溃疡、胃癌等，并在医生指导下用药。

表 5-26　脾胃虚弱常用药

| 药名 | 药物组成 | 功能与主治 | 规格 | 用法与用量 |
|---|---|---|---|---|
| 阿那日五味散 | 石榴，干姜，肉桂，砂仁，荜茇 | 温胃，消食。用于胃脘寒痛，隐隐刺痛，消化不良 | 每袋重 15g | 口服，一次 1.5～3g，一日 1～2 次 |
| 消食养胃片 | 白术（麸炒）、茯苓、香附（醋炒）、砂仁、苍术（炒）、厚朴（姜炙）、陈皮、甘草、木香、南山楂、六神曲（麸炒）、麦芽（炒）、藿香、莱菔子（炒）、枳壳（去心、麸炒）、半夏曲、党参（去芦） | 和胃止呕，舒气宽胸。用于胃脾虚弱，消化不良引起的两肋胀满，胃脘作疼，饱胀嘈杂，呕吐酸水，面色萎黄，四肢倦怠 | 每片重 0.32g | 口服，一次 8 片，一日 2 次 |

表 5-27　痰湿中阻常用药

| 药名 | 药物组成 | 功能与主治 | 规格 | 用法与用量 | 备注 |
|---|---|---|---|---|---|
| 不换金正气散 | 苍术（米泔浸）、陈皮（去白）、厚朴（姜汁炒）、藿香、半夏（姜汁炒）、枳实（麸炒）、白术（去芦）、白茯苓（去皮）、白豆蔻（去壳）、甘草、黄连（土炒） | 治四时伤寒，瘴疫时气，头疼壮热，腰背拘急 | 每袋重 15g | 一次 15g，一日 1～2 次 | |
| 健胃宽胸丸 | 白术（麸炒）、厚朴（姜制）、苍术、陈皮、香附（醋制）、清半夏、茯苓、六神曲（麸炒）、枳实（麸炒）、莱菔子（炒）、黄芩、山楂、生姜、连翘 | 健胃宽胸，除湿化痰。用于胸腹胀满，气滞不舒，脾胃不和，痰饮湿盛 | 每袋重 6g | 口服，一次 6g，一日 1～2 次 | 孕妇忌服 |

表 5-28　饮食停滞常用药

| 药名 | 药物组成 | 功能与主治 | 规格 | 用法与用量 | 备注 |
| --- | --- | --- | --- | --- | --- |
| 开胸理气丸 | 木香、陈皮、厚朴(姜炙)、三棱(麸炒)、莪术(醋炙)、牵牛子(炒)、槟榔(炒焦)、猪牙皂 | 理气宽胸，消积导滞。用于气郁不舒，停食停水引起的胸膈痞满脘腹痛，饮食少进，痢疾初起 | 每100粒重6g | 口服，一次6g，一日2次 | |
| 健胃十味丸 | 石榴、白豆蔻、诃子、光明盐、肉桂五灵脂、胡椒、山柰、荜茇、寒水石(热制) | 暖胃助消，用于寒热积聚，消化不良，胃胀不适，呕吐泄泻 | 每10粒重2g | 口服，一次9～15粒，一日1～2次 | |
| 越鞠保和丸 | 栀子(姜制)、六神曲(麸炒)、香附(醋制)、川芎、苍术、木香、槟榔 | 舒肝解郁，开胃消食，用于气郁停滞，倒饱嘈杂，胸腹胀痛，消化不良 | 每袋6g | 每次6g，每日1～2次 | |

表 5-29 肝郁气滞常用药

| 药名 | 药物组成 | 功能与主治 | 规格 | 用法与用量 |
| --- | --- | --- | --- | --- |
| 开郁顺气丸 | 柴胡、青皮、槟片、香附、木香、枳壳、酒芍、山栀、黄芩、姜夏、川芎、神曲、紫补、砂仁、广皮、苍术、乌药、茯苓、盔沉、当归、甘草、桔梗、莱菔子 | 开郁理气，健胃消食。用于胸膈胀满，两胁攻痛，胃脘痞闷，消化不良 | 每丸重 10g | 口服，一次一丸，一日 2 次 |
| 沉香化滞丸 | 沉香、大黄、香附（制）、厚朴（制）、莪术（制）、牵牛子（炒）、陈皮、枳实（炒）、木香、青皮、三棱（制）、砂仁等 | 用于积滞内停，面黄肌瘦，烦躁多啼，夜卧不宁，不思饮食，呃逆食臭，或呕吐酸馊乳食，脘腹痞满胀痛，小便短赤，大便酸臭或溏薄 | 每丸 6g | 口服：成人每次服 3～6g，日服 2 次 |

2. 注意饮食调节,生活起居和控制情绪激动、焦虑或抑郁,纠正不良的饮食习惯和不良嗜好。应忌烟、酒、咖啡、巧克力、辛辣及油炸食品。

3. 可以配合自我腹部按摩。简单的方法是:双手掌心相搓至热,然后掌心置于剑突下,向顺时针和逆时针各揉30次。午休或睡觉前按摩。

4. 胃痞日久,服药1~2周不愈或病情加重者应到医院复查,并在医生指导下用药。

5. 本病发病人数多,病程也长,康复期间饮食宜清淡,忌暴饮暴食、贪凉饮生冷。注意生活规律,对于脑力劳动者则应劳逸结合,丰富业余生活,加强体育锻炼,保持心态平和、稳定。

## 九、泄泻类

泄泻是指排便次数增多,粪便稀薄,甚至泻下如水样,俗称为水泄。古人把大便溏薄而势缓者称为泄,大便清稀如水而直下者称为泻,合称为泄泻。多因外受寒、湿、暑邪,饮食不节,或情志所伤,脾胃虚弱所致。

### (一)湿热泄泻

1. 症状

泄泻腹痛,泻下急迫或泻下不爽,粪色黄褐而臭,肛门灼热,小便短黄。苔黄腻,脉数。

2. 治法

可选用具有清热燥湿,行气止痛功能的中药OTC;若见有表证(发冷发热),可选用有解肌清热止泻功能的葛根芩连片;湿热明显者可选用有清热燥湿功能的香连片等。湿热泄泻常用药见表5-30。

### (二)脾肾阳虚

1. 症状

神疲乏力,大便溏薄,夹有不消化的食物,食欲不振,纳食减少。舌淡,舌体胖有齿痕,脉细。五更泄泻,泄前腹痛,肠鸣

即泻，泻后腹痛即止，形寒肢冷，腰膝酸软。舌淡，脉沉细。

2．治法

可选用具有健脾益气功能的止泻灵等。脾肾阳虚兼见者可选用具有健脾温肾功能的理中丸等。脾肾阳虚常用药见表5-31。

【注意】

1．泄泻应与痢疾相鉴别。痢疾为肠道传染病，症状较重；而泄泻一般临床症状较轻。

2．对于泄泻的自我药疗除服药外，饮食的调理更为重要，应以易消化的半流食为主，注意多饮水和卧床休息；若为严重的水泻（日泻5次以上）服药1日后症状不减，就应当到医院诊治；一般泄泻服药3日症状未减者，也应到医院诊治。

## 十、便秘类

便秘是指大便秘结不通，排便时间延长，超出了自己的排便习惯间隔时间，或想大便而艰涩不畅的一种病症。多因肠胃积热、情志不和，气机郁滞或气阴不足，阳气虚衰所引起。特别是因生活节奏的加快，打乱了排便习惯，或因久坐缺乏活动，以及妇女产后血亏都会引起便秘。

### （一）肠腑实热

1．症状

大便干结，腹部胀满，按之作痛，口干或口臭，小便短赤。舌苔黄燥，脉滑数。

2．治法

可选用具有健脾和胃，消积导滞功能的六味安消散。肠腑实热常用药见表5-32。

### （二）阳虚肠燥

1．症状

大便干结，状如羊屎，口干少津，神疲纳差。舌红苔少，脉细数。

表 5-30　湿热泄泻常用药

| 药名 | 药物组成 | 功能与主治 | 规格 | 用法与用量 | 备注 |
| --- | --- | --- | --- | --- | --- |
| 香连片（颗粒） | 黄连（吴茱萸制）、木香 | 清热燥湿，行气止痛。用于湿热痢疾，里急后重，泄泻腹痛；菌痢，肠炎 | 复方（无规格） | 口服，一次 5 片，一日 3 次 | |
| 止泻利颗粒（冲剂） | 杨梅根、钻地风、山楂、山银花 | 收敛止泻，解毒消食。用于湿热泄泻，痢疾，久泻，久痢，伤食泄泻等 | 每袋 15g | 开水冲服。一次 1 袋，一日 3 次 | 孕妇禁用，糖尿病患者禁用 |
| 复方黄连素片 | 盐酸小檗碱、木香、吴茱萸、白芍 | 清热燥湿，行气止痛，止痢止泻。用于大肠湿热，赤白下痢，里急后重或暴注下泻，肛门灼热；肠炎、痢疾 | 每片含盐酸小檗碱 30mg | 口服，一次 4 片，一日 3 次 | 孕妇慎服 |
| 香芷正气胶囊 | 苍术，白芷，大腹皮，厚朴，法半夏，生姜，茯苓，丁香，红茶 | 醒脾化湿，温中止泻。用于寒湿困脾所致的腹泻，恶心呕吐等症 | 0.4g/ 粒 | 口服，每次 3 粒，一日 3 次 | |

表 5-31　脾肾阳虚常用药

| 药名 | 药物组成 | 功能与主治 | 规格 | 用法与用量 |
| --- | --- | --- | --- | --- |
| 固本益肠片 | 党参、黄芪、延胡索等 | 健脾温肾，涩肠止泻。主治脾虚或脾肾阳虚所致久泄久痢，适用于慢性腹泻、慢性结肠炎、溃疡性结肠炎等 | 每片 0.32g | 一次 8 片，一日 3 次 |
| 理中丸（党参理中丸） | 党参、白术、甘草、炮姜 | 温中散寒，健胃。用于脾胃虚寒，呕吐泄泻，胸满腹胀，消化不良 | 每丸重 9g | 一次 1 丸，一日 2 次 |

2．治法

可选用具有润肠通便功能的麻仁丸、麻仁润肠丸。对于老年体弱者五仁润肠丸更为适宜。阳虚肠燥常用药见表 5-33。

【注意】

1．便秘症状虽较单一，但病因复杂，机体状态也各异，自我药疗时不能以简单的“通便”为快，而应先分清虚证、实证，若为实证，又要鉴别是肠热便结还是气机不通；肠腑实热当然以清热、导滞、通下为主，但又不宜通下太过，中病即止。若为气机郁滞，腑气不通，传导失职，糟粕内停，不得不行，又要顺气行滞，可以选用伤食类药中的木香顺气丸。若为虚证，又要分清阳虚还是阴虚，用药也不同。

2．便秘仅仅是多种原因引起的肠道症状，大便排解后，仍应积极治疗原发的病因，平时也应该注意饮食调理，多吃粗粮和含纤维素多的食物，多饮水。

## 十一、头痛类

头痛是常见的自觉症状，可以单独出现，也可以出现在多种慢性病之中；还可以见于外感病的后续症状。所以头痛分为外感头痛与内伤头痛两大类。外感头痛：多因感受风寒，风热或湿热等外邪，侵袭经络，上犯巅顶（头部），清阳之气受阻，气血不畅而致头痛。内伤头痛：中医认为“脑为髓之海”，主要依赖肝肾、精血营养以及脾胃运化水谷，输布气血上供于脑。若肝肾阴亏，气血不足，不能上荣于脑，或瘀血、痰浊阻滞，经气上逆，肝阳上扰都可以引起头痛。

### （一）风寒头疼

1．症状

巅顶部头痛，痛连颈部和项背部，恶寒怕风，遇风头痛加重，口不渴。苔薄白，脉浮。

2．治法

可选用具有解表发汗，疏风散寒功能的风寒感冒冲剂；若

表 5-32 肠腑实热常用药

| 药名 | 药物组成 | 功能与主治 | 规格 | 用法与用量 | 备注 |
|---|---|---|---|---|---|
| 清宁丸 | 大黄、绿豆、车前草、白术（炒）、黑豆、半夏（制）、香附（醋制）、桑叶、桃枝、牛乳、厚朴（姜制）、麦芽、陈皮、侧柏叶 | 清热泻火，通便。用于咽喉肿痛，口舌生疮，头晕耳鸣，目赤牙痛，腹中胀满，大便秘结 | 每丸重9g | 口服，一次1丸，一日1～2次 | 孕妇忌服 |
| 京制牛黄解毒片 | 黄连、黄柏、石膏、金银花、薄荷、桔梗、连翘、大黄、黄芩、栀子（姜炙）、菊花、荆芥穗、防风、旋复花、白芷、川芎、蔓荆子（微炒）、蚕砂、甘草、牛黄、冰片 | 清热解毒，散风止痛。用于肺胃蕴热引起：头目眩晕，口鼻生疮，风火牙痛，暴发火眼，咽喉疼痛，耳鸣肿痛，大便秘结，皮肤刺痒 | 每片重0.6g | 口服，片剂一次2片，一日2次 | 孕妇禁用 |
| 黄连上清丸 | 黄连、薄荷、羌活、归尾、大黄、荆芥、木贼、桔梗、菊花、生地、黄柏、黄芩、山栀、连翘、白芷、荆子、川芎、甘草 | 清热通便，散风止痛。用于内热火盛引起的头昏脑涨，牙龈肿痛，口舌生疮，咽喉红肿，耳痛耳鸣，暴发火眼，大便干燥，小便色黄 | 每袋重6g | 口服，一次3g，一日2次 | 孕妇忌服，脾胃虚寒者禁用 |
| 当归龙荟丸 | 当归、芦荟、木香、麝香、龙胆草、青黛、黄芩、黄连、黄柏、栀子、大黄 | 泻火通便。用于肝胆火旺，心烦不宁，头晕目眩，耳鸣耳聋，胁肋疼痛，脘腹胀痛，大便秘结 | 复方（无规格） | 口服，一次6g，一日2次 | 孕妇忌服 |

续表

| 药名 | 药物组成 | 功能与主治 | 规格 | 用法与用量 | 备注 |
|---|---|---|---|---|---|
| 三黄片 | 大黄、盐酸小檗碱、黄芩浸膏 | 清热解毒，泻火通便。用于三焦热盛，目赤肿痛，口鼻生疮，咽喉肿痛，牙龈出血，心烦口渴，尿黄便秘；急性胃肠炎，痢疾 | 复方（无规格） | 口服，一次4片，一日2次 | |
| 新清宁胶囊 | 熟大黄 | 清热解毒，活血化瘀，缓下。用于内结实热，喉肿，牙痛，目赤，便秘 | 每片0.3g | 口服。一次3～5粒，一日3次 | |

表5-33　阳虚肠燥常用药

| 药名 | 药物组成 | 功能与主治 | 规格 | 用法与用量 | 备注 |
|---|---|---|---|---|---|
| 麻仁润肠丸（软胶囊） | 润肠通便。用于肠胃积热，胸腹胀满，大便秘结 | 健脾温肾，涩肠止泻。主治脾虚或脾肾阳虚所致久泄久痢，适用于慢性腹泻、慢性结肠炎、溃疡性结肠炎等 | 每丸重6g | 口服，一次1～2丸，一日2次 | 孕妇忌服 |
| 通便灵胶囊 | 番泻叶、当归、肉苁蓉 | 泻热导滞，润肠通便。用于热结便秘，长期卧床便秘，一时性腹胀便秘，老年习惯性便秘 | 每片0.25g | 口服，一次5～6粒，一日1次 | 孕妇忌服 |

头痛较重，兼感湿邪者，可选用具有发汗解表，散风祛湿功能的荆防冲剂。风寒头痛常用药见表 5-34。

### (二)风热头疼

1．症状

头痛而胀，严重时头痛如裂，发热或恶风，面红目赤，口渴欲饮水，遇热头痛加重。舌红，苔黄，脉浮数。

2．治法

轻症，可选用具有散风泄热功能的薄荷锭，嗅吸或擦患处即可；头痛较重者或连及牙痛，可选用具有清热解毒，散风止痛功能的芎菊上清丸；若热毒盛，头晕胀痛，牙龈肿痛，即可选用具有清热通便，散风止痛的重剂黄连上清丸。风热头痛常用药见表 5-35。

### (三)血瘀头痛

1．症状

头痛经久不愈，痛处固定不移，严重时痛如锥刺，或头部有外伤史。舌暗或有瘀斑，苔薄白，脉细涩。

2．治法

可选用具有理气，活血，止痛功能的元胡止痛片。血瘀头痛常用药见表 5-36。

【注意】

1．头痛是日常最常见的症状之一，引起头痛的原因也很多，而且复杂。首先应当分清是外感头痛还是内伤头痛。

2．对于长期持续性头痛，或头痛剧烈，自我药疗未能控制者，都应到医院详细检查以明确诊断，若确诊有其他的疾病，头痛仅仅是其伴有症状，即以治疗主病为要。

3. 对于明确诊断的偏头痛，多见于中医所说的血虚生(内)风，或与分泌失调有关，应到医院诊断治疗。

## 十二、郁病类

郁病是指因情志不舒、气机不畅所引起的心情抑郁，情绪

表 5-34　风寒头痛常用药

| 药名 | 药物组成 | 功能与主治 | 规格 | 用法与用量 | 备注 |
| --- | --- | --- | --- | --- | --- |
| 川芎茶调片（丸、散、冲剂） | 川芎、白芷、羌活、防风、荆芥、薄荷、甘草 | 用于风邪头痛，或有恶寒、发热、鼻塞 | 每片重0.48g | 饭后清茶送服，一次4～6片，一日3次 | 气虚血虚头疼不宜用 |
| 正天丸（胶囊） | 钩藤、白芍、川芎、当归、地黄、白芷、防风、羌活、桃仁、红花、细辛、独活、麻黄、附片、鸡血藤 | 疏风活血，养血平肝，通络止痛。用于外感风邪、瘀血阻络、血虚失养、肝阳上亢引起的多种头痛，神经性头痛，颈椎病型头痛，经前头痛 | 60g/瓶<br>6g/袋 | 饭后服用，一次6g，一日2～3次 | 孕妇忌服 |

表 5-35　风热头痛常用药

| 药名 | 药物组成 | 功能与主治 | 规格 | 用法与用量 | 备注 |
| --- | --- | --- | --- | --- | --- |
| 黄连上清丸（片） | 黄连、薄荷、羌活、归尾、大黄、荆芥、木贼、桔梗、菊花、生地、黄柏、黄芩、山栀、连翘、白芷、荆子、川芎、甘草 | 清热通便，散风止痛。用于内热火盛引起的头昏脑涨，牙龈肿痛，口舌生疮，咽喉红肿，耳痛耳鸣，暴发火眼，大便干燥，小便色黄 | 0.25g/片，水丸6g/袋，水蜜丸每40丸重3g | 口服，一次3g，一日2次 | 孕妇忌服，脾胃虚寒者禁用 |
| 牛黄上清丸（片、胶囊） | 牛黄、薄荷、菊花、荆芥穗、白芷、川芎、栀子 | 清热泻火，散风止痛。用于头痛眩晕，目赤耳鸣，咽喉肿痛，口舌生疮 | 每丸6g | 口服，一次1丸，一日2次 | 孕妇忌服 |

表 5-36　血瘀头痛常用药

| 药名 | 药物组成 | 功能与主治 | 规格 | 用法与用量 | 备注 |
|---|---|---|---|---|---|
| 天舒胶囊 | 川芎、麻黄 | 活血平肝，通络止痛。用于瘀血阻络或肝阳上亢所致的头痛日久、痛有定处，或兼有头晕胁痛、失眠烦躁、舌质暗或有瘀斑；血管神经性头痛 | 每粒装 0.34g | 饭后口服，一次 4 粒，一日 3 次 | 孕妇及月经量过多的妇女禁用 |
| 宁神灵胶囊 | 柴胡、半夏、龙骨、黄芩、桂枝、牡蛎、大黄、甘草 | 疏肝开郁，镇惊安神。用于头昏头痛，心烦易怒，心悸不宁，胸闷气少，少寐多梦 | 每袋 14g | 开水冲服一次 14g，一日 2 次 | 孕妇忌服 |
| 血府逐瘀胶囊 | 柴胡、当归、地黄、赤芍、红花、桃仁、甘草、川芎、牛膝、桔梗 | 活血祛瘀，行气止痛。用于瘀血内阻，头痛或胸痛，失眠多梦，急躁善怒 | 每粒重 0.4g | 空腹，红糖水送服，一次 1～2 粒，一日 2 次 | 忌食辛冷，孕妇忌服 |

不宁等病症。除上述主要表现者外，尚可兼见胁肋胀痛，或易怒爱哭，失眠多梦，或自觉咽部有异物感，吐之不出，咽之不下，中医称为“梅核气”。郁症的表现多种多样，相当于西医所指的“精神抑郁症”。

**（一）肝气郁结**

1. 症状

精神抑郁，情绪不宁，爱叹气，胸胁胀痛，痛无定处；胃部闷胀，嗳气，食欲不振，或有呕吐；妇女月经不行或迟至。舌苔薄白，脉缓。也可称为肝气郁症。

2. 治法

可选用具有舒肝理气，消胀止痛功能的柴胡舒肝丸；胃满腹胀明显者，可选用木香顺气丸。肝气郁症类见表 5-37。

**（二）肝郁化火**

1. 症状

性情急躁易怒，胸胁胀闷；胃中嘈杂吐酸水，大便秘结，或有头痛、目赤、耳鸣。苔黄，脉弦数。也可称为肝火郁症。

2. 治法

可选用具有舒肝清热，健脾养血功能的加味逍遥丸；肝火盛可选用龙胆泻肝丸。肝火郁症常用药见表 5-38。

【注意】

1. 本处所指的郁症主要是气郁症，是中医六郁症之首位。是由于情志不畅，气机郁滞所引起的一系列的症状。开始是实证，但是日久可以耗伤心气、心血、以致心神不安，脏腑阴阳失调；也就是说开始是功能性失调，而天长日久，可以引起脏腑器质性的病变，因此不可以忽视。

2. 对于郁症的自我药疗，除了轻症可以服用中药 OTC 外，更重要的是增强自我调节的能力，精神治疗极为重要。古代也有类似的说法（如《临证指南医案 · 郁证》）认为，“郁症全在病者能移情易性”。所谓“移情易性”，完全可以理解为改变或调整患者的“心态”。除此之外，还可以配合气功、太极拳等非药

表 5-37　肝气郁症类

| 药名 | 药物组成 | 功能与主治 | 规格 | 用法与用量 | 备注 |
| --- | --- | --- | --- | --- | --- |
| 柴胡疏肝丸 | 茯苓、黄芩、豆蔻、白芍、陈皮、桔梗、柴胡、当归等 | 调气疏肝，解郁散结。用于肝气郁滞，胁肋疼痛，或纳少腹胀，经前痛经等 | 每丸 9g | 口服，每次 9g，每日 3 次 | 孕妇禁用 |
| 小柴胡冲剂（片） | 柴胡、党参、大枣、姜半夏、甘草、黄芩、生姜 | 解表散热，疏肝和胃 | 每袋装 10g | 开水冲服，一次 10～20g，一日 3 次 | 孕妇忌服 |

表 5-38　肝火郁症常用药

| 药名 | 药物组成 | 功能与主治 | 规格 | 用法与用量 | 备注 |
| --- | --- | --- | --- | --- | --- |
| 丹栀逍遥丸 | 牡丹皮、白芍、白术、栀子、当归、薄荷、柴胡、茯苓、甘草 | 疏肝解郁，益气健脾，养血清热。用于肝郁化火，胸胁胀痛，烦闷急躁，颊赤口干，食欲不振或有潮热，以及妇女月经不调，少腹胀痛 | 每袋 6g | 口服，每服 6～9g，一日 2 次 | 孕妇禁用 |

物疗法，可以收到事半功倍的效果。

3．如果神志、情志方面的症状服药后不能缓解，或出现不能自控的“强迫性神经官能症”时，应及时到医院心理科或精神科诊治。

## 十三、不寐类

失眠又称不寐或“不得眠”，是指以经常不能正常睡眠为主的病症。多因思虑、劳倦太过，伤及心脾，阴阳失调，心肾不交或心神不宁，或阴虚火旺、胃不安和等都可以引起失眠。轻者入睡困难，入睡易醒，醒后不能再入睡，也有时睡时醒，严重时整夜不能入睡。由于睡眠不好，往往与头痛、头晕、心悸、健忘等症状同时出现。

### （一）心血亏虚

1．症状

失眠，头晕，多梦，健忘，心悸，面色淡白或萎黄。唇舌色淡，脉细。

2．治法

可选用具有养血安神功能的养血安神丸等。心血亏虚常用药见表 5-39。

### （二）心气虚证

1．症状

失眠，头晕，气短，健忘。舌淡，脉细数等。

2．治法

可选用具有养心安神功能的枣仁安神丸、脑乐静等。心气虚证常用药见表 5-40。

### （三）心脾两虚

1．症状

多梦易醒，心悸健忘，头晕目眩，神疲肢倦，食欲不振，面色无华。舌淡苔薄，脉细弱。

2．治法

表 5-39　心血亏虚常用药

| 药名 | 药物组成 | 功能与主治 | 规格 | 用法与用量 | 备注 |
| --- | --- | --- | --- | --- | --- |
| 养血安神丸(片、糖浆) | 首乌藤、鸡血藤、熟地黄、地黄、合欢皮、墨旱莲、仙鹤草 | 滋阴养血，宁心安神。用于阴虚血少心悸、头、失眠多梦，手足心热 | 每 100 粒重 12g | 口服，一次 6g，一日 3 次 | 脾胃虚寒，大便溏者忌服 |
| 复方枣仁胶囊 | 酸枣仁(制)、左旋延胡索乙素 | 养心安神。用于心神不安，失眠，多梦，惊悸 | 每粒 0.4g | 口服，一次 1 粒，睡前服 | 孕妇忌服 |

表 5-40　心气虚证常用药

| 药名 | 药物组成 | 功能与主治 | 规格 | 用法与用量 | 备注 |
| --- | --- | --- | --- | --- | --- |
| 脑乐静(糖浆) | 甘草浸膏、大枣、小麦 | 养心，健脑，安神。用于精神忧郁，易惊失眠，烦躁及小儿夜不安寐 | 每瓶 100ml | 口服，一次 30ml，一日 3 次 | 糖尿病患者禁用 |
| 五味子颗粒(冲剂) | 五味子 | 敛气生津，补益肺肾。用于头晕，失眠，自汗盗汗，气短口干，及神经衰弱等 | 每袋 10g | 开水冲服，一次 10g，一日 3 次 | |

可选用具有益气补血、健脾养心功能的人参归脾丸。心脾两虚常用药见表5-41。

**（四）阴虚火旺**

1．症状

头晕耳鸣，失眠盗汗，咽喉干痛，烦躁口渴，骨蒸潮热，梦遗，早泄，形体消瘦，尿频数，颧红；舌红，脉细数。

2．治法

可选用具有滋阴清热功能的知柏地黄丸。阴虚火旺常用药见表5-42。

**（五）痰热扰心**

1．症状

胸闷心烦不寐，嗳气，头重目眩，口苦。舌红苔腻，脉滑。

2．治法

可选用具有清热化痰、安神定惊功能的神安胶囊。痰热扰心常用药见表5-43。

【注意】

1．失眠是常见的症状，多与情志所伤、劳逸无度、久病体虚有关，饮食不节等也能引起失眠，一般虚证较多。除自我用药外，还须注意精神情志的调整，解除烦恼，避免情绪过于激动，睡前不宜吸烟，不喝酒，不饮浓茶、咖啡等。

2．对于食滞引起的“卧不安”，往往因为腹满胀痛，躺在床上辗转反侧，难以入睡，即应消食导滞开胃。

## 十四、虚证类

虚证是指由多种原因引起的正气虚弱，脏腑亏损，气血、阴阳不足为主的慢性衰弱症状的总称。引起虚证的原因很多，如先天不足，体质不强或烦劳过度，损伤五脏；或饮食不节，损伤脾胃；或大病久病失于调理等。

**（一）气虚**

1．症状

表 5-41　心脾两虚常用药

| 药名 | 药物组成 | 功能与主治 | 规格 | 用法与用量 | 备注 |
|---|---|---|---|---|---|
| 人参归脾丸 | 人参、白术（麸炒）、茯苓、炙黄芪、当归、龙眼肉、酸枣仁（炒）、远志（去心甘草炙）、木香、炙甘草 | 益气补血，健脾养心。用于气血不足，心悸，失眠，食少乏力，面色萎黄，月经量少，色淡 | 每丸重 9g | 口服，每日 2 次，每次 1 丸 | 身体壮实不虚者忌服 |
| 琥珀安神丸 | 生地、玄参、天门冬、麦门冬、丹参、当归、琥珀、龙骨、人参、茯苓、大枣、甘草、柏子仁、五味子、酸枣仁、远志、合欢皮、桔梗 | 育阴养血、补心安神。用于怔忡健忘，心悸失眠，虚烦不安 | 每丸 9g | 口服，一次 1 丸，一日 2 次 | |

表 5-42　阴虚火旺常用药

| 药名 | 药物组成 | 功能与主治 | 规格 | 用法与用量 | 备注 |
|---|---|---|---|---|---|
| 天王补心口服液 | 地黄、麦冬、天冬、玄参、远志（制）、酸枣仁（炒）、柏子仁、丹参、茯苓、五味子、石菖蒲、当归、党参、桔梗 | 滋阴养血，补心安神。用于心阴不足，心悸健忘，失眠多梦，大便干燥 | | | |

表 5-43　痰热扰心常用药

| 药名 | 药物组成 | 功能与主治 | 规格 | 用法与用量 | 备注 |
|---|---|---|---|---|---|
| 神安胶囊 | 萹蓄、瞿麦 | 清热化痰，安神定惊。适用于痰热扰心之失眠症，兼有口干、口苦 | 每粒 0.25g | 口服，一次 4 粒，一日 2 次 | |
| 复方丹参颗粒 | 丹参浸膏、三七、冰片 | 活血化瘀，理气止痛。用于胸中憋闷，心绞痛 | 每袋 1g | 口服，一次 1g，一日 3 次 | |

气少懒言，神疲乏力，头晕目眩，自汗，活动后加重，舌淡苔白，脉无力。

2．治法

可选用具有补中益气、健脾功能的补中益气丸、参苓白术丸。若脾气虚发展为脾阳虚，则可选用具有温中健脾功能的附子理中丸。气虚常用药见表 5-44。

**（二）血虚**

1．症状

面色无华或萎黄，唇色淡白，头晕眼花，视物不清，心悸失眠，肢体麻木，妇女月经量少或闭经，舌淡苔白，脉细无力。

2．治法

可选用具有补血益气功能的阿胶补血膏或阿归养血颗粒。血虚常用药见表 5-45。

**（三）气血两虚**

1．症状

神疲乏力，气短懒言，面色淡白或萎黄，头晕目眩，唇甲色淡，心悸失眠；舌淡，脉细弱。

2．治法

可选用具有补气养血功能的八珍丸、人参归脾丸、人参养荣丸、十全大补丸等。气血两虚常用药见表 5-46。

**（四）阴虚**

1．症状

眩晕耳鸣，盗汗潮热，消瘦颧红，五心烦热，腰膝酸软；舌红少苔，脉细数。

2．治法

可选用具有滋阴补肾功能的六味地黄丸。阴虚常用药见表 5-47。

**（五）阳虚**

1．症状

面色㿠白，精神萎靡，身疲乏力，头晕目眩，畏寒肢冷，腰

表 5-44　气虚常用药

| 药名 | 药物组成 | 功能与主治 | 规格 | 用法与用量 | 备注 |
| --- | --- | --- | --- | --- | --- |
| 补中益气丸（片、口服液） | 炙黄芪、党参、炙甘草、白术（炒）、当归、升麻、柴胡、陈皮 | 补中益气，升阳举陷。用于脾胃虚弱，中气下陷，体倦乏力，食少腹胀，久泻、脱肛，子宫脱垂 | 50 粒 3g | 口服，每次 6g，每日 2～3 次 | 感冒期间忌服，高血压者慎用 |
| 参苓白术胶囊（片、丸） | 人参、茯苓、白术（炒）、山药、白扁豆（炒）、莲子、薏米仁（炒）、砂仁、桔梗、甘草 | 健脾，益气。用于体倦乏力，食少便溏 | 每粒 0.5g | 口服：每次 3 粒，每日 3 次 | 孕妇、腹泻黑便后重者不宜服用 |
| 人参健脾丸（浓缩丸） | 人参、白术（麸炒）、茯苓、山药、陈皮、木香、砂仁、黄芪（蜜炙）、当归、酸枣仁（炒）、远志（制） | 健脾益气，和胃止泻。用于脾胃虚弱引起的饮食不化，倒饱嘈杂，恶心呕吐，腹痛便溏，不思饮食，体弱倦怠 | 水蜜丸 4g/袋，大蜜丸每丸 6g | 口服，水蜜丸一次 8g，大蜜丸一次 2 丸，一日 2 次 | 糖尿病患者忌服大蜜丸，感冒患者忌服 |
| 玉屏风袋泡茶（颗粒、口服液） | 黄芪、防风、白术 | 益气，固表，止汗 | 每袋 3g | 口服，一次 3g，开水浸泡 15 分钟后饮服，一日 2 次 | 阴虚者不宜用 |
| 生脉饮 | 人参、麦冬、五味子 | 益气养阴，敛汗生脉。多用于治疗气阴两伤证，症状：肢体倦怠，气短声低，汗多懒言，或干咳少痰，口干舌燥，舌干红少苔等 | 每支 10ml | 口服，每次 1 支，每日 3 次 | |

表 5-45　血虚常用药

| 药名 | 药物组成 | 功能与主治 | 规格 | 用法与用量 | 备注 |
|---|---|---|---|---|---|
| 归脾丸 | 党参、白术、黄芪、龙眼肉、酸枣仁、木香、当归、远志、甘草、茯苓、大枣、生姜等 | 益气健脾，养血安神。用于心脾两虚，气短心悸，失眠多梦，昏头晕，肢倦乏力，食欲不振，崩漏便血 | 每丸重9g | 一次1丸，一日3次 | 脾胃虚弱者不宜服用 |
| 阿胶（颗粒、片） | 阿胶 | 补血，止血，滋阴润燥 | 无规格 | 入汤剂，5～15g | 脾胃虚弱者不宜服用 |
| 健脾生血颗粒 | 党参、茯苓、白术（炒）、甘草、黄芪、山药、鸡内金（炒）、龟甲（醋制）、麦冬、南五味子（醋制）、龙骨、牡蛎（煅）、大枣、硫酸亚铁、维生素C | 健脾和胃，养血安神。用于小儿脾胃虚弱及心脾两虚型缺铁性贫血 | 5g/袋 | 成人一次15g | |

表 5-46　气血两虚常用药

| 药名 | 药物组成 | 功能与主治 | 规格 | 用法与用量 | 备注 |
| --- | --- | --- | --- | --- | --- |
| 八珍丸（颗粒、胶囊） | 党参、白术（炒）、茯苓、甘草、当归、白芍、川芎、熟地黄 | 补气益血。用于气血两虚，面色萎黄，食欲不振，四肢乏力，月经过多 | 每丸重 9g | 口服，一次 1 丸，一日 2 次 | 气滞痰多、消化不良、腹胀便溏者忌服 |
| 人参归脾丸 | 人参、白术（麸炒）、茯苓、炙黄芪、当归、龙眼肉、酸枣仁（炒）、远志（去心甘草炙）、木香、炙甘草 | 益气补血，健脾养心。用于气血不足，心悸，失眠，食少乏力，面色萎黄，月经量少，色淡 | 每丸重 9g | 口服，一次 1 丸，一日 2 次 | 身体壮实不虚者忌服 |
| 十全大补丸（片、丸、颗粒） | 党参、白术（炒）、茯苓、炙甘草、当归、川芎、白芍（酒炒）、熟地黄、炙黄芪、肉桂 | 温补气血。用于气血两虚，面色苍白，气短心悸，头晕自汗，体倦乏力，四肢不温，月经量多 | 每丸重 9g | 口服，水蜜丸一次 6g，大蜜丸一次 1 丸，一日 2～3 次 | 孕妇忌用 |
| 山东阿胶膏 | 阿胶、党参、黄芪、白术、枸杞子、甘草、白芍 | 养血补血，补虚润燥。用于气血不足，虚劳咳嗽 | 每瓶装 200g | 开水冲服，一次 20～25g，一日 3 次 | |
| 养血口服液 | 阿胶、大枣、当归、黄芪、鹿角胶 | 补气养血。用于气血亏虚，面色萎黄，眩晕乏力，肌肉消瘦，经闭，赤白带下 | 每支 10ml | 口服，每次 10ml，每日 1～3 次 | 孕妇禁用，血红素沉着症者禁用 |

续表

| 药名 | 药物组成 | 功能与主治 | 规格 | 用法与用量 | 备注 |
| --- | --- | --- | --- | --- | --- |
| 通痹胶囊 | 马钱子(制)、白花蛇、蜈蚣、全蝎、地龙、僵蚕、乌梢蛇、天麻、人参、黄芪、当归、羌活、独活、防风、麻黄、桂枝、附子(制)、制川乌、薏苡仁、苍术、白术(炒)、桃仁、红花、没药(制)、穿山甲(制)、延胡索(制)、牡丹皮、阴行草、王不留行、鸡血藤、香附(酒制)、木香、枳壳、砂仁、路路通、木瓜、川牛膝、续断、伸筋草、大黄、朱砂 | 调补气血，祛风胜湿，活血通络，消肿止痛。用于寒湿阻络、肝肾两虚型痹症；风湿性关节炎，类风湿关节炎 | 每粒装0.31g | 口服，一次1粒，一日2～3次 | 孕妇禁用。肝肾功能损害与高血压患者慎用 |

表 5-47　阴虚常用药

| 药名 | 药物组成 | 功能与主治 | 规格 | 用法与用量 | 备注 |
| --- | --- | --- | --- | --- | --- |
| 六味地黄丸（片、胶囊、颗粒、口服液） | 熟地黄、山茱萸（制）、牡丹皮、山药、茯苓、泽泻 | 滋阴补肾。用于肾阴亏损，头晕耳鸣，腰膝酸软，骨蒸潮热，盗汗遗精 | 每袋装6g | 口服。水蜜丸一次6g，一日2次 | |
| 知柏地黄丸（片、浓缩丸） | 熟地黄、山萸肉、干山药、泽泻、牡丹皮、茯苓、知母、黄柏 | 滋阴降火。用于阴虚火旺，潮热盗汗，口干咽痛，耳鸣遗精，小便短赤 | 每丸重9g | 口服，一次1丸，一日2次 | 脾虚便溏者不宜用 |
| 消渴丸 | 葛根、地黄、黄芪、天花粉、玉米须、南五味子、山药、格列本脲 | 滋肾养阴，益气生津。用于气阴两虚型消渴病（非胰岛素依赖型糖尿病），症见：口渴喜饮、多尿、多食易饥、消瘦、体倦乏力、气短懒言等 | 每10丸重2.5g | 口服，一次5～10丸，一日2～3次 | 孕妇忌用 |
| 七宝美髯颗粒 | 当归、补骨脂（黑芝麻炒）、枸杞子（酒蒸）、菟丝子（炒）、茯苓、牛膝（酒蒸） | 滋补肝肾。用于肝肾不足，须发早白，遗精早泄，头眩耳鸣，腰酸背痛 | 每袋装8g | 开水冲服，一次8g，一日2次 | |
| 大补阴丸 | 熟地黄、知母（盐炒）、黄柏（盐炒）、龟甲（制）、猪脊髓 | 滋阴降火。用于阴虚火旺，潮热盗汗，咳嗽咯血，耳鸣遗精 | 每丸重6g | 口服，一次6g，一日2～3次 | |
| 左归丸 | 大怀熟地、山药、枸杞、山茱萸、川牛膝、鹿角胶、龟板胶、菟丝子 | 滋阴补肾，填精益髓 | 每10粒重1g | 口服，一次9g，一日2次 | |

续表

| 药名 | 药物组成 | 功能与主治 | 规格 | 用法与用量 | 备注 |
|---|---|---|---|---|---|
| 生发丸 | 制何首乌、当归、菟丝子(盐制)、桑椹、桑寄生、蛇床子、黄芪、灵芝、苦参、补骨脂(盐炒)、茯苓、女贞子、黑芝麻、核桃仁、紫河车、黄精(制)、地黄、山楂、牛膝、枸杞子、墨旱莲、熟地黄、沙苑子、骨碎补、五味子、侧柏叶 | 填精补血,补肝滋肾,乌须黑发 | 水蜜丸 6g/袋,大蜜丸每丸重 9g | 用淡盐开水送服,水蜜丸一次 6g,大蜜丸一次 1 丸,一日 3 次 | |
| 龟甲胶 | 龟甲 | 滋阴,养血,止血。用于阴虚潮热,骨蒸盗汗,腰膝酸软,血虚萎黄,崩漏带下 | 无规格 | 烊化兑服,3~9g | |
| 麦味地黄片(浓缩丸、口服液) | 麦冬、五味子(制)、熟地黄、山茱萸(制)、牡丹皮、山药、茯苓、泽泻 | 滋肾养肺。用于肺肾阴亏,潮热盗汗,咽干咳血,眩晕耳鸣,腰膝酸软,消渴 | 每丸 9g | 口服,一次 1 丸,一日 2 次 | |
| 杞菊地黄合剂 | 枸杞子、菊花、熟地黄、山茱萸、山药、牡丹皮、泽泻、夜枣 | 滋肾养肝。用于肝肾阴虚,眩晕耳鸣,羞明畏光,视物昏花 | 每瓶装 120ml | 口服,一次 10ml,一日 2 次 | |

膝酸软而痛，男子阳痿，妇女宫寒不孕，大便稀泄或五更泄；舌淡，苔白，脉沉迟。

2．治法

可选用具有补肾益精功能的五子衍宗丸；偏于阳虚明显者可选用具有温肾补阳功能的桂附地黄丸。阳虚常用药见表 5-48。

**（六）阴阳两虚**

1．症状

眩晕耳鸣，神疲，畏寒肢冷，腰膝酸软，遗精阳痿；舌淡少津，脉弱而数。

2．治法

阴阳两虚：可选用具有温肾益精功能的龟鹿二仙膏等。阴阳两虚常用药见表 5-49。

【注意】

1．虚证的病因多、病情复杂，一般来说病程短者多伤及气血，即可见有气虚、血虚和气血两虚证；病程长者，多伤及阴阳，可见有阴虚、阳虚和阴阳两虚证。

2．服用补药，要注意脾胃的调护，补益气阳的药多偏温燥，补益阴血的药又偏于滋腻，所以不宜久服，病去十之八九即可考虑停药。

3．若为外感热病后气阴两伤，虽已体虚但应注意是否外邪已尽，若余邪未清，则不能补益过早，应在医生指导下服药。

4．服用补药应以空腹为宜。虚证的调理除药物外还可以配合气功、自我按摩或其他体育疗法，注意生活起居饮食调理，保持乐观情绪。

## 十五、实火证类

实火证是泛指湿毒热邪所引起的疖、疮、痈，暴发火眼、牙龈咽喉肿痛、口鼻生疮、风火牙痛等上焦风热，以及肺胃、脏腑积热、下焦湿热所引起的毒火湿热证候。

表 5-48 阳虚常用药

| 药名 | 药物组成 | 功能与主治 | 规格 | 用法与用量 | 备注 |
|---|---|---|---|---|---|
| 金匮肾气丸 | 肉桂、附子、熟地黄、山茱萸、牡丹皮、山药、茯苓、泽泻 | 温补肾阳，化气行水。用于肾虚水肿，腰膝酸软，小便不利，畏寒肢冷 | 每丸重9g | 口服，一次1丸，一日2次 | |
| 桂附地黄丸（胶囊、片、口服液） | 肉桂、附子、熟地黄、山茱萸、牡丹皮、山药、茯苓、泽泻 | 温补肾阳。用于肾阳不足，腰膝酸冷，肢体浮肿，小便不利或反多，痰饮喘咳，消渴 | 每丸重9g | 口服，一次1丸，一日2次 | 感冒期间停服 |
| 附子理中丸（浓缩丸） | 附子、党参、白术、干姜、甘草 | 温中健脾。用于脘腹冷痛，肢冷便溏 | 每8丸相当于原生药3g | 口服，每次8～12丸，每日3次 | 孕妇，大便不畅、肛门灼热者忌服 |
| 鹿角胶 | 鹿角胶 | 补血，益精 | 每块重6g | 每次3～6g | 孕妇禁用 |
| 普乐安片（胶囊） | 油菜 | 补肾固本 | 每片0.5g | 口服，每次3～4片，每日3次 | |
| 缩泉丸 | 山药、益智仁、乌药 | 补肾缩尿 | 每20粒重1g | 口服，一次3～6g，一日3次 | |

可选用具有泻火解毒功能的三黄丸（胶囊、片）；或功能清热散风，解毒，通便的上清丸（片、胶囊）；或功能消炎，通便利水的四季三黄丸；或功能清热通便，散风止痛的黄连上清丸（胶囊）；或功能清热利湿，舒肝利胆的金茵利胆胶囊；或功能清热，利尿，通淋的八正合剂等；或功能清热解毒，散风消肿的连翘败毒丸等。实火证常用药见表 5-50。

### 十六、痹证类

痹证是指机体正气不足，卫外不固，外邪乘虚而入以致气血凝滞，经络闭阻引起的相关系列证候。系因风、寒、湿、热之邪侵袭，气血不通，经络闭阻引起的肌肉、关节、筋骨疼痛、酸楚、麻木、重着、灼热、屈伸不利；或有关节肿大变形为主要症状，以潮湿、高寒地区或气候变化时发病者为多。痹证相当于西医所说的关节风湿症，风湿、类风湿关节炎。痹证类常用药见表 5-51。

【注意】

1. 首先要确定痹证的性质，对于由风寒湿邪所引起的，应选用具有祛风，散寒，祛湿功能的药品；对于热痹应选用具有清热利湿（除湿）功能的药品。前者偏于温性，后者偏于寒性，绝不能混淆。

2. 在服药期间不宜同时服用其他泻火或滋补性中药。

## 第二节　外科用药

### 一、烧烫伤类

烧烫伤是因热力（燃烧物，灼热的液体、固体、气体）作用于人体而引起的损伤。主要表现为伤处红肿灼痛，起水疱、结焦痂；重者伴有发热、烦躁、口干尿黄、甚至神昏等。烧烫伤常用药见表 5-52。

表 5-49　阴阳两虚常用药

| 药名 | 药物组成 | 功能与主治 | 规格 | 用法与用量 | 备注 |
|---|---|---|---|---|---|
| 壮腰补肾丸 | 熟地黄、山药、泽泻、茯苓、肉苁蓉、红参、麦冬、菟丝子、车前子、菊花、远志、白术等 | 壮腰补肾，益气养血。用于心悸少寐，健忘怔忡，腰膝酸痛，肢体羸弱 | 每丸重 10g | 口服，一次 1 丸，一日 2 次 | |

表 5-50　实火证常用药

| 药名 | 药物组成 | 功能与主治 | 规格 | 用法与用量 | 备注 |
|---|---|---|---|---|---|
| 连翘败毒丸 | 金银花、连翘、大黄、紫花地丁、蒲公英、栀子、白芷、黄芩、赤芍、浙贝母、桔梗、玄参、关木通、防风、白鲜皮、甘草、蝉蜕、天花粉 | 清热解毒，消肿止痛。用于疮疖溃烂、灼热发热、流脓流水，丹毒疱疹，疥癣痛痒 | 每丸重 9g | 口服，一次 1 丸，一日 2 次 | 孕妇禁用 |
| 消炎利胆片 | 穿心莲、溪黄草、苦木 | 清热、祛湿、利胆。用于肝胆湿热引起的口苦、胁痛；急性胆囊炎、胆管炎 | 100 片 / 瓶 | 口服一次 6 片，一日 3 次 | |
| 平消胶囊 | 郁金、马钱子粉、仙鹤草、五灵脂、白矾、硝石、干漆(制)、枳壳(麸炒) | 活血化瘀，止痛散结，清热解毒，扶正祛邪。对肿瘤具有一定的缓解症状、缩小瘤体、抑制肿瘤生长、提高人体免疫力、延长患者生命的作用 | 每粒 0.23g | 口服，一次 4～8 粒，一日 3 次 | 孕妇禁用 |

表 5-51　痹证类常用药

| 药名 | 药物组成 | 功能与主治 | 规格 | 用法与用量 | 备注 |
|---|---|---|---|---|---|
| 华佗再造丸 | 川芎、吴茱萸、冰片等 | 活血化瘀，化痰通络，行气止痛。用于瘀血或痰湿闭阻经络之中风瘫痪，拘挛麻木，口眼歪斜，言语不清 | 80g/盒，48～50粒约重8g | 口服，一次4～8g，一日2～3次 | |
| 玄七通痹胶囊 | 蚂蚁、黄芪、重楼等 | 滋补肝肾，祛风除湿，活血止痛。用于肝肾不足、风湿痹阻引起的关节疼痛，肿胀，屈伸不利，手足不温，四肢麻木等症；类风湿关节炎 | 每粒装0.4g | 口服，一次4粒，一日3次 | 孕妇禁用 |
| 天麻片（胶囊） | 天麻、羌活、独活、杜仲、牛膝等 | 祛风除湿，舒筋通络，活血止痛。用于肢体拘挛，手足麻木，腰腿酸痛 | 每粒0.25g | 口服，每次6片，每日3次 | 儿童、孕妇忌服 |
| 狗皮膏 | 生川乌、生草乌、羌活、独活、青风藤、香加皮、防风、铁丝威灵仙、苍术、蛇床子、麻黄、高良姜、小茴香、官桂、当归、赤芍、木瓜、苏木、大黄、油松节、续断、川芎、白芷、乳香、没药、冰片、樟脑、丁香、肉桂 | 祛风散寒，活血止痛。用于风寒湿邪、气滞血瘀引起的四肢麻木，腰腿疼痛，筋脉拘挛，跌打损伤，闪腰岔气，脘腹冷痛，行经腹痛，湿寒带下，积聚痞块 | 7cm×10cm×20贴 | 外用，贴于患处 | |

【注意】

1．烧烫伤的自我药疗一定要限定为Ⅰ度烧烫伤或浅Ⅱ度小面积损伤，且无明显的全身症状。

2．应注意保护创面，切勿感染。若水疱太大，也应到医院处理，最好不要自己处理创面，以防感染。

3．应注意对创面的观察，若用药一天内症状无改善，或创面出现脓苔，就应当到医院就诊。

## 二、冻伤类

冻伤是因寒邪侵袭，局部血脉凝滞，肌肤失于温煦所引起的损伤，俗称冻疮。主要表现在手背、脚背、耳廓、面颊等外露部位的皮肤发凉、红肿、痒痛，甚则皮肤暗紫，溃烂。中药OTC对于冻疮的自我药疗仅限于局部小面积的轻度冻伤。冻伤类常用药见表5-53。

【注意】

1．一般冻伤多发生于低温严寒气候的野外作业者，特别是湿冷环境且静止不活动状态下（如站岗、放哨、侦察工作）更易造成冻伤，重点在于预防。中药OTC仅适用于轻症小面积冻伤患者；若为全身性冻伤的重症不属于此范围，应到医院诊治。

2．对于重症局限性、皮肤无损伤创面的患者仍可使用中药OTC，但用药一周未见好转者则应到医院诊治。

3．中药OTC对于皮肤有溃疡的冻伤患者禁用，过敏性体质者慎用。

## 三、虫咬类

虫螫，是指被虫类叮咬，接触其毒液或虫体的粉毛而引起的皮肤损害。常见的害虫如跳蚤、虱子、蠓、刺毛虫、飞蛾、蚊、臭虫等。主要表现为局部起丘疹、风团或斑点，瘙痒或疼痛。对于皮肤过敏性体质者，有时会引起局部红肿，痒痛明显或起水疱。虫咬类常用药见表5-54。

表 5-52　烧烫伤常用药

| 药名 | 药物组成 | 功能与主治 | 规格 | 用法与用量 | 备注 |
| --- | --- | --- | --- | --- | --- |
| 獾油 | 獾油、冰片 | 清热解毒，消肿止痛。用于水、火轻度烫伤 | 每瓶 15g | 外用，涂敷患处 | |
| 创灼膏 | 炉甘石、石膏、甘石膏粉、白及、冰片 | 拔毒生肌。用于轻度水、火烫伤，慢性湿疹及常见疮疖 | 35g/ 支 | 外用，涂敷患处 | |

表 5-53　冻伤类常用药

| 药名 | 药物组成 | 功能与主治 | 规格 | 用法与用量 | 备注 |
| --- | --- | --- | --- | --- | --- |
| 风痛灵 | 乳香，没药，血竭，麝香，草脑，冰片，樟脑，薄荷脑，氯仿，香精，丁香，罗勒油，水杨酸甲酯 | 活血散瘀，消肿止痛。用于扭挫伤痛，风湿痹痛，冻疮红肿 | 每瓶 6ml | 外用，涂敷患处 | 孕妇忌用 |
| 双灵油 | 薄荷脑、桉油、樟脑、水杨酸甲酯 | 驱风止痒。用于虫咬，皮肤瘙痒，伤风鼻塞，冻疮 | 每瓶 3.5ml | 外用，涂敷患处 | |

表 5-54　虫咬类常用药

| 药名 | 药物组成 | 功能与主治 | 规格 | 用法与用量 | 备注 |
|---|---|---|---|---|---|
| 丁香风油精 | 薄荷脑、樟脑、桉油、丁香酚、水杨酸甲酯 | 清凉散热，止痛止痒。用于蚊虫蜇咬，晕船晕车，感冒头痛，亦可用于龋齿止痛 | 每瓶装 3ml | 外用，涂敷患处 | 孕妇忌用 |
| 白树油 | 桉油、樟油、松节油 | 山岚瘴气、水土不服、胸膈闷胀、痐呕肚痛、肠胃不适、舟车晕浪、头晕头痛 | 10ml/ 瓶 | 外用，涂敷患处 | |

## 四、疖肿类

疖是指发生于皮肤的毛囊急性化脓性病变，俗称“疖子”，随处可以发生。主要表现为局部色红，灼热疼痛，肿势局限，突出表面，但根底较浅。一年四季均可以发生，但以夏秋季多见，发于暑天者，又称“暑疖”或“热疖”。由于病情和发病部位不同，又有头疖、无头疖、蝼蛄疖、疖病之分。相当于西医的疖、皮肤脓肿、头皮穿凿性脓肿及疖病。疖肿类常用药见表 5-55。

【注意】

1．对于疖，中药 OTC 仅限于上述两种症型的轻症。全身症状不明显者，或虽有低烧但中毒症状不明显，也可试用两三天，若症状逐渐发展，即应到医院诊治。疖的重症或无头疖、蝼蛄疖、疖病均不适于使用中药 OTC。

2．疖肿应与中医所谓的疔疮相鉴别。疔疮是发生在特殊部位的严重局部感染，多发于颜面部和手足部，发病快，病情重，坚硬、根底深，疮形如粟米，如铁钉状；在面部的疔疮往往引起“走黄”，是疔毒走窜入经络而引起的严重全身中毒症状，应及时到医院就诊。

## 五、痔类

痔（俗称痔疮）是直肠末端黏膜下和肛管皮肤下直肠静脉丛发生扩大、曲张所形成的一个或多个柔软静脉团块（痔核），男女老幼都可发生，以成年人占大多数。痔疮常用药见表 5-56。

【注意】

1．痔应与肛门直肠癌症相鉴别。都有大便带血的症状，特别是老年人无痛性便血，就应当警惕直肠癌，应到医院检查确诊。

2．长期便血，见有面色苍白，疲倦无力，唇甲淡白，有贫血的外貌时，应及早到医院检查，排除其他肛肠疾病。

表 5-55　疖肿类常用药

| 药名 | 药物组成 | 功能与主治 | 规格 | 用法与用量 | 备注 |
| --- | --- | --- | --- | --- | --- |
| 如意金黄散 | 姜黄、大黄、黄柏、苍术、厚朴、陈皮、甘草、生天南星、白芷、天花粉 | 消肿止痛，用于疮疡初起，红肿热痛 | 每袋 15g | 外用，涂敷患处 | 伤口已溃者忌用 |
| 龙珠软膏 | 人工麝香、人工牛黄、珍珠、琥珀、硼砂、冰片、炉甘石 | 清热解毒，消肿止痛，祛腐生肌。适用于疮疖、红、肿、热、痛及轻度烫伤 | 每支 10g | 外用，涂敷患处 | |

表 5-56　痔疮常用药

| 药名 | 药物组成 | 功能与主治 | 规格 | 用法与用量 | 备注 |
| --- | --- | --- | --- | --- | --- |
| 槐角丸 | 槐角、地榆、黄芩、当归、防风 | 清肠疏风，凉血止血。用于肠风便血，痔疮肿痛 | 每丸 9g | 口服，每次 1 丸，每日 2 次 | 便秘，肠胃虚弱者不宜用 |
| 马应龙麝香痔疮膏 | 冰片、炉甘石、牛黄、硼砂、麝香、珍珠 | 清热解毒，活血化瘀，去腐生肌。用于各类痔疮，肛裂，肛周湿疹等病症 | 每支 10g | 取适量涂于患处 | 孕妇忌用 |

3．外痔感染，内痔脱出嵌顿，肿痛不能回纳时均应到医院诊治。

4．平时应注意生活起居规律，保持良好的排便习惯，多吃蔬菜水果，多饮水，勿使大便干燥。

## 第三节　妇科用药

### 一、月经不调类

月经不调，是指月经的周期、经量、经色、质以及持续的时间发生异常，或伴随月经周期所出现的症状为特征的一组妇科病的通称，也是妇科的常见病、多发病。常见的月经不调有月经先期，月经后期，月经先后不定期，经量过多或过少，经期延长等。月经不调类常用药见表5-57。

【注意】

1．月经不调是妇科的常见病、多发病，而且证型也多，除上述证型外，还有经间出血、功能性子宫出血（中医称崩漏）、经前期紧张综合征等，都直接或间接与月经有关。月经的异常往往是妇女机体受病的反映。自我药疗时应多从自我的整体功能分析，而且也应与其他疾病相鉴别，如无排卵型功能失调性子宫出血，中老年妇女更应与子宫肿瘤等相鉴别，均应到医院检查确诊后再选用中药OTC。

2．若月经量过多，血块大而多，或经期超过半个月或不规则性出血，或自我药疗一个月，月经周期仍不见效，均应到医院检查诊治。

3．对于月经不调的自我药疗又当分清先痛或后痛（即原发或继发），若因月经不调而后继发某些病症者，则应调理月经；若因其他疾病而后引起月经不调者，则应先治其他病，这些情况都应在医生指导下用药。

表 5-57 月经不调类常用药

| 药名 | 药物组成 | 功能与主治 | 规格 | 用法与用量 | 备注 |
|---|---|---|---|---|---|
| 八珍益母丸(片、膏) | 益母草、党参、白术(炒)、茯苓、甘草、当归、白芍(酒炒)、川芎、熟地黄 | 气血两虚,脾胃并弱,饮食少思,四肢无力,月经不调,或腰痛腹胀,或断或续,或赤白带下,身作寒热,及体虚无子 | 每100粒重10g | 口服,一次6g,一日2次 | 孕妇忌服 |
| 乌鸡白凤丸(水蜜丸) | 乌鸡(去毛爪肠)、鹿角胶、鳖甲(制)、牡蛎(煅)、桑螵蛸、人参、黄芪、当归、白芍、香附(醋制)、天冬、甘草、地黄、熟地黄、川芎、银柴胡、丹参、山药、芡实(炒)、鹿角霜 | 补气养血,调经止带。用于气血两虚,身体瘦弱,腰膝酸软,月经量少,后错,带下 | 每10丸重1g | 口服。一次9g,一日1次 | 孕妇忌服 |
| 益母草膏(片、颗粒) | 益母草 | 活血调经。用于经闭,痛经及产后瘀血腹痛 | 每瓶100g | 口服,一次10g,一日1~2次 | 孕妇忌服,糖尿病患者禁用 |
| 逍遥丸(浓缩丸) | 柴胡、当归、白芍、白术(炒)、茯苓、薄荷、生姜、甘草(炙)等 | 舒肝健脾,养血调经。用于肝气不舒,胸胁胀痛,头晕目眩,食欲减退,月经不调 | 每瓶400丸 | 口服。一次8丸,一日3次 | |
| 艾附暖宫丸 | 艾叶(炭)、香附(醋制)、吴茱萸(制)、肉桂、当归、川芎、白芍(酒炒)、地黄、黄芪(蜜炙)、续断 | 温经暖宫,养血安胎 | 每100粒重10g | 口服,每次6g,每日3次 | 孕妇忌用 |

## 二、痛经类

痛经，是指正值经期或行经前后，出现周期性小腹疼痛，或疼痛牵掣腰腿部，严重时剧痛昏厥者，中医也称为“经行腹痛”，以青年妇女为多。痛经类常用药见表 5-58。

【注意】

1. 痛经的自我药疗仅限于发生痛经而无其他合并症者，若其他疾病引起的腹痛也可以发生在经期，或在经期腹痛加重，故应分清是痛经还是其他病引起的腹痛，主要根据病因、腹痛的性质、症状特点进行判断，必要时应到医院诊治。

2. 月经周期不准（月经后期、闭经）而又要求生育的患者，不宜在月经来潮前服用。

## 三、带下类

带下是指白带量明显增多，色、质、气味发生异常，或伴有全身症状、局部症状者称为带下病，包括西医所说的阴道炎、子宫颈炎、盆腔炎、妇科肿瘤等引起的白带增多。正常妇女从青春期开始，阴道内有少量白色或无色透明、无臭味的黏性分泌物，特别是经期前后、月经中期及妊娠期分泌量增多，属于生理性带下，不是病态。带下常用药见表 5-59。

【注意】

1. 带下病多为妇科炎性疾病引起的继发症状，所以应进行妇科检查，确诊为何种原因引起的白带量多，并在医生指导下用药。

2. 对于妇科肿瘤引起的带下病，应当先治肿瘤，切勿单纯注意带下而忽视对肿瘤的治疗。

3. 对于合并月经不调、不孕症、闭经和痛经等，应到医院妇科诊治，并在医生指导下用药。

4. 对于急性盆腔炎出现带下量多者，应当到妇科诊治；对于确诊为滴虫性阴道炎、霉菌性阴道炎应到医院诊治。

表 5-58　痛经类常用药

| 药名 | 药物组成 | 功能与主治 | 规格 | 用法与用量 | 备注 |
|---|---|---|---|---|---|
| 妇科十味片 | 香附(醋炙)、当归、熟地黄、川芎、延胡索(醋炙)、白术、赤芍、白芍、大枣、甘草、碳酸钙 | 舒肝理气、养血调经。用于肝郁血虚，月经不调，行经腹痛，闭经等症 | 每片 0.3g | 口服，一次 4 片，一日 3 次 | |
| 少腹逐瘀丸 | 当归、蒲黄、五灵脂(醋炒)、赤芍、小茴香、延胡索(醋制)、没药(炒)、川芎、肉桂、炮姜 | 活血逐瘀，祛寒止痛。用于血瘀有寒引起的月经不调，小腹胀痛，腰痛，白带 | 每丸重 9g | 温黄酒或温开水送服，一次 1 丸，一日 2～3 次 | 有出血倾向者不宜服用 |
| 暖宫七味丸 | 白豆蔻、天冬、手掌参、沉香、肉豆蔻、黄精、丁香 | 调经养血，温暖子宫，驱寒止痛。用于心、肾"赫依"病，气滞腰痛，小腹冷痛，月经不调，白带过多 | 每 10 粒重 2g | 口服，一次 11～15 粒，一日 1～2 次 | |
| 元胡止痛片(颗粒、滴丸) | 延胡索、白芷等 | 理气，活血，止痛。用于气滞血瘀的胃痛，胁痛，头痛及痛经等 | 每片 0.3g | 口服，每次 4～6 片，每日 3 次 | 孕妇慎服 |

表 5-59 带下常用药

| 药名 | 药物组成 | 功能与主治 | 规格 | 用法与用量 | 备注 |
| --- | --- | --- | --- | --- | --- |
| 人参益母丸 | 益母草、当归、人参（糖参）、川芎、白术（麸炒）、白芍、甘草、熟地黄、茯苓 | 补养气血，化瘀调经。用于妇女气血两虚，月经不调，体弱倦怠 | 每丸重10g | 口服，一次1丸，一日3次 | 湿热带下不宜服用 |
| 千金止带丸（大蜜丸、水丸） | 党参、白术（炒）、当归、白芍、川芎、香附（醋制）、木香、砂仁、小茴香（盐炒）、延胡索（醋制）、杜仲（盐炒）、续断、补骨脂（盐炒）、鸡冠花、青黛、椿皮（炒）、牡蛎（煅） | 补虚止带，和血调经。用于脾肾不足，冲任失调，湿热下注所致的赤白带下，月经不调，腰酸腹痛 | 每丸9g | 口服，一次6～9g，一日2～3次 | |
| 妇炎康片 | 赤芍、当归、土茯苓、三棱、苦参、黄柏等 | 活血化瘀、软坚散结、清热解毒、消炎止痛。适用于慢性附件炎、盆腔炎、阴道炎、膀胱炎、慢性阑尾炎、尿路感染 | 每片0.25g | 口服，一次6片，一日3次 | 孕妇忌服 |

续表

| 药名 | 药物组成 | 功能与主治 | 规格 | 用法与用量 | 备注 |
|---|---|---|---|---|---|
| 妇科千金片 | 千斤拔、单面针、金樱根、穿心莲、功劳木、党参、鸡血藤、当归 | 清热除湿、益气化瘀。用于湿热淤阻所致的带下病，腹痛，症见带下量多，色黄质稠、臭秽，小腹疼痛 | 每片重0.32g | 口服。一次8丸，一日3次口服：一次6片，一日3次；温开水送下 | 孕妇忌服 |
| 花红片 | 一点红、白花蛇舌草、地桃花、白背桐、鸡血藤等 | 清热利湿，祛瘀止痛。用于湿热型的妇女带下、月经量少或伴痛经以及慢性盆腔炎 | 48片/盒 | 口服，每次4～5片，每日3次 | 孕妇忌用 |
| 金鸡片(胶囊、颗粒) | 金樱根、鸡血藤、千斤拔、功劳木、两面针、穿心莲 | 清热解毒，健脾除湿，通络活血。用于湿热下注引起的附件炎 | 每片含干膏粉0.247g | 口服，一次6片，一日3次 | 孕妇忌用 |

5. 服药期间应当注意外阴部卫生，注意节制房事。

## 第四节　五官科用药

### 一、鼻病类

鼻病是鼻科常见的鼻塞、流涕、多嚏症状的总称，也是多种鼻科疾病共有的临床表现，引起的原因很多。由于鼻为肺之“外窍”，所以一切从口鼻而入的外感之邪，都可能引起上述症状。本节是指以上述三症状为主诉的病症，统称为鼻病。鼻病常用药见表5-60。

【注意】

1. 鼻塞、流涕、喷嚏为多种鼻部疾病的共有症状，由于病因不同，临床表现也有区别，一般应在专科医师的指导下用药为好。

2. 若单有鼻塞的症状，则应到医院专科门诊检查，排除鼻腔肿物、鼻息肉、鼻腔异物等病症，并应在医院诊治。

3. 过敏性鼻炎比较复杂，一般多与花粉过敏有关，又称花粉症。季节性较强，多在春暖花开时发病；遇冷空气、灰尘等因素均易诱发。因此除向鼻科专业医师咨询外，也应向变态反应科医师咨询。

4. 急性鼻炎用药三天症状仍未好转者，应到医院诊治，以免迁延为慢性鼻炎或发展为鼻窦炎。

### 二、耳病类

耳鸣是指自觉耳内有鸣音的听力幻觉；耳聋是指听力减退。耳鸣、耳聋是多种疾病引起的症候群之一，而且多半同时出现。本节所指的是以耳鸣、耳聋为主症的患者。耳病常用药见表5-61。

【注意】

耳鸣、耳聋往往是听力紊乱的早期症状，也是脑血管病的

表 5-60　鼻病常用药

| 药名 | 药物组成 | 功能与主治 | 规格 | 用法与用量 | 备注 |
|---|---|---|---|---|---|
| 鼻炎康片 | 广藿香、苍耳子、鹅不食黄、麻黄、野菊花、当归、黄芩、猪胆粉、薄荷油、马来酸氯苯那敏 | 清热解毒，宣肺通窍，消肿止痛。用于急慢性鼻炎，过敏性鼻炎 | 每瓶 30 片 | 口服，一次 4 片，一日 3 次 | |
| 藿胆滴丸 | 广藿香叶、猪胆粉 | 清热化浊，宣通鼻窍。用于风寒化热，胆火上攻引起的鼻塞欠通，鼻渊头痛 | 每丸重 50mg | 口服，一次 4～6 粒，一日 2 次 | |
| 藿胆片 | 藿香提取物、猪胆粉 | 芳香化浊，通鼻窍，去肝胆之火；有消除或减轻脓涕、鼻塞和头痛的功效。用于鼻窦炎、鼻炎 | 复方(无规格) | 口服，一次 3～5 片，一日 3 次 | |

早期症状之一，所以出现这种症状，除风热感冒出现一过性耳鸣外，对于持续间断出现耳鸣或重听，都应先到医院检查，确诊后再在医师指导下使用中药OTC。

## 三、咽喉病类

声哑、咽喉痛是咽喉病（简称咽病）最常见的症状，是多种咽喉疾病共有的症状，还可能是全身性疾病的局部表现。咽喉病常用药见表5-62。

【注意】

1. 咽病虽多为咽喉部黏膜的炎性病变，但也可能是全身性疾病在咽喉部的表现或初起症状，除外感病后合并的声哑、咽喉痛在短时期内随着感冒而治愈外，其他原因所引起的咽病均应在医院检查确诊后，再考虑使用中药OTC。

2. 无咽痛而有声哑，病史较长，多见职业性过度用嗓音的患者，如教师、相声演员、讲解员等，应到医院检查以排除声带息肉、声带小结。咽喉部肿瘤突出的表现是声哑、咽喉痛逐渐加重，症状较重者应到医院诊治。

3. 急性咽病声哑、咽痛，一般在服药3日内未见改善，或发热不退，并出现其他症状，应到医院诊治。

## 四、口腔病类

### （一）口疮

口疮是指口腔内黏膜溃疡。主要表现为唇、颊、舌等处黏膜反复发作圆形或椭圆形小溃疡，周围红晕，灼热疼痛。多因精神紧张、过度疲劳、失眠或脾胃功能失调而诱发。咽喉病常用药见表5-63。

### （二）牙疼

牙疼是口腔科常见的症状之一。无论是牙齿或牙周病都可引起牙疼。牙疼的原因很多，表现也有所不同，常见的有风热、胃火引起的牙疼。牙疼常用药见表5-64。

表 5-61 耳病常用药

| 药名 | 药物组成 | 功能与主治 | 规格 | 用法与用量 | 备注 |
| --- | --- | --- | --- | --- | --- |
| 耳聋左慈丸（浓缩丸） | 核桃油、薄荷油、黄柏、冰片、五倍子 | 肾虚精脱，耳鸣耳聋。用于耳疳。耳内闷肿出脓 | 每丸 9g | 口服，一次 1 丸，一日 2 次 | 实热证引起的耳聋、耳鸣不适用 |
| 滴耳油 | 广藿香叶、猪胆粉 | 清热，解毒，消肿 | 每瓶 10ml | 外用滴耳，每次 2～3 滴，每日 3～5 次 | |

表 5-62 咽喉病常用药

| 药名 | 药物组成 | 功能与主治 | 规格 | 用法与用量 | 备注 |
| --- | --- | --- | --- | --- | --- |
| 黄氏响声丸 | 薄荷、浙贝母、连翘、蝉蜕、胖大海、酒大黄、川芎、儿茶、桔梗、诃子肉、甘草、薄荷脑 | 疏风清热，化痰散结，利咽开音。用于急、慢喉瘖，声音嘶哑，咽喉肿痛，咽干灼热，咽中有痰，或寒热头痛，或便秘尿赤 | 糖衣丸每瓶 400 丸，炭衣丸每丸重 0.1g（0.133g） | 口服，一次 8 丸，一日 2 次 | |
| 银黄冲剂 | 金银花提取物、黄芩提取物 | 用于急慢性扁桃体炎，急慢性咽喉炎，上呼吸道感染 | 每袋 4g | 开水冲服，一次 1～2 袋，一日 2 次 | |

表 5-63　口疮常用药

| 药名 | 药物组成 | 功能与主治 | 规格 | 用法与用量 | 备注 |
|---|---|---|---|---|---|
| 桂林西瓜霜 | 西瓜霜、罗汉果、青黛、广豆根、冰片等 | 清热解毒，消肿止痛。用于咽喉肿痛，口舌生疮，牙龈肿痛或出血，口疮，轻度烫火伤；急慢性咽炎，扁桃体炎，口腔溃疡 | 每支 1g | 外用，适量喷、吹或敷于患处 | 孕妇及哺乳期妇女忌用 |
| 口炎清颗粒 | 天冬、麦冬、玄参、金银花、甘草 | 滋阴清热，解毒消肿。用于阴虚火旺所致的口腔炎症 | 每袋 10g | 口服，每次 20g，每天 2 次 | |

表 5-64　牙疼常用药

| 药名 | 药物组成 | 功能与主治 | 规格 | 用法与用量 | 备注 |
|---|---|---|---|---|---|
| 牙痛药水 | 丁香、高良姜、冰片、细辛等 | 止痛杀菌，防蛀。用于风火牙痛，牙龈红肿，虫蛀牙痛及各种神经牙痛 | 每瓶 5ml | 用药棉蘸药水涂于患处 | |
| 唇齿清胃丸 | 大黄、黄芩、龙胆、黄柏、栀子、知母、升麻、防风、陈皮、白芷、冰片、薄荷脑、地黄、石膏 | 清胃火。用于由胃火引起的牙龈肿痛，口干唇裂，咽喉痛 | 每丸 9g | 口服，一次 1 丸，一日 1～2 次 | |

### 五、眼病类

眼病常用药见表 5-65。

## 第五节 骨伤科用药

### 一、急、慢性软组织挫伤类

急性软组织扭挫伤，包括皮肤、肌肉、肌腱、筋膜、韧带、关节囊等的损伤，属于中医伤筋范围。慢性软组织扭挫伤多为急性期失治或误治所致，是在有效的治疗期间（二周）内未能得到合理的治疗，伤情未能彻底痊愈，受伤局部仍有轻度肿胀、疼痛、功能障碍，即称为慢性软组织损伤。急、慢性软组织挫伤常用药见表 5-66、表 5-67。

### 二、腰腿、肩颈痛类

腰腿痛是腰部多种损伤常见的共有症状之一。因为腰部是人体负重量最大的部位，活动又较灵活，支持人的上半身，又有前屈、后仰、侧弯、旋转等各个方向的活动，为日常生活和劳动中活动最多的部位，因此，腰部的肌肉、筋膜、韧带、小关节、椎间盘等都容易受伤而出现腰腿痛的症状。颈肩痛是多种病的共有症状，常见的有落枕、颈椎病、肩周炎等。落枕：多因睡眠时头颈部姿势不良，或感受风寒所致。主要表现为一侧颈部疼痛，酸胀，颈部发僵，头颈活动不利，活动时疼痛加重，或活动至特定体位时痛感明显。

颈椎病：是指颈椎骨质增生，颈项韧带钙化，颈椎间盘萎缩退化所引起的劳损，影响到颈部神经根、颈部脊髓或主要血管，所出现的颈肩痛呈肩背痛、麻木为主的一组症状，多发生于中老年人，或长期低头工作者，如伏案工作者、牙科医生、理发师、雕刻人员等发病率较高。

表 5-65 眼病常用药

| 药名 | 药物组成 | 功能与主治 | 规格 | 用法与用量 | 备注 |
|---|---|---|---|---|---|
| 明目地黄丸（浓缩丸） | 熟地黄、山茱萸（制）、牡丹皮、山药、茯苓、泽泻、枸杞子、菊花、当归、白芍、蒺藜、石决明（煅） | 滋肾，养肝，明目。用于肝肾阴虚，目涩畏光，视物模糊，迎风流泪 | 每丸重9g | 口服，一次1丸，一日2次 | 暴发火眼者不宜用 |
| 珍视明滴眼液 | 珍珠液、冰片 | 明目去翳，清热解痉。用于肝阴不足、肝气偏盛所致的不能久视、轻度眼胀、眼痛、青少年远视力下降；青少年假性近视、视力疲劳、轻度青光眼 | 每丸9g | 滴入眼睑内，一次1～2滴，一日3～5次 | |
| 明目上清丸 | 桔梗、熟大黄、天花粉、石膏、麦冬、玄参、栀子、蒺藜、蝉蜕、甘草、陈皮、菊花、车前子、当归、黄芩、赤芍、黄连、枳壳、薄荷脑、连翘、荆芥油 | 清热散风，明目止痛。用于暴发火眼 | 每丸9g | 口服，一次9g，一日1～2次 | 孕妇及年老体弱者忌服 |

表 5-66　急性软组织挫伤常用药

| 药名 | 药物组成 | 功能与主治 | 规格 | 用法与用量 | 备注 |
|---|---|---|---|---|---|
| 伤科接骨片 | 红花、土鳖虫、朱砂、马钱子粉、没药(炙)、三七、海星(炙)、鸡骨(炙)、冰片、自然铜(锻)、乳香(炙)、甜瓜子 | 活血化瘀，消肿止痛，舒筋壮骨。用于跌打损伤，闪腰岔气，伤筋动骨，瘀血肿痛，损伤红肿等症。对骨折患者需经复位后配合使用 | 每片 0.36g | 口服，一次 4 片，一日 3 次 | |
| 接骨七厘片 | 大黄、当归、骨碎补、没药、硼砂、乳香、土鳖虫、血竭、自然铜 | 活血化瘀，接骨止痛。用于跌打损伤，续筋接骨，血瘀疼痛 | 每片相当于原生药 0.3g | 口服，一次 5 片，一日 2 次，黄酒送下 | 孕妇忌服 |
| 红药片 | 三七、川芎、白芷、当归等 | 活血止痛，去瘀生新。用于跌打损伤，瘀血肿痛，风湿麻木 | 每片 0.25g | 口服，一次 2 片，一日 2 次 | 孕妇忌服 |
| 云南白药(胶囊、散、膏、气雾剂) | 蒲黄、白及等 | 化瘀止血，活血止痛，解毒消肿 | 复方(无规格) | | 孕妇忌服 |
| 三七胶囊 | 三七 | 散瘀止血，消肿定痛。用于外伤出血，跌扑肿痛 | 每粒装 0.3g | 口服，一次 6～8 粒，一日 2 次 | 肝肾功能异常者禁用 |

肩周炎：因好发于50岁左右的患者，故有“五十肩”之称。主要表现为肩部疼痛，肩关节活动范围受限，夜间疼痛明显，往往一侧先得，而后另一侧又得。常因外伤或劳累而诱发。腰腿、肩颈痛常用药见表5-68。

## 第六节　皮科用药

### 一、手、足癣（包括手、足皲裂）类

手足癣是指因湿热下注，或血虚风燥，兼感邪毒所引起的手足部皮肤病。手足癣多见于成年人，接触性传染。主要表现为趾间水疱，浸渍糜烂，自觉明显瘙痒。属于西医真菌感染类皮肤病。一年四季都可发病，以夏季多见，特别是在公共浴池共用拖鞋时最易相互传染。手足癣常用药见表5-69。

### 二、粉刺类

粉刺是指面部、胸、背等处所生的丘疹如刺，可挤出白色碎末样粉汁，故名粉刺。粉刺是因肺胃蕴热引起的常见皮肤病，俗称“暗疮”、“壮疙瘩”，好发于青春期的男女，且多是油性皮肤者；成年后的男子也可以发病。主要表现为面部（以额头、眉间及口鼻周围）、上胸及肩背处出现红色丘疹、小脓疱兼夹黑头或白头粉刺，严重者可有红色硬结、脓肿或囊肿，破溃后可形成疤痕。粉刺常用药见表5-70。

### 三、风瘙痒（荨麻疹）类

荨麻疹是西医病名，相当于中医所说的“风疹块”或“鬼风疙瘩”。风疹块是由外受风邪引起的皮肤病。主要表现为皮肤出现鲜红色或苍白色的风团，时隐时现，伴有瘙痒，故又名“瘾疹”。突然发生，迅速消退不遗留痕迹；若发生在眼睑、口唇等组织疏松部位，水肿特别明显，则称为“游风”。主要因为禀性

表 5-67　慢性软组织挫伤常用药

| 药名 | 药物组成 | 功能与主治 | 规格 | 用法与用量 | 备注 |
|---|---|---|---|---|---|
| 活血止痛散 | 当归、三七、乳香、冰片等 | 活血散瘀，消肿止痛。用于跌打损伤，瘀血肿痛 | 每瓶 3g | 用温黄酒或温开水送服。一次 1.5g，一日 2 次 | 孕妇禁用 |

表 5-68　腰腿、肩颈痛常用药

| 药名 | 药物组成 | 功能与主治 | 规格 | 用法与用量 | 备注 |
|---|---|---|---|---|---|
| 舒筋活血片 | 红花、香附(制)、狗脊(制)、香加皮、络石藤、伸筋草、泽兰叶、槲寄生、鸡血藤、自然铜(煅) | 舒筋活络，活血散瘀。用于筋骨疼痛，肢体拘挛，腰背酸痛，跌打损伤 | 每片重 0.3g | 口服，一次 5 片，一日 3 次 | 孕妇禁用 |
| 骨痛贴膏 | 丁公藤、麻黄、当归、干姜、白芷等 | 祛风散寒、活血通络、消肿止痛 | 每片为 7cm×10cm | 外用，贴患处 | |

表 5-69　手足癣常用药

| 药名 | 药物组成 | 功能与主治 | 规格 | 用法与用量 |
|---|---|---|---|---|
| 脚气散 | 荆芥穗、白芷、枯矾 | 燥湿，止痒。用于脚癣趾间糜烂，刺痒难忍 | 每袋 12g | 外用，擦于患处 |
| 参皇软膏 | 人参、蜂王浆等 | 养血润燥，祛风。用于血虚风燥，肌肤失养所致的手足皲裂、干性脂溢性皮炎、皮肤干燥 | 每支 30g | 外用，涂患处 |

表 5-70 粉刺常用药

| 药名 | 药物组成 | 功能与主治 | 规格 | 用法与用量 | 备注 |
| --- | --- | --- | --- | --- | --- |
| 当归苦参丸（归参丸） | 当归、苦参 | 活血化瘀，清热除湿。用于痤疮（粉刺），或有脓疱 | 每丸9g | 口服，每次1丸，每日2次 | |
| 清热暗疮丸（片） | 金银花，大黄浸膏，穿心莲浸膏，牛黄，蒲公英浸膏，珍珠层粉，山豆根浸膏，甘草，栀子浸膏 | 清热解毒，凉血散瘀。用于痤疮，疖痛 | 复方（无规格） | 口服，每次2～4丸，每日3次 | 孕妇禁用，脾胃虚寒者慎服 |

表 5-71 风瘙痒（荨麻疹）常用药

| 药名 | 药物组成 | 功能与主治 | 规格 | 用法与用量 | 备注 |
| --- | --- | --- | --- | --- | --- |
| 肤痒冲剂 | 苍耳子、地肤子、川芎、红花、白英等 | 祛风活血，除湿止痒。用于皮肤瘙痒病，荨麻疹 | 每袋9g | 开水冲服，一次1～2袋，一日3次 | 消化道溃疡病患者慎服，孕妇禁用 |
| 防风通圣丸 | 防风、荆芥穗、薄荷、麻黄、大黄、芒硝、栀子、滑石、桔梗、石膏、川芎、当归、白芍、黄芩、连翘、甘草、白术 | 解表通里，清热解毒。用于外寒内热，表里俱实，恶寒壮热，头痛咽干，小便短赤，大便秘结，风疹湿疮 | 每20丸重1g | 口服。一次6g，一日2次 | 孕妇禁用，忌烟、酒及辛辣、油腻、鱼虾海鲜类食物 |

表 5-72　湿疹常用药

| 药名 | 药物组成 | 功能与主治 | 规格 | 用法与用量 | 备注 |
|---|---|---|---|---|---|
| 二妙丸 | 苍术、黄柏 | 燥湿清热。用于湿疹阴部湿痒 | 60 粒重 3g | 口服，每次 6～9g，每日 2 次 | 忌烟、酒及辛辣、油腻、鱼虾海鲜类食物 |
| 黑豆馏油软膏 | 黑豆馏油、桉油、氧化锌、冰片 | 消炎，收敛，止痒，使角质再生。用于神经性皮炎，亚急性、慢性皮炎及慢性湿疹等 | 每管 10g | 外用，取适量涂抹于患处，一日 1～2 次 | |

表 5-73　痱子常用药

| 药名 | 药物组成 | 功能与主治 | 规格 | 用法与用量 | 备注 |
|---|---|---|---|---|---|
| 痱子粉 | 薄荷脑、氧化锌、滑石粉等 | 散风祛湿，清凉止痒 | 无规格 | 外用适量，扑搽患处 | |
| 六味白莲酊 | 处方略 | 清热解毒，活血祛风。适用于热毒风邪壅滞肌肤所引起的痱子，虫咬性皮炎 | 每瓶 45ml | 取适量涂擦患处，一日 3 次 | |

不耐（相当于过敏体质），人体对某些因素敏感所致，可因食物、药物、生物制品、病灶感染、肠寄生虫而引发；或因情绪波动，外受风邪、寒邪等刺激而诱发。风瘙痒（荨麻疹）常用药见表5-71。

## 四、湿疹类

湿疹是西医病名，相当于中医的“湿疮”、“浸淫疹”或“湿毒疮”。主要表现为多形状的皮疹，包括红斑、丘疹、水疱，搔抓后可以浸淫流水、糜烂、结痂、脱屑、皮肤变厚，伴有不同程度的瘙痒，可发于全身或局部，多为对称性的分布，极易复发。湿疹常用药见表5-72。

## 五、痱子类

痱子多发生于暑天，是因为汗孔阻塞所致；若为葡萄球菌侵入而引起汗管或汗腺发炎、化脓，称为痱毒。中医认为发生痱子的原因是因为内郁湿热，外受暑邪，暑热阻于皮肤而发病。多用功能护肤止痒，散风祛湿，清热解毒的药物治疗。痱子常用药见表5-73。

# 第六章　疾病初步诊断及用药（化学药品和生物制品）

## 第一节　内科常见疾病及用药

### 一、发热

#### （一）症状

发热是指人体的体温超过正常范围，当口腔温度超过37.3℃，腋下温度超过37℃或直肠温度超过37.6℃，昼夜间波动超过1℃时即为发热。

#### （二）治疗及用药

治疗发热必须先弄清病因，只有在诊断明确之后，针对病因进行治疗并适宜地做些退热治疗。但如果高热对患者体质消耗极大，引起严重症状或累及神经系统，则应考虑采用退热药，并在医师指导下进行治疗；也可使用非处方药解热镇痛药以减轻发热所带来的不适。如阿司匹林、布洛芬等药均有降热的作用。

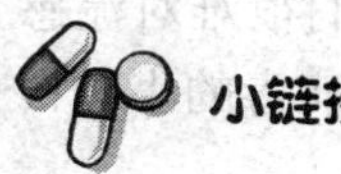

**小链接**

**人为什么会发热?**

发热是人体对致病因子的一种全身性防御反应，其原因可能是感染的结果，也可能是组织损伤、炎症、移植排斥反应、恶性病、肿瘤的继发性后果。有时女性在经期或排卵期也会出现低热。

资料来源：张石革．药师咨询常见问题解答：面向患者，答疑解惑．北京：化学工业出版社，2004：42

## 二、感冒与流感

### （一）感冒

感冒是一种极为常见的呼吸道感染性疾病。通常人们所说的感冒也称普通感冒，不能和流行性感冒及上呼吸道感染混为一谈。

1．症状

普通感冒一般不发热，个别有37.2℃左右的微热，并可有一些全身症状，如身体懒、肩背部酸胀、肌肉酸痛、头痛、头晕、腹胀、腹痛、腹泻等。鼻腔部症状为流涕、鼻塞、喷嚏；咽部症状为咽痛、干燥感、轻咳；气管症状为较重的咳嗽、有痰。感冒的潜伏期为1～4日，典型症状持续3日左右，鼻塞症状可持续7日。

2．治疗及用药

因病毒感染引起的感冒，目前几乎没有有效的治疗药物。只针对无细菌感染的并发症，一般健康成年人患感冒后几天即可自愈，应注意休息、多饮水，进食易消化食物，补充营养，保持口腔、鼻腔清洁。为减轻发热、头痛、鼻塞等症状所带来的不适，可选用阿司匹林、对乙酰氨基酚等单方抗感冒药。

### （二）流行性感冒

流行性感冒是由流感病毒引起的急性呼吸道疾病，极易传染。流感病毒分甲、乙、丙三型，并有多种亚型，尤其是甲型流感病毒，每隔几年即产生新的病毒菌株，所以人们很难对流感产生持久免疫力。流感病毒是通过吸入空气中含病毒的小颗粒或通过接触流感患者污染的物品而受到传染。

1．症状

潜伏期为数小时至4日，起病急骤，有畏寒、高热（38～39℃，偶达41℃）、头痛、全身酸痛、乏力等症状，可出现恶心、呕吐、食欲减退、鼻塞、流涕、喷嚏、咽痛及咳嗽等。可伴有胸骨后烧灼感、眼结膜充血、咽轻度充血及口腔黏膜疱疹。发热持续3～5日，体温可恢复正常，逐渐康复。如体温持续高热超过5日不退，原有的流感症状加重，出现呼吸困难、发绀、咯血，可能合并细菌感染，并发展为咽喉炎、扁桃腺炎、鼻旁窦炎、肺炎、气管炎等，这些合并证的发病率要比普通感冒高得多，甚至可导致少数患者死亡。

2. 治疗及用药

流感患者应注意卧床休息，不去公共场所，按呼吸道传染病隔离至症状消失；多喝水，注意口腔卫生，可服用的非处方药与抗感冒用药相同。

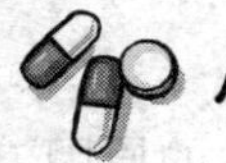

**小链接**

**患流感后是否要服用抗生素?**

不宜。引起感冒和流感的病原体主要是病毒，患了病毒性感冒之后，一般不需要服用抗生素。原因是多数抗生素对病毒没有杀灭作用，而且滥用抗生素会出现不良作用和细菌的耐药性。

资料来源：张石革. 药师咨询常见问题解答：面向患者，答疑解惑. 北京：化学工业出版社，2004：63

## 三、咳嗽

咳嗽、咳痰是呼吸系统疾病的一种临床症状，也是一种人体自身保护性反射反应，即机体一种防卫性功能。通过咳嗽能将呼吸道内异物和病理性分泌物排出体外，起到排除异物、清洗呼吸道的作用。痰液为呼吸道发生炎症时产生的过多分泌物，它刺激呼吸道黏膜引起咳嗽，并将痰液咳出，是为咳痰。

### （一）症状

由于病因、病程、时间、性质不同，咳嗽和咳痰的症状表现也不同。

1. 普通感冒的咳嗽多为轻咳、干咳，有时有少量薄白痰。

2. 流行性感冒的咳嗽多为干咳或有少量薄白痰，多伴有背痛、发热（体温在39℃以上）、头痛、咽痛。

3. 上呼吸道感染多为突发性咳嗽。

4. 百日咳为阵发性剧咳。

5. 慢性支气管炎，支气管扩张多引起连续性咳嗽。黄色或淡黄色痰提示呼吸系统有化脓性感染。

6. 黄绿色痰多见于肺结核、慢性支气管炎。

7. 大叶性肺炎的痰液多为铁锈色。

8. 支气管扩张、哮喘发作、肺炎初期可出现大量黏稠痰液。

### （二）治疗及用药

引起咳嗽、咳痰症状的原因很多，应先了解其发生的原因，然后针对其病因进行治疗，方能收到良好效果。但是，剧烈的咳嗽、咳痰可引起全身不适，可以使用镇咳、祛痰药以减轻症状，消除不适。以咳嗽为主者应用镇咳药，以咳痰为主者应用祛痰药。但需注意的是，如患者以咳痰症状为主，特别是痰量多者，不宜单独应用止咳药物。

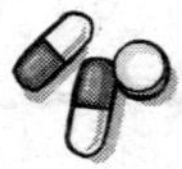

**小链接**

#### 久服复方甘草片会成瘾吗？

是的，久服易成瘾！复方甘草片的成分中含有阿片，阿片是一种易引起依赖性的药物。所谓“成瘾”是一些药物被人体反复使用后，使用者对它们产生了瘾癖，鉴于复方甘草片有可能出现依赖性，久服易成瘾，故不宜长期服用。一般连续使用5天，咳嗽的症状减轻即可停药。

资料来源：张石革. 药师咨询常见问题解答：面向患者，答疑解惑. 北京：化学工业出版社，2004：64

## 四、消化不良

消化不良是一组胃部不适的症状，是由于胃肠蠕动减弱而使胃部不能正常工作，使食物在胃内停留的时间过长引起，其表现为嗳气、腹部胀满、腹鸣等。

### (一)症状

进食时或食后出现上腹部不适感或疼痛；进食、运动或平卧后，上腹部正中有灼烧感或反酸，并可延伸至咽部；经常感到饱胀或有胃肠胀气感；打嗝，放屁增多；食欲不振、恶心，有些患者会轻度腹泻。

### (二)治疗及用药

无论什么原因引进消化不良，都是因为胃缺乏动力而使胃不能正常工作，食物在胃内停留时间过长，治疗时可选用如下非处方药：多潘立酮、乳酶生、胰酶素、龙胆碳酸氢钠片等药。

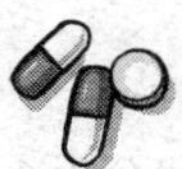

**小链接**

**人体的消化过程有哪些脏器参与?**

人的消化过程由口腔开始，经食管进入胃，成人的胃一般可容纳1～2升的食物。小肠是消化和吸收营养的主要场所，食物一般在小肠停留8小时，难于消化的食物残渣进入大肠，大肠吸收水分后形成粪便由直肠排出体外。

资料来源：张石革.药师咨询常见问题解答：面向患者，答疑解惑.北京：化学工业出版社，2004：95

## 五、腹泻

腹泻是指肠道功能失调，排便次数增加。

### (一)症状

上腹不适、腹痛、厌食、恶心、呕吐、腹泻，大便为水样、全身发冷、发热，严重者大便次数多、量少，呈黏液脓血便、里急后重、畏寒发热。

**（二）治疗及用药**

严重的腹泻如发热、脓血便，则需建议患者立即去医院就医。一般的症状较轻，多为胃肠炎引起的腹泻，可用非处方药治疗。常用的非处方药止泻药有两类：一类是吸附药，如药用炭、鞣酸蛋白、蒙脱石等，通过吸附多种有毒或无毒的刺激性物质，减轻肠内容物对肠壁的刺激，使蠕动减少，从而达到止泻目的；另一类是抗菌药或肠道菌群调节药，通过抑制细菌或抑制肠道菌群达到止泻目的。如盐酸小檗碱也称盐酸黄连素、乳酸菌素、复合乳酸菌胶囊、复方嗜酸乳杆菌片、口服双歧杆菌活菌制剂、口服补液盐Ⅰ、Ⅱ等。

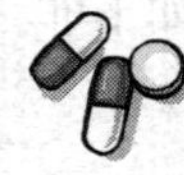

**小链接**

**腹泻分哪几种?**

腹泻十分常见，其病因复杂，但类型众多而用药不一。一般可分为6种：①感染性腹泻，夏季常见，多由细菌、真菌、病毒感染或集体食物中毒造成；②炎症型肠病，由直肠或结肠的溃疡、肿瘤或炎症引起；③消化性腹泻，由消化不良、吸收不良或暴饮暴食引起；④激惹性或旅行性腹泻，由外界的各种刺激所致，如寒冷、水土不服、油腻或辛辣等；⑤激素性腹泻，由变态反应或由于肠道肿瘤产生过多的激素或体液的物质所致；⑥菌群失调性腹泻，由于肠道正常细菌的数量或比例失去平衡所致。

资料来源：张石革．药师咨询常见问题解答：面向患者，答疑解惑．北京：化学工业出版社，2004：98

## 六、便秘

便秘是指肠蠕动减少，大便过于干燥、量少，患者排便费力、困难。正常人进食之后，需要10～40小时排出粪便，一般

2日以上不排便称为便秘，长期便秘称为习惯性便秘。

### （一）症状

成人2日以上不解大便，儿童4日不解大便，大便硬结，排便困难，有的患者还伴有头痛、舌苔厚腻、口臭、食欲不振、腹胀、腹部不适、腹痛、失眠等症状。此外，便秘还可能引起痔疮。

### （二）治疗及用药

应该针对便秘的病因进行治疗，与此同时，应用非处方药缓泻药以解决患者口臭、腹胀、排便费力、困难之痛苦。常用的非处方药一般为缓泻剂，如乳果糖、比沙可啶、开塞露等。

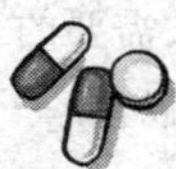

**小链接**

**便秘一定是病吗？**

不！便秘是一种症状，不见得一定就是病态。它是由于粪便在肠内停留过久、水分太少，表现为大便干结，排便费力、排出困难或排不干净等。

资料来源：张石革．药师咨询常见问题解答：面向患者，答疑解惑．北京：化学工业出版社，2004：101

## 七、失眠

失眠症也是睡眠障碍，如入睡困难，睡着后多次醒来，过早醒来即不能再入睡。

### （一）症状

失眠症最常见的症状有三种：难以入睡、睡眠不稳（多醒、熟睡困难）和早醒失眠。这类睡眠少的患者白天主观感觉是疲劳、想打瞌睡，没有精力，烦躁、反应迟钝。另外，失眠症可分为短暂性、短期和长期三种。短暂性失眠与突发状态有关，如遇到突然的打击或刺激，或外出和旅游改变生活环境；短期失眠与外界环境引起的紧张状态有关（工作、学习、考试），一般持续时间在2～3周；长期失眠大多由精神障碍所致，如抑郁症、精神分裂症或药物成瘾等，其持续时间更长。

**（二）治疗及用药**

由于情绪、工作等原因引起的短期、轻微的失眠，可使用非处方药中的镇静催眠药进行治疗。但长期、严重的失眠，必须在医师的指导下用药。可选用地西泮等镇静催眠药。

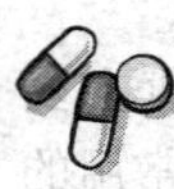

**小链接**

**失眠时一定得用药吗?**

不一定！失眠的治疗首先要确定病因及病程，制定符合个人需要的药物和非药物治疗方案。首选非药物治疗，即对大多数短暂性失眠者，一旦失眠的原因解除，失眠即可缓解或消失。

资料来源：张石革. 药师咨询常见问题解答：面向患者，答疑解惑. 北京：化学工业出版社，2004：51

## 八、神经衰弱

长期精神紧张以及思想、生活压力大等原因，引起大脑皮质层兴奋与抑制过程失调的疾病称为神经衰弱。

**（一）症状**

表现为慢性发病，病情时轻时重，症状有：

1. 兴奋

易激动，心悸，胸闷，头部血管搏动，胃肠蠕动，出汗，入睡困难，易醒或多梦，起床后头重和身乏，精神时好时坏。

2. 神疲

终日精神萎靡不振，疲乏无力，注意力不集中，记忆力减退，不能胜任日常工作，食欲不振，性功能减退。

3. 头痛

头部如裹，持续疼痛，可因睡眠或转移注意力而减轻，因工作或焦虑而加重。

4．烦躁

情绪不稳，易激动或急躁易怒，缺乏耐心。

### （二）治疗及用药

由于情绪、工作、生活压力等原因引起的神经衰弱，除注意调整情绪、心境豁达外，可以应用非处方药镇静催眠药（如维生素 $B_1$ 等）及抗焦虑药物治疗。

## 九、头痛

### （一）症状

很多疾病都可引起头痛，其症状可以表现为整个头部疼痛或局部疼痛。局部疼痛又可表现为额部、头侧部（偏头痛）以及后头部头痛。如感冒引起的头痛位于头顶部或头侧部，伴有发热、怕冷；神经衰弱引起的头痛不剧烈，但持续时间长；高血压、颅内占位病变、眼屈光不正、青光眼、鼻窦炎也可引起头痛。

### （二）治疗及用药

无论何种疾病引进起的疼痛，须先找出病因，进行病因治疗。为减轻疼痛所带来的不适，在不影响病因治疗的同时，店员可针对疼痛，给患者推荐止痛的非处方药，如布洛芬、萘普生、阿司匹林、对乙酰氨基酚、罗通定等。

## 十、晕动症

有些人在乘坐汽车、火车、轮船、飞机时，会出现头晕、出冷汗、面色苍白、恶心、呕吐等症状，这些症状在旅行结束后不久就可减轻或消失，称之为晕动病，又称运动病。

### （一）症状

主要有头晕、出冷汗、恶心、呕吐及面色苍白等。它与眩晕不同，眩晕是由于大脑缺血，前庭或迷路神经元炎，以及药物对第八对脑神经的作用而产生的头晕目眩，常伴有旋转性的运动幻觉，有时会产生恶心、呕吐等。

### （二）治疗及用药

治疗晕动病的药物主要是通过抑制迷走神经至呕吐中枢的外周自主神经传入冲动，或抑制前庭（耳）小脑通路的传导而发挥抗恶心和呕吐的作用。此类药物主要有抗胆碱药和抗组胺药两类，其中氢溴酸东莨菪碱、盐酸苯环壬酯等属抗胆碱药；盐酸苯海拉明又称苯那君、非那根等属抗组胺药。

## 十一、胃酸过多

胃酸过多症是指胃液（包括盐酸和胃蛋白酶等）分泌过多，并使患者感到胃部不舒服，反酸水、烧心（胃灼烧感）。

### （一）症状

常见的症状是反复出现阵发性胃灼烧感（烧心）、反酸（吐酸水），如因胃酸过多损害胃黏膜，则还会引起胃痛（上腹部痛）、恶心、呕吐、食欲不振等。胃酸过多症可能进一步发展成消化性溃疡，甚至出现溃疡穿孔。

### （二）治疗及用药

治疗胃酸过多症的非处方药可以分为三类：第一类是中和胃酸药，如碳酸氢钠、氢氧化铝等，通过中和胃酸达到治疗作用；第二类是抑酸药，如西咪替丁、法莫替丁等，通过阻断 $H_2$ 受体从而抑制胃酸分泌，达到治疗作用；第三类为增加胃黏膜防御能力的药物，如胶体果胶铋等，通过在胃黏膜上形成保护层，达到防止胃黏膜受损的目的。

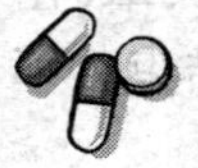

**小链接**

**胃反酸和胃溃疡有关联吗?**

有！胃反酸和胃溃疡均与胃酸过多有关。人的胃分泌胃酸和胃蛋白酶等可帮助消化食物，但这些物质过多也会损害胃肠黏膜而形成溃疡。胃溃疡常在餐后 0.5～1 小时疼痛，持续 1～2 小时渐消失；十二指肠溃疡常在餐后 2～3 小时疼痛，持续至下次进餐时才消失，或夜晚睡前疼痛；

进食或服碱性药物可使疼痛缓解。

资料来源：张石革.药师咨询常见问题解答：面向患者，答疑解惑.北京：化学工业出版社，2004：105

## 十二、胃肠痉挛

胃部、腹部阵发性疼痛称之为痉挛。

### (一)症状

阵发性胃部、腹部疼痛。

### (二)治疗及用药

患者如只是阵发性的胃肠疼痛，无胃病史，又无发热、寒战、恶心、呕吐、腹泻等症状，则为轻微的胃肠痉挛性疼痛，可选用非处方药肠道解痉药来处理，这一类药为抗胆碱药，如颠茄片、氢溴酸山莨菪碱、消旋山莨菪碱、溴丙胺太林、盐酸哌仑西平等。

## 十三、腹胀

胃肠功能不正常，使胃肠道内产生的气体不能排出，产生积气而导致的症状称为腹胀。大多数人的身体每天产生500～2 000ml的气体，由身体产生的气体必须被释放出去，或从口(嗳气)或从直肠排出(放屁)，当产生的气体量过多，聚积消化道，则腹部有胀痛感。严重时使人心烦意乱、痛苦万分。

### (一)症状

患者腹部胀气，肠鸣、嗳气、打嗝、肛门排气(放屁)、口臭，甚至腹痛、胸痛、恶心、厌食。

### (二)治疗及用药

首先应找寻胃肠胀气的原因，并针对病因进行治疗。而改善消化功能、消除胀气，有助于病因的治疗并消除患者的不适，可应用胃动力药以促进胃肠功能，如二甲硅油也称聚二甲基硅油；用吸附药以消除肠内异常发酵而产生的气体，如药用炭也称活性炭；用乳酸菌类制剂也可减轻胀气，如乳酶生等。

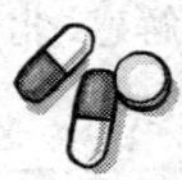

小链接

**腹腔内的气体从何而来?**

①吞咽动作，胃肠内气体约70%来自吞咽动作；②二氧化碳的释放，胰腺分泌的胰液含大量的碳酸氢根，当排入十二指肠与胃酸相遇时则释放大量的二氧化碳；③食物发酵，小肠未完全消化的食物残渣进入结肠后，糖类食物被大肠埃希菌发酵产生二氧化碳和氢；④结肠对气体的吸收减少，任何原因引起的肠蠕动迟缓、大便干燥、肠壁张力降低或肠梗阻，都可使排气障碍而发生腹胀。

资料来源：张石革.药师咨询常见问题解答：面向患者，答疑解惑.北京：化学工业出版社，2004：97

## 十四、过敏性疾病

过敏性疾病是人体接触或注射了未超量、平时能接受的无害的物质，如花粉、尘螨、真菌、药物甚至食物，高度敏感，突然发生异常反应，是一种威胁生命的免疫性疾病，也称过敏性疾病。

### （一）症状

常见的过敏症状出现较快，一般不超过几分钟，甚至不到一分钟，少数也可在一二日内甚至更长时间内发生。最常见的是皮肤过敏、皮肤发红、荨麻疹、药疹或皮疹，可出现在身体不同部位，包括眼睛（过敏性结膜炎）；其次是呼吸道的过敏如支气管哮喘，过敏性鼻炎、花粉症；第三为肠道过敏，如呕吐、腹痛和腹泻。严重的过敏性反应可使心血管系统受损而发生过敏性休克，表现为患者烦躁不安、呼吸困难和气喘、心跳加快、出冷汗、面色苍白或发绀、皮肤湿冷、胃肠痉挛、血压下降甚至死亡。因此对过敏性疾病不可掉以轻心。

### (二)治疗及用药

非处方药主要用于症状较轻的过敏疾病治疗。一般的过敏反应主要与组胺的产生有关，所以常使用抗组胺药治疗，以减轻过敏性疾病的症状，如氯苯那敏、盐酸赛庚啶等。也有一些药物是过敏反应介质阻释剂，可以弥补抗组胺药的不足，如色甘酸钠等药。

## 十五、蛔虫病和蛲虫病

蛔虫病和蛲虫病均是常见的肠道寄生虫病。成人与儿童都可能感染，但儿童的发病率较高，农村高于城市，在温暖、潮湿和卫生条件差的地区，人群感染比较普遍。

### (一)蛔虫病症状

疼痛部位多在上腹或脐周围，多半呈间歇性发作。儿童可出现精神不安、失眠、头痛和营养不良症状，严重者甚至会导致发育障碍和智力低下。食欲减退、便秘或恶心呕吐、腹泻。引起过敏反应，如出现荨麻疹、哮喘、皮肤瘙痒、血管神经性水肿、结膜炎。

### (二)蛲虫病症状

蛲虫的产卵活动引起的肛门及会阴部皮肤瘙痒及继发性炎症，是蛲虫病的主要症状。患者常有烦躁不安、失眠、食欲减退、夜惊等。

### (三)治疗及用药

治疗这两种病首先应保持个人卫生，养成良好卫生习惯，并经常对衣物进行消毒并注意换洗。治疗这两种病的非处方药有：阿苯达唑、甲苯达唑、哌嗪等，通过抑制虫体对葡萄糖的摄取，使其无法生存；或通过麻痹虫肌，使虫不能附着肠壁而排出。

## 十六、高血压

在静息状态下动脉收缩压和(或)舒张压增高(≥

140/90mmHg），常伴有脂肪和糖代谢紊乱以及心、脑、肾和视网膜等器官功能性或器质性改变，以器官重塑为特征的全身性疾病。休息5分钟以上，2次以上非同日测得的血压≥140/90mmHg可以诊断为高血压。

### （一）症状

疼痛部位多在后脑，并伴有恶心、呕吐感。若经常感到头痛，而且很剧烈，同时又恶心作呕，就可能是向恶性高血压转化的信号。女性患者出现眩晕较多，可能会在突然蹲下或起立时发作。双耳耳鸣，持续时间较长。心悸气短、失眠。常见手指、脚趾麻木或皮肤如蚁行感，手指不灵活。身体其他部位也可能出现麻木，还可能感觉异常，甚至偏瘫。

### （二）治疗及用药

注意劳逸结合，保持足够的睡眠，参加力所能及的工作、体力劳动和体育锻炼。注意饮食调节，以低盐、低动物脂肪饮食为宜，并避免进富含胆固醇的食物。肥胖者适当控制食量和总热量，适当减轻体重，不吸烟。服用少量镇静剂可减轻精神紧张和部分症状，可选用：地西泮、溴化钾、苯巴比妥、氯氮䓬等。根据病情合理使用降压药物，使血压维持在正常或接近正常水平，对减轻症状，延缓病情进展以及防止脑血管意外、心力衰竭和肾衰竭等并发症都有作用。降压药物种类很多，各有其特点，目前趋向于作用持久，服用次数减少的长效制剂或剂型，以方便患者服用。常用的降压药物有：复方利血平、卡托普利、依那普利、尼群地平等。

## 十七、高血脂

由于脂肪代谢或运转异常使血浆一种或多种脂质高于正常称为高脂血症。

### （一）症状

一般高血脂的症状多表现为：头晕、神疲乏力、失眠健忘、肢体麻木、胸闷、心悸等，还会与其他疾病的临床症状相混淆，有的患者血脂高但无症状，常常是在体检化验血液时发现高脂血症。另外，高脂血症常常伴随着体重超重与肥胖。高血脂较重时会出现头晕目眩、头痛、胸闷、气短、心慌、胸痛、乏力、口角㖞斜、不能说话、肢体麻木等症状，最终会导致冠心病、脑卒中等严重疾病，并出现相应表现。

### (二)治疗及用药

降低血浆胆固醇，保持均衡营养。运动和降低体重除有利于降低胆固醇外，还可使甘油三酯和血压降低，增加HDL胆固醇。

## 十八、糖尿病

糖尿病是由遗传因素、免疫功能紊乱、微生物感染及其毒素、自由基毒素、精神因素等等各种致病因子作用于机体导致胰岛功能减退而引发的糖、蛋白质、脂肪、水和电解质等一系列代谢紊乱综合征。

### (一)症状

糖尿病典型的症状是“三多一少”，即多饮、多尿、多食及消瘦。然而，由于病情轻重或发病方式的不同，并不是每个患者都具有这些症状。

### (二)治疗及用药

口服糖尿病类药物主要有：磺酰脲类、双胍类、阿尔法糖苷酶抑制剂、胰岛素促释放剂、胰岛素增敏剂等。肥胖者一般给二甲双胍。初期可选用阿卡波糖、磺酰脲类。建议最好去看内分泌科的医生，根据病情用药及调整用量，不能盲目应用。

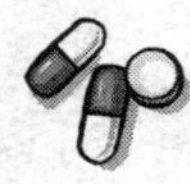

小链接

### 如何使用诺和笔?

①每次安装和使用前，检查胰岛素类型是否正确；②使用诺和笔注射完毕后，针头应在皮下停留5秒，以使胰岛素完全注入；③如果不慎把

诺和笔弄脏，可用柔软的毛刷来清洗，千万不要在乙醇里浸泡、清洗和润滑；④为给视力明显减弱者提供方便，应用诺和笔注射的操作在转动剂量选择环时，发出“咔嚓”声，每响1声就是1IU；⑤每次注射后，立即把针头从诺和笔注射器取下来，如不取下针头药液会外溢；⑥诺和笔芯应储存于2～8℃冷暗处，但在飞行中不宜放到行李箱里托运，因为行李舱的温度可到零下几十度，会把胰岛素冻坏。

资料来源：张石革. 药师咨询常见问题解答：面向患者，答疑解惑. 北京：化学工业出版社，2004：373

## 十九、缺铁性贫血

由于体内缺少铁质、影响血红蛋白合成而引起的一种贫血称为缺铁性贫血。

### （一）症状

患者倦怠乏力，头晕耳鸣，动则眼花气短、心悸，甚至胸闷、水肿、晕厥等。面色萎黄或苍白，唇甲色淡，皮肤干燥无华。年长儿有头晕、眼花、耳鸣、食欲减退、异食癖、烦躁不安、智力减退、常合并感染，可伴有心率快、心脏扩大，肝、脾、淋巴结肿大。

### （二）治疗及用药

应在医院检查，找出病因，并在治疗病因的同时，在医师的建议下应用非处方药铁剂治疗；可选用硫酸亚铁、富马酸亚铁、乳酸亚铁、葡萄糖酸亚铁，它们的不同剂型均有纠正缺铁性贫血的作用。

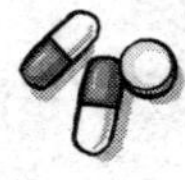

**小链接**

### 铁吃多了有害吗?

正常人补铁也会出现不良反应，有时会出现恶心、呕吐、腹痛、腹泻、便秘、口腔异味、发热、嗜睡、黄疸等，有一定的危险性，应及时去医院就医。另外补铁后大便可能变黑。

资料来源：张石革. 药师咨询常见问题解答：面向患者，答疑解惑. 北京：化学工业出版社，2004：133

## 二十、类风湿性关节炎

是一种以关节滑膜炎为特征的慢性全身性自身免疫性疾病。

### (一)症状

该病好发于手、腕、足等小关节，反复发作，呈对称分布。早期有关节红肿热痛和功能障碍，晚期关节可出现不同程度的僵硬畸形，并伴有骨和骨骼肌的萎缩，极易致残。从病理改变的角度来看，类风湿性关节炎是一种主要累及关节滑膜(以后可波及关节软骨、骨组织、关节韧带和肌键)，其次为浆膜、心、肺及眼等结缔组织的广泛性炎症性疾病。

### (二)治疗及用药

应根据病情的程度不同在医生的指导下服用处方药，如非甾体类抗炎药(NSAIDs)用于初发或轻症病例，包括水杨酸制剂、吲哚美辛、丙酸衍生物、灭酸类药物等。目前公认金制剂对类风湿性关节炎有肯定疗效，常用硫代苹果酸金钠。口服金制剂金诺芬、青霉胺、氯喹剂、肾上腺皮质激素等。

## 二十一、尿路感染

尿路感染是由细菌直接侵袭所引起的。尿路感染分为上尿路感染和下尿路感染，上尿路感染指的是肾盂肾炎，下尿路感染包括尿道炎和膀胱炎。肾盂肾炎又分为急性肾盂肾炎和慢性肾盂肾炎。好发于女性。

### (一)症状

起病急骤、寒战、畏寒、发热、全身不适、头痛、乏力、食欲减退、恶心、呕吐、尿频、尿急、腰痛、肾区不适、上输尿管点压痛、肋腰点压痛、肾区叩击痛、膀胱区压痛等。

### （二）治疗及用药

对症支持治疗，针对病原体的治疗（头孢唑林钠、诺氟沙星）；维持水电解质平衡；对所有患者均鼓励多喝水，喝水少的患者应给予输液，保证每日尿量在2000ml以上。

## 第二节　皮肤科常见疾病及用药

### 一、癣症

癣症也叫浅部真菌病，是由一组皮肤癣菌，主要有毛发癣菌属、小孢子菌属和表皮癣菌属引起的毛发、皮肤及指甲感染。

#### （一）手、足癣症状

①水疱型：足底或手掌出现群集或散在的水疱，针尖或米粒大小。痛痒较重，往往由于搔抓而继发感染，可引起丹毒或淋巴管炎。②擦烂型：主要见于足趾间，由于潮湿、浸渍而使表皮发白，剥去白色的表皮，为基底发红的糜烂层，瘙痒较重，在湿热条件下工作和生活的人多见。③鳞屑化型：以干性鳞屑、皲裂为主，角化较重，干燥、粗糙，以寒冷季节多见，易发生手足皲裂，引起疼痛。

#### （二）体癣、股癣症状

多发于春秋季，以儿童及壮年男性较多，好发于面、腰、腹、大腿内侧及臀部等潮湿多汗或易受摩擦的部位。皮疹初为小片群集的针头大小的红色丘疹或丘疱疹，以后渐向四周发展，形成环形或多环形同心圆状。边缘清楚活跃，中心有愈合倾向或留有色素沉着，长期搔抓可致局部皮肤肥厚，发生慢性湿疹样改变，自觉瘙痒或剧痒，真菌检查呈阳性。

#### （三）治疗及用药

手、足癣以局部治疗为主，选择西药非处方药抗真菌药，也可选用中成药非处方药。体癣、股癣以局部治疗为主，选用各种西药非处方药。

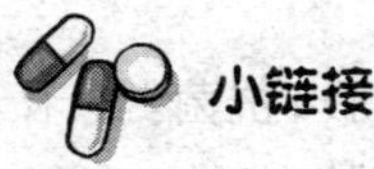

**小链接**

**什么样的人易得脚癣？**

①多汗者，由于汗液蒸发不畅可引起水疱或角化过度，易继发真菌感染而致脚癣；②妊娠妇女，在妊娠期间人体的内分泌失调，使皮肤抵抗真菌的能力降低；③肥胖者，胖人的指间变窄，十分潮湿，易诱发脚癣；④足部皮肤损伤，皮肤损伤后破坏了皮肤的防御屏障，真菌容易侵入；⑤糖尿病患者，体内缺乏胰岛素使糖代谢紊乱，抵抗力下降，易诱发间擦型脚癣；⑥不合理用药者，长期服用抗生素、肾上腺皮质激素、免疫抑制剂，使正常的菌群失去平衡，细菌被杀死而真菌大量繁殖，易诱发脚癣。

资料来源：张石革．药师咨询常见问题解答：面向患者，答疑解惑．北京：化学工业出版社，2004：244

## 二、疖肿

疖肿是由于局部皮肤损伤或受到抓搔、摩擦、刺激、擦伤，引起毛囊及其所属皮脂腺的急性细菌感染，所以也称毛囊炎，是农村和环境卫生较差的地区常易发生的疾病。

### （一）症状

疖肿起初为疼痛性的红肿小结节，后逐渐肿大，呈锥形隆起。数日后，结节中央组织坏死，变软，可有波动感，顶部出现黄白色脓头，红肿，疼痛范围扩大。再数日，脓头破溃，排出脓液，疼痛随即减轻，红肿渐消退，约一周左右伤口愈合。疖肿常发生于毛囊和皮脂腺丰富的部位，如颈、头、面、背部、腋部、腹股沟、会阴部和小腿。发生于鼻翼周围的危险三角区及耳部的疖肿症状较重，危险较大，可有发热、不适、头痛等全身症状，如被挤压或挑破，细菌可顺血行流入颅内，发生感染，因可引起脑膜炎或海绵窦栓塞，很危险。

### （二）治疗及用药

以局部治疗为主，有时也需要全身应用（口服）抗菌药，未破溃时切忌挤压，可做热敷，外用 2.5% 碘酊，或敷 1.5%～20% 鱼石脂软膏，有脓头时可在其顶部涂 2.5% 碘酊，或去除脓头排出脓液，脓疱较大并在面部危险区，则应去医院切开引流。常用治疗疖肿的非处方外用药还有：甲硝唑（也称灭滴灵）、杆菌肽软膏、1% 红霉素软膏、1% 盐酸金霉素软膏等。

## 三、湿疹

湿疹是常见的过敏性皮肤炎症，是过敏性皮炎的一种。皮肤损害呈多形性，瘙痒剧烈、易复发。有 30% 以上的患者有家族史。湿疹在婴幼儿中最常见，常在 2 岁以内发病。

### （一）症状

湿疹通常分为急性湿疹、慢性湿疹和婴儿湿疹，其症状表现也有所不同。

1．急性湿疹

发病急，炎症过程发展迅速，好发于四肢屈侧、手、面、外阴和肛门等处。开始是皮肤红斑、丘疹或水疱，后因搔抓等发生糜烂、渗液、结痂，继发感染后可出现脓疱，炎症好转后可能出现鳞屑，皮肤损害的界限不清楚。患者自觉剧痒，尤其是洗澡、饮酒后更甚。急性湿疹如处理不当，能发展为慢性湿疹。

2．慢性湿疹

急性湿疹长期未愈，皮损呈暗红色肥厚的斑状，表面脱屑干燥、纹理加深，多呈局限性斑块，局限较为清楚，常伴有色素沉着，发生于手、足时常常出现皲裂。病程长，有时又出现急性发作。慢性湿疹和慢性皮炎不好区分，可以通用。

3．婴儿湿疹

发生于 2 岁以内的婴儿，好发于面部、头皮，四肢躯干也可发生，患儿常因瘙痒而哭闹不安，皮肤损害色红，表面湿润，可有血疹、水疱及鳞屑。常因搔抓，皮肤表面发生糜烂、渗液，甚至继发感染。

**（二）治疗及用药**

湿疹是过敏性皮炎的病症之一，其治疗主要在于寻找致病原因，除去过敏因素，同时对症治疗，可选用非处方药外用及内服，常用的西药非处方药有以下几类。

1. 皮质激素类

本类药物有抗炎、抗过敏的作用，如氢化可的松软膏等。

2. 其他外用药类

本类药物有促收敛、促炎症吸收的作用，如氧化锌、焦油制剂等。

3. 口服抗组胺药物

主要是起抗过敏、止痒的作用。瘙痒严重的过敏性皮炎、湿疹患者可以选用。如马来酸氯苯那敏、赛庚啶等。

## 四、痱子

痱子又称汗疹，医学上称红色粟粒疹，是夏令常见的由于汗孔阻塞后而引起的皮肤急性炎症。

**（一）症状**

痱子好发于颈、胸、背、腹、肘窝、女性乳下及小儿头面部、臀部，常成批出现。可分为以下几种：

1. 晶状粟粒疹

又称白痱。多在颈、躯干部产生针尖头大小水疱，壁薄微亮，无炎性红晕，轻擦易破，干后有细薄鳞屑。常见于高热并有大量汗出、长期卧床、过度虚弱的患者。

2. 红色粟粒疹

又称红痱。夏季多见，急性发病。好发于手背、肘窝、颈、胸、背、女性乳下及小儿头面部、臀部，为针头大小密集的血疹或血疹疱，伴有轻度炎性红晕，消退后轻度脱屑。

**（二）治疗及用药**

首先要注意更换汗湿衣服，经常洗澡、保持皮肤干燥。此外，可应用非处方药止痒、收敛、消炎，如氧化锌、炉甘石洗剂等外用药。

## 五、痤疮

痤疮俗称“粉刺”、“青春痘”、“壮疙瘩”，是青春时期常见的一种慢性毛囊皮脂炎症，多发于面部，有粉刺、丘疹、脓疱、结节、囊肿及瘢痕等多种损害，并伴有皮脂溢出。

### （一）症状

痤疮多发于面部及胸背部等皮脂腺发达的部位，多无自觉症状，若炎症严重时，可引起疼痛及触痛。病程慢，青春后期能自然痊愈或减轻。最早期典型皮损为位于毛囊口的黑头粉刺，如果挤压，可见头部呈黑色而体部呈黄白色半透明的脂栓排出。皮脂腺口完全闭塞，形成皮疹，顶端可出现小脓疱，破溃或吸收后遗留暂时性色素沉着或小凹状瘢痕。严重患者，除黑头粉刺、丘疹、脓疱外，可有蚕豆至指甲大的炎性结节或囊肿。炎症较深时，可长久存在，亦能逐渐吸收或溃脓结疤或成窦道。本病无其他体征。

### （二）治疗及用药

治疗痤疮首先应正确对待，痤疮是青春期常见的一个生理现象，除注意适当处理和养护外，一般以局部外用药为主。一般痤疮可局部选用硫磺、过氧苯甲酰制成的外用制剂，如红霉素－过氧苯甲酰凝胶、5% 过氧苯甲酰乳膏、1% 克林霉素磷酸酯凝胶、10% 硫软膏等外用药，重者局部治疗的同时，可内服维生素 B 族制剂及锌制剂。

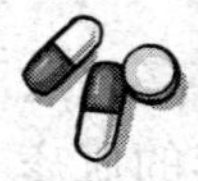

**小链接**

**哪些药可致痤疮?**

①肾上腺皮质激素甲泼尼龙长期服用可致类皮质醇增多症，表现为满月脸、痤疮、浮肿、多毛、肥胖等；②避孕药炔诺酮长期服用可使皮脂增

多，出现痤疮、多毛；③雄激素十一酸睾酮、多庚睾酮可诱使女性男性化，出现痤疮、多毛、阴蒂肥大、闭经等；④免疫抑制药，在服用环孢素期间可出现多毛、痤疮、厌食、疲乏、四肢感觉异常等不良反应。

资料来源：张石革．药师咨询常见问题解答：面向患者，答疑解惑．北京：化学工业出版社，2004：390

## 六、冻伤

是指组织暴露于冰点（−10～−2℃）以下低温所导致的一种局部急性冻结损伤。

### （一）症状

其主要症状是受累区最初出现麻木感、烧灼感或钝痛，随后发生皮肤苍白、蜡样、变硬和感觉缺失，复温后会出现肿胀。

### （二）治疗及用药

冻伤的治疗应该注意保暖，防止冻疮，发生冻伤应去医院就医，对冻伤组织应该最大限度地保留有生机的组织，防止或减少伤残。常见的外用药有：冻疮膏、复方水杨酸甲酯乳膏、2% 苯酚软膏、复方氯乙烷气雾剂、松节油、风油精、云南白药酊等。

## 七、荨麻疹

荨麻疹俗称“风疹”、“风团”，是人体对某种物质过敏，引起黏膜小血管扩张及渗透性增加而出现的一种局部性水肿反应。

### （一）症状

一般发病突然，先有皮肤瘙痒或灼热感，随即皮肤出现大小不等的风团凸起，小如硬币，大如菜盘，呈淡红或苍白色，有剧痒、烧灼或刺痛感。皮疹通常会在 1～2 日内自动消失，但可复发。如发生在胃肠道可伴有腹痛、腹泻；如发生在喉头黏膜，可见呼吸困难，甚至窒息。慢性荨麻疹的发作可持续数月，甚至数年或反复发作。

### （二）治疗及用药

荨麻疹是一种过敏反应，故与组胺的产生有关，所以常使用抗组胺药治疗，以减轻过敏的一些症状，如盐酸苯海拉明、马来酸氯苯那敏等药，至于全身瘙痒，还可以使用一些外用的止痒药。

# 第三节　妇科常见疾病及用药

## 一、阴道炎

### （一）念珠菌性阴道炎

念珠菌性阴道炎也称霉菌性阴道炎，是由于感染白色念珠菌引起的一种阴道炎症，也有少数患者感染其他念珠菌及类酵母菌而发病。

1．症状

患者外阴瘙痒、灼痛。严重时坐卧不安、痛苦异常。还可有尿频、尿痛及性交痛。急性期白带增多，呈白色稠厚豆渣样。检查可见小阴唇内侧黏膜上附着白色膜状物，擦除可露出红肿黏膜面。急性期可见到白色膜状物覆盖下的糜烂面及浅表溃疡。分泌物可查到白色念珠菌。

2．治疗及用药

一般采用局部用药，全身应用（口服）的治疗药物应在医师指导下服用。局部治疗药物主要为克霉唑、硝酸咪康唑、制霉菌素等，剂型为栓剂、乳膏、药膜、泡腾片等。

### （二）滴虫性阴道炎

滴虫性阴道炎是妇科常见病，病原体是阴道毛滴虫，寄生于女性阴道内，也可寄生于男性尿道、包皮皱褶及前列腺内。滴虫性阴道炎的发病率为 10%～25%。

1．症状

外阴瘙痒伴有白带增多，白带呈稀薄泡沫状，有腥臭味。

间或阴道有灼热、疼痛、性交痛等。搔抓后常引起外阴炎、局部有感染,可有尿频、尿痛、偶见血尿。医生检查时,可见阴道黏膜有散在的红色斑点,后穹隆有多量的液性或脓性泡沫分泌物。分泌物中可查到滴虫。

2．治疗及用药

一般采用局部用药,全身应用的(口服)治疗药物应在医师指导下服用。局部治疗的药物主要有甲硝唑、替硝唑、氯己定等。剂型为栓剂、洗剂、泡腾片、气雾剂等。

## 二、盆腔炎

女性上生殖道的一组感染性疾病称为盆腔炎。盆腔炎为妇科的常见病。炎症可局限于一个部位,也可几个部位同时发病。按其发病过程和临床表现可分为急性与慢性两种。

### (一)急性盆腔炎

1．症状

可出现下腹疼痛、发热、寒战、头痛、食欲不振。检查时发现患者呈急性病容,体温高,心率快,下腹部有肌紧张、压痛及反跳痛。

2．治疗及用药

选用抗生素,宜联合用药,最好在医生的指导下根据细菌培养和药敏试验选用药物。青霉素、红霉素、庆大霉素、林可霉素、克林霉素等。给予充分营养及液体摄入,纠正电解质紊乱及酸碱平衡失调。

### (二)慢性盆腔炎

1．症状

起病慢,病程长。全身症状多不明显,可有低热,易感疲乏,伴下腹坠、腰痛等。

2．治疗及用药

在使用抗生素的同时,可用α-糜蛋白酶 5mg 或透明质酸,也可抗生素与泼尼松同时应用。

## 三、痛经

经前、经后或行经期出现腹痛、腰酸、下腹坠胀、全身不适称为痛经，也叫行经痛、月经痛。痛经分为原发性和继发性两种。

### （一）症状

月经来潮前数小时即出现下腹部疼痛，在行经第一天疼痛达高峰，持续时间长短不一；疼痛可放射至背部及大腿上部；疼痛程度不等，重者可同时出现头晕、低血压、面色苍白及出汗等。

### （二）治疗及用药

让患者了解生理知识，消除精神压力，对症治疗，应用止痛药如阿司匹林、对乙酰氨基酚等，镇静药，解痉药如颠茄浸膏片、氢溴酸山莨菪碱片等减轻或消除患者痛苦。

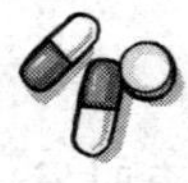

**小链接**

#### 使用缓解痛经药宜注意什么？

①月经周期不准或希望怀孕的妇女不宜在月经来潮前口服中成药；②缓解疼痛药连续服用不宜超过5天；③痛经剧烈者应卧床休息。经期忌食生冷瓜果及刺激性食品；④保持外阴清洁，加强自身体质锻炼，解除心理障碍，保持精神愉快，避免过度劳累、紧张、恐惧、忧虑和烦恼；⑤民间常用生姜红糖水或红枣山楂水煎服，或应用暖水袋热敷。

资料来源：张石革．药师咨询常见问题解答：面向患者，答疑解惑．北京：化学工业出版社，2004：209

## 四、乳腺炎

乳腺炎是指乳腺的急性化脓性感染，是产褥期的常见病，是引起产后发热的原因之一，最常见于哺乳妇女，尤其是初产妇。哺乳期的任何时间均可发生，而哺乳的开始最为常见。

### （一）症状

乳房胀痛，局部皮温高、压痛，出现边界不清的硬结，有触痛。局部皮肤红、肿、热、痛，出现较明显的硬结，触痛更加明显，同时患者可出现寒战、高热、头痛、无力、脉快等全身症状。此时腋下可出现肿大的淋巴结，有触痛，化验血白细胞计数升高，严重时可并发败血症。

### （二）治疗及用药

局部理疗、热敷，有利于炎症早期消散；水肿明显者可用25%的硫酸镁湿热敷。应用抗生素（头孢霉素类、氧氟沙星、甲硝唑）。

## 五、乳腺增生

乳腺增生是指乳腺上皮和纤维组织增生，乳腺组织导管和乳小叶在结构上的退行性病变及进行性结缔组织的生长，其发病原因主要是内分泌激素失调。

### （一）症状

主要以乳房周期性疼痛为特征。起初为漫游性胀痛，触痛为乳房外上侧及中上部为明显，每月月经前疼痛加剧，行经后疼痛减退或消失。严重者经前经后均呈持续性疼痛。有时疼痛向腋部、肩背部、上肢等处放射。患者往往自述乳房内有肿块，而临床检查时却仅触及增厚的乳腺腺体。

### （二）治疗及用药

口服中药乳癖消或逍遥散，或5%碘化钾均可缓解症状。

## 六、附件炎

女性内生殖器官中，输卵管、卵巢被称为子宫附件。附件炎是指输卵管和卵巢的炎症。

### （一）症状

一般患者一侧腹痛而且附件增粗加厚，劳累的时候或月经前后发作，但凭这些症状诊断，其实是比较粗糙的一种诊断。实际上很多疾病都有类似的病症和表现，比如像子宫内膜异位症、盆腔静脉充血综合征，这两种病的症状都与慢性附件炎的症状很相像，应到医院详细检查。

**（二）治疗及用药**

对于症状明显的患者首先应选用抗生素来治疗。抗生素可将残留的致病菌杀死，并可预防其急性发作。常用的药物仍为青霉素、庆大霉素、甲硝唑等，用法与急性输卵管卵巢炎、盆腔腹膜炎相同。对因慢性输卵管炎造成的输卵管阻塞，可行宫腔注射。选用庆大霉素16万单位，α-糜蛋白酶5mg，地塞米松5mg，以20ml生理盐水稀释，严格消毒外阴、阴道、宫颈后行宫腔注入，从月经干净后3天开始，隔2天注射1次，至排卵期前结束。

### 七、更年期综合征

在更年期出现的一组以自主神经系统功能紊乱为主的综合征，称为更年期综合征。

**（一）症状**

更年期妇女，由于卵巢功能减退，垂体功能亢进，分泌过多的促性腺激素，引起自主神经功能紊乱，从而出现一系列程度不同的症状，如月经变化、面色潮红、心悸、失眠、乏力、抑郁、多虑、情绪不稳定，易激动，注意力难于集中等。

**（二）治疗及用药**

推荐口服用药，雌-孕激素周期疗法、单纯雌激素周期疗法、尼尔雌醇疗法，适合于所有更年期妇女。雌-雄激素疗法，适用于伴乳痛、性功能减退妇女。雌激素配伍甲睾酮含化，具有遏制雌激素促内膜增生过长之作用。

## 第四节　五官科常见疾病及用药

### 一、沙眼

沙眼是由沙眼衣原体引起的一种慢性传染性结膜角膜炎，

是致盲眼病之一。

### （一）症状

轻度沙眼，往往无任何感觉，只偶尔在体格检查时发现。病情稍重，则眼内有摩擦感，有时迎风流泪，或稍感畏光、痒，还经常有少量“眼屎”。翻开眼皮后，可见睑结膜呈弥漫性充血、血管模糊不清，结膜上出现乳头和滤泡，出现粗糙不平的颗粒，形似沙子，故俗称沙眼，少数还出现角膜血管翳。

### （二）治疗及用药

利福平、四环素、金霉素、土霉素、红霉素、磺胺及氯霉素等对沙眼衣原体有抑制作用。局部应用 0.1% 利福平或 0.5% 金霉素或四环素眼药水。10%～30% 磺胺醋酰钠和 0.25%～0.5% 氯霉素眼药水易于保存，效果亦佳。除局部滴用药物外，成人可口服磺胺制剂等。

## 二、结膜炎

结膜炎是结膜组织在外界和机体自身因素的作用下而发生的炎性反应的统称。虽然结膜炎本身对视力影响，一般并不严重，但是当其炎症波及角膜或引起并发症时，可导致视力的损害。

### （一）症状

其症状表现为结膜红赤、奇痒难忍、有细丝状分泌物，睡醒时有粘连闭合感，有时还可见结膜水肿、疼痛，甚至在患侧有明显的淋巴结肿大。

### （二）治疗及用药

若是急性病毒性结膜炎，可点用类固醇（可的松）眼药水，以减轻病情。细菌性结膜炎，则须涂予抗生素药水、药膏，甚至口服或注射抗生素。

## 三、睑腺炎

睑腺炎是常见的眼睑腺体的细菌性感染。如果是睫毛毛囊或其附属的皮脂腺或变态汗腺感染，称为外睑腺炎，以往称为麦粒肿。如果是睑板腺感染，称为内睑腺炎。

### （一）症状

其症状为眼睑红、肿、痛、热伴局限性硬结，常有触痛。硬节软化，可见皮肤或睑结膜破溃流出脓液。重症睑板腺炎可在睑局部扩散造成睑或眶的蜂窝织炎，也可引起全身败血症样恶寒、头疼及发热。

### （二）治疗及用药

早期睑腺炎应给予局部热敷，每次10～15分钟，每日3～4次，以便促进眼睑血液循环，缓解症状，促进炎症消散。每日滴用抗生素滴眼液4～6次，以便控制感染。当脓肿形成后，应切开排脓。

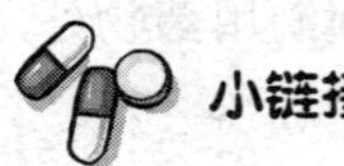

**小链接**

#### 如何正确使用眼膏剂？

①清洁双手，用消毒的剪刀剪开眼膏管口；②头后仰，眼往上望，用食指轻轻将下眼睑拉开成一袋状；③压紧眼膏软管尾部，使眼膏呈线状溢出，将约1厘米的眼膏挤进下眼袋内，轻轻按摩2～3分钟以增加疗效，但注意不要使眼膏管口直接接触眼或眼睑；④眨眼数次，以使眼膏分布均匀，后闭眼休息2分钟；⑤用脱脂棉擦去眼外多余药膏，盖好管帽；⑥多次开管和连续使用超过1个月的药膏不要再用。

资料来源：张石革. 药师咨询常见问题解答：面向患者，答疑解惑. 北京：化学工业出版社，2004：360

## 四、慢性咽炎

慢性咽炎是指咽部黏膜、黏膜下及淋巴组织部位的炎症。

### （一）症状

咽部有明显异物感、干燥、发痒、灼热、微痛，咽部常有稠厚分泌物，一般晨起时症状更为明显，一般无全身症状。

（二）治疗及用药

一般轻度的急、慢性咽喉炎，可使用一些非处方药消炎药处理，如度米芬、地喹氯铵、氯己定等，同时注意休息，多饮水，减少发声，避免大声说话。

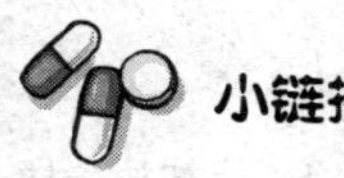

小链接

如何正确使用口含片?

①含服时把药片放于舌根部，尽量贴近咽喉；②含服的时间愈长，局部药物浓度保持的时间就愈长，其疗效愈好；③不要咀嚼或吞咽药物，保持宁静，不宜多说话；④含后30分钟内不宜吃东西或饮水；⑤含后偶见有过敏、皮疹、瘙痒等，一旦出现宜及时停药。

资料来源：张石革．药师咨询常见问题解答：面向患者，答疑解惑．北京：化学工业出版社，2004：355

## 五、过敏性鼻炎

过敏性鼻炎又称枯草热或花粉病，是一种发生在鼻黏膜的变态反应性疾病。

（一）症状

反复出现(阵发性)鼻痒、鼻塞、打喷嚏、水样鼻涕增多。常年性发作者每年发病日数占全年1/2以上，1日内发病时间超过1小时，每次喷嚏5个以上。季节性发作者，则发病季节与致敏花粉授粉期一致，鼻塞程度不一，部分人可有嗅觉减退。有些患者还同时伴有眼睛发痒、发红、流泪。有些患者以鼻部症状为主，另一些以眼部为主，还有的是两者均有。在控制了鼻部症状后，眼睛症状也随之减轻。

（二）治疗及用药

过敏性鼻炎的治疗以局部用药为主，用缓解鼻塞的药物如非处方药盐酸羟甲唑啉滴鼻液，抗组胺的药物色甘酸钠滴鼻剂，也可内服抗组胺药，最有效的是处方药含皮质激素的滴鼻剂。

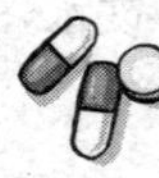

小链接

如何正确使用滴鼻剂?

①滴鼻前先呼气，头部向后仰，依靠椅背，或仰卧于床上，肩部放一枕头，使头部后仰；②对准鼻孔，瓶壁不要接触到鼻黏膜，每次滴入2～3滴；③滴后保持仰位1分钟，后直立；④如滴鼻液流入口腔，可将其吐出；⑤过度频繁或延长使用时间可引起鼻塞症状的反复，连续用药3天以上，症状未好应向医生咨询；⑥含剧毒药的滴鼻剂尤应注意不得过量，以免引起中毒。

资料来源：张石革．药师咨询常见问题解答：面向患者，答疑解惑．北京：化学工业出版社，2004：361

## 六、口腔溃疡

### （一）症状

好发于口腔非角化区，如唇、颊黏膜等处，为圆形或椭圆形，直径2～4mm、溃疡表浅，上覆黄白色渗出膜，边缘整齐，周围有红晕。严重口腔溃疡直径可达10～30mm，深及黏膜下层，甚至肌肉。伴有烧灼性疼痛，严重时可影响说话、进食。

### （二）治疗及用药

对口腔溃疡的治疗方法虽然很多，但基本上都是对症治疗，目的主要是减轻疼痛或减少复发次数，但不能完全控制复发，所以预防本病尤为重要。可用氯己定或口含氢化可的松糖衣片，一天4次涂用曲安西龙软膏，如症状无改善应考虑全身给皮质类固醇。

## 七、牙周炎

牙周炎是侵犯牙龈和牙周组织的慢性炎症，是一种破坏性疾病。

### (一)症状

其症状表现为牙龈炎症,牙周袋形成,严重时会出现牙龈溢脓、牙齿松动。

### (二)治疗及用药

口服抗菌药物,如甲硝唑、螺旋霉素、替硝唑。

# 第五节　外科常见疾病及用药

## 一、烧伤

烧伤是日常生活、生产劳动中常见的损伤,是由火焰、蒸汽、热液体、电流、化学物质等作用于人体所引起的损伤。

### (一)症状

烧伤的严重程度取决于受伤组织的范围和深度,烧伤深度可分为Ⅰ度、Ⅱ度和Ⅲ度。Ⅰ度烧伤损伤最轻。烧伤皮肤发红、疼痛、明显触痛、有渗出或水肿。轻压受伤部位时局部变白,但没有水疱。Ⅱ度烧伤损伤较深。皮肤水疱。水疱底部呈红色或白色,充满了清澈、黏稠的液体。触痛敏感,压迫时变白。Ⅲ度烧伤损伤最深。烧伤表面可以发白、变软或者呈黑色、炭化皮革状。由于被烧皮肤变得苍白,在白皮肤人中常被误认为正常皮肤,但压迫时不再变色。破坏的红细胞可使烧伤局部皮肤呈鲜红色,偶尔有水疱,烧伤区的毛发很容易拔出,感觉减退。Ⅲ度烧伤区域一般没有痛觉。因为皮肤的神经末梢被破坏。

### (二)治疗及用药

85% 左右的烧伤都不严重,可以在家里、诊所或医院急诊室治疗。脱去所有的衣物,特别是被烧燎过的衣物(如烧融的合成纤维衬衫),沾染有热焦油或被化学物质浸湿的衣物,有助于防止进一步灼伤。化学物质烧灼伤,包括酸、碱和有机化合物,要立即用大量的水清洗干净。可在伤处外用复方氧化锌软膏、复方苯佐卡因软膏、磺胺嘧啶银乳膏、红霉素软膏等。

## 二、扭伤

因关节活动过度，超出正常范围，使周围的筋膜、肌肉、肌腱等受强力牵拉，发生损伤或撕裂，称为扭伤。

### （一）症状

主要症状是疼痛、肌肉痉挛、局限性压痛以及功能障碍。

### （二）治疗及用药

伤者应休息，配合理疗热敷，严重者服非处方药镇痛药物，或去医院局部封闭或外固定。外用双氯芬酸钠气雾剂、局部外用复方七叶皂苷钠凝胶、口服复方氯唑沙宗片或外用水杨酸甲酯气雾剂等。

## 三、挫伤

身体受钝器或重物击打时，引起皮下软组织的损伤，但表皮完整，称为挫伤。

### （一）症状

主要症状是局部剧烈疼痛、肌肉痉挛、局限性压痛以及功能障碍。

### （二）治疗及用药

挫伤早期可以冷敷，如果渗出严重则改为热敷，另外配合非处方药镇痛药或外固定治疗。可口服布洛芬胶囊、外用复方氯乙烷气雾剂等。

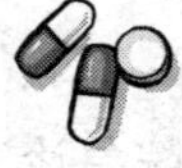

**小链接**

#### 如何正确使用乙醇?

①注射药物前使用70%的乙醇脱碘后，稍微晾干片刻，以减少对皮肤的刺激；②用于皮肤和组织肿胀部位，可涂擦50%的乙醇，立即用手搓拭，但不宜在局部停留过长；③滴乙醇易燃烧，用时应注意防火，一旦出

现火情立即用湿布盖压；④对破损的皮肤、溃疡的黏膜、渗出或开放的创面不宜直接应用乙醇，以免导致强烈的刺激和疼痛；⑤部分人群对乙醇过敏，对极度敏感的人应给予注意；⑥乙醇可自行挥散，用后应拧紧瓶盖。

资料来源：张石革. 药师咨询常见问题解答：面向患者，答疑解惑. 北京：化学工业出版社，2004：369

# 第七章 常用药品和生物制品

## 第一节 抗微生物药

具有致病性的微生物称为病原体（即病原微生物），包括细菌、病毒、衣原体、支原体、螺旋体、真菌等。抗病原微生物药物具有抑制或杀灭各种病原微生物的作用，包括可以口服、肌注、静注等全身应用的各种抗生素、人工半合成、全合成的各种抗菌药物以及抗病毒、抗结核、抗麻风药物的总称。抗生素系指在高稀释度下对一些病原微生物如细菌、真菌、立克次体、支原体、衣原体和病毒等有杀灭或抑制作用的微生物产物（次级代谢物）。此后用化学方法合成的“仿制品”、具有抗肿瘤作用的微生物产物、抗生素母核加入不同侧链（半合成抗生素）等，也均称为抗生素。临床上一般将具有抗菌作用的药物分为杀菌剂和抑菌剂两类。青霉素类、头孢菌素类、氨基糖苷类、多黏菌素类等称为杀菌剂；大环内酯类、四环素类、氯霉素类等称为抑菌剂。

抗微生素药物主要经肾脏排出，也可经肝脏和肠道代谢、肺呼出等而被清除。肝、肾功能不全，特别是肾功能不全时很多药物的半衰期明显延长，必须及时调整剂量、延长给药间期和（或）监测血药浓度，保证安全用药。随着抗生素的大量应用，细菌的耐药菌株相应增多，细菌耐药性的发生和发展是抗菌药物广泛应用，特别是滥用的后果。因此，应特别注意合理用药，要严格按照适应症选药，同时考虑患者全身情况、病理生理情况等因素。另外，许多抗微生物药物可致过敏反应，甚至发生过敏性休克。所以给药前一定要详细询问患者有无药物过敏史。

## 一、青霉素类

β- 内酰胺类抗生素系指化学结构中含有 β- 内酰胺环的一大类抗生素。这类药物抗菌活性强、毒性低、抗菌范围广、疗效好。这类抗生素主要分为三类：青霉素类、头孢菌素类以及非典型 β- 内酰胺类。抗菌机制均为抑制细菌细胞壁合成。

青霉素类是一类重要的 β- 内酰胺抗生素，它们可由发酵液提取或半合成制造而成。由于对敏感细菌杀菌力强、毒性低、价廉、使用方便等优点，现仍为临床上广泛应用的抗生素。

1．分类

青霉素类可分为天然青霉素（青霉素 G）、半合成青霉素（青霉素 V、抗葡萄球菌青霉素、氨苄西林类、抗假单胞菌青霉素、氮䓬脒青霉素及匹美西林、甲氧西林类等）。

2．药理

青霉素等 β- 内酰胺类抗生素的作用靶位是细菌细胞壁上的青霉素结合蛋白（PBP）。由于青霉素等和 PBP 的紧密结合而阻碍了细菌细胞壁黏肽的合成，造成细胞壁的缺损，致使细菌细胞破裂而死亡。这一过程发生在细菌细胞的繁殖期，因此本类药物为繁殖期杀菌剂。细菌细胞有细胞壁，而哺乳动物的细胞无细胞壁，所以青霉素对人体细胞几无影响。

3．过敏反应

临床应用青霉素类时，常常出现过敏反应，包括皮疹、药物热、血管神经性水肿、血清病型反应和过敏性休克等。其中以过敏性休克最为严重。各种给药途径或应用于各种制剂都能引起过敏性休克，但以注射用药的发生率最高。对本类高度过敏者，即便极微量（如做皮试）也能引起休克。

4．注意事项

（1）给药前必须先做青霉素钠皮试，阳性反应者禁用。

（2）注意交叉过敏反应。对一种青霉素过敏者可能对其他种青霉素也过敏，也可能对头孢菌素过敏。青霉素药物在应用于前可用青霉素 G 钠皮试液进行皮试，也可用处方开写的青霉素品种做皮试。

## 1 青霉素( Benzylpenicillin )

【其他名称】青霉素 G、青霉素 G 钾、苄青霉素、苄西林。

【适应症】青霉素适用于 A 组溶血性链球菌、B 组溶血性链球菌、肺炎球菌、对青霉素 G 敏感金葡菌等革兰阳性球菌所致的各种感染，如败血症、肺炎、脑膜炎、扁桃体炎、中耳炎、猩红热、丹毒、产褥热等。也用于治疗草绿色链球菌和肠球菌感染性心内膜炎；梭状芽胞杆菌所致的破伤风、气性坏疽、炭疽、白喉、流行性脑脊髓膜炎、李斯特菌病、鼠咬热、梅毒、淋病、雅司、回归热、钩端螺旋体病、樊尚咽峡炎、放线菌病等。在风湿性心脏病或先天性心脏病患者进行口腔手术或牙科操作，胃肠道和生殖泌尿道手术或某些操作时，为了预防心内膜炎的发生，青霉素也作为首选药物。

【用法用量】

（1）成人常用量肌内注射，每日 80 万～200 万 U，分 3～4 次给药；静脉滴注，每日 200 万～1 000 万 U，分 2～4 次给药。

（2）小儿常用量肌内注射，每日按体重 2.5 万～5 万 U/kg，分 3～4 次给药。静脉给药每日按体重 5 万～20 万 U/kg，分 2～4 次给药。

（3）新生儿（足月产）剂量，每次按体重 5 万 U/kg，肌注或静脉给药，前 2 日每 12 小时一次，自第 3 天至 12 周每 8 小时一次，以后每 6 小时一次。

（4）早产儿剂量第 1 周按体重 3 万 U/kg，每 12 小时一次，2～4 周时每 8 小时一次，以后每 6 小时一次。

（5）肾功能减退患者剂量，肾小球滤过率（GFR）为 10～15ml/min 时，给药间歇自 8 小时延长至 8～12 小时或剂量减少

25%。当 GFR 少于 10ml/min 时，给药间歇为 12～18 小时或剂量减至正常剂量的 25%～60%。一般说来患者肾功能损害属轻中度者，使用常规剂量，不予以减量即可，肾功能损害严重者再调整剂量或延长给药时间。

（6）鞘内注射成人剂量每次不超过 2 万 U。小儿尽量避免使用，单独应用静脉给药即可；如应用时，其剂量为 2 000～3 000U。

（7）肌内注射 50 万 U 的青霉素钠或钾，加灭菌注射用水 1ml 使溶解；超过 50 万 U 者则需加灭菌注射用水 2ml，不应以氯化钠注射液作溶剂。静脉给药的速度不能超过每分钟 50 万 U，以免发生中枢神经系统反应。鞘内注射时，1 万 U 的青霉素溶于 10ml 氯化钠注射液或脑脊液，徐缓注入。

【注意事项】

（1）交叉过敏反应：患者对一种青霉素过敏者可能对其他青霉素过敏，也可能对青霉胺或头孢菌素过敏。

（2）药物对妊娠的影响：青霉素类可经乳汁排出，乳母应用青霉素虽尚无发生严重问题的报告，但乳母应用仍须权衡利弊，因为乳母采用青霉素后可使婴儿致敏。

（3）下列情况应慎用：①患者有哮喘、湿疹、枯草热、荨麻疹等过敏性疾病史者；②肾功能严重损害时。

（4）药物对老人的影响：老年患者可有中枢神经中毒反应。

（5）禁忌症：对本药或则其他青霉素类药物过敏者。

（6）注射前必须先做青霉素钠皮肤敏感试验，皮试液浓度为每 1ml 500U，皮内注射 0.1ml，阳性反应者禁用。

【药物相互作用】

（1）氯霉素、红霉素、四环素类、磺胺药等抑菌剂可干扰青霉素的杀菌活性，不宜与青霉素类合用，尤其是在治疗脑膜炎或急需杀菌作用的严重感染时。

（2）丙磺舒、阿司匹林、吲哚美辛、保泰松、磺胺药可减少青霉素类在肾小管的排泄，因而使青霉素类的血药浓度增高，

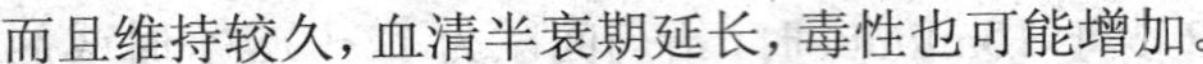

而且维持较久，血清半衰期延长，毒性也可能增加。

（3）青霉素钾或钠与重金属，特别是铜、锌和汞呈配伍禁忌，因后者可破坏青霉素的氧化噻唑环。由锌化合物制造的橡皮管或瓶塞也可影响青霉素活力。呈酸性的葡萄糖注射液或四环素注射液皆可破坏青霉素的活性。青霉素也可为氧化剂或还原剂或羟基化合物灭活。

（4）青霉素静脉输液加入头孢噻吩、林可霉素、四环素、万古霉素、琥乙红霉素、两性霉素B、去甲肾上腺素、间羟胺、苯妥英钠、盐酸羟嗪、丙氯拉嗪、异丙嗪、维生素B族、维生素C等后将出现混浊。

（5）青霉素可加强华法林的作用。

【不良反应】

（1）过敏反应：青霉素毒性虽低，但过敏反应常见，在各种药物中居首位。

（2）毒性反应：少见。青霉素肌注区可发生周围神经炎。鞘内注射超过2万U或静脉滴注大剂量青霉素可引起肌肉阵挛、抽搐、昏迷等反应（青霉素脑病）。青霉素偶可引起致精神病发作，应用普鲁卡因青霉素后个别患者可出现焦虑、发热、呼吸急促、高血压、心率快、幻觉、抽搐、昏迷等。此反应发生机制不明。

（3）静脉给予大量青霉素钾时，则可发生高钾血症或钾中毒反应。每日给予患者1亿U青霉素钠后，少数患者出现低钾血症、代谢性碱中毒和高钠血症。

（4）赫氏反应和治疗矛盾：用青霉素治疗梅毒或其他感染时可有症状加剧现象，称赫氏反应。治疗矛盾也见于梅毒患者，系由于治疗后梅毒病灶消炎过快，但组织修补过迟，或纤维组织收缩，妨碍器官功能所致。

（5）二重感染：青霉素治疗期间可出现耐青霉素金葡菌、革兰阴性杆菌或白念珠菌感染，念珠菌过度繁殖可使舌苔呈棕色甚至黑色。

可能引起过敏反应：皮疹，药热，面部潮红或苍白，气喘，心悸，胸闷，腹痛，过敏性休克。大剂量可出现神经精神症状，如幻觉，抽搐，昏睡，知觉障碍等。极大剂量可致惊厥，电解质紊乱，溶血性贫血，脉管炎，也可引起急性肾衰。老年患者可有中枢神经中毒反应。

【制剂与规格】

（1）注射用青霉素钠：0.12g（20 万 U）；0.24g（40 万 U）；0.48g（80 万 U）；0.6g（100 万 U）；0.96g（160 万 U）；2.4g（400 万 U）；3.84g（640 万 U）；4.8g（800 万 U）。

（2）注射用青霉素钾：0.125g（20 万 U）；0.25g（40 万 U）；0.5g（80 万 U）；0.625g（100 万 U）。

## 2 苯唑西林( Oxacillin )

【其他名称】苯甲异噁唑青霉素、苯甲异噁唑青霉素钠、苯唑青霉素、苯唑西林钠、新青Ⅱ号、新青霉素 -2、新青霉素Ⅱ。

【适应症】主要用于耐青霉素葡萄球菌所致的各种感染，如败血症、呼吸道感染、脑膜炎、软组织感染等，也可用于化脓性链球菌或肺炎球菌与耐青霉素葡萄球菌所致的混合感染。肺炎球菌、化脓性链球菌、其他链球菌或对青霉素敏感的葡萄球菌感染则不应采用本品治疗。

【用法用量】

（1）成人常规用量：口服给药，一次 0.5～1g，一日 4 次；肌内注射或静脉滴注成人一次 0.5～1.0g，每 4～6 小时一次，病情严重者剂量可增加，败血症和脑膜炎患者的每天剂量可增至 12g，对轻中度肾功能减退患者，苯唑西林的剂量可不作调整，但对严重肾功能减退患者，避免应用过大剂量，以防神经系统等毒性反应的发生。由于本品在肝内代谢量较多，其血清半衰期较短，对严重感染采用的剂量仍可较其他异噁唑组青霉素为大。

（2）儿童常规剂量，肌内注射。

1）小儿：体重在 40kg 以下者，每 6 小时按体重 12.5～25mg/kg，体重超过 40kg 者给以成人剂量。

2）新生儿：体重低于 2kg 者，1～14 天时每 12 小时按体重 25mg/kg；15～30 天时每 8 小时按体重 25mg/kg；体重超过 2kg 者，1～14 天每 8 小时按体重 25mg/kg；15～30 天时每 6 小时按体重 25mg/kg。

3）早产儿：每天剂量为按体重 25mg/kg 分次给予，但须谨慎使用。静脉注射剂量同肌内注射。

【注意事项】本品除禁用于对青霉素类过敏患者外，有过敏性疾病、肝病或新生儿也应慎用。

【药物相互作用】

（1）本品与氨基糖苷类、去甲肾上腺素、间羟胺、苯巴比妥、维生素 B 族、维生素 C 等药物存在配伍禁忌，不宜同瓶滴注。

（2）丙磺舒可减少苯唑西林的肾小管分泌，延长本品的血清半衰期。

（3）阿司匹林、磺胺药可抑制本品对血清蛋白的结合，提高本品的游离血药浓度。

【不良反应】

（1）参阅青霉素钠。青霉素引起的各种过敏反应皆可发生于苯唑西林。

（2）静脉注射苯唑西林偶可产生发热、恶心、呕吐和血清转氨酶升高，肝活检显示非特异性肝炎；停药后症状消失，可能属过敏反应。静脉注射大剂量苯唑西林（每日达 18g）可引起抽搐等神经毒性反应，此反应尤易见于肾功能减退患者。

（3）偶见有中性粒细胞减少症或粒细胞缺乏症，急性间质性肾炎伴肾衰竭也有报告，婴儿应用大剂量苯唑青霉素后有发生血尿、蛋白尿和尿毒症者。

（4）苯唑西林毒性极微，临床应用发生反应者较少。口服给药时约 15% 患者出现胃肠道反应，以轻度中上腹不适、腹胀、食欲减退等为多见。个别患者也可出现恶心、呕吐、腹痛、腹泻等。有时可出现中性粒细胞减少，但多伴有白细胞减少。有的患者出现肌肉紧张、抽搐、神志不清、头痛、心悸、血清ALT升高、药疹、药热，偶可发生白色念珠菌继发感染，一般较轻，不致影响治疗，对特异质者，可致出血倾向，个别人氨基转移酶升高。

（5）肌内注射后，少数患者主诉局部疼痛，且有出现局部硬结者。静脉给药如用量大于10.0g/d，最好分两次静滴，浓度不宜过高，速度宜慢。偶见肝炎及胆汁瘀滞之病例。大剂量可有神经系统反应，如神志不清，抽搐，惊厥。

【制剂与规格】

（1）注射用苯唑西林钠（按苯唑西林计）：0.5g；1g。储法：密封干燥处保存注：苯唑西林钠1.05g相当于苯唑西林1g。

（2）苯唑西林胶囊：0.25g；0.5g。储法：密封干燥处保存。

### 3 氨苄西林(Ampicillin)

【其他名称】氨比西林、氨苄青、氨苄青霉素钠、安比西林、胺苄青霉素。

【适应症】用以治疗敏感细菌所致的呼吸道感染、胃肠道感染、尿路感染、软组织感染、脑膜炎、败血症、心内膜炎等。

【用法用量】

（1）口服：成人一次0.25～1g，一日4次；肌内注射：一日4～6g，分4次用；静脉滴注：一日4～12g，分2～4次用，儿童一日100～150mg/kg，分4次给药。

（2）肌内注射、静脉给药。

1）成人肌注剂量为每日2～4g，分4次给予；静脉给药剂量每日4～12g，分2～4次，每日最高剂量为16g。

2）小儿肌注剂量为每日按体重50～100mg/kg，分4次；静脉给药剂量每日按体重100～200mg/kg，分2～4次，每日最高剂量为按体重300mg/kg。

3）足月产新生儿按体重每次12.5～50mg/kg，肌内注射

或缓慢静脉推注；出生后前48小时每12小时一次；第3日～2周每8小时一次，以后每6小时一次。早产儿第一周、1～4周和4周以上按体重每次12.5～50mg/kg，分别为每12小时、8小时和6小时一次。

4）肾功能减退、晚期肾衰竭患者氨苄西林半衰期可自正常人的1.5小时延长至7～20小时，因此氨苄西林给药间期在肾小球滤过率（GFR）为10～15ml/min和小于10ml/min时应分别延长至6～12小时和12～16小时。

5）口服：成人每日2～4g，分4次服用；小儿每日按体重50～100mg/kg，分4次服用。

【注意事项】

（1）青霉素过敏者忌用。

（2）本品与下列药品有配伍禁忌：硫酸阿米卡星、卡那霉素、庆大霉素、链霉素、磷酸克林霉素、盐酸林可霉素、黏菌素甲磺酸钠、多黏菌素B、琥珀氯霉素、红霉素乙基琥珀酸盐和乳糖酸盐、四环素类注射剂、新生霉素、肾上腺素、间羟胺、多巴胺、阿托品、盐酸肼酞嗪、水解蛋白、氯化钙、葡萄糖酸钙、维生素B族、维生素C、含有氨基酸的营养注射剂、多糖（如右旋糖酐40）和氢化可的松琥珀酸钠，这些药物可使氨苄西林的活性丢失。

（3）别嘌醇可使氨苄西林皮疹反应发生率增加，尤其多见于高尿酸血症。氯霉素和氨苄西林合用时，远期后遗症的发生率较两者单用时为高。

（4）氨苄西林能刺激雌激素代谢或减少其肠肝循环，因而可降低口服避孕药的效果。

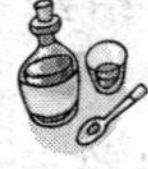

**小贴士** 食物可影响本药口服吸收量，故应空腹口服。

【药物相互作用】

（1）氨苄西林与卡那霉素对大肠埃希菌、变形杆菌具有协同抗菌作用。

（2）氨苄西林能刺激雌激素代谢或减少其肝肠循环，因而可降低口服避孕药的效果。

（3）与别嘌醇合用可使氨苄西林皮疹发生率增加，尤其多见于高尿酸血症。

（4）与氯霉素合用于细菌性脑膜炎时，远期后遗症的发生率较两者单用时为高。

（5）丙磺舒可影响利福平和肝素的代谢，使后者的毒性增大。

（6）与甲氨蝶呤、磺胺药合用，丙磺舒可使后者血药浓度增高，毒性增大。

（7）与口服降糖药合用可使后者降糖效应增强。

（8）丙磺舒可抑制肾小管对氨苄西林、吲哚美辛、萘普生、氯苯砜的排出，两者合用会增高上述药物的血药浓度而加大毒性。

（9）与水杨酸盐和阿司匹林合用可抑制丙磺舒的作用。

（10）与利尿药、吡嗪酰胺合用可增加血尿酸浓度。

（11）与红霉素、四环素合用可发生相互作用。

【不良反应】本品不良反应与青霉素相仿，以过敏反应较为常见。皮疹是最常见的反应，多发生于用药后5天，呈荨麻疹或斑丘疹；亦可发生间质性肾炎；过敏性休克偶见，一旦发生，必须就地抢救，予以保持气道畅通、吸氧及用肾上腺素、糖皮质激素等治疗措施。粒细胞和血小板减少偶见于应用氨苄西林的病人。抗生素相关性肠炎少见，少数病人出现血清转氨酶升高。大剂量氨苄西林静脉给药可发生抽搐等神经系统毒性症状，婴儿应用氨苄西林后可出现颅内压增高，表现为前囟隆起。

【制剂与规格】

（1）氨苄西林钠胶囊（按氨苄西林计）：0.25g；0.5g。贮法：室温下保存。

（2）注射用氨苄西林钠（按氨苄西林计）：0.5g；1g；2g。贮法：密封干燥处保存。

（3）氨苄西林栓。

4 哌拉西林( Piperacillin )

【其他名称】氧哌嗪青霉素、氧哌嗪青霉素钠、哌氨苄青霉素、哌拉西林钠。

【适应症】

（1）治疗铜绿假单胞菌和各种敏感革兰阴性菌所致的败血症、呼吸道感染、尿路感染、胆道感染、腹腔感染、妇科感染、皮肤软组织感染等。

（2）与氨基糖苷类联合应用亦适用于有粒细胞减少症免疫缺陷患者的感染。

【用法用量】

（1）成人：轻中度感染，肌注或静滴，尿路感染，一日 4g，分 4 次用；其他部位感染，静滴或静注，一日 4～12g，分 3～4 次用，严重感染一日可用 16～24g，如单纯性尿路感染或院外感染的肺炎，每日剂量为 4～8g，分 4 次肌注或静脉推注。

（2）败血症、院内感染的肺炎、腹腔感染、妇科感染的剂量为 6 小时 3～4g。单纯性淋病单次肌内注射 2g 即可，注射前 30 分钟服丙磺舒 1g。

（3）预防术后感染：在经腹子宫切除患者术前 0.5～1 小时静脉给药 2g，术后 2g，6 小时后再予以 2g。经阴道切除子宫时，术前 0.5～1 小时静脉给药 2g，第一次给药后 6 小时和 12 小时分别给药 2g。进行剖宫产患者在胎儿脐带夹住后即予产妇静脉注射本品 2g，第一次剂量后，4 小时和 8 小时再分别静脉给药 2g。进行腹腔内手术时、于术前 0.5～1 小时静脉给药 2g，手术期间 2g，以后每 6 小时再给 2g，至 24 小时为止。

（4）肾功能不全者应当减量；婴幼儿和 12 岁以下儿童的剂量尚未正式确定，临床应用的每天剂量为按体重 100～200mg/kg。

【注意事项】

（1）交叉过敏反应：患者对头孢菌素类、头霉素类、灰黄霉素或青霉胺过敏，对本品也可过敏，患者对一种青霉素过敏者也可能对其他青霉素过敏，故有青霉素过敏史者应慎用或避免使用本品。

（2）禁忌症：对本药或其他青霉素类药过敏者。

（3）慎用：患者有过敏史、出血史、溃疡性结肠炎、局限性肠炎或抗生素相关肠炎者皆应慎用；肾功能减退患者应用时应适当减量。

（4）药物对哺乳的影响：少量哌拉西林可自母乳中排泄，可使婴儿致敏、出现腹泻、念珠菌感染和皮疹，哺乳期妇女要权衡利弊。

【药物相互作用】

（1）哌拉西林与氨基糖苷类（丁胺卡那霉素、庆大霉素或妥布霉素）联合可对铜绿假单胞菌、沙雷菌、克雷伯杆菌、吲哚阳性变形杆菌、普鲁威登菌、其他肠杆菌科细菌和葡萄球菌的敏感菌株发生协同作用。

（2）本品和某些头孢菌素联合也可对大肠埃希菌、铜绿假单胞菌、克雷伯杆菌和变形杆菌属的某些敏感菌株发生协同作用。

（3）哌拉西林与头霉甲氧噻吩联用则对铜绿假单胞菌、沙雷菌、变形杆菌和肠杆菌出现拮抗作用。哌拉西林和羧苄西林、阿洛西林（azlocillin）、美洛西林（mezlocillin）、替卡西林（ticarcillin）一样，与能产生低凝血酶原血症、血小板减少症、胃肠道溃疡或出血的药物合用时，将有可能增加凝血机制障碍和出血的危险。这些青霉素能抑制血小板的聚集，所以与肝素、香豆素、茚满二酮等抗凝血药合用时显然可使出血危险增加。前述青霉素与栓溶剂合用时可发生严重出血，因此不宜推荐。非甾体抗炎止痛药，尤其是阿司匹林、二氟尼柳（diflunisal）以及其他水杨酸制剂、其他血小板聚集抑制剂或磺吡酮（sulfinpyrazone）与哌拉西林等青霉素合用时也将增加出血的危险性，因为这些药物的合用将发生血小板功能的累加抑制作用。此外，大剂量水杨酸可产生低凝血酶原血症、胃肠道溃疡和出血的可能，哌拉西林等青霉素的联合应用也必然使出血机会增多。

【不良反应】

（1）参阅青霉素钠。本品临床副作用少。约 3% 的患者出现皮疹、皮肤瘙痒等，少数患者发生药物热。

（2）胃肠道反应：3% 的患者出现腹泻，偶有恶心、呕吐，假膜性肠炎罕见。

（3）肝脏个别患者可出现胆汁淤积性黄疸。大剂量哌拉西林的应用，尤其在尿毒症患者，可出现青霉素脑病，但极少见。本品对血象多无影响，个别患者可有血清转氨酶以及血尿素氮和肌酐升高，但也有病例在用药前肝、肾功能异常，于用药过程中转为正常者。

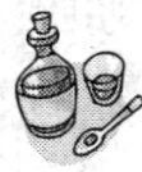

**小贴士** 口服本品不吸收。

【制剂与规格】注射用哌拉西林钠（按哌拉西林计）：0.5g；1g；2g。贮法：密闭，在阴凉干燥处保存。

### 5 阿莫西林（Amoxicillin）

【其他名称】阿摩青霉素、阿摩西林。

【适应症】

（1）本品用以治疗伤寒、其他沙门菌感染和伤寒带菌者可获得满意疗效；其治疗伤寒的临床、细菌学和体温反应优于氯霉素。

（2）治疗敏感细菌所致的尿路感染也获得良好疗效，对感染限于下尿路的患者，口服单次剂量 3g 即可获得满意疗效。

（3）肺炎球菌、不产青霉素酶金葡菌、溶血性链球菌和流感杆菌所致的耳、鼻、喉感染和软组织感染等皆为适应症。

（4）钩端螺旋体病也可用阿莫西林，静脉注射阿莫西林钠治疗流感杆菌感染的疗效与氨苄西林钠同。口服本品治慢性支气管炎急性发作的疗效与复方磺胺甲嘧唑相仿，但复发率较后者低。

（5）可用于治疗急性单纯性淋病。

【用法用量】

（1）口服：成人一次 0.5～1g，每 6～8 小时一次；小儿每日按体重 40～80mg/kg，分 3～4 次服用。新生儿和早产儿按体重每次口服 50mg/kg，12 小时一次；感染严重者可每 8 小时一次。

（2）肌内注射或稀释后静脉滴注：一次 0.5～1g，一日 3～4 次；小儿按体重每日 50～100mg/kg，分 3～4 次给药。

【注意事项】

参阅青霉素钠、氨苄西林钠。青霉素过敏者忌用，使用前需做青霉素钠的皮内敏感试验，阳性反应者禁用。

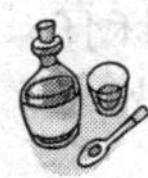

**小贴士**

由于阿莫西林在胃肠道的吸收不受食物影响，所以可在空腹或餐后服药，并可与牛奶等食物同服。本品不应给传染性单核细胞增多症患者使用。本品口服制剂仅用于轻中度感染。

【药物相互作用】

（1）氯霉素、红霉素、四环素类、磺胺药等抑菌剂可干扰青霉素的杀菌活性，不宜与本品合用，尤其在重症感染时。

（2）丙磺舒、阿司匹林、吲哚美辛、保泰松、磺胺可使青霉素在肾小管的排泄减少，血药浓度增高，半衰期延长，毒性增加。

（3）配伍禁忌：重金属中的铜、锌、汞、酸性溶液、氧化剂或还原剂中的羟基化合物及锌化物制造的橡皮管及瓶塞均可使本品活力下降。

（4）本品静脉滴注时若加入头孢噻吩、林可霉素、四环素、万古霉素、琥乙红霉素、两性霉素 B、去甲肾上腺素、间羟胺、苯妥英钠、盐酸羟嗪、丙氯拉嗪、异丙嗪、维生素B、维生素C等类药品后将出现浑浊。

【不良反应】

临床应用本品副作用的发生率为5%～6%。

（1）胃肠道：可引起胃肠道反应，以恶心，呕吐，食欲不振，腹胀，腹泻等胃肠道反应较为多见（占3.1%）。

（2）过敏反应：皮疹，占2%，易发生于传染性单核细胞增多症者。此外尚有药物热、哮喘等。

（3）女性患者外阴瘙痒：可能引起过敏反应，有皮疹，药热，面部潮红或苍白，气喘，心悸，胸闷，腹痛，过敏性休克，也可发生延缓型过敏反应。其他参见青霉素。

【制剂与规格】（按无水物计）

（1）阿莫西林片：0.125g；0.25g。贮法：遮光，密封保存。

（2）阿莫西林胶囊：0.125g；0.25g。贮法：遮光，密封保存。

（3）阿莫西林颗粒：0.05g；0.125g；0.25g。贮法：遮光，密封保存。

（4）阿莫西林分散片：0.125g；0.25g；0.5g。贮法：遮光，密闭在阴凉干燥处保存。

（5）阿莫西林控释片：0.775g。贮法：25℃下保存。

（6）阿莫西林干混悬剂：0.125g；0.25g。贮法：遮光，密封保存。

（7）注射用阿莫西林钠：0.5g；2g。贮法：遮光，密封保存。

## 6 阿莫西林克拉维酸钾( Amoxicillin and Clavulanate Potassium )

【其他名称】无。

【适应症】本品适用于敏感菌引起的各种感染，如：①上呼吸道感染：鼻窦炎、扁桃体炎、咽炎等；②下呼吸道感染：急性支气管炎、慢性支气管炎急性发作、肺炎、肺脓肿和支气管合并感染等；③泌尿系统感染：膀胱炎、尿道炎、肾盂肾炎、前列腺炎、盆腔炎、淋病奈瑟菌尿路感染及软性下疳等；④皮肤和软组织感染：疖、脓肿、蜂窝组织炎、伤口感染、腹内脓毒症等；⑤其他感染：中耳炎、骨髓炎、败血症、腹膜炎和手术后感染等。

【用法用量】口服。成人和12岁以上小儿一次1片，一日3次。严重感染时剂量可加倍。未经重新检查，连续治疗期不超过14日。

【注意事项】

（1）患者每次开始服用本品前，必须先进行青霉素皮试。

（2）对头孢菌素类药物过敏者及有哮喘、湿疹、枯草热、荨麻疹等过敏性疾病史和严重肝功能障碍者慎用。

（3）本品与其他青霉素类和头孢菌素类药物之间有交叉过敏性。若有过敏反应产生，则应立即停用本品，并采取相应措施。

（4）本品和氨苄西林有完全交叉耐药性，与其他青霉素类和头孢菌素类有交叉耐药性。

（5）肾功能减退者应根据血浆肌酐清除率调整剂量或给药间期；血液透析可影响本品中阿莫西林的血药浓度，因此在血液透析过程中及结束时应加服本品1次。

（6）对怀疑为伴梅毒损害之淋病患者，在使用本品前应进行暗视野检查，并至少在4个月内，每月接受血清试验一次。

（7）严重肝功能减退者慎用。长期或大剂量服用本品者，应定期检查肝、肾、造血系统功能和检测血清钾或钠。

（8）对实验室检查指标的干扰：①硫酸铜法尿糖试验可呈假阳性，但葡萄糖酶试验法不受影响；②可使血清丙氨酸氨基转移酶或门冬氨酸氨基转移酶测定值升高。

（9）孕妇及哺乳期妇女用药

1）本品可通过胎盘，脐带血中浓度为母体血药浓度的1/4～1/3，故孕妇禁用。

2）本品可分泌入母乳中，可能使婴儿致敏并引起腹泻、皮疹、念珠菌属感染等，故哺乳期妇女慎用或用药期间暂停哺乳。

【药物相互作用】

（1）阿司匹林、吲哚美辛、保泰松、磺胺药可减少本品在肾小管的排泄，因而使本品的血药浓度升高，血消除半衰期($t_{1/2}$)延长，毒性也可能增加。

（2）本品与别嘌醇合用时，皮疹发生率显著增高，故应避免合用。

（3）本品不宜与双硫仑等乙醛脱氢酶抑制药合用。

（4）本品与氯霉素合用于细菌性脑膜炎时，远期后遗症的发生率较两者单用时高。

（5）本品可刺激雌激素代谢或减少其肠肝循环，因此可降低口服避孕药的效果。

（6）氯霉素、红霉素、四环素类等抗生素和磺胺药等抑菌药可干扰本品的杀菌活性，因此不宜与本品合用，尤其在治疗脑膜炎或急需杀菌药的严重感染时。

（7）本品可加强华法林的作用。

（8）氨基糖苷类抗生素在亚抑菌浓度时一般可增强本品对粪肠球菌的体外杀菌作用。

（9）由于本品在胃肠道的吸收不受食物影响，故可在空腹或餐后服用，并可与牛奶等食物同服；与食物同服可减少胃肠道反应。

【不良反应】

（1）常见胃肠道反应如腹泻、恶心和呕吐等。

（2）皮疹，尤其易发生于传染性单核细胞增多症者。

（3）可见过敏性休克、药物热和哮喘等。

（4）偶见血清丙氨酸氨基转移酶升高、嗜酸性粒细胞增多、白细胞降低及念珠菌或耐药菌引起的二重感染。

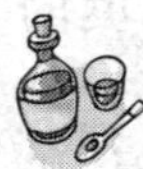

**小贴士**

青霉素皮试阳性反应者、对本品及其他青霉素类药物过敏者及传染性单核细胞增多症患者禁用。

【制剂与规格】

片剂：2∶1片—每片375mg（阿莫西林250mg，克拉维酸125mg）；4∶1片—每片625mg（阿莫西林500mg，克拉维酸125mg）。

## 二、头孢菌素类

1．分类　头孢菌素是以冠头孢菌培养得到的天然头孢菌素C作为原料，经半合成改造其侧链而得到的一类抗生素。头孢菌素类具有抗菌谱广、抗菌作用强、耐青霉素酶、临床疗效高、毒性低、过敏反应较青霉素类少见等优点。根据其发明年代的先后和抗菌谱分为三代。属于同一代的头孢菌素在抗菌谱、耐酶性等各个方面特点大致相同，而不同代别的头孢菌素则有较大的差异（表7-1）。

**表7-1　三代头孢菌素抗生素作用特点比较**

| 项目 | 第一代 | 第二代 | 第三代 |
|---|---|---|---|
| 对 $G^+$ 菌作用 | 较敏感 | 略逊于第一代 | 普通低于第一代 |
| 对 $G^-$ 菌作用 | 较弱 | 不及第三代 | 较敏感 |
| 抗菌谱 | | 大于第一代 | 大于第二代 |
| 对铜绿假单胞菌 | 无效 | 无效 | 有效 |
| 对血脑屏障的通透性 | 不易通过 | 仅头孢呋辛可通过 | 多数可通过 |
| 肾毒性 | 较大 | 较第一代小 | 甚微 |

2．不良反应

（1）过敏反应：可致皮疹、荨麻疹、哮喘、药物热、血清病样反应、血管神经性水肿、过敏性休克等。头孢菌素与青霉素间呈不完全的交叉过敏反应。一般说，对青霉素过敏者有10%～30%对头孢菌素过敏，而对头孢菌素过敏者绝大多数对青霉素过敏。

（2）胃肠道反应和菌群失调：多数头孢菌素可致恶心、

呕吐、食欲不振等反应。本类药物具有强力抑制肠道菌群的作用，可致菌群失调，引起维生素 B 族和 K 族缺乏。也可引起二重感染，如假膜性肠炎、念珠菌感染等。以第二、三代为甚。

（3）肝毒性：多数头孢菌素大剂量应用时可致转氨酶、碱性磷酸酯酶、血胆红素等升高。

（4）肾脏损害：绝大多数的头孢菌素由肾排泄，偶可致血尿素氮和血肌酐升高、少尿、蛋白尿等。与高效利尿剂或氨基糖苷类抗生素合用时，肾损害显著增强。

（5）凝血功能障碍：所有的头孢菌素都能抑制肠道菌群产生维生素 K，因此具有潜在的致出血作用。其发生与药物的用量大小，疗程长短直接有关。

3．注意事项

（1）对青霉素过敏及过敏体质者应慎用，对头孢菌素类过敏者禁用。也有个别患者对青霉素不过敏而换用头孢菌素时发生过敏。

有的产品在说明书中规定用前皮试，应参照执行。皮试参考浓度 300μg/ml。皮试结果判断按青霉素皮试规定。发生过敏性休克可参照青霉素休克同样处理。

（2）头孢菌素类可经乳汁排出，哺乳妇女应用时须权衡利弊。

（3）对诊断试验可产生干扰。应用头孢菌素的患者抗球蛋白（Coombs）试验可出现阳性，以磺基水杨酸进行尿蛋白测定可出现假阳性反应；硫酸铜法测定尿糖可有假阳性反应；在用药过程中，血清丙氨酸氨基转移酶、门冬氨酸氨基转移酶、碱性磷酸酶和血尿素氮、血清肌酐等皆可升高。

（4）对肾功能减退患者应在减少剂量的情况下慎用，对肝功能损害患者也应慎用。

（5）与乙醇联合应用产生“双硫醒”反应。含硫甲基四氮唑基团的头孢菌素有类双硫醒的功能，当与乙醇（即使少量）联合应用时，也可引起体内乙醛蓄积而呈“醉酒状”。

## 1 头孢唑林( Cefazolin )

【其他名称】头孢菌素-5、头孢菌素V、头孢唑啉、西孢唑啉、先锋V、先锋霉素-5、先锋霉素V、先锋五号、唑啉头孢菌素、唑啉头孢霉素。

【适应症】头孢唑林可用于治疗敏感细菌所致的呼吸道感染、尿路感染、皮肤软组织感染、骨髓炎、败血症、感染性心内膜炎、肝胆系统感染及眼、耳、鼻、喉科等感染，有效率达87.8%。本品可作为外科手术[如骨科手术（如髋关节成形术）]、心脏手术和胆囊切除术的预防术后感染药物。

【用法用量】肌内、静脉注射或静脉滴注。

（1）肌注：一日2～4g，分3～4次用；静脉滴注，轻度感染，一次0.5g，日2～3次；中重度感染，一次0.5～1g，1日3～4次；极重感染，一次1～1.5g，一日4次。泌尿系感染，一次1g，一日2次。儿童日剂量40mg/kg，分次给予，重症可达到100mg/kg。新生儿一次不超过20mg/kg，一日2次，早产儿和1个月以下的新生儿也有人不主张使用此药。

（2）肾功能不全时剂量减退患者：应用头孢唑林时先接受500mg的饱和剂量，然后根据肾功能损害程度予以适当减量，肌酐清除率大于50ml/min时可仍按正常剂量给予。肌酐清除率为20～50ml/min时，每12小时0.25g或24小时0.5g。肌酐清除率小于10ml/min时，每24～36小时0.25g或48～72小时0.5g。小儿肾功能减退者应用头孢唑林时，也先予以按体重12.5mg/kg的饱和量，然后按肾功能减退程度适当减少剂量。

【注意事项】对肾功能不全者应谨慎使用本品，且必须予以减量。供肌注的不可作静注。

（1）交叉过敏：对一种头孢过敏者也可能对其他头孢菌素类药过敏；对青霉素类、青霉素衍生物类药过敏者也可能对头孢菌素类药物过敏。

（2）禁忌症：对本药或则其他头孢菌素类药物过敏；对青

霉素药有过敏性休克者。

（3）慎用：对青霉素类抗生素过敏者；有为肠道疾病特别是溃疡性结肠炎、克罗恩病或者假膜性肠炎患者；肝、肾功能不全者；高度过敏性体质者；年老体弱者。

（4）药物对儿童的影响：不推荐用于早产儿和新生儿。

（5）药物对哺乳的影响：本药在乳汁中含量低，但哺乳妇女用药时仍宜暂停哺乳。

【药物相互作用】

（1）与下列药物有配伍禁忌：硫酸丁胺卡那霉素、硫酸卡那霉素、盐酸金霉素、盐酸土霉素、盐酸四环素、葡庚糖酸红霉素、硫酸多黏菌素 B、黏菌素甲磺酸钠、戊巴比妥、葡庚糖酸钙、葡萄糖酸钙。

（2）与庆大霉素或阿米卡星联合应用，在体外能增强抗菌作用，与阿米卡星联合应用对耐苯唑西林金葡菌的抗菌活性能得到加强。

【不良反应】

（1）过敏反应：主要表现为皮疹、红斑、药物热支气管痉挛等症状，偶见过敏性休克，个别患者曾发生剥脱性皮炎。应用头孢唑林的副作用发生率低，静脉注射发生的血栓性静脉炎和肌内注射区疼痛均较头孢噻吩为轻为少，药疹发生率为1.1%。

（2）胃肠道：主要表现为恶心，呕吐，食欲不振，腹胀，腹泻味觉障碍等症状，偶见过敏性休克。

（3）血液：临床上应用至每日 12g 时亦无肾毒性反应发生。本品与氨基糖苷类抗生素合用是否能增加后者的肾毒性尚不能肯定。

（4）肝、肾：临床上本品无肝损害现象，但个别患者可出现暂时性血清转氨酶、碱性磷酸酶升高。肾功能减退患者应用高剂量（每日 12g）的头孢唑林时可出现脑病反应者也有报告。直接或间接 Coombs 阳性反应可发生于个别患者。

（5）二重感染：长期用药导致耐药菌大量繁殖，引起菌群失调，引发二重感染。

（6）其他：女性患者外阴瘙痒。心内注射可诱发癫痫。

【制剂与规格】注射用头孢唑林钠：0.5g；1g；2g；3g。贮法：遮光，密闭在阴凉干燥处保存。

## 2 头孢氨苄（Cefalexin）

【其他名称】苯甘孢霉素、头孢菌素-4、头孢菌素Ⅳ、头孢立新、头孢力新、头孢霉素Ⅳ、先锋4号、先锋Ⅳ号、先锋霉素-4、先锋霉素Ⅳ、先锋四号、一水头孢氨苄。

【适应症】适用于敏感细菌所致的呼吸道感染、尿路感染和软组织感染。本品对急性扁桃体炎、咽峡炎、中耳炎和鼻窦炎的有效率为93%，对肺炎、肺脓肿、支气管扩张、支气管炎等下呼吸道感染的有效率为88.9%。本品为口服制剂，不宜用于严重感染。

【用法用量】

（1）成人常用量：口服，一次250～500mg，每6小时一次。一般最高剂量每日4g。皮肤感染的剂量为每12小时500mg。

（2）小儿常用量：口服，每日25～50mg/kg，每6小时一次，皮肤感染的剂量为每12小时12.5～50mg/kg。

【注意事项】

（1）在应用本品前须详细询问患者对头孢菌素类、青霉素类及其他药物过敏史，有青霉素类药物过敏性休克史者不可应用本品，一旦发生过敏反应，立即停用药物。如发生过敏性休克，须立即就地抢救，包括保持气道通畅、吸氧和肾上腺素、糖皮质激素的应用等措施。

（2）有胃肠道疾病史的患者，尤其有溃疡性结肠炎、局限性肠炎或抗菌药物相关性结肠炎（头孢菌素很少产生假膜性肠炎）者以及肾功能减退者应慎用本品。

（3）对诊断的干扰：应用本品时可出现直接Coombs试验阳性反应和尿糖假阳性反应（硫酸铜法）；少数患者的碱性磷酸

酶、血清丙氨酸氨基转移酶和门冬氨酸氨基转移酶皆可升高。当每天口服剂量超过4g（无水头孢氨苄）时，应考虑改用注射用头孢菌素类药物。

（4）头孢氨苄主要经肾排出，肾功能减退患者应用本品须减量。

（5）本品透过胎盘，故孕妇应慎用；本品亦可经乳汁排出，虽至今尚无哺乳期妇女应用头孢菌素类发生问题的报告，但仍须权衡利弊后应用。

【药物相互作用】患者同时应用考来烯胺（消胆胺）时，可使头孢氨苄的平均血药峰浓度降低。丙磺舒可使本品的肾排泄延迟，也有报告认为丙磺舒可增加本品的胆汁中的排泄。

【不良反应】本药不良反应发生率约为8%。

（1）一般均为暂时性和可逆性过敏反应：少见皮疹、红斑、药物热等过敏反应症状，偶见过敏性休克。

（2）胃肠道：较多见恶心、呕吐、腹胀、腹部不适等胃肠道症状，偶见假膜性肠炎。

（3）头晕、复视、耳鸣、抽搐等神经系统反应。

（4）应用本品期间偶可出现一过性肾损害。

（5）偶有患者出现血清氨基转移酶升高、Coombs试验阳性。溶血性贫血罕见，中性粒细胞减少和假膜性结肠炎也有报告。

【制剂与规格】

头孢氨苄胶囊（按无水头孢氨苄计，下同）：125mg；250mg。

头孢氨苄片：125mg；250mg。

头孢氨苄颗粒：50mg；125mg。

头孢氨苄干混悬液：500mg；1.5g。

头孢氨苄泡腾片：125mg。

### 3 头孢呋辛（Cefuroxime）

【其他名称】赐福乐信、呋肟霉素、呋肟头孢菌素、明可欣、头孢氨呋肟、头孢呋肟、头孢呋新、特力欣等。

【适应症】临床应用于敏感的革兰阴性菌所致的下呼吸道、泌尿系统、皮肤和软组织、骨和关节、女性生殖器等部位的感染。对败血症、脑膜炎也有效。

【用法用量】

（1）口服，成人250mg/次，2次/日。下呼吸道感染500mg/次，2次/日；单纯性尿道感染每次125mg，单纯性淋病1g/次，2次/日；儿童125mg/次，2次/日；中耳炎可用到250mg/次，2次/日。药片应整片吞服。

（2）肌内注射、静脉注射或静脉滴注。

1）肌内注射：0.25g注射用头孢呋辛加1ml注射用水或0.75g注射用头孢呋辛加3ml注射用水，轻轻摇匀使成为不透明的混悬液；静脉注射：0.25g注射用头孢呋辛最少加2ml注射用水或0.75g注射用头孢呋辛钠最少加6ml注射用水，使溶解成黄色的澄清溶液；静脉滴注：可将1.5g注射用头孢呋辛溶于50ml注射用水中或与大多数常用的静脉注射液配伍（氨基糖苷类除外）。

2）一般或中度感染：一次0.75g，一日3次，肌内或静脉注射；重症感染：剂量加倍，一次1.5g，一日3次，静脉滴注20～30分钟；婴儿和儿童按体重一日30～100mg/kg，分3～4次给药。

【注意事项】

（1）对青霉素过敏或过敏体质者慎用。

（2）不良反应有皮肤瘙痒、胃肠道反应、血色素降低、血胆红素升高、肾功能改变等。

（3）与高效利尿药（如呋塞米）联合应用，可致肾损害。

（4）对头孢类抗生素过敏者禁用。

【药物相互作用】

（1）本品与下列药物有配伍禁忌：硫酸阿米卡星、庆大霉素、卡那霉素、妥布霉素、新霉素、盐酸金霉素、盐酸四环素、盐酸土霉素、粘菌素甲磺酸钠、硫酸多粘菌素B、葡萄糖酸红霉素、乳糖酸红霉素、林可霉素、磺胺异噁唑、氨茶碱、可溶性巴比妥类、氯化钙、葡庚糖酸钙、盐酸苯海拉明和其他抗组胺药、利多卡因、去甲肾上腺素、间羟胺、哌甲酯、琥珀胆碱等。偶亦可能与下列药物发生配伍禁忌：青霉素、甲氧西林、琥珀酸氢化可的松、苯妥英钠、丙氯拉嗪、维生素B族和维生素C、水解蛋白。

（2）本品不能以碳酸氢钠溶液溶解。

（3）本品不可与其他抗菌药物在同一注射容器中给药。

（4）本品与强利尿药合用可引起肾毒性。

【不良反应】

（1）恶心、呕吐和腹泻等胃肠道反应多见。

（2）可见皮疹、发热等过敏反应，偶见过敏性休克症状。

（3）偶致肝、肾毒性（肝、肾功能异常）。

（4）长期用药时可致菌群失调，发生二重感染。

（5）本品钠盐肌内注射或静脉给药时可致注射局部红肿、疼痛、硬结，严重者可致血栓性静脉炎。

（6）有报道，用药后偶见头痛、低血压、心动过速等症状。

【常用制剂与规格】

注射用头孢呋辛钠：0.75g；1.5g；0.25g；0.5g。

头孢呋辛酯薄膜衣片：125mg；250mg。

头孢呋辛酯片：125mg；250mg。

### 4 头孢曲松(Ceftriaxone)

【其他名称】头孢曲松钠、安塞隆、果复每、菌必治、菌得治、罗氏芬、罗塞秦、丽珠芬、头孢三嗪钠、头孢三嗪噻肟钠、无菌头孢三秦钠、无菌头孢三嗪钠、亚松。

【适应症】用于敏感致病菌所致的下呼吸道感染、尿路感染、胆道感染，以及腹腔感染、盆腔感染、皮肤软组织感染、骨和关节感染、败血症、脑膜炎等及手术期感染预防。本品单剂可治疗单纯性淋病。

【用法用量】肌内注射或静脉给药。

（1）肌内注射溶液的配制：以 3.6ml 灭菌注射用水、氯化钠注射液、5% 葡萄糖注射液或 1% 盐酸利多卡因加入 1g 瓶装中，制成每 1ml 含 250mg 头孢曲松的溶液。

（2）静脉给药溶液的配制：将 9.6ml 前述稀释液（除利多卡因外）加入 1g 瓶装中，制成每 1ml 含 100mg 头孢曲松的溶液，再用 5% 葡萄糖注射液或氯化钠注射液 100～250ml 稀释后静脉滴注。成人常用量肌内或静脉给药，每 24 小时 1～2g 或每 12 小时 0.5～1g。最高剂量一日 4g。疗程 7～14 日。小儿常用量：静脉给药，按体重一日 20～80mg/kg。12 岁以上小儿用成人剂量。治疗淋病的推荐剂量为单剂肌内注射 0.25g。

【注意事项】

（1）交叉过敏反应：对一种头孢菌素或头霉素（cephamycin）过敏者对其他头孢菌素或头霉素也可能过敏。对青霉素类、青霉素衍生物或青霉胺过敏者也可能对头孢菌素或头霉素过敏。对青霉素过敏患者应用头孢菌素时发生过敏反应者达 5%～10%；如作免疫反应测定时，则对青霉素过敏患者对头孢菌素过敏者达 20%。

（2）青霉素过敏患者：应用本品时应根据患者情况充分权衡利弊后决定。有青霉素过敏性休克或即刻反应者，不宜再选用头孢菌素类。

（3）有胃肠道疾病史者，特别是溃疡性结肠炎、局限性肠炎或抗生素相关性结肠炎（头孢菌素类很少产生假膜性结肠炎）者应慎用。

（4）由于头孢菌素类毒性低，所以有慢性肝病患者应用本品时不需调整剂量。患者有严重肝肾损害或肝硬化者应调整剂量。

（5）肾功能不全患者肌酐清除大于 5ml/min，每日应用本品剂量少于 2g 时，不需作剂量调整。血液透析清除本品的量不多，透析后无需增补剂量。

（6）对诊断的干扰：应用本品的患者以硫酸铜法测尿糖时可获得假阳性反应，以葡萄糖酶法则不受影响；血尿素氮和血清肌酐可有暂时性升高；血清胆红素、碱性磷酸酶、丙氨酸氨基转移酶（ALT）和门冬氨酸氨基转移酶（AST）皆可升高。

（7）本品的保存温度为25℃以下。

（8）禁忌症：对头孢菌素类抗生素过敏者禁用。

（9）孕妇及哺乳期妇女用药：孕妇和哺乳期妇女应用头孢菌素类虽尚未见发生问题的报告，其应用仍须权衡利弊。

【药物相互作用】

（1）头孢菌素类静脉输液中加入红霉素、四环素、两性霉素B、血管活性药（间羟胺、去甲肾上腺素等）、苯妥英钠、氯丙嗪、异丙醇、维生素B族、维生素C等时将出现混浊。由于本品的配伍禁忌药物甚多，所以应单独给药。

（2）应用本品期间饮酒或服含酒精药物时在个别患者可出现双硫仑样反应，故在应用本品期间和以后数天内，应避免饮酒和服含酒精的药物。

【不良反应】不良反应与治疗的剂量、疗程有关。

（1）局部反应有静脉炎（1.86%），此外可有皮疹、瘙痒、发热、支气管痉挛和血清病等过敏反应（2.77%），头痛或头晕（0.27%），腹泻、恶心、呕吐、腹痛、结肠炎、黄疸、胀气、味觉障碍和消化不良等消化道反应（3.45%）。

（2）实验室检查异常约19%，其中血液学检查异常占14%，包括嗜酸性粒细胞增多，血小板增多或减少和白细胞减少。肝肾功能异常者为5%和1.4%。

【制剂与规格】注射用头孢曲松钠按$C_{18}H_{18}N_8O_7S_3$计算：0.25g；0.5g；1.0g；2.0g。

## 三、氨基糖苷类

1．分类　氨基糖苷类曾称氨基糖苷类，是由微生物产生或经半合成制取的一类由氨基糖（或中性糖）与氨基环醇以苷键相结合的易溶于水的碱性抗生素。本类抗生素包括：①由链霉菌产生的抗生素，如链霉素、新霉素、巴龙霉素、卡那霉素、妥布霉素、大观霉素及半合成品地贝卡星和阿米卡星等；②由小单胞菌产生的抗生素，如庆大霉素、西索米星、奈替米星、小诺米星等。

2．氨基糖苷类药物的共同特点　①水溶性好，性质稳定；②抗菌谱广，主要是革兰阴性杆菌，有的品种对铜绿假单胞菌或金黄色葡萄球菌以及结核杆菌等也有抗菌作用；③其作用机制主要为抑制细菌细胞蛋白质的合成，对静止期细菌的杀灭作用较强，为一类静止期杀菌剂；④细菌对不同品种之间有部分或完全性交叉耐药性；⑤与人血清蛋白结合率低（小于10%），大部分经肾脏以原形排出；⑥具有不同程度的肾毒性和耳毒性。

3．氨基糖苷类的毒副作用

（1）耳毒性：可引起前庭功能失调及耳蜗神经损害。其顺序大致为：庆大霉素 > 西索米星 > 新霉素 > 妥布霉素 > 卡那霉素 B > 地贝卡星 > 卡那霉素 > 小诺米星 > 阿米卡星 > 链霉素 > 核糖霉素。孕妇禁用。

（2）肾毒性：主要损害近端肾小管，可出现蛋白尿、管形尿，继而尿中出现红细胞、尿量减少或增多，进而发生氮质血症、肾功能减退等。肾毒性的大小依次为：卡那霉素 = 西索米星 > 庆大霉素 = 阿米卡星 > 妥布霉素 > 链霉素。

（3）神经肌肉阻滞：本类药物具有类似箭毒阻滞乙酰胆碱和络合钙离子的作用，能引起心肌抑制、呼吸衰竭等。其中庆大霉素 > 链霉素 > 卡那霉素 > 阿米卡星 > 异帕卡星。

（4）其他：有血象变化、肝酶升高、面部及四肢麻木、周围神经炎、视力模糊等。

本类药物也能引起过敏反应，包括过敏性休克、皮疹、荨麻疹、药物热、粒细胞减少、溶血性贫血等。

4．药物的相互作用

（1）与强利尿药（呋塞米等）联用可加强耳毒性。

（2）与其他耳毒性药物（如红霉素等）联用，耳中毒的可能性增加。

（3）与头孢菌素联用，可致肾毒性增加；右旋糖酐可加强本类药物的肾毒性。

（4）与肌肉松弛或具有此种作用的药物（地西泮）联用，可致神经肌肉阻滞作用加强。

（5）与碱性药物（如碳酸氢钠、氨茶碱等）联用，抗菌效能加强，但同时毒性也相应增强。

### 1 阿米卡星（Amikacin）

【其他名称】阿米卡那霉素、阿米苄霉素、丁胺卡那霉素，硫酸阿米卡星。

【适应症】

（1）本品适用于铜绿假单胞菌及其他假单胞菌属、大肠埃希菌、变形杆菌（吲哚阳性和吲哚阴性）、普鲁威登菌、克雷伯杆菌、肠杆菌、沙雷菌属、不动杆菌属与葡萄球菌属等所致的菌血症、细菌性心内膜炎、败血症（包括新生儿脓毒症）、呼吸道感染、骨关节感染、中枢神经系统感染（包括脑膜炎）、皮肤软组织感染、胆道感染、腹腔感染（包括腹膜炎）、烧伤、手术后感染（包括血管外科手术后感染）及复发性尿路感染等。

（2）阿米卡星不宜用于单纯性尿路感染初治病例，除非致病菌对其他毒性较低的抗菌药均不敏感。

（3）阿米卡星对大部分氨基糖苷类纯化酶稳定，故适用于治疗革兰阴性杆菌中卡那霉素、庆大霉素或妥布霉素耐药菌株，尤其如普鲁威登菌属、黏质沙雷菌和铜绿假单胞菌所致感染。

【用法用量】

（1）成人肌内注射或静脉滴注，尿路感染，每12小时0.25g；用于其他全身感染，按体重每8小时5mg/kg，或每12小时7.5mg/kg。成人每天不超过1.5g，疗程不超过10天。

（2）新生儿肌内注射或静脉滴注首剂按体重10mg/kg，继以每12小时7.5mg/kg；儿童用量与成人同。

【注意事项】

（1）交叉过敏，对一种氨基糖苷类过敏的患者可能对其他氨基糖苷也过敏。

（2）在用药过程中应注意进行下列检查：①尿常规和肾功能测定，以防止出现严重肾毒性反应；②听力检查或听电图检查，尤其注意高频听力损害，这对老年患者尤为重要。

（3）疗程中有条件时应监测血药浓度，尤其新生儿、老年和肾功能减退患者。每 12 小时给药 7.5mg/kg 者血药峰浓度应保持在 15～30μg/ml，谷浓度 5～10μg/ml；一日 1 次给药 15mg/kg 者血药峰浓度应维持在 56～64μg/ml，谷浓度应为 <1μg/ml。

（4）下列情况应慎用本品：①失水，可使血药浓度增高，易产生毒性反应；②第Ⅷ对脑神经损害，因本品可导致前庭神经和听神经损害；③重症肌无力或帕金森病，因本病可引起神经肌肉阻滞作用，导致骨骼肌软弱；④肾功能损害者，因本品具有肾毒性。

（5）对诊断的干扰。本品可使丙氨酸氨基转移酶（ALT）、门冬氨酸氨基转移酶（AST）、血清胆红素浓度及乳酸脱氢酶浓度的测定值增高；血钙、镁、钾、钠浓度的测定值可能降低。

（6）氨基糖苷类与β内酰胺类（头孢菌素类与青霉素类）混合时可导致相互失活。本品与上述抗生素联合应用时必须分瓶滴注。阿米卡星亦不宜与其他药物同瓶滴注。

（7）应给予患者足够的水分，以减少肾小管损害。

（8）配制静脉用药时，每 500mg 加入氯化钠注射液或 5% 葡萄糖注射液或其他灭菌稀释液 100～200ml。成人应在 30～60 分钟内缓慢滴注，婴儿患者稀释的液量相应减少。

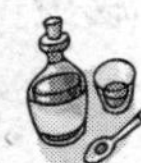

**小贴士**

本品的耳毒性与肾毒性与卡那霉素近似，对于肾功能减退、脱水、应用强利尿剂的患者以及老年患者均应谨慎使用。

【药物相互作用】氨基糖苷类药物相互作用：

（1）与强利尿药（如呋塞米、依他尼酸等）联用可加强耳毒性。

（2）与其他有耳毒性的药物（如红霉素等）联合应用，耳中毒的可能性加强。

（3）与头孢菌素类联合应用，可致肾毒性加强。右旋糖酐可加强本类药物的肾毒性。

（4）与肌肉松弛药或具有此种作用的药物（如地西泮等）联合应用可致神经-肌肉阻滞作用的加强。新斯的明或其他抗胆碱酯酶药均可拮抗神经-肌肉阻滞作用。

（5）本类药物与碱性药（如碳酸氢钠、氨茶碱等）联合应用，抗菌效能可增强，但同时毒性也相应增强，必须慎重。

（6）青霉素类对某些链球菌的抗菌作用可因氨基糖苷类的联用而得到加强，如目前公认草绿色链球菌性心内膜炎和肠球菌感染在应用青霉素的同时可加用链霉素（或其他氨基糖苷类）。但对其他细菌是否有增效作用并未肯定，甚至有两种药物联用而致治疗失败的报道，因此，这两类药物的合用必须遵循其适应症不要随意使用。阿米卡星与羧苄西林以足量合用时，对铜绿假单胞菌的某些敏感菌株有协同作用（但不可在同一静脉输液瓶中混合后应用）。

【不良反应】

（1）患者可发生听力减退、耳鸣或耳部饱满感；少数患者亦可发生眩晕、步履不稳等症状。听力减退一般于停药后症状不再加重，但个别在停药后可能继续发展至耳聋。

（2）本品有一定肾毒性，患者可出现血尿，排尿次数减少或尿量减少、血尿素氮、血肌酐值增高等。大多系可逆性，停药后即见减轻，但亦有个别报道出现肾衰竭。

（3）软弱无力、嗜睡、呼吸困难等神经肌肉阻滞作用少见。

（4）其他不良反应有恶心，呕吐，食欲不振，腹胀，腹泻，皮疹，肌肉震颤，麻木，关节痛，头痛、麻木、针刺感染、震颤、抽搐、关节痛、药物热、嗜酸性粒细胞增多、肝功能异常、视力模糊等。较长时期应用后亦可引起念珠菌二重感染。

【制剂与规格】

注射用硫酸阿米卡星：200mg；600mg。

硫酸阿米卡星注射液：1ml∶100mg；2ml∶200mg；100ml∶200mg。

硫酸阿米卡星氯化钠注射液：100ml（阿米卡星200mg、氯化钠850mg）；100ml（阿米卡星200mg、氯化钠900mg）；200ml（阿米卡星400mg、氯化钠1.7g）；250ml（阿米卡星500mg、氯化钠2.125g）。

## 2 庆大霉素（Gentamycin）

【其他名称】硫酸正泰霉素、正泰霉素、艮他霉素，硫酸庆大霉素。

【适应症】

（1）本品适用于铜绿假单胞菌、变形杆菌（吲哚阳性和阴性）、大肠埃希菌、克雷伯菌属、肠杆菌属、沙雷菌属、枸橼酸杆菌属以及葡萄球菌〔包括耐青霉素（G）与耐甲氧西林菌株〕所致的新生儿脓毒症、败血症、中枢神经系统感染（包括脑膜炎）、尿路生殖系统感染、呼吸道感染、胃肠道感染（包括腹膜炎）、胆道感染、皮肤、骨骼、中耳炎、鼻窦炎、软组织感染（包括烧伤）、李斯特菌病。

（2）本品用于铜绿假单胞菌或葡萄球菌所致严重中枢神经系统感染时（脑膜炎、脑室炎），可同时用本品鞘内注射作为辅助治疗。

（3）本品不适用于单纯性尿路感染初治，除非病原菌对其他毒性较低的抗菌药物不敏感，本品对链球菌中的多数菌种（尤其D组）、肺炎球菌和厌氧菌（如类杆菌属或梭状芽胞杆菌属）无效。

（4）本品口服可用于肠道感染或结肠手术前准备，也可用本品肌注合并克林霉素或甲硝唑以减少结肠手术后感染率。

【用法用量】

（1）成人肌内注射或稀释后静脉滴注，一次80mg（8万U），一日2～3次，间隔8小时。或按体重1～1.7mg/kg（以庆大霉素计，下同）。每8小时1次；或按体重0.75～1.25mg/kg，每6小时1次，共7～10日。

（2）小儿按体重每日3～5mg/kg，分2～3次给药。血液透析后，可根据感染严重程度，成人按体重补给一次剂量1～1.7mg/kg；小儿按体重补给2～2.5mg/kg。

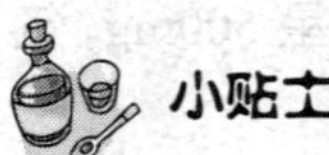

小贴士

①患者应给予充足的水分，以减少肾小管损害；②长期应用可能导致耐药菌过度生长；③有抑制呼吸作用，不得静脉推注。

【注意事项】

（1）下列情况应慎用本品：失水、第8对脑神经损害、重症肌无力或帕金森病及肾功能损害患者。

（2）交叉过敏。对一种氨基糖苷类抗生素如链霉素、阿米卡星过敏的患者，可能对本品过敏。

（3）在用药前、用药过程中应定期进行尿常规和肾功能测定，以防止出现严重肾毒性反应。必要时作听力检查或听电图尤其高频听力测定以及温度刺激试验，以检测前庭毒性。

（4）有条件时疗程中应监测血药浓度，并据以调整剂量，尤其对新生儿、老年人和肾功能减退患者对于肾功能不全者或长期用药者应进行药物监测。不能测定血药浓度时，应根据测得的肌酐清除率调整剂量。

（5）给予首次饱和剂量（1～2mg/kg）后，有肾功能不全、前庭功能或听力减退的患者所用维持量应酌减。

（6）应给予患者足够的水分，以减少肾小管的损害。

（7）长期应用可能导致耐药菌过度生长。

（8）不宜用于皮下注射。

（9）本品有抑制呼吸作用，不得静脉推注。

（10）对诊断的干扰：本品可使丙氨酸氨基转移酶（ALT）、门冬氨酸氨基转移酶（AST）、血清胆红素浓度及乳酸脱氢酶浓度的测定值增高；血钙、镁、钾、钠浓度的测定值可能降低。

【药物相互作用】本品与青霉素G联合，几乎对所有粪链球菌及其变种如屎链球菌种、坚忍链球菌均具协同作用。本品与羟苄西林足量联合时，对铜绿假单胞菌的某些敏感菌株具协同作用（但两种药物不可混合在同一输液瓶内应用，因青霉素类可使氨基糖苷类的血药浓度减低）。本品与头孢菌素类合用时肾脏毒性增加的问题，各家报道结果不一，权威学者认为目前尚无定论，但从临床经验及有关专著均倾向于两者合用可致肾毒性增加，故临床在选用前宜充分权衡利弊、慎重对待。

（1）与强利尿药（如呋塞米、依他尼酸等）联用可加强耳毒性。

（2）与其他有耳毒性的药物（如红霉素等）联合应用，耳中毒的可能性加强。

（3）与头孢菌素类联合应用，可致肾毒性加强。右旋糖酐可加强本类药物的肾毒性。

（4）与肌肉松弛药或具有此种作用的药物（如地西泮等）联合应用可致神经-肌肉阻滞作用的加强。新斯的明或其他抗胆碱酯酶药均可拮抗神经-肌肉阻滞作用。

（5）本类药物与碱性药（如碳酸氢钠、氨茶碱等）联合应用，抗菌效能可增强，但同时毒性也相应增强，必须慎重。

（6）青霉素类对某些链球菌的抗菌作用可因氨基糖苷类的联用而得到加强，如目前公认草绿色链球菌性心内膜炎和肠球菌感染在应用青霉素的同时可加用链霉素（或其他氨基糖苷类）。但对其他细菌是否有增效作用并未肯定，甚至有两种药物联用而致治疗失败的报道，因此，这两类药物的联合必须遵循其适应症不要随意使用。

【不良反应】

（1）用药过程中可能引起听力减退、耳鸣或耳部饱满感等耳毒性反应，影响前庭功能时可发生步履不稳、眩晕。也可能发生血尿、排尿次数显著减少或尿量减少、食欲减退、极度口渴等肾毒性反应。发生率较低者有因神经-肌肉阻滞或肾毒性引起的呼吸困难、嗜睡、软弱无力等。偶有皮疹、恶心、呕吐、肝功能减退、白细胞减少、粒细胞减少、贫血、低血压等。

（2）少数患者停药后可发生听力减退、耳鸣或耳部饱满感等耳毒性症状，应引起注意。

（3）全身给药合并鞘内注射可能引起腿部抽搐、皮疹、发热和全身痉挛等。

（4）大剂量使用可有尿闭，急性肾衰。滴眼可有水肿，中毒性结膜炎。本品偶可引起呼吸抑制，国内外均有报道。

（5）本品还偶可引起多发性神经病变和中毒性脑病。过敏反应少见，偶可出现皮肤瘙痒，荨麻疹等，一般不影响药物的继续应用，停药后皮疹很快消退。少数患者可出现肝功能改变。

【制剂与规格】按庆大霉素计。

硫酸庆大霉素片（每10mg相当于1万U，下同）：20mg；40mg。

硫酸庆大霉素注射液：1ml：20mg（2万U）；1ml：40mg（4万U）；2ml：80mg（8万U）。

硫酸庆大霉素氯化钠注射液：100ml（庆大霉素8万U，氯化钠0.9g）。

硫酸庆大霉素颗粒：10mg；40mg。

硫酸庆大霉素滴眼液：8ml：4万U。

## 四、大环内酯类

### 1. 药理作用

大环内酯类（Macrolides）是由链霉素产生的一类弱碱性抗生素，因分子中含有一个内酯结构的十四元或十六元大环而得名。此类抗生素作用于细菌细胞核糖体50s亚单位，阻碍细菌蛋白质的合成，属生长期抑菌剂。本类药物的抗菌谱及抗菌活性基本相似，主要是革兰阳性菌、军团菌属、衣原体属、支原体属、厌氧菌等。

2. 主要适应症

（1）由青霉素耐药革兰阳性球菌（特别是葡萄球菌属）所致的各种感染。

（2）军团菌病。

（3）支原体属感染。

（4）衣原体属感染。

（5）百日咳。

（6）白喉带菌者。

（7）风湿热和心内膜炎的预防，用于对青霉素过敏的患者。口服用于轻、中度呼吸系统感染患者尤为适宜。

3. 不良反应

（1）肝毒性：主要表现为胆汁淤积、肝酶升高等，一般停药后可恢复。

（2）耳鸣和听觉障碍：静脉给药时发生，停药或减量后恢复。

（3）过敏反应：主要表现为药物热、皮疹、荨麻疹等。

（4）局部刺激：注射给药时可引起局部刺激，故本类药物不宜用于肌注。静滴可引起静脉炎，故使用时宜稀释（<0.1%），滴速不宜过快。

4. 临床常用药

红霉素、罗红霉素、阿奇霉素、麦迪霉素等。

### 1 红霉素（Erythromycin）

【其他名称】艾狄密新、红丝菌素。

【适应症】本品可作为青霉素过敏患者治疗下列感染的替代用药。

（1）呼吸系统感染：溶血性链球菌、肺炎链球菌等所致的急性扁桃体炎、急性咽炎、鼻窦炎、猩红热、蜂窝织炎；白喉及白喉带菌者；放线菌病；梅毒；李斯特菌病；军团菌病；肺炎支原体肺炎；肺炎衣原体肺炎；百日咳。

（2）皮肤软组织感染：气性坏疽、炭疽、破伤风。

（3）泌尿生殖系感统：衣原体属、支原体属、淋病奈瑟菌感染所致。

（4）其他：沙眼衣原体结膜炎；厌氧菌所致口腔感染；空肠弯曲菌肠炎。

本药眼膏可用于沙眼；结膜炎、角膜炎、眼睑缘炎及眼外部感染。预防新生儿淋球菌及沙眼衣原体眼部感染。

【用法用量】

（1）口服：成人一日1～2g，分3～4次服。小儿每日按体重30～50mg/kg，分3～4次服。治疗军团菌病，成人每日2～4g，分4次服。治疗沙眼、结膜炎、角膜炎、用眼膏涂于眼睑内：①溶血性链球菌感染用本品治疗时至少需持续10日，以防止急性风湿热的发生；②肾功能减退患者一般无需减少用量；③为获得较高血药浓度，红霉素需空腹（餐前1小时或餐后3～4小时）与水同服。

（2）注射剂

1）一般性感染：一日15～20mg/kg；

2）严重感染：一日总量可增至4g。

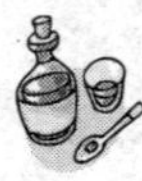

**小贴士**

**给药说明**

因菌株对红霉素的敏感性存在一定差异，故应作药敏测定。

【注意事项】

（1）特别警示。本药可导致或不伴黄疸的肝功能障碍。

主要见于成人，可能伴有不适、恶心、呕吐、腹绞痛和发热。若出现以上症状立即停药。

（2）交叉过敏。患者对一种红霉素过敏或不能耐受时，对其他红霉素品种也可过敏或不耐受。

（3）禁忌症。对本药或则其他大环内酯类药过敏者。

（4）慎用。肝、肾功能不全者肾功能减退患者一般无需减少用量，但严重肾功能损害者本品的剂量应适当减少。

（5）药物对妊娠和哺乳的影响。红霉素可通过胎盘而进入胎儿血液循环，浓度一般不高，但孕妇应用时仍宜权衡利弊。红霉素有相当量进入母乳中，哺乳期妇女应用时也应考虑利弊慎用。

（6）长期用药时应常规检测肝功能；大剂量用药时应检测心电图和血药浓度水平。

（7）对诊断的干扰。本品可干扰 Higerty 法的荧光测定，使尿儿茶酚胺的测定值出现假性增高；血清碱性磷酸酶、胆红素、丙氨酸氨基转移酶和门冬氨酸氨基转移酶的测定值均可能增高。

【药物相互作用】

（1）红霉素可抑制卡马西平的代谢，导致后者的血药浓度增高而发生毒性反应。

（2）红霉素对氯霉素和林可霉素类的效应有拮抗作用，不推荐同用。

（3）抑菌剂可干扰青霉素的杀菌效能，故当需要快速杀菌作用如脑膜炎等治疗时，两者不宜同用。

（4）长期服用华法林的患者应用红霉素时可导致凝血酶原时间延长，从而增加出血的危险性，老年患者尤宜注意。两者必须同用时华法林的剂量宜适当调整，并严密观察凝血酶原时间。

（5）除二羟丙茶碱外，红霉素与黄嘌呤类同用可使氨茶碱的肝清除减少，导致血清氨茶碱浓度升高和（或）毒性反应增加。这一现象在同用 6 日后较易发生，氨茶碱清除的减少幅度与红霉素血清峰值成正比。因此在同用疗程中和疗程后，黄嘌呤类的剂量应予调整。与杀菌类药物伍用，可抑制后者的杀菌作用。增加茶碱在血清中的浓度，故用茶碱治疗的哮喘患者应注意。

【不良反应】

（1）胃肠道。反应有腹泻、恶心、呕吐、胃绞痛、口舌疼痛、胃纳减退等，其发生率与剂量大小有关。

（2）过敏反应。表现为药物热、皮疹、嗜酸性粒细胞增多等，发生率为 0.5%～1%。个别病例有头痛。

（3）口服后可出现假膜性结肠炎。剂量过大时耳鸣，听力损害，停药后大多可恢复。也可有急性胰腺炎及血液粒细胞减少。

（4）眼。使用眼膏时可出现眼睛疼痛视力改变。

（5）其他。偶有心律失常，口腔或阴道念珠菌感染等。

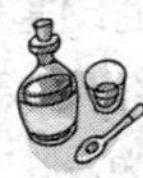

**小贴士**

不良反应的特点：

本品是目前应用的抗生素中毒性最低的，但胆汁蓄积是其严重的并发症。口服、肌注或静注常见有局部刺激。过敏反应罕见，临床报告不足 0.5%，主要为斑氏疹、瘙痒、荨麻疹及血管神经性水肿。大剂量红霉素的应用偶可引起耳鸣和听觉障碍（暂时性），一般发生于静脉给药或伴有肾功能减退和 / 或肝脏损害者以及与耳毒性药物合用之时。婴儿口服无味红霉素后可出现增生性幽门狭窄，口服红霉素后也有出现假膜性肠炎者。应用红霉素期间尿中儿茶酚胺、17- 羟固醇和血清丙氨酸氨基转移酶有增高现象，血清叶酸和尿雌性醇（estetrol）有降低情况。

【制剂与规格】

红霉素片：100mg；125mg（12.5 万 U）；250mg（25 万 U）。

红霉素肠溶片：125mg（12.5 万 U）；250mg（25 万 U）。

红霉素肠溶散：1g∶100mg。

红霉素肠溶微丸胶囊：125mg（12.5 万 U）；250mg（25 万 U）。

注射用乳糖酸红霉素：250mg；300mg。

红霉素软膏：1%。

红霉素眼膏：0.5%。

红霉素栓：100mg；200mg。

## 2 阿奇霉素（Azithromycin）

【其他名称】无。

【适应症】本品适用于敏感细菌所引起的下列感染：

（1）中耳炎、鼻窦炎、咽炎、扁桃体炎等上呼吸道感染。

（2）支气管炎、肺炎等下呼吸道感染。

（3）皮肤和软组织感染；沙眼衣原体所致单纯性生殖器感染。

（4）非多重耐药淋球菌所致的单纯性生殖器感染（需排除梅素螺旋体的合并感染）。

【用法用量】

（1）成人：沙眼衣原体或敏感淋病奈瑟菌所致性传播疾病，仅需单次口服本品1g。

（2）治疗小儿咽炎、扁桃体炎：一日按体重12mg/kg顿服（一日最大量不超过0.5g），连用5日。对其他感染的治疗：总剂量1.5g，分3次服药，一日1次服用本品0.5g。或总剂量相同，仍为1.5g，首日服用0.5g，然后第二至第五日一日1次口服本品0.25g。

【注意事项】

（1）轻度肾功能不全患者（肌酐清除率>40ml/min）不需作剂量调整，但阿奇霉素对较严重肾功能不全患者中的使用尚无资料，给这些患者使用阿奇霉素时应慎重。

（2）由于肝胆系统是阿奇霉素排泄的主要途径，肝功能不全者慎用，严重肝病患者不应使用。用药期间定期随访肝功能。

（3）如同其他抗生素制剂一样，在本品疗程中，应对非敏感菌包括真菌所致的二重感染征象进行观察。

（4）用药期间如果发生过敏反应（如血管神经性水肿、皮肤反应、Stevens Johnson 综合征及毒性表皮坏死等），应立即停药，并采取适当措施。

（5）治疗期间，若患者出现腹泻症状，应考虑假膜性肠炎发生。如果诊断确立，应采取相应治疗措施，包括维持水、电解质平衡、补充蛋白质等。

（6）对阿奇毒素或其他任何一种大环内酯类药物过敏者禁用。

（7）孕妇及哺乳期妇女用药：动物生殖毒性研究表明阿奇霉素穿过胎盘，但对胎儿无损害迹象，尚无本品在母乳中的分泌资料。在人的妊娠，哺乳期使用的安全性迄今尚未证实，故在妊娠或哺乳期妇女无适当选择余地时才使用本品。

【药物相互作用】

（1）不宜与含铝或镁的抗酸药同时服用，后者可降低本品的血药峰浓度的 30%，但未见对总生物利用度的影响；必须合用时，本品应在服用上述药物前 1 小时或服后 2 小时给予。

（2）与茶碱合用时能提高后者在血浆中的浓度，应注意检测血浆茶碱水平。

（3）与华法林合用时应注意检查凝血酶原时间。

（4）与下列药物同时使用时，建议密切观察患者：地高辛：曾有报告，某些大环内酯类抗生素可降低地高辛的肠内代谢，因此在两种药物同用时，应注意地高辛血药浓度有升高的可能性。麦角胺或二氢麦角胺：急性麦角毒性，症状是严重的末梢血管痉挛和感觉迟钝（触物感痛）。三唑仑：通过减少三唑仑的降解，而使三唑仑的药理作用增强。细胞色素 P450 系统代谢药：提高血清中卡马西平、特非那定、环孢素、环己巴比妥、苯妥英的水平。

（5）与利福布汀合用会增加后者的毒性。

【不良反应】

（1）患者对本品的耐受性良好，不良反应发生率较低，因不良反应而中断治疗者约 0.3%。

（2）不良反应中消化道反应占大多数，主要症状包括腹泻（稀便）、上腹部不适（疼痛或痉挛）、恶心、呕吐，偶见腹胀。一般为轻至中度。偶见肝氨基转移酶可逆性升高，发生率与其他大环内酯类抗生素及青霉素类相似。曾见一过性轻度中性粒细胞减少症，但是否与阿奇霉素有关尚未证实。

【制剂与规格】

阿奇霉素分散片：0.125g（12.5 万 U）；0.25g（25 万 U）。

富马酸阿奇霉素片：250mg。

阿奇霉素胶囊：125mg；250mg。

阿奇霉素颗粒：100mg；250mg；500mg。

## 五、其他抗生素

1．林可霉素类

药物中有林可霉素和其半合成衍生物克林霉素两种。后者的抗菌活性较前者强 4～8 倍。此类的抗菌谱与红霉素相似而较窄，革兰阳性菌如金黄色葡萄球菌（包括耐青霉素 G 株）、链球菌属、白喉杆菌、炭疽杆菌等对本类敏感，而革兰阴性需氧菌以及支原体属均耐药，此点有别于红霉素。林可霉素与克林霉素间有完全交叉耐药性，与红霉素存在部分交叉耐药。林可霉素抑制作用与红霉素、氯霉素的作用部分相同，因此合用时常可出现拮抗现象。林可霉素类主要用于厌氧菌和革兰阳性菌所致的各种感染，对金黄色葡萄球菌所致的急、慢性骨髓炎也有明确的应用指征。

2．四环素类

四环素类是由链霉菌产生或经半合成制取的一类碱性的广谱抗生素。包括四环素、土霉素、金霉素及半合成四环素（多西环素、美他环素、米诺环素和地美环素）。抗菌作用的强弱依次为米诺环素、多西环素、美他环素、金霉素、四环素、土霉素。

由于四环素类的广泛应用，细菌对四环素类的耐药状况严重，一些常见病菌的耐药率很高。四环素类尚可有毒性反应发生，如对胎儿、新生儿、婴幼儿牙齿及骨骼发育的影响，对肝脏的损害以及加重氮质血症等。由于上述各方面的原因，目前四环素已不再作为常见细菌感染的选用药物。其主要适应症为立克次体病、布氏杆菌病、支原体感染、衣原体感染、霍乱、回归热等非细菌性感染；半合成四环素也可用于某些轻症敏感菌所致感染。

四环素、土霉素及半合成四环素类是可供全身用的药物，金霉素现仅作局部应用，地美环素（去甲基金霉素）临床很少应用。注意：8 岁以下小儿、孕妇和哺乳期妇女禁用。

临床上常用其他抗生素还有去甲万古霉素、磷霉素和多黏菌素 E 等。

### 1 克林霉素（Clindamycin）

【适应症】

（1）用于革兰阳性菌引起的下列各种感染性疾病。

1）扁桃体炎、化脓性中耳炎、鼻窦炎等。

2）急性支气管炎、慢性支气管炎急性发作、肺炎、肺脓肿和支气管扩张合并感染等。

3）皮肤和软组织感染：疖、痈、脓肿、蜂窝组织炎、创伤、烧伤和手术后感染等。

4）泌尿系统感染：急性尿道炎、急性肾盂肾炎、前列腺炎等。

5）其他：骨髓炎、败血症、腹膜炎和口腔感染等。

（2）用于厌氧菌引起的各种感染性疾病。

1）脓胸、肺脓肿、厌氧菌性肺炎。

2）皮肤和软组织感染、败血症。

3）腹内感染：腹膜炎、腹腔内脓肿。

4）女性盆腔及生殖器感染：子宫内膜炎、非淋球菌性输卵管及卵巢脓肿、盆腔蜂窝组织炎及妇科手术后感染等。

【用法和用量】

（1）本品可经深部肌内注射或静脉滴注给药。静脉滴注时，每 0.3g 需用 50～100ml 生理盐水或 5% 葡萄糖溶液稀释成小于 6mg/ml 浓度的药液，缓慢滴注，通常每分钟不超过 20mg。

1）轻中度感染：成人一日 0.6～1.2g，分 2～4 次给药（ql2h～q6h）；儿童一日按体重 15～25mg/kg，分 2～4 次给药（ql2h～q6h）。

2）重度感染：成人一日 1.2～2.7g，分 2～4 次给药（q12h～q6h）；儿童一日按体重 25～40mg/kg，分 2～4 次给药（q12h～q6h）。

（2）口服给药。

1）成人，一次 0.15～0.3g，一日 4 次口服给药，重症感染可增至一次 0.45g，一日 4 次口服给药。

2）4 周或 4 周以上小儿，一日按体重 8～16mg/kg，分 3～4 次口服给药。

【注意事项】

（1）儿童用药：小于 4 岁儿童慎用。

（2）禁忌：本品与林可霉素、克林霉素有交叉耐药性，对克林霉素或林可霉素有过敏史者禁用。

【药物相互作用】

（1）克林霉素具有神经 - 肌肉阻滞作用，可能会提高其他神经 - 肌肉阻滞剂的作用。所以，凡使用这些药物的病人应慎用克林霉素。

（2）业已证实克林霉素与红霉素、氯霉素之间的拮抗作用具有临床意义，两种药物不应同时使用。

（3）本品与新生霉素、卡那霉素、氨苄青霉素、苯妥英钠、巴比妥盐酸盐、氨茶碱、葡萄糖酸钙及硫酸镁可产生配伍禁忌。

（4）本品与阿片类镇痛药合用，可能使呼吸中枢抑制现象加重。

【不良反应】

（1）肌内注射后，在注射部位偶可出现轻微疼痛。长期静脉滴注可出现静脉炎。

（2）胃肠道反应：偶见恶心、呕吐、腹痛及腹泻。

（3）过敏反应：少数患者可出现药物性皮疹。

（4）偶可引起中性粒细胞减少或嗜酸性粒细胞增多。

（5）少数患者可发生一过性碱性磷酸酶、血清丙氨酸氨基转移酶轻度升高及黄疸。

（6）极少数患者可产生假膜性结肠炎。

【制剂与规格】

（1）注射剂：2ml∶0.3g（按克林霉素计）。

（2）盐酸克林霉素胶囊按$C_{18}H_{33}C_1N_2O_5S$计算：0.075g；0.15g；0.3g。

（3）克林霉素磷酸酯片 0.15g。

（4）盐酸克林霉素棕榈酸酯颗粒 1g∶37.5mg；2g∶75mg；24g∶900mg。

## 2 磷霉素（Fosfomycin）

【其他名称】福赐美仙、福安欣、磷霉素氨丁三醇、美乐力、维尼康、磷霉素钠。

【适应症】

（1）磷霉素钙口服适用于敏感菌（金葡菌、大肠埃希菌、沙雷菌属、志贺菌属、铜绿假单胞菌、肺炎杆菌、产气杆菌等）所致的皮肤软组织感染、尿路感染和肠道感染（包括菌痢等）。

（2）磷霉素钠注射的适应症为敏感菌所致的呼吸道感染、败血症、腹膜炎、脑膜炎、骨髓炎等。剂量需较大，且常需与其他抗生素如β-内酰胺类或氨基糖苷类合用。磷霉素也可与万古霉素等合用，以治疗耐甲氧西林金葡菌（MRSA）感染。

【用法用量】

（1）磷霉素钙口服：成人每日 2～4g（以磷霉素酸基计，

下同)；小儿每日按体重50～100mg/kg分3～4次服用。

（2）磷霉素钠肌内注射：成人每日2～8g；小儿每日按体重50～200mg/kg，分3～4次给药。

（3）磷霉素钠静脉注射或静脉滴注：成人每日4～12g，严重感染可加至16g；小儿每日按体重100～300mg/kg，分3～4次给药。

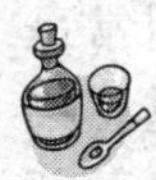

**小贴士**

磷霉素钙胶囊供口服，因仅部分吸收且血药浓度较低，故只适用于轻症感染如尿路和肠道感染、皮肤感染等；较大量采用时宜在疗程中测肝功能1～2次；肌注磷霉素钠由于疼痛较剧，常需加用局麻剂，临床上一般不应用肌注给药。

【注意事项】

（1）禁忌症。对本药过敏者。

（2）慎用：肝、肾功能不全者、高血压等患者慎用。

（3）药物对儿童的影响。儿童应用本品的安全性尚缺乏资料，5岁以下小儿应禁用。5岁以上儿童应慎用并减量使用。

（4）药物对老人的影响。由于本品主要自肾排泄，老年人肝、肾功能常呈生理性减退，因此老年人应慎用，并需根据患者情况减量用药。

（5）药物对孕妇及哺乳期妇女影响。本品可透过胎盘，迅速进入胎儿循环。但对胎儿的影响尚无足够和严密的对照观察。因此孕妇应禁用。本品也可通过乳汁排泄。故哺乳期妇女应避免使用。若必须用药，则应暂停哺乳。

（6）用于严重感染时除需应用较大剂量外，尚需与其他抗生素如β内酰胺类或氨基糖苷类联合应用。用于金黄色葡萄球菌感染时，也宜与其他抗生素联合应用，应用较大剂量时应监测肝功能。

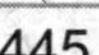

（7）本品静脉滴注速度宜缓慢，每次静脉滴注时间应在1～2小时以上。

【药物相互作用】

（1）磷霉素的体外抗菌活性易受培养基中葡萄糖和（或）磷酸盐的干扰而减弱，加入少量葡萄糖-6-磷酸盐（G-6-P）则可增强本品的作用。

（2）磷霉素与β-内酰胺类、氨基糖苷等抗生素合用常呈协同作用，并同时减少或延迟细菌耐药性的产生。严重感染时除应用较大剂量外，尚需与上述抗生素合用，用于金葡菌感染宜与红霉素、利福平等合用（最好有体外联合药敏测定作为参考）。

本品与一些金属盐可生成不溶性沉淀，勿与钙、镁等盐相配伍。

【不良反应】10%～17%可发生不良反应。

（1）口服可致胃肠道反应；肌注局部疼痛和硬结如恶心、胃纳减退、中上腹不适、稀便或轻度腹泻等，一般不影响继续用药；静脉给药过快可致血栓性静脉炎、心悸等。

（2）本品毒性虽较轻，但偶可致皮疹、嗜酸细胞增多、血氨基转移酶升高等反应嗜酸性粒细胞增多、丙氨酸氨基转移酶升高等，未见肾、血液系统等的毒性反应。肌注磷霉素钠时局部疼痛较剧。

（3）有肝、肾功能减退者不需调整剂量。对于心、肾功能不全、高血压等患者慎用。

【制剂与规格】磷霉素钙胶囊：0.1g；0.25g；0.5g。

## 六、磺胺类

磺胺类属化学合成抗菌药，具有抗菌谱广，可以口服，吸收较迅速，有的（如磺胺嘧啶）能透过血脑屏障渗入脑脊液，较为稳定，不易变质等优点。

根据药物在体内有效浓度持续时间的长短，可将磺胺类分为短效、中效和长效磺胺三种。

1．短效磺胺

因其不良反应多，使用不方便，已少用或不用。

2．中效磺胺

临床应用最广，其与甲氧苄啶的复方制剂如复方磺胺甲基异噁唑片，至今在临床上广为应用。

3．长效磺胺

应用指征不多，故临床应用亦少。

## 1 复方磺胺甲噁唑( Compound Sulfamethoxazole )

【其他名称】无。

【适应症】近年来由于许多临床常见病原菌对本品往往呈现耐药，故治疗细菌感染时需参考药敏结果，本品的主要适应症为敏感菌株所致的下列感染：

（1）大肠埃希菌、克雷伯菌属、肠杆菌属、奇异变形杆菌、普通变形杆菌和摩根菌属敏感菌株所致的尿路感染。

（2）肺炎链球菌或流感嗜血杆菌所致 2 岁以上小儿的急性中耳炎。

（3）肺炎链球菌或流感嗜血杆菌所致的成人慢性支气管炎急性发作。

（4）由福氏或宋氏志贺菌敏感菌株所致的肠道感染、志贺菌感染。

（5）治疗卡氏肺孢子虫肺炎，本品系首选。

（6）卡氏肺孢子虫肺炎的预防，可用已有卡氏肺孢子虫病至少一次发作史的患者，或 HIV 成人感染者，其 CD4 淋巴细胞计数≤$0.2\times10^9$/L 或少于总淋巴细胞数的 20%。

（7）由产肠毒素大肠埃希菌（ETEC）所致旅游者腹泻。

【用法用量】

（1）成人常用量。治疗细菌性感染，一次甲氧苄啶 160mg 和磺胺甲噁唑 800mg，每 12 小时服用 1 次。治疗卡氏肺孢子虫肺炎，一次甲氧苄啶 3.75～5mg/kg 和磺胺甲噁唑 18.75～25mg/kg，每 6 小时服用 1 次。成人预防用药：初予甲氧苄啶 160mg 和磺胺甲噁唑 800mg，一日 2 次，继以相同剂量一日服 1 次，或一周服 3 次。

（2）小儿常用量。2 个月以下婴儿禁用。治疗细菌感染，2 个月以上体重 40kg 以下的婴幼儿按体重口服一次 SMZ 20～30mg/kg 及 TMP 4～6mg/kg，每 12 小时 1 次；体重≥40kg 的小儿剂量同成人常用量。

（3）治疗寄生虫感染如卡氏肺孢子虫肺炎，按体重一次口服 SMZ 18.75～25mg/kg 及 TMP 3.75～5mg/kg，每 6 小时 1 次。

（4）慢性支气管炎急性发作的疗程至少 10～14 日；尿路感染的疗程 7～10 日；细菌性痢疾的疗程为 5～7 日；儿童急性中耳炎的疗程为 10 日；卡氏肺孢子虫肺炎的疗程为 14～21 日。

【注意事项】

（1）因不易清除细菌，下列疾病不宜选用本品作为治疗或预防用药：

1）中耳炎的预防或长程治疗。

2）A 组溶血性链球菌性扁桃体炎和咽炎。

（2）交叉过敏反应。对一种磺胺药呈现过敏的患者对其他磺胺药也可能过敏。

（3）肝脏损害。可发生黄疸、肝功能减退，严重者可发生急性重型肝炎，故有肝功能损害患者宜避免应用。

（4）肾脏损害。可发生结晶尿、血尿和管型尿，故服用本品期间应多饮水，保持高尿流量，如应用本品疗程长、剂量大时，除多饮水外，宜同服碳酸氢钠，以防止此不良反应。失水、休克和老年患者应用本品易致肾损害，应慎用或避免应用本品。肾功能减退患者不宜应用本品。

（5）对呋塞米、砜类、噻嗪类利尿药、磺脲类、碳酸酐酶抑制药呈现过敏的患者，对磺胺药亦可过敏。

（6）下列情况应慎用：缺乏葡萄糖-6-磷酸脱氢酶、血卟啉症、叶酸缺乏性血液系统疾病、失水、艾滋病、休克和老年患者。

（7）用药期间须注意检查

1）全血象检查，对疗程长、服用剂量大、老年、营养不良及服用抗癫痫药的患者尤为重要。

2）治疗中应定期检查尿液（每2～3日查尿常规一次）以发现长疗程或高剂量治疗时可能发生的结晶尿。

3）肝、肾功能检查。

（8）严重感染者应测定血药浓度，对大多数感染性疾患，游离磺胺浓度达50～150μg/ml（严重感染120～150μg/ml）可有效。总磺胺血浓度不应超过200μg/ml，如超过此浓度，不良反应发生率增高。

（9）不可任意加大剂量、增加用药次数或延长疗程，以防蓄积中毒。

（10）由于本品能抑制大肠埃希菌的生长，妨碍B族维生素在肠内的合成，故使用本品超过一周以上者，应同时给予维生素B以预防其缺乏。

（11）如因服用本品引起叶酸缺乏时，可同时服用叶酸制剂，后者并不干扰TMP的抗菌活性，因细菌并不能利用已合成的叶酸。如有骨髓抑制征象发生，应即停用本品，并给予叶酸3～6mg肌内注射，一日1次，使用2日，或根据需要用药至造血功能恢复正常，对长期、过量使用本品者可给予高剂量叶酸并延长疗程。

（12）禁用

1）对SMZ和TMP过敏者禁用。

2）由于本品阻止叶酸的代谢，加重巨幼红细胞性贫血患者叶酸盐的缺乏，所以该病患者禁用本品。

3）孕妇及哺乳期妇女禁用本品。

4）小于2个月的婴儿禁用本品。

5）重度肝肾功能损害者禁用本品。

（13）儿童用药。由于本品可与胆红素竞争在血浆蛋白上的结合部位，而新生儿的乙酰转移酶系统未发育完善，磺胺游离血浓度增高可增加核黄疸发生的危险性，因此该类药物在新生儿及 2 个月以下婴儿的应用属禁忌。儿童处于生长发育期，肝肾功能还不完善，用药量应酌减。

（14）妊娠及哺乳期妇女用药

1）本品可穿过血胎盘屏障至胎儿体内，动物实验发现有致畸作用。人类研究尚缺乏充足资料，孕妇宜避免应用。

2）本品可自乳汁中分泌，乳汁中浓度约可达母体血药浓度的 50%～100%，药物可能对婴儿产生影响。本品在葡萄糖 -6-磷酸脱氢酶缺乏的新生儿中应用有导致溶血性贫血发生的可能。鉴于上述原因，哺乳期妇女不宜应用本品。

（15）老年患者用药。老年患者应用本品时发生严重不良反应的机会增加，如严重皮疹等皮肤过敏反应及骨髓抑制、白细胞减少和血小板减少等血液系统异常，同时应用利尿药者更易发生。因此老年患者宜避免使用，确有指征时需权衡利弊后决定。

【药物相互作用】

（1）合用尿碱化药可增加本品在碱性尿中的溶解度，使排泄增多。

（2）不能与对氨基苯甲酸合用，对氨基苯甲酸可代替本品被细菌摄取，两者相互拮抗。

（3）下列药物与本品同用时，本品可取代这些药物的蛋白结合部位，或抑制其代谢，以致药物的作用时间延长或发生毒性反应，因此当这些药物与本品同时应用或在应用本品之后使用时需调整其剂量。此类药物包括口服抗凝药、口服降血糖药、甲氨蝶呤、苯妥英钠和硫喷妥钠。

（4）与骨髓抑制药合用可能增强此类药物对造血系统的不良反应。如白细胞、血小板减少等，如确有指征需两药合用时，应严密观察可能发生的毒性反应。

（5）与避孕药（雌激素类）长时间合用可导致避孕的可靠性减小，并增加经期外出血的机会。

（6）与溶栓药物合用时，可能增大其潜在的毒性作用。

（7）与肝毒性药物合用时，可能增高肝毒性发生率。对此类患者尤其是用药时间较长及以往有肝病史者应监测肝功能。

（8）与光敏药物合用时，可能发生光敏作用的相加。

（9）接受本品治疗者对维生素 K 的需要量增加。

（10）不宜与乌洛托品合用，因乌洛托品在酸性尿中可分解产生甲醛，后者可与本品形成不溶性沉淀物，使发生结晶尿的危险性增加。

（11）本品可取代保泰松的血浆蛋白结合部位，当两者同用时可增强保泰松的作用。

（12）磺吡酮与本品合用时可减少后者自肾小管的分泌，其血药浓度持久升高易产生毒性反应，因此在应用磺吡酮期间或在应用其治疗后可能需要调整本品的剂量。当磺吡酮疗程较长时，对本品的血药浓度宜进行监测，从而有助于剂量的调整，保证安全用药。

（13）本品中的 TMP 可抑制华法林的代谢而增强其抗凝作用。

（14）本品中的 TMP 与环孢素合用可增强肾毒性。

（15）利福平与本品合用时，可明显使本品中的 TMP 清除增加和血消除半衰期（$t_{1/2}$）缩短。

（16）不宜与抗肿瘤药、2，4- 二氨基嘧啶类药物合用，也不宜在应用其他叶酸拮抗药治疗的疗程之间应用本品，因为有产生骨髓再生不良或巨幼红细胞贫血的可能。

（17）不宜与氨苯砜合用，因氨苯砜与本品中的 TMP 合用两者血药浓度均可升高，氨苯砜浓度的升高使不良反应增多且加重，尤其是高铁血红蛋白血症的发生。

（18）避免与青霉素类药物合用，因为本品有可能干扰此类药物的杀菌作用。

【不良反应】

（1）过敏反应。较为常见，可表现为药疹，严重者可发生渗出性多形红斑、剥脱性皮炎和大疱表皮松解萎缩性皮炎等；也有表现为光敏反应、药物热、关节及肌肉疼痛、发热等血清病样反应。偶见过敏性休克。

（2）中性粒细胞减少或缺乏症、血小板减少症及再生障碍性贫血。患者可表现为咽痛、发热、苍白和出血倾向。

（3）溶血性贫血及血红蛋白尿。这在缺乏葡萄糖-6-磷酸脱氢酶的患者应用磺胺药后易于发生，在新生儿和小儿中较成人为多见。

（4）高胆红素血症和新生儿核黄疸。由于本品与胆红素竞争蛋白结合部位，可致游离胆红素增高。新生儿肝功能不完善，对胆红素处理差，故较易发生高胆红素血症和新生儿黄疸，偶可发生核黄疸。

（5）肝脏损害。可发生黄疸、肝功能减退，严重者可发生急性重型肝炎。

（6）肾脏损害。可发生结晶尿、血尿和管型尿；偶有患者发生间质性肾炎或肾小管坏死的严重不良反应。

（7）恶心、呕吐、胃纳减退、腹泻、头痛、乏力等，一般症状轻微。偶有患者发生艰难梭菌肠炎，此时需停药。

（8）甲状腺肿大及功能减退偶有发生。

（9）中枢神经系统毒性反应偶可发生，表现为精神错乱、定向力障碍、幻觉、欣快感或抑郁感。

（10）偶可发生无菌性脑膜炎，有头痛、颈项强直、恶心等表现。

本品所致的严重不良反应虽少见，但常累及各器官并可致命，如渗出性多形红斑、剥脱性皮炎、大疱表皮松解萎缩性皮炎、急性重型肝炎、粒细胞缺乏症、再生障碍性贫血等血液系统异常。艾滋病患者的上述不良反应较非艾滋病患者为多见。

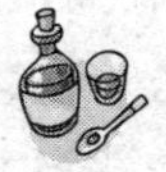

**小贴士**

本品的血浓度不应超过200μg/ml，超过此浓度，不良反应发生率增高，毒性增强。过量短期服用本品会出现食欲不振、腹痛、恶心、呕吐、头晕、头痛、嗜睡、神志不清、情绪低沉、发热、血尿、结晶尿、血液疾病、黄疸、骨髓抑制等。一般治疗为停药后进行洗胃、催吐或大量饮水；尿量低且肾功能正常时可给予输液治疗。在治疗过程中应监测血象、电解质等。如出现较明显的血液系统不良反应或黄疸，应予以血液透析治疗。如出现骨髓抑制，先停药，给予叶酸3～6mg肌注，一日1次，连用3日或至造血功能恢复正常为止。长期过量服用本品会引起骨髓抑制，造成血小板、白细胞的减少和巨幼红细胞性贫血。出现骨髓抑制症状时，患者应每天肌内注射亚叶酸5～15mg治疗，直到造血功能恢复正常为止。

【制剂与规格】片剂0.08g。遮光，密封保存。

## 七、喹诺酮类

喹诺酮类药物于20世纪60年代应用于临床。第一代萘啶酸现已趋淘汰；第二代吡哌酸目前仍广泛应用；第三代为氟喹诺酮类。常用的有诺氟沙星、氧氟沙星、依诺沙星、环丙沙星、左氧氟沙星、洛美沙星、培氟沙星、司氟沙星、氟罗沙星等，是一类有较好发展前途的抗菌药。氟喹诺酮类抗菌谱与第三代头孢菌素相似而略广，对革兰阴性杆菌（包括铜绿假单胞菌）的作用较对革兰阳性球菌强，对淋球菌、衣原体、支原体、分枝杆菌属等也有较强的抗菌活性，其中以环丙沙星的作用为最强，氧氟沙星次之。

本类药物可引起骨病变，不宜用于16岁以下儿童、孕妇以及有中枢神经系统疾病者。

其他抗菌药还包括：甲硝唑及替硝唑、小檗碱、呋喃妥因。

## 1 诺氟沙星(Norfloxacin)

【其他名称】氟哌酸、力醇罗。

【适应症】适用于敏感菌所致的成人感染。

（1）尿路感染。诺氟沙星可用于枸橼酸菌属、阴沟肠杆菌、大肠埃希菌、肺炎杆菌、变形杆菌属、摩根杆菌、痢疾杆菌、铜绿假单胞菌、葡萄球菌属等所致的单纯或复杂尿路感染，作为选用药物之一。

（2）肠道感染。本品对致病性和产毒素性大肠埃希菌、沙门菌属（包括伤寒杆菌等）、志贺菌属、副溶血弧菌、亲水气单胞菌等所致的胃肠炎、菌痢、伤寒等有良好疗效，为首选药物或选用药物。

（3）淋病或淋球菌性尿道炎。本品也有一定疗效，但非首选药物。因菌种或菌株间存在敏感性差异，选用本品前宜作药敏测定。

诺氟沙星已广泛用于临床，治疗下列感染：①泌尿生殖系感染，包括单纯性和复杂性尿路感染、细菌性前列腺炎、淋球菌性尿道及生殖系感染（包括产酶株所致者）。②胃肠道感染，如细菌性痢疾等。③耐氯霉素菌株所致伤寒和其他沙门菌感染。④呼吸道感染，由革兰阴性杆菌所致的支气管感染等。⑤皮肤软组织感染，由革兰阴性杆菌所致者。⑥革兰阴性杆菌所致的骨关节感染。由于诺氟沙星口服吸收不完全，对肺炎球菌等呼吸道常见病原菌作用差，目前该药主要用于泌尿生殖系感染及肠道感染。

【用法用量】

（1）尿路感染每 8 小时口服 0.2g，轻症感染服用 3 日，重症感染者 10～21 日。

（2）细菌性胃肠炎每 8 小时口服 0.2g，疗程 5 日。

（3）伤寒每 8 小时口服 0.4g，疗程 10～14 日。

（4）淋病每 6 小时口服 0.6g，共 2 次。16 岁以下儿童不宜服用。

【注意事项】

（1）对某一喹诺酮类不能耐受者对本品也可能不耐受。

（2）固有交叉过敏反应，对喹诺酮类过敏者不宜应用本品。

（3）肾功能减退（肌酐清除率<30ml/min）者宜权衡利弊或减量给药。

（4）本品不宜用于儿童、孕妇和哺乳期妇女。

（5）有癫痫或癫痫病史者应在医护人员观察和随访下用喹诺酮类。原有癫痫等中枢神经疾病患者，应避免应用本品等氟喹诺酮类，因易发生严重中枢神经系统反应。严重肾功能减退者亦宜避免应用，因可发生抽搐等不良反应。有胃溃疡史的患者，应慎用。

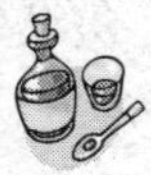

**小贴士**

（1）本品宜空腹服用，并同时饮水250ml。

（2）尿pH在7以上易导致结晶尿，为避免其发生，宜多进水以保持24小时排尿量在1 200ml以上。

【药物相互作用】

（1）抗酸药可减少诺氟沙星的口服吸收，最好不同用，或于后者应用后2小时进服。

（2）丙磺舒可减少本品的肾小管分泌，导致本品的血浓度增高，因此不宜同用。

诺氟沙星等喹诺酮类可抑制茶碱类、咖啡因和口服抗凝剂（华法林）在肝脏的代谢，使上述药物因代谢减少而血药浓度升高，致不良反应易于发生，应避免同用。必须合用时，应监测茶碱类血药浓度或凝血酶原时间，并据以调整剂量。

【不良反应】

（1）不良反应的发生率（包括实验室检测异常）为7%～

8%，但大多轻微，本品的不良反应主要有：①恶心、呕吐、上腹不适、腹泻、纳减等消化道反应。②头晕、头痛、情绪不安、失眠等神经系统反应，此类反应的发生率低于消化道反应。③皮疹、皮肤瘙痒、血管神经性水肿、光感皮炎等过敏反应，偶可发生过敏性休克。④少数患者可发生肌肉疼痛、无力、关节肿痛、心悸等。⑤实验室检查可发生一过性白细胞减少，血清转氨酶、血尿素氮和肌酐等的轻度增高，亦为可逆性。

（2）上述不良反应多轻微，大多患者可耐受。然而诺氟沙星等氟喹诺酮类偶可致严重不良反应，包括：①神志改变、抽搐、癫痫样发作；②短暂性幻觉、幻视、复视等；③结晶尿，发生于大剂量用药时。

【制剂与规格】

（1）片剂：0.1g；0.2g；0.4g。

（2）胶囊剂：0.1g；0.2g。

### 2 环丙沙星(Ciprofloxacin)

【其他名称】环丙氟哌酸、适普灵。

【适应症】

（1）环丙沙星的临床用途较诺氟沙星为广，除尿路感染、肠道感染、淋病等外，尚可用以治疗由流感杆菌、大肠埃希菌、肺炎杆菌、奇异变形杆菌、普通变形杆菌、普罗威登菌、摩根杆菌、铜绿假单胞菌、阴沟肠杆菌、弗劳地枸橼杆菌、葡萄球菌属（包括耐甲氧西林株）等引起的骨和关节感染、皮肤软组织感染和肺炎、败血症等。

（2）本品口服制剂的适应症同诺氟沙星；静脉给药可用于较重感染的治疗，如肠杆菌科细菌败血症、肺部感染、腹腔、胆道感染等。严重感染可与其他具协同作用的抗菌药物联合应用。

（3）用于由环丙沙星敏感菌类引起的所有非合并及合并症感染。包括：①呼吸道感染：环丙沙星可应用于克雷伯杆菌属、肠杆菌、变形杆菌属、假单胞菌属、嗜血杆菌属、布兰汉菌属、军团菌和葡萄球菌引起的肺炎。环丙沙星一般不作为治疗非住院患者脑炎球菌性脑炎的首选药物。②中耳感染（中耳炎），鼻窦感染（鼻窦炎），特别是由于包括假单胞菌的革兰阴性菌或葡萄球菌所引起的感染。③眼部感染。④肾和（或）尿道感染。⑤性腺器官感染：包括子宫附件炎、淋病和前列腺炎。腹腔感染（肠道感染、胆道感染、腹膜炎）。⑥皮肤与软组织感染。⑦骨与关节感染。⑧败血症菌血症。⑨免疫系统低下（免疫抑制或白细胞减少）患者的感染或感染的预防。免疫抑制患者行选择性肠道净化。

（4）体外研究表明，环丙沙星对下列病原体敏感：大肠埃希菌、志贺菌、沙门菌、枸橼酸杆菌、克雷伯菌、肠杆菌、沙雷菌、蜂房哈夫尼亚菌、迟钝爱德华菌、变形杆菌（吲哚阳性和吲哚阴性）、普罗威登菌、摩根菌、耶尔森菌、弧菌、气单胞菌、类志贺邻单胞菌、出血败血性巴斯德菌、嗜血杆菌、空肠弯曲菌、铜绿假单胞菌、军团菌、奈瑟菌、摩拉菌、马尔他布鲁菌、葡萄球菌、李斯特菌、棒状杆菌、衣原体属。

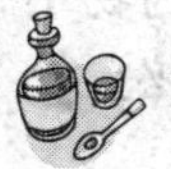

**小贴士**

下列细菌敏感性变异大：

不动杆菌、鞘膜加德纳菌、黄杆菌、产碱杆菌、无乳链球菌、屎链球菌、肺炎链球菌、酿脓链球菌、草绿色链球菌、支原体、结核分枝杆菌、偶发分枝杆菌。环丙沙星对链球菌属的抗菌作用不及青霉素类抗生素。

下列细菌耐药：

溶脲脲原体、屎链球菌、星形奴卡菌除了少数例外，厌氧菌的敏感性从中度敏感（如消化球菌与消化链球菌）到耐药（拟杆菌）。环丙沙星对梅毒螺旋体无效。

【用法用量】

（1）成人的每日用量（以环丙沙星计，下同）为0.5～1.5g，分2次口服。静脉滴注每日0.2～0.6g，但速度不宜过快；分2次滴注，每次时间约1小时。

（2）骨感染每日1～1.5g，分2次服，疗程4～6周或更长。

（3）肺炎和皮肤软组织感染每日1～1.5g，分2次，疗程7～14日。

（4）肠道感染每日1g，分2次，疗程5～7日。伤寒每日1.5g，分2次服，疗程10～14日。

（5）尿路感染每日0.5～1g，分2次服，疗程7～14日；重症或复杂性病例疗程需适当延长。

（6）淋病单次口服0.25～0.5g。

（7）严重病例可静滴给药，每日0.4～0.6g，分2次静滴。

【注意事项】

（1）本品不宜用于对喹诺酮类过敏者。

（2）肾功能减退时宜减量（肌酐清除率<20ml/min时剂量减半）。肝功能减退者须权衡利弊。

（3）诺氟沙星等氟喹诺酮类药物的作用机制为抑制DNA的合成，在幼鼠中发现该类药物对软骨的损害，故此类药物不宜用于儿童、孕妇，乳妇应用时需暂停哺乳，因药物可分泌至乳汁中。

（4）严重肾功能减退者亦宜避免应用，因可发生抽搐等不良反应。

（5）严重动脉硬化患者慎用。

（6）癫痫患者和患有中枢神经系统疾病的患者用环丙沙星应特别小心，只能认为利大于弊才可考虑用药，因为可能引起患者的中枢系统不良反应。

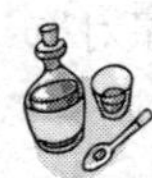

**小贴士**

（1）本品宜空腹服用，食物虽可延迟其吸收，但总吸收量（生物利用度）未见减少，故也可于餐后服用，以减少胃肠道反应；服用时宜同时饮水 250ml。

（2）结晶尿曾有报道，患者的尿 pH 在 7 以上时尤易发生，故应避免同用碱化剂。每日进水量必须充足，以使每日尿量保持在 1 200～1 500ml 以上。

告诫：环丙沙星过期不能使用。放置于儿童不能触及的地方。

【药物相互作用】

（1）尿碱化剂可减少本品在尿中的溶解度，导致结晶尿和肾毒性。

（2）应用铁、硫糖铝或含有镁、铝、或钙的抗酸药可减少本品口服的吸收。因此，环丙沙星应在给予这些药物 1～2 小时之前或至少 4 小时之后服用。但附属抗酸药——$H_2$ 受体拮抗剂不受此限制。

（3）本品与咖啡因同用可减少后者的清除，$t_{1/2}$ 延长，并可能产生中枢神经系统毒性。

（4）丙磺舒可减少本品自肾小管分泌约 50%，同用时可因本品血浓度增高而产生毒性。

（5）本品与茶碱类合用可减少后者的肝清除约 30%，使茶碱类的血浓度增高和半衰期延长而导致中毒，出现恶心、呕吐、震颤、不安、激动、抽搐、心悸等，故同用时应测定茶碱类血药浓度和调整剂量。参见诺氟沙星。

（6）诺氟沙星等喹诺酮类可抑制茶碱类、咖啡因和口服抗凝剂（华法林）在肝脏的代谢，使上述药物因代谢减少而血药浓度升高，致不良反应易于发生，应避免同用。必须合用时，应监测茶碱类血药浓度或凝血酶原时间，并据以调整剂量。

（7）动物实验表明，高剂量的喹诺酮与某些非甾体类抗炎药（但不是阿司匹林）合用可引起惊厥。环丙沙星与环孢素联合用药后，血清肌酐短暂升高，因此，应对这些患者进行血清肌酐测定（2 次 / 周）。同时服用环丙沙星和华法林可以增强华法林的作用。一些特殊病例，环丙沙星与格列本脲合并应用可以增强格列本脲的作用。丙磺舒干扰环丙沙星的肾分泌，丙磺舒与环丙沙星的合并用药增加环丙沙星的血清浓度。甲氧氯普胺加速环丙沙星的吸收，并使其在短期内达到最高血浆浓度，甲氧氯普胺对环丙沙星的生物利用度没有影响。

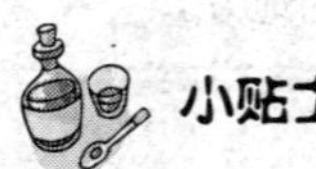

小贴士

**联合用药**

可与环丙沙星联合使用的药物有：假单胞菌属阿洛西林、头孢他啶。链球菌属美洛西林、阿洛西林，其他高效β-内酰胺类抗生素。葡萄球菌属β-内酰胺类抗生素，特别是异噁唑青霉素、万古霉素。厌氧菌属甲硝唑、克林霉素。

【不良反应】

（1）肠胃道。恶心、腹泻、呕吐、消化不良、腹痛、腹胀、厌食。治疗中或治疗后如发现严重长期腹泻，必须向医生咨询，因为这可能引起严重的肠道疾病（假膜性肠炎），需要及时治疗。这种情况一旦发生必须停止使用环丙沙星，并给予适当的治疗（万古霉素口服4×250mg/d），禁用抑制肠蠕动药。

（2）神经系统。头晕、头痛、疲劳、激动、震颤；少见的有：失眠、外周痛觉异常、出汗、步态不稳、惊厥、颅内压升高、焦虑、夜梦、精神错乱、抑郁、幻觉也有发生，个别患者出现精神反应。一些患者，初次用药可能发生这些不良反应，这时可立即停止服用环丙沙星并通知医生。

（3）感觉器官。感觉器官副作用少见，有时可见味觉受损、视觉紊乱（双视、色视）、耳鸣听觉的暂时损伤，特别是在高频率环境中更易出现。

（4）高度过敏反应。一些病例，初次用药可发生过敏反应，在这种情况下，停止用药，并立即通知医生。皮肤反应：皮疹、瘙痒、药物热。

（5）少见的不良反应。皮肤点状出血（瘀点）水疱的形成，伴随出血（血疱）和有结痂的小结节（丘疹）。Stevens Johnson 综合征及 Lyell 综合征：间质性肾炎、肝炎、肝坏死，很少导致危及生命的肝衰竭，有些患者，初次给药可发生过敏性的反应（例：面部、血管性和喉头水肿；呼吸困难，导致危及生命的休克）；这些情况一旦发生，应立即停药并给予处理（抗休克治疗）。

（6）心血管系统。心动过速：少见的有潮红、偏头痛、晕厥。

（7）其他副作用。关节痛：少见的有体弱、肌肉痛、腱鞘炎、光敏感、短暂的肾功能损害，包括短暂的肾衰竭。在使用环丙沙星期间，偶见跟腱炎，一旦出现跟腱炎症状（疼痛与肿胀），立即停药并通知医生。长期使用环丙沙星可引起由耐药菌或酵母样真菌导致的二重感染。

（8）对血液与血液成分的影响。嗜酸性粒细胞增多、白细胞减少、颗粒性细胞减少、贫血、血小板减少，偶见的有白细胞增多、血小板增多、溶血性贫血、凝血酶原值改变。

（9）对实验室参数的影响及尿沉淀。转氨酶、碱性磷酸酶可能暂时增高，胆汁淤滞性黄疸，特别是以往有肝损害的患者更易出现这些不良反应。血清中尿素氮、肌酐或胆红素暂时升高，个别患者出现高血糖、结晶尿或血尿现象。

（10）局部反应。静脉炎或血栓性静脉炎。

（11）其他。即使严格按医生要求服药，环丙沙星可影响患者驾驶或操作机器的反应能力，尤其是同时饮酒的患者。

【制剂与规格】

（1）胶囊：0.25g（按环丙沙星计）。

（2）片剂：每片标示量按环丙沙星计算为 250mg；500mg；750mg（含盐酸盐一水合物量分别为 291mg、582mg 及 873mg）。

（3）注射液：100mg（50ml）；200mg（100ml）（含乳酸盐分别为 127.2mg 及 254.4mg）。

### 3 左氧氟沙星(Levofloxacin)

【其他名称】无。

【适应症】适用于敏感菌引起的:

(1)泌尿生殖系统感染。包括单纯性、复杂性尿路感染、细菌性前列腺炎、淋病奈瑟菌尿道炎或宫颈炎(包括产酶株所致者)。

(2)呼吸道感染。包括敏感革兰阴性杆菌所致支气管感染急性发作及肺部感染。

(3)胃肠道感染。由志贺菌属、沙门菌属、产肠毒素大肠埃希菌、亲水气单胞菌、副溶血弧菌等所致。

(4)伤寒。

(5)骨和关节感染。

(6)皮肤软组织感染。

(7)败血症等全身感染。

【用法用量】

(1)盐酸左氧氟沙星胶囊,口服。成人常用量:

1)支气管感染、肺部感染:一次0.2g,一日2次,或一次0.1g,一日3次,疗程7~14日。

2)急性单纯性下尿路感染:一次0.1g,一日2次,疗程5~7日;复杂性尿路感染:一次0.2g,一日2次,或一次0.1g,一日3次,疗程为10~14日。

3)细菌性前列腺炎:一次0.2g,一日2次,疗程为6周。成人常用量为一日0.3~0.4g,分2~3次服用,如感染较重或感染病原体敏感性较差者,如铜绿假单胞菌等假单胞菌属细菌感染的治疗剂量也可增至一日0.6g,分3次服。

(2)左氧氟沙星注射液,静脉滴注。成人一次0.1~0.2g,一日2次,或遵医嘱。

【注意事项】

(1) 由于目前大肠埃希菌对氟喹诺酮类药物耐药者多见,

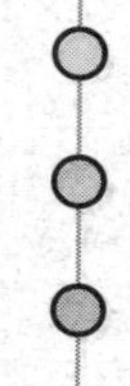

应在给药前留取尿培养标本，参考细菌药敏结果调整用药。

（2）本品大剂量应用或尿 pH 在 7 以上时可发生结晶尿。为避免结晶尿的发生，宜多饮水，保持24小时排尿量在1200ml以上。

（3）肾功能减退者，需根据肾功能调整给药剂量。

（4）应用本品时应避免过度暴露于阳光，如发生光敏反应或其他过敏症状需停药。

（5）肝功能减退时，如属重度（肝硬化腹水）可减少药物清除，血药浓度增高，肝、肾功能均减退者尤为明显，均需权衡利弊后应用，并调整剂量。

（6）原有中枢神经系统疾患者，例如癫痫及癫痫病史者均应避免应用，有指征时需仔细权衡利弊后应用。

（7）偶有用药后跟腱炎或跟腱断裂的报告，如有上述症状发生，须立即停药，直至症状消失。

（8）孕妇及哺乳期妇女用药：鉴于本药可引起未成年动物关节病变，故孕妇禁用，哺乳期妇女应用本品时应暂停哺乳。

（9）儿童用药：本品在婴幼儿及 18 岁以下青少年的安全性尚未确定。但本品用于数种幼龄动物时，可致关节病变。因此不宜用于 18 岁以下的小儿及青少年。

（10）老年患者用药：老年患者常有肾功能减退，因本品部分经肾排出，需减量应用。

（11）禁忌症：对本品及氟喹诺酮类药过敏的患者禁用。

【药物相互作用】

（1）尿碱化剂可减低本品在尿中的溶解度，导致结晶尿和肾毒性。

（2）喹诺酮类抗菌药与茶碱类合用时可能由于与细胞色素 P450 结合部位的竞争性抑制，导致茶碱类的肝消除明显减少，血消除半衰期（$t_{1/2}$）延长，血药浓度升高，出现茶碱中毒症状，如恶心、呕吐、震颤、不安、激动、抽搐、心悸等。本品对茶碱的代谢虽影响较小，但合用时仍应测定茶碱类血药浓度和调整剂量。

（3）本品与环孢素合用，可使环孢素的血药浓度升高，必须监测环孢素血浓度，并调整剂量。

（4）本品与抗凝药华法林合用时虽对后者的抗凝作用增强较小，但合用时也应严密监测患者的凝血酶原时间。

（5）丙磺舒可减少本品自肾小管分泌约50%，合用时可因本品血浓度增高而产生毒性。

（6）本品可干扰咖啡因的代谢，从而导致咖啡因消除减少，血消除半衰期（$t_{1/2\beta}$）延长，并可能产生中枢神经系统毒性。

（7）含铝、镁的抗酸药、铁剂均可减少本品的口服吸收，不宜合用。

（8）本品与非甾体类抗炎药芬布芬合用时，偶有抽搐发生，因此不宜与芬布芬合用。

【不良反应】

（1）胃肠道反应：腹部不适或疼痛、腹泻、恶心或呕吐。

（2）中枢神经系统反应可有头昏、头痛、嗜睡或失眠。

（3）过敏反应：皮疹、皮肤瘙痒，偶可发生渗出性多形性红斑及血管神经性水肿。光敏反应较少见。

（4）偶可发生：①癫痫发作、精神异常、烦躁不安、意识混乱、幻觉、震颤。②血尿、发热、皮疹等间质性肾炎表现。③静脉炎。④结晶尿，多见于高剂量应用时。⑤关节疼痛。

（5）少数患者可发生血清丙氨酸氨基转移酶升高、血尿素氮增高及周围血象白细胞降低，多属轻度，并呈一过性。

【制剂与规格】

（1）盐酸左氧氟沙星胶囊：0.1g。

（2）左氧氟沙星注射液100ml（左氧氟沙星0.5g，氯化钠0.9g）。

## 八、硝基呋喃类

### 呋喃妥因（Nitrofurantoin）

【其他名称】硝基呋喃妥因、硝呋妥因、呋喃坦丁、呋喃坦啶。

【适应症】

（1）敏感大肠埃希菌、肺炎杆菌、产气杆菌、变形杆菌所致的尿路感染。

（2）预防尿路感染。本品的抗菌活性不受脓液及组织分解产物的影响，在酸性尿中的活性较强。

【用法用量】口服，一次0.1g，一日3～4次。连用不宜超过两周。

（1）成人。每6小时50～100mg，预防应用为每晚50～100mg。

（2）小儿。1个月内婴儿禁用；1个月以上小儿每6小时一次，按体重1.25～1.75mg/kg；预防应用每晚睡前一次，按体重1～2mg/kg。

【注意事项】

（1）患者对一种呋喃类药过敏时对其他呋喃类也可产生交叉过敏现象。

（2）因呋喃妥因可透过胎盘，而胎儿酶系尚未发育完全，故足月孕妇不宜服用，以避免胎儿发生溶血性贫血的可能。

（3）少量呋喃妥因可进入乳汁，哺乳期妇女应用时必须考虑其利弊。

（4）下列情况应慎用：①葡萄糖-6-磷酸脱氢酶（G6PD）缺乏症；②周围神经病；③肺部疾病；④肾功能减退。

（5）新生儿用此药应为禁忌，因为酶系统发育不完全，有致溶血性贫血的危险。

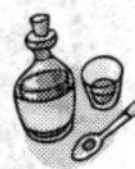

**小贴士**

（1）呋喃妥因宜与食物同服，以减少胃肠道刺激；吸收虽见延迟，但总吸收量则有增加（大结晶型的峰浓度可因而增高），在尿中治疗浓度的保持时间也见延长。

（2）疗程至少7日，或继续服药至尿菌清除后3日以上。

（3）采用长期抑制治疗者的每日量需酌减。

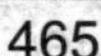

（4）本品对肌酐清除率<30ml/min的患者无效。肾功能不全者（肌酐清除率<50ml/min）不宜采用本品，因其代谢物的蓄积可引起毒性反应。

在空腹时服用吸收快，疗效高。应用肠溶片可减轻胃肠道反应。

【药物相互作用】

（1）可导致溶血的药物与呋喃妥因合用，有使溶血反应增加的趋势。

（2）丙磺舒或磺吡酮均可抑制呋喃妥因的肾小管分泌，导致后者的血药浓度增高和（或）半衰期延长，而尿浓度则见减低，疗效也有减退。丙磺舒等的剂量应予调整。

（3）本品与抗酸药合用，可减低此药的吸收。本品能降低萘啶酸的抗菌作用，因两者有拮抗作用，因而两者不宜合用。

【不良反应】

（1）较常见者有：胸痛、寒战、咳嗽、发热、呼吸困难（肺炎）。

（2）较少见者有：眩晕、嗜睡、头痛（神经毒性）、面或口腔麻木、麻刺或烧灼感、皮肤苍白（溶血性贫血）、异常疲倦或软弱（神经毒性、多神经病、溶血性贫血）；皮肤、巩膜黄染（肝炎）。

（3）白细胞减少。可引起胃肠道反应：恶心、呕吐、食欲不振、腹胀、腹泻。餐后服用可减轻反应。也可发生过敏性皮疹、药热、胸闷、气喘、休克。周围神经炎、幻听幻觉等。个别病例可引起肝肾损害。肝功能不全者慎用。可致血象改变及溶血性贫血。

（4）心血管系统。在药热或急性肺部反应时，心电图上偶尔出现复极异常。

（5）呼吸系统。在芬兰及瑞典这种反应占整个呋喃妥因的不良反应的40%～85%。它主要见于妇女，特别是40～50岁的人，在儿童很罕见。这种反应与剂量无关。

（6）神经系统。20世纪60年代以来，报告了数百例多发性神经病变的病例，其机制是中毒性的，与剂量、组织浓度及肾功能有关。长期用药及老年人也可发生。症状出现最早是在用药后 3 天（一般为 9～45 天）。神经病变主要侵及四肢，从末梢开始，最严重的是远侧。最初表现为感觉丧失，常伴有严重的肌萎缩。停药后可完全或部分恢复。但严重病变是不可逆的。运动丧失的恢复比感觉为慢，也不太完全。有些患者的症状发生在一个疗程结束之后，这与有些报告提出停药后症状不再进展是不一致的。还可发生球后视神经炎。同时出现烦躁不安、欣快甚至精神症状，但很罕见。儿童也可出现多发性神经病变。神经损害为神经及神经根的髓鞘退行性变，相应的前角细胞及肌纤维退行性变。病因尚不明，考虑是谷胱甘肽还原酶功能不全之故。即使是健康人，每天用本品，2 周亦可引起运动神经传导时间的明显延长。如果注意到肾功能不全而慎用本品，则发生多发性神经炎的危险性可减少。应早期发现以避免严重病变发生。

（7）视觉异常症状，及时停药和处理，则基本上可防止严重病变的产生。

（8）造血系统：个别病例甚至是儿童，均可发生巨幼细胞贫血，这是由于叶酸盐代谢紊乱所致，个别病例有血红蛋白血症，而无溶血性贫血，其中 1 例为新生儿。曾报告 1 例发生严重的出血性疾病，伴有凝血因子Ⅱ及Ⅶ缺乏，可能由于此药引起肝损害所致。少数病例证明为过敏性粒细胞减少。

（9）过敏反应：过敏性皮肤反应不太常见，有报告约为 1.9%，并常与其他反应如药热、肺或肝反应同时出现。它们的表现为瘙痒、丘疹、斑丘疹、荨麻疹或血管神经性水肿。而渗出性多形性红斑或 Lyell 综合征是罕见的。少数病例曾发生一过性脱发。

（10）服大剂量的男性患者，约 1/3 发生一过性精子细胞减少，是由于精子成熟停止之故。另有学者发现此药的治疗量，可使精子数目、精子运动及射精量减少。

【制剂与规格】肠溶片：0.05g；0.1g。

## 九、抗结核病药

常用的抗结核药物有：①能预防耐药性菌株者，如异烟肼、利福平、乙胺丁醇、链霉素等；②能迅速杀灭痰中结核杆菌者，如异烟肼、乙胺丁醇、利福平；③能清除病灶中结核杆菌而减少复发者，如利福平、吡嗪酰胺或异烟肼。

在结核病的治疗过程中多采用联合用药，并将抗结核药分为一、二线用药，常用的一线抗结核药主要有异烟肼、乙胺丁醇、吡嗪酰胺、利福平、链霉素，多用于初治病例。二线药物主要有：对氨基水杨酸钠、卷曲霉素、乙硫异烟胺、环丝氨酸，通常在细菌产生耐药性或复治时应用。

结核病的治疗原则：

（1）疗程长，防止复发，传统治疗疗程 2 年，目前广泛应用的短程疗法至少持续 6～9 个月。

（2）联合治疗，防止和减少细菌耐药性的产生。

### 1 异烟肼( Isoniazid )

【其他名称】无。

【适应症】与其他抗结核药联合用于各种类型结核病及部分非结核分枝杆菌病的治疗。

【用法用量】

（1）肌内注射、静脉注射或静脉滴注。国内极少肌内注射，一般在强化期或对于重症或不能口服用药的患者采用静脉滴注的方法，用氯化钠注射液或 5% 葡萄糖注射液稀释后使用。①成人一日 0.3～0.4g 或 5～10mg/kg；儿童每日按体重 10～15mg/kg，一日不超过 0.3g。②急性粟粒性肺结核或结核性脑膜炎患者，成人一日 10～15mg/kg，每日不超过 0.9g。③采用间歇疗法时，成人每次 0.6～0.8g，每周 2～3 次。

（2）口服给药。

预防：成人一日 0.3g，顿服；小儿每日按体重 10mg/kg，一日总量不超过 0.3g，顿服。

治疗：成人与其他抗结核药合用，按体重每日口服给药 5mg/kg，最高 0.3g；或每日 15mg/kg，最高 900mg，每周 2～3 次。小儿按体重每日 10～20mg/kg，每日不超过 0.3g，顿服。某些严重结核病患儿（如结核性脑膜炎），每日按体重可高达 30mg/kg（一日量最高 500mg），但要注意肝功能损害和周围神经炎的发生。

【注意事项】对本品过敏的患者禁用。

（1）精神病、癫痫、肝功能损害及严重肾功能损害者应慎用本品或剂量酌减。

（2）本品与乙硫异烟胺、吡嗪酰胺、烟酸或其他化学结构有关药物存在交叉过敏。

（3）异烟肼结构与维生素 $B_6$ 相似，大剂量应用时，可使维生素 $B_6$ 大量随尿排出，抑制脑内谷氨酸脱羧变成 γ-氨基丁酸而导致惊厥，同时也可引起周围神经系统的多发性病变。因此成人每日同时口服维生素 $B_6$ 50～100mg 有助于防止或减轻周围神经炎及（或）维生素 $B_6$ 缺乏症状。如出现轻度手脚发麻、头晕，可服用维生素 $B_1$ 或 $B_6$，若重度者或有呕血现象，应立即停药。

（4）肾功能减退但血肌酐值低于 530μmol/L 者，异烟肼的用量无须减少。如肾功能减退严重或患者系慢乙酰化者则需减量，以异烟肼服用后 24 小时的血药浓度不超过 1mg/L 为宜。在无尿患者中异烟肼的剂量可减为常用量的一半。

（5）肝功能减退者剂量应酌减。

（6）用药前、疗程中应定期检查肝功能，包括血清胆红素、AST、ALT，疗程中密切注意有无肝炎的前驱症状，一旦出现肝毒性的症状及体征时应即停药，必须待肝炎的症状、体征完全消失后方可重新应用本品，此时必须从小剂量开始，逐步增加剂量，如有任何肝毒性表现应即停药。

（7）如疗程中出现视神经炎症状，需立即进行眼部检查，并定期复查。

（8）慢乙酰化患者较易产生不良反应，故宜用较低剂量。

（9）对实验室检查指标的干扰：用硫酸铜法进行尿糖测定可呈假阳性反应，但不影响酶法测定结果。本品可使血清胆红素、丙氨酸氨基转移酶及门冬氨酸氨基转移酶的测定值增高。

（10）特殊人群用药

1）孕妇及哺乳期妇女用药：①本品可穿过胎盘，导致胎儿血药浓度高于母体血药浓度。大鼠和家兔实验证实异烟肼可引起死胎，在人类中虽未证实有问题，但孕妇应避免应用，如确有指征应用时，必须充分权衡利弊。②本品在乳汁中浓度可达12mg/L，与血药浓度相近；虽然在人类尚未证实有问题，哺乳期间应用仍应充分权衡利弊后决定是否用药。如用药则宜停止哺乳。

2）儿童用药：新生儿肝脏乙酰化能力较差，本品的消除半衰期可能延长，新生儿用药时应密切观察不良反应。

3）老年患者用药：50岁以上患者用本品引起肝炎的发生率较高，故老年人接受异烟肼治疗时更需密切注意肝功能的变化，必要时减少剂量或同时酌情使用保肝制剂。

【药物相互作用】

（1）服用异烟肼时每日饮酒，易引起本品诱发的肝脏毒性反应，并加速本品的代谢。因此须调整本品的剂量，并密切观察肝毒性征象。应劝告患者服药期间避免酒精饮料。

（2）与肾上腺皮质激素（尤其泼尼松龙）合用时，可增加本品在肝内的代谢及排泄，导致本品血药浓度减低而影响疗效，在快乙酰化者更为显著，应适当调整剂量。

（3）抗凝血药（如香豆素或茚满二酮衍生物）与本品合用时，由于抑制了抗凝药的酶代谢，使抗凝作用增强。

（4）异烟肼为维生素 $B_6$ 的拮抗剂，可增加维生素 $B_6$ 经肾排出量，易致周围神经炎的发生。同时服用维生素 $B_6$ 者，需酌情增加用量。

（5）本品不宜与其他神经毒药物合用，以免增加神经毒性。

（6）与环丝氨酸合用时可增加中枢神经系统的不良反应（如头昏或嗜睡），需调整剂量，并密切观察中枢神经系统毒性征象，尤其对于从事需要灵敏度较高工作的患者。

（7）与乙硫异烟胺、吡嗪酰胺、利福平等其他有肝毒性的抗结核药合用时，可增加本品的肝毒性，尤其是已有肝功能损害者或为异烟肼快乙酰化者，因此应尽量避免合用或在疗程的头 3 个月密切随访有无肝毒性征象出现。

（8）本品可抑制卡马西平的代谢，使其血药浓度增高，引起毒性反应；卡马西平则可诱导异烟肼的微粒体代谢，形成具有肝毒性的中间代谢物增加。

（9）与对乙酰氨基酚合用时，由于异烟肼可诱导肝细胞色素 P450，使前者形成毒性代谢物的量增加，可增加肝毒性及肾毒性。

（10）与阿芬太尼合用时，由于异烟肼为肝药酶抑制剂，可延长阿芬太尼的作用；与双硫仑合用可增强其中枢神经系统作用，产生眩晕、动作不协调、易激惹、失眠等；与安氟醚合用可增加具有肾毒性的无机氟代谢物的形成。

（11）本品不宜与酮康唑或咪康唑合用，因可使后两者的血药浓度降低。

（12）与苯妥英钠或氨茶碱合用时可抑制两者在肝脏中的代谢，而导致苯妥英钠或氨茶碱血药浓度增高，故本品与两者先后应用或合用时，苯妥英钠或氨茶碱的剂量应适当调整。

（13）不可与麻黄碱、颠茄同时服用，以免发生或增加不良反应。

【不良反应】常用剂量不良反应的发生率较低。剂量加大至 6mg/kg 时，不良反应发生率显著增加，主要为周围神经炎及肝脏毒性，加用维生素 $B_6$ 虽可减少毒性反应，但也可影响疗效。

（1）肝脏毒性。本品可引起轻度一过性肝损害如血清氨基转移酶升高及黄疸等，发生率为10%～20%。肝脏毒性与本品的代谢产物乙酰肼有关，快乙酰化者乙酰肼在肝脏积聚增多，故易引起肝损害。服药期间饮酒可使肝损害增加。毒性反应表现为食欲不佳、异常乏力或软弱、恶心或呕吐（肝毒性的前驱症状）及深色尿、眼或皮肤黄染（肝毒性）。

（2）神经系统毒性。周围神经炎多见于慢乙酰化者，并与剂量有明显关系。较多患者表现为步态不稳、麻木针刺感、烧灼感或手脚疼痛。此种反应在铅中毒、动脉硬化、甲亢、糖尿病、酒精中毒、营养不良及孕妇等较易发生。其他毒性反应如兴奋、欣快感、失眠、丧失自主力、中毒性脑病或中毒性精神病则均属少见，视神经炎及萎缩等严重毒性反应偶有报道。

（3）变态反应。包括发热、多形性皮疹、淋巴结病、脉管炎等。一旦发生，应立即停药，如需再用，应从小剂量开始，逐渐增加剂量。

（4）血液系统。可有粒细胞减少、嗜酸性粒细胞增多、血小板减少、高铁血红蛋白血症等。

（5）其他。如口干、维生素$B_6$缺乏症、高血糖症、代谢性酸中毒、内分泌功能障碍等偶有报道。

【制剂与规格】

（1）异烟肼注射液：2ml∶50mg。

（2）异烟片：50mg，100mg，300mg。

## 2 利福平(Rifampicin)

【其他名称】无。

【适应症】

（1）本品与其他抗结核药联合用于各种结核病的初治与复治，包括结核性脑膜炎的治疗。

（2）本品与其他药物联合用于麻风、非结核分枝杆菌感染的治疗。

（3）本品与万古霉素（静脉）可联合用于甲氧西林耐药葡

萄球菌所致的严重感染。利福平与红霉素联合方案可用于军团菌属严重感染。

（4）用于无症状脑膜炎奈瑟菌带菌者，以消除鼻咽部脑膜炎奈瑟菌；但不适用于脑膜炎奈瑟菌感染的治疗。

【用法用量】

（1）抗结核治疗：成人，口服，一日0.45～0.60g，空腹顿服，每日不超过1.2g；1个月以上小儿每日按体重10～20mg/kg，空腹顿服，每日量不超过0.6g。

（2）脑膜炎奈瑟菌带菌者：成人5mg/kg，每12小时1次，连续2日；1个月以上小儿每日10mg/kg，每12小时1次，连服4次。

（3）老年患者：口服，按每日10mg/kg，空腹顿服。

【注意事项】对本品或利福霉素类抗菌药过敏者禁用。

（1）酒精中毒、肝功能损害者慎用。婴儿、3个月以上孕妇和哺乳期妇女慎用。

（2）对诊断的干扰：可引起直接抗球蛋白试验（Coombs试验）阳性；干扰血清叶酸浓度测定和血清维生素$B_{12}$浓度测定结果；可使磺溴酞钠试验滞留出现假阳性；可干扰利用分光光度计或颜色改变而进行的各项尿液分析试验的结果；可使血液尿素氮、血清碱性磷酸酶、血清丙氨酸氨基转移酶、门冬氨酸氨基转移酶、血清胆红素及血清尿酸浓度测定结果增高。

（3）利福平可致肝功能不全，在原有肝病患者或本品与其他肝毒性药物同服时有伴发黄疸死亡病例的报道，因此原有肝病患者，仅在有明确指征情况下方可慎用，治疗开始前、治疗中严密观察肝功能变化，肝损害一旦出现，立即停药。

（4）高胆红素血症系肝细胞性和胆汁潴留的混合型，轻症患者用药中自行消退，重者需停药观察。血胆红素升高也可能是利福平与胆红素竞争排泄的结果。治疗初期2～3个月应严密监测肝功能变化。

（5）单用利福平治疗结核病或其他细菌性感染时病原菌可迅速产生耐药性，因此本品必须与其他药物合用。治疗可能需持续6个月～2年，甚至数年。

（6）利福平可能引起白细胞和血小板减少，并导致齿龈出血和感染、伤口愈合延迟等。此时应避免拔牙等手术，并注意口腔卫生，刷牙及剔牙均需慎重，直至血象恢复正常。用药期间应定期检查周围血象。

（7）利福平应于餐前1小时或餐后2小时服用，清晨空腹一次服用吸收最好，因进食影响本品吸收。

（8）肝功能减退的患者常需减少剂量，每日剂量≤8mg/kg。

（9）肾功能减退者不需减量。在肾小球滤过率减低或无尿患者中利福平的血药浓度无显著改变。

（10）服药后尿、唾液、汗液等排泄物均可显橘红色。

（11）特殊人群用药

1）孕妇及哺乳期用药：①利福平可透过胎盘，动物实验曾引起畸胎。人类虽尚无致畸报道，但目前无足够资料表明可在妊娠期安全应用。②利福平可由乳汁排泄，哺乳期妇女用药应充分权衡利弊后决定。

2）儿童用药：本品在5岁以下小儿应用的安全性尚未确立。

3）老年患者用药：老年患者肝功能有所减退，用药量应酌减。

【药物相互作用】

（1）饮酒可致利福平性肝毒性发生率增加，并增加利福平的代谢，需调整利福平剂量，并密切观察患者有无肝毒性出现。

（2）对氨基水杨酸盐可影响本品的吸收，导致其血药浓度减低；如必须联合应用时，两者服用间隔至少6小时。

（3）本品与异烟肼合用肝毒性发生危险增加，尤其是原有肝功能损害者和异烟肼快乙酰化患者。

（4）利福平与乙硫异烟胺合用可加重其不良反应。

（5）氯法齐明可减少利福平的吸收，达峰时间延迟且半衰期延长。

（6）利福平与咪康唑或酮康唑合用，可使后两者血药浓度减低，故本品不宜与咪唑类合用。

（7）肾上腺皮质激素（糖皮质激素、盐皮质激素）、抗凝药、氨茶碱、茶碱、氯霉素、氯贝丁酯、环孢素、维拉帕米（异搏定）、妥卡尼、普罗帕酮、甲氧苄啶、口服降血糖药、促皮质素、氨苯砜、洋地黄苷类、丙吡胺、奎尼丁等与利福平合用时，由于后者诱导肝微粒体酶活性，可使上述药物的药效减弱，因此除地高辛和氨苯砜外，在用利福平前和疗程中上述药物需调整剂量。本品与香豆素或茚满二酮类合用时应每日或定期测定凝血酶原时间，据以调整剂量。

（8）本品可促进雌激素的代谢或减少其肠肝循环，降低口服避孕药的作用，导致月经不规则，月经间期出血和计划外妊娠。所以患者服用本品时，应改用其他避孕方法。

（9）本品可诱导肝微粒体酶，增加抗肿瘤药达卡巴嗪（dacarbazine）、环磷酰胺的代谢，形成烷化代谢物，促使白细胞减低，因此需调整剂量。

（10）本品与地西泮（安定）合用可增加后者的消除，使其血药浓度减低，故需调整剂量。

（11）本品可增加苯妥英在肝脏中的代谢，故两者合用时应测定苯妥英血药浓度并调整用量。

（12）本品可增加左甲状腺素在肝脏中的降解，因此两者合用时左甲状腺素剂量应增加。

（13）本品亦可增加美沙酮、美西律在肝脏中的代谢，引起美沙酮撤药症状和美西律血药浓度减低，故合用时后两者需调整剂量。

（14）丙磺舒可与本品竞争被肝细胞的摄入，使本品血药浓度增高并产生毒性反应。但该作用不稳定，故通常不宜加用丙磺舒以增高本品的血药浓度。

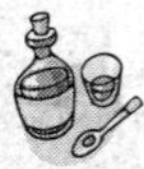

小贴士

药物过量

（1）过量的表现：精神迟钝；眼周或面部水肿；全身瘙痒；红人综合征（皮肤黏膜及巩膜呈红色或橙色）。有原发肝病、酗酒者或同服其他肝毒性药物者可能引起死亡。

（2）处理：①停药。②洗胃，因患者往往出现恶心、呕吐，不宜再催吐；洗胃后给予药用炭糊，以吸收胃肠道内残余的利福平；有严重恶心呕吐者给予镇吐药。③静脉输液并给予利尿剂，促进药物的排泄。④对症和支持疗法。

【制剂与规格】0.15g。

### 3　吡嗪酰胺(Pyrazinamide)

【适应症】本品仅对分枝杆菌有效，与其他抗结核药（如链霉素、异烟肼、利福平及乙胺丁醇）联合用于治疗结核病。

【用法用量】口服。成人常用量，与其他抗结核药联合，每日15～30mg/kg顿服，或50～70mg/kg，每周2～3次；每日服用者最高每日2g，每周3次者最高每次3g，每周服2次者最高每次4g。

【注意事项】

（1）交叉过敏。对乙硫异烟胺、异烟肼、烟酸或其他化学结构相似的药物过敏患者可能对本品也过敏。

（2）对诊断的干扰。本品可与硝基氰化钠作用产生红棕色，影响尿酮测定结果；可使丙氨酸氨基转移酶、门冬氨酸氨基转移酶、血尿酸浓度测定值增高。

（3）糖尿病、痛风或严重肝功能减退者慎用。

（4）应用本品疗程中血尿酸常增高，可引起急性痛风发作，须进行血清尿酸测定。

（5）本品亦可采用间歇给药法，每周用药 2 次，每次 50mg/kg。

（6）孕妇及哺乳期妇女用药：孕妇结核病患者可先用异烟肼、利福平和乙胺丁醇治疗 9 个月，如对上述药物中任何一种耐药而对本品可能敏感者可考虑采用本品。本品属 FDA 妊娠用药 C 类。

（7）儿童用药：本品具较大毒性，儿童不宜应用。必须应用时须权衡利弊后决定。

【药物相互作用】

（1）本品与别嘌醇、秋水仙碱、丙磺舒、磺吡酮合用，可增加血尿酸浓度而降低上述药物对痛风的疗效。因此合用时应调整剂量以便控制高尿酸血症和痛风。

（2）与乙硫异烟胺合用时可增强不良反应。

（3）环孢素与吡嗪酰胺同用时前者的血浓度可能减低，因此需监测血药浓度，据以调整剂量。

【不良反应】

（1）发生率较高者：关节痛（由于高尿酸血症引起，常轻度，有自限性）。

（2）发生率较少者：食欲减退、发热、乏力或软弱、眼或皮肤黄染（肝毒性），畏寒。

【制剂与规格】本品为胶囊剂，内容物为白色粉末：0.25g。

## 4 乙胺丁醇（Ethambutol）

【其他名称】无。

【适应症】本品适用于与其他抗结核药联合治疗结核分枝杆菌所致的肺结核和肺外结核，亦可用于非典型结核分枝杆菌感染的治疗。

【用法用量】需与其他抗结核药物联合使用。

（1）初治：口服，按体重 15mg/kg，一日 1 次；或一次 25～30mg/kg，最高 2.5g，一周 3 次；或按体重 50mg/kg，最高 2.5g，

一周 2 次。

（2）复治：口服，按体重 25mg/kg，一日 1 次，连续 60 天后，继以按体重 15mg/kg，一日 1 次。

（3）非典型结核分枝杆菌感染：按体重 15～25mg/kg，一日 1 次。

【注意事项】

（1）痛风、视神经炎、糖尿病眼底病变，肝、肾功能减退患者慎用。肾功能减退的患者应减量。

（2）单用本品细菌可迅速产生耐药性，因此必须与其他抗结核药联合应用。

（3）治疗期间应检查：①眼部，视野、视力、红绿鉴别力等，在用药前、疗程中每月检查一次，尤其是疗程长、每日剂量超过 15mg/kg 的患者。②由于本品可使血中尿酸浓度增高，引起痛风发作，因此在疗程中应定期测定血清尿酸。

（4）对诊断的干扰：服用本品可使血尿酸浓度测定值增高。

（5）如发生胃肠道刺激，本品可与食物同服。一日剂量分次服用可能达不到有效血药浓度，因此本品一日剂量宜 1 次服用。

（6）禁忌：对本品过敏者、已知视神经炎患者、乙醇中毒者、年龄 <13 岁者应谨慎使用。

（7）特殊人群用药

1）孕妇及哺乳期妇女用药：①由于本品可透过胎盘，胎儿血药浓度约为母体血药浓度的 30%，动物实验显示本品可致畸形，虽然在人类中未证实有问题，但孕妇仍应禁用本品，如确有服用指征时须充分权衡利弊。②本品可分泌至乳汁，浓度与母体血药浓度相近，故哺乳期妇女禁用本品，如确有服用指征需暂停授乳。

2）儿童用药：13 岁以下儿童尚缺乏临床资料，由于在幼儿中不易监测视力变化，故本品不宜用于 13 岁以下儿童；13 岁以上儿童用量与成人相同。

3）老年患者用药：老年患者因生理性肾功能减退，故应按肾功能调整用量。

【药物相互作用】

（1）铝盐，包括 DDI 缓冲液可减少本品的吸收。

（2）本品与维拉帕米合用可减少后者的吸收。

（3）与神经毒性药物合用可增加本品的神经毒性，如视神经炎或周围神经炎。

（4）与乙硫异烟胺合用可增加黄疸性肝炎、视神经炎等不良反应。

【不良反应】

（1）常见视神经损害，如球后视神经炎、视神经中心纤维损害。可能与本品同铜、锌等金属元素螯合后引起这些金属元素含量下降有关。球后视神经炎发生率约 0.8%，与剂量、疗程有关，长期服药、每日剂量大于 25mg/kg 时易于发生，每日剂量 15mg/kg 发生率为 1%，25mg/kg 为 6%，35mg/kg 增至 15%。表现为视力模糊、眼痛、红绿色盲或视力减退、视野缩小。上述反应早期发现和及时停药则可于数周或数月内自行消失，永久性视觉功能丧失极少发生。

（2）少见畏寒、关节肿痛（尤其大趾、髁、膝关节）和病变关节表面皮肤发热拉紧感（急性痛风、高尿酸血症）。

（3）偶见胃肠道不适、恶心、呕吐、腹泻、肝功能损害、周围神经炎（常表现为麻木、针刺感、烧灼痛或手足软弱无力）和过敏反应（常表现为皮疹、瘙痒、头痛、发热、关节痛）等。

【制剂与规格】胶囊剂：0.25g。

### 5 硫酸链霉素（Streptomycin）

【适应症】

（1）本品主要与其他抗结核药联合用于结核分枝杆菌所致各种结核病的初治病例，或其他敏感分枝杆菌感染。

（2）本品可单用于治疗土拉菌病，或与其他抗菌药物联合

用于鼠疫、腹股沟肉芽肿、布鲁菌病、鼠咬热等的治疗。

（3）亦可与青霉素或氨苄西林联合治疗草绿色链球菌或肠球菌所致的心内膜炎。

【用法用量】

（1）成人常用量，肌内注射，一次0.5g（以链霉素计，下同），每12小时1次，与其他抗菌药物合用；细菌性（草绿色链球菌）心内膜炎，肌内注射，每12小时1g，与青霉素合用，连续1周，继以每12小时0.5g，连续1周；60岁以上的患者应减为每12小时0.5g，连续2周。

（2）肠球菌性心内膜炎，肌内注射，与青霉素合用，每12小时1g，连续2周，继以每12小时0.5g，连续4周。

（3）鼠疫，肌内注射，一次0.5～1g，每12小时1次，与四环素合用，疗程10日。

（4）土拉菌病，肌内注射，每12小时0.5～1g。

【注意事项】

（1）交叉过敏。对一种氨基糖苷类过敏的患者可能对其他氨基糖苷类也过敏。

（2）下列情况应慎用链霉素：①脱水，可使血药浓度增高，易产生毒性反应。②第Ⅷ对脑神经损害，因本品可导致前庭神经和听神经损害。③重症肌无力或帕金森病，因本品可引起神经肌肉阻滞作用，导致骨骼肌软弱。④肾功能损害，因本品具有肾毒性。

（3）疗程中应注意定期进行下列检查：①尿常规和肾功能测定，以防止出现严重肾毒性反应。②听力检查或听电图（尤其高频听力）测定，这对老年患者尤为重要。

（4）有条件时应监测血药浓度，并据此调整剂量，尤其对新生儿、年老和肾功能减退患者。每12小时给药7.5mg/kg者应使血药峰浓度维持在15～30μg/ml，谷浓度5～10μg/ml；一日1次给药15mg/kg者应使血药峰浓度维持在56～64μg/ml，谷浓度＜1μg/ml。

（5）对诊断的干扰：本品可使丙氨酸氨基转移酶（ALT）、门冬氨酸氨基转移酶（AST）、血清胆红素浓度及乳酸脱氢酶浓度的测定值增高；血钙、镁、钾、钠浓度的测定值可能降低。

（6）禁忌：对链霉素或其他氨基糖苷类过敏的患者禁用。

（7）特殊人群用药

1）孕妇及哺乳期妇女用药：本品属孕妇用药D类，即对人类有危害，但用药后可能利大于弊。本品可穿过胎盘进入胎儿组织。据报道孕妇应用本品后曾引起胎儿听力损害。因此妊娠妇女在使用本品前必须充分权衡利弊。哺乳期妇女用药期间宜暂停哺乳。

2）儿童用药：本品属氨基糖苷类，在儿科中应慎用，尤其早产儿及新生儿的肾脏组织尚未发育完全，使本类药物的半衰期延长，药物易在体内积蓄而产生毒性反应。

3）老年患者用药：老年患者应用氨基糖苷类后易产生各种毒性反应，应尽可能在疗程中监测血药浓度。老年患者的肾功能有一定程度生理性减退，即使肾功能测定值在正常范围内仍应采用较小治疗量。

【药物相互作用】

（1）本品与其他氨基糖苷类合用或先后连续局部或全身应用，可增加其产生耳毒性、肾毒性以及神经肌肉阻滞作用的可能性。

（2）本品与神经肌肉阻断药合用，可加重神经肌肉阻滞作用。本品与卷曲霉素、顺铂、依他尼酸、呋塞米或万古霉素（或去甲万古霉素）等合用，或先后连续局部或全身应用，可能增加耳毒性与肾毒性。

（3）本品与头孢噻吩或头孢唑林局部或全身合用，可能增加肾毒性。

（4）本品与多黏菌素类注射剂合用，或先后连续局部或全身应用，可增加肾毒性和神经肌肉阻滞作用。

（5）其他肾毒性药物及耳毒性药物均不宜与本品合用或

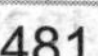

先后应用，以免加重肾毒性或耳毒性。药物过量：由于缺少特异性拮抗剂，本品过量或引起毒性反应时，主要用对症疗法和支持疗法，同时补充大量水分。血液透析或腹膜透析有助于从血中清除链霉素。

【不良反应】

（1）血尿、排尿次数减少或尿量减少、食欲减退、口渴等肾毒性症状，少数可产生血液中尿素氮及肌酐值增高。

（2）影响前庭功能时可有步履不稳、眩晕等症状；影响听神经出现听力减退、耳鸣、耳部饱满感。

（3）部分患者可出现面部或四肢麻木、针刺感等周围神经炎症状。

（4）偶可发生视力减退（视神经炎），嗜睡、软弱无力、呼吸困难等神经肌肉阻滞症状。

（5）偶可出现皮疹、瘙痒、红肿。少数患者停药后仍可发生听力减退、耳鸣、耳部饱满感等耳毒性症状，应引起注意。

【制剂与规格】注射用硫酸链霉素：0.75g（75 万单位）；1g（100 万单位）；2g（200 万单位）；5g（500 万单位）。贮藏：密闭，在干燥处保存。

### 6 对氨基水杨酸钠( Sodium Aminosalicylate )

【适应症】适用于结核分枝杆菌所致的肺及肺外结核病，静滴可用于治疗结核性脑膜炎及急性扩散性结核病。本品仅对分枝杆菌有效。单独应用时结核杆菌能迅速产生耐药性，因此本品必须与其他抗结核药合用。链霉素和异烟肼与本品合用时能延缓结核杆菌对前两者耐药性的产生。本品对不典型分枝杆菌无效。主要用作二线抗结核药物。

【用法用量】

（1）注射用对氨基水杨酸钠。静脉滴注一日 4～12g，临用前加灭菌注射用水适量，使溶解后再用 5% 葡萄糖注射液 500ml 稀释，2～3 小时滴完。小儿每日 0.2～0.3g/kg。

（2）口服给药。

1）成人一日 8～12g, 分 3～4 次服用。

2）小儿按体重每日 0.2～0.3g/kg，分 3～4 次，儿童每日剂量不超过 12g。

【注意事项】

（1）交叉过敏反应，对其他水杨酸类包括水杨酸甲酯（冬青油）或其他含对氨基苯基团（如某些磺胺药或染料）过敏的患者对本品亦可呈过敏。

（2）对诊断的干扰：使硫酸铜法测定尿糖出现假阳性；使尿液中尿胆原测定呈假阳性反应（氨基水杨酸类与 Ehrlich 试剂发生反应，产生橘红色混浊或黄色，某些根据上述原理做成的市售试验纸条的结果也可受影响）；使丙氨酸氨基转移酶（ALT）和门冬氨酸氨基转移酶（AST）的正常值增高。

（3）下列情况应慎用：充血性心力衰竭、胃溃疡、葡萄糖 -6-磷酸脱氢酶（G6PD）缺乏症、严重肝功能损害、严重肾功能损害。

（4）静脉滴注的溶液需新配，滴注时应避光，溶液变色即不得使用。静脉滴注久用易致静脉炎。

（5）特殊人群用药。孕妇及哺乳期妇女用药：对孕妇未证实有问题，同时联合疗法对于胎儿的影响目前尚不清楚，但必须权衡利弊后选用。氨基水杨酸类可由乳汁中排泄，哺乳期妇女须权衡利弊后选用。儿童用药：严格按儿童用法用量使用。

【药物相互作用】

（1）对氨基苯甲酸与本品有拮抗作用，两者不宜合用。

（2）本品可增强抗凝药（香豆素或茚满二酮衍生物）的作用，因此在用对氨基水杨酸类时或用后，口服抗凝药的剂量应适当调整。

（3）与乙硫异烟胺合用时可增加不良反应。

（4）丙磺舒或磺吡酮与氨基水杨酸类合用可减少后者从肾小管的分泌量，导致血药浓度增高和持续时间延长及毒性反

应发生。因此，氨基水杨酸类与丙磺舒或磺吡酮合用时或合用后，前者的剂量应予适当调整，并密切随访患者。但目前多数不用丙磺舒作为氨基水杨酸类治疗时的辅助用药。

（5）氨基水杨酸类可能影响利福平的吸收，导致利福平的血药浓度降低。

【不良反应】

（1）发生率较高者：瘙痒皮疹、关节酸痛与发热、极度疲乏或软弱，嗜酸性粒细胞增多（较常见的原因为过敏）。

（2）发生率较低者：下背部疼痛、尿痛或排尿烧灼感（结晶尿）、血尿；月经失调、发冷、男性性欲减低、皮肤干燥、颈前部肿胀、体重加重（甲状腺肿，黏液水肿）；眼或皮肤黄染（黄疸、肝炎）；腹痛、背痛、苍白（溶血性贫血，由于G6PD缺乏）；发热、头痛、皮疹、咽痛、乏力（传染性单核细胞增多样综合征）。

【制剂与规格】

（1）注射用对氨基水杨酸钠：2g；4g；6g。

（2）对氨基水杨酸钠片：0.5g。

（3）对氨基水杨酸钠肠溶片：0.5g。

## 十、抗真菌药

真菌感染分为浅表部和深部感染。浅表部真菌感染的发病率高于深部真菌感染，但后者病情较重，常危及生命。目前既高效又低毒的抗真菌药甚少，常用的有以下四类：

1．抗生素

有灰黄霉素、两性霉素B、克念菌素、球红霉素、制霉菌素等。灰黄霉素仅对浅表菌有效，其他都属治疗深部真菌感染的药物。除两性霉素B和球红霉素外，其余药物都只能局部用药。

2．咪唑类抗真菌药

本类药物对深部真菌和浅表真菌都有作用。酮康唑是目前唯一可供口服应用者，咪康唑可供静脉用。伊曲康唑和氟康唑是新开发的三唑类抗真菌药。

3．氟胞嘧啶

对深部真菌感染有效，可供系统治疗和局部应用。

4．烯丙胺类

如萘替芬、特比萘芬。

## 1 制霉菌素( Nystatin )

【适应症】口服用于治疗消化道念珠菌病。

【用法用量】消化道念珠菌病：口服，成人一次 50 万～100 万单位，一日 3 次；小儿每日按体重 5 万～10 万单位 /kg，分 3～4 次服。

【注意事项】

（1）本品对全身真菌感染无治疗作用。

（2）孕妇及哺乳期妇女用药：孕妇及哺乳期妇女慎用。

（3）儿童用药：5 岁以下儿童不推荐使用。

（4）对本品过敏的患者禁用。

【药物相互作用】尚不明确。

【不良反应】口服较大剂量时可发生腹泻、恶心、呕吐和上腹疼痛等消化道反应，减量或停药后迅速消失。

【制剂与规格】片剂：50 万单位。

## 2 氟康唑( Fluconazole )

【适应症】本品主要用于以下适应症中病情较重的患者：

（1）念珠菌病：用于治疗口咽部和食管念珠菌感染；播散性念珠菌病，包括腹膜炎、肺炎、尿路感染等；念珠菌外阴阴道炎。尚可用于骨髓移植患者接受细胞毒类药物或放射治疗时，预防念珠菌感染的发生。

（2）隐球菌病：用于治疗脑膜以外的新型隐球菌病；治疗隐球菌脑膜炎时，本品可作为两性霉素 B 联合氟胞嘧啶初治后的维持治疗药物。

（3）球孢子菌病。

（4）用于接受化疗、放疗和免疫抑制治疗患者的预防治疗。

（5）本品亦可替代伊曲康唑用于芽生菌病和组织胞浆菌病的治疗。

【用法用量】成人，口服。

（1）播散性念珠菌病：首次剂量0.4g，以后一次0.2g，一日1次，至少4周，症状缓解后至少持续2周。

（2）食管念珠菌病：首次剂量0.2g，以后一次0.1g，一日1次，持续至少3周，症状缓解后至少持续2周。根据治疗反应，也可加大剂量至一次0.4g，一日1次。

（3）口咽部念珠菌病：首次剂量0.2g，以后一次0.1g，一日1次，疗程至少2周。

（4）念珠菌外阴阴道炎：单剂量，0.15g。

（5）预防念珠菌病：有预防用药指征者0.2～0.4g，一日1次。

肾功能不全者若只需给药1次，不用调节剂量；需多次给药。

【注意事项】

（1）本品与其他吡咯类药物可发生交叉过敏反应，因此对任何一种吡咯类药物过敏者禁用本品。

（2）由于本品主要自肾排出，因此治疗中需定期检查肾功能。用于肾功能减退患者需减量应用。

（3）本品目前在免疫缺陷者中的长期预防用药，已导致念珠菌属等对氟康唑等吡咯类抗真菌药耐药性的增加，故需掌握指征，避免无指征预防用药。

（4）治疗过程中可发生轻度一过性血清丙氨酸氨基转移酶升高，偶可出现肝毒性症状。因此用本品治疗开始前和治疗中均应定期检查肝功能，如肝功能出现持续异常，或肝毒性临床症状时均需立即停用本品。

（5）本品与肝毒性药物合用、需服用本品两周以上或接受多倍于常用剂量的本品时，可使肝毒性的发生率增高，故需严密观察，在治疗前和治疗期间每两周进行一次肝功能检查。

（6）本品应用疗程应视感染部位及个体治疗反应而定。

一般治疗应持续至真菌感染的临床表现及实验室检查指标显示真菌感染消失为止。隐球菌脑膜炎或反复发作口咽部念珠菌病的艾滋病患者需用本品长期维持治疗以防止复发。

（7）接受骨髓移植者，如严重粒细胞减少已先期发生，则应预防性使用本品，直至中性粒细胞计数上升至 $1\times10^9$/L 以上后 7 天。

（8）肾功能损害者，可按前述方案调整用药剂量。

（9）孕妇及哺乳期妇女用药：孕妇仍应禁用，尚无母乳中含本品浓度的数据，故哺乳期妇女慎用或服用本品时暂停哺乳。

（10）儿童用药：小儿仍不宜应用。

【药物相互作用】

（1）本品与异烟肼或利福平合用时，可使本品的浓度降低。

（2）本品与甲苯磺丁脲、氯磺丁脲和格列吡嗪等磺酰脲类降血糖药合用时，可使此类药物的血药浓度升高而可能导致低血糖，因此需监测血糖，并减少磺酰脲类降血糖药的剂量。

（3）高剂量本品和环孢素合用时，可使环孢素的血药浓度升高，致毒性反应发生的危险性增加，因此必须在监测环孢素血药浓度并调整剂量的情况下方可谨慎应用。

（4）本品与氢氯噻嗪合用，可使本品的血药浓度升高。

（5）本品与茶碱合用时，茶碱血药浓度约可升高 13%，可导致毒性反应，故需监测茶碱的血药浓度。

（6）本品与华法林等双香豆素类抗凝药合用时，可增强双香豆素类抗凝药的抗凝作用，致凝血酶原时间延长，故应监测凝血酶原时间并谨慎使用。

（7）本品与苯妥英钠合用时，可使苯妥英钠的血药浓度升高，故需监测苯妥英钠的血药浓度。

【不良反应】

（1）常见消化道反应，表现为恶心、呕吐、腹痛或腹泻等。

（2）过敏反应：可表现为皮疹，偶可发生严重的剥脱性皮炎（常伴随肝功能损害）、渗出性多形红斑。

（3）肝毒性：治疗过程中可发生轻度一过性血清氨基转移酶升高，偶可出现肝毒性症状，尤其易发生于有严重基础疾病（如艾滋病和癌症）的患者。

（4）可见头晕、头痛。

（5）某些患者，尤其有严重基础疾病（如艾滋病和癌症）的患者，可能出现肾功能异常。

（6）偶可发生周围血象一过性中性粒细胞减少和血小板减少等血液学检查指标改变，尤其易发生于有严重基础疾病（如艾滋病和癌症）的患者。

【制剂与规格】50mg；100mg；150mg。

## 十一、抗病毒药

目前临床上应用的抗病毒药有以下几类：

（1）阻止病毒吸附于细胞的药物，如丙种球蛋白或高效价免疫球蛋白，通过与病毒结合以阻止其与宿主细胞结合。

（2）阻止病毒进入细胞的药物，如盐酸金刚烷胺、金刚乙胺等。

（3）抑制病毒核酸复制的药物，如碘苷、阿糖腺苷、利巴韦林、阿昔洛韦等。

（4）干扰素，能诱导宿主细胞产生一种抗病毒球蛋白，抑制多种病毒繁殖。

### 1 阿昔洛韦(Aciclovir)

【其他名称】阿仑、阿昔洛韦钠、阿特米安、艾伟达、爱尔斯、邦纳等。

【适应症】

（1）单纯疱疹病毒感染：用于生殖器疱疹病毒感染初发和复发病例，对反复发作病例口服本品用作预防。

（2）带状疱疹：用于免疫功能正常者带状疱疹和免疫缺陷者轻症病例的治疗。

（3）免疫缺陷者水痘的治疗。

【用法用量】

（1）成人常规剂量

1）急性带状疱疹：一次200～800mg，每4小时1次，一日5次，连用7～10日。

2）生殖器疱疹：初发：一次200mg，每4小时1次，一日5次，连用10日。慢性复发：一次200～400mg，一日2次，持续治疗4～6个月或12个月，然后进行再评价。根据再评价结果选择一次200mg，一日3次或一次200mg，一日5次的治疗方案。在症状初期，可及时给予间歇性治疗：一次200mg，每4小时1次，一日5次，连用5日以上。

3）水痘：一次800mg，一日4次，连用5日。

（2）肾功能不全时剂量

| 疾病 | Ccr（ml/min） | 片剂、分散片、咀嚼片用法 |
|---|---|---|
| 生殖器疱疹的起始或间歇治疗 | >10 | 一次200mg，1次/4h（一日5次） |
| | 0～10 | 一次200mg，1次/12h |
| 生殖器疱疹的慢性抑制疗法 | >10 | 一次400mg，1次/12h |
| | 0～10 | 一次200mg，1次/12h |
| 带状疱疹 | >25 | 一次800mg，1次/4h（一日5次） |
| | 10～25 | 一次800mg，1次/8h |
| | 0～10 | 一次800mg，1次/12h |

（3）老年人剂量：老年人因生理性肾功能减退，用药时需调整剂量和给药间期。

（4）其他疾病时剂量：脱水者用药应减量。

（5）儿童常规剂量：水痘：2岁以上患儿：一次200mg/kg，一日4次。40kg以上患儿：同成人用法用量。

【注意事项】

（1）对其他鸟嘌呤类抗病毒药（如更昔洛韦、伐昔洛韦、泛昔洛韦等）过敏者，也可能对本药过敏。

（2）脱水或已有肝、肾功能不全者需慎用。

（3）严重免疫功能缺陷者长期或多次应用本品治疗后可能引起单纯疱疹病毒和带状疱疹病毒对本品耐药。如单纯疱疹患者应用阿昔洛韦后皮损不见改善者应测试单纯疱疹病毒对本品的敏感性。

（4）随访检查：由于生殖器疱疹患者大多易患子宫颈癌，因此患者至少应一年检查一次，以早期发现。

（5）一旦疱疹症状与体征出现，应尽早给药。

（6）进食对血药浓度影响不明显。但在给药期间应给予患者充足的水，防止本品在肾小管内沉淀。

（7）生殖器复发性疱疹感染以间歇短程疗法给药有效。由于动物实验曾发现本品对生育的影响及致突变，因此口服剂量与疗程不应超过推荐标准。生殖器复发性疱疹的长程疗法也不应超过 6 个月。

（8）一次血液透析可使血药浓度减低 60%，因此血液透析后应补给一次剂量。

（9）本品对单纯疱疹病毒的潜伏感染和复发无明显效果，不能根除病毒。

【药物相互作用】

（1）与三氟胸苷、阿糖腺苷、安西他滨合用，具有协同作用。

（2）与免疫增强药（如聚肌苷酸 - 聚肌胞、左旋咪唑）合用治疗病毒性角膜炎时，两者具有协同作用。

（3）与糖皮质激素合用于治疗急性视网膜坏死综合征及带状疱疹时，两者具有协同作用。

（4）与更昔洛韦、膦甲酸、酞丁安合用，具有相加作用。与膦甲酸钠合用，能增强本药对 HSV 感染的抑制作用。

（5）与齐多夫定合用，可引起肾毒性，表现为深度昏睡和疲劳。

（6）与肾毒性药合用，可加重肾毒性，特别对肾功能不全者更易发生，故本药应避免与肾毒性药联用。

（7）本药大剂量与哌替啶合用，可发生哌替啶中毒。

（8）与丙磺舒合用，因竞争性抑制有机酸分泌，可使本药的排泄减慢，平均半衰期延长，AUC 增加，从而导致药物体内蓄积。

【不良反应】口服给药少见皮肤瘙痒，长程给药偶见月经紊乱。长期口服本品可引起关节疼痛、腹泻、头痛、恶心、呕吐、晕眩（较短程用药为多）。长期用药可出现痤疮和失眠，短程用药可出现食欲减退，但都较少见。以上症状持续存在或明显时，应引起注意。

【制剂与规格】

（1）阿昔洛韦片：100mg；200mg。

（2）阿昔洛韦分散片：100mg。

（3）阿昔洛韦咀嚼片：400mg；800mg。

（4）阿昔洛韦胶囊：200mg。

### 2 利巴韦林（Ribavirin）

【适应症】抗病毒药。主要用于呼吸道合胞病毒引起的病毒性肺炎与支气管炎。

【用法用量】

（1）用氯化钠注射液或 5% 葡萄糖注射液稀释成每毫升含 1mg 的溶液后静脉缓慢滴注。成人一次 0.5g，一日 2 次，小儿按体重一日 10～15mg/kg，分 2 次给药。每次滴注 20 分钟以上，疗程 3～7 日。

（2）口服给药。一次 150mg，一日 3 次，疗程 7 日。

【注意事项】

（1）有严重贫血、肝功能异常者慎用。

（2）对诊断的干扰：口服本品后引起血胆红素增高者可高达 25%。大剂量可引起血红蛋白下降。

（3）尽早用药。呼吸道合胞病毒性肺炎病初 3 日内给药一般有效。本品不宜用于未经实验室确诊为呼吸道合胞病毒感染的患者。

（4）长期或大剂量服用对肝功能、血象有不良反应。

（5）孕妇及哺乳期妇女用药

1）本品有较强的致畸作用，家兔日剂量1mg/kg即引起胚胎损害，故禁用于孕妇和有可能怀孕的妇女（本品在体内消除很慢，停药后4周尚不能完全自体内清除）。

2）少量药物由乳汁排泄，且对母子两代动物均具毒性，因此哺乳期妇女在用药期间需暂停哺乳，乳汁也应丢弃。由于哺乳期妇女呼吸道合胞病毒感染具自限性，故本品不用于此种病例。

（6）老年患者用药：老年人不推荐应用。

（7）禁用：对本品过敏者禁用。

【药物相互作用】本品与齐多夫定同用时有拮抗作用，因本品可抑制齐多夫定转变成活性型的磷酸齐多夫定。

【不良反应】常见的不良反应有贫血、乏力等，停药后即消失。较少见的不良反应有疲倦、头痛、失眠、食欲减退、恶心、呕吐等，并可致红细胞、白细胞及血红蛋白下降。

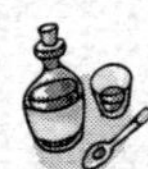

**小贴士**

大剂量应用可致心脏损害，对有呼吸道疾患者（慢性阻塞性肺病或哮喘者）可致呼吸困难、胸痛等。

【制剂与规格】

（1）利巴韦林注射剂：1ml∶100mg；2ml∶250mg。密闭保存。

（2）利巴韦林片：20mg；50mg；100mg。

（3）利巴韦林颗粒：50mg；150mg。

## 十二、抗麻风病药

麻风病由麻风杆菌感染而引起。麻风杆菌与结核杆菌同属分枝杆菌，在形态上和药物的反应上有近似之处。一些抗结核药也可用于麻风病的治疗，如利福平类就是麻风病的治疗药。抗麻风病药主要是砜类药物。临床上常用的砜类药物有：氨苯砜、醋氨苯砜等。

## 氨苯砜(Dapsone)

【适应症】

（1）本品与其他抑制麻风药联合用于由麻风分枝杆菌引起的各种类型麻风和疱疹样皮炎的治疗，也用于脓疱性皮肤病、类天疱疮、坏死性脓皮病、复发性多软骨炎、环形肉芽肿、系统性红斑狼疮的某些皮肤病变、放线菌性足分枝菌病、聚会性痤疮、银屑病、带状疱疹的治疗。

（2）可与甲氧苄啶联合治疗卡氏肺孢子虫感染，与乙胺嘧啶和氯喹三者联合用于预防间日疟。

【用法用量】

（1）抑制麻风。口服，与一种或多种其他抗麻风药合用。成人一次50～100mg，一日一次；或按体重一次0.9～1.4mg/kg，一日一次，最高剂量每日200mg。可于开始每日口服12.5～25mg，以后逐渐加量到每日100mg。小儿按体重一次0.9～1.4mg/kg，一日一次。由于本品有蓄积作用，故每服药6日停药1日，每服药10周停药2周。

（2）治疗疱疹样皮炎。口服，成人起始每日50mg，如症状未完全抑制，每日剂量可增加至300mg，成人最高剂量每日500mg，待病情控制后减至最低有效维持量。小儿开始按体重一次2mg/kg。

【注意事项】

（1）下列情况应慎用本品：严重贫血、G6PD缺乏、变性血红蛋白还原酶缺乏症、肝、肾功能减退、胃和十二指肠溃疡病及有精神病史者。

（2）交叉过敏：砜类药物之间存在交叉过敏现象。此外，对磺胺类、呋塞米类、噻嗪类、磺酰脲类以及碳酸酐酶抑制药过敏的患者亦可能对本品发生过敏。

（3）随访检查

1）血常规计数，用药前和治疗第一月中每周一次，以后每月一次，连续 6 个月，以后每半年一次。

2）葡萄糖 -6- 磷酸脱氢酶（G6PD）测定，如为 G6PD 缺乏者则本品应慎用。

3）肝功能试验（如尿胆红素和门冬氨酸氨基转移酶测定），治疗中患者发生食欲减退、恶心或呕吐时应作测定，如有肝脏损害，应停用本品。

4）肾功能测定，有肾功能减退者在治疗中应定期测定肾功能，并据以调整剂量。

（4）原发性和继发性耐氨苯砜麻风杆菌菌株日渐增多，本品不宜单独用于治疗麻风，应与利福平、氯法齐明、乙硫异烟胺、丙硫异烟胺、氧氟沙星、米诺环素、克拉霉素等联合应用。

（5）皮损查菌阴性者疗程 6 个月，阳性者至少 2 年或用药至细菌转阴。对未定型和结核样麻风的治疗需持续 3 年，二型麻风需 2～10 年，瘤型麻风需终身服药。

（6）快乙酰化型患者本品的血药浓度可能很低，需调整剂量。慢乙酰化型患者本品的血药浓度可能较高，亦需调整剂量。

（7）肾功能减退患者用药时需减量，如肌酐清除率低于 4ml/min 时需测定血药浓度，无尿患者应停用本品。

（8）用药过程中如出现新的或中毒性皮肤反应，应迅速停用本品。但出现麻风反应状态时不需停药。

（9）治疗中如出现严重"可逆性"反应（Ⅰ型）或神经炎时，应合用大剂量肾上腺激素。

（10）治疗疱疹样皮炎时，应服用无麸质饮食，连续 6 个月，使氨苯砜的剂量可减少 50% 或停用本品。

（11）孕妇及哺乳期妇女用药：本品可在乳汁中达有效浓度，对新生儿具预防作用。但砜类药物在 G6PD 缺乏的新生儿中可能引起溶血性贫血。孕妇及哺乳期妇女用药前应充分权衡利弊后决定是否采用，如确有应用指征者应在严密观察下应用。

（12）儿童用药：儿童用量酌减，一般对儿童的生长发育无明显影响。

（13）老年患者用药：老年患者肝肾功能有所减退，用药量应酌减。

（14）禁忌：对本品及磺胺类药物过敏者、严重肝功能损害和精神障碍者禁用。

【药物相互作用】

（1）与丙磺舒合用可减少肾小管分泌砜类，使砜类药物血浓度高而持久，易发生毒性反应。因此在应用丙磺舒的同时或以后需调整砜类的剂量。

（2）利福平可刺激肝微粒体酶的活性，使本品血药浓度降低 1/7～1/10，故服用利福平的同时或以后应用氨苯砜时需调整后者的剂量。

（3）本品不宜与骨髓抑制药物合用，因可加重白细胞和血小板减少的程度，必须合用时应密切观察对骨髓的毒性。

（4）本品与其他溶血药物合用时可加剧溶血反应。

（5）与甲氧苄啶合用时，两者的血药浓度均可增高，其机制可能为：①抑制氨苯砜在肝脏的代谢。②两者竞争在肾脏中的排泄，本品血药浓度增高可加重其不良反应。

（6）与去羟肌苷合用时可加减少本品的吸收，因为口服去羟肌苷需同时服用缓冲液以中和胃酸，而本品则需在酸性环境中增加吸收，因此如两者必须同用时应至少间隔 2 小时。

【不良反应】

（1）本品治疗初期，部分患者可产生轻度不适，如恶心、上腹不适、纳差、头痛、头晕、失眠、无力等，但不久均可自行消失。

（2）贫血，可由于溶血、缺铁或营养不良所致，一般见于治疗初期，且能自行纠正。亦可有粒细胞缺乏、白细胞减少等血液系统反应。

（3）药疹，严重者表现为剥脱性皮炎，如有发热、淋巴结肿大、肝、肾功能损害和单核细胞增多，称为“氨苯砜综合征”。

（4）急性中毒，一次服用大剂量本品可使血红蛋白转为高铁血红蛋白，造成组织缺氧、发绀、中毒性肝炎、肾炎和神经精神等损害，如未及时治疗可致死亡。

【制剂与规格】片剂：50mg；100mg。

## 第二节　抗寄生虫病药

寄生虫病可分为原虫病和蠕虫病，原虫病包括疟疾、阿米巴病、利什曼病，蠕虫病包括吸虫病、丝线虫病和线虫病。

### 一、抗疟药

抗疟药是用于预防或治疗疟疾的药物。疟疾是由疟原虫引发的一种寄生虫传染病，致病疟原虫主要有间日疟原虫、三日疟原虫、恶性疟原虫，它们分别引起间日疟、三日疟、恶性疟。前两者又称为良性疟，三日疟症状较轻且不易常见，恶性疟感染最广，症状较重。

#### 1　氯喹( Chloroquine )

【适应症】用于治疗对氯喹敏感的恶性疟、间日疟及三日疟。并可用于疟疾症状的抑制性预防。也可用于治疗肠外阿米巴病、结缔组织病、光敏感性疾病（如日晒红斑）等。

【用法用量】

（1）口服片剂

1）成人常用量。①间日疟，口服首剂1g，第2、3日各0.75g；②抑制性预防疟疾，口服每周1次，每次0.5g；③肠外阿米巴病，口服每日1g，连服2日后改为每日0.5g，总疗程为3周；④类风湿性关节炎，每日0.25～0.5g，待症状控制后，改为0.125g，一日

2～3 次，需服用 6 周～6 个月才能达到最大的疗效，可作为水杨酸制剂及递减肾上腺皮质激素时的辅助药物。

2）小儿常用量。间日疟，口服首次剂量按体重 10mg/kg（以氯喹计算，以下同），最大量不超过 600mg，6 小时后按体重 5mg/kg 再服 1 次。

（2）注射剂：静脉滴注

1）成人：控制疟疾，发作一次 2～3mg/kg，缓慢滴注；恶性疟，第 1 日：1 500mg，第 2、3 日：一日 500mg，疗程 3 日共 2 500mg。

2）儿童：脑型疟患者第 1 天静脉滴注 18～24mg/kg（体重超过 60kg 者按 60kg 计算），第 2 天 12mg/kg，第 3 天 10mg/kg。浓度为每 0.5g 磷酸氯喹加入 10% 葡萄糖溶液或 5% 葡萄糖氯化钠注射液 500ml 中，静脉滴注速度为每分钟 12～20 滴。

【注意事项】

（1）肝肾功能不全、心脏病、重型多型红斑、血卟啉病、银屑病及精神病患者慎用。

（2）本品可引起胎儿脑积水、四肢畸形及耳聋，故孕妇禁用。

（3）耐氯喹者效果不佳。

（4）孕妇禁用。哺乳期妇女慎用。

【药物相互作用】

（1）本品与保泰松同用，易引起过敏性皮炎。

（2）与氯丙嗪等合用，易加重肝脏负担。

（3）本品对神经肌肉接头有直接抑制作用，链霉素可加重此不良反应。

（4）洋地黄化后应用本品易引起心脏传导阻滞。

（5）本品与肝素或青霉胺合用，可增加出血机会。

（6）本品与伯氨喹合用可根治间日疟。

（7）与氯化铵合用，可加速排泄而降低血中浓度。

（8）与单胺氧化酶抑制剂合用可增加毒性。

（9）与曲安西龙合用易致剥脱性红皮病。

（10）与氯喹同类物（阿莫地喹、羟基氯喹等）同用时，可使氯喹血中浓度提高。

【不良反应】

（1）本品用于治疗疟疾时，不良反应较少，口服一般可能出现的反应有：头晕、头痛、眼花、食欲减退、恶心、呕吐、腹痛、腹泻、皮肤瘙痒、皮疹，甚至剥脱性皮炎、耳鸣、烦躁等。反应大多较轻，停药后可自行消失。

（2）在治疗肺吸虫病、华支睾吸虫病及结缔组织疾病时，用药量大，疗程长，可能会有较重的反应，常见者为对眼的毒性，因氯喹可由泪腺分泌，并由角膜吸收，在角膜上出现弥漫性白色颗粒，停药后可消失。

（3）本品相当部分在组织内蓄积，久服可致视网膜轻度水肿和色素聚集，出现暗点，影响视力，常为不可逆。

（4）氯喹还可损害听力，妊娠妇女大量服用可造成小儿先天性耳聋，智力迟钝、脑积水、四肢缺陷等。

（5）氯喹偶可引起窦房结的抑制，导致心律失常、休克，严重时可发生阿-斯综合征，而导致死亡。

（6）本品尚可导致药物性精神病、白细胞减少、紫癜、皮疹、皮炎，光敏性皮炎乃至剥脱性皮炎、银屑病、毛发变白、脱毛、神经肌肉痛、轻度短暂头痛等。

（7）溶血、再生障碍性贫血、可逆性粒细胞缺乏症、血小板减少等较为罕见。

【制剂与规格】

（1）磷酸氯喹片：75mg（相当于氯喹 50mg）；250mg（相当于氯喹 150mg）。

（2）磷酸氯喹注射液：2ml∶129mg（相当于氯喹 80mg）；2ml∶250mg（相当于氯喹 155mg）；5ml∶250mg（相当于氯喹 155mg）；5ml∶322mg（相当于氯喹 200mg）。

### 2 伯氨喹（Primaquine）

【适应症】主要用于根治间日疟和控制疟疾传播。

【用法用量】

（1）成人常用量。口服，按伯氨喹计，根治间日疟每日3片，连服7日。用于杀灭恶性疟配子体时，每日2片，连服3日。

（2）小儿常用量。口服，按氨喹计，根治间日疟每日按体重0.39mg/kg，连服14日。用于杀灭恶性疟配子体时，剂量相同，连服3日。

【注意事项】

（1）仔细询问有无蚕豆病及其他溶血性贫血的病史及家族史、有无葡萄糖-6-磷酸脱氢酶缺乏及烟酰胺腺嘌呤二核苷酸还原酶（NADH）缺乏等病史。

（2）肝、肾、血液系统疾患，急性细菌和病毒感染及糖尿病患者慎用。

（3）应定期检查红细胞计数及血红蛋白量。

（4）哺乳期妇女慎用。

（5）葡萄糖-6-磷酸脱氢酶缺乏、系统性红斑狼疮及类风湿性关节患者禁用。

【药物相互作用】

（1）本品作用于间日疟原虫的红外期，与作用于红内期的氯喹合用，可根治间日疟。

（2）米帕林（阿的平）及氯胍可抑制伯氨喹的代谢，故伯氨喹与此两药同用后，其血药浓度大大提高，维持时间也延长，毒性增加，但疗效未见增加。

（3）不宜与其他具有溶血作用和抑制骨髓造血功能的药物合用。

【不良反应】

（1）本品毒性反应较其他抗疟药为高。当每日用量超过30mg（基质）时，易发生疲倦、头晕、恶心、呕吐、腹痛等不良反应；少数人可出现药物热、粒细胞缺乏等，停药后即可恢复。

（2）葡萄糖-6-磷酸脱氢酶缺乏者服用本品可发生急性溶

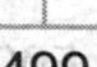

血型贫血，这种溶血反应仅限于衰老的红细胞，并能自行停止发展，一般不严重。一旦发生应停药，作适当的对症治疗。当葡萄糖-6-磷酸脱氢酶缺乏时，会引起高铁血红蛋白过多症，出现发绀、胸闷等症状，应用亚甲蓝 1～2mg/kg 作静脉注射，能迅速改善症状。

【制剂与规格】13.2mg（相当于伯氯喹 7.5mg）。

### 3 青蒿琥酯片(Artesunate Tablets)

【适应症】适用于脑型疟疾及各种危重疟疾的抢救。

【用法用量】口服，首剂 100mg，第 2 日起一次 50mg，一日 2 次，连服 5 日。

【注意事项】孕妇应慎用。

【药物相互作用】尚不明确。

【不良反应】推荐剂量未见不良反应。

【制剂与规格】片剂：50mg。

## 二、抗阿米巴病药及抗滴虫病药

阿米巴病是由溶组织阿米巴原虫引起，以阿米巴包囊为感染体。阿米巴病（Amoebiasis）是由溶组织阿米巴原虫所引起的疾病。在人体内最常侵犯的部位是结肠黏膜，原虫在该处形成溃疡而引起阿米巴痢疾。易迁延为慢性，有复发倾向。肠外侵犯以肝脏为多。

滴虫病主要是由阴道毛滴虫所致滴虫性阴道炎，阴道毛滴虫也可寄生于男性泌尿道，多数通过性接触而传染，甲硝唑是目前治疗阴道滴虫病最有效的药物。

### 甲硝唑(Metronidazole)

【适应症】本品主要用于厌氧菌感染的治疗。用于治疗肠道和肠外阿米巴病（如阿米巴肝脓肿、胸膜阿米巴病等）。还可用于治疗阴道滴虫病、小袋虫病和皮肤利什曼病、麦地那龙线虫感染等。目前还广泛用于厌氧菌感染的治疗。

【用法用量】

（1）静脉滴注

1）成人常用量：厌氧菌感染，静脉给药首次按体重 15mg/kg（70kg 成人为 1g），维持量按体重 7.5mg/kg，每 6～8 小时静脉滴注一次。

2）小儿常用量：厌氧菌感染的注射剂量同成人。

（2）口服给药

1）成人常用量：肠道阿米巴病，一次 0.4～0.6g，一日 3 次，疗程 7 日；肠道外阿米巴病，一次 0.6～0.8g，一日 3 次，疗程 20 日；贾第虫病，一次 0.4g，一日 3 次，疗程 5～10 日；麦地那龙线虫病，一次 0.2g，疗程 7 日；小袋虫病，一次 0.2g，一日 2 次，疗程 5 日；皮肤利什曼病，一次 0.2g，一日 4 次，疗程 10 日。间隔 10 日后重复一疗程；滴虫病，一次 0.2g，一日 4 次，疗程 7 日；可同时用栓剂，每晚 0.5g 置入阴道内，连用 7～10 日；厌氧菌感染，口服给药每日 0.6～1.2g，分 3 次服，7～10 日为一疗程。

2）小儿常用量：阿米巴病，每日按体重 35～50mg/kg，分 3 次口服给药，10 日为一疗程；贾第虫病，每日按体重 15～25mg/kg，分 3 次口服给药，连服 10 日；治疗麦地那龙线虫病、小袋虫病、滴虫病的剂量同贾第虫病；厌氧菌感染，口服给药每日按体重 20～50mg/kg。

【注意事项】

（1）对诊断的干扰：本品的代谢产物可使尿液呈深红色。

（2）原有肝脏疾患者，剂量应减少。出现运动失调或其他中枢神经系统症状时应停药。重复一个疗程之前，应做白细胞计数。厌氧菌感染合并肾衰竭者，给药间隔时间应由 8 小时延长至 12 小时。

（3）本品可抑制酒精代谢，用药期间应戒酒，饮酒后可能出现腹痛、呕吐、头痛等症状。

（4）有活动性中枢神经系统疾患和血液病者禁用。

（5）孕妇及哺乳期妇女用药：孕妇及哺乳期妇女禁用。

（6）老年患者用药：由于老年人肝功能减退，应用本品时药动学有所改变，严格监测血药浓度。

【药物相互作用】

（1）本品能抑制华法林和其他口服抗凝药的代谢，加强它们的作用，引起凝血酶原时间延长。

（2）同时应用苯妥英钠、苯巴妥等诱导肝微粒体酶的药物，可加强本品代谢，使血药浓度下降，而苯妥英钠排泄减慢。

（3）同时应用西咪替丁等抑制肝微粒体酶活性的药物，可减缓本品在肝内的代谢及其排泄，延长本品的血清半衰期，应根据血药浓度测定的结果调整剂量。

（4）本品干扰双硫仑代谢，两者合用患者饮酒后可出现精神症状，故2周内应用双硫仑者不宜再用本品。

（5）本品可干扰氨基转移酶和LDH测定结果，可使胆固醇、甘油三酯水平下降。

【不良反应】15%～30%病例出现不良反应，以消化道反应最为常见，包括恶心、呕吐、食欲不振、腹部绞痛，一般不影响治疗；神经系统症状有头痛、眩晕，偶有感觉异常、肢体麻木、共济失调、多发性神经炎等，大剂量可致抽搐。少数病例发生荨麻疹、潮红、瘙痒、膀胱炎、排尿困难、口中金属味及白细胞减少等，均属可逆性，停药后自行恢复。

【制剂与规格】

（1）甲硝唑注射剂：10ml∶50mg；20ml∶100mg；100ml∶500mg；250ml∶500mg；250ml∶1.25g。

（2）甲硝唑片：0.2g；0.25g。

（3）甲硝唑胶囊：0.2g。

（4）甲硝唑口含片：2.5mg。

## 三、抗利什曼原虫病药

### 葡萄糖酸锑钠( Sodium Stibogluconate )

【适应症】用于治疗黑热病。

【用法用量】肌内或静脉注射。

（1）一般成人一次6ml（含五价锑0.6g），一日1次，连用6～10日；或总剂量按体重90～130mg/kg（以50kg为限），等分为6～10次，每日1次。

（2）小儿总剂量按体重150～200mg/kg，分为6次，每日1次。对敏感性较差的虫株感染，可重复1～2个疗程，间隔10～14日。

（3）对全身情况较差者，可每周注射2次，疗程3周或更长。对新近曾接受锑剂治疗者，可减少剂量。

【注意事项】

（1）肝功能不全者慎用。

（2）治疗过程中有出血倾向，体温突然上升或粒细胞减少、呼吸加速、剧烈咳嗽、水肿、腹水时，应暂停注射。

（3）过期药物有变成三价锑的可能，不宜使用。

（4）禁忌症：肺炎、肺结核及严重心、肝、肾疾患者禁用。

【药物相互作用】尚不明确。

【不良反应】与三价锑相仿，但较少而轻，一般患者多能耐受。有时出现恶心、呕吐、咳嗽、腹痛、腹泻现象，偶见白细胞减少。特殊反应包括肌注局部痛、肌痛和关节僵直。后期出现心电图改变（如T波低平或倒置、Q-T时间延长等），为可逆性，但可能为严重心律失常的前奏。肝、肾功能异常者应加强监测。罕见休克和突然死亡。

【制剂与规格】6ml（内含五价锑0.6g，约相当于葡萄糖酸锑钠1.9g）。

## 四、抗血吸虫病药

### 吡喹酮( Praziquantel )

【适应症】为广谱抗吸虫和绦虫药物。适用于各种血吸虫病、华支睾吸虫病、肺吸虫病、姜片虫病以及绦虫病和囊虫病。

【用法用量】

(1) 治疗吸虫病。①血吸虫病：各种慢性血吸虫病采用总剂量 60mg/kg 的 1～2 日疗法，每日量分 2～3 次餐间服。急性血吸虫病总剂量为 120mg/kg，每日量分 2～3 次服，连服 4 日。体重超过 60kg 者按 60kg 计算。②华支睾吸虫病：总剂量为 210mg/kg，每日 3 次，连服 3 日。③肺吸虫病：25mg/kg，每日 3 次，连服 3 日。④姜片虫病：15mg/kg，顿服。

(2) 治疗绦虫病。①牛肉和猪肉绦虫病：10mg/kg，清晨顿服，1 小时后服用硫酸镁。②短小膜壳绦虫和阔节裂头绦虫病：25mg/kg，顿服。

(3) 治疗囊虫病。总剂量 120～180mg/kg，分 3～5 日服，每日量分 2～3 次服。

【注意事项】

(1) 治疗寄生于组织内的寄生虫如血吸虫、肺吸虫、囊虫等，由于虫体被杀死后释放出大量的抗原物质，可引起发热、嗜酸性粒细胞增多、皮疹等，偶可引起过敏性休克，必须注意观察。

(2) 脑囊虫病患者需住院治疗，并辅以防治脑水肿和降低高颅压（应用地塞米松和脱水剂）或防治癫痫持续状态的治疗措施，以防发生意外。

(3) 合并眼囊虫病时，须先手术摘除虫体，而后进行药物治疗。

(4) 严重心、肝、肾患者及有精神病史者慎用。

(5) 有明显头昏、嗜睡等神经系统反应者，治疗期间与停药后24小时内勿进行驾驶、机械操作等工作。

（6）在囊虫病驱除带绦虫时，需将隐性脑囊虫病除外，以免发生意外。

（7）孕妇及哺乳期妇女用药：哺乳期妇女于服药期间，直至停药后72小时内不宜喂乳。

（8）禁忌症：眼囊虫病患者禁用。

【药物相互作用】尚不明确。

【不良反应】

（1）常见的副作用有头昏、头痛、恶心、腹痛、腹泻、乏力、四肢酸痛等，一般程度较轻，持续时间较短，不影响治疗，不需处理。

（2）少数病例出现心悸、胸闷等症状，心电图显示T波改变和期外收缩，偶见室上性心动过速、心房纤颤。

（3）少数病例可出现一过性转氨酶升高。

（4）偶可诱发精神失常或出现消化道出血。

【制剂与规格】片剂：0.2g。

## 五、驱肠虫药

### 阿苯达唑( Albendazole )

【适应症】主要成分为阿苯达唑和双羟萘酸噻嘧啶，为广谱驱虫药，适用于钩虫、蛲虫、蛔虫及鞭虫感染。

【用法用量】口服：

（1）成人及7岁以上患者：蛔虫、蛲虫感染和轻度钩虫、鞭虫感染一次2片，顿服，重度钩虫、鞭虫感染一次3片，顿服。

（2）儿童：2～6岁的患者，一次1.5片，顿服。或遵医嘱。

【注意事项】

（1）冠心病、严重溃疡病、肾脏病患者及有癫痫史者慎用。

（2）营养不良、贫血患者应先给予支持疗法，然后再应用本品。

（3）孕妇及哺乳期妇女用药：孕妇、哺乳期妇女禁用。

（4）儿童用药：2 岁以下患者禁用。

（5）禁忌症：①肝功能不全者禁用；②对阿苯达唑类药品或双羟萘酸嘧啶过敏者禁用。

【药物相互作用】本品禁与哌嗪类药物合用。

【不良反应】少数患者可见恶心、呕吐、腹胀、腹痛、腹泻、头痛、头昏、乏力、皮肤瘙痒、唾液增多等，偶有天门冬氨酸氨基转移酶升高。

【制剂与规格】片剂：0.25g。

## 第三节　镇痛、解热、抗炎、抗风湿、抗痛风药

### 一、镇痛药

镇痛药是作用于中枢神经系统，选择性地解除或缓解各种疼痛，但并不影响其他感觉的一类药物。应用镇痛药可防止剧痛引起的严重生理功能紊乱，在临床治疗中具有重要意义。目前使用的强效镇痛药连续多次应用后有成瘾（依赖）性等不良反应，这类成瘾性药物称为“麻醉性镇痛药或成瘾性镇痛药”，临床使用应遵照国家麻醉药品管理条例规定，一般只限于急性剧烈疼痛时短期使用或治疗晚期癌症恶痛。

依据来源，麻醉药物可分为以下三大类：①阿片生物碱，以吗啡为代表，此外有可待因、那可丁、罂粟碱等；②半合成的吗啡样镇痛药，如纳布啡、丁丙诺啡、氢吗啡酮和羟吗啡酮等；③合成的阿片类镇痛药，如哌替啶、阿法罗定、芬太尼、美沙酮等。

#### 1　芬太尼（Fentanyl）

【适应症】本品为强效镇痛药，适用于麻醉前、中、后的镇静与镇痛，是目前复合全麻中常用的药物。

（1）用于麻醉前给药及诱导麻醉，并作为辅助用药与全麻

及局麻药合用于各种手术。氟哌利多（Droperidol）2.5mg 和本品 0.05mg 的混合液，麻醉前给药，能使患者安静，对外界环境漠不关心，但仍能合作。

（2）用于手术前、后及术中等各种剧烈疼痛。

【用法用量】

（1）成人静脉注射；全麻时初量。①小手术按体重 0.001～0.002mg/kg（以芬太尼计，下同）；②大手术按体重 0.002～0.004mg/kg；③体外循环心脏手术时按体重 0.02～0.03mg/kg 计算全量，维持量可每隔 30～60 分钟给予初量的一半或连续静滴，一般每小时按体重 0.001～0.002mg/kg；④全麻同时吸入氧化亚氮按体重 0.001～0.002mg/kg；⑤局麻镇痛不全。作为辅助用药按体重 0.001 5～0.002mg/kg。

（2）成人麻醉前用药或手术后镇痛：按体重肌内或静脉注射 0.000 7～0.001 5mg/kg。

（3）小儿镇痛：2 岁以下无规定，2～12 岁按体重 0.002～0.003mg/kg。

（4）成人手术后镇痛：硬膜外给药，初量 0.1mg，加氯化钠注射液稀释到 8ml，每 2～4 小时可重复，维持量每次为初量的一半。

【注意事项】

（1）本品为国家特殊管理的麻醉药品，务必严格遵守国家对麻醉药品的管理条例，医院和病室的贮药处均应加锁，处方颜色应与其他药处方区别开。各级负责保管人员均应遵守交接班制度，不可稍有疏忽。

（2）本品务必在单胺氧化酶抑制药（如呋喃唑酮、丙卡巴肼）停用 14 天以上方可给药，而且应先试用小剂量（1/4 常用量），否则会发生难以预料的、严重的并发症，临床表现为多汗、肌肉僵直、血压先升高后剧降、呼吸抑制、发绀、昏迷、高热、惊厥，终致循环虚脱而死亡。

（3）心律失常、肝、肾功能不良、慢性梗阻性肺部疾患，呼吸储备力降低及脑外伤昏迷、颅内压增高、脑肿瘤等易陷入呼吸抑制的患者慎用。

（4）本品药液有一定的刺激性，不得误入气管支气管，也不得涂敷于皮肤和黏膜。

（5）硬膜外注入本品镇痛时，一般4～10分钟起效，20分钟脑脊液的药浓度达到峰值，同时可有全身瘙痒，作用时效3.3～6.7小时，而且仍有呼吸频率减慢和潮气量减小的可能，处理应及时。

（6）本品决非静脉全麻药。虽然大量快速静脉注射能使神志消失，但患者的应激反应依然存在，常伴有术中知晓。

（7）快速推注本品可引起胸壁、腹壁肌肉僵硬而影响通气。

（8）支气管哮喘、呼吸抑制、对本品特别敏感的患者以及重症肌无力患者禁用。禁止与单胺氧化酶抑制剂（如苯乙肼、帕吉林等）合用。

（9）孕妇及哺乳期妇女用药：孕期用药的安全性尚难肯定，慎用。

（10）老年患者用药：年老、体弱的患者首次剂量应适当减量，由首次剂量的效果考虑确定剂量的增加量。

【药物相互作用】

（1）本品与哌替啶因化学结构有相似之处，两药可有交叉过敏。

（2）本品与中枢抑制药，如催眠镇静药（巴比妥类、地西泮等）、抗精神病药（如吩噻嗪类）、其他麻醉性镇痛药以及全麻药等有协同作用，合用时应慎重并适当调整剂量。

（3）本品与80%氧化亚氮合用，可诱发心率减慢、心肌收缩减弱、心排血量减少，左室功能欠佳者尤其明显。

（4）肌松药的用量可因本品的使用而相应减少，肌松药能解除本品的肌肉僵直，遇有呼吸暂停，持续的时间又长，应识别这是中枢性的（系本品使用所致），还是外周性的（由于肌松药作用于神经肌接头处$N_2$受体）。

（5）中枢抑制剂如巴比妥类、安定药、麻醉剂，可加强本品的作用，如联合应用，本品的剂量应减少1/4～1/3。

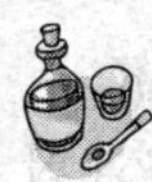

**小贴士**

### 药物过量

大剂量快速静注可引起颈、胸、腹壁肌强直，胸顺应性降低影响通气功能。偶可出现心率减慢、血压下降、瞳孔极度缩小等，最后可致呼吸停止、循环抑制或心停搏。中毒解救：出现肌肉僵直者，可用肌松药或吗啡拮抗剂（如纳洛酮、烯丙吗啡等）对抗。呼吸抑制时立即采用吸氧、人工呼吸等急救措施，必要时亦可用吗啡特效拮抗药，静脉注射纳洛酮0.005～0.01mg/kg、成人0.4mg。心动过缓者可用阿托品治疗。本品与氟哌利多合用产生的低血压，可用输液、扩容等措施处理，无效时可采用升压药，但禁用肾上腺素。

【不良反应】

（1）一般不良反应为眩晕、视物模糊、恶心、呕吐、低血压、胆道括约肌痉挛、喉痉挛及出汗等。偶有肌肉抽搐。

（2）严重不良反应为呼吸抑制、窒息、肌肉僵直及心动过缓，如不及时治疗，可发生呼吸停止、循环抑制及心脏停搏等。

（3）本品有成瘾性，但较哌替啶轻。

【制剂与规格】1ml∶0.05mg；2ml∶0.1mg（均以芬太尼计）。遮光，密闭保存。

## 2 哌替啶(Pethidine)

【适应症】本品为强效镇痛药，适用于各种剧痛，如创伤性疼痛、手术后疼痛、麻醉前用药，或局麻与静吸复合麻醉辅助用药等。对内脏绞痛应与阿托品配伍应用。用于分娩止痛时，须监护本品对新生儿的抑制呼吸作用。麻醉前给药、人工冬眠时，常与氯丙嗪、异丙嗪组成人工冬眠合剂应用。用于心源性哮喘，有利于肺水肿的消除。慢性重度疼痛的晚期癌症患者不宜长期使用本品。

【用法用量】

（1）镇痛：注射，成人肌内注射常用量：一次25～100mg，一日100～400mg；极量：一次150mg，一日600mg。静脉注射成人一次按体重以0.3mg/kg为限。

（2）分娩镇痛：阵痛开始时肌内注射，常用量：25～50mg，每4～6小时按需重复；极量：一次量以50～100mg为限。

（3）麻醉前用药：30～60分钟前按体重肌内注射1.0～2.0mg/kg。麻醉维持中，按体重1.2mg/kg计算60～90分钟总用量，配成稀释液，成人一般以每分钟静滴1mg，小儿滴速相应减慢。

（4）手术后镇痛：硬膜外间隙注药，24小时总用量按体重2.1～2.5mg/kg为限。

（5）晚期癌症患者解除中重度疼痛：因个体化给药，剂量可较常规为大，应逐渐增加剂量，直至疼痛满意缓解，但不提倡使用。

【注意事项】

（1）本品为国家特殊管理的麻醉药品，务必严格遵守国家对麻醉药品的管理条例，医院和病室的贮药处均须加锁，处方颜色应与其他药处方区别开。各级负责保管人员均应遵守交接班制度，不可稍有疏忽。使用该药医生处方量每次不应超过3日常用量。处方留存两年备查。

（2）未明确诊断的疼痛，尽可能不用本品，以免掩盖病情贻误诊治。

（3）肝功能损伤、甲状腺功能不全者慎用。

（4）静脉注射后可出现外周血管扩张，血压下降，尤其与吩噻嗪类药物（如氯丙嗪等）以及中枢抑制药并用时。

（5）本品务必在单胺氧化酶抑制药（如呋喃唑酮、丙卡巴肼等）停用14天以上方可给药，而且应先试用小剂量（1/4常用量)，否则会发生难以预料的、严重的并发症，临床表现为多汗、肌肉僵直、血压先升高后剧降、呼吸抑制、发绀、昏迷、高热、惊厥，终致循环虚脱而死亡。

(6) 注意勿将药液注射到外周神经干附近，否则产生局麻或神经阻滞。

(7) 不宜用于 PDA，特别不能做皮下 PDA。

(8) 室上性心动过速、颅脑损伤、颅内占位性病变、慢性阻塞性肺疾患、支气管哮喘、严重肺功能不全等禁用。严禁与单胺氧化酶抑制剂同用。

(9) 孕妇及哺乳期妇女用药：本品能通过胎盘屏障及分泌入乳汁，因此产妇分娩镇痛时以及哺乳期间使用时剂量酌减。

(10) 儿童用药：小儿基础麻醉：在硫喷妥钠按体重 3～5mg/kg 10～15 分钟后，追加哌替啶 1mg/kg 加异丙嗪 0.5mg/kg 稀释至 10ml 缓慢静注。

(11) 老年患者用药：老年人慎用。

【药物相互作用】

(1) 本品与芬太尼因化学结构有相似之处，两药可有交叉过敏。本品能促进双香豆素、茚满二酮等抗凝药物增效，并用时后者应按凝血酶原时间而酌减用量。

(2) 注射液不能与氨茶碱、巴比妥类药钠盐、肝素钠、碘化物、碳酸氢钠、苯妥英钠、磺胺嘧啶、磺胺甲噁唑、甲氧西林配伍，否则发生浑浊。

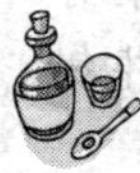

**小贴士**

(1) 本品过量中毒时可出现呼吸减慢、浅表而不规则，发绀，嗜睡，进而昏迷，皮肤潮湿冰冷，肌无力，脉缓及血压下降，偶尔可先出现阿托品样中毒症状，瞳孔扩大、心动过速、兴奋、谵妄，甚至惊厥，然后转入抑制。

(2) 中毒解救口服者应尽早洗胃以排出胃中毒物。人工呼吸、吸氧、给予升压药提高血压，β- 肾上腺素受体阻滞药减慢心率、补充液体维持循

环功能。静脉注射纳洛酮0.005～0.01mg/kg，成人0.4mg，亦可用烯丙吗啡作为拮抗剂。但本品中毒出现的兴奋惊厥等症状，拮抗剂可使其症状加重，此时只能用地西泮或巴比妥类药物解除。当血内本品及其代谢产物浓度过高时，血液透析能促进排泄毒物。

【不良反应】

（1）本品的耐受性和成瘾性程度介于吗啡与可待因之间，一般不应连续使用。

（2）治疗剂量时可出现轻度的眩晕、出汗、口干、恶心、呕吐、心动过速及直立性低血压等。

【制剂与规格】盐酸哌替啶注射液：1ml∶50mg；2ml∶100mg。密闭保存。

## 二、解热、镇痛、抗炎、抗风湿药

解热镇痛、抗炎药是一类解热、镇痛，而且大多数还有较强的抗炎和抗风湿作用的药物。这些药物虽有抗炎、抗风湿作用，但在化学结构上与肾上腺皮质激素不同，故亦称非甾体或非类固醇抗炎药（NSAID）。

1．本类药物按化学结构不同可分为以下几类

（1）水杨酸类：如阿司匹林、水杨酸钠、二氟尼柳、双水杨酯等。

（2）苯胺类：如对乙酰氨基酚、非那西丁。

（3）邻氨基苯甲酸衍化物：如甲芬那酸、甲氯芬那酸钠等。

（4）苯基丙酸衍生物及有关药物：如萘普生、萘普生钠、布洛芬、酮洛芬、氟比洛芬等。

（5）吡唑酮类：如保泰松、安替比林、氨基比林、安乃近等。

（6）吲哚类及有关药物：如吲哚美辛、舒林酸、酮洛酸、氨丁三醇和托美汀等。

（7）氧噻嗪类：如吡罗昔康。

（8）醋酸衍化物：如二氯芬酸。

2. 按药理作用，本类药物又可分为解热镇痛及消炎镇痛两大类。

解热镇痛包括解热作用较强的水杨酸类，如对乙酰氨基酚、安乃近、保泰松等。

消炎镇痛包括消炎作用较强，对炎症性疼痛效果较好的吲哚美辛、苄达明、吡罗昔康、萘普生、布洛芬、酮洛芬、非诺洛芬钙等。

实际上除个别药物（苯胺类）外，以上各药均有不同程度的解热、消炎、镇痛及抗风湿作用。

（1）解热作用：本类药物能降低发热患者的体温，对正常体温几乎无影响。解热作用的机制，目前认为是通过作用于体温调节中枢，抑制下丘脑体温调节中枢前列腺素的合成，使散热过程加强（周围血管扩张、血流量加大加速以及出汗），而不是抑制产热过程。

（2）镇痛作用：本类药物有中等程度的镇痛作用，仅对牙痛、肌肉痛、头痛、关节痛、神经痛等钝痛有效，而对创伤性剧痛和内脏平滑肌痉挛引起的疼痛（痛经例外）则几乎无效。长期应用一般不产生耐受性和依赖性。其作用部位主要是外周神经系统，抑制炎症局部的前列腺素合成，因而有镇痛作用。此外，中枢性的镇痛机制也不能除外。

（3）消炎、抗风湿作用：除对乙酰氨基酚、非那西丁外均有较强的消炎、抗风湿作用。对消炎作用的机制尚无定论，仅知与前列腺素的合成受到抑制有关。

3. NSAID 的副作用可分为两大类。

（1）一类属所有 NSAID 都可能具有的，常见的有胃肠反应和中枢神经系统反应。胃肠反应包括上腹不适、恶心、呕吐、腹泻、消化道黏膜糜烂或溃疡。中枢神经系统反应如头痛、头晕、耳鸣、耳聋、精神错乱、抑郁、幻觉和晕厥。

（2）另一类属个别 NSAID 所特具的副作用：①由于肾脏的前列腺素生成受抑制，可致肾功能减退；②水潴留；③肝毒性；④血液系统的毒性反应（如血液病、出血时间延长）；⑤视力障碍；⑥过敏反应，如荨麻疹、血管性水肿、皮疹和支气管哮喘。通常 NSAID 间有交叉过敏现象。

1 阿司匹林（Aspirin）

【适应症】

（1）镇痛、解热：缓解轻度或中度的疼痛，如头痛、牙痛、神经痛、肌肉痛及月经痛，也用于感冒和流感等退热。本品仅能缓解症状，不能治疗引起疼痛和发热的病因，故需同时应用其他药物对病因进行治疗。

（2）抗炎、抗风湿：为治疗风湿热的常用药物。用药后可解热，使关节疼痛等症状缓解，同时使血沉下降，但不能改变风湿热的基本病理变化，也不能治疗和预防风湿性心脏损害及其他合并症。

（3）关节炎：除风湿性关节炎外，本品也用于治疗类风湿关节炎，可改善症状，但须同时进行病因治疗。此外，本品也用于骨关节炎、强直性脊柱炎、痛风性关节炎、幼年型关节炎以及其他非风湿性炎症的骨骼肌肉疼痛，也能缓解症状。但近年在这些疾病已很少应用本品。

（4）儿童皮肤黏膜淋巴结综合征（川崎病）。

【用法用量】

（1）成人常用量，口服。

1）解热、镇痛：一次 0.3～0.6g，一日 3 次，必要时可每 4 小时一次。

2）抗炎、抗风湿：一日 3～6g，分 4 次口服。

3）建议手术前开始，一次 100～300mg，一日 1 次。胆道蛔虫病：一次 1g，一日 2～3 次，连用 2～3 日；阵发性绞痛停止 24 小时后停用，然后进行驱虫治疗。

（2）小儿常用量，口服。

1）解热、镇痛：每日按体表面积 1.5g/m$^2$，分 4～6 次口服，或每次按体重 5～10mg/kg，或每次 60mg，必要时可每 4～6 小时一次。

2）抗风湿：每日按体重 80～100mg/kg，分 3～4 次服用，如 1～2 周未获疗效，可根据血药浓度调整剂量。有些病例需增至每日 130mg/kg。

3）儿科皮肤黏膜淋巴结综合征（川崎病）：开始每日按体重 80～100mg/kg，每日 3～4 次；退热 2～3 天后改为每日 30mg/kg，每日 3～4 次；症状解除后减少剂量至每日 3～5mg/kg，每日一次，连续服用 2 个月或更久。

【注意事项】

（1）交叉过敏反应。对本品过敏时也可能对另一种非甾体抗炎药过敏。但非绝对，必须警惕交叉过敏的可能性。

（2）对诊断的干扰：①长期每日用量超过 2.4g 时，硫酸铜尿糖试验可出现假阳性，葡萄糖酶尿糖试验可出现假阴性；②可干扰尿酮体试验；③当血药浓度超过 130μg/ml 时，用比色法测定血尿酸可得假性高值，但用尿酸酶法则不受影响；④用荧光法测定尿 5- 羟吲哚醋酸（5-HIAA）时可受本品干扰；⑤尿香草基杏仁酸（VMA）的测定，由于所用方法不同，结果可高可低；⑥由于本品抑制血小板聚集，可使出血时间延长。剂量小到 40mg/d 也会影响血小板功能，但是临床上尚未见小剂量（<150mg/d）引起出血的报道；⑦肝功能试验，当血药浓度 >250μg/ml 时，丙氨酸氨基转移酶、门冬氨酸氨基转移酶及血清碱性磷酸酶可有异常改变，剂量减小时可恢复正常。⑧大剂量应用，尤其是血药浓度 >300μg/ml 时凝血酶原时间可延长；⑨每天用量超过 5g 时血清胆固醇可降低；⑩由于本品作用于肾小管，使钾排泄增多，可导致血钾降低；大剂量应用本品时，用放射免疫法测定血清甲状腺素（T4）及三碘甲腺原氨酸（$T_3$）可得较低结果；由于本品与酚磺酞在肾小管竞争性排泄，而使酚磺酞排泄减少（即 PSP 排泄试验）。

（3）下列情况应慎用：①有哮喘及其他过敏性反应时；

②葡萄糖-6-磷酸脱氢酶缺陷者（本品偶见引起溶血性贫血）；③痛风（本品可影响排尿酸药的作用，小剂量时可能引起尿酸滞留）；④肝功能减退时可加重肝脏毒性反应，加重出血倾向，肝功能不全和肝硬化患者易出现肾脏不良反应；⑤心功能不全或高血压，大量用药时可能引起心力衰竭或肺水肿；⑥肾功能不全时有加重肾脏毒性的危险；⑦血小板减少者。

（4）长期大量用药时应定期检查血细胞比容、肝功能及血清水杨酸含量。

（5）禁忌。下列情况应禁用：①活动性溃疡病或其他原因引起的消化道出血；②血友病或血小板减少症；③有阿司匹林或其他非甾体抗炎药过敏史者，尤其是出现哮喘、神经血管性水肿或休克者。

（6）孕妇及哺乳期妇女用药：尽量避免使用。①本品易通过胎盘。动物试验在妊娠头3个月应用本品可致畸胎，如脊椎裂、头颅裂、面部裂、腿部畸形，以及中枢神经系统、内脏和骨骼的发育不全。也有报道在人类应用本品后发生胎儿缺陷者。此外，在妊娠后3个月长期大量应用本品可使妊娠期延长，也有增加过期产综合征及产前出血的危险。在妊娠的最后2周应用，可增加胎儿出血或新生儿出血的危险。在妊娠晚期长期用药也有可能使胎儿动脉导管收缩或早期闭锁，导致新生儿持续性肺动脉高压及心力衰竭。曾有报道，在妊娠晚期因过量应用或滥用本品而增加了死胎或新生儿死亡的发生率（可能由于动脉导管闭锁、产前出血或体重过低）。但是应用一般治疗剂量尚未发现上述不良反应。②本品可在乳汁中排泄，哺乳期妇女口服650mg，5～8小时后乳汁中药物浓度可达173～483μg/ml，故长期大剂量用药时婴儿有可能产生不良反应。

（7）儿童用药：对幼年型类风湿性关节炎的儿童建议初始剂量90～130mg/（kg·d），分次服用，需要时可适当增加剂量（目标血浆水杨酸盐水平150～300μg/ml）。高剂量时（血药浓度200μg/ml）的毒性反应发生率增加。

（8）老年患者用药：老年患者由于肾功能下降，服用本品易出现毒性反应。

【药物相互作用】

（1）与其他非甾体抗炎药同用时疗效并不加强，因为本品可以降低其他非甾体抗炎药的生物利用度。本品与对乙酰氨基酚长期大量同用有引起肾脏病变包括：肾乳头坏死、肾癌或膀胱癌的可能。

（2）与任何可引起低凝血酶原血症、血小板减少、血小板聚集功能降低或胃肠道溃疡出血的药物同用时，可有加重凝血障碍及引起出血的危险。

（3）与抗凝药（双香豆素、肝素等）、溶栓药（链激酶、尿激酶）同用，可增加出血的危险。

（4）尿碱化药（碳酸氢钠等）、抗酸药（长期大量应用）可增加本品自尿中排泄，使血药浓度下降。但当本品血药浓度已达稳定状态而停用碱性药物，又可使本品血药浓度升高到毒性水平。碳酸酐酶抑制药可使尿碱化，但可引起代谢性酸中毒，不仅能使血药浓度降低，而且使本品透入脑组织中的量增多，从而增加毒性反应。

（5）尿酸化药可减低本品排泄，使其血药浓度升高，本品血药浓度已达稳定状态的患者加用尿酸化药后可能导致本品血药浓度升高，毒性反应增加。

（6）糖皮质激素（简称激素）可增加水杨酸盐的排泄，同用时为了维持本品的血药浓度，必要时应增加本品的剂量。本品与激素长期同用，尤其是大量应用时，有增加胃肠溃疡和出血的危险性。为此，目前临床上不主张将此两种药物同时应用。

（7）胰岛素或口服降糖药物的降糖效果可因与本品同用而加强和加速。

（8）与甲氨蝶呤（MTX）同用时，可减少甲氨蝶呤与蛋白的结合，减少其从肾脏的排泄，使血药浓度升高而增加毒性反应。

（9）丙磺舒或磺吡酮（sulf inpyrazone）的排尿酸作用，可因同时应用本品而降低；当水杨酸盐的血药浓度 >50μg/ml 时即明显降低，>100～150μg/ml 时更甚。此外，丙磺舒可降低水杨酸盐自肾脏的清除率，从而使后者的血药浓度升高。

【过量或中毒表现】

（1）轻度，即水杨酸反应（salicylism），多见于风湿病用本品治疗者，表现为头痛、头晕、耳鸣、耳聋、恶心、呕吐、腹泻、嗜睡、精神紊乱、多汗、呼吸深快、烦渴、手足不自主运动（多见于老年人）及视力障碍等。

（2）重度，可出现血尿、抽搐、幻觉、重症精神紊乱、呼吸困难及无名热等；儿童患者精神及呼吸障碍更明显；过量时实验室检查可有脑电图异常、酸碱平衡改变（呼吸性碱中毒及代谢性酸中毒）、低血糖或高血糖、酮尿、低钠血症、低钾血症及蛋白尿。处理：按常规方法解救。

【不良反应】

一般用于解热镇痛的剂量很少引起不良反应。长期大量用药（治疗风湿热）、尤其当药物血浓度 >200μg/ml 时较易出现不良反应。血药浓度愈高，不良反应愈明显。①中枢神经：出现可逆性耳鸣、听力下降，多在服用一定疗程后出现。②过敏反应：出现于 0.2% 的患者，表现为哮喘、荨麻疹、血管神经性水肿或休克。多为易感者，服药后迅速出现呼吸困难，严重者可致死亡，称为阿司匹林哮喘。有的是阿司匹林过敏、哮喘和鼻息肉三联症，往往与遗传和环境因素有关。③肝、肾功能损害，与剂量大小有关，尤其是剂量过大使血药浓度达 250μg/ml 时易发生。损害均是可逆性的，停药后可恢复，但有引起肾乳头坏死的报道。

【制剂与规格】0.3g；0.5g。

### 2 布洛芬( Ibuprofen )

【适应症】本品为非甾体抗炎药。适用于：

（1）缓解类风湿关节炎、骨关节炎、脊柱关节病、痛风性关节炎、风湿性关节炎等各种慢性关节炎的急性发作期或持续性的关节肿痛症状，无病因治疗及控制病程的作用。

（2）治疗非关节性的各种软组织风湿性疼痛，如肩痛、腱鞘炎、滑囊炎、肌痛及运动后损伤性疼痛等。

（3）急性的轻、中度疼痛如：手术后、创伤后、劳损后、原发性痛经、牙痛、头痛等。

（4）对成人和儿童的发热有解热作用。

【用法用量】

（1）成人常用量：口服。①抗风湿，一次 0.4～0.6g，一日 3～4 次。类风湿关节炎比骨关节炎用量要大些。②轻或中等疼痛及痛经的止痛，一次 0.2～0.4g，每 4～6 小时一次。成人用量最大限量一般为每天 2.4g。

（2）小儿常用量：口服。每次按体重 5～10mg/kg，一日 3 次。

【注意事项】

（1）用于晚期妊娠妇女可使孕期延长，引起难产及产程延长。孕妇及哺乳期妇女不宜用。

（2）对血小板聚集有抑制作用，可使出血时间延长，但停药 24 小时即可消失。

（3）可使血尿素氮及血清肌酐含量升高，肌酐清除率下降。

（4）有下列情况者应慎用：①原有支气管哮喘者，用药后可加重；②心功能不全、高血压，用药后可致水潴留、水肿；③血友病或其他出血性疾病（包括凝血障碍及血小板功能异常），用药后出血时间延长，出血倾向加重；④有消化道溃疡病史者，应用本品时易出现胃肠道副作用，包括产生新的溃疡；⑤肾功能不全者用药后肾脏不良反应增多，甚至导致肾衰竭；⑥长期用药时应定期检查血象及肝、肾功能。

（5）禁忌：对阿司匹林或其他非甾体类消炎药过敏者对本品可有交叉过敏反应，对阿司匹林过敏的哮喘者，本品也可引起支气管痉挛。对这类患者禁用本品。

（6）孕妇及哺乳期妇女用药：禁用。

【药物相互作用】

（1）饮酒或与其他非甾体类消炎药同用时增加胃肠道副作用，并有致溃疡的危险。长期与对乙酰氨基酚同用时可增加对肾脏的毒副作用。

（2）与阿司匹林或其他水杨酸类药物同用时，药效不增强，而胃肠道不良反应及出血倾向发生率增高。

（3）与肝素、双香豆素等抗凝药及血小板聚集抑制药同用时有增加出血的危险。

（4）与呋塞米同用时，后者的排钠和降压作用减弱。

（5）与维拉帕米、硝苯地平同用时，本品的血药浓度增高。

（6）本品可增高地高辛的血浓度，同用时须注意调整地高辛的剂量。

（7）本品可增强抗糖尿病药（包括口服降糖药）的作用。

（8）本品与抗高血压药同用时可影响后者的降压效果。

（9）丙磺舒可降低本品的排泄，增加血药浓度，从而增加毒性，故同用时宜减少本品剂量。

（10）本品可降低甲氨蝶呤的排泄，增高其血浓度，甚至可达中毒水平，故本品不应与中或大剂量甲氨蝶呤同用。

【不良反应】

（1）消化道症状包括消化不良、胃烧灼感、胃痛、恶心、呕吐，出现于16%长期服用者，停药上述症状消失，不停药者大部分亦可耐受。少数（<1%）出现胃溃疡和消化道出血，亦有因溃疡穿孔者。

（2）神经系统症状如头痛、嗜睡、晕眩、耳鸣少见，出现在1%～3%患者。

（3）肾功能不全很少见，多发生在有潜在性肾病变者；但少数服用者可出现下肢水肿。

（4）其他少见症状有皮疹，支气管哮喘发作、肝酶升高、白细胞减少等。

（5）用药期间如出现胃肠出血，肝、肾功能损害，视力障碍、血象异常以及过敏反应等情况，应立即停药。

药物的不良反应与所服用的剂量呈正相关，因此，服药超量时应作紧急处理包括催吐、洗胃、口服药用炭、抗酸药或（和）利尿药，并给予监测及其他支持方法。

【制剂与规格】布洛芬片：0.1g；0.2g。密闭保存。

### 3 吲哚美辛( Indometacin )

【适应症】

（1）关节炎，可缓解疼痛和肿胀。

（2）软组织损伤和炎症。

（3）解热。

（4）其他：用于治疗偏头痛、痛经、手术后痛、创伤后痛等。

【用法用量】吲哚美辛栓剂，一次 50～100mg，如发热或疼痛持续，可间隔 4～6 小时重复给药，24 小时内不超过 200mg，通常 10 日为一疗程。

【注意事项】

（1）交叉过敏反应：本品与阿司匹林有交叉过敏性，由阿司匹林过敏引起的喘息患者，应用本品时可引起支气管痉挛。其他非甾体抗炎、镇痛药过敏者也可能对本品过敏。

（2）本品解热作用强，通常 1 次服 6.25mg 或 12.5mg 即可迅速大幅度退热，故应防止大汗和虚脱，补充足量液体。

（3）本品因对血小板聚集有抑制作用，可使出血时间延长，停药后此作用可持续 1 天，用药期间血尿素氮及血肌酐含量也常增高。

（4）下列情况应慎用：①本品能导致水钠潴留，故心功能不全及高血压等患者应慎用；②因本品可使出血时间延长，加重出血倾向，故血友病及其他出血性疾病患者应慎用。此外，本品对造血系统有抑制作用，再生障碍性贫血、粒细胞减少等患者也应慎用。

（5）用药期间应定期随访检查：①血象及肝、肾功能；②个案报道提及本品能导致角膜沉着及视网膜改变（包括黄斑病变），遇有视力模糊时应立即作眼科检查。

（6）为减少药物对胃肠道的刺激，本品宜于饭后服用或与食物或抗酸药同服。

（7）本品不能控制疾病过程的进展，故必须同时应用能使疾病过程改善的药物。由于本品的毒副反应较大，治疗关节炎一般已不作首选用药，仅在其他非甾体药无效时才考虑应用。

（8）孕妇及哺乳期妇女用药：①本品用于妊娠的后3个月时可使胎儿动脉导管闭锁，引起持续性肺动脉高压，孕妇禁用；②本品可自乳汁排出，对婴儿可引起毒副反应，哺乳期妇女禁用。

（9）儿童用药：14岁以下小儿一般不宜应用此药，如必须应用时应密切观察，以防止严重不良反应的发生。

（10）老年患者用药：老年患者易发生肾脏毒性，应慎用。

【药物相互作用】

（1）与对乙酰氨基酚长期合用可增加肾脏毒性，与其他非甾体抗炎药同用时消化道溃疡的发病率增高。

（2）与阿司匹林或其他水杨酸盐同用时并不能加强疗效，而胃肠道不良反应则明显增多，由于抑制血小板聚集的作用加强，可增加出血倾向。

（3）饮酒或与皮质激素、促肾上腺皮质激素同用，可增加胃肠道溃疡或出血的危险。

（4）与洋地黄类药物同用时，本品可使洋地黄的血浓度升高（因抑制从肾脏的清除）而增加毒性，因而需调整洋地黄剂量。

（5）与肝素、口服抗凝药及溶栓药合用时，因本品与之竞争性结合蛋白，使抗凝作用加强。同时本品有抑制血小板聚集作用，因此有增加出血的潜在危险。

（6）本品与胰岛素或口服降糖药合用，可加强降糖效应、须调整降糖药物的剂量。

（7）与呋塞米同用时，可减弱后者排钠及抗高血压作用。其原因可能是由于抑制了肾脏内前列腺素的合成。本品还有阻止呋塞米、布美他尼及吲达帕胺等对血浆肾素活性增强的作用，对高血压患者评议其血浆肾素活性的意义时应注意此点。

（8）与氨苯蝶啶合用时可致肾功能减退（肌酐清除率下降、氮质血症）。

（9）本品与硝苯地平或维拉帕米同用时，可致后两者血药浓度增高，因而毒性增加。

（10）丙磺舒可减少本品自肾及胆汁的清除，增高血药浓度，使毒性增加，合用时须减量。

（11）与秋水仙碱、磺吡酮合用时可增加胃肠溃疡及出血的危险。

（12）与锂盐同用时，可减少锂自尿排泄，使血药浓度增高，毒性加大。

（13）本品可使甲氨蝶呤血药浓度增高，并延长高血浓度时间。正在用本品的患者如需作中或大剂量甲氨蝶呤治疗，应于24～48小时前停用本品，以免增加其毒性。

（14）与抗病毒药齐多夫定（zidovudine）同用时，可使后者清除率降低，毒性增加。同时本品的毒性也增加，故应避免合用。

（15）用量过大（尤其是一日超过150mg时）容易引起毒性反应，如恶心、呕吐、紧张性头痛、嗜睡、精神行为障碍等，采用催吐或洗胃，对症及支持治疗。

【不良反应】本品的不良反应较多。

（1）胃肠道：出现消化不良、胃痛、胃烧灼感、恶心、反酸等症状，出现溃疡、胃出血及胃穿孔。

（2）神经系统：出现头痛、头晕、焦虑及失眠等，严重者可有精神行为障碍或抽搐等。

（3）肾：出现血尿、水肿、肾功能不全，在老年人多见。

（4）各型皮疹，最严重的为大疱性多形红斑（Stevens-Johnson

综合征）。

（5）造血系统受抑制而出现再生障碍性贫血，白细胞减少或血小板减少等。

（6）过敏反应，哮喘，血管性水肿及休克等。

【制剂与规格】吲哚美辛栓剂：25mg；50mg；100mg。

## 4 对乙酰氨基酚（Paracetamol）

【适应症】适用于感冒引起的发热、头痛及缓解轻中度疼痛，如关节痛、神经痛、偏头痛、痛经等。

【用法用量】本品服用时，加温开水分散，小儿常用量，按体重每次1～15mg/kg，每4～6小时1次，12岁以下每24小时不超过5次量，疗程不超过5天，3岁以下遵医嘱用药。

【注意事项】

（1）3岁以下儿童应慎用。

（2）大剂量长期使用时可引起肝、肾损害。肝、肾功能不全者慎用。

（3）出现皮疹、荨麻疹等过敏反应时，应立即停药。

（4）将此药放在儿童不易触及之处，万一发生过量服药现象，应立即求助于专业人员。

（5）服药3天后，若发热不退或疼痛不减应请医生诊治。

（6）因疼痛服用此药时，不得连续使用5天以上，因发热服用本品时则不得超过3天，除非另有医嘱。如果疼痛或发热持续不退或加重，若有新症状出现或出现红斑或水肿，则可能是严重症状的先兆，要立即请医生诊治。

（7）交叉过敏反应：与阿司匹林一般无交叉过敏反应。但有报告在阿司匹林应用后发生哮喘的患者中有少数人可在用药后发生轻度支气管痉挛反应。

（8）对诊断的干扰。

1）血糖测定：应用葡萄糖氧化酶/过氧化酶法测定时可得假性低值，而用已糖激酶/6磷酸脱氢酶法测定时则无影响。

2）血清尿酸测定：应用钨酸磷（Phosphotungstate）法测定时可得假性高值。

3）5-羟吲哚醋酸（5-HIAA）测定：应用亚硝基萘酚（Nitrosonaphthol）试剂作定性过筛试验时可得假阳性结果，定量试验不受影响。

4）肝功能试验：应用一次大剂量（>8～10g）或长期应用较小剂量（<3～5g/d）时，凝血酶原时间、血清胆红素浓度、血清乳酸脱氢酶浓度及血清转氨酶均可增高。

（9）下列情况应慎用。

1）乙醇中毒、肝病或病毒性肝炎时，有增加肝脏毒性作用的危险。

2）肾功能不全，虽可偶用，但如长期大量应用，有增加肾脏毒性的危险。

（10）在大量用药或长期治疗期间应定期作造血功能及肝功能检查。

（11）本品仅为对症治疗药，在使用本品时，应尽可能进行病因治疗。

（12）孕妇及哺乳期妇女用药：本品可通过胎盘，故应考虑到孕妇用本品后可能对胎儿造成的不良影响。虽然哺乳期妇女用本品后在乳汁中可达一定浓度，但在哺乳婴儿尿中尚未发现本品或本品代谢产物排出。孕妇及哺乳期妇女不推荐使用。

（13）儿童用药：3岁以下儿童因肝、肾功能发育不全，应避免使用。

（14）老年患者用药：老年患者由于肝、肾功能发生减退，本品半衰期有所延长，易发生不良反应，应慎用或适当减量使用。

（15）禁忌症：①乙醇中毒、肝病或病毒性肝炎患者禁用；②肾功能不全者禁用；③对本品过敏者禁用。

【药物相互作用】

（1）在长期饮酒或应用其他肝酶诱导剂，尤其是应用巴比

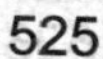

妥类或抗惊厥药的患者，长期使用本品时，更有发生肝脏毒性的危险。

（2）本品与氯霉素合用，可延长后者的半衰期，增强其毒性。

（3）与抗凝血药合用，可增强抗凝血作用，故要调整抗凝血药的用量。

（4）长期大量与阿司匹林及其他非甾体抗炎药合用时，有明显增加肾毒性的危险。

（5）本品与抗病毒药齐多夫定（Zidovudine）合用时，可增加其毒性，应避免同时应用。

【不良反应】常规剂量下，对乙酰氨基酚的不良反应很少，偶尔可引起恶心、呕吐、出汗、腹痛、皮肤苍白等，少数病例可发生过敏性皮炎（皮疹、皮肤瘙痒等）、粒细胞缺乏、血小板减少、贫血、肝功能损害等。

【制剂与规格】

（1）片剂：0.16g；0.3g；0.5g。

（2）注射剂：0.075g；0.25g。

（3）栓剂：0.125g；0.15g；0.3g；0.6g。

（4）泡腾冲剂：小儿用 100mg/ 包，成人用 500mg/ 包。

## 5 双氯芬酸（Diclofenac）

【适应症】本品适用于下列急性疼痛的短期治疗：创伤后的疼痛与炎症，如扭伤、肌肉拉伤等；术后的疼痛与炎症，如牙科或矫形手术后等；妇科的疼痛与炎症，如原发性痛经或附件炎等；脊柱综合征引起的疼痛；非关节性风湿病；耳鼻喉严重的感染性疼痛和炎症（如扁桃体炎、耳炎、鼻窦炎等），应同时使用抗感染药物。

【用法用量】口服，饭前服用。①成人，100～150mg/d；②症状较轻者以及 14 岁以上儿童，75～100mg/d，分 2～3 次服用。原发性痛经，一般剂量 50～150mg/d，根据病情可以提高至最大剂量，200mg/d，或遵医嘱。

【注意事项】

（1）有胃肠道疾病、胃肠道溃疡史以及肝功能损害者慎用。

（2）有心、肾功能损害的症状或病史者，老年患者，服用利尿剂以及由于任何原因细胞外液丢失的患者慎用。

（3）个别需要长期治疗的患者，应定期检查肝功能和血象，发生肝功损害时应停用本品。

（4）有眩晕史或其他中枢神经疾病史的患者在服用本品期间，应禁止驾车或操纵机器。

（5）应注意本品与锂制剂、地高辛制剂、保钾利尿剂、抗凝血剂、降糖药和甲氨蝶呤等配合使用的剂量及不良反应。

（6）老年体弱及体重较低者的患者应降低本品用量。

（7）孕妇慎用。

（8）儿童用药：14 岁以下儿童不推荐使用本品。

（9）老年患者用药：本品可致或加重老年人胃肠道出血、胃溃疡和穿孔。肝肾功能损伤的老年患者、服用利尿剂或有细胞外液丢失的老年患者慎用。

（10）禁忌症：①消化道溃疡者禁用；②对本品以及其他非甾体抗炎药过敏者禁用；③阿司匹林或其他前列腺素合成酶抑制剂引起哮喘、荨麻疹或急性鼻炎的患者禁用。

【药物相互作用】

（1）饮酒或与其他非甾体抗炎药同用时增加胃肠道不良反应，并有致溃疡的危险。长期与对乙酰氨基酚同用时可增加对肾脏的毒副作用。

（2）与肝素、双香豆素等抗凝药及血小板聚集抑制药同用时有增加出血的危险。

（3）与保钾利尿药同用时可引起高钾血症。

（4）与维拉帕米、硝苯地平同用时，本品的血药浓度增高。

（5）本品可增高地高辛、锂制剂的血浓度，同用时须注意调整地高辛、锂制剂的剂量。

（6）本品与抗糖尿病药同用时，可影响后者的疗效，故需慎重考虑。

（7）本品与抗高血压药同用时可影响后者的降压效果。

（8）本品可降低甲氨蝶呤的排泄，增高其血浓度，甚至可达中毒水平，故本品不应与中或大剂量甲氨蝶呤同用。

（9）本品与环孢素合用时，可增加后者的毒性。

【不良反应】

（1）偶见上腹部疼痛以及恶心、呕吐、腹泻、腹部痉挛、消化不良、腹部胀气、厌食。罕见胃肠道出血、呕血、黑便、胃肠道溃疡、穿孔、出血性腹泻。

（2）偶见头痛、头晕、眩晕。罕见思睡。

（3）偶见皮疹。罕见荨麻疹。

（4）偶见血清转氨酶（SGOT、SGPT）升高，罕见肝炎。

（5）罕见过敏反应，如哮喘等。

（6）罕见水肿。

【制剂与规格】双氯芬酸钾片：12.5mg；25mg；50mg。

## 三、抗痛风药

痛风是由于体内嘌呤代谢紊乱而引起的疾病，主要表现为高尿酸血症，尿酸盐在关节、肾及结缔组织中析出结晶，引起局部炎症反应。治疗痛风的药物可通过抑制尿酸的合成或加速尿酸的排泄，减少尿酸在关节或肾脏的沉着，产生治疗作用：治疗急性痛风常以秋水仙碱为首选药。此外，一些消炎镇痛药亦可用于急性痛风病。慢性痛风宜先用丙磺舒、别嘌醇等。

### 1 别嘌醇（Allopurinol）

【适应症】

（1）原发性和继发性高尿酸血症，尤其是尿酸生成过多而引起的高尿酸血症。

（2）反复发作或慢性痛风者。

（3）痛风结石。

（4）尿酸性肾结石和（或）尿酸性肾病。

（5）有肾功能不全的高尿酸血症。

【用法用量】

（1）口服。成人常用量：初始剂量一次 50mg，一日 1～2 次，每周可递增 50～100mg，至一日 200～300mg，分 2～3 次服。每 2 周测血和尿中的尿酸水平，如已达正常水平，则不再增量，如仍高可再递增。但一日最大量不得大于 600mg。

（2）儿童治疗继发性高尿酸血症常用量：6 岁以内每次 50mg，一日 1～3 次；6～10 岁，一次 100mg，一日 1～3 次。剂量可酌情调整。

【注意事项】

（1）本品不能控制痛风性关节炎的急性炎症症状，不能作为抗炎药使用。因为本品促使尿酸结晶重新溶解时可再次诱发并加重关节炎急性期症状。

（2）本品必须在痛风性关节炎的急性炎症症状消失后（一般在发作后两周左右）方开始应用。

（3）服药期间应多饮水，并使尿液呈中性或碱性以利尿酸排泄。

（4）本品用于血尿酸和 24 小时尿尿酸过多，或有痛风石、或有泌尿系结石及不宜用促尿酸排出药者。

（5）本品必须由小剂量开始，逐渐递增至有效量维持正常血尿酸和尿尿酸水平，以后逐渐减量，用最小有效量维持较长时间。

（6）与排尿酸药合用可加强疗效。不宜与铁剂同服。

（7）用药前及用药期间要定期检查血尿酸及 24 小时尿尿酸水平，以此作为调整药物剂量的依据。

（8）有肾、肝功能损害者及老年人应谨慎用药，并应减少每日用量。

（9）用药期间应定期检查血象及肝肾功能。

（10）禁忌：对本品过敏、严重肝肾功能不全和明显血细

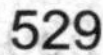

胞低下者禁用。

（11）孕妇及哺乳期妇女用药：禁用。

（12）儿童用药：剂量应酌情调整。

（13）老年患者用药：老年人应谨慎用药，并应减少每日用量。

【药物相互作用】

（1）饮酒、氯噻酮、依他尼酸、呋塞米、美托拉宗、吡嗪酰胺或噻嗪类利尿剂均可增加血清中尿酸含量。控制痛风和高尿酸血症时，应用本品要注意用量的调整。对高血压或肾功能差的患者，本品与噻嗪类利尿剂同用时，有发生肾衰竭及出现过敏的报道。

（2）本品与氨苄西林同用时，皮疹的发生率增多，尤其在高尿酸血症患者。

（3）本品与抗凝药如双香豆素、茚满二酮衍生物等同用时，抗凝药的效应可加强，应注意调整剂量。

（4）本品与硫唑嘌呤或巯嘌呤同用时，后者的用量一般要减少1/4～1/3。

（5）本品与环磷酰胺同用时，对骨髓的抑制可更明显。

（6）本品与尿酸化药同用时，可增加肾结石形成的可能。

【不良反应】停药后一般均能恢复正常。

（1）皮疹：可呈瘙痒性丘疹或荨麻疹。如皮疹广泛而持久，经对症处理无效，并有加重趋势时必须停药。

（2）胃肠道反应：包括腹泻、恶心、呕吐和腹痛等。

（3）白细胞减少、血小板减少、贫血或骨髓抑制，均应考虑停药。

（4）其他有脱发、发热、淋巴结肿大、肝毒性、间质性肾炎及过敏性血管炎等。

（5）国外曾报道数例患者在服用本品期间发生原因未明的突然死亡。

【制剂与规格】别嘌醇片：0.1g。遮光，密封保存。

## 2 秋水仙碱( Colchicine )

【适应症】治疗痛风性关节炎的急性发作，预防复发性痛风性关节炎的急性发作。

【用法用量】

（1）急性期，口服：成人常用量为每1～2小时服0.5～1mg，直至关节症状缓解，或出现腹泻或呕吐，达到治疗量一般为3～5mg，24小时内不宜超过6mg，停服72小时后一日量为0.5～1.5mg，分次服用，共7天。

（2）预防，口服：成人常用量为一日0.5～1.0mg，分次服用，但疗程酌定，如出现不良反应应随时停药。

【注意事项】

（1）如发生呕吐、腹泻等反应，应减小用量，严重者应立即停药。

（2）骨髓造血功能不全，严重心脏病、肾功能不全及胃肠道疾患者慎用。

（3）用药期间应定期检查血象及肝、肾功能。

（4）女性患者在服药期间及停药以后数周内不得妊娠。

（5）禁忌：对骨髓增生低下，及肾和肝功能不全者禁用。

（6）孕妇及哺乳期妇女用药：本品可致畸胎，孕妇及哺乳期妇女禁用。

（7）老年患者用药：对老年人应减少剂量。因为本品的中毒量常与其体内蓄积剂量有关，当肾排泄功能下降时容易造成积蓄中毒。本品又需经肠肝循环解毒，肝功能不良时解毒能力下降，亦易促使毒性加重。

【药物相互作用】

（1）本品可导致可逆性的维生素$B_{12}$吸收不良。

（2）本品可使中枢神经系统抑制药增效，拟交感神经药的反应性加强。

【不良反应】与剂量大小有明显相关性，口服较静脉注射安全性高。药物过量：本品是细胞有丝分裂毒素，毒性大，一旦过量缺乏解救措施，须格外注意药物过量。

（1）胃肠道症状：腹痛、腹泻、呕吐及食欲不振为常见的早期不良反应，发生率可达80%，严重者可造成脱水及电解质紊乱等表现。长期服用者可出现严重的出血性胃肠炎或吸收不良综合征。

（2）肌肉、周围神经病变：有近端肌无力和（或）血清肌酸磷酸激酶增高。在肌细胞受损同时可出现周围神经轴突性多神经病变，表现为麻木、刺痛和无力。肌神经病变并不多见，往往在预防痛风而长期服用者和有轻度肾功能不全者出现。

（3）骨髓抑制：出现血小板减少，中性粒细胞下降，甚至再生障碍性贫血，有时可危及生命。

（4）休克：表现为少尿、血尿、抽搐及意识障碍。死亡率高，多见于老年人。

（5）致畸：文献报道2例Down综合征婴儿的父亲均为因家族性地中海热而有长期服用秋水仙碱史者。

（6）其他：脱发、皮疹、发热及肝损害等。

【制剂与规格】秋水仙碱片：0.5mg。

## 第四节　神经系统用药

### 一、抗帕金森病药

帕金森病又叫震颤麻痹，多见于中年以上人群，是一种锥体外系疾病，病因不明。一般认为乙酰胆碱为黑质纹状体通路的兴奋性递质，而多巴胺为抑制性递质。在正常人，这一对递质处于动态平衡中，多巴胺含量减少而乙酰胆碱含量相对增多时，即可引起帕金森病。因此，使用中枢抗胆碱药以抑制中枢内乙酰胆碱的作用，或使用拟多巴胺药物以增加脑内多巴胺的含量，均可产生抗帕金森病的治疗效果。常用药物有：左旋多巴、苯海索、溴隐亭、金刚烷胺、丙环定等。

### 1 金刚烷胺(Amantadine)

【适应症】用于帕金森病、帕金森综合征、药物诱发的锥体外系疾患，一氧化碳中毒后帕金森综合征及老年人合并有脑动脉硬化的帕金森综合征。也用于防治A型流感病毒所引起的呼吸道感染。

【用法用量】口服，帕金森病、帕金森综合征，一次100mg，一日1～2次，一日最大剂量为400mg。抗病毒，成人一次200mg，一日1次或一次100mg，每12小时1次；1～9岁小儿按体重一次1.5～3mg/kg，8小时一次，或一次2.2～4.4mg/kg，12小时一次；9～12岁小儿，每12小时口服100mg；12岁及12岁以上，用量同成人。

【注意事项】

（1）下列情况应在严密监护下使用：有癫痫史、精神错乱、幻觉、充血性心力衰竭、肾功能不全、外周血管性水肿或直立性低血压的患者。治疗帕金森病时不应突然停药。用药期间不宜驾驶车辆、操纵机械和高空作业。每日最后一次服药时间应在下午4时前，以避免失眠。

（2）禁忌：对本品过敏者。

（3）孕妇及哺乳期妇女用药：①本品可通过胎盘，在动物实验已发现大鼠每日用50mg/kg（为人类常用量的12倍）时，对胚胎有毒性且能致畸胎，孕妇应慎用；②本品可由乳汁排泄，哺乳期妇女禁用。

（4）儿童用药：新生儿和1岁以下婴儿禁用。

（5）老年患者用药：慎用。

【药物相互作用】

（1）本品与乙醇合用，使中枢抑制作用加强。

（2）本品与其他抗帕金森病药、抗胆碱药、抗组胺药、吩噻嗪类或三环类抗抑郁药合用，可使抗胆碱反应加强。

（3）本品与中枢神经兴奋药合用，可加强中枢神经的兴奋，严重者可引起惊厥或心律失常。

中毒症状：超剂量时，可见排尿困难、心律失常、低血压、躁动，精神错乱、谵妄、幻觉等，严重者可出现昏迷与惊厥甚至死亡。处理：视病情给予相应的对症治疗与支持疗法。

【不良反应】眩晕、失眠和神经质，恶心、呕吐、厌食、口干、便秘。偶见抑郁、焦虑、幻觉、精神错乱、共济失调、头痛，罕见惊厥。少见白细胞减少、中性粒细胞减少。

【制剂与规格】盐酸金刚烷胺片：0.1g。遮光，密封保存。

### 2 苯海索(Benzhexol)

【适应症】用于帕金森病、帕金森综合征。也可用于药物引起的锥体外系疾患。

【用法用量】口服，帕金森病、帕金森综合征，开始一日1～2mg，以后每3～5日增加2mg，至疗效最好而又不出现副反应为止，一般一日不超过10mg，分3～4次服用，须长期服用。极量一日20mg。药物诱发的锥体外系疾患，第一日2～4mg，分2～3次服用，以后视需要及耐受情况逐渐增加至5～10mg。老年患者应酌情减量。

【中毒症状】超剂量时，可见瞳孔散大、眼压增高、心悸、心动过速、排尿困难、无力、头痛、面红、发热或腹胀。有时伴有精神错乱、谵妄、妄想、幻觉等中毒性精神病症状。严重者可出现昏迷、惊厥、循环衰竭。处理：催吐或洗胃，采取增加排泄措施，并依病情进行相应对症治疗和支持疗法。

【注意事项】

（1）禁忌症：青光眼、尿潴留、前列腺肥大患者。

（2）孕妇及哺乳期妇女用药：慎用。

（3）儿童用药：慎用。

（4）老年患者用药：老年人长期应用容易促发青光眼。伴有动脉硬化者，对常用量的抗帕金森病药容易出现精神错乱、定向障碍、焦虑、幻觉及精神病样症状。应慎用。

【药物相互作用】

（1）本品与乙醇或其他中枢神经系统抑制药合用时，可使中枢抑制作用加强。

（2）本品与金刚烷胺、抗胆碱药、单胺氧化酶抑制药帕吉林及丙卡巴肼合用时，可加强抗胆碱作用，并可发生麻痹性肠梗阻。

（3）本品与单胺氧化酶抑制剂合用，可导致高血压。

（4）本品与抗酸药或吸附性止泻剂合用时，可减弱本品的效应。

（5）本品与氯丙嗪合用时，后者代谢加快，可使其血药浓度降低。

（6）本品与强心苷类合用可使后者在胃肠道停留时间延长，吸收增加，易于中毒。

【不良反应】常见口干、视物模糊等，偶见心动过速、恶心、呕吐、尿潴留、便秘等。长期应用可出现嗜睡、抑郁、记忆力下降、幻觉、意识混浊。

【制剂与规格】盐酸苯海索片：2mg。

## 二、抗重症肌无力药

### 新斯的明(Neostigmine)

【适应症】重症肌无力、手术后功能性肠胀气及尿潴留。

【用法用量】

（1）常用量：皮下或肌内注射一次 0.25～1mg，一日 1～3 次。

（2）极量：皮下或肌内注射一次 1mg，一日 5mg。

【注意事项】过量时可导致胆碱能危象，表现为大量出汗、大小便失禁、瞳孔缩小、睫状肌痉挛、前额疼痛、心动过缓和其他类型的心律失常，亦可见低血压、肌痉挛、肌无力、肌麻痹、胸腔紧缩感及支气管平滑肌痉挛。

（1）口服过量时，应洗胃、早期维持呼吸，并常规给予阿托品对抗之。

（2）心律失常、心率减慢、血压下降、迷走神经张力升高和帕金森症等慎用。

（3）禁忌症：①对过敏体质者禁用。②癫痫、心绞痛、室性心动过速、机械性肠梗阻或尿道梗阻及哮喘患者禁用。

（4）孕妇及哺乳期妇女用药：尚不明确。

【药物相互作用】

（1）本品不宜与去极化型肌松药合用。

（2）本品不宜与β受体阻断剂合用。

（3）某些能干扰肌肉传递的药物如奎尼丁，能使本品作用减弱，不宜合用。

【不良反应】本品可致药疹，大剂量时可引起恶心、呕吐、腹痛、腹泻、流泪、流涎等，严重时可出现共济失调、惊厥、昏迷、语言不清、焦虑不安、恐惧甚至心脏停搏等。

【剂型与规格】甲硫酸新斯的明注射液：1ml∶0.25mg；1ml∶0.5mg；1ml∶1mg；2ml∶1mg。

## 三、抗癫痫药

癫痫为多种原因所致的大脑功能紊乱。部分患者有原因可寻，称为继发性癫痫；部分患者目前找不到病因，称为原发性或隐原性癫痫。按发作时的表现分为大发作、小发作、局限性发作、精神运动性发作及癫痫持续状态。本类药物为癫痫的对症治疗药，需根据发作类型选择药物，如果应用得法，可控制及预防发作。

1．常见的抗癫痫药物可分以下几类

（1）乙内酰脲类，如苯妥英钠等。

（2）巴比妥类，如苯巴比妥等。

（3）琥珀酰胺类，如乙琥胺等。

（4）噁唑烷类，如三甲双酮等。

（5）苯二氮䓬类，如地西泮、硝西泮、氯硝西泮等。

（6）其他还有卡马西平、丙戊酸钠、水合氯醛等。氯硝西泮、卡马西平、丙戊酸钠等的发现，将抗癫痫药物推向一个新阶段。

2．使用抗癫痫药物应遵循以下原则

（1）抗癫痫药物选用原则：①按发作类型来选择。②全身强直-阵挛性发作，以苯妥英钠与卡马西平为首选药，无效时再应用苯巴比妥或扑米酮，目前认为丙戊酸钠也有效。部分性发作选择的次序为苯妥英钠、扑米酮和苯巴比妥。精神运动性发作以扑米酮为主，其次为苯巴比妥。

（2）抗癫痫药应用的一般原则：①用药剂量需个体比。先从小剂量开始，逐渐加大直至获得最佳效果而又能耐受的剂量。②在更换药物时，原药逐渐减量直至新药逐渐加至有效量为止。否则会使癫痫发作次数增加，甚至诱发癫痫持续状态。③孕妇服本类药物有潜在的致畸可能，应慎用。④除苯巴比妥外，大多抗癫痫药物都对造血系统有影响，必须定期检查血象。

## 1 卡马西平(Carbamazepine)

【适应症】

（1）复杂部分性发作（亦称精神运动性发作或颞叶癫痫）、全身强直-阵挛性发作、上述两种混合性发作或其他部分性或全身性发作；对典型或不典型失神发作、肌阵挛或失神张力发作无效。

（2）三叉神经痛和舌咽神经痛发作，亦用作三叉神经痛缓解后的长期预防性用药。也可用于脊髓痨和多发性硬化、糖尿病性周围性神经痛、患肢痛和外伤后神经痛以及疱疹后神经痛。

（3）预防或治疗躁狂-抑郁症；对锂或抗精神病药或抗抑郁药无效的或不能耐受的躁狂-抑郁症，可单用或与锂盐和其他抗抑郁药合用。

（4）中枢性部分性尿崩症，可单用或与氯磺丙脲或氯贝丁酯等合用。

（5）对某些精神疾病包括精神分裂症性情感性疾病，顽固性精神分裂症及与边缘系统功能障碍有关的失控综合征。

（6）不宁腿综合征（Ekbom 综合征），偏侧面肌痉挛。

（7）酒精成瘾的戒断综合征。

【用法用量】

（1）成人常用量。

1）抗惊厥，开始一次 0.1g，一日 2～3 次；第二日后每日增加 0.1g，直到出现疗效为止；维持量根据调整至最低有效量，分次服用；注意个体化，最高量每日不超过 1.2g。

2）镇痛，开始一次 0.1g，一日 2 次；第二日后每隔一日增加 0.1～0.2g，直到疼痛缓解，维持量每日 0.4～0.8g，分次服用；最高量每日不超过 1.2g。

3）尿崩症，单用时一日 0.3～0.6g，如与其他抗利尿药合用，每日 0.2～0.4g，分 3 次服用。

4）抗躁狂或抗精神病，开始每日 0.2～0.4g，每周逐渐增加至最大量 1.6g，分 3～4 次服用。每日限量，12～15 岁，不超过 1g；15 岁以上不超过 1.2g；有少数用至 1.6g。通常成人限量为 1.2g，12～15 岁每日不超过 1g，少数人需用至 1.6g。作止痛用每日不超过 1.2g。

（2）小儿常用量。抗惊厥，6岁以前开始每日按体重5mg/kg，每 5～7 日增加一次用量，达每日 10mg/kg，必要时增至 20mg/kg，维持量调整到维持血药浓度 8～12μg/kg，一般为按体重 10～20mg/kg，0.25～0.3g，不超过 0.4g；6～12 岁儿童第一日 0.05～0.1g，服 2 次，隔周增加 0.1g 至出现疗效；维持量调整到最小有效量，一般为每日 0.4～0.8g，不超过 1g，分 3～4 次服用。

【药物过量表现】可出现肌肉抽动、震颤、角弓反张、反射异常、心跳加快、休克等。治疗：洗胃、给予药用碳或轻泻药、利尿等，严重中毒并有肾衰竭时可透析。小儿严重中毒时可换血，并需继续观察呼吸、循环、泌尿功能数日。根据临床情况，采取相应措施。

【注意事项】

（1）与三环类抗抑郁药有交叉过敏反应。

（2）用药期间注意检查：全血细胞检查（包括血小板、网织红细胞及血清铁，应经常复查达 2～3 年），尿常规，肝功能，眼科检查；卡马西平血药浓度测定。

（3）一般疼痛不要用本品。

（4）糖尿病患者可能引起尿糖增加，应注意。

（5）癫痫患者不能突然撤药。

（6）已用其他抗癫痫药的患者，本品用量应逐渐递增，治疗 4 周后可能需要增加剂量，避免自身诱导所致血药浓度下降。

（7）下列情况应停药：肝中毒或骨髓抑制症状出现，心血管系统不良反应或皮疹出现。

（8）用于特异性疼痛综合征止痛时，如果疼痛完全缓解，应每月减量至停药。

（9）饭后服用可减少胃肠反应，漏服时应尽快补服，不可一次服双倍量，可一日内分次补足。

（10）下列情况应慎用：乙醇中毒，心脏损害，冠心病，糖尿病，青光眼，对其他药物有血液反应史者（易诱发骨髓抑制），肝病，抗利尿激素分泌异常或其他内分泌紊乱，尿潴留，肾病。

（11）禁忌：禁用于有房室传导阻滞、血清铁严重异常、骨髓抑制、严重肝功能不全等病史者。

（12）孕妇及哺乳期妇女用药：本品能通过胎盘，是否致畸尚不清楚，妊娠早期需慎用；本品能分泌入乳汁，约为血药浓度 60%，哺乳期妇女不宜应用。

（13）儿童用药：本品可用于各年龄段儿童，具体参考用法用量。

【药物相互作用】

（1）与对乙酰氨基酚合用，尤其是单次超量或长期大量，肝脏中毒的危险增加，有可能使后者疗效降低。

（2）与香豆素类抗凝药合用，由于本品的肝酶的正诱导作用，使抗凝药的血浓度降低，半衰期缩短，抗凝效应减弱，应测定凝血酶原时间而调整药量。

（3）与碳酸酐酶抑制药合用，骨质疏松的危险增加。

（4）由于本品的肝酶诱导作用，与氯磺丙脲、氯贝丁酯（安妥明）、去氨加压素（desmopressin）、赖氨加压素（lypressin）、垂体后叶素、加压素等合用，可加强抗利尿作用，合用的各药都需减量。

（5）与含雌激素的避孕药、环孢素、洋地黄类（可能地高辛除外）、雌激素、左甲状腺素或奎尼丁合用时，由于卡马西平对肝代谢酶的正诱导，这些药的效应都会降低，用量应作调整，改用仅含孕激素（黄体酮）的口服避孕药。与口服避孕药合用可能出现阴道大出血。

（6）与多西环素（强力霉素）合用，后者的血药浓度可能降低，必要时需要调整用量。

（7）红霉素与醋竹桃霉素（troleandomycin）以及右丙氧芬（dextropropoxyphene）可抑制卡马西平的代谢，引起后者血药浓度的升高，出现毒性反应。

（8）氟哌啶醇、洛沙平、马普替林、噻吨类或三环类抗抑郁药可增强卡马西平的代谢，引起后者血药浓度升高，出现毒性反应。

（9）锂盐可以降低卡马西平的抗利尿作用。

（10）与单胺氧化酶（MAO）抑制剂合用，可引起高热或（和）高血压危象、严重惊厥甚至死亡，两药应用至少要间隔 14 天。当卡马西平用作抗惊厥剂时，MAO 抑制药可以改变癫痫发作的类型。

（11）卡马西平可以降低诺米芬辛（nomifensine）的吸收并加快其消除。

（12）苯巴比妥和苯妥英加速卡马西平的代谢，可将卡马

西平的 $t_{1/2}$ 降至 9～10 小时。

【不良反应】

（1）较常见的不良反应是中枢神经系统的反应，表现为视力模糊、复视、眼球震颤。

（2）因刺激抗利尿激素分泌引起水的潴留和低钠血症（或水中毒），发生率为 10%～15%。

（3）较少见的不良反应有变态反应，Stevens-Johnson 综合征或中毒性表皮坏死溶解症、皮疹、荨麻疹、瘙痒；儿童行为障碍，严重腹泻，红斑狼疮样综合征（荨麻疹、瘙痒、皮疹、发热、咽喉痛、骨或关节痛、乏力）。

（4）罕见的不良反应有腺体病，心律失常或房室传导阻滞（老年人尤其注意），骨髓抑制，中枢神经系统中毒（语言困难、精神不安、耳鸣、震颤、幻视），过敏性肝炎，低钙血症，直接影响骨代谢导致骨质疏松，肾脏中毒，周围神经炎，急性尿紫质病，栓塞性脉管炎，过敏性肺炎，急性间歇性卟啉病，可致甲状腺功能减退。注意有一例合并无菌性脑膜炎的肌阵挛性癫痫患者，接受本品治疗后引起脑膜炎复发。偶见粒细胞减少、可逆性血小板减少、再生障碍性贫血、中毒性肝炎。

【制剂与规格】卡马西平片：0.1g；0.2g。

## 2 丙戊酸钠( Sodium Valproate )

【适应症】主要用于单纯或复杂失神发作、肌阵挛发作，大发作的单药或合并用药治疗，有时对复杂部分性发作也有一定疗效。

【用法用量】

（1）成人常用量：每日按体重 15mg/kg 或每日 600～1 200mg 分 2～3 次服。开始时按 5～10mg/kg，1 周后递增，至能控制发作为止。当每日用量超过 250mg 时应分次服用，以减少胃肠刺激。每日最大量为按体重不超过 30mg/kg，或每日 1.8～2.4g。

（2）小儿常用量：按体重计与成人相同，也可每日 20～

30mg/kg，分 2～3 次服用或每日 15mg/kg，按需每隔一周增加 5～10mg/kg，至有效或不能耐受为止。

【注意事项】

（1）用药期间避免饮酒，饮酒可加重镇静作用。

（2）停药应逐渐减量以防再次出现发作；取代其他抗惊厥药物时，本品应逐渐增加用量，而被取代药应逐渐减少用量。

（3）外科系手术或其他急症治疗时应考虑可能遇到的时间延长，或中枢神经抑制药作用的增强。

（4）用药前和用药期间应定期作全血细胞（包括血小板）计数、肝肾功能检查。

（5）对诊断的干扰，尿酮试验可出现假阳性，甲状腺功能试验可能受影响。

（6）可使乳酸脱氢酶、丙氨酸氨基转移酶、门冬氨酸氨基转移酶轻度升高并提示无症状性肝脏中毒。血清胆红素可能升高提示潜在的严重肝脏中毒。

（7）禁忌症：有药源性黄疸个人史或家族史者、有肝病或明显肝功能损害者禁用。有血液病、肝病史、肾功能损害、器质性脑病时慎用。

（8）孕妇及哺乳期妇女用药：本药能通过胎盘、动物试验有致畸的报道，孕妇应权衡利弊、慎用。本品亦可分泌入乳汁，浓度为母体血药 1%～10%。应慎用。

（9）本品可蓄积在发育的骨骼内，应注意。

【药物相互作用】

（1）饮酒可加重镇静作用。

（2）全麻药或中枢神经抑制药与丙戊酸合用，前者的临床效应可更明显。

（3）与抗凝药如华法林或肝素等，以及溶血栓药合用，出血的危险性增加。

（4）与阿司匹林或双嘧达莫合用，可由于减少血小板凝聚而延长出血时间。

（5）与苯巴比妥类合用，后者的代谢减慢，血药浓度上升，因而增加镇静作用而导致嗜睡。

（6）与扑米酮合用，也可引起血药浓度升高，导致中毒，必要时需减少扑米酮的用量。

（7）与氯硝西泮合用防止失神发作时，曾有报道少数病例反而诱发失神状态。

（8）与苯妥英合用时，因与蛋白结合的竞争可使两者的血药浓度发生改变，由于苯妥英浓度变化较大，需经常测定。但是否需要调整剂量应视临床情况与血药浓度而定。

（9）与卡马西平合用，由于肝酶的诱导而致药物代谢加速，可使两者的血药浓度和半衰期降低，故须监测血药浓度以决定是否需要调整用量。

（10）与对肝脏有毒性的药物合用时，有潜在肝脏中毒的危险。有肝病史者长期应用须经常检查肝功能。

（11）与氟哌啶醇、洛沙平（loxapine）、马普替林（maprotiline）、单胺氧化酶抑制药、吩噻嗪类、噻吨类和三环类抗抑郁药合用，可以增加中枢神经系统的抑制，降低惊厥阈和丙戊酸的效应，须及时调整用量以控制发作。

【不良反应】

（1）常见不良反应表现为腹泻、消化不良、恶心、呕吐、胃肠道痉挛、可引起月经周期改变。

（2）较少见短暂的脱发、便秘、困倦、眩晕、疲乏、头痛、共济失调、轻微震颤、异常兴奋、不安和烦躁。

（3）长期服用偶见胰腺炎及急性重型肝炎。

（4）可使血小板减少引起紫癜、出血和出血时间延长，应定期检查血象。

（5）对肝功能有损害，引起血清碱性磷酸酶和氨基转移酶升高，服用 2 个月要检查肝功能。

（6）偶有过敏。

（7）偶有听力下降和可逆性听力损坏。

【制剂与规格】丙戊酸钠片：100mg；200mg。

## 3 苯妥英钠( Phenytoin Sodium )

【其他名称】大仑丁。

【适应症】适用于治疗全身强直-阵挛性发作、复杂部分性发作（精神运动性发作、颞叶癫痫）、单纯部分性发作（局限性发作）和癫痫持续状态。也可用于治疗三叉神经痛，隐性营养不良性大疱性表皮松解（Recessive dystrophic epidermolysis bullosa），发作性舞蹈手足徐动症，发作性控制障碍（包括发怒、焦虑和失眠的兴奋过度等的行为障碍疾患），肌强直症及三环类抗抑郁药过量时心脏传导障碍等。本品也适用于洋地黄中毒所致的室性及室上性心律失常，对其他各种原因引起的心律失常疗效较差。

【用法用量】

（1）口服

1）抗癫痫成人常用量：每日250～300mg，开始时100mg，每日2次，1～3周内增加至250～300mg，分3次口服，极量一次300mg，一日500mg。由于个体差异及饱合药动学特点，用药需个体化。应用达到控制发作和血药浓度达稳态后，可改用长效（控释）制剂，一次顿服。如发作频繁，可按体重12～15mg/kg，分2～3次服用，每6小时一次，第二天开始给予100mg（或按体重1.5～2mg/kg），每日3次直到调整至恰当剂量为止。

2）抗癫痫小儿常用量：开始每日5mg/kg，分2～3次服用，按需调整，每日不超过250mg。

药物过量可出现视力模糊或复视，笨拙或行走不稳和步态蹒跚、精神紊乱，严重的眩晕或嗜睡，幻觉、恶心、语言不清。治疗：无解毒药，仅对症治疗和支持疗法，催吐、洗胃、给氧、升压、辅助呼吸、血液透析。

（2）注射剂：5%葡萄糖注射液20～40ml缓慢静脉注射。

1）抗惊厥：成人常用量：150～250mg，每分钟不超过50mg，需要时30分钟后可再次静脉注射100～150mg，一日总量不超过500mg；小儿常用量：静脉注射5mg/kg或按体表面积250mg/m$^2$，1次或分2次注射。

2）抗心律失常：成人常用量：为中止心律失常以100mg缓慢静脉注射2～3分钟，根据需要每10～15分钟重复一次至心律失常中止，或出现不良反应为止，总量不超过500mg。

【注意事项】

（1）对乙内酰脲类中一种药过敏者，对本品也过敏。

（2）有酶诱导作用，可对某些诊断产生干扰，如地塞米松试验、甲状腺功能试验，使血清碱性磷酸酶、谷丙转氨酶、血糖浓度升高。

（3）用药期间需检查血象，肝功能、血钙、口腔、脑电图、甲状腺功能并经常随访血药浓度，防止毒性反应；其妊娠期每月测定一次、产后每周测定一次血药浓度以确定是否需要调整剂量。

（4）下列情况应慎用：嗜酒，使本品的血药浓度降低；贫血，增加严重感染的危险性；心血管病（尤其老人）；糖尿病，可能升高血糖；肝肾功能损害，改变本药的代谢和排泄；甲状腺功能异常者。

（5）禁用：对乙内酰脲类药有过敏史或阿斯综合征、II～III度房室阻滞，窦房结阻滞、窦性心动过缓等心功能损害者。

（6）孕妇及哺乳期妇女用药：本品能通过胎盘，可能致畸，但有认为癫痫发作控制不佳致畸的危险性大于用药的危险性，应权衡利弊。凡用本品能控制发作的患者，孕期应继续服用，并保持有效血药浓度，分娩后再重新调整。产前1个月应补充维生素K，产后立即给新生儿注射维生素K减少出血危险。本品可分泌入乳汁，一般主张服用苯妥英的母亲避免母乳喂养。

（7）儿童用药：小儿由于分布容积与消除半衰期随年龄而变化，因此应经常作血药浓度测定。新生儿或婴儿期对本品的药动学较特殊，临床对中毒症状评定有困难，一般不首先采用。学龄前儿童肝脏代谢强，需多次监测血药浓度以决定用药次数和用量。

（8）老年患者用药：老年人慢性低蛋白血症的发生率高，治疗上合并用药又较多，药物彼此相互作用复杂，应用本品时须慎重，用量应偏低，并经常监测血药浓度。

【药物相互作用】

（1）长期应用对乙酰氨基酚患者应用本品可增加肝脏中毒的危险，并且疗效降低。

（2）为肝酶诱导剂，与皮质激素、洋地黄类（包括地高辛）、口服避孕药、环孢素、雌激素、左旋多巴、奎尼丁、土霉素或三环类抗抑郁药合用时，可降低这些药物的效应。

（3）长期饮酒可降低本品的浓度和疗效，但服药同时大量饮酒可增加血药浓度；与氯霉素、异烟肼、保泰松、磺胺类合用可能降低本品代谢使血药浓度增加，增加本品的毒性；与抗凝剂合用，开始增加抗凝效应，持续应用则降低。

（4）与含镁、铝或碳酸钙等合用时可能降低本品的生物利用度，两者应相隔 2～3 小时服用。

（5）与降糖药或胰岛素合用时，因本品可使血糖升高，需调整后两者用量。

（6）原则上用多巴胺的患者，不宜用本品。

（7）本品与利多卡因或普萘洛尔合用时可能加强心脏的抑制作用。

（8）虽然本品消耗体内叶酸，但增加叶酸反可降低本品浓度和作用。

（9）苯巴比妥或扑米酮对本品的影响变化很大，应经常监测血药浓度；与丙戊酸类合用有蛋白结合竞争作用，应经常监测血药浓度，调整本品用量。

（10）与卡马西平合用，后者血药浓度降低。如合并用大量抗精神病药或三环类抗抑郁药可能癫痫发作，需调整本品用量。

【不良反应】本品副作用小，常见齿龈增生，儿童发生率高，应加强口腔卫生和按摩齿龈。长期服用后或血药浓度达30μg/ml可能引起恶心、呕吐甚至胃炎，饭后服用可减轻。神经系统不良反应与剂量相关，常见眩晕、头痛，严重时可引起眼球震颤、共济失调、语言不清和意识模糊，调整剂量或停药可消失；较少见的神经系统不良反应有头晕、失眠、一过性神经质、抽搐、舞蹈症、肌张力不全、震颤、扑翼样震颤等。可影响造血系统，致粒细胞和血小板减少，罕见再生障碍性贫血；常见巨幼细胞贫血，可用叶酸加维生素 $B_{12}$ 防治。可引起过敏反应，常见皮疹伴高热，罕见严重皮肤反应，如剥脱性皮炎、多形糜烂性红斑、系统性红斑狼疮和致死性肝坏死、淋巴系统霍奇金病等。一旦出现症状立即停药并采取相应措施。小儿长期服用可加速维生素D代谢造成软骨病或骨质异常；孕妇服用偶致畸胎；可抑制抗利尿激素和胰岛素分泌使血糖升高，有致癌的报道。

【制剂与规格】

（1）苯妥英钠片：50mg；100mg。

（2）注射用苯妥英钠：10mg；50mg。

## 苯巴比妥( Phenobarbital )

### 4 苯巴比妥钠注射液( Phenobarbital Sodium Injection )

【适应症】治疗癫痫，对全身性及部分性发作均有效，一般在苯妥英钠、卡马西平、丙戊酸钠无效时选用。也可用于其他疾病引起的惊厥及麻醉前给药。

【用法用量】肌内注射抗惊厥与癫痫持续状态，成人一次100～200mg，必要时可4～6小时重复1次。麻醉前给药术前0.5～1小时肌内注射100～200mg。

【药物过量表现】

（1）中毒症状：①中枢神经系统轻度中毒时，有头胀、眩晕、头痛、语言迟钝、动作不协调、嗜睡、感觉障碍、瞳孔缩小

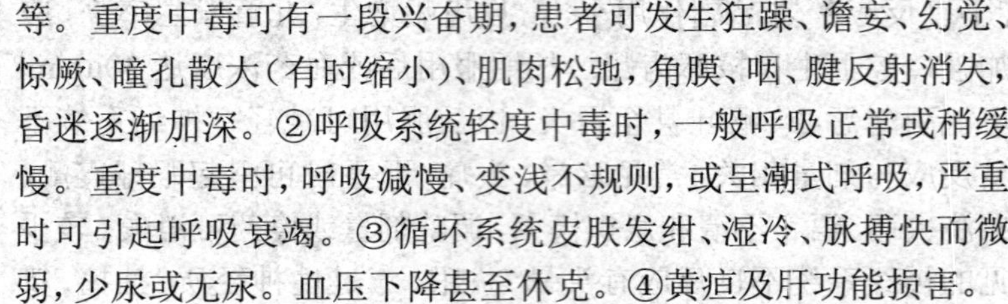

等。重度中毒可有一段兴奋期，患者可发生狂躁、谵妄、幻觉、惊厥、瞳孔散大（有时缩小）、肌肉松弛，角膜、咽、腱反射消失，昏迷逐渐加深。②呼吸系统轻度中毒时，一般呼吸正常或稍缓慢。重度中毒时，呼吸减慢、变浅不规则，或呈潮式呼吸，严重时可引起呼吸衰竭。③循环系统皮肤发绀、湿冷、脉搏快而微弱，少尿或无尿。血压下降甚至休克。④黄疸及肝功能损害。

（2）处理：①急性中毒者人工呼吸、给氧等支持治疗。②服药 5～6 小时内的中毒者立即洗胃。一般可用 1∶5 000 高锰酸钾溶液，将胃内药物尽量洗出；洗胃后可留置硫酸钠溶液于胃内（成人 20～30g），以促进药物排泄。③应用利尿剂，加速毒物排泄，一般用 20% 甘露醇注射液或 25% 山梨醇注射液 200ml 静脉注射或快速滴注，3～4 小时后可重复使用。但须注意水、电解质平衡。④ 5% 碳酸氢钠注射液静脉滴注以碱化尿液，加速排泄。

【注意事项】

（1）用药期间避免驾驶车辆、操作机械和高空作业，以免发生意外。

（2）禁忌：肝、肾功能不全、呼吸功能障碍、卟啉病患者、对本品过敏者。

（3）孕妇及哺乳期妇女用药：慎用。

（4）儿童用药：肌内注射：抗惊厥，按体重一次 3～5mg/kg。

（5）老年患者用药：慎用。

【药物相互作用】

（1）本品与乙醇、全麻药、中枢性抑制药或单胺氧化酶抑制药等合用时，中枢抑制作用增强。

（2）本品与口服抗凝药合用时，可降低后者的效应。

（3）本品与口服避孕药或雌激素合用，可降低避孕药的可靠性。

（4）本品与皮质激素、洋地黄类、土霉素或三环类抗抑郁药合用时，可降低这些药的效应。

（5）本品与苯妥英钠合用，苯妥英钠的代谢加快，效应降低。

（6）本品与卡马西平和琥珀酰胺类药合用时亦可使这两类药物的清除半衰期缩短而血药浓度降低。

（7）本品与奎尼丁合用时，可增加奎尼丁的代谢而减弱其作用。

【不良反应】常有困倦、眩晕、头痛、乏力、精神不振等延续效应。偶见皮疹、剥脱性皮炎、中毒性肝炎、黄疸等。也可见巨幼红细胞贫血、关节疼痛、骨软化。久用可产生耐受性与依赖性，突然停药可引起戒断症状，应逐渐减量停药。

【制剂与规格】1ml∶0.1g；2ml∶0.2g。密闭保存。

## 5 苯巴比妥片(Phenobarbital Tablets)

【适应症】主要用于治疗焦虑、失眠（用于睡眠时间短早醒患者）、癫痫及运动障碍。是治疗癫痫大发作及局限性发作的重要药物。也可用作抗高胆红素血症药及麻醉前用药。

【用法用量】

（1）成人常用量：催眠，30～100mg，晚上一次顿服；镇静，一次15～30mg，每日2～3次；抗惊厥，每日90～180mg，可在晚上一次顿服，或每次30～60mg，每日3次；极量一次250mg，一日500mg；抗高胆红素血症，一次30～60mg，每日3次。

（2）小儿常用量：用药应个体化，镇静，每次按体重2mg/kg，或按体表面积60mg/m$^2$，每日2～3次；抗惊厥，每次按体重3～5mg/kg；抗高胆红素血症，每次按体重5～8mg/kg，分次口服，3～7天见效。

（3）药物过量：15～20倍的过量药物可能引起昏迷、严重的呼吸和心血管抑制、低血压和休克继而引发肾衰竭、死亡。深度呼吸抑制是急性中毒的直接死亡原因。可致严重中毒，中毒致死的血药浓度为6～8mg/100ml。

（4）解救措施。最重要的是维持呼吸和循环功能，施行有效的人工呼吸，必要时行气管切开，并辅之以有助于维持和改善呼吸和循环的相应药物。经口服中毒者，在3～5小时内可用高锰酸钾(1:2 000)溶液洗胃。用10～15g硫酸钠溶液导泻(禁用硫酸镁)。为加速排泄可给甘露醇等渗透压利尿药，如肾功能正常可用呋塞米。可用碳酸氢钠、乳酸钠碱化尿液加速排泄，严重者可透析。极度过量时，大脑一切电活动消失，脑电图变为一条平线，并不一定代表为临床死亡，若不并发缺氧性损害，尚有挽救的希望。

【注意事项】

(1) 对一种巴比妥过敏者，可能对本品过敏。

(2) 作抗癫痫药应用时，可能需10～30天才能达到最大效果，需按体重计算药量，如有可能应定期测定血药浓度，以达最大疗效。

(3) 肝功能不全者，用量应从小量开始。

(4) 长期用药可产生精神或躯体的药物依赖性，停药需逐渐减量，以免引起撤药症状。

(5) 与其他中枢抑制药合用，对中枢产生协同抑制作用，应注意。

(6) 下列情况慎用：轻微脑功能障碍(MBD)症、低血压、高血压、贫血、甲状腺功能低下、肾上腺功能减退、心肝肾功能损害、高空作业、驾驶员、精细和危险工种作业者。

(7) 禁忌：禁用于以下情况：严重肺功能不全、肝硬化、有血卟啉病史、贫血、哮喘史、未控制的糖尿病、过敏等。

(8) 孕妇及哺乳期妇女用药：本药可通过胎盘，妊娠期长期服用，可引起依赖性及致新生儿撤药综合征；可能由于维生素K含量减少引起新生儿出血；妊娠晚期或分娩期应用，由于胎儿肝功能尚未成熟引起新生儿(尤其是早产儿)的呼吸抑制；可能对胎儿产生致畸作用。哺乳期应用可引起婴儿的中枢神经系统抑制。

(9) 儿童用药：可能引起反常的兴奋，应注意。

(10) 老年患者用药：对本药的常用量可引起兴奋神经错乱或抑郁，因此用量宜较小。

【药物相互作用】

（1）本品为肝药酶诱导剂，提高药酶活性，长期用药不但加速自身代谢，还可加速其他药物代谢。如在应用氟烷、恩氟烷、甲氧氟烷等制剂麻醉之前有长期服用巴比妥类药物者，可增加麻醉剂的代谢产物，增加肝脏毒性的危险。巴比妥类与氯胺酮（ketamine）同时应用时，特别是大剂量静脉给药，增加血压降低、呼吸抑制的危险。

（2）与口服抗凝药合用时，可降低后者的效应，这是由于肝微粒体酶的诱导，加速了抗凝药的代谢，应定期测定凝血酶原时间，从而决定是否调整抗凝药的用量。

（3）与口服避孕药或雌激素合用，可降低避孕药的可靠性，因为酶的诱导可使雌激素代谢加快。

（4）与皮质激素、洋地黄类（包括地高辛）、土霉素或三环类抗抑郁药合用时，可降低这些药物的效应，因为肝微粒体酶的诱导，可使这些药物代谢加快。

（5）与环磷酰胺合用，理论上可增加环磷酰胺烷基化代谢产物，但临床上的意义尚未明确。

（6）与奎尼丁合用时，由于增加奎尼丁的代谢而减弱其作用，应按需调整后者的用量。

（7）与钙离子拮抗剂合用，可引起血压下降。

（8）与氟哌啶醇合用治疗癫痫时，可引起癫痫发作形式改变，需调整用量。

（9）与吩噻嗪类和四环类抗抑郁药合用时可降低抽搐阈值，增加抑制作用；与布洛芬类合用，可减少或缩短半衰期而减少作用强度。

【不良反应】

（1）用于抗癫痫时最常见的不良反应为镇静，但随着疗程的持续，其镇静作用逐渐变得不明显。

（2）可能引起轻微的情感变化，出现认知和记忆的缺损。

（3）长期用药，偶见叶酸缺乏和低钙血症。

(4) 罕见巨幼细胞贫血和骨软化。

(5) 大剂量时可产生眼球震颤、共济失调和严重的呼吸抑制。

(6) 用本品的患者中1%～3%的人出现皮肤反应，多见者为各种皮疹，严重者可出现剥脱性皮炎和多形红斑(或Stevens-Johnson综合征)，中毒性表皮坏死极为罕见。

(7) 有报道用药者出现肝炎和肝功能紊乱。

(8) 长时间使用可发生药物依赖，停药后易发生停药综合征。

【制剂与规格】15mg；30mg；100mg。

## 四、脑血管病用药及降颅压药

此类药物主要是指治疗缺血性脑血管病的药物。由于缺血性脑血管病有自然恢复的特点，故对此类药物疗效的评价存在一定的困难。

按作用方式可以分以下几类：①钙拮抗剂，如桂利嗪、氟桂利嗪、尼莫地平等；②脑血管扩张剂，如罂粟碱、培他司汀等；③改善脑微循环的药物，如双氢麦角胺、阿米三嗪－萝巴新等。

这些药物多与心血管系统用药有交叉。

### 1 尼莫地平(Nimodipine)

【适应症】用于缺血性脑血管病、偏头痛、轻度蛛网膜下腔出血所致脑血管痉挛、突发性耳聋及轻中度高血压。

【用法用量】口服：一次60～120mg，一日2次。

【注意事项】

(1) 脑水肿及颅内压增高患者须慎用。

(2) 本品的代谢产物具有毒性反应，肝功能损害者应当慎用。

(3) 本品可引起血压的降低。在高血压合并蛛网膜下腔出血或脑卒中患者中，应注意减少或暂时停用降血压药物，或减少本品的用药剂量。

（4）可产生假性肠梗阻，表现为腹胀、肠鸣音减弱。当出现上述症状时应当减少用药剂量和保持观察。

（5）避免与β受体阻断剂或其他钙拮抗剂合用。

（6）肾功能严重损害者慎用。

（7）动物实验提示具有致畸性。

（8）禁忌：严重肝功能损害的患者禁用。不推荐尼莫地平与抗癫痫药物同时服用。

（9）孕妇及哺乳期妇女用药：药物可由乳汁分泌，哺乳妇女不宜应用。

【药物相互作用】

（1）与其他作用于心血管的钙拮抗剂联合应用时可增加其他钙拮抗剂的效用。

（2）当尼莫地平 90mg/d 与西咪替丁 1 000mg/d 联合应用 1 周以上者，尼莫地平血药浓度可增加 50%，这可能与后者抑制肝内细胞色素 P450 活性有关。

【不良反应】尼莫地平的常释制剂有可能出现下列不良反应：热感、皮肤潮红、血压下降（尤其原有血压升高者）、心率加快、头晕、头痛、胃肠不适、无力、末梢水肿。少数患者可能出现中枢神经系统过度反应的症状，如失眠、不安、激动、易激怒、多汗。个别患者可出现运动过度、情绪抑郁和血小板减少。

【制剂与规格】尼莫地平缓释片：60mg。遮光，密闭，在干燥处保存。

## 2 麦角胺咖啡因(Ergotamine and Caffeine)

【适应症】主要用于偏头痛，能减轻其症状，无预防和根治作用，只宜头痛发作时短期使用。

【用法用量】口服一次 1～2 片，如无效，隔 0.5～1 小时后再服 1～2 片，每次发作一日总量不超过 6 片。

【注意事项】

（1）本品列为国家第二类精神药品管理的药品，务必严格遵守国家对《精神药品管理办法》的管理条例，按规定开写精神药品处方和供应、管理本类药品，防止滥用。

（2）医疗机构使用该药医生处方量每次不应超过7日常用量。处方留存两年备查。

（3）禁忌：活动期溃疡病、冠心病、严重高血压、甲状腺功能亢进、闭塞性血栓性脉管炎、肝功能损害、肾功能损害以及对本药过敏者均禁用。

（4）孕妇及哺乳期妇女用药：麦角胺有催产作用，孕妇禁用。

（5）老年患者用药：老年人慎用。

【药物相互作用】本品与β-受体阻滞剂、大环内酯类抗生素、血管收缩剂和5-羟色胺（5-$HT_1$）激动剂等有相互作用，应重视。

【不良反应】

（1）常见的有：手、趾、面部麻木和刺痛感，脚和下肢肿胀（局部水肿），肌痛。

（2）少见或罕见的有：焦虑或精神错乱（大脑缺血）、幻视（血管痉挛），胸痛、胃痛、气胀等。

【制剂与规格】片剂：100mg。

### 3 甘露醇( Mannitol )

【适应症】

（1）组织脱水药。用于治疗各种原因引起的脑水肿，降低颅内压，防止脑疝。

（2）降低眼内压。可有效降低眼内压，应用于其他降眼内压药无效时或眼内手术前准备。

（3）渗透性利尿药。用于鉴别肾前性因素或急性肾功能衰竭引起的少尿。亦可应用于预防各种原因引起的急性肾小管坏死。

（4）作为辅助性利尿措施治疗肾病综合征、肝硬化腹水，尤其是当伴有低蛋白血症时。

（5）对某些药物过量或毒物中毒（如巴比妥类药物、锂、水杨酸盐和溴化物等），本药可促进上述物质的排泄，并防止肾毒性。

（6）作为冲洗剂，应用于尿道内作前列腺切除术。

（7）术前肠道准备。

【用法用量】

（1）成人常用量

1）利尿。常用量为按体重 1～2g/kg，一般用 20% 溶液 250ml 静脉滴注，并调整剂量使尿量维持在每小时 30～50ml。

2）治疗脑水肿、颅内高压和青光眼。按体重 0.25～2g/kg，配制为 15%～25% 浓度于 30～60 分钟内静脉滴注。当病人衰弱时，剂量应减小至 0.5g/kg。严密随访肾功能。

3）鉴别肾前性少尿和肾性少尿。按体重 0.2g/kg，以 20% 浓度于 3～5 分钟内静脉滴注，如用药后 2～3 小时以后每小时尿量仍低于 30～50ml，最多再试用一次，如仍无反应则应停药。已有心功能减退或心力衰竭者慎用或不宜使用。

4）预防急性肾小管坏死。先给予 12.5～25g，10 分钟内静脉滴注，若无特殊情况，再给 50g，1 小时内静脉滴注，若尿量能维持在每小时 50ml 以上，则可继续应用 5% 溶液静滴；若无效则立即停药。

5）治疗药物、毒物中毒。50g 以 20% 溶液静滴，调整剂量使尿量维持在每小时 100～500ml。

6）肠道准备。术前 4～8 小时，10% 溶液 1 000ml 于 30 分钟内口服完毕。

（2）小儿常用量

1）利尿。按体重 0.25～2g/kg 或按体表面积 60g/m²，以 15%～20% 溶液 2～6 小时内静脉滴注。

2）治疗脑水肿、颅内高压和青光眼。按体重 1～2g/kg 或按体表面积 30～60g/m²，以 15%～20% 浓度溶液于 30～60 分钟内静脉滴注。病人衰弱时剂量减至 0.5g/kg。

3）鉴别肾前性少尿和肾性少尿。按体重 0.2g/kg 或按体表面积 6g/m$^2$，以 15%～25% 浓度静脉滴注 3～5 分钟，如用药后 2～3 小时尿量无明显增多，可再用 1 次，如仍无反应则不再使用。

4）治疗药物、毒物中毒。按体重 2g/kg 或按体表面积 60g/m$^2$ 以 5%～10% 溶液静脉滴注。

【药物过量表现】

应尽早洗胃，给予支持，对症处理，并密切随访血压、电解质和肾功能。

【注意事项】

（1）除作肠道准备用，均应静脉给药。

（2）甘露醇遇冷易结晶，故应用前应仔细检查，如有结晶，可置热水中或用力振荡待结晶完全溶解后再使用。当甘露醇浓度高于 15% 时，应使用有过滤器的输液器。

（3）根据病情选择合适的浓度，避免不必要地使用高浓度和大剂量。

（4）使用低浓度和含氯化钠溶液的甘露醇能降低过度脱水和电解质紊乱的发生机会。

（5）用于治疗水杨酸盐或巴比妥类药物中毒时，应合用碳酸氢钠以碱化尿液。

（6）下列情况慎用：①明显心肺功能损害者，因本药所致的突然血容量增多可引起充血性心力衰竭；②高钾血症或低钠血症；③低血容量，应用后可因利尿而加重病情，或使原来低血容量情况被暂时性扩容所掩盖；④严重肾功能衰竭而排泄减少使本药在体内积聚，引起血容量明显增加，加重心脏负荷，诱发或加重心力衰竭；⑤对甘露醇不能耐受者。

（7）给大剂量甘露醇不出现利尿反应，可使血浆渗透浓度显著升高，故应警惕血高渗发生。

（8）随访检查：①血压；②肾功能；③血电解质浓度，尤其是 $Na^+$ 和 $K^+$；④尿量。

【药物相互作用】

（1）可增加洋地黄毒性作用，与低钾血症有关。

（2）增加利尿药及碳酸酐酶抑制剂的利尿和降眼内压作用，与这些药物合并时应调整剂量。

【不良反应】

（1）水和电解质紊乱最为常见。①快速大量静注甘露醇可引起体内甘露醇积聚，血容量迅速大量增多（尤其是急、慢性肾功能衰竭时），导致心力衰竭（尤其有心功能损害时），稀释性低钠血症，偶可致高钾血症；②不适当的过度利尿导致血容量减少，加重少尿；③大量细胞内液转移至细胞外可致组织脱水，并可引起中枢神经系统症状。

（2）寒战、发热。

（3）排尿困难。

（4）血栓性静脉炎。

（5）甘露醇外渗可致组织水肿、皮肤坏死。

（6）过敏引起皮疹、荨麻疹、呼吸困难、过敏性休克。

（7）头晕、视力模糊。

（8）高渗引起口渴。

（9）渗透性肾病（或称甘露醇肾病），主要见于大剂量快速静脉滴注时。其机理尚未完全阐明，可能与甘露醇引起肾小管液渗透压上升过高，导致肾小管上皮细胞损伤。病理表现为肾小管上皮细胞肿胀，空泡形成。临床上出现尿量减少，甚至急性肾功能衰竭。渗透性肾病常见于老年肾血流量减少及低钠、脱水患者。

【制剂与规格】注射剂：50ml∶10g；100ml∶20g；250ml∶50g；3 000ml∶150g。

## 五、镇静催眠药

镇静药与催眠药对中枢神经系统均有不同程度的抑制：小剂量镇静，中等剂量催眠，大剂量可产生全麻作用，有些还有抗

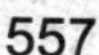

惊厥作用。选用催眠药时，需要了解睡眠的生理功能，并根据要求起效的快慢、药效维持时间和用药时间的长短、患者的年龄大小等情况来考虑。对不易入睡者宜选用起效快、作用维持时间较短的催眠药；对入睡并不难，而睡眠不深或夜间易醒者，则可选择起效慢而作用维持较长的药物。

在应用催眠药时应注意，长期使用均易产生耐药性及依赖性，因此宜交替使用，尽量避免长期服用。催眠药常有宿醉现象，特别是作用时间长的催眠药更为明显，醒后可感受到头晕、疲劳。用药过量可引起急性中毒，甚至呼吸抑制而死亡。

镇静、催眠药可按其化学结构分为四类：①巴比妥类，包括各种超短效、短效、中效及长效的巴比妥类药物；②醛类，如水合氯醛、副醛；③苯二氮䓬类，如地西泮、氟西泮、硝西泮；④其他，包括氨基甲酸酯类（甲丙氨酯）、哌啶酮类（如格鲁米特）、溴化物（溴化钠，溴化钾）。近年来环吡咯酮类药物佐匹克隆被认为是新一代的催眠药。

### 地西泮( Diazepam )

【适应症】

（1）主要用于焦虑、镇静催眠，还可用于抗癫痫和抗惊厥。

（2）缓解炎症引起的反射性肌肉痉挛等。

（3）用于治疗惊恐症。

（4）肌紧张性头痛。

（5）可治疗家族性、老年性和特发性震颤。

（6）可用于麻醉前给药。

【用法用量】

（1）口服

1）成人常用量：抗焦虑，一次 2.5～10mg，一日 2～4 次；镇静，一次 2.5～5mg，一日 3 次；催眠，5～10mg 睡前服；急性酒精戒断，第一日一次 10mg，一日 3～4 次，以后按需要减少到一次 5mg，每日 3～4 次。

2）小儿常用量：6个月以下不用，6个月以上，一次1～2.5mg，或按体重40～200μg/kg，或按体表面积1.17～6mg/m²，每日3～4次，用量根据情况酌量增减。最大剂量不超过10mg。

3）药物过量：出现持续的精神错乱、严重嗜睡、抖动、语言不清、蹒跚、心跳异常减慢、呼吸短促或困难、严重乏力。超量或中毒宜及早对症处理，包括催吐或洗胃以及呼吸循环方面的支持疗法，苯二氮䓬受体拮抗剂氟马西尼（flumazenil）可用于该类药物过量中毒的解救和诊断。中毒出现兴奋异常时，不能用巴比妥类药。

（2）注射剂

1）成人常用量：基础麻醉或静脉全麻，10～30mg。镇静、催眠或急性酒精戒断，开始10mg，以后按需每隔3～4小时加5～10mg。24小时总量以40～50mg为限。癫痫持续状态和严重频发性癫痫，开始静脉注射10mg，每隔10～15分钟可按需增加甚至达最大限用量。破伤风可能需要较大剂量。静脉注射宜缓慢，每分钟2～5mg。

2）小儿常用量：抗癫痫、癫痫持续状态和严重频发性癫痫，出生30天～5岁，静脉注射为宜，每2～5分钟0.2～0.5mg，最大限用量为5mg。5岁以上每2～5分钟1mg，最大限用量10mg。如需要，2～4小时后可重复治疗。重症破伤风解痉时，出生30天到5岁1～2mg，必要时3～4小时后可重复注射，5岁以上注射5～10mg。小儿静脉注射宜缓慢，3分钟内按体重不超过0.25mg/kg，间隔15～30分钟可重复。新生儿慎用。

【注意事项】

（1）对苯二氮䓬类药物过敏者，可能对本药过敏。

（2）肝肾功能损害者能延长本药清除半衰期。

（3）癫痫患者突然停药可引起癫痫持续状态。

（4）严重的精神抑郁可使病情加重，甚至产生自杀倾向，应采取预防措施。

（5）避免长期大量使用而成瘾，如长期使用应逐渐减量，不宜骤停。

（6）对本类药耐受量小的患者初用量宜小。以下情况慎用：①严重的急性乙醇中毒，可加重中枢神经系统抑制作用；②重度重症肌无力，病情可能被加重；③急性或隐性发生闭角型青光眼可因本品的抗胆碱能效应而使病情加重；④低蛋白血症时，可导致易嗜睡、难醒；⑤多动症者可有反常反应；⑥严重慢性阻塞性肺部病变，可加重呼吸衰竭；⑦外科或长期卧床患者，咳嗽反射可受到抑制；⑧有药物滥用和成瘾史者。

（7）禁忌：孕妇、妊娠期妇女、新生儿禁用。

（8）孕妇及哺乳期妇女用药：①在妊娠三个月内，本药有增加胎儿致畸的危险。孕妇长期服用可成瘾，使新生儿呈现撤药症状激惹、震颤、呕吐、腹泻；妊娠后期用药影响新生儿中枢神经活动。分娩前及分娩时用药可导致新生儿肌张力较弱，应禁用。②本品可分泌入乳汁，哺乳期妇女应避免使用。

（9）儿童用药：幼儿中枢神经系统对本药异常敏感，应谨慎给药。

（10）老年患者用药：老年人对本药较敏感，用量应酌减。

【药物相互作用】

（1）与中枢抑制药合用可增加呼吸抑制作用。

（2）与易成瘾和其他可能成瘾药合用时，成瘾的危险性增加。

（3）与酒及全麻药、可乐定、镇痛药、吩噻嗪类、单胺氧化酶A型抑制药和三环类抗抑郁药合用时，可彼此增效，应调整用量。

（4）与抗高血压药和利尿降压药合用，可使降压作用增强。

（5）与西咪替丁、普萘洛尔合用本药清除减慢，血浆半衰期延长。

（6）与扑米酮合用由于减慢后者代谢，需调整扑米酮的用量。

（7）与左旋多巴合用时，可降低后者的疗效。

（8）与利福平合用，增加本品的消除，血药浓度降低。

（9）异烟肼抑制本品的消除，致血药浓度增高。

（10）与地高辛合用，可增加地高辛血药浓度而致中毒。

【不良反应】

（1）常见的不良反应有嗜睡、头昏、乏力等，大剂量可有共济失调、震颤。

（2）罕见的有皮疹，白细胞减少。

（3）个别患者发生兴奋、多语、睡眠障碍，甚至幻觉。停药后，上述症状很快消失。

（4）长期连续用药可产生依赖性和成瘾性，停药可能发生撤药症状，表现为激动或忧郁。

【制剂与规格】

（1）地西泮片：2.5mg；5mg。

（2）地西泮注射液：2ml∶10mg。

## 六、其他

中枢神经兴奋药系指能选择性地兴奋中枢神经系统，提高其功能活动的药物。临床上主要是指对延髓生命中枢有兴奋作用的药物，对于严重传染病和中枢抑制药急性中毒等原因所致的昏迷和呼吸衰竭，此类药物有明显的兴奋呼吸作用和一定的苏醒作用，可用于垂危患者的急救。但需注意的是，这类药物作用不持久，剂量过大又可引起惊厥，甚至由惊厥转变为中枢神经抑制，因此临床上常需配合人工呼吸、给氧、输液等措施，提高抢救效果。

这类药物还包括一些主要作用于中枢神经系统其他部位的兴奋药，以及改善脑细胞代谢功能的药物，对促进大脑功能恢复和促进苏醒有很好的作用。

### 1 胞磷胆碱(Citicoline)

【适应症】辅酶。用于急性颅脑外伤和脑手术术后意识障碍。

【用法用量】

（1）静脉滴注：一日 0.25～0.5g，用 5% 或 10% 葡萄糖注射液稀释后缓缓滴注，每 5～10 日为一疗程。

（2）单纯静脉注射：每次 100～200mg。

（3）肌内注射：一日 0.1～0.3g，分 1～2 次注射。

【注意事项】

（1）脑出血急性期不宜大剂量应用。肌注一般不采用，若用时应经常更换注射部位。

（2）孕妇及哺乳期妇女用药：尚不明确。

（3）老年患者用药：尚不明确。

【药物相互作用】尚不明确。

【不良反应】本品对人及动物均无明显的毒性作用，对呼吸、脉搏、血压无影响，偶有一过性血压下降、失眠、兴奋及给药后发热等，停药后即可消失。

【制剂与规格】胞磷胆碱钠注射液：2ml∶0.25g。

### 2 尼可刹米（Nikethamide）

【适应症】用于中枢性呼吸抑制及各种原因引起的呼吸抑制。

【用法用量】

（1）皮下注射、肌内注射、静脉注射。

（2）成人常用量。一次 0.25～0.5g，必要时 1～2 小时重复用药，极量一次 1.25g。

（3）小儿常用量。6 个月以下一次 75mg，1 岁一次 0.125g，4～7 岁一次 0.175g。

【注意事项】

（1）作用时间短暂，应视病情间隔给药。

（2）禁忌症：抽搐及惊厥患者。

（3）孕妇及哺乳期妇女用药：尚不明确。

（4）中毒及处理。

1）中毒症状：兴奋不安、精神错乱、恶心、呕吐、头痛、出汗、抽搐、呼吸急促，同时可出现血压升高、心悸、心律失常，呼吸麻痹而死亡。

2）处理：①出现惊厥时，可注射苯二氮䓬类或小剂量硫喷妥钠或苯巴比妥钠等控制；②静脉滴注 10% 葡萄糖注射液，促进排泄；③给予对症治疗和支持疗法。

【药物相互作用】与其他中枢兴奋药合用，有协同作用，可引起惊厥。

【不良反应】常见面部刺激症、烦躁不安、抽搐、恶心呕吐等。大剂量时可出现血压升高、心悸、出汗、面部潮红、呕吐、震颤、心律失常、惊厥、甚至昏迷。

【制剂与规格】注射液：1.5ml∶0.375g；2ml∶0.5g。遮光，密闭保存。

### 3 洛贝林( Lobeline )

【适应症】本品主要用于各种原因引起的中枢性呼吸抑制。临床上常用于新生儿窒息，一氧化碳、阿片中毒等。

【用法用量】

（1）静脉注射，常用量：成人一次 3mg；极量：一次 6mg，一日 20mg。小儿一次 0.3～ 3mg，必要时每隔 30 分钟可重复使用；新生儿窒息可注入脐静脉 3mg。

（2）皮下或肌内注射，常用量：成人一次 10mg；极量：一次 20mg，一日 50mg。小儿一次 1～3mg。

【注意事项】

（1）孕妇及哺乳期妇女用药：尚不明确。

（2）儿童用药：可用于婴幼儿、新生儿。

（3）剂量较大时能引起心动过速、传导阻滞、呼吸抑制甚至惊厥。

【药物相互作用】尚不明确。

【不良反应】可有恶心、呕吐、呛咳、头痛、心悸等。

【制剂与规格】盐酸洛贝林注射液：1ml∶3mg；1ml∶10mg。

# 第五节　治疗精神障碍药

## 一、抗焦虑药

苯二氮䓬类药是近年来发展的一类镇静催眠药，也是抗焦虑的首选药物。此类药物虽具有相似的药理作用，但由于各种药物的药物动力学存在差别，临床验证其疗效亦有差异，故应用中不可相互取代。苯二氮䓬类药物有如下特点：

（1）焦虑性障碍：可选用阿普唑仑、溴西泮、氯氮䓬、地西泮、劳拉西泮、奥沙西泮。

（2）治疗伴随焦虑的抑郁症：作为伴随治疗，可选用阿普唑仑、劳拉西泮或奥沙西泮。

（3）治疗酒精依赖的戒断综合征：选用氯氮䓬、地西泮或奥沙西泮，用以解除激动、震颤、幻觉或震颤性谵妄症状。

（4）治疗失眠：可选用氟西泮、硝西泮和三唑仑。

### 艾司唑仑( Estazolam )

【适应症】主要用于抗焦虑、失眠。也用于紧张、恐惧及抗癫痫和抗惊厥。

【用法用量】成人常用量：镇静，一次 1～2mg，一日 3 次。催眠，1～2mg，睡前服。抗癫痫、抗惊厥，一次 2～4mg，一日 3 次。

【注意事项】

（1）用药期间不宜饮酒。

（2）对其他苯二氮䓬药物过敏者，可能对本药过敏。

（3）肝肾功能损害者能延长本药消除半衰期。

（4）癫痫患者突然停药可导致发作。

（5）严重的精神抑郁可使病情加重，甚至产生自杀倾向，应采取预防措施。

（6）避免长期大量使用而成瘾，如长期使用应逐渐减量，不宜骤停。

（7）出现呼吸抑制或低血压常提示超量。

（8）对本类药耐受量小的患者初用量宜小，逐渐增加剂量。

（9）禁忌。慎用者：①中枢神经系统处于抑制状态的急性酒精中毒。②肝肾功能损害。③重症肌无力。④急性或易于发生的闭角型青光眼发作。⑤严重慢性阻塞性肺部病变。

（10）孕妇及哺乳期妇女用药。在妊娠三个月内，本药有增加胎儿致畸的危险。孕妇长期服用可成瘾，使新生儿呈现撤药症状，妊娠后期用药影响新生儿中枢神经活动。分娩前及分娩时用药可导致新生儿肌张力较弱，应慎用。哺乳期妇女应慎用。

（11）儿童用药。18岁以下儿童，用量尚未确定。

（12）老年患者用药。老年人对本药较敏感，抗焦虑时开始用小剂量。注意调整剂量。

（13）药物过量及处理。过量可出现持续的精神紊乱、嗜睡深沉、震颤、持续的说话不清、站立不稳、心动过缓、呼吸短促或困难、严重的肌无力。超量或中毒宜及早对症处理，包括催吐或洗胃以及呼吸、循环系统的支持疗法。如有兴奋异常，不能用巴比妥类药。苯二氮䓬受体拮抗剂氟马西尼（flumazenil）可用于该类药物过量中毒的解救和诊断。

【药物相互作用】

（1）与中枢抑制药合用可增加呼吸抑制作用。

（2）与易成瘾和其他可能成瘾药合用时，成瘾的危险性增加。

（3）与酒及全麻药、可乐定、镇痛药、吩噻嗪类、单胺氧化酶A型抑制药和三环类抗抑郁药合用时，可彼此增效，应调整用量。

（4）与抗高血压药和利尿降压药合用，可使降压作用增强。

（5）与西咪替丁、普萘洛尔合用本药清除减慢，血浆半衰期延长。

（6）与扑米酮合用由于减慢后者代谢，需调整扑米酮的用量。

（7）与左旋多巴合用时，可降低后者的疗效。

（8）与利福平合用，增加本品的消除，血药浓度降低。

（9）异烟肼抑制本品的消除，致血药浓度增高。

（10）与地高辛合用，可增加地高辛血药浓度而致中毒。

【不良反应】

（1）常见的不良反应：口干、嗜睡、头昏、乏力等，大剂量可有共济失调、震颤。

（2）罕见的有皮疹、白细胞减少。

（3）个别患者发生兴奋、多语、睡眠障碍，甚至幻觉。停药后，上述症状很快消失。

（4）有依赖性，但较轻长期应用后，停药可能发生撤药症状，表现为激动或忧郁。

【制剂与规格】片剂：1mg；2mg。

## 二、抗抑郁药

抗躁狂药以碳酸锂为代表，主要用于治疗躁狂抑郁性精神病的躁狂状态、躁狂抑郁性精神病、躁狂－抑郁交替发作以及躁郁症缓解期维持治疗，防止复发。

抗抑郁药主要用于治疗各种抑郁症及其他具有抑郁症状的疾病。临床分三类：

（1）三环类：目前应用最广，以阿米替林最常用。

（2）四环类：为较新的抗抑郁药，其作用和用途与三环类相似，如马普替林。

（3）单胺氧化酶抑制剂：为最早使用的抗抑郁药，其疗效不及三环类，且毒性较大，现已少用。

精神兴奋药主要作用是提高大脑皮质的兴奋性，减轻精神和躯体的疲劳，另外还有抑制食欲的作用。目前主要用于治疗儿童多动症和发作性睡病。以哌甲酯用的较多，疗效较好。

### 1 阿米替林( Amitriptyline )

【适应症】适用于各种重症抑郁症、严重的抑郁状态、抑郁症的治疗初期患者。

【用法用量】口服给药。成人常用量开始一次 25mg，一日 2～3 次，然后根据病情和耐受情况逐渐增至一日 150～250mg，一日 3 次，高量一日不超过 300mg，维持量一日 50～150mg。

【注意事项】

（1）不宜与单胺氧化酶抑制剂（MAOI）同用，有严重不良反应时应停用，治疗期应加强心电图随访检查。

（2）禁忌症：严重心脏病、青光眼、前列腺肥大、尿潴留、重症肌无力、药物过敏者禁用。

（3）孕妇及哺乳期妇女用药：孕妇、哺乳期妇女慎用。

（4）儿童用药：婴幼儿慎用。

（5）老年患者用药：老年人慎用。

【药物相互作用】尚不明确。

【不良反应】常见注射局部疼痛、红肿、口干、便秘、视力模糊、眩晕、鼻塞、心悸、心动过速、恶心呕吐。偶见嗜睡、出汗、震颤、头痛、静坐不能、高血压、体位性低血压、一过性心电图（EGG）异常或血清谷氨酸丙酮酸氨基转移酶（SGPT）升高、排尿困难、皮疹等。

【制剂与规格】盐酸阿米替林片：10mg；25mg。

### 2 多塞平( Doxepin )

【适应症】用于治疗抑郁症及焦虑性神经症。

【用法用量】口服　常用量：开始一次 25mg，一日 2～3 次，以后逐渐增加至一日总量 100～250mg。最高量：一日不超过 300mg。

【药物过量反应】中毒症状：可致心脏传导阻滞、心律失常，也可产生显著的呼吸抑制。处理：催吐、洗胃和采用支持疗法及对症治疗。

【注意事项】肝、肾功能严重不全，前列腺肥大、老年或心血管疾病患者慎用，使用期间应监测心电图。本品不得与单胺氧化酶抑制剂合用，在停用单胺氧化酶抑制剂后14天，才能使用本品。患者有转向躁狂倾向时应立即停药。用药期间不宜驾驶车辆、操作机械或高空作业。用药期间应定期检查血象、心、肝、肾功能。

【药物相互作用】

（1）本品与舒托必利合用，有增加室性心律失常的危险，严重者可致尖端扭转心律失常。

（2）本品与乙醇或其他中枢神经系统抑制药合用，中枢神经抑制作用增强。

（3）本品与肾上腺素、去甲肾上腺素合用，易致高血压及心律失常。

（4）本品与可乐定合用，后者抗高血压作用减弱。

（5）本品与抗惊厥药合用，可降低抗惊厥药的作用。

（6）本品与氟西汀或氟伏沙明合用，可增加两者的血浆浓度，出现惊厥，不良反应增加。

（7）本品与阿托品类合用，不良反应增加。

（8）与单胺氧化酶合用，可发生高血压。

【不良反应】治疗初期可出现嗜睡与抗胆碱能反应，如多汗、口干、震颤、眩晕、视物模糊、排尿困难、便秘等。其他有皮疹、体位性低血压，偶见癫痫发作、骨髓抑制或中毒性肝损害。

【制剂与规格】盐酸多塞平片：25mg（以多塞平计）。

## 三、抗精神病药

### 1 奋乃静(Perphenazine)

【适应症】

（1）对幻觉妄想、思维障碍、淡漠木僵及焦虑激动等症状有较好的疗效。用于精神分裂症或其他精神病性障碍。因镇静作用较弱，对血压的影响较小。适用于器质性精神病、老年性精神障碍及儿童攻击性行为障碍。

（2）止吐，各种原因所致的呕吐或顽固性呃逆。

【用法用量】

（1）口服：治疗精神分裂症，从小剂量开始，一次2～4mg，一日2～3次。以后每隔1～2日增加6mg，逐渐增至常用治疗剂量一日20～60mg。维持剂量一日10～20mg。用于止吐，一次2～4mg，一日2～3次。

（2）注射剂：治疗精神分裂症。肌内注射：一次5～10mg，一日2次。或静脉注射：一次5mg，用氯化钠注射液稀释成0.5mg/ml，注射速度每分钟不超过1mg。待患者合作后改为口服给药。

【注意事项】

（1）患有心血管疾病（如心衰、心肌梗死、传导异常）应慎用。

（2）出现迟发性运动障碍，应停用所有的抗精神病药。

（3）出现过敏性皮疹及恶性综合征应立即停药并进行相应的处理。

（4）肝、肾功能不全者应减量。

（5）癫痫患者应慎用。

（6）应定期检查肝功能与白细胞计数。

（7）用药期间不宜驾驶车辆、操作机械或高空作业。

（8）禁忌症：基底神经节病变、帕金森病、帕金森综合征、骨髓抑制、青光眼、昏迷、对吩噻嗪类药过敏者。

（9）孕妇及哺乳期妇女用药：孕妇慎用。哺乳期妇女使用本品期间应停止哺乳。

（10）儿童用药：11岁以下儿童用量尚未确定。

（11）老年患者用药：按情况酌减用量，开始使用剂量要小，缓慢加量。

（12）药物过量及处理。

1）药物过量中毒症状：①中枢神经系统：有烦躁不安、失眠等兴奋症状。对有惊厥史者，尤其是儿童应特别注意，易产生四肢震颤、下颌抽动、言语不清等。②心血管系统：心悸，四肢发冷，血压下降，直立性低血压，持续性低血压休克，并可导致房室传导阻滞及室性期前收缩，可致心脏停搏。

2）处理：①如服用大量本品，立即刺激咽部催吐。在6小时内用1∶5 000高锰酸钾液或温开水洗胃，本品易溶于水，而且能抑制胃肠蠕动，故必须反复洗胃，直至胃内回流液澄清为止。因本品镇吐作用强，故用催吐药效果不好。②静脉注射高渗葡萄糖注射液，促进利尿，排泄毒物，但输液不宜过多，以防心力衰竭和肺水肿。③依病情给予对症治疗及支持疗法。

【药物相互作用】

（1）本品与乙醇或中枢神经抑制药，尤其是与吸入全麻药或巴比妥类等静脉全麻药合用时，可彼此增效。

（2）本品与苯丙胺类药合用时，由于吩噻嗪类药具有α肾上腺素受体阻断作用，后者的效应可减弱。

（3）本品与抗酸药或止泻药合用，可降低口服吸收。

（4）本品与抗惊厥药合用，不能使抗惊厥药增效。

（5）本品与抗胆碱药合用，效应彼此加强。

（6）本品与肾上腺素合用，肾上腺素的α受体效应受阻，仅显示出β受体效应，可导致明显的低血压和心动过速。

（7）本品与胍乙啶类药物合用时，后者的降压效应可被抵消。

（8）本品与左旋多巴合用时，后者可抑制前者的抗帕金森病效应。

（9）本品与单胺氧化酶抑制药或三环类抗抑郁药合用时，两者的抗胆碱作用可相互增强并延长。

【不良反应】

（1）主要有锥体外系反应，如：震颤、僵直、流涎、运动迟缓、静坐不能、急性肌张力障碍等。长期大量服药可引起迟发性运动障碍。

（2）可引起血浆中催乳素浓度增加，可能有关的症状为：溢乳、男子女性化乳房、月经失调、闭经。可出现口干、视物模糊、乏力、头晕、心动过速、便秘、出汗等。

（3）少见的不良反应有体位性低血压，粒细胞减少症与中毒性肝损害。偶见过敏性皮疹及恶性综合征。

【制剂与规格】

（1）奋乃静片：2mg；4mg。

（2）盐酸奋乃静注射液：1ml∶5mg；2ml∶5mg。

## 2 氯丙嗪(Chlorpromazine)

【适应症】

（1）对兴奋躁动、幻觉妄想、思维障碍及行为紊乱等阳性症状有较好的疗效。用于精神分裂症、躁狂症或其他精神病性障碍。

（2）止吐，各种原因所致的呕吐或顽固性呃逆。

【用法用量】

（1）注射剂：用于精神分裂症或躁狂症，肌内注射：一次25～50mg，一日2次，待患者合作后改为口服。静脉滴注：从小剂量开始，25～50mg稀释于500ml葡萄糖氯化钠注射液中缓慢静脉滴注，一日1次，每隔1～2日缓慢增加25～50mg，治疗剂量一日100～200mg。不宜静脉推注。

（2）口服给药：用于精神分裂症或躁狂症，从小剂量开始，一次25～50mg，一日2～3次，每隔2～3日缓慢逐渐递增至一次300mg～450mg，最大治疗剂量一日600mg。

【注意事项】

（1）患有心血管疾病（如心衰、心肌梗死、传导异常）慎用。

（2）出现迟发性运动障碍，应停用所有的抗精神病药。

（3）出现过敏性皮疹及恶性综合征应立即停药并进行相应的处理。

（4）用药后引起体位性低血压应卧床，血压过低可静脉滴注去甲肾上腺素，禁用肾上腺素。

（5）肝、肾功能不全者应减量。

（6）癫痫患者慎用。

（7）应定期检查肝功能与白细胞计数。

（8）对晕动症引起的呕吐效果差。

（9）用药期间不宜驾驶车辆、操作机械或高空作业。

（10）本品颜色变深或有沉淀时禁止使用。

（11）本品不宜皮下注射。静脉注射可引起血栓性静脉炎，应稀释后缓慢注射。

（12）不适用于有意识障碍的精神异常者。

（13）禁忌症：基底神经节病变、帕金森病、帕金森综合征、骨髓抑制、青光眼、昏迷及对吩噻嗪类药过敏者。

（14）孕妇及哺乳期妇女用药：孕妇慎用。哺乳期妇女使用本品期间停止哺乳。

（15）儿童用药：慎用。

（16）老年患者用药：慎用。

（17）药物过量及处理。

1）药物过量中毒症状：①表情淡漠、烦躁不安、吵闹不停、昏睡，严重时可出现昏迷；②严重锥体外系反应；③心血管系统：心悸，四肢发冷，血压下降，直立性低血压，持续性低血压休克，并可导致房室传导阻滞及室性期前收缩甚至心脏停搏。

2）处理：静脉注射高渗葡萄糖注射液，促进利尿，排泄毒物，但输液不宜过多，以防心力衰竭和肺水肿。依病情给予对症治疗及支持疗法。

【药物相互作用】

（1）本品与乙醇或其他中枢神经系统性抑制药合用时中枢抑制作用加强。

（2）本品与抗高血压药合用易致体位性低血压。

（3）本品与舒托必利合用，有发生室性心律失常的危险，严重者可致尖端扭转心律失常。

（4）本品与阿托品类药物合用，不良反应加强。

（5）本品与碳酸锂合用，可引起血锂浓度增高。

（6）抗酸剂可以降低本品的吸收，苯巴比妥可加快其排泄，因而减弱其抗精神病作用。

（7）本品与单胺氧化酶抑制剂及三环类抗抑郁药合用时，两者的抗胆碱作用加强，不良反应加重。

【不良反应】

（1）常见口干、上腹不适、食欲缺乏、乏力及嗜睡。

（2）可引起体位性低血压、心悸或心电图改变。

（3）可出现锥体外系反应，如震颤、僵直、流涎、运动迟缓、静坐不能、急性肌张力障碍。

（4）长期大量用药可引起迟发性运动障碍。

（5）可引起血浆中催乳素浓度增加，可能有关的症状为：溢乳、男子女性化乳房、月经失调、闭经。

（6）可引起注射局部红肿、疼痛、硬结。

（7）可引起中毒性肝损害或阻塞性黄疸。

（8）少见骨髓抑制。

（9）偶可引起癫痫、过敏性皮疹或剥脱性皮炎及恶性综合征。

【剂型与规格】

（1）盐酸氯丙嗪注射液：1ml∶10mg；1ml∶25mg；1ml∶50mg。

（2）盐酸氯丙嗪片：25mg；50mg。

### 3 氟哌啶醇( Haloperidol )

【适应症】急、慢性精神病的维持治疗。

【用法用量】

（1）肌内注射，一次50～100mg，每2～4周注射一次。

（2）治疗精神分裂症。口服给药，从小剂量开始，起始剂量一次2～4mg，一日2～3次。逐渐增加至常用量一日10～40mg，维持剂量一日 4～20mg。

【注意事项】

（1）下列情况时慎用：①严重心脏病；②药物引起的急性中枢神经抑制；③癫痫；④肝肾功能不全；⑤青光眼；⑥甲亢或毒性甲状腺肿；⑦肺功能不全；⑧尿潴留。

（2）治疗期间应定期检查血常规，尤其是白细胞计数，肝功能及心电图。

（3）注射液颜色改变或有沉淀时禁止使用。

（4）本品不能静脉注射。

（5）长期大量在同一部位注射时，肌肉可出现硬结，应注意更换注射部位。

（6）禁忌症：基底神经节病变，帕金森病，严重中枢神经抑制状态者，骨髓抑制，青光眼，重性肌无力及对本品过敏者禁用。

（7）孕妇及哺乳期妇女用药：慎用。

（8）儿童用药：慎用。

（9）老年患者用药：慎用。

（10）药物过量可出现高热反应、心电图异常、白细胞减少及粒细胞缺乏。应视病情采取相应的对症治疗及支持疗法。

【药物相互作用】

（1）与乙醇和其他中枢神经抑制药合用，中枢神经抑制增强。

（2）与苯丙胺合用，可降低后者的作用。

（3）与巴比妥或其他抗惊厥药合用时，可改变癫痫的发作形式，但不能使抗惊厥药增效。

（4）与抗高血压药物合用时，可产生严重低血压。

（5）与抗胆碱药物合用时，有可能使眼压增高。

（6）与肾上腺素合用，由于阻断了 α 肾上腺素受体，使 β 受体的活动占优势，可导致血压下降。

（7）与锂盐合用时，需注意观察神经毒性与脑损伤。

（8）与甲基多巴合用，可产生意识障碍、思维迟缓、定向障碍。

（9）与卡马西平合用，本品的血药浓度可降低，效应减弱。

【不良反应】

（1）锥体外系反应较重且常见，急性肌张力障碍在儿童和青少年更易发生，出现明显的扭转痉挛、吞咽困难、静坐不能及类帕金森病。在减量或应用抗胆碱药时可减轻或消失。

（2）可出现口干、视物模糊、乏力、便秘、出汗等。

（3）可引起血浆中催乳素浓度增加，可能有关的症状为：溢乳、男子女性化乳房、月经失调、闭经。

（4）少数患者可能引起抑郁反应。

（5）少见不良反应有低血压、白细胞减少、肝功能异常或心电图异常。

（6）偶见过敏性皮疹及恶性综合征。

（7）注射局部不适、疼痛或硬结。

【制剂与规格】

（1）癸酸氟哌啶醇注射液：1ml∶50mg（按氟哌啶醇计）。

（2）氟哌啶醇片：2mg；4mg；5mg。

## 第六节　心血管系统用药

### 一、抗心绞痛药

心绞痛是冠心病的常见症状。其发生原因一般认为是冠状动脉粥样硬化、管腔狭窄或痉挛，导致心肌供血不足、心肌缺氧使心肌内积聚过多的乳酸、组胺、缓激肽等代谢产物，刺激神经末梢而引起绞痛。

抗心绞痛药是通过扩张冠脉，促进侧支循环，增加心肌供氧量；或是减轻心肌负荷，降低心脏需氧量，以改善心肌供氧与需氧间的平衡而发挥作用。现有药物主要包括以下几类：

（1）硝酸酯及亚硝酸酯类：如硝酸甘油、硝酸异山梨酯、亚硝酸异戊酯等。

（2）β 受体阻滞剂：如普萘洛尔、阿替洛尔、美托洛尔等。

（3）钙通道阻滞剂：如硝苯地平、地尔硫䓬、普尼拉明等。

（4）其他：如罂粟碱、双嘧达莫、果二磷酸钠等。

## 1 硝酸甘油( Nitroglycerin )

【适应症】用于冠心病心绞痛的治疗及预防，也可用于降低血压或治疗充血性心力衰竭。

【用法用量】

（1）口服片剂：成人一次用 0.25～0.5mg（1 片）舌下含服。每 5 分钟可重复 1 片，直至疼痛缓解。如果 15 分钟内总量达 3 片后疼痛持续存在，应立即就医。在活动或大便之前 5～10 分钟预防性使用，可避免诱发心绞痛。

（2）注射液：用 5% 葡萄糖注射液或氯化钠注射液稀释后静脉滴注，开始剂量为 5μg/min，最好用输液泵恒速输入。用于降低血压或治疗心力衰竭，可每 3～5 分钟增加 5μg/min，如在 20μg/min 时无效可以 10μg/min 递增，以后可增加至 20μg/min，一旦有效则逐渐减量或延长给药间期。患者对本药的个体差异很大，静脉滴注无固定适合剂量，应根据个体的血压、心率和其他血流动力学参数来调整用量。

【注意事项】

（1）应使用能有效缓解急性心绞痛的最小剂量，过量可能导致耐受现象。片剂用于舌下含服，不可吞服。

（2）小剂量可能发生严重低血压，尤其在直立位时。舌下含服用药时患者应尽可能取坐位，以免因头晕而摔倒。

（3）应慎用于血容量不足或收缩压低的患者。

（4）诱发低血压时可合并反常性心动过缓和心绞痛加重。

（5）可使肥厚梗阻型心肌病引起的心绞痛恶化。

（6）可发生对血管作用和抗心绞痛作用的耐受性。

（7）如果出现视力模糊或口干，应停药。剂量过大可引起剧烈头痛。

（8）禁忌：禁用于心肌梗死早期（有严重低血压及心动过速时）、严重贫血、青光眼、颅内压增高和已知对硝酸甘油过敏的患者。还禁用于使用枸橼酸西地那非（万艾可）的患者，后者增强硝酸甘油的降压作用。

（9）孕妇及哺乳期妇女用药：尚不知是否引起胎儿损害或者影响生育能力，故仅当确有必要时方可用于孕妇。亦不知是否从人乳汁中排泌，故哺乳期妇女应谨慎。

（10）药物过量可引起严重低血压、心动过速、心动过缓、传导阻滞、心悸、循环衰竭导致死亡、晕厥、持续搏动性头痛、眩晕、视力障碍、颅内压增高、瘫痪和昏迷并抽搐、脸红与出汗、恶心与呕吐、腹部绞痛与腹泻、呼吸困难与高铁血红蛋白血症。

【药物相互作用】

（1）中毒或过量饮酒时，使用本药可致低血压。

（2）与降压药或血管扩张药合用可增强硝酸盐的致体位性低血压作用。

（3）阿司匹林可减少舌下含服硝酸甘油的清除，并增强其血流动力学效应。

（4）使用长效硝酸盐可降低舌下用药的治疗作用。

（5）枸橼酸西地那非（万艾可）加强有机硝酸盐的降压作用。

（6）与乙酰胆碱、组胺及拟交感胺类药合用时，疗效可能减弱。

【不良反应】

（1）头痛：可于用药后立即发生，可为剧痛和呈持续性。

（2）偶可发生眩晕、虚弱、心悸和其他体位性低血压的表现，尤其在直立、制动的患者。

（3）治疗剂量可发生明显的低血压反应，表现为恶心、呕吐、虚弱、出汗、苍白和虚脱。

（4）晕厥、面红、药疹和剥脱性皮炎均有报告。

【制剂与规格】

（1）片剂：0.5mg。

（2）注射液：1ml∶1mg；1ml∶2mg；1ml∶5mg；1ml∶10mg。

## 2 硝酸异山梨酯（Isosorbide Dinifrate）

【适应症】冠心病的长期治疗；心绞痛的预防；心肌梗死后持续心绞痛的治疗；与洋地黄和（或）利尿剂联合应用，治疗慢性充血性心力衰竭。

【用法用量】

（1）注射液：用5%葡萄糖注射液稀释后从1～2mg/h开始静脉滴注，根据患者的反应调整剂量，最大剂量为8～10mg，用药期间须密切观察患者的心率及血压。由于个体反应不同，需个体化调整剂量。

（2）口服给药：

1）预防心绞痛，一次5～10mg，一日2～3次，一日总量10～30mg，由于个体反应不同，需个体化调整剂量。

2）治疗心绞痛，一次5～10mg，一日3～4次，可增至20mg～40mg，每6小时一次，由于个体反应不同，需个体化调整剂量。

【注意事项】

（1）低充盈压的急性心肌梗死患者，应避免收缩压低于90mmHg。主动脉和（或）二尖瓣狭窄、体位性低血压及肾功能不全者慎用。

（2）禁忌：急性循环衰竭（休克、循环性虚脱）；严重低血压（收缩压＜90mmHg）；急性心肌梗死伴低充盈压（除非在有持续血流动力学监测的条件下）；肥厚梗阻型心肌病；缩窄性心包炎或心包填塞；严重贫血；青光眼；颅内压增高；对硝基化合物过敏者。

（3）孕妇及哺乳期妇女用药：动物实验中未观察到对胚胎的毒性效应，也不清楚ISMN是否经乳汁排泌，但由于缺少孕妇及哺乳期妇女用药的经验，故需慎用。

（4）儿童用药：这类药物的研究均在成人中进行，无比较儿童与成人用药情况的资料，故不推荐用于儿童。

（5）老年患者用药：老年患者对本类药物的敏感性可能更高，更易发生头晕等反应。

（6）与血管过度扩张有关的反应有颅内压增高、眩晕、心悸、视力模糊、恶心与呕吐、晕厥、呼吸困难、出汗伴皮肤潮红或湿冷、传导阻滞与心动过缓、瘫痪、昏迷、癫痫发作或死亡，无特异性的拮抗剂可对抗 ISMN 的血管扩张作用，用肾上腺素和其他动脉收缩剂可能弊大于利，处理方法包括抬高患者的下肢以促进静脉回流以及静脉补液。也可能发生高铁血红蛋白血症，治疗方法是静注亚甲蓝 1～2mg/kg。

【药物相互作用】与其他血管扩张剂、钙拮抗剂、β受体阻滞剂、抗高血压药、三环类抗抑郁药及酒精合用，可强化本类药物的降血压效应。

【不良反应】用药初期可能会出现硝酸酯引起的血管扩张性头痛，通常连续使用数日后，症状可消失。还可能出现面部潮红、眩晕、直立性低血压和反射性心动过速。偶见血压明显降低、心动过缓、心绞痛加重和晕厥。

【制剂与规格】

（1）硝酸异山梨酯片：2.5mg；5mg；10mg。

（2）硝酸异山梨酯注射液：5ml∶5mg；10ml∶10mg；50ml∶50mg。

### 3 硝苯地平（Nifedipine）

【适应症】

（1）重型心绞痛：尤其变异型心绞痛。

（2）高血压。

【用法用量】

（1）硝苯地平的剂量应视患者的耐受性和对心绞痛的控制情况逐渐调整。过量服用硝苯地平可导致低血压。

（2）从小剂量开始服用，一般起始剂量 10mg/ 次，一日 3

次口服；常用的维持剂量为口服 10～20mg/ 次，一日 3 次。部分有明显冠脉痉挛的患者，可用至 20～30mg/ 次，一日 3～4 次。最大剂量不宜超过 120mg/d。如果病情紧急，可嚼碎服或舌下含服 10mg/ 次，根据患者对药物的反应，决定再次给药。

（3）通常调整剂量需 7～14 天。如果患者症状明显，病情紧急，剂量调整期可缩短。根据患者对药物的反应、发作的频率和是否应用硝酸甘油决定。

【注意事项】

（1）低血压。绝大多数患者服用硝苯地平后仅有轻度低血压反应，个别患者出现严重的低血压症状。这种反应常发生在剂量调整期或加量时，特别是合用 β 受体阻滞剂时。在此期间需监测血压，尤其合用其他降压药时。

（2）心绞痛和（或）心肌梗死。极少数患者，特别是严重冠脉狭窄患者，在服用硝苯地平或加量期间，降压后出现反射性交感兴奋而心率加快，心绞痛或心肌梗死的发生率增加。

（3）外周水肿。10% 的患者发生轻中度外周水肿，与动脉扩张有关。水肿多初发于下肢末端，可用利尿剂治疗。对于伴充血性心力衰竭的患者，需分辨水肿是否由于左室功能进一步恶化所致。

（4）对诊断的干扰。应用本品时偶可有碱性磷酸酶、肌酸磷酸激酶、乳酸脱氢酶、门冬氨酸氨基转移酶和丙氨酸氨基转移酶升高，一般无临床症状，但曾有报道胆汁淤积和黄疸；血小板聚集度降低，出血时间延长；直接 Coomb 实验阳性伴或不伴溶血性贫血。

（5）肝肾功能不全、正在服用 β 受体阻滞剂者应慎用，宜从小剂量开始，以防诱发或加重低血压，增加心绞痛、心力衰竭、甚至心肌梗死的发生率。慢性肾衰患者应用本品时偶有可逆性血尿素氮和肌酐升高，与硝苯地平的关系不够明确。

（6）长期给药不宜骤停，以避免发生停药综合征而出现反跳现象。

（7）禁忌：对硝苯地平过敏者禁用。

（8）孕妇及哺乳期妇女用药：无详尽的临床研究资料。临床上有硝苯地平用于高血压的孕妇。硝苯地平可分泌入乳汁，哺乳期妇女应停药或停止哺乳。

（9）老年患者用药：硝苯地平在老年人的半衰期延长，应用时注意调整剂量。

【药物相互作用】

（1）硝酸酯类与本品合用控制心绞痛发作，有较好的耐受性。

（2）绝大多数患者合用β受体阻滞剂有较好的耐受性和疗效，但个别患者可能诱发和加重低血压、心力衰竭和心绞痛。

（3）洋地黄。本品可能增加血地高辛浓度，提示在初次使用、调整剂量或停用本品时应监测地高辛的血药浓度。

（4）蛋白结合率高的药物如双香豆素类、苯妥英钠、奎尼丁、奎宁、华法林等与本品同用时，这些药的游离浓度常发生改变。

（5）西咪替丁与本品同用时，本品的血浆峰浓度增加，注意调整剂量。

（6）芬太尼麻醉接受冠脉旁路血管移植术（或者其他手术）的患者，单独服用硝苯地平或与β受体阻滞剂合用可导致严重的低血压，如条件许可应至少停药36小时。

【不良反应】

（1）常见服药后出现外周水肿（外周水肿与剂量相关，服用60mg/d时的发生率为4%，服用120mg/d则为12.5%）；头晕、头痛、恶心、乏力和面部潮红（10%）。一过性低血压（5%），多不需要停药（一过性低血压与剂量相关，在剂量<60mg/d时的发生率为2%，而120mg/d的发生率为5%）。个别患者发生心绞痛，可能与低血压反应有关。还可见心悸、鼻塞、胸闷、气短、便秘、腹泻、胃肠痉挛、腹胀、骨骼肌发炎、关节僵硬、肌肉痉挛、精神紧张、颤抖、神经过敏、睡眠紊乱、视力模糊、平衡失调等（2%）。晕厥（0.5%），减量或与其他抗心绞痛药合用则不再发生。

（2）少见贫血、白细胞减少、血小板减少、紫癜、过敏性肝炎、齿龈增生、抑郁、偏执、血药浓度峰值时瞬间失明、红斑性肢痛、抗核抗体阳性关节炎等（<0.5%）。

（3）可能产生的严重不良反应：心肌梗死和充血性心力衰竭发生率 4%；肺水肿的发生率 2%；心律失常和传导阻滞的发生率各小于 0.5%。

（4）本品过敏者可出现过敏性肝炎、皮疹，甚至剥脱性皮炎等。

【制剂与规格】胶囊：5mg；10mg。

## 二、抗心律失常药

抗心律失常药物通常分为抗快速型心律失常药物及抗缓慢型心律失常药物两类。

抗快速型心律失常药物根据其作用机制的不同又分为以下几类：

1．膜稳定剂

作用是抑制快钠通道，降低心肌动作电位除极速率和传导性。

（1）奎尼丁类药物，包括奎尼丁、普鲁卡因胺、丙吡胺。特点是降低心肌动作电位的除极速率，延长动作电位的复极，使心肌动作电位时间延长。

（2）利多卡因类药物，包括利多卡因、苯妥英钠、美西律、阿普林定等。特点是加速心肌动作电位的复极速度，使心肌动作电位时间缩短。

（3）其他膜稳定剂，包括普罗帕酮、莫雷西嗪、氯卡尼、氟卡尼、恩卡尼等。

2．β 受体阻滞剂

作用是阻断交感神经对心肌细胞的电生理作用。包括普萘洛尔、阿替洛尔、美托洛尔、索他洛尔等。

3．延长心肌动作电位的时间

包括胺碘酮、溴苄铵、索他洛尔等。

4．$Ca^{2+}$ 拮抗剂

作用是抑制慢钙通道，降低窦房结的舒张期自动除极速率，抑制房室结的传导速度并延长其不应期，药物包括维拉帕米、地尔硫䓬等。

随着人工起搏技术的发展，抗缓慢型心律失常药物的临床应用逐渐减少，目前抗缓慢型心律失常药物常用于轻、中度患者，或用于一过性缓慢性心律失常者，对于严重缓慢型心律失常者，在安装人工起搏器前，抗缓慢型心律失常药是极有用的急诊处理方法。常用的药物以阿托品、异丙肾上腺素、肾上腺素为代表。

## 1 普罗帕酮(Propafenone)

【适应症】用于阵发性室性心动过速及室上性心动过速（包括伴预激综合征者）。

【用法用量】

（1）口服：1 次 100～200mg，一日 3～4 次。治疗量，一日 300～900mg，分 4～6 次服用。维持量一日 300～600mg，分 2～4 次服用。由于其局部麻醉作用，宜在饭后与饮料或食物同时吞服，不得嚼碎。

（2）注射剂，常用量为 1～1.5mg/kg 或 70mg 加入 5% 葡萄糖注射液中稀释，于 10 分钟内缓慢静脉注射，必要时 10～20 分钟重复一次，总量不超过 210mg，静脉起效后改为静脉滴注或口服给药维持。

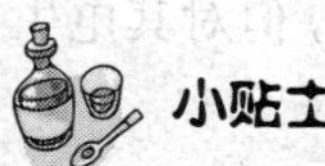

**小贴士**

### 药物过量

药物过量摄入后 3 小时症状最明显，包括低血压、嗜睡、心动过缓，房内和室内传导阻滞，偶尔发生抽搐或严重室性心律失常。

【注意事项】

（1）心肌严重损害者慎用。

（2）严重的心动过缓，肝、肾功能不全，明显低血压患者慎用。

（3）如出现窦房性或房室性传导高度阻滞时，可静注乳酸钠、阿托品、异丙肾上腺素或间羟肾上腺素等解救。

（4）禁忌：无起搏器保护的窦房结功能障碍、严重房室传导阻滞、双束支传导阻滞患者，严重充血性心力衰竭、心源性休克、严重低血压及对该药过敏者禁用。

（5）孕妇及哺乳期妇女用药：在孕妇中应用的安全性和有效性尚不确定，因此仅用于药物作用对胎儿有利的情况下。尚不知该药是否存在于母乳，建议哺乳期妇女停用。

（6）儿童用药：该药在儿童中使用的安全性和有效性尚不清楚。

（7）老年患者用药：该药在老年患者中应用并无与年龄相关的副作用增加现象。但老年患者用药后可能出现血压下降。而且老年患者易发生肝、肾功能损害，因此要谨慎应用。老年患者的有效药物剂量较正常低。

【药物相互作用】与奎尼丁合用可以减慢代谢过程。与局麻药合用增加中枢神经系统副作用的发生。普罗帕酮可以增加血清地高辛浓度，并呈剂量依赖型。与普萘洛尔、美托洛尔合用可以显著增加其血浆浓度和清除半衰期，而对普罗帕酮没有影响。与华法林合用时可增加华法林血药浓度和凝血酶原时间。与西咪替丁合用可使普罗帕酮血药稳态水平提高，但对其电生理参数没有影响。

【不良反应】

（1）不良反应较少，主要为口干、舌唇麻木，可能是由于其局部麻醉作用所致。此外，早期的不良反应还有头痛、头晕、眩晕，其后可出现胃肠道障碍如恶心、呕吐、便秘等。也有出现房室阻断症状。有两例在连续服用两周后出现胆汁淤积性肝损伤的报道，停药后2～4周各酶的活性均恢复正常。认为这一病理变化属于过敏反应及个体因素性。

（2）在试用过程中未见肺、肝及造血系统的损害，有少数患者出现上述口干、头痛、眩晕、胃肠道不适等轻微反应，一般都在停药后或减量后症状消失。有报道个别患者出现房室传导阻滞，Q-T间期延长，P-R间期轻度延长，QRS时间延长等。

【制剂与规格】

（1）盐酸普罗帕酮胶囊：100mg；150mg。

（2）盐酸普罗帕酮注射液：5ml∶17.5mg；10ml∶35mg；20ml∶70mg。

## 2 普萘洛尔(Propranolol)

【适应症】

（1）作为二级预防，降低心肌梗死死亡率。

（2）高血压（单独或与其他抗高血压药合用）。

（3）劳力型心绞痛。

（4）控制室上性快速心律失常、室性心律失常，特别是与儿茶酚胺有关或洋地黄引起心律失常。可用于洋地黄疗效不佳的房扑、房颤心室率的控制，也可用于顽固性期前收缩，改善患者的症状。

（5）减低肥厚型心肌病流出道压差，减轻心绞痛、心悸与昏厥等症状。

（6）配合α受体阻滞剂用于嗜铬细胞瘤患者控制心动过速。

（7）用于控制甲状腺功能亢进症的心率过快，也可用于治疗甲状腺危象。

【用法用量】

（1）高血压：口服，初始剂量10mg，每日3～4次，可单独使用或与利尿剂合用。剂量应逐渐增加，日最大剂量200mg。

（2）心绞痛：开始时5～10mg，每日3～4次；每3日可增加10～20mg，可渐增至每日200mg，分次服。

（3）心律失常：每日10～30mg，日服3～4次。饭前、睡前服用。

（4）心肌梗死：每日30～240mg，日服2～3次。

（5）肥厚型心肌病：10～20mg，每日3～4次。按需要及耐受程度调整剂量。

（6）嗜铬细胞瘤：10～20mg，每日3～4次。术前用3天，一般应先用受体阻滞剂，待药效稳定后加用普萘洛尔。

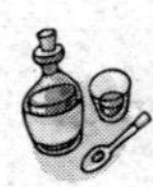

**小贴士**

**药物过量**

一般情况下，如药物过量应尽快排空胃内容物、预防吸入性肺炎。心动过缓时给予阿托品，慎用异丙肾上腺素；必要时安装心脏起搏器。室性期前收缩给予利多卡因或苯妥英钠。心力衰竭时服用洋地黄或利尿剂。低血压时给予升压药，例如去甲肾上腺素或肾上腺素。支气管哮喘给予肾上腺素或氨茶碱。透析无法清除本药。

【注意事项】

（1）本品口服可空腹或与食物共进，后者可延缓肝内代谢，提高生物利用度。

（2）β受体阻滞剂的耐受量个体差异大，用量必须个体化。首次用本品时需从小剂量开始，逐渐增加剂量并密切观察反应以免发生意外。

（3）注意本品血药浓度不能完全预示药理效应，故还应根据心率及血压等临床征象指导临床用药。

（4）冠心病患者使用本品不宜骤停，否则可出现心绞痛、心肌梗死或室性心动过速。

（5）甲亢患者用本品也不可骤停，否则使甲亢症状加重。

（6）长期用本品者撤药须逐渐递减剂量，至少经过3天，一般为2周。

（7）长期应用本品可在少数患者出现心力衰竭，倘若出现，可用洋地黄苷类和（或）利尿剂纠正，并逐渐递减剂量，最后停用。

（8）本品可引起糖尿病患者血糖降低，但非糖尿病患者无降糖作用。故糖尿病患者应定期检查血糖。

（9）服用本品期间应定期检查血常规、血压、心功能、肝肾功能等。

（10）对诊断的干扰：服用本品时，测定血尿素氮、脂蛋白、肌酐、钾、甘油三酯、尿酸等都有可能提高，而血糖降低。但糖尿病患者有时会增高。肾功能不全者本品的代谢产物可蓄积于血中，干扰测定血清胆红质的重氮反应，出现假阳性。

（11）下列情况慎用本品：过敏史、充血性心力衰竭、糖尿病、肺气肿或非过敏性支气管哮喘、肝功能不全、甲状腺功能低下、雷诺综合征或其他周围血管疾病、肾功能衰退等。

（12）禁忌：①支气管哮喘；②心源性休克；③心脏传导阻滞（Ⅱ～Ⅲ度房室传导阻滞）；④重度或急性心力衰竭；⑤窦性心动过缓。

（13）孕妇及哺乳期妇女用药：本品可通过胎盘进入胎儿体内，有报道妊娠高血压者用后可导致宫内胎儿发育迟缓，分娩时无力造成难产，新生儿可产生低血压、低血糖、呼吸抑制及心率减慢。尽管有报道对母亲及胎儿均无影响，但必须慎用，不宜作为孕妇第一线治疗用药。本品可少量从乳汁中分泌，故哺乳期妇女慎用。

（14）儿童用药：尚未确定，一般按体重每日0.5～1.0mg/kg，分次口服。根据体重计算儿童用量，本品血药浓度治疗范围与成人相似。但是按体表面积计算的儿童剂量，本品血药浓度治疗范围高于成人。

（15）老年患者用药：因老年患者对药物代谢与排泄能力低，使用本品时应适当调节剂量。

【药物相互作用】

（1）与抗高血压药物相互作用：本品与利血平合用，可导致体位性低血压、心动过缓、头晕、晕厥。与单胺氧化酶抑制剂合用，可致极度低血压。

（2）与洋地黄合用，可发生房室传导阻滞而使心率减慢，需严密观察。

（3）与钙拮抗剂合用，特别是静脉注射维拉帕米，要十分警惕本品对心肌和传导系统的抑制。

（4）与肾上腺素、去氧肾上腺素或拟交感胺类合用，可引起显著高血压、心率过慢，也可出现房室传导阻滞。

（5）与异丙肾上腺素或黄嘌呤合用，可使后者疗效减弱。

（6）与氟哌啶醇合用，可导致低血压及心脏停搏。

（7）与氢氧化铝凝胶合用可降低普萘洛尔的肠吸收。

（8）酒精可减缓本品吸收速率。

（9）与苯妥英、苯巴比妥和利福平合用可加速本品清除。

（10）与氯丙嗪合用可增加两者的血药浓度。

（11）与安替比林、茶碱类和利多卡因合用可降低本品清除率。

（12）与甲状腺素合用导致 T3 浓度的降低。

（13）与西咪替丁合用可降低本品肝代谢，延缓消除，增加普萘洛尔血药浓度。

（14）可影响血糖水平，故与降糖药同用时，需调整后者的剂量。

【不良反应】应用本品可出现眩晕、神志模糊（尤见于老年人）、精神抑郁、反应迟钝等中枢神经系统不良反应；头昏（低血压所致）；心率过慢（<50 次 / 分钟）；较少见的有支气管痉挛及呼吸困难、充血性心力衰竭；更少见的有发热和咽痛（粒细胞缺乏）、皮疹（过敏反应）、出血倾向（血小板减小）；不良反应持续存在时，须格外警惕雷诺征样四肢冰冷、腹泻、倦怠、眼口或皮肤干燥、恶心、指趾麻木、异常疲乏等。

【制剂与规格】片剂：10mg。

### 3 阿替洛尔(Atenolol)

【适应症】主要用于治疗高血压、心绞痛、心肌梗死，也可用于心律失常、甲状腺功能亢进、嗜铬细胞瘤。

【用法用量】口服。成人常用量：开始每次6.25～12.5mg，一日2次，按需要及耐受量渐增至50～200mg。肾功能损害时，肌酐清除率小于15ml/(min·1.73m$^2$)者，每日25mg；15～35ml/(min·1.73m$^2$)者，每日最多50mg。过度的心动过缓可静脉注射阿托品1～2mg，如有必要可随后静脉注射大剂量胰高血糖素10mg，可根据反应重复或随后静脉滴注胰高血糖素1～10mg/h，若无预期效果，或没有胰高血糖素供应，可采用β受体兴奋剂。

【注意事项】

（1）本品的临床效应与血药浓度可不完全平行，剂量调节以临床效应为准；肾功能损害时剂量须减少；有心力衰竭症状的患者用本品时，给予洋地黄或利尿药合用，如心力衰竭症状仍存在，应逐渐减量使用；本品的停药过程至少3天，常可达2周，如有撤药症状，如心绞痛发作，则暂时再给药，待稳定后渐停用；与饮食共进不影响其生物利用度；本品可改变因血糖降低而引起的心动过速；患有慢性阻塞性肺部疾病的高血压患者慎用；本药可使末梢动脉血液循环失调，患者可能对用于治疗过敏反应常规剂量的肾上腺素无反应。

（2）禁忌：①Ⅱ～Ⅲ度心脏传导阻滞；②心源性休克者；③病窦综合征及严重窦性心动过缓。

（3）孕妇及哺乳期妇女用药：本品可通过胎盘屏障并出现在脐带血液中，缺乏妊娠头3个月使用本药的研究，不除外胎儿受损的可能。妊娠妇女较长时间服用本药，与胎儿宫内生长迟缓有关。本药在乳汁中有明显的聚集作用，哺乳期妇女服用时应谨慎小心。

（4）儿童用药：用于儿童应从小剂量开始，0.25～0.5mg/kg，每日 2 次。注意监测心率、血压。

（5）老年患者用药：所需剂量可以减少，尤其是肾功能衰退的患者。

【药物相互作用】与其他抗高血压药物及利尿剂并用，能加强其降压效果。Ⅰ类抗心律失常药、维拉帕米、麻醉剂要特别谨慎。β 受体阻滞剂会加剧停用可乐定引起的高血压反跳，如两药联合使用，本药应在停用可乐定前几天停用，如果用本药取代可乐定，应在停止服用可乐定数天后才开始 β 受体阻滞剂的疗程。

【不良反应】在心肌梗死患者中，最常见的不良反应为低血压和心动过缓；其他反应可有头晕、四肢冰冷、疲劳、乏力、肠胃不适、精神抑郁、脱发、血小板减少症、银屑病样皮肤反应、银屑病恶化、皮疹及干眼等。罕见引起敏感患者的心脏传导阻滞。

【制剂与规格】片剂：25mg；50mg；100mg。

## 4 奎尼丁(Quinidine)

【适应症】口服主要适用于心房颤动或心房扑动经电转复后的维持治疗。虽对房性期前收缩、阵发性室上性心动过速、预激综合征伴室上性心律失常、室性期前收缩、室性心动过速有效，并有转复心房颤动或心房扑动的作用，但由于不良反应较多，目前已少用。肌注及静注已不再使用。

【用法用量】成人应先试服 0.2g，观察有无过敏及特异质反应。

成人常用量：一次 0.2～0.3g，每日 3～4 次。用于转复心房颤动或心房扑动，第一日 0.2g，每 2 小时 1 次，连续 5 次；如无不良反应，第二日增至每次 0.3g，第三日每次 0.4g，每 2 小时 1 次，连续 5 次。每日总量不宜超过 2.4 g。恢复窦性心律后改为维持量，一次 0.2～0.3g，每日 3～4 次。成人处方极量：每日 3g(一般每日不宜超过 2.4g)，应分次给予。

【注意事项】

（1）对于可能发生完全性房室传导阻滞(如地高辛中毒、

Ⅱ度房室传导阻滞、严重室内传导障碍等）而无起搏器保护的患者，要慎用。

（2）饭后2小时或饭前1小时服药并多次饮水可加快吸收，血药浓度峰值的出现提早、升高。与食物或牛奶同服可减少对胃肠道的刺激，不影响生物利用度。

（3）当每日口服量超过1.5g时，或给有不良反应的高危患者用药，应住院，监测心电图及血药浓度。每天超过2g时应特别注意心脏毒性。

（4）转复心房扑动或心房颤动时，为了防止房室间隐匿性传导减轻而导致1∶1下传，应先用洋地黄制剂或β受体阻滞剂，以免室率过快。

（5）长期用药需监测肝、肾功能，若出现严重电解质紊乱或肝、肾功能异常时需立即停药。

（6）加强心电图检测，QRS间期超过用药前20%应停药。

（7）禁忌症：对该药过敏者或曾应用该药引起血小板减少性紫癜者禁用。该药禁用于没有起搏器保护的Ⅱ度或Ⅲ度房室传导阻滞、病态窦房结综合征。

（8）孕妇及哺乳期妇女用药：孕妇中应用该药的安全性和有效性没有相应研究证实。仅用于必须使用奎尼丁的孕妇。该药可通过胎盘屏障。羊水中奎尼丁的含量是血清中的3倍。该药在母乳中的含量略低于其母体血清含量。因此哺乳期妇女最好不服用该药。

（9）小儿常用量：每次按体重6mg/kg，或按体表面积180mg/m$^2$，一日3～5次。奎尼丁在心律失常儿童中应用的安全性和有效性尚无定论。

（10）老年患者用药：奎尼丁在老年患者中应用的安全性和有效性尚不确切。

【药物相互作用】

（1）与其他抗心律失常药合用时可致作用相加，维拉帕米、胺碘酮可使本品血药浓度上升。

（2）与口服抗凝药合用可使凝血酶原进一步减少，也可减少本品与蛋白的结合。故需注意调整合用时及停药后的剂量。

（3）苯巴比妥及苯妥英钠可以增加本品的肝内代谢，使血浆半衰期缩短，应酌情调整剂量。

（4）本品可使地高辛血清浓度增高以致达中毒水平，也可使洋地黄毒苷血清浓度升高，故应监测血药浓度及调整剂量。在洋地黄过量时本品可加重心律失常。

（5）与抗胆碱药合用，可增加抗胆碱能效应。

（6）减弱拟胆碱药的效应，应按需调整剂量。

（7）本品可使神经肌肉阻滞药尤其是筒箭毒碱、琥珀胆碱及泮库溴铵的呼吸抑制作用增强及延长。

（8）尿碱化药如乙酰唑胺、大量柠檬汁、抗酸药或碳酸氢盐等，可增加肾小管对本品的重吸收，以致常用量就出现毒性反应。

（9）与降压药、扩血管药及β受体阻滞剂合用，本品可加剧降压及扩血管作用；与β受体阻滞剂合用时还可加重对窦房结及房室结的抑制作用。

（10）利福平可增加本品的代谢，使血药浓度降低。

（11）异丙肾上腺素可能加重本品过量所致的心律失常，但对Q-T间期延长致的扭转性室速有利。

【不良反应】本品治疗指数低，约1/3的患者发生不良反应。

（1）心血管：本品有促心律失常作用，产生心脏停搏及传导阻滞，较多见于原有心脏病患者，也可发生室性期前收缩、室性心动过速及室颤。心电图可出现P-R间期延长、QRS波增宽，一般与剂量有关。可使心电图Q-T间期明显延长，诱发室性心动过速（扭转性室性心动过速）或室颤，可反复自发自停，发作时伴晕厥现象，此作用与剂量无关，可发生于血药浓度尚在治疗范围内或以下时。本品可使血管扩张产生低血压，个别可发生脉管炎。

（2）胃肠道不良反应：很常见。包括恶心、呕吐、痛性痉挛、腹泻、食欲下降、小叶性肝炎及食管炎。

（3）金鸡纳反应：可产生耳鸣、胃肠道障碍、心悸、惊厥、头痛及面红。视力障碍如视物模糊、畏光、复视、色觉障碍、瞳孔散大、暗点及夜盲。听力障碍、发热、局部水肿、眩晕、震颤、兴奋、昏迷、忧虑，甚至死亡。一般与剂量有关。

（4）特异质反应：头晕、恶心、呕吐、冷汗、休克、青紫、呼吸抑制或停止。与剂量无关。

（5）过敏反应：各种皮疹，尤以荨麻疹、瘙痒多见，发热、哮喘、肝炎及虚脱。与剂量无关。

（6）肌肉：使重症肌无力加重。使 CPK 酶增高。

（7）血液系统：血小板减少、急性溶血性贫血、粒细胞减少、白细胞分类左移、中性粒细胞减少。

【制剂与规格】片剂：0.2g。

## 5 普鲁卡因胺(Procainamide)

【适应症】本品曾用于各种心律失常的治疗，但因其促心律失常作用和其他不良反应，现仅推荐用于危及生命的室性心律失常。

【用法用量】

肌内注射：室性心律失常一次 0.5g，每 6 小时一次。

静脉注射：成人常用量：一次 0.1g，静脉注射 5 分钟，必要时每隔5～10分钟重复一次，总量按体重不得超过10～15mg/kg；或者 10～15mg/kg 静脉滴注 1 小时，然后以每小时按体重 1.5～2mg/kg 维持。

【注意事项】

（1）该药静脉应用时需有心电和血压监测。

（2）该药并不增加室性心律失常患者的存活率。

（3）交叉过敏反应：对普鲁卡因及其他有关药物过敏者，可能对本品也过敏。

（4）肾功能受损者应酌情调整剂量。

（5）用药期间一旦心室率明显减低，应立即停药。

（6）血液透析可清除本品，故透析后可加用一剂药。

（7）用于治疗房性心动过速时需在使用地高辛的基础上应用。

（8）静脉应用易出现低血压，故静脉用药速度要慢。

（9）下列情况应慎用：①过敏患者，尤以对普鲁卡因及有关药过敏者；②支气管哮喘；③肝功或肾功能障碍；④低血压；⑤洋地黄中毒；⑥心脏收缩功能明显降低者。

（10）对诊断的干扰：①干扰依酚氯铵（edrophonium chloride）的诊断试验，因本品有抗胆碱作用；②碱性磷酸酶、胆红素、乳酸脱氢酶及门冬氨酸氨基转移酶升高；③心电图 QRS 波增宽、P-R 及 Q-T 间期延长、QRS 及 T 波电压降低。

（11）用药期间应注意随访检查：①有无过敏反应：②抗核抗体试验；③血压（胃肠道外给药时）；④心电图，尤其在胃肠道外给药或增加剂量时，当 QRS 增宽 25%、明显 Q-T 延长要考虑过量；⑤肝功能测定，包括碱性磷酸酶、乳酸脱氢酶、门冬氨酸氨基转移酶、胆红素；⑥血小板计数、全血细胞计数及分类。

（12）禁忌症：①病态窦房结综合征（除非已有起搏器）；②Ⅱ或Ⅲ度房室传导阻滞（除非已有起搏器）；③对本品过敏者；④红斑狼疮（包括有既往史者）；⑤低钾血症；⑥重症肌无力；⑦地高辛中毒。

（13）孕妇及哺乳期妇女用药：本品可透过胎盘屏障在胎儿体内蓄积，孕妇及哺乳期妇女用时须权衡利弊。致畸胎作用不详。

（14）儿童用药：小儿常用量：尚未确定。

（15）老年患者：老年患者用药应酌情减量。

【药物相互作用】

（1）与其他抗心律失常药物、抗毒蕈碱药物合用时，效应相加。

（2）口服胺碘酮可以改变静脉普鲁卡因的药代动力学特性，降低其清除率，延长其半衰期，因此静脉应用时剂量应减少

20%～30%。

（3）与降压药合用，尤其静注本品时，降压作用可增强。

（4）与拟胆碱药合用时，本品可抑制这类药对横纹肌的效应。

（5）与神经肌肉阻滞剂（包括去极化型和非去极化型阻滞剂）合用时，神经肌肉接头的阻滞作用增强，时效延长。

（6）酒精可以增加该药的清除率，缩短其半衰期。

（7）抗酸药物可以降低其生物利用度，因此不建议两者合用。

（8）西咪替丁可以降低普鲁卡因胺和N-乙酰普鲁卡因胺的肾清除率，因此两药合用时需减低普鲁卡因胺的用量。

（9）雷尼替丁可影响该药在肾脏的代谢，合用时注意调整用量。

（10）甲氧苄啶可以降低普鲁卡因胺和N-乙酰普鲁卡因胺的肾清除率，合用时需减低普鲁卡因胺的用量。

【不良反应】

（1）心血管：产生心脏停搏、传导阻滞及室性心律失常。心电图出现QRS波增宽、P-R及Q-T间期延长，R波在T波上诱发多型性室性心动过速（扭转型室性心动过速）或室颤，但较奎尼丁少见。快速静注可使血管扩张产生严重低血压、室颤、心脏停搏。血药浓度过高可引起心脏传导异常。

（2）胃肠道：大剂量较易引起厌食、恶心、呕吐、腹泻、口苦、肝大、氨基转移酶升高等。

（3）过敏反应：少数人可有荨麻疹、瘙痒、血管神经性水肿及斑丘疹。

（4）红斑狼疮样综合征：发热、寒战、关节痛、皮肤损害、腹痛等。长期服药者较易发生，但也有仅服数次药即出现者。

（5）神经：少数人可有头晕、精神抑郁及伴幻觉的精神失常。

（6）血液：溶血性或再生不良性贫血、粒细胞减少、嗜酸性细胞增多、血小板减少及骨髓肉芽肿，凝血酶原时间及部分凝血活酶时间延长。

（7）肝肾：偶可产生肉芽肿性肝炎及肾病综合征。

（8）肌肉：偶可出现进行性肌病及Sjögren综合征。

【制剂与规格】盐酸普鲁卡因胺注射液：1ml∶0.1g；2ml∶0.2g；5ml∶0.5g；10ml∶1g。

## 三、抗心力衰竭药

抗心力衰竭药主要包括洋地黄类正性肌力药（强心苷）及非洋地黄类正性肌力药。强心苷以洋地黄类为代表，能直接增强心肌收缩力，对心脏功能不全者，尤其是收缩功能不全者，可使心肌净耗氧量明显降低。此外，能减慢心率和房室传导，缩短心肌细胞的复极过程，使周围血管收缩，抑制肾小管对钠的再吸收而产生直接利尿作用，从而可以改善心脏功能。洋地黄类制剂根据给药后奏效的快慢，大致可分为速效、中效和慢效三种制剂。

非洋地黄类正性肌力药主要包括β受体兴奋剂（如多巴酚丁胺、多培沙明、对羟苯心安、扎莫特罗等）、磷酸二酯酶抑制剂（如氨力农、米力农、依诺昔酮、硫吗唑等），以及胰高血糖素。通过不同的机制，达到增加心肌收缩力和心排出量，降低肺毛细血管楔压，改善心功能的目的。

### 1 地高辛（Digoxin）

【适应症】

（1）用于急性和慢性心功能不全。

（2）用于控制伴有快速心室率的心房颤动、心房扑动患者的心室率及室上性心动过速。

【用法用量】

（1）注射液

1）成人常用量。静脉注射：0.25～0.5mg，用5%葡萄糖注射液稀释后缓慢注射，以后可用0.25mg，每隔4～6小时按需注射，但每日总量不超过1mg；不能口服者需静脉注射，维持量，0.125～0.5mg，每日一次。

2）小儿常用量。静脉注射：按下列剂量分3次或每6～8小时给予。早产新生儿按体重0.015～0.025mg/kg；足月新生儿按体重0.02～0.03mg/kg；1个月～2岁按体重0.04～0.05mg/kg；2～5岁按体重0.025～0.035mg/kg；5～10岁按体重0.015～0.03mg/kg；10岁或10岁以上按成人常用量。

（2）口服

1）成人常用量，口服给药：缓慢洋地黄化：0.125～0.5mg，每日一次，7天可达稳态血药浓度。快速洋地黄化：可每6～8小时给药0.25mg，总剂量0.75～1.25mg/日。维持量：每日一次0.125～0.5mg。

2）小儿常用量，口服给药：洋地黄化总量：早产儿0.02～0.03mg/kg；1月以下新生儿0.03～0.04mg/kg；1月～2岁，0.05～0.06mg/kg；2～5岁，0.03～0.04mg/kg；5～10岁，0.02～0.035mg/kg；10岁或10岁以上，照成人常用量；本品总量分3次或每6～8小时给予。维持量：为总量的1/5～1/3，分2次，每12小时1次或每日1次。

【注意事项】

（1）不宜与酸、碱类配伍。

（2）慎用：①低钾血症；②不完全性房室传导阻滞；③高钙血症；④甲状腺功能低下；⑤缺血性心脏病；⑥急性心肌梗死早期；⑦活动心肌炎；⑧肾功能损害。

（3）用药期间应注意随访检查：①血压、心率及心律；②心电图；③心功能监测；④电解质尤其钾、钙、镁；⑤肾功能；⑥疑有洋地黄中毒时，应作地高辛血药浓度测定。过量时，由于蓄积性小，一般于停药后1～2天中毒表现可以消退。

（4）应用时应注意监测地高辛血药浓度。

（5）应用时应注意剂量个体化。

（6）禁忌：①与钙注射剂合用；②任何强心苷制剂中毒；③室性心动过速、心室颤动；④梗阻性肥厚型心肌病（若伴收缩功能不全或心房颤动仍可考虑)；⑤预激综合征伴心房颤动或扑动。

(7) 孕妇及哺乳期妇女用药：本品可通过胎盘，故妊娠后期母体用量可能增加，分娩后6周须减量。本品可排入乳汁，哺乳期妇女应用须权衡利弊。

(8) 儿童用药：新生儿对本品的耐受性不定，其肾清除减少；早产儿与未成熟儿对本品敏感，按其不成熟程度而减小剂量。按体重或体表面积，1月以上婴儿比成人用量略大。

(9) 老年患者用药：老年人肝肾功能不全，表观分布容积减小或电解质平衡失调者，对本品耐受性低，必须减少剂量。

【药物相互作用】

(1) 与两性霉素B、皮质激素或失钾利尿剂如布美他尼(Bumetanide，制品为丁尿胺)、依他尼酸(Ethacrynic Acid，利尿酸)等同用时，可引起低血钾而致洋地黄中毒。

(2) 与抗酸药(尤其三硅酸镁)或止泻吸附药如白陶土、果胶、考来烯胺(Colestyramine，消胆胺)和其他阴离子交换树脂、柳氮磺吡啶(Sulfasalazine)或新霉素、对氨基水杨酸同用时，可抑制洋地黄强心苷吸收而导致强心苷作用减弱。

(3) 与抗心律失常药、钙盐注射剂、可卡因、泮库溴胺(Pancuronium Bromide，潘可龙，巴活朗)、萝芙木碱、琥珀胆碱(司可林，Scoline；Suxamethonium Chloride)或拟肾上腺素类药同用时，可因作用相加而导致心律失常。

(4) 有严重或完全性房室传导阻滞且伴正常血钾者的应用洋地黄患者不应同时应用钾盐，但噻嗪类利尿剂与本品同用时，常须给予钾盐，以防止低钾血症。

(5) β受体阻滞剂与本品同用，有导致房室传导阻滞发生严重心动过缓的可能，应重视。但并不排除β受体阻滞剂用于洋地黄不能控制心室率的室上性快速心律失常。

(6) 与奎尼丁同用，可使本品血药浓度提高约一倍，提高程度与奎尼丁用量相关，甚至可达到中毒浓度，即使停用地高辛，其血药浓度仍继续上升，这是奎尼丁从组织结合处置换出地高辛，减少其分布容积之故。两药合用时应酌减地高辛用量1/2～1/3。

（7）与维拉帕米、地尔硫䓬、胺碘酮合用，由于降低肾及全身对地高辛的清除率而提高其血药浓度，可引起严重心动过缓。

（8）螺内酯可延长本品半衰期，需调整剂量，或给药间期随访监测本品的血药浓度。

（9）血管紧张素转换酶抑制剂及其受体拮抗剂可使本品血药浓度增高。

（10）依酚氯胺（Edrophonium Chloride，Tensilon，腾喜龙）与本品合用可致明显心动过缓。

（11）吲哚美辛（Indometacin，消炎痛）可减少本品的肾清除，使本品半衰期延长，有中毒危险，需监测血药浓度及心电图。

（12）与肝素同用，由于本品可能部分抵消肝素的抗凝作用，需调整肝素用量。

（13）洋地黄化时静脉用硫酸镁应极其谨慎，尤其是静注钙盐时，可发生心脏传导阻滞。

（14）红霉素由于改变胃肠道菌群，可增加本品在胃肠道的吸收。

（15）甲氧氯普胺（Metoclopramide，Maxolon，灭吐灵）因促进肠道运动而减少地高辛的生物利用度约25%。丙胺太林因抑制肠道蠕动而提高地高辛生物利用度约25%。

【不良反应】

（1）常见的不良反应包括：促心律失常、胃纳不佳或恶心、呕吐（刺激延髓中枢）、下腹痛、异常的无力、软弱。

（2）少见的反应包括：视力模糊或“色视”（如黄视、绿视）、腹泻、中枢神经系统反应如精神抑郁或错乱。

（3）罕见的反应包括：嗜睡、头痛及皮疹、荨麻疹（过敏反应）。

（4）在洋地黄的中毒表现中，促心律失常最重要，最常见者为室性期前收缩，约占促心律失常不良反应的33%。其次为房室传导阻滞，阵发性或加速性交界性心动过速，阵发性房性心动过速伴房室传导阻滞，室性心动过速、窦性停搏、心室颤动等。儿童中心律失常比其他反应多见，但室性心律失常比成人少见。新生儿可有P-R间期延长。

【制剂与规格】

（1）注射剂：2ml∶0.5mg。

（2）片剂：0.25mg。

（3）酏剂：10ml∶0.5mg；30ml∶1.5mg；100ml∶5mg。

（4）口服给药溶液：50ml∶2.5mg。

### 2 去乙酰毛花苷(Deslanoside)

【适应症】

（1）主要用于心力衰竭。由于其作用较快，适用于急性心功能不全或慢性心功能不全急性加重的患者。

（2）亦可用于控制伴快速心室率的心房颤动、心房扑动患者的心室率。

（3）终止室上性心动过速起效慢，已少用。

【用法用量】静脉注射。

（1）成人常用量：用5%葡萄糖注射液稀释后缓慢注射，首剂0.4～0.6mg，以后每2～4小时可再给0.2～0.4mg，总量1～1.6mg。

（2）小儿常用量：按下列剂量分2～3次间隔3～4小时给予。早产儿和足月新生儿或肾功能减退、心肌炎患儿，肌内或静脉注射按体重0.022mg/kg；2周～3岁，按体重0.025mg/kg。本品静脉注射获满意疗效后，可改用地高辛常用维持量以保持疗效。

【注意事项】

（1）不宜与酸、碱类配伍。

（2）慎用：①低钾血症；②不完全性房室传导阻滞；③高钙血症；④甲状腺功能低下；⑤缺血性心脏病；⑥急性心肌梗

死早期(AMI);⑦心肌炎活动期;⑧肾功能损害。

(3)用药期间应注意随访检查:①血压、心率及心律;②心电图;③心功能监测;④电解质尤其是钾、钙、镁;⑤肾功能;⑥疑有洋地黄中毒时,应作地高辛血药浓度测定。过量时,由于蓄积性小,一般于停药后1~2天中毒表现可以消退。

(4)禁用:①与钙注射剂合用;②任何强心苷制剂中毒;③室性心动过速、心室颤动;④梗阻性肥厚型心肌病(若伴收缩功能不全或心房颤动仍可考虑);⑤预激综合征伴心房颤动或扑动。

(5)孕妇及哺乳期妇女用药:本品可通过胎盘,故妊娠后期母体用量可能适当增加,分娩后6周减量。本品可排入乳汁,哺乳期妇女应用须权衡利弊。

(6)儿童用药:新生儿对本品的耐受性不定,其肾清除减少;早产儿与未成熟儿对本品敏感,按其不成熟程度而减小剂量。按体重或体表面积,1月以上婴儿比成人用量略大。

(7)老年患者用药:老年人肝肾功能不全,表观分布容积减小或电解质平衡失调者,对本品耐受性低,必须减少剂量。

【不良反应】

(1)常见的不良反应包括:新出现的心律失常、胃纳不佳或恶心、呕吐(刺激延髓中枢)、下腹痛、异常的无力、软弱。

(2)少见的反应包括:视力模糊或“黄视”(中毒症状)、腹泻、中枢神经系统反应如精神抑郁或错乱。

(3)罕见的反应包括:嗜睡、头痛及皮疹、荨麻疹(过敏反应)。

(4)在洋地黄的中毒表现中,心律失常最重要,最常见者为室性期前收缩,约占心脏反应的33%。其次为房室传导阻滞,阵发性或加速性交界性心动过速,阵发性房性心动过速伴房室传导阻滞,室性心动过速、窦性停搏、心室颤动等。儿童中心律失常比其他反应多见,但室性心律失常比成人少见。新生儿可有P-R间期延长。

【制剂与规格】注射剂：2ml∶0.4mg。

## 四、抗高血压药

高血压的病理生理过程涉及多个环节的调节和影响，主要受交感神经系统、肾素 - 血管紧张素系统和血容量的调节。抗高血压药是通过作用于这些系统中的一个或多个环节而达到降压目的的。

### （一）抗高血压药物分类

按抗高血压药作用部分的分类见表 7-2。

**表 7-2　抗高血压药物分类**

<table>
<tr><th colspan="2">类　别</th><th>代表药物</th></tr>
<tr><td rowspan="3">一、利尿剂</td><td>1．噻嗪类利尿剂</td><td>氢氯噻嗪，氯噻酮</td></tr>
<tr><td>2．袢利尿剂</td><td>呋塞米（速尿），依他尼酸</td></tr>
<tr><td>3．潴钾利尿剂</td><td>螺内酯，氨苯蝶啶</td></tr>
<tr><td rowspan="6">二、交感神经抑制药</td><td>1．中枢性降压药</td><td>可乐定，α- 甲基多巴</td></tr>
<tr><td>2．神经节阻滞剂</td><td>美加明，咪芬</td></tr>
<tr><td>3．交感神经末梢抑制药</td><td>利血平，胍乙啶</td></tr>
<tr><td>4．α 受体阻滞剂</td><td>哌唑嗪，特拉唑嗪</td></tr>
<tr><td>5．β 受体阻滞剂</td><td>普萘洛尔，美托洛尔</td></tr>
<tr><td>6．α、β 受体阻滞剂</td><td>拉贝洛尔，卡维地洛</td></tr>
<tr><td rowspan="2">三、血管扩张剂</td><td>1．小动脉扩张剂</td><td>肼屈嗪</td></tr>
<tr><td>2．小动脉及静脉扩张剂</td><td>硝普钠</td></tr>
<tr><td colspan="2">四、钙通道阻滞剂</td><td>硝苯地平，尼群地平，尼卡地平，非洛地平，氨氯地平</td></tr>
<tr><td colspan="2">五、血管紧张素转化酶抑制剂</td><td>卡托普利，依那普利，雷米普利</td></tr>
<tr><td rowspan="3">六、其他</td><td>1．血管紧张素Ⅱ受体拮抗剂</td><td>氯沙坦</td></tr>
<tr><td>2．钾通道开放剂</td><td>吡那地尔，米诺地尔</td></tr>
<tr><td>3．5- 羟色胺阻断药</td><td>酮色林</td></tr>
</table>

## （二）应用抗高血压药物注意事项

1．选药的个体化

在降压治疗过程中，不仅要降低血压，而且要避免各种危险因素。现代高血压治疗强调应根据各个患者的发病因素、病理生理改变特点及药物的耐受性制定个体化治疗方案。各种降压药对不同病理及生理情况的利弊见表 7-3。

**表 7-3　各种降压药对不同病理及生理情况的利弊**

| 病理、生理情况 | 有　益 | 有　害 |
| --- | --- | --- |
| 慢性心力衰竭 | ACEI、利尿剂、哌唑嗪、肼屈嗪 | β受体阻滞剂、利血平、钙通道阻滞剂 |
| 心绞痛 | β受体阻滞剂、钙通道阻滞剂、$\alpha_1$受体阻滞药、ACEI | 肼屈嗪 |
| 老年人 | 利尿剂、可乐定、钙通道阻滞剂 | β受体阻滞剂 |
| 青壮年 | β受体阻滞剂、可乐定、哌唑嗪 | 利尿剂 |
| 糖尿病 | ACEI、可乐定、哌唑嗪 | β受体阻滞剂、利尿剂 |
| 哮喘及阻塞性肺疾患 | 钙通道阻滞剂、利尿剂、ACEI | β受体阻滞剂 |
| 孕妇 | 甲基多巴、可乐定、肼屈嗪 | 利尿剂、β受体阻滞剂 |
| 抑郁患者 | 哌唑嗪、肼屈嗪、ACEI | 甲基多巴、利血平 |
| 肾功能不全 | 可乐定、硝苯地平、ACEI、袢利尿剂、肼屈嗪 | 噻嗪类利尿剂 |
| 心动过速 | β受体阻滞剂、可乐定、利血平 | 利尿剂、β受体阻滞剂、硝苯地平、肼屈嗪 |
| 高血脂痛风（高尿酸血症） | 可乐定、哌唑嗪、钙通道阻滞剂、ACEI | 利尿剂、β受体阻滞剂 |

2．联合用药

临床实践发现，不少患者单用一种药物往往不能达到控制高血压的目的，常需要两种或两种以上的药物合并应用。为了增强疗效，联合用药比单纯增大单个药的剂量更合适。如利尿药与血管紧张素转换酶抑制剂合用，利尿剂与β受体阻滞剂及血管扩张剂合用等。但同类药物一般不宜合用。

3．不良反应

高血压的治疗往往需长时间用药，如何避免和减少药物长期应用所带来的不良反应，保证疗效，是高血压治疗过程中选药不可忽视的问题，表 7-4 给出各类抗高血压药物的主要不良反应。

**表 7-4 各类抗高血压药物主要不良反应**

| 类别 | $Na^+$ | 血容量 | 肾素 | 体位性低血压 | 交感神经活性 |
|---|---|---|---|---|---|
| 利尿剂 | ↓ | ↓ | ↑ | − | − |
| 中枢性降压药 | ↑ | ↑ | ↓ | + | ↓ |
| 神经节阻滞剂 | ↑ | ↑ | − | + | ↓ |
| α受体阻滞药 | ↑ | ↑ | − | + | − |
| β受体阻滞药 | − | − | ↓ | − | ↓ |
| 血管扩张剂 | ↑ | ↑ | ↑ | + | ↑ |
| 钙通道阻滞剂 | ↑ | ↑ | ↑ | − | ↑ |
| ACE 抑制剂 | − | − | − | − | − |

注：+ 表示升高；− 表示降低

## 1 卡托普利（Captopril）

【适应症】高血压，心力衰竭。

【用法用量】视病情或个体差异而定。本品宜在医师指导或监护下服用，给药剂量须遵循个体化原则，按疗效而予以调整。

（1）成人常用量：①高血压，口服一次 12.5mg，每日 2～3 次，按需要 1～2 周内增至 50mg，每日 2～3 次，疗效仍不满意时可加用其他降压药。②心力衰竭，开始一次口服 12.5mg，每日 2～3 次，必要时逐渐增至 50mg，每日 2～3 次，若需进一步加量，宜观察疗效 2 周后再考虑；对近期大量服用利尿剂，处于低钠/低血容量，而血压正常或偏低的患者，初始剂量宜用6.25mg，每日3次，以后通过测试逐步增加至常用量。

（2）小儿常用量：降压与治疗心力衰竭，均开始按体重0.3mg/kg，每日3次，必要时，每隔8～24小时增加0.3mg/kg，求得最低有效量。

【注意事项】

（1）胃中食物可使本品吸收减少30%～40%，故宜在餐前1小时服药。

（2）本品可使血尿素氮、肌酐浓度增高，常为暂时性，在有肾病或长期严重高血压而血压迅速下降后易出现，偶有血清肝药酶增高；可能增高血钾，与保钾利尿剂合用时尤应注意检查血钾。

（3）下列情况慎用本品

1）自身免疫性疾病如严重系统性红斑狼疮，此时白细胞或粒细胞减少的机会增多。

2）骨髓抑制。

3）脑动脉或冠状动脉供血不足，可因血压降低而缺血加剧。

4）血钾过高。

5）肾功能障碍而致血钾增高，白细胞及粒细胞减少，并使本品潴留。

6）主动脉瓣狭窄，此时可能使冠状动脉灌注减少。

7）严格饮食限制钠盐或进行透析者，此时首剂本品可能发生突然而严重的低血压。

（4）用本品期间随访检查

1）白细胞计数及分类计数，最初3个月每2周一次，此后定期检查，有感染迹象时随即检查。

2）尿蛋白检查每月1次。

（5）肾功能差者应采用小剂量或减少给药次数，缓慢递增；若须同时用利尿药，建议用呋塞米而不用噻嗪类，血尿素氮和肌酐增高时，将本品减量或同时停用利尿剂。

（6）用本品时蛋白尿若渐增多，暂停本品或减少用量。

（7）用本品时若白细胞计数过低，暂停用本品，可以恢复。

（8）用本品时出现血管神经水肿，应停用本品，迅速皮下注射 1∶1 000 肾上腺素 0.3～0.5ml。

（9）本品可引起尿丙酮检查假阳性。

（10）禁忌症：对本品或其他血管紧张素转换酶抑制剂过敏者禁用。

（11）孕妇及哺乳期妇女用药。

1）本品能通过胎盘，危害胎儿，检出怀孕应立即停用本品。

2）本品可排入乳汁，其浓度约为母体血药浓度的 1%，故授乳妇女应用必须权衡利弊。

（12）儿童用药：曾有报告本品在婴儿可引起血压过度和持久的下降，并伴少尿与抽搐，故应用本品仅限于其他降压治疗无效者。

（13）老年患者用药：老年人对降压作用较敏感，应用本品须酌减剂量。

【药物相互作用】

（1）与利尿药同用可使降压作用增强，但应避免引起严重低血压，故原用利尿药者宜停药或减量。本品开始用小剂量，逐渐调整剂量。

（2）与其他扩血管药同用可能致低血压，如拟合用，应从小剂量开始。

（3）与潴钾药物如螺内酯、氨苯蝶啶、阿米洛利同用可能引起血钾过高。

（4）与内源性前列腺素合成抑制剂如吲哚美辛同用，将使本品降压作用减弱。

（5）与其他降压药合用，降压作用加强；与影响交感神经活性的药物（神经节阻滞剂或肾上腺能神经阻滞剂）以及 β 受体阻滞剂合用都会引起降压作用加强，应予警惕。

（6）与锂剂联合，可能使血清锂水平升高而出现毒性。

【不良反应】

（1）较常见的不良反应

1）皮疹，可能伴有瘙痒和发热，常发生于治疗4周内，呈斑丘疹或荨麻疹，减量、停药或给抗组胺药后消失，7%～10%伴嗜酸性细胞增多或抗核抗体阳性。

2）心悸，心动过速，胸痛。

3）咳嗽。

4）味觉迟钝。

（2）较少见的不良反应

1）蛋白尿，常发生于治疗开始8个月内，其中1/4出现肾病综合征，但蛋白尿在6个月内渐减少，疗程不受影响。

2）眩晕、头痛、昏厥。由低血压引起，尤其在缺钠或血容量不足时。

3）血管性水肿，见于面部及四肢，也可引起舌、声门或喉血管性水肿，应予警惕。

4）心率快而不齐。

5）面部潮红或苍白。

（3）少见的不良反应有：白细胞与粒细胞减少，有发热、寒战，白细胞减少与剂量相关，治疗开始后3～12周出现，以10～30天最显著，停药后持续2周。伴有肾衰者应加强警惕，同服别嘌醇可增加此种危险。

【制剂与规格】片剂：12.5mg；25mg。

## 2 硝普钠( Sodium Nitroprusside )

【适应症】用于心力衰竭，能使衰竭的左心室排血量增加，心力衰竭症状得以缓解。

【用法用量】临用前，先用5%葡萄糖注射液溶解，再用5%葡萄糖注射液250～1 000ml稀释。静脉滴注，每分钟1～3μg/kg。开始时速度可略快，血压下降后可渐减慢。但用于心力衰竭、心源性休克时开始直缓慢，以10滴/分钟为宜，以后再酌情加快速度。用药不宜超过 72 小时。

【注意事项】

（1）用药过程中可出现恶心、呕吐、精神不安、肌肉痉挛、头痛、厌食、皮疹、出汗、发热等。长期或大剂量使用，特别在肾衰竭患者，可能引起硫氰化物积蓄而导致甲状腺功能减退，亦可出现严重的低血压症，故须严密监测血压。

（2）溶液须临用前配制，并于 12 小时内用完，由于见光易变质，滴注瓶应用黑纸遮住，避光使用；除用 5% 葡萄糖溶液稀释外，不可加其他药物。

（3）用于心力衰竭时，开始剂量宜小（一般是 25μg/min），逐渐增量。平均滴速血压高者为 186（25～400）μg/min，血压正常者为 71（25～150）μg/min。停药时应逐渐减量，并加用口服血管扩张剂，以免出现病状"反跳"。用药期间，应严密监测血压、心率，以免产生严重不良反应。

（4）孕妇禁用。肾功能不全及甲状腺功能低下者慎用。

【药物相互作用】

（1）与其他降压药同用可使血压剧降。

（2）与多巴酚丁胺同用，可使心排血量增多而肺毛细血管嵌压降低。

（3）与拟交感胺类同用，本品降压作用减弱。

【不良反应】

（1）常见的不良反应包括：促心律失常、胃纳不佳或恶心、呕吐（刺激延髓中枢）、下腹痛、异常的无力、软弱。

（2）少见的反应包括：视力模糊或"色视"（如黄视、绿视）、腹泻、中枢神经系统反应如精神抑郁或错乱。

（3）罕见的反应包括：嗜睡、头痛及皮疹、荨麻疹（过敏反应）。

（4）在洋地黄的中毒表现中，促心律失常最重要，最常见者为室性早搏，约占促心律失常不良反应的 33%。其次为房室传导阻滞，阵发性或加速性交界性心动过速，阵发性房性心动过速伴房室传导阻滞，室性心动过速、窦性停搏、心室颤动等。儿童中心律失常比其他反应多见，但室性心律失常比成人少见。新生儿可有 P-R 间期延长。

【制剂与规格】片剂 50mg。

### 3 硫酸镁( Magnesium Sulfate )

【适应症】可作为抗惊厥药。常用于妊娠高血压。降低血压，治疗先兆子痫和子痫，也用于治疗早产。

【用法用量】

（1）治疗中重度妊娠高血压征、先兆子痫和子痫首次剂量为 2.5～4g，用 25% 葡萄糖注射液 20ml 稀释后，5 分钟内缓慢静脉注射，以后每小时 1～2g 静脉滴注维持。24 小时总量为 30g，根据膝腱反射、呼吸次数和尿量监测。

（2）治疗早产与治疗妊娠高血压用药剂量和方法相似，首次负荷量为 4g；用 25% 葡萄糖注射液 20ml 稀释后 5 分钟内缓慢静脉注射，以后用 25% 硫酸镁注射液 60ml，加于 5% 葡萄糖注射液 1 000ml 中静脉滴注，速度为每小时 2g，直到宫缩停止后 2 小时，以后口服 $\beta_2$ 肾上腺受体激动药维持。

（3）治疗小儿惊厥肌注或静脉用药：每次 0.1～0.15g/kg，以 5%～10% 葡萄糖注射液将本品稀释成 1% 溶液，静脉滴注或稀释成 5% 溶液，缓慢静注。25% 溶液可作深层肌注。一般儿科仅用肌注或静脉用药，安全。

【注意事项】

（1）应用硫酸镁注射液前须查肾功能，如肾功能不全应慎用，用药量应减少。

（2）有心肌损害、心脏传导阻滞时应慎用或不用。

（3）每次用药前和用药过程中，定时做膝腱反射检查，测定呼吸次数，观察排尿量，抽血查血镁浓度。如出现膝腱反射明显减弱或消失，或呼吸次数每分钟少于 14～16 次，每小时尿量少于 25～30ml 或 24 小时少于 600ml，应及时停药。

（4）用药过程中突然出现胸闷、胸痛、呼吸急促，应及时听诊，必要时胸部X线摄片，以便及早发现肺水肿。

（5）如出现急性镁中毒现象，可用钙剂静注解救，常用的为10%葡萄糖酸钙注射液10ml缓慢注射。

（6）保胎治疗时，不宜与肾上腺素β受体激动药，如利托君（ritodrine）同时使用，否则容易引起心血管的不良反应。

（7）老年患者：老年患者尤其年龄在60岁以上者慎用本品。

【药物相互作用】与硫酸镁配伍禁忌的药物有硫酸多黏菌素B、硫酸链霉素、葡萄糖酸钙、盐酸多巴酚丁胺、盐酸普鲁卡因、四环素、青霉素和萘夫西林（乙氧萘青霉素）。

【不良反应】

（1）静脉注射硫酸镁常引起潮红、出汗、口干等症状，快速静脉注射时可引起恶心、呕吐、心慌、头晕，个别出现眼球震颤，减慢注射速度症状可消失。

（2）肾功能不全，用药剂量大，可发生血镁积聚，血镁浓度达5mmol/L时，可出现肌肉兴奋性受抑制，感觉反应迟钝，膝腱反射消失，呼吸开始受抑制，血镁浓度达6mmol/L时可发生呼吸停止和心律失常，心脏传导阻滞，浓度进一步升高，可使心跳停止。

（3）连续使用硫酸镁可引起便秘，部分患者可出现麻痹性肠梗阻，停药后好转。

（4）极少数血钙降低，出现低钙血症。

（5）镁离子可自由透过胎盘，造成新生儿高镁血症，表现为肌张力低，吸吮力差，不活跃，哭声不响亮等，少数有呼吸抑制现象。

（6）少数孕妇出现肺水肿。

【制剂与规格】注射液：10ml∶1g；10ml∶2.5g。

### 4 尼群地平（Nitrendipine）

【适应症】用于治疗高血压。

【用法用量】成人常用量，口服，开始一次10mg，每日1次，以后可随反应调整为每次10mg，每日2～3次。

【注意事项】

（1）本品在孕妇中应用的研究尚不充分，已有的临床应用尚未发生问题，但应注意不良作用。

（2）在老年人应用血药浓度较高，但半衰期未延长，故宜适当减少剂量。

（3）在用本品时血碱性磷酸酶可能在少数病例增高。

（4）下列情况慎用本品：①肝功能不全，此时本品血药浓度可增高；②肾功能不全，但此时对本品药动学影响小。

（5）服用本品期间须定期测量血压、作心电图。

（6）药物相互作用：①与其他降压药如β受体阻滞剂、血管紧张转换酶抑制剂合用可加强降压作用；②与β受体阻滞剂合用可减轻本品降压后发生的心动过速；③本品与地高辛同用，地高辛血药浓度可能增高。

（7）给药说明：①本品降压后可能出现反射性心动过速；②本品作用时间较长，可以每日给药一次；③在肾功能不全时本品降压有效，剂量可按常用量或略减小。

（8）对本品有过敏反应和严重主动脉瓣狭窄者禁用。

【不良反应】

（1）较少见的反应有：头痛、脸红。

（2）少见的反应有：头晕、恶心、低血压、脚肿、心绞痛发作。上述反应多为血管扩张的结果，在降压时可有反射性心动过速，由此诱发心绞痛。多数不良反应轻微，不影响治疗。

【制剂与规格】胶囊：10mg。

## 5 妥拉明(Phentolamine)

【适应症】

（1）用于诊断嗜铬细胞瘤及治疗其所致的高血压发作，包括手术切除时出现的高血压，也可根据血压对本品的反应用于

协助诊断嗜铬细胞瘤。

（2）治疗左心室衰竭。

（3）治疗去甲肾上腺素静脉给药外溢，用于防止皮肤坏死。

【用法用量】成人常用量。

（1）用于酚妥拉明试验，静脉注射 5mg，也可先注入 1mg，若反应阴性，再给 5mg，如此假阳性的结果可以减少，也减少血压剧降的危险性。

（2）用于防止皮肤坏死，在每 1 000ml 含去甲肾上腺素溶液中加入本品 10mg 作静脉滴注，作为预防之用。已经发生去甲肾上腺素外溢，用本品 5～10mg 加 10ml 氯化钠注射液作局部浸润，此法在外溢后 12 小时内有效。

（3）用于嗜铬细胞瘤手术，术时如血压升高，可静脉注射 2～5mg 或滴注每分钟 0.5～1mg，以防肿瘤手术时出现高血压危象。

（4）用于心力衰竭时减轻心脏负荷。

【注意事项】

（1）做酚妥拉明试验时，在给药前、静脉给药后至 3 分钟内每 30 秒、以后 7 分钟内每 1 分钟测一次血压，或在肌内注射后 30～45 分钟内每 5 分钟测一次血压。

（2）对诊断的干扰，降压药、巴比妥类、鸦片类镇痛药、镇静药都可以造成酚妥拉明试验假阳性，故试验前 24 小时应停用；用降压药必须待血压回升至治前水平方可给药。

（3）禁忌症：严重动脉硬化及肾功能不全者，低血压、冠心病、心肌梗死，胃炎或胃溃疡以及对本品过敏者禁用。

（4）孕妇及哺乳期妇女用药：需权衡利弊再慎用。

（5）老年患者用药：在老年人用本品诱发低温的可能性增大，应适当减量。

【药物相互作用】忌与铁剂配伍。

（1）与拟交感胺类药同用，抵消或减弱后者的周围血管收缩作用。

（2）与胍乙啶同用，体位性低血压或心动过缓的发生率增高。

（3）与二氮嗪同用，使二氮嗪抑制胰岛素释放的作用受抑制。

（4）苯巴比妥类、格鲁米特等加强本品降压作用。

【不良反应】较常见的有直立性低血压，心动过速或心律失常，鼻塞、恶心、呕吐等；晕厥和乏力较少见；突然胸痛（心肌梗死）、神志模糊、头痛、共济失调、言语含糊等极少见。

【制剂与规格】甲磺酸酚妥拉明注射剂：1ml∶5mg；1ml∶10mg。

### 6 利血平(Reserpine)

【适应症】高血压（不推荐为一线用药）。

【用法用量】口服，初始剂量0.1～0.25mg/次，每日1次，经过7～14天的剂量调整期，以最小有效剂量确定维持量；极量不超过一次0.5mg。利血平常与噻嗪类利尿药合用以降低剂量，减少不良反应。儿童每日按体重0.005～0.02mg/kg或体表面积0.15～0.6mg/$m^2$给药，分1～2次口服。

【注意事项】

（1）对萝芙木制剂过敏者对本品也过敏。

（2）利血平引起胃肠道动力加强和分泌增多，可促使胆石症患者胆绞痛发作。

（3）利血平慎用于体弱和老年患者、肾功能不全、帕金森症、癫痫、心律失常和心肌梗死。

（4）利血平可能导致低血压，包括体位性低血压。

（5）治疗期间，可能发生焦虑、抑郁以及精神病。在服药剂量不大于0.25mg/d时，少见抑郁症发生；若之前就有抑郁症，用药可加重病症。一旦有抑郁症状立即停药；有抑郁症史的患者用药需非常慎重，并警惕自杀的可能性。

（6）当两种或两种以上抗高血压药合用时，需减少每种药物的用量以防止血压过度下降，这对有冠心病的高血压患者尤

为重要。

（7）正在服用利血平的患者不能同时进行电休克治疗，小的惊厥性电休克剂量即可引起严重的甚至是致命的反应。停用利血平至少 14 天后方可开始电休克治疗。

（8）需周期性检查血电解质以防电解质失衡。

（9）麻醉期间用利血平可能加重中枢镇静，导致严重低血压和心动过缓。虽然不需停药，但必须告诉麻醉师，事先给予阿托品防止心动过缓，用肾上腺素纠正低血压。

（10）利血平对化验的影响：以改良的 Glenn-Nelson 法或 Holtroff Koch 改良的 Zimmerman 反应作尿类固醇测定，可致结果假性低值；使血清催乳素浓度升高；短期大量注射使尿中儿茶酚胺排出增多，长期使用则减少；肌内注射后尿中香草杏仁酸最初排出增加 40%，第二天减少，长期给药排出锐减。

（11）禁忌症：①活动性胃溃疡。②溃疡性结肠炎。③抑郁症，尤其是有自杀倾向的抑郁症。

（12）孕妇及哺乳期妇女用药：除非非常必要，利血平不可用于孕妇。本品虽不能通过血脑屏障，但可通过胎盘屏障，导致新生儿呼吸系统抑制、鼻充血、发绀、厌食、嗜睡、心动过缓、新生儿紧抱反射受到抑制等。利血平可通过乳汁分泌。

（13）儿童用药：每日按体重 0.005～0.02mg/kg 或体表面积 0.15～0.6mg/m$^2$ 给药，分 1～2 次口服。

（14）老年患者用药：根据情况减量慎用。

【药物相互作用】与乙醇或中枢神经抑制剂合用可加重中枢抑制作用。

（1）与其他降压药或利尿药合用可加强降压作用，需进行剂量调整；与 β 受体阻滞剂合用可使后者作用增强。

（2）与洋地黄或奎尼丁合用，大剂量时可引起心律失常。

（3）与左旋多巴合用可使多巴胺耗竭，导致帕金森症。

（4）与间接性拟肾上腺素药如麻黄碱、苯丙胺等合用，可使儿茶酚胺贮存耗竭，抑制拟肾上腺素药的作用。

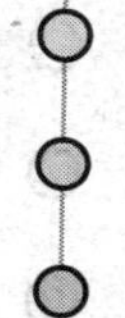

（5）与直接性拟肾上腺素药如肾上腺素、异丙肾上腺素、去甲肾上腺素、间羟胺、去氧肾上腺素等合用，可使之作用延长。

（6）与三环类抗抑郁药合用，利血平和抗抑郁药作用均减弱。

（7）巴比妥类可加强利血平的中枢镇静作用。

【不良反应】

（1）大量口服容易出现的不良反应有过度镇静、注意力不集中、抑郁可致自杀，且可出现于停药之后数月反应迟钝；嗜睡、晕厥、偏执性焦虑、失眠、多梦、梦呓、头痛、神经紧张、帕金森症（停药后可逆转）、倦怠、乏力、阳痿、性欲减退、排尿困难、乳房充血、非产褥期泌乳。

（2）较少见的有柏油样黑色大便、呕血、腹部痉挛；心绞痛、心律失常、室性期前收缩、心动过缓、支气管痉挛、手指僵硬颤动。

（3）偶见体液潴留、水肿和充血性心力衰竭；血栓性血小板减少型紫癜、前列腺术后出血过多；鼻出血、鼻充血、对寒冷敏感；瘙痒、皮疹、皮肤潮红；体重增加、肌肉疼痛；瞳孔缩小、视神经萎缩、色素层炎、耳聋、青光眼、视物模糊。

（4）不良反应持久出现时需加注意，以腹泻、眩晕（体位性低血压）、口干、食欲减退、恶心、呕吐、唾液分泌增加，高剂量时胃酸分泌增加，鼻塞较多见；下肢水肿较少见。

（5）停药后仍可以出现的中枢或心血管反应有眩晕、倦怠、晕倒、阳痿、性欲减退、心动过缓、乏力、精神抑郁、注意力不集中、神经紧张、焦虑、多梦、梦呓或清晨失眠。精神抑郁的发生较隐袭，可致自杀，且可出现于停药后数月。

（6）绝经期妇女长期使用有增加乳癌发生之说，但无定论。

【制剂与规格】片剂：0.1mg；0.25mg。

### 7 复方利血平氨苯蝶啶（Compound Hypotensive）

【适应症】用于治疗轻、中度高血压，对重度高血压需与其他降压药合用。

【用法用量】口服，常用量：1次1片，1日1次。维持量：1次1片，2～3日1次，或遵医嘱。

【注意事项】

（1）下列情况慎用：胃与十二指肠溃疡患者；高尿酸血症或有痛风病史者；心律失常和有心肌梗死病史者。

（2）禁用：孕妇及哺乳期妇女用药禁用。对本品过敏者禁用。活动性溃疡、溃疡性结肠炎、抑郁症、严重肾功能障碍者禁用。

【药物相互作用】目前尚无文献报道。

【药物过量】过量可引起明显低血压，应停药，尽早洗胃，给予支持、对症处理，并密切注意血压、电解质和肾功能的变化情况。

【不良反应】偶引起恶心、头胀、乏力、鼻塞、嗜睡等，减少用量或停药后即可消失。

## 五、抗休克药

### 1 肾上腺素(Adrenaline)

【适应症】局部麻醉药。用于浸润麻醉、阻滞麻醉和封闭疗法等。

【用法用量】局部注射，其用量以盐酸普鲁卡因计，按用途分别如下：

（1）浸润麻醉和封闭疗法：注射范围较大的一般用0.25%～0.5%溶液，注射范围较小的用1%溶液，每毫升药液中一般加入肾上肾腺素量为0.002～0.004mg，总量不得超过0.5mg，盐酸普鲁卡因的每次用量不得过1g。

（2）阻滞麻醉：1%～2%溶液，每次用量不得超过1g。

成人处方限量：一次量以盐酸普鲁卡因计不得超过1g。

【注意事项】

（1）用前需做过敏试验。

（2）本品如变色或有沉淀，不可使用。

（3）药液不得注入血管内，给药时应反复抽吸，不可有回血。

（4）注射器械不可用碱性物质如肥皂、煤酚皂溶液等洗涤消毒，注射部位应避免接触碘，以免引起药液沉淀。

（5）禁忌症：①对本品过敏者、高血压患者禁用；②指、趾阻滞麻醉禁用。

（6）孕妇及哺乳期妇女用药：尚不明确。

【药物相互作用】

（1）本品可加强肌松药的作用，使肌松作用时间延长，与肌松药合用宜减少肌松药的用量。

（2）本品可削弱磺胺类药物的药效，不宜同时应用磺胺类药物。

（3）本品可增强洋地黄类药物的作用，合用可导致其毒性反应。

（4）新斯的明等抗胆碱酯酶药物可干扰本品代谢，使本品毒性增强。

（5）本品可加深麻醉性镇痛药对呼吸的抑制及致低血压的作用。

（6）本品忌与下列药品配伍：碳酸氢钠、巴比妥类、氨茶碱、硫酸镁、肝素、硝普钠、甘露醇、甲基硫酸新斯的明、氢化可的松、地塞米松等。

【不良反应】本品可有高敏反应和过敏反应，个别患者可出现高铁血红蛋白症；一旦血药浓度高或误入血管可引起一系列中枢神经系统和心管系统中毒反应，如惊厥和心率减慢、血压下降。

【制剂与规格】普鲁卡因肾上腺素注射液：1ml：盐酸普鲁卡因5mg，肾上腺素0.002mg；1ml：盐酸普鲁卡因20mg，肾上腺素0.05mg；2ml：盐酸普鲁卡因40mg，肾上腺素0.05mg。

## 2 异丙肾上腺素（Isoprenaline）

【适应症】①治疗心源性或感染性休克；②治疗完全性房室传

导阻滞、心脏停搏。

【用法用量】

（1）救治心脏停搏，心腔内注射 0.5～1mg。

（2）Ⅲ度房室传导阻滞，心率每分钟不及 40 次时，可以本品 0.5～1mg 加在 5% 葡萄糖注射液 200～300ml 内缓慢静滴。

【注意事项】

（1）心律失常并伴有心动过速；心血管疾患，包括心绞痛、冠状动脉供血不足；糖尿病；高血压；甲状腺功能亢进；洋地黄中毒所致的心动过速慎用。

（2）遇有胸痛及心律失常应及早重视。

（3）交叉过敏，患者对其他肾上腺能激动药过敏者，对本品也常过敏。

（4）禁忌症：心绞痛、心肌梗死、甲状腺功能亢进及嗜铬细胞瘤患者禁用。

【药物相互作用】

（1）与其他拟肾上腺素药物合用可增效，但不良反应也增多。

（2）并用普萘洛尔时本品的作用受到拮抗。

【不良反应】常见的不良反应有：口咽发干、心悸不安；少见的不良反应有：头晕、目眩、面潮红、恶心、心率增速、震颤、多汗、乏力等。

【制剂与规格】盐酸异丙肾上腺素注射液：2ml∶1mg。

### 3 去甲肾上腺素（Noradrenaline）

【适应症】用于治疗急性心肌梗死、体外循环等引起的低血压；对血容量不足所致的休克、低血压或嗜铬细胞瘤切除术后的低血压，本品作为急救时补充血容量的辅助治疗，以使血压回升，暂时维持脑与冠状动脉灌注，直到补充血容量治疗发生作用；也可用于椎管内阻滞时的低血压及心脏停搏复苏后血压维持。

【用法用量】用 5% 葡萄糖注射液或葡萄糖氯化钠注射液稀释

后静滴。

（1）成人常用量：开始以每分钟8～12μg速度滴注，调整滴速以达到血压升到理想水平；维持量为每分钟2～4μg。在必要时可按医嘱超越上述剂量，但需注意保持或补足血容量。

（2）小儿常用量：开始按体重以每分钟0.02～0.1μg/kg速度滴注，按需要调节滴速。

【注意事项】

（1）缺氧、高血压、动脉硬化、甲状腺功能亢进症、糖尿病、闭塞性血管炎、血栓病患者慎用。用药过程中必须监测动脉压、中心静脉压、尿量、心电图。

（2）禁忌症：禁止与含卤素的麻醉剂和其他儿茶酚胺类药合并使用，可卡因中毒及心动过速患者禁用。

（3）孕妇及哺乳期妇女用药：孕妇应权衡利弊慎用。

（4）儿童用药：小儿应选粗大静脉注射并需更换注射部位，在应用中至今未发现特殊问题。

（5）老年患者用药：老年人长期或大量使用，可使心排血量减低。

【药物相互作用】与全麻药如氯仿、环丙烷、氟烷等同用，可使心肌对拟交感胺类药反应更敏感，容易发生室性心律失常，不宜同用，必须同用时应减量给药。

（1）与β受体阻滞剂同用，各自的疗效降低，β受体阻滞后α受体作用突出，可发生高血压，心动过缓。

（2）与降压药同用可抵消或减弱降压药的作用，与甲基多巴同用还使本品加压作用增强。

（3）与洋地黄类同用，易致心律失常，需严密注意心电监测。

（4）与其他拟交感胺类同用，心血管作用增强。

（5）与麦角制剂如麦角胺、麦角新碱或缩宫素同用，促使血管收缩作用加强，引起严重高血压，心动过缓。

（6）与三环类抗抑郁药合用，由于抑制组织吸收本品或增强肾上腺素受体的敏感性，可加强本品的心血管作用，引起心律失常、心动过速、高血压或高热，如必须合用，则开始本品用量需小，并监测心血管作用。

（7）与甲状腺激素同用使两者作用均加强。

（8）与妥拉唑林同用可引起血压下降，继以血压过度反跳上升，故妥拉唑林过量时不宜用本品。

【不良反应】

（1）药液外漏可引起局部组织坏死。

（2）本品强烈的血管收缩可以使重要脏器器官血流减少，肾血流锐减后尿量减少，组织供血不足导致缺氧和酸中毒；持久或大量使用时，可使回心血流量减少，外周血管阻力升高，心排血量减少，后果严重。

（3）应重视的反应包括静脉输注时沿静脉径路皮肤发白，注射局部皮肤破溃，皮肤发绀，发红，严重眩晕，上述反应虽属少见，但后果严重。

（4）个别患者因过敏而有皮疹、面部水肿。

（5）在缺氧、电解质平衡失调、器质性心脏病患者中使用或用药过量时，可出现心律失常；血压升高后可出现反射性心率减慢。

（6）以下反应如持续出现应注意：焦虑不安、眩晕、头痛、皮肤苍白、心悸、失眠等。

（7）过量时可出现严重头痛及高血压、心率缓慢、呕吐、抽搐。

【制剂与规格】重酒石酸去甲肾上腺素注射剂：1ml∶2mg；2ml∶10mg。

### 4 多巴酚丁胺(Dobutamine)

【适应症】用于器质性心脏病时心肌收缩力下降引起的心力衰竭，包括心脏直视手术后所致的低排出量综合征，作为短期支持治疗。

【用法用量】成人常用量。将多巴酚丁胺加于5%葡萄糖液或

0.9% 氯化钠注射液中稀释后，以滴速每分钟 2.5～10μg/kg 给予，在每分钟 15μg/kg 以下的剂量时，心率和外周血管阻力基本无变化；偶用每分钟 ＞15μg/kg，但需注意过大剂量仍然有可能加速心率并产生心律失常。

【注意事项】

（1）交叉过敏反应，对其他拟交感药过敏，可能对本品也敏感。

（2）对妊娠的影响，在人体应用未发生问题。

（3）本品是否排入乳汁未定，但应用未发生问题。

（4）梗阻性肥厚型心肌病不宜使用，以免加重梗阻。

（5）下列情况应慎用：①心房颤动，多巴酚丁胺能加快房室传导，心室率加速，如须用本品，应先给予洋地黄类药；②高血压可能加重；③严重的机械梗阻，如重度主动脉瓣狭窄，多巴酚丁胺可能无效；④低血容量时应用本品可加重，故用前须先加以纠正；⑤室性心律失常可能加重；⑥心肌梗死后，使用大量本品可能使心肌耗氧量增加而加重缺血；⑦用药期间应定时或连续监测心电图、血压、心排出量，必要或可能时监测肺楔嵌压。

（6）孕妇及哺乳期妇女用药：尚不明确。

（7）儿童及老年患者用药：本品在小儿应用缺乏研究。在老年人中研究尚未进行，但应用预期不受限制。

【药物相互作用】

（1）与全麻药尤其是环丙烷、氟烷等同用，室性心律失常发生的可能性增加。

（2）与 β 受体阻滞剂同用，可拮抗本品对 $\beta_1$ 受体的作用，导致 α 受体作用占优势，外周血管的总阻力加大。

（3）与硝普钠同用，可导致心排出量微增，肺楔嵌压略降。

（4）本品不得与碳酸氢钠等碱性药物混合使用。

【不良反应】可有心悸、恶心、头痛、胸痛、气短等。如出现收缩压增加［多数增高 1.33～2.67kPa（10～20mmHg），少数升高

6.67kPa（50mmHg）或更多]，心率增快（多数在原来基础上每分钟增加5～10次，少数可增加30次以上）者，与剂量有关，应减量或暂停用药。

【制剂与规格】盐酸多巴酚丁胺注射剂：2ml∶20mg（按多巴酚丁胺计）。

## 5 间羟胺(Metaraminol)

【适应症】

（1）治疗椎管内阻滞麻醉时发生的急性低血压。

（2）由于出血、药物过敏、手术并发症及脑外伤或脑肿瘤合并休克而发生的低血压，本品可用于辅助性对症治疗。

（3）也可用于心源性休克或败血症所致的低血压。

【用法用量】

（1）成人用量：①肌内或皮下注射：2～10mg/次（以间羟胺计），由于最大效应不是立即显现，在重复用药前对初始量效应至少应观察10分钟；②静脉注射，初量0.5～5mg，继而静滴，用于重症休克；③静脉滴注，将间羟胺15～100mg加入5%葡萄糖液或氯化钠注射液500ml中滴注，调节滴速以维持合适的血压。成人极量一次100mg（每分钟0.3～0.4mg）。

（2）小儿用量：①肌内或皮下注射：按0.1mg/kg，用于严重休克；②静脉滴注0.4mg/kg或按体表面积12mg/m$^2$，用氯化钠注射液稀释至每25ml中含间羟胺1mg的溶液，滴速以维持合适的血压水平为度。配制后应于24小时内用完，滴注液中不得加入其他难溶于酸性溶液配伍禁忌的药物。

【注意事项】

（1）甲状腺功能亢进、高血压、冠心病、充血性心力衰竭、糖尿病患者和疟疾病史者慎用。

（2）血容量不足者应先纠正后再用本品。

（3）本品有蓄积作用，如用药后血压上升不明显，须观察10分钟以上再决定是否增加剂量，以免贸然增量致使血压上升过高。

（4）给药时应选用较粗大静脉注射，并避免药液外溢。

（5）短期内连续应用，出现快速耐受性，作用会逐渐减弱。

（6）孕妇及哺乳期妇女用药：尚不明确。

【药物相互作用】

（1）与环丙烷、氟烷或其他卤化烃类麻醉药合用，易致心律失常。

（2）与单胺氧化酶抑制剂并用，使升压作用增强，引起严重高血压。

（3）与洋地黄或其他拟肾上腺素药并用，可致异位心律。

（4）不宜与碱性药物共同滴注，因可引起本品分解。

【不良反应】

（1）心律失常，发生率随用量及患者的敏感性而异。

（2）升压反应过快过猛可致急性肺水肿、心律失常、心脏停搏。

（3）过量的表现为抽搐、严重高血压、严重心律失常，此时应立即停药观察，血压过高者可用 5～10mg 酚妥拉明静脉注射，必要时可重复。

（4）静脉时药液外溢，可引起局部血管严重收缩，导致组织坏死糜烂或红肿硬结形成脓肿。

（5）长期使用骤然停药时可能发生低血压。

【制剂与规格】重酒石酸间羟胺注射液：1ml∶10mg 间羟胺（相当于重酒石酸间羟胺 19mg）；5ml∶50mg 间羟胺（相当于重酒石酸间羟胺 95mg）。

## 6 多巴胺（Dopamine）

【适应症】适用于心肌梗死、创伤、内毒素败血症、心脏手术、肾衰竭、充血性心力衰竭等引起的休克综合征；补充血容量后休克仍不能纠正者，尤其有少尿及周围血管阻力正常或较低的休克。由于本品可增加心排出量，也用于洋地黄和利尿剂无效的心功能不全。

【用法用量】成人常用量。静脉注射，开始时每分钟按体重1～5μg/kg，10分钟内以每分钟1～4μg/kg速度递增，以达到最大疗效。慢性顽固性心力衰竭，静滴开始时，每分钟按体重0.5～2μg/kg逐渐递增。多数患者按1～3μg/（kg·min）给予即可生效。闭塞性血管病变患者，静滴开始时按1μg/（kg·min），逐增至5～10μg/（kg·min），直到20μg/（kg·min），以达到最满意效应。如危重病例，先按5μg/（kg·min）滴注，然后以5～10μg/（kg·min）递增至20～50μg/（kg·min），以达到满意效应。或本品20mg加入5%葡萄糖注射液200～300ml中静滴，开始时按75～100μg/min滴入，以后根据血压情况，可加快速度和加大浓度，但最大剂量不超过每分钟500μg。

【注意事项】

（1）交叉过敏反应：对其他拟交感胺类药高度敏感的患者，可能对本品也异常敏感。

（2）对人体研究尚不充分，动物实验未见有致畸。给妊娠鼠有导致新生仔鼠存活率降低，而且存活者潜在形成白内障的报道。孕妇应用时必须权衡利弊。

（3）本品是否排入乳汁未定，但在乳母应用未发生问题。

（4）本品在小儿应用未有充分研究。

（5）本品在老年人应用未有充分研究，但未见报告发生问题。

（6）下列情况应慎用：①嗜铬细胞瘤患者不宜使用；②闭塞性血管病（或有既往史者），包括动脉栓塞、动脉粥样硬化、血栓闭塞性脉管炎、冻伤（如冻疮）、糖尿病性动脉内膜炎、雷诺病等慎用；③对肢端循环不良的患者，须严密监测，注意坏死及坏疽的可能性；④频繁的室性心律失常时应用本品也须谨慎。

（7）在滴注本品时须进行血压、心排出量、心电图及尿量的监测。

（8）给药说明。①应用多巴胺治疗前必须先纠正低血容

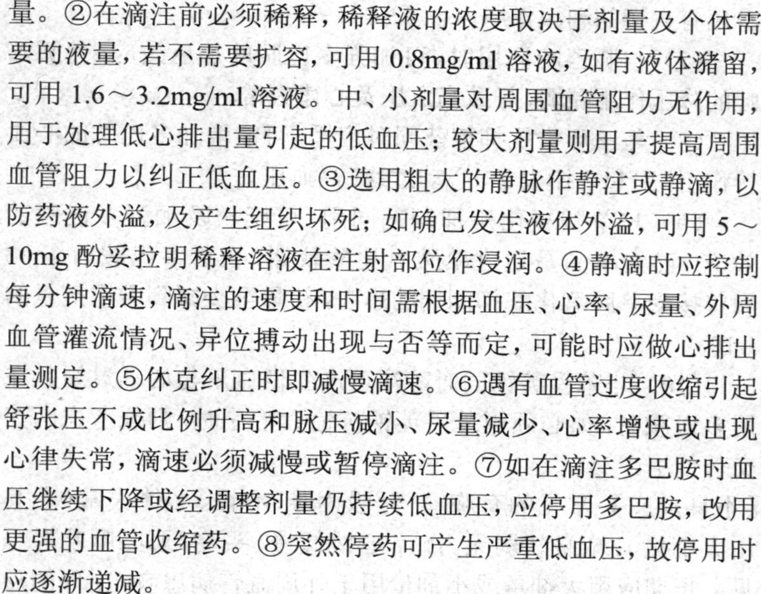

量。②在滴注前必须稀释，稀释液的浓度取决于剂量及个体需要的液量，若不需要扩容，可用0.8mg/ml溶液，如有液体潴留，可用1.6～3.2mg/ml溶液。中、小剂量对周围血管阻力无作用，用于处理低心排出量引起的低血压；较大剂量则用于提高周围血管阻力以纠正低血压。③选用粗大的静脉作静注或静滴，以防药液外溢，及产生组织坏死；如确已发生液体外溢，可用5～10mg酚妥拉明稀释溶液在注射部位作浸润。④静滴时应控制每分钟滴速，滴注的速度和时间需根据血压、心率、尿量、外周血管灌流情况、异位搏动出现与否等而定，可能时应做心排出量测定。⑤休克纠正时即减慢滴速。⑥遇有血管过度收缩引起舒张压不成比例升高和脉压减小、尿量减少、心率增快或出现心律失常，滴速必须减慢或暂停滴注。⑦如在滴注多巴胺时血压继续下降或经调整剂量仍持续低血压，应停用多巴胺，改用更强的血管收缩药。⑧突然停药可产生严重低血压，故停用时应逐渐递减。

（9）孕妇及哺乳期妇女用药：尚不明确。

【药物相互作用】

（1）与硝普钠、异丙肾上腺素、多巴酚丁胺合用，注意心排出量的改变，比单用本品时反应不同。

（2）大剂量多巴胺与α受体阻滞剂如酚苄明、酚妥拉明、妥拉唑林（Tolazoline）等同用，后者的扩血管效应可被本品的外周血管的收缩作用拮抗。

（3）与全麻药（尤其是环丙烷或卤代碳氢化合物）合用，由于后者可使心肌对多巴胺异常敏感，引起室性心律失常。

（4）与β受体阻滞剂同用，可拮抗多巴胺对心脏的$\beta_1$受体作用。

（5）与硝酸酯类同用，可减弱硝酸酯的抗心绞痛及多巴胺的升压效应。

（6）与利尿药同用，一方面由于本品作用于多巴胺受体扩张肾血管，使肾血流量增加，可增加利尿作用；另一方面本品自身还有直接的利尿作用。

（7）与胍乙啶同用时，可加强多巴胺的加压效应，使胍乙啶的降压作用减弱，导致高血压及心律失常。

（8）与三环类抗抑郁药同时应用，可能增加多巴胺的心血管作用，引起心律失常、心动过速、高血压。

（9）与单胺氧化酶抑制剂同用，可延长及加强多巴胺的效应；已知本品是通过单胺氧化酶代谢，在给多巴胺前2～3周曾接受单胺氧化酶抑制剂的患者，初量至少减到常用剂量的1/10。

（10）与苯妥英钠同时静注可产生低血压与心动过缓。在用多巴胺时，如必须用苯妥英钠抗惊厥治疗时，则须考虑两药交替使用。

【不良反应】常见的有胸痛、呼吸困难、心悸、心律失常（尤其用大剂量）、全身软弱无力感；心跳缓慢、头痛、恶心呕吐者少见。长期应用大剂量或小剂量用于外周血管病患者，出现的反应有手足疼痛或手足发凉；外周血管长时期收缩，可能导致局部坏死或坏疽；过量时可出现血压升高，此时应停药，必要时给予α受体阻滞剂。

【制剂与规格】盐酸多巴胺注射液：2ml·20mg。

## 六、调脂及抗动脉粥样硬化药

目前临床上使用的降血脂药主要有：

（1）纤维酸类：主要有苯扎贝特、非诺贝特、环丙贝特、吉非贝齐、氯贝丁酯，用于甘油三酯升高为主的高脂血症，或甘油三酯显著升高的混合型高脂血症。

（2）他汀类：为HMG-CoA还原酶抑制剂，主要有洛伐他汀、普伐他汀、辛伐他汀等，用于胆固醇升高为主的高脂血症，或甘油三酯轻度升高的混合型高脂血症。

（3）胆汁酸隔离剂：如考来烯胺、考来替泊等。

（4）烟酸类：如烟酸、烟酸肌醇酯、阿西莫司等。

（5）泛酸类：如泛硫乙胺。

（6）多不饱和脂肪酸类：如多烯康、脉乐康等。

（7）α 受体阻断剂：如特拉唑嗪。

（8）普罗布考及弹性酶。

（9）中药：如脂必妥。

目前应用最广泛的是纤维酸类和他汀类。因其他类别中许多药物副作用大，或疗效欠佳等原因，现已较少应用。

## 辛伐他汀( Simvastatin )

【适应症】

（1）高脂血症。

1）对于原发性高胆固醇血症、杂合子家族性高胆固醇血症或混合性高胆固醇血症的患者，当饮食控制及其他非药物治疗不理想时，辛伐他汀可用于降低升高的总胆固醇、低密度脂蛋白胆固醇、载脂蛋白 B 和甘油三酯。且辛伐他汀升高高密度脂蛋白胆固醇，从而降低低密度脂蛋白 / 高密度脂蛋白和总胆固醇 / 高密度脂蛋白的比率。

2）对于纯合子家族性高胆固醇血症患者，当饮食控制及非饮食疗法不理想时，辛伐他汀可用于降低升高的总胆固醇、低密度脂蛋白胆固醇和载脂蛋白 B。

（2）冠心病。

1）减少死亡的危险性。

2）减少冠心病死亡及非致死性心肌梗死的危险性。

3）减少脑卒中和短暂性脑缺血的危险性。

4）减少心肌血管再通手术（冠状动脉搭桥术及经皮气囊冠状动脉成形术）的危险性。

5）延缓动脉粥样硬化的进展，包括新病灶及全堵塞的发生。

【用法用量】口服：如需要可掰开服用。

（1）高胆固醇血症：一般始服剂量为每天 10mg，晚间顿服。对于胆固醇水平轻至中度升高的患者，始服剂量为每天 5mg。若需调整剂量则应间隔 4 周以上，最大剂量为每天 40mg，晚间顿服。当低密度脂蛋白胆固醇水平降至 1.94mmol/L 或总胆固醇水平降至 3.6mmol/L 以下时，应减低辛伐他汀的服用剂量。

（2）纯合子家族性高胆固醇血症：根据对照临床研究结果，对纯合子家族性高胆固醇血症患者，建议辛伐他汀 40mg/d 晚间顿服，或 80mg/d 分早晨 20mg、午间 20mg 和晚间 40mg 三次服用。辛伐他汀应与其他降脂疗法联合应用（如低密度脂蛋白提取法），当无法使用这些方法时，也可单独应用辛伐他汀。

（3）冠心病：冠心病患者可以每天晚上服用 20mg 作为起始剂量，如需要剂量调整，可参考以上说明（高胆固醇血症用法与用量）。

（4）协同治疗：辛伐他汀单独应用或与胆酸螯合剂协同应用时均有效。对于已同时服用免疫抑制剂类药物的患者，辛伐他汀的推荐剂量为每天 10mg。

（5）肾功能不全：由于辛伐他汀由肾脏排泄不明显，故中度肾功能不全患者不必调整剂量；对于严重肾功能不全的患者（肌酐清除率小于 30ml/min），如使用剂量超过每天 10mg 时应慎重考虑，并小心使用。

【注意事项】

（1）患者接受辛伐他汀治疗以前应接受标准胆固醇饮食并在治疗过程中继续使用。

（2）肝脏反应。本药应慎用在大量饮酒和（或）有肝病历史的患者。有活动性肝病或无法解释的氨基转移酶升高者应禁用辛伐他汀。在临床实验中，有少数服用辛伐他汀的患者有显著的血清氨基转移酶持续升高（超过正常值 3 倍以上）的现象。但停药后，则氨基转移酶可回复至治疗前水平，但无黄疸或其他有关的临床症状或体征，亦无过敏现象。建议在治疗前对于氨基转移酶有升高现象的患者应加强检查并多加留意。如果患者的氨基转移酶有继续升高的表现，特别是氨基转移酶升高超过正常值3倍以上并保持持续，则应予停药。与其他降脂药相同，应用辛伐他汀治疗的患者氨基转移酶中等程度升高（低于正常值3倍的情况）亦有报道。这些变化通常在应用辛伐他汀治疗后不久即有出现，但一般为一过性且不伴随任何症状，所以不必停药。

（3）肌肉反应。应用辛伐他汀治疗的患者普遍有肌酸激酶（CK，来自骨骼肌）轻微的一过性升高，但这些并无任何临床意义。对于有弥漫性的肌痛、肌软弱或（和）显著的肌酸激酶（CK）升高（大于正常值10倍以上）的情况应考虑为肌病，因此应要求患者若发现有不可解释的上述肌病征象应立即告诉医生。若发现肌酸激酶（CK）显著上升或诊断或怀疑肌痛，应立即停止辛伐他汀的治疗。对于有急性或严重的条件暗示的肌病及有因横纹肌溶解而导致二次急性肾衰竭倾向的患者应停止羟甲基戊二酰辅酶A（HMG-CoA）还原酶抑制剂的治疗。

（4）眼科检查。即使在没有任何药物治疗时，随着年龄增长晶状体混浊的发病率亦会增加，长期临床研究资料显示，辛伐他汀对人体晶状体无不良作用。

（5）纯合子型家庭性高胆固醇血症。由于纯合子型家族性高胆固醇血症的患者低密度脂蛋白受体完全缺乏的缘故，辛伐他汀对此类患者的治疗效果不太理想；高三酰甘油血症，辛伐他汀只有中等程度降低甘油三酯的效果，而不适合治疗以甘油三酯升高为主的异常情况（如Ⅰ、Ⅳ及Ⅴ型高脂血症）。

（6）孕妇及哺乳期妇女用药：尚无孕妇用辛伐他汀的资料。妊娠期妇女禁用辛伐他汀。

（7）儿童用药：目前不推荐给儿童服用。

（8）老年患者用药：在老年患者（大于65岁），应用辛伐他汀的对照临床试验中，其对于降低总胆固醇和低密度脂蛋白（LDL）胆固醇的效果与其他人群的结果相同，而不良反应和实

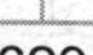

验室检查异常的出现频率亦无明显增多。

（9）禁忌症：①对任何成分过敏者；②活动性肝炎或无法解释的持续血清氨基转移酶升高者；③与四氢萘酚类钙通道阻滞剂米贝地尔合用。

【药物相互作用】

（1）当辛伐他汀与其他在治疗剂量下对细胞色素 P450 3A4 有明显抑制作用的药物（如：环孢素、米贝地尔、伊曲康唑、酮康唑、红霉素、克拉霉素和奈法唑酮）或纤维酸类衍生物或烟酸合用时，导致横纹肌溶解的危险性增高。

（2）本品与其他类型调血脂药合用会增加肌病的发生率和严重程度，这些药物包括吉非贝齐和其他贝特类，以及降脂剂量的烟酸（大于等于 1g/d）。此外，血浆中高水平的羟甲基戊二酰辅酶 A（HMG-CoA）还原酶抑制剂的活性增高也会增加肌病的危险。辛伐他汀和其他羟甲基戊二酰辅酶 A（HMG-CoA）还原酶抑制剂由细胞色素 P450 的同工酶 3A4 所代谢。数种在治疗剂量对此代谢途径有明显抑制作用的药物能增高羟甲基戊二酰辅酶 A（HMG-CoA）还原酶抑制剂的血药水平，并因而增加肌病的危险。这些药物包括环孢素、四氢萘酚类钙通道阻滞剂米贝地尔、伊曲康唑、酮康唑及其他抗真菌唑类、大环内酯类抗生素红霉素和克拉霉素，以及抗抑郁药奈法唑酮。

（3）香豆素类衍生物。临床研究曾发现辛伐他汀能中度提高香豆素类抗凝剂的抗凝效果。故成人早期应用抗凝血治疗及并用辛伐他汀时应多次检查凝血酶原时间，以此确定凝血酶原时间有无显著改变。当服用香豆素类衍生物的患者凝血酶原时间稳定后，仍推荐在一定时间内继续作凝血酶原时间的监测。如果辛伐他汀的剂量有变动，应同样执行以上的程序。在未服用抗凝血剂的患者中，辛伐他汀治疗从未有报道对出血或凝血酶原时间有影响。

【不良反应】

（1）辛伐他汀一般耐受性良好，大部分不良反应轻微且为一过性。在临床对照试验中只有少于2%的患者因辛伐他汀的不良反应而中途停药。在已有对照组的临床试验中，与药物有关的不良反应（分为可能、可疑或肯定）发生率大于或等于1%的有：腹痛、便秘、胃肠胀气。发生率在0.5%～0.9%的不良反应有疲乏、无力、头痛。发现肌病的报告很罕见。

（2）下列不良反应的报道曾出现在无对照组临床试验或上市后的应用中，如恶心、腹泻、皮疹、消化不良、瘙痒、脱发、晕眩、肌肉痉挛、肌痛、胰腺炎、感觉异常、外周神经病变、呕吐和贫血、横纹肌溶解和肝炎/黄疸罕有发生。包括下列一项或多项特征的明显的过敏反应综合征罕有报道，如血管神经性水肿、狼疮样综合征、风湿性多发性肌痛、脉管炎、血小板减少症、嗜酸性粒细胞增多、血沉（ESR）增高、关节炎、关节痛、荨麻疹、光敏感性、发热、潮红、呼吸困难以及不适。实验室检查发现：血清氨基转移酶显著和持续性升高的情况罕有报道。肝功能检查异常为轻微或一过性。来源于骨骼肌部分的血清磷酸肌酸激酶（CK）升高的情况也有报告。

【制剂与规格】片剂：5mg；10mg；20mg。

## 第七节　呼吸系统用药

### 一、镇咳药

咳嗽是由于呼吸道受刺激而引起的防御性反射，能将痰液和异物排出。一般咳嗽不宜轻易使用镇咳药，因为轻度咳嗽有助于祛痰，痰排出后，咳嗽自然缓解。但剧烈频繁的干咳对患者是有害的，些时须适应用镇咳药。需注意的是，对有痰而咳嗽过剧者，可用祛痰药与作用较弱的镇咳药合用，不可单用强镇咳药，以免影响痰液排出和炎症的治疗，对患者不利。

镇咳药的药理作用按作用部位可分为中枢性镇咳药和末梢性镇咳药，前者主要是抑制延髓咳嗽中枢而产生镇咳效应，如可待因、氯哌斯汀及喷托维林等；后者主要是抑制呼吸道感受器或反射弧的传入神经或传出神经的某一环节而发挥镇咳作用，如那可丁、二氧丙嗪等。此外，抗炎药、平喘药及祛痰药等均可因减少异物对呼吸道的刺激而发挥镇咳作用。故临床上多将镇咳药与祛痰药、平喘药等配制成复方制剂应用，常起到更佳效果。

### 1 喷托维林( Pentoxyverine )

【适应症】适用于各种原因引起的干咳。

【用法用量】

（1）成人常用量：口服，一次 25mg，一日 3～4 次。

（2）小儿常用量：口服，5 岁以上一次 6.25～12.5mg，一日 2～3 次。

【注意事项】

（1）青光眼和心功能不全者慎用。

（2）痰量多者宜与祛痰药并用。

（3）孕妇及哺乳期妇女用药：尚不明确。

【药物相互作用】尚不明确。

【不良反应】偶有便秘，或有轻度头痛、头晕、口干、恶心和腹泻。

【制剂与规格】枸橼酸喷托维林片剂：25mg。

### 2 复方甘草( Compound Liquorice )

【其他名称】布朗合剂片。

【适应症】用于咳嗽、咳痰，也可用于喘息性支气管炎及单纯性支气管炎引起的咳嗽。

【用法用量】口服或含化。成人，一次 3～4 片，一日 3 次。

【注意事项】

（1）本品不宜长期服用，如服用 3～7 天症状未缓解，请及时咨询医师。

（2）对本品成分过敏者禁用。

（3）孕妇及哺乳期妇女慎用。

（4）胃炎及胃溃疡患者慎用。

（5）儿童用量请咨询医师或药师。

（6）当本品性状发生改变时禁用。

（7）如服用过量或发生严重不良反应时应立即就医。

（8）儿童必须在成人监护下使用。

（9）请将此药品放在儿童不能接触的地方。

【药物相互作用】

（1）服用本品时注意避免同时服用强力镇咳药。

（2）如正在服用其他药品，使用本品前请咨询医师或药师。

【不良反应】有轻微的恶心、呕吐反应。

【制剂与规格】片剂：100 片 / 瓶。

## 二、祛痰药

当呼吸道有炎症时，可由支气管黏膜腺体和杯状细胞产生过多的分泌物，它能引起咳嗽，导致支气管狭窄而引起呼吸困难，而这些被咳嗽咳出来的痰同时也是细菌滋生的良好培养基。因此，治疗咳嗽总是以祛痰为主。

祛痰药可按其作用机制分为两类：

1．通过促进呼吸道分泌而稀释痰液的药物，这类药因促进分泌的方式不同，又分为恶心性祛痰药和刺激性祛痰药，前者如氯化铵、碘化钾、桔梗及远志等，一般用于呼吸道炎症初期痰少而黏稠的阶段。刺激性祛痰药多为一些挥发性物质，如桉叶油及安息香酊等，多用于慢性呼吸道炎症时的多痰。

2．通过破坏痰中的的黏性成分，使痰液化，降低其黏度而便于咳出，临床上多用于黏痰咳出困难而引起气急的患者。在呼吸道有慢性炎症时，痰中黏性成分多为酸性黏多糖，宜选用溴己新与乙酰半胱氨酸；有细菌感染时，脓痰中的成分多为脱氧核糖核酸，宜选用乙酰半胱氨酸，而不宜用溴己新。

### 1 溴己新(Bromhexine)

【其他名称】溴己铵、必消痰、必嗽平、溴苄环己铵、溴环己铵。

【适应症】适用于慢性支气管炎、哮喘等痰液黏稠不易咳出的患者。

【用法用量】口服：每次 8～16mg，每日 3 次。6 岁以上儿童，每次 4～8mg，每日 3 次。

【注意事项】

（1）胃炎患者或胃溃疡患者慎用。

（2）偶见血清氨基转移酶短暂升高，但能自行恢复。

【药物相互作用】本品能增加四环素类抗生素在支气管的分布浓度，而两者合用时，能增强此类抗生素的抗菌疗效。

【不良反应】偶有恶心、胃部不适，减量或停药后可消失。

【制剂与规格】片剂：8mg。针剂：4mg/2ml。

### 2 氨溴索(Ambroxol)

【其他名称】盐酸氨溴索。

【适应症】适用于急、慢性支气管炎、支气管哮喘、支气管扩张、肺结核等引起的痰液黏稠、咳痰困难。

【用法用量】

口服给药。

（1）成人：一次 30mg，一日 3 次，长期服用者可减为一日 2 次。

（2）儿童：12 岁以上儿童同成人；5～12 岁一次 15mg，一日 3 次；2～5 岁一次 7.5mg，一日 3 次；2 岁以下儿童一次 7.5mg，一日 2 次。

【注意事项】

（1）应避免同服强力镇咳药，以免稀释痰液堵塞气道。

（2）孕妇及哺乳期妇女用药：孕妇及哺乳期妇女慎用。

（3）儿童用药：儿童遵医嘱。

（4）禁忌症：对本品过敏者禁用。

【药物相互作用】尚不明确。

【不良反应】可有上腹部不适、纳差、腹泻、偶见皮疹。

【制剂与规格】

（1）盐酸氨溴索片：15mg；30mg。

（2）盐酸氨溴索胶囊：30mg；75mg。

（3）盐酸氨溴索口服给药溶液：1ml∶3mg；5ml∶15mg；5ml∶30mg；10ml∶30mg；60ml∶180mg。

（4）盐酸氨溴索糖浆：100ml∶0.6g。

## 三、平喘药

呼吸道的通气功能与支气管的口径大小有非常密切的关系。在正常情况下，支气管环上的平滑肌作规律的舒缩活动，以协助分泌物的推进活动。平滑肌的活动受神经－体液控制，交感神经及拟肾上腺素能药物能使其舒张，迷走神经及胆碱能神经递质——乙酰胆碱则使其收缩，组胺、5-羟色胺、前列腺素也能使其收缩。

气管和支气管反应性增高的疾病，常见的有支气管哮喘和喘息型慢性支气管炎。平喘药是一类能缓解支气管平滑肌痉挛和扩张支气管的药物，主要包括肾上腺素能药物、茶碱类扩张支气管药、哮喘预防药色甘酸钠，以及具有消炎作用的皮质激素类药物。

临床常用药有：特布他林、克仑特罗、氨茶碱、异丙托溴铵等。

### 1 沙丁胺醇（Salbutamol）

【适应症】用于预防和治疗支气管哮喘或喘息型支气管炎等伴有支气管痉挛（喘鸣）的呼吸道疾病。

【用法用量】

（1）气雾吸入：每4～6小时200～500μg，1次或分2次吸入 2 次吸入时间间隔 1 分钟。

（2）喷雾吸入：①间歇性治疗：一次 2.5～5mg，一日 4 次，从低剂量开始，以注射用生理盐水稀释至 2ml 或 2.5ml，喷雾可维持约 10 分钟；②连续性治疗：以注射用生理盐水稀释成 50～100mg/ml 的溶液，给药速率通常为 1mg/h，最高可增至 2mg/h。

【注意事项】

（1）高血压、冠心病、糖尿病、甲状腺功能亢进等患者应慎用。

（2）长期使用可形成耐药性，不仅疗效降低，且有加重哮喘的危险，因此对经常使用本品者，应同时使用吸入或全身皮质类固醇治疗。若患者症状较重，需要每天多次吸入本品者，应同时监测最大呼气流速，并应到医院就诊，请专业医师指导治疗和用药。

（3）禁忌症：对其他 $\beta_2$ 激动剂、酒精和氟利昂过敏者禁用。

（4）孕妇及哺乳期妇女用药：孕妇及哺乳期妇女，应在医生指导下使用。

（5）儿童用药：在医生指导下使用。

【药物相互作用】

（1）同时应用其他肾上腺素受体激动剂者，其作用可增加，不良反应也可能加重。

（2）并用茶碱类药时，可增加松弛支气管平滑肌的作用，也可能增加不良反应。

【不良反应】少数病例可见肌肉震颤，外周血管舒张及代偿性心率加速，头痛、不安、过敏反应。

【制剂与规格】

（1）硫酸沙丁胺醇雾化吸入溶液：20ml∶100mg。

（2）硫酸沙丁胺醇气雾剂：0.1mg×200 喷。

## 2 氨茶碱( Aminophylline )

【适应症】适用于支气管哮喘、喘息型支气管炎、阻塞性肺气肿等缓解喘息症状；也可用于心源性肺水肿引起的哮喘。

【用法用量】

（1）口服

1）成人常用量。口服，一次 0.1～0.2g（1～2 片），一日 0.3～0.6g（3～6 片）；极量：一次 0.5g，一日 1g。

2）小儿常用量。口服，每次按体重 3～5mg/kg，一日 3 次。

（2）注射剂

1）成人常用量：静脉注射，一次 0.125～0.25g，一日 0.5～1g，每次 0.125～0.25g 用 50% 葡萄糖注射液稀释至 20～40ml，注射时间不得短于 10 分钟。静脉滴注，一次 0.25～0.5g，一日 0.5～1g，以 5%～10% 葡萄糖注射液稀释后缓慢滴注。注射给药，极量一次 0.5g，一日 1g；口服给药，一次 0.1～0.2g，一日 0.3～0.6g。极量：一次 0.5g，一日 1g。

2）小儿常用量：静脉注射，一次按体重 2～4mg/kg，以 5%～25% 葡萄糖注射液稀释后缓慢注射；静脉滴注，一次按体重 2～3mg/kg，以 5% 葡萄糖注射液 500ml 稀释后缓慢注射；口服给药：每次按体重 3～5mg/kg，一日 3 次。

【注意事项】

（1）与其他茶碱缓释制剂一样，本品不适用于哮喘持续状态或急性支气管痉挛发作的患者。

（2）应定期监测血清茶碱浓度，以保证最大的疗效而不发生血药浓度过高的危险。

（3）肾功能或肝功能不全的患者，年龄超过 55 岁特别是男性和伴发慢性肺部疾病的患者，任何原因引起的心力衰竭患者，持续发热患者。使用某些药物的患者及茶碱清除率减低者，在停用合用药物后，血清茶碱浓度的维持时间往往显著延长。应酌情调整用药剂量或延长用药间隔时间。

（4）茶碱制剂可致心律失常和（或）使原有的心律失常恶化；患者心率和（或）节律的任何改变均应进行监测和研究。

（5）低氧血症、高血压或者消化道溃疡病史的患者慎用本品。

（6）禁忌症：对本品过敏的患者，活动性消化溃疡和未经控制的惊厥性疾病患者禁用。

（7）孕妇及哺乳期妇女用药：本品可通过胎盘屏障，也能分泌入乳汁，随乳汁排出，孕妇、产妇及哺乳期妇女慎用。

（8）儿童用药：新生儿血浆清除率可降低，血清浓度增加，应慎用。

（9）老年患者用药：老年人因血浆清除率降低，潜在毒性增加，55岁以上患者慎用。

【制剂与规格】

（1）氨茶碱片：50mg；100mg；200mg。

（2）氨茶碱注射液（静脉注射用）：2ml∶250mg；2ml∶500mg；10ml∶250mg。

（3）氨茶碱缓释片：0.1g。

## 第八节　麻　醉　药

### 一、局部麻醉药

局部麻醉药是一类能用在用药局部可逆性地阻断感觉神经冲动发生与传导的药物，简称局麻药。在保持意识清醒的情况下，可逆地引起局部组织痛觉消失。一般地，局麻药的作用是局限于给药部位并随药物扩散而迅速消失。

局麻药的应用方法：①表面麻醉；②浸润麻醉；③传导麻醉；④蛛网膜下腔麻醉；⑤硬脊膜外麻醉。

#### 1　利多卡因（Lidocaine）

【适应症】本品为局麻药及抗心律失常药。主要用于浸润麻醉、硬膜外麻醉、表面麻醉（包括在胸腔镜检查或腹腔手术时作黏膜麻醉用）及神经传导阻滞。本品可用于急性心肌梗死后室性期前收缩和室性心动过速，亦可用于洋地黄类中毒、心脏外科手术及心导管引起的室性心律失常。本品对室上性心律失常通常无效。

【用法用量】

（1）麻醉用

1）成人常用量。①表面麻醉：2%～4%溶液一次不超过100mg。注射给药时一次量不超过4.5mg/kg（不用肾上腺素）或每7mg/kg（用1∶200 000浓度的肾上腺素）。②骶管阻滞用于分娩镇痛：用1.0%溶液，以200mg为限。③硬脊膜外阻滞：胸腰段用1.5%～2.0%溶液，250～300mg。④浸润麻醉或静注区域阻滞：用0.25%～0.5%溶液，50～300mg。⑤外周神经阻滞：臂丛（单侧）用1.5%溶液，250～300mg；牙科用2%溶液，20～100mg；肋间神经（每支）用1%溶液，30mg，300mg为限；宫颈旁浸润用0.5%～1.0%溶液，左右侧各100mg；椎旁脊神经阻滞（每支）用1.0%溶液，30～50mg，300mg为限；阴部神经用0.5%～1.0%溶液，左右侧各100mg。⑥交感神经节阻滞：颈星状神经用1.0%溶液，50mg；腰麻用1.0%溶液，50～100mg。⑦一次限量，不加肾上腺素为200mg（4mg/kg），加肾上腺素为300～350mg（6mg/kg）；静注区域阻滞，极量4mg/kg；治疗用静注，第一次初量1～2mg/kg，极量4mg/kg，成人静滴每分钟以1mg为限；反复多次给药，间隔时间不得短于45～60分钟。

2）小儿常用量。随个体而异，一次给药总量不得超过4.0～4.5mg/kg，常用0.25%～0.5%溶液，特殊情况才用1.0%溶液。

（2）抗心律失常

1）常用量。①静脉注射，1～1.5mg/kg体重（一般用50～100mg）作首次负荷量静注2～3分钟，必要时每5分钟后重复静脉注射1～2次，但1小时之内的总量不得超过300mg。②静脉滴注，一般以5%葡萄糖注射液配成1～4mg/ml药液滴注或用输液泵给药。在用负荷量后可继续以每分钟1～4mg速

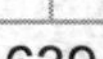

度静滴维持，或以每分钟0.015～0.03mg/kg体重速度静脉滴注。老年人、心力衰竭、心源性休克、肝血流量减少、肝或肾功能障碍时应减少用量，以每分钟0.5～1mg静滴。即可用本品0.1%溶液静脉滴注，每小时不超过100mg。

2）极量。静脉注射1小时内最大负荷量4.5mg/kg体重（或300mg）。最大维持量为每分钟4mg。

【注意事项】

（1）防止误入血管，注意局麻药中毒症状的诊治。

（2）用药期间应注意检查血压、监测心电图，并备有抢救设备；心电图P-R间期延长或QRS波增宽，出现其他心律失常或原有心律失常加重者应立即停药。

（3）禁忌症：①对局部麻醉药过敏者禁用；②阿-斯综合征（急性心源性脑缺血综合征）、预激综合征、严重心传导阻滞（包括窦房、房室及心室内传导阻滞）患者静脉禁用。

（4）孕妇及哺乳期妇女用药：本品透过胎盘，且与胎儿蛋白结合高于成人。

（5）儿童用药：新生儿用药可引起中毒，早产儿较正常儿半衰期长（3.16小时:1.8小时）

（6）老年患者用药：老年人用药应根据需要及耐受程度调整剂量，>70岁患者剂量应减半。

【药物相互作用】

（1）与西咪替丁以及与β受体阻断剂如，普萘洛尔、美托洛尔、纳多洛尔合用，利多卡因经肝脏代谢受抑制，利多卡因血浓度增加，可发生心脏和神经系统不良反应，应调整利多卡因剂量，并应心电图监护及监测利多卡因血药浓度。

（2）与下列药品有配伍禁忌：两性霉素B、氨苄西林、美索比妥、磺胺嘧啶。

【不良反应】

（1）本品可作用于中枢神经系统，引起嗜睡、感觉异常、肌肉震颤、惊厥昏迷及呼吸抑制等不良反应。

（2）可引起低血压及心动过缓。血药浓度过高，可引起心房传导速度减慢、房室传导阻滞以及抑制心肌收缩力和心排出量下降。

【制剂与规格】注射剂：5ml∶50mg；5ml∶100mg；10ml∶200mg；20ml∶400mg。

## 2 普鲁卡因(Procaine)

【适应症】局部麻醉药。用于浸润麻醉、阻滞麻醉、腰椎麻醉、硬膜外麻醉及封闭疗法等。

【用法用量】

（1）浸润麻醉：0.25%～0.5% 水溶液，每小时不得过 1.5g。

（2）阻滞麻醉：1%～2% 水溶液，每小时不得过 1.0g。硬膜外麻醉：2% 水溶液，每小时不得过 0.75g。

【注意事项】

（1）给药前必须作皮内敏感试验，遇周围有较大红晕时应谨慎，必须分次给药，有丘肿者应作较长时间观察，每次不超过 30～50mg，证明无不良反应时，方可继续给药；有明显丘肿者主诉不适者，立即停药。

（2）除有特殊原因外，一般不必加肾上腺素，如确要加入，应在临用时即加，且高血压患者应谨慎。

（3）药液不得注入血管内，给药时应反复抽吸，不得有回血。

（4）本品的毒性与给药途径、注速、药液浓度、注射部位、是否加入肾上腺素等有关，应严格按照本说明书给药。营养不良、饥饿状态更易出现毒性反应，应予减量。

（5）给予最大剂量后应休息 1 小时以上方准行动。

（6）脊椎麻醉时尤其需调节阻滞平面，随时观察血压和脉搏的变化。

（7）注射器械不可用碱性物质如肥皂、煤酚皂溶液等洗涤消毒，注射部位应避免接触碘，否则会引起普鲁卡因沉淀。

（8）禁忌症：心、肾功能不全，重症肌无力等患者禁用。

（9）孕妇及哺乳期妇女用药：尚不明确。

【药物相互作用】

（1）可加强肌松药的作用，使肌松药作用时间延长，与肌松药合用宜减少肌松药的用量。

（2）与其他局部麻醉药合用时应减量。

（3）本品可削减磺胺类药物的药效，不宜同时应用磺胺类药物。

（4）本品可增强洋地黄类药物的作用，合用可导致其毒性反应。

（5）新斯的明等抗胆碱酯酶药物可干扰本品代谢，使本品毒性增强，忌联合应用。

（6）本品可加深麻醉性镇痛药对呼吸的抑制及致低血压的作用。

（7）本品忌与下列药品配伍：碳酸氢钠、巴比妥类、氨茶碱、硫酸镁、肝素钠、硝普钠、甘露醇、甲基硫酸新斯的明、氢化考的松、地塞米松等。

【不良反应】

本品可有高敏反应和过敏反应，个别患者可出现高铁血红蛋白症；剂量过大，吸收速度过快或误入血管可致中毒反应。

【制剂与规格】注射剂：2ml∶40mg。

### 3 布比卡因( Bupivacaine )

【适应症】用于局部浸润麻醉、外周神经阻滞和椎管内阻滞。

【用法用量】

（1）臂丛神经阻滞，0.25% 溶液，20～30ml，或 0.375%，20ml（50～75mg）。

（2）骶管阻滞，0.25%，15～30ml（37.5～75.0mg），或 0.5%，15～20ml（75～100mg）。

（3）硬脊膜外间隙阻滞时，0.25%～0.375% 可以镇痛，0.5% 可用于一般的腹部手术等。

（4）局部浸润，总用量一般以 175～200mg（0.25%，70～80ml）为限，24 小时内分次给药，一日极量 400mg。

（5）交感神经节阻滞的总用量 50～125mg（0.25%，20～50ml）。

【注意事项】

（1）本品毒性较利多卡因大 4 倍，心脏毒性尤应注意，其引起循环衰竭和惊厥比值较小（CC/CNS＝3.7±0.5），心脏毒性症状出现较早，往往循环衰竭与惊厥同时发生，一旦心脏停搏，复苏甚为困难。

（2）局部浸润麻醉儿童用 0.1% 浓度。

（3）禁忌症：本品过敏者禁用。

（4）儿童用药：12 岁以下小儿慎用。

（5）药物过量：使用时不得过量，过量可致高血压、抽搐、心脏停搏、呼吸抑制及惊厥。

【药物相互作用】与碱性药物配伍会产生沉淀失去作用。

【不良反应】

（1）少数患者可出现头痛、恶心、呕吐、尿潴留及心率减慢等。如果出现严重副反应，可静脉注射麻黄碱或阿托品。

（2）过量或误入血管可产生严重的毒性反应，一旦发生心肌毒性几无复苏希望。

【制剂与规格】盐酸布比卡因注射剂：5ml∶12.5mg；5ml∶25mg；5ml∶37.5mg。

## 二、全身麻醉药

### 氯胺酮（Ketamine）

【适应症】本品适用于各种表浅、短小手术麻醉、不合作小儿的诊断性检查麻醉及全身复合麻醉。

【用法用量】

（1）全麻诱导：成人按体重静注 1～2mg/kg，维持可采用连续静滴，每分钟不超过 1～2mg，即按体重 10～30μg/kg，加用苯二氮䓬类药，可减少其用量。

（2）镇痛：成人先按体重静注 0.2～0.75mg/kg，2～3 分钟注完，而后连续静滴每分钟按体重 5～20μg/kg。

（3）基础麻醉：临床个体间差异大，小儿肌注按体重 4～5mg/kg，必要时追加 1/3～1/2 量。

【注意事项】

（1）颅内压增高、脑出血、青光眼患者禁不宜单独使用。

（2）静脉注射切忌过快，否则易致一过性呼吸暂停。

（3）苏醒期间可出现噩梦、幻觉，预先应用镇静药，如苯二氮䓬类，可减少此反应。

（4）完全清醒后心理恢复正常需一定时间，24 小时内不得驾车和操作精密性工作。

（5）失代偿的休克患者或心功能不全患者可引起血压剧降，甚至心脏停搏。

（6）禁忌症：顽固、难治性高血压、严重的心血管疾病及甲亢患者禁用。

（7）孕妇及哺乳期妇女用药：可使妊娠子宫的压力及收缩强度与频率增加。本品可迅速通过胎盘，可使胎儿肌张力增加。

【药物相互作用】

（1）氯胺酮与苯二氮䓬类及阿片类药物并用时，可延长作用时间并减少不良反应的发生。剂量应酌情减少。

（2）与氟烷等含卤全麻药同用时，氯胺酮的作用延长，苏醒延迟。

（3）与抗高血压药或中枢神经抑制药合用时，尤其是氯胺酮用量偏大，静注过快，可导致血压剧降或（和）呼吸抑制。

（4）服用甲状腺素的患者，氯胺酮有可能引起血压过高和心动过速。

【不良反应】

（1）麻醉恢复期可出现幻觉、躁动不安、噩梦及谵语等，且青壮年多且严重。

（2）术中常有泪液、唾液分泌增多，血压、颅压及眼压升高。不能自控的肌肉收缩偶见。

（3）偶有呼吸抑制或暂停、喉痉挛及气管痉挛，多半是在用量较大、分泌物增多时发生。

【制剂与规格】盐酸氯胺酮注射液：2ml∶0.1g；10ml∶0.1g；20ml∶0.2g。

## 第九节　消化系统用药

### 一、抗酸药及抗溃疡药

抗酸药又称胃酸中和药。本类药多属弱碱的镁盐或铝盐，口服后能中和过多的胃酸，解除胃酸对胃、十二指肠黏膜的侵蚀和刺激，降低胃蛋白酶分解胃壁蛋白的活性，具有促进胃溃疡愈合和缓解疼痛的作用。同时，因胃内酸度的降低，还可促进血小板聚集而加速凝血，有利于止血和预防再出血，餐后服药能延长药物作用时间，主要用于胃、十二指肠溃疡及胃酸增多症的辅助治疗。

#### （一）抗酸药

降低胃内酸度从而降低胃蛋白酶的活性和减弱胃液消化作用的药物。常用于治疗胃溃疡、十二指肠溃疡和胃酸分泌过多症。

1．分类

按其效应分为：吸收性抗酸药，如碳酸氢钠等；非吸收性抗酸药，如碳酸钙、氧化镁、氢氧化铝（片剂或凝胶）、三硅酸镁等。

2．注意事项

液态或粉剂抗酸药较片剂有效，若用片剂，应在咽下前嚼碎。应用抗酸药中和胃酸时，应注意增加投药的频度，不能依靠增加药物的剂量，一般每次饭后 1 小时和 3 小时及睡前各 1

次，一日共服7次为宜，抗酸治疗的时间不应少于3个月。

3．药理

为无机弱碱性物质，能中和过多的胃酸，降低胃蛋白酶分解胃壁蛋白的能力，减弱或解除胃酸对胃及十二指肠溃疡面的腐蚀和刺激作用，有利于溃疡面的愈合。

临床常用的抗酸药有易吸收性抗酸药如碳酸氢钠和难吸收性抗酸药如氢氧化铝凝胶等胶体制剂。

复方氢氧化铝( Compound Aluminium Hydroxide )

【适应症】用于治疗胃酸过多所致的胃痛、胃灼热（烧心感）、胃痉挛性疼痛等。

【用法用量】

（1）成人，一次口服2～4片，一日3次。

（2）小儿，一次1～2片，一日3次，餐前1小时嚼碎服。

【注意事项】

（1）阑尾炎或急腹症时，服用氢氧化铝可使病情加重，可增加阑尾穿孔的危险。

（2）有便秘作用，甚至形成粪结块，故常与镁盐制剂合用。

（3）溃疡大出血时，氢氧化铝可与血液结成胶块，有阻塞肠腔引起肠梗阻的报道。

（4）长期服用时可导致血清磷酸盐浓度下降，磷自骨内移出，影响骨质的形成，应在饮食中酌加磷酸盐。

（5）低磷血症（如吸收不良综合征）患者不宜服用本品，否则会导致骨软化、骨质疏松甚至骨折。

（6）骨折患者不宜服用。

（7）氢氧化铝用量大时可吸附胆盐，因而减少脂溶性维生素的吸收，特别是维生素A。

（8）肾功能不全者慎用。

【药物相互作用】

（1）本品含有铝离子，不宜与四环素类合用。

（2）本品可干扰地高辛、华法林、双香豆素、奎宁、奎尼丁、氯丙嗪、普萘洛尔、吲哚美辛、异烟肼、维生素及巴比妥类的吸收和消除。

（3）本品与西咪替丁或雷尼替丁同服时，可减少后者的吸收，故应间隔1小时后服用。

【不良反应】

（1）长期大量服用会导致严重便秘，粪便结块，引起肠梗阻，可与三硅酸镁或氧化镁交替使用，防止便秘发生。

（2）老年人长期服用可致骨质疏松。

（3）肾衰竭患者长期服用可引起铝中毒。

【制剂与规格】每片含主要成分氢氧化铝0.245g、三硅酸镁0.105g、颠茄流浸膏0.002 6ml。

### （二）抗溃疡药

消化道溃疡病为一种常见病和多发病，主要发生在胃幽门和十二指肠处，为胃液的消化作用所引起的胃黏膜损伤。发生溃疡的基本原因是胃酸分泌过多，黏膜的抵抗力下降，或两者兼而有之。

对消化道溃疡病的治疗有两种方式，一为减少胃酸分泌，另一则为加强黏膜的抵抗力。早期的治疗方法为用抗酸药中和胃酸，副作用大，疗效不确切，剂量难以掌握。直到近代了解了胃酸分泌的机制后，抗溃疡药才有了进展。目前，在临床上使用的抗溃疡药物主要有三类，为组胺$H_2$受体拮抗剂、质子泵抑制剂（也称$H^+/K^+$-ATP酶抑制剂）和前列腺素类胃黏膜保护剂。

#### 1 雷尼替丁(Ranitidine)

【其他名称】呋硫消胺、呋喃硝胺、甲硝呋胍、拉弟克、善胃得、胃安太定、西斯塔、善得康、盐酸雷尼替丁。

【适应症】主要用于治疗十二指肠溃疡、良性胃溃疡、术后溃疡、反流性食管炎及卓-艾综合征等。静注可用于上消化道出血。

【用法用量】口服，每次150mg，每日2次，早晚饭时服。维持剂量为每日 150mg，于饭前顿服。用于反流性食管炎的治疗，每次 150mg，每日 2 次，共用 8 周。对卓 - 艾综合征，开始每次 150mg，每日 3 次。必要时，剂量可加至每日 900mg。治疗上消化道出血，可用本品 50mg 肌注或缓慢静注（1 分钟以上），或以每小时 25mg 的速率间歇静脉滴注 2 小时。以上方法一般 1 日 2 次或每 6～8 小时 1 次。

【注意事项】

（1）疑为癌性溃疡患者，使用前应先明确诊断，以免延误治疗。

（2）孕妇及婴儿仅限于绝对必要的病例才用，8 岁以下儿童禁用。

（3）静注后部分患者出现面热感、头晕、恶心、出汗及胃刺激，持续十多分钟可自行消失。有时在静注部位出现瘙痒、发红，1 小时后消失。有时还可产生焦虑、兴奋、健忘等。

（4）对肝有一定毒性，但停药后即可恢复。

（5）男性乳房女性化少见，发生率随年龄的增加而升高。

（6）可降低维生素 $B_{12}$ 的吸收，长期使用可致 $B_{12}$ 缺乏。

（7）与普鲁卡因胺并用，可使其清除率降低。

（8）可减少肝血流量，因而与普奈洛尔、利多卡因等代谢受肝血流量影响大的药物合用时，可延缓这些药物的作用。

（9）严重肾衰竭患者、肝功能不良者慎用。

【药物相互作用】

（1）与克拉霉素联用时，机体血清雷尼替丁、枸橼酸铋及 14- 羟克拉霉素的浓度分别增加 57%、48% 及 31%。

（2）与大剂量抗酸药（170mmol/L）合用，血清雷尼替丁浓度下降 28%。

（3）与阿司匹林合用，阿司匹林的吸收轻度下降。

【不良反应】

（1）可有恶心、皮疹、便秘、乏力、头痛、头晕、失眠。

（2）少数患者服药后引起 ALT、AST 及血清肌酐轻度升高。

（3）偶见服药后出现定向力障碍、嗜睡、焦虑等精神状态。

（4）少见不良反应包括血液系统：粒细胞减少等，心血管系统：心动过缓等，生殖内分泌系统：可逆性阳痿、男性乳房发育。上述情况的发生频率均很小。

【制剂与规格】

（1）片剂：150mg。

（2）胶囊剂：150mg。

（3）注射液：50mg（2ml）；50mg（5ml）。

## 2 枸橼酸铋钾( Bismuth Potassium Citrate )

【其他名称】得乐、德波液、德诺、胶体次枸橼酸铋、三钾二枸橼酸铋、铋诺。

【适应症】本品适用于胃及十二指肠溃疡的治疗，其疗效与西咪替丁相仿或稍高，对西咪替丁产生耐受性的患者，使用本品治疗仍有 80% 以上的治愈率。本品治愈溃疡后的复发率明显低于 $H_2$ 受体拮抗剂。

【用法用量】

（1）合剂：1 次 5ml，用 3 倍量温开水稀释后服用，1 日 3 次，6 周为 1 疗程。

（2）颗粒剂：1 次 1 包，1 日 3～4 次，化水冲服，饭前半小时和睡前服用。

（3）片剂：每次 2 片，1 天 2 次；或每次 1 片，1 天 4 次。

【注意事项】血铋浓度每毫升超过 0.1μg 时有发生神经毒性的危险，但服用本品的患者从未发现血铋浓度每毫升超过 0.05μg 的。服药期内口中可能带有氨味，并可使舌、粪染成黑色；也有报道出现恶心等消化道症状，但停药后即消失。牛奶和抗酸剂可干扰其作用，不宜同时进服。严重肾病者禁用。服药期间不得服用其他含铋制剂。服药前后半小时须禁食。

【药物相互作用】

（1）与克拉霉素联用时，机体血清雷尼替丁、枸橼酸铋及

14-羟克拉霉素的浓度分别增加57%、48%及31%。

（2）与大剂量抗酸药（170mmol/L）合用，血清枸橼酸铋的浓度下降。

（3）与阿司匹林合用，阿司匹林的吸收轻度下降。

（4）食物可降低铋剂的吸收，有实验表明餐后服用800mg枸橼酸铋，其吸收率及吸收度较餐前半小时服用者分别下降50%及25%，但不影响临床疗效。

【不良反应】本品无明显不良反应。服后口中可能带有氨味，并可使舌苔及粪便呈黑色，停药后可消失；个别病人服用时可出现恶心、便秘等消化道症状。

【制剂与规格】

（1）颗粒剂：每小包1.2g，含本品300mg。胃疡灵（复方铋合剂）：10ml；100ml；500ml。

（2）片剂：120mg。

### 3 奥美拉唑( Omeprazole )

【其他名称】洛赛克、奥克。

【适应症】

（1）消化性溃疡出血、吻合口溃疡出血。

（2）应激状态时并发的急性胃黏膜损害，及非甾体类抗炎药引起的急性胃黏膜损伤。

（3）亦常用于预防重症疾病（如脑出血、严重创伤等）胃手术后预防再出血等。

（4）全身麻醉或大手术后以及衰弱昏迷患者防止胃酸反流合并吸入性肺炎。

【用法用量】

口服，不可咀嚼。

（1）消化性溃疡：一次20mg（一次1片），一日1～2次。每日晨起吞服或早晚各一次，胃溃疡疗程通常为4～8周，十二指肠溃疡疗程通常2～4周。

（2）反流性食管炎：一次 20～60mg（一次 1～3 片），一日 1～2 次。晨起吞服或早晚各一次，疗程通常为 4～8 周。

（3）卓 - 艾综合征：一次 60mg（一次 3 粒），一日 1 次，以后每日总剂量可根据病情调整为 20～120mg（1 ～ 6 粒），若一日总剂量需超过 80mg（4 粒）时，应分为两次服用。

【注意事项】

（1）本品抑制胃酸分泌的作用强，时间长，故应用本品时不宜同时再服用其他抗酸剂或抑酸剂。为防止抑酸过度，在一般消化性溃疡等病时，不建议大剂量长期应用（卓 - 艾综合征例外）。

（2）因本品能显著升高胃内 pH，可能影响许多药物的吸收。

（3）肾功能受损者不须调整剂量；肝功能受损者需要酌情减量。

（4）治疗胃溃疡时应排除胃癌后才能使用本品，以免延误诊断和治疗。

（5）动物实验中，长期大量使用本品后，观察到高胃泌素血症及继发胃 ECL- 细胞增大和良性肿瘤的发生，这种变化在应用其他抑酸剂及施行胃大部切除术后亦可出现。

【药物相互作用】

（1）本品可延长地西泮、苯妥英钠及其他经肝代谢药物的药效，如本品与苯妥英钠合用，则需小心监测病情，且苯妥英钠应酌情减量。

（2）与经细胞色素 P450 酶系统代谢的药物（如华法林）可能有相互作用。

【不良反应】偶可见有一过性的轻度恶心、腹泻、腹痛、感觉异常、头晕或头痛等，但不影响治疗。

【制剂与规格】

（1）奥美拉唑肠溶胶囊制剂：10mg；20mg。

（2）奥美拉唑肠溶片剂：10mg；20mg。

### 4 法莫替丁(Famotidine)

【其他名称】保维坚、保胃健、高舒达、噻唑咪胺、胃舒达、信法丁。

【适应症】用于胃及十二指肠溃疡、吻合口溃疡、反流性食管炎、上消化道出血(消化性溃疡、急性应激性溃疡、出血性胃炎所致)、卓-艾综合征。

【用法用量】口服，每次20mg，一日2次(早餐后，晚餐后或临睡前服)。上消化道出血缓慢静注或静滴20mg(溶于等渗盐水或葡萄糖注射液20ml中)，1日2次。患者能口服时，静注应改口服。维持治疗量为每日20mg，睡前服。

【注意事项】

(1) 肾衰竭或肝病者、有药物过敏史患者慎用。

(2) 孕妇慎用，哺乳妇女使用时应停止哺乳；对小儿的安全性尚未确立。

(3) 应排除肿瘤后再给药。

【药物相互作用】本品不与肝脏细胞色素P450酶作用，故不影响茶碱、苯妥英、华法林及地西泮等药物的代谢，也不影响普鲁卡因胺等的体内分布。但丙磺舒会抑制法莫替丁从肾小管的排泄。

【不良反应】不良反应较少，最常见的有头痛、头晕、便秘和腹泻，发生率分别为4.7%、1.3%、1.2%和1.7%。偶有皮疹、荨麻疹(应停药)、白细胞减少、转氨酶升高等；罕见有腹部胀满感、食欲不振及心率增加、血压上升、颜面潮红、月经不调等症。

【制剂与规格】

(1) 片剂：20mg。

(2) 散剂：10%(100mg/g)。

(3) 注射液：20mg(2ml)。

## 二、胃肠解痉药及胃动力药

胃肠痉挛常表现为阵发性胃部、腹部疼痛。引起痉挛的原因很多，如细菌毒素的刺激、某些炎症（如肠炎）的刺激、胃和十二指肠胃酸分泌过多、饮食不当或着凉等均可引起胃肠道痉挛而致腹痛。对一般已知原因的轻微胃肠痉挛性疼痛，可选用胃肠解痉药。胃肠解痉药为一种抗胆碱药，可使胃肠平滑肌松弛，解除痉挛，从而缓解或消除疼痛。疼痛原因不明者或本类药物服用 1 日后仍不见症状缓解或消失，应去医院诊治。

### 1 颠茄( Belladonna )

【其他名称】颠茄叶、颠茄根、颠茄草粉。

【适应症】用于缓解胃肠道痉挛性疼痛。

【用法用量】

（1）酊剂：每次服 0.3～1ml。极量：1.5ml/ 次，4.5ml/d。

（2）浸膏剂：每次服 8～16mg。极量：50mg/ 次，150mg/d。

（3）片剂：口服。常用量，一次 10～30mg，一日 30～90mg；极量，一次 50mg，一日 150mg。

【注意事项】

（1）服用本品后如症状未缓解或消失，请咨询医师或药师。

（2）儿童、老人应在医师指导下使用。

（3）孕妇及高血压、心脏病、反流性食管炎、胃肠道阻塞性疾患、甲状腺功能亢进、溃疡性结肠炎患者慎用。

【药物相互作用】

（1）本品与尿碱化药（碳酸氢钠）、碳酸酐酶抑制药（乙酰唑胺）同用时，则本品的排泄延迟，疗效和毒性都可因此而加强。

（2）本品与金刚烷胺、美克洛嗪、吩噻嗪类药（氯丙嗪、奋乃静）、阿托品类药、普鲁卡因胺、三环类抗抑郁药等同用时，本品的不良反应可加剧。

（3）本品与抗酸药、吸附性止泻药等同用时，本品的吸收减少，疗效减弱。必须同用时可间隔 1 小时以上。

（4）本品可减弱甲氧氯普胺、多潘立酮的作用。

（5）如与其他药物同时使用可能会发生药物相互作用，详情请咨询医师或药师。

【不良反应】

（1）较常见的有：口干、便秘、出汗减少、口鼻咽喉及皮肤干燥、视力模糊、排尿困难（老人）。

（2）少见的情况有：眼睛痛、眼压升高、过敏性皮疹及疱疹。

【制剂与规格】

（1）颠茄浸膏（Extractum Belladonna）：含生物碱以莨菪碱计为 0.95%～1.05%（g/ml）。

（2）颠茄片（Tabellae Belladonna）：每片含颠茄浸膏 10mg。

（3）复方颠茄片（Tabellae Belladonna Compositae）：每片含颠茄浸膏 10mg、苯巴比妥 15mg。

（4）颠茄酊（Tinctura Belladonna）：含生物碱以莨菪碱计应为 0.028%～0.032%（g/ml）。

（5）颠茄流浸膏（Extractum Belladonna Liquidum）：含生物碱以莨菪碱计应为 0.70%～0.80%（g/ml）。

（6）颠茄栓（Suppositorium Belladonna）：每个含颠茄流浸膏 0.15ml。

### 2 山莨菪碱（Anisodamine）

【适应症】

（1）感染中毒性休克：如暴发型流行性脑脊髓膜炎、中毒性痢疾等（需与抗菌药物合用）。

（2）血管性疾患：脑血栓、脑栓塞、瘫痪、脑血管痉挛、血管神经性头痛、血栓闭塞性脉管炎等。

（3）各种神经痛：如三叉神经痛、坐骨神经痛等。

（4）平滑肌痉挛：胃、十二指肠溃疡，胆道痉挛等。

（5）眩晕病。

（6）眼底疾患：中心性视网膜炎、视网膜色素变性、视网膜动脉血栓等。

（7）突发性耳聋：配合新针疗法可治疗其他耳聋（小剂量穴位注射）。

【用法用量】

（1）肌注或静注，成人一般剂量 5～10mg，1 日 1～2 次，也可经稀释后静滴。用于：

1）抢救感染中毒性休克：根据病情决定剂量。成人静注每次 10～40mg。小儿 0.3～2mg/kg，需要时每隔 10～30 分钟可重复给药，情况不见好转可加量。病情好转应逐渐延长间隔时间，直至停药。

2）脑血栓：加入 5% 葡萄糖液中静滴，每日 30～40mg。

3）一般慢性疾病：每次肌注 5～10mg，1 日 1～2 次，可连用 1 个月以上。

4）严重三叉神经痛：有时须加大剂量至每次 5～20mg，肌注。

5）血栓闭塞性脉管炎：每次静注 10～15mg，每日 1 次。

（2）口服：1 日 3 次，1 次 5～10mg。皮肤或黏膜局部使用，无刺激性。

【注意事项】

（1）本品毒性小，对肝、肾等实质性脏器无损害。

（2）副作用一般有口干、面红、轻度扩瞳、视近物模糊等，个别患者有心率加快及排尿困难等，多在 1～3 小时内消失，长期使用不致蓄积中毒。若口干明显时可口含酸梅或维生素 C，症状即可缓解。静滴过程中，若排尿困难，可肌注新斯的明 0.5～1mg 或氢溴酸加兰他敏 2.5～5mg 以解除症状。

（3）在应用本品治疗的同时，其他治疗措施不能减少（如抗菌药物的使用等）。

（4）脑出血急性期及青光眼患者忌用。

【药物相互作用】由于抗酸药可干扰抗胆碱药的吸收，这些药不宜同时应用，建议至少间隔 1 小时。

【不良反应】可见口干、皮肤潮红、心率增快、视力模糊、排尿困难。用量过大有类似阿托品样中毒症状，可用新斯的明或氢溴酸加兰他敏解除症状。

【制剂与规格】

（1）片剂：5mg；10mg。

（2）注射剂：5mg；10mg；20mg（氢溴酸盐）。

## 3 阿托品( Atropine )

【其他名称】硫酸阿托品。

【适应症】在临床上的用途主要是：

（1）抢救感染中毒性休克：成人每次 1～2mg，小儿 0.03～0.05mg/kg，静注，每 15～30 分钟 1 次，2～3 次后如情况不见好转可逐渐增加用量，至情况好转后即减量或停药。

（2）治疗锑剂引起的阿 - 斯综合征：发现严重心律失常时，立即静注 1～2mg（用 5%～25% 葡萄糖液 10～20ml 稀释），同时肌注或皮下注射 1mg，15～30 分钟后再静注 1mg。如患者无发作，可根据心律及心率情况改为每 3～4 小时皮下注射或肌注 1mg，48 小时后如不再发作，可逐渐减量，最后停药。

（3）有机磷农药中毒：①与解磷定等合用时：对中度中毒，每次皮下注射 0.5～1mg，隔 30～60 分钟 1 次；对严重中毒，每次静注 1～2mg，隔 15～30 分钟一次，至病情稳定后，逐渐减量并改用皮注。②单用时：对轻度中毒，每次皮下注射 0.5～1mg，隔 30～120 分钟 1 次；对中度中毒，每次皮下注射 1～2mg，隔 15～30 分钟 1 次；对重度中毒，即刻静注 2～5mg，以后每次 1～2mg，隔 15～30 分钟 1 次，根据病情逐渐减量和延长间隔时间。

（4）缓解内脏绞痛：包括胃肠痉挛引起的疼痛、肾绞痛、胆绞痛、胃及十二指肠溃疡，每次皮下注射 0.5mg。

（5）用于麻醉前给药：皮下注射 0.5mg，可减少麻醉过程中支气管黏液分泌，预防术后引起肺炎，并可消除吗啡对呼吸的抑制。

（6）用于眼科：可使瞳孔放大，调节功能麻痹，用于角膜炎、虹膜睫状体炎。用 1%～3% 眼药水滴眼或眼膏涂眼。滴时按住内眦部，以免流入鼻腔吸收中毒。

【用法用量】

（1）静脉注射，每次 0.3～1mg。

（2）皮下注射，每次 0.5～1mg。

（3）口服，每次 0.3～0.9mg。

【注意事项】

（1）常有口干、眩晕，严重时瞳孔散大、皮肤潮红、心率加快、兴奋、烦躁、谵语、惊厥。

（2）青光眼及前列腺肥大患者禁用。

（3）一般情况下，口服极量，1 次 1mg，1 日 3mg；皮下或静脉注射极量，1 次 2mg。用于有机磷中毒及阿 - 斯综合征时，可根据病情决定用量。

【药物相互作用】

（1）与尿碱化药包括含镁或钙的抗酸药、碳酸酐酶抑制药、碳酸氢钠、枸橼酸盐等伍用时，阿托品排泄延迟，作用时间和（或）毒性增加。

（2）与金刚烷胺、吩噻嗪类药、其他抗胆碱药、扑米酮、普鲁卡因胺、三环类抗抑郁药伍用，阿托品的毒副反应可加剧。

（3）与单胺氧化酶抑制剂（包括呋喃唑酮、丙卡巴肼等）伍用时，可加强抗 M 胆碱作用的副作用。

（4）与甲氧氯普胺并用时，后者的促进肠胃运动作用可被拮抗。

【不良反应】不同剂量所致的不良反应大致如下：

（1）0.5mg，轻微心率减慢，略有口干及少汗。

（2）1mg，口干、心率加速、瞳孔轻度扩大。

（3）2mg，心悸、显著口干、瞳孔扩大，有时出现视物模糊。

（4）5mg，上述症状加重，并有语言不清、烦躁不安、皮肤干燥发热、小便困难、肠蠕动减少。

（5）10mg 以上，上述症状更重，脉速而弱，中枢兴奋现象严重，呼吸加快加深，出现谵妄、幻觉、惊厥等。严重中毒时可由中枢兴奋转入抑制，产生昏迷和呼吸麻痹等。最低致死剂量成人为 80～130mg，儿童为 10mg。

【制剂与规格】

（1）片剂：0.3mg。

（2）注射液：0.5mg（1ml）；1mg（2ml）；5mg（1ml）。

（3）滴眼剂：取硫酸阿托品 1g，氯化钠 0.29g，无水磷酸二氢钠 0.4g，无水磷酸氢二钠 0.47g，羟安乙酯 0.03g，蒸馏水加至 100ml 配成。

（4）眼膏：0.5%；1%；2%；3%。

### 4 甲氧氯普胺( Metoclopramide )

【其他名称】氯普胺、灭吐灵、天吐宁、胃复安。

【适应症】

（1）可用于因脑部肿瘤手术、肿瘤的放疗及化疗、脑外伤后遗症、急性颅脑损伤以及药物所引起的呕吐。

（2）对于胃胀气性消化不良、食欲不振、嗳气、恶心、呕吐也有较好的疗效。

（3）也可用于海空作业引起的呕吐及晕车（船）。

（4）可增加食管括约肌压力，从而降低全身麻醉时肠道反流所致吸入性肺炎的发生率；可减轻钡餐检查时的恶心、呕吐反应，促进钡剂通过；十二指肠插管前服用，有助于顺利插管。

（5）对糖尿病性胃轻瘫、胃下垂等有一定疗效；也用于幽门梗阻及对常规治疗无效的十二指肠溃疡。

（6）可减轻偏头痛引起的恶心，并可能由于提高胃通过率而促进麦角胺的吸收。

（7）本品有催乳作用，可试用于乳量严重不足的产妇。

（8）可用于胆道疾病和慢性胰腺炎的辅助治疗。

【用法用量】

（1）口服：1 次 5～10mg，1 日 3 次，饭前 30 分钟服用。儿童每次 1～2.5mg，分 3 次服。

（2）肌注：1 次 10～20mg。每日剂量一般每千克体重不宜超过 0.5mg，否则易引起锥体外系反应。

【注意事项】

（1）主要副反应为镇静作用，可有倦怠、嗜睡、头晕等。其他有便秘、腹泻、皮疹及溢乳、男子乳房发育等，但较为少见。

（2）本品大剂量或长期应用，可能因阻断多巴胺受体，使胆碱能受体相对亢进而导致锥体外系反应（特别是年轻人），主要表现为帕金森综合征，可出现肌震颤、头向后倾、斜颈、阵发性双眼向上注视、发音困难、共济失调等。可用苯海索等抗胆碱药治疗。

（3）注射给药可能引起直立性低血压。

（4）本品对胎儿的影响尚待研究，故孕妇除有明确指征外，一般不宜使用。

（5）禁用于嗜铬细胞瘤、癫痫，进行放疗或化疗的乳癌患者禁用，对胃肠道活动增强可导致危险的患者，如机械性肠梗阻、胃肠出血等也禁用。遇光变成黄色或黄棕色后，毒性增强。

（6）吩噻嗪类药物能增强本品的锥体外系副反应，不宜合用。

（7）抗胆碱药（阿托品、溴丙胺太林、颠茄等）能减弱本品的止吐效应，两药合用时应予注重。

（8）可降低西咪替丁的口服生物利用度，两药若必须合用，服药时间应至少间隔 1 小时。

（9）能增加对乙酰氨基酚、氨苄青霉素、左旋多巴、四环素等的吸收速率，地高辛的吸收因合用本品而减少。

【药物相互作用】

（1）与对乙酰氨基酚、左旋多巴、锂化物、四环素、氨苄西林、乙醇和地西泮等同用时，胃内排空增快，使后者在小肠内吸收增加。

（2）与乙醇或中枢抑制药等同时并用，镇静作用均增强。

（3）与抗胆碱能药物和麻醉止痛药物合用有拮抗作用。

（4）与抗毒蕈碱麻醉性镇静药并用，甲氧氯普胺对胃肠道的能动性效能可被抵消。

（5）由于其可释放儿茶酚胺，正在使用单胺氧化酶抑制剂的高血压患者，使用时应注意监控。

（6）与对乙酰氨基酚、四环素、左旋多巴、乙醇、环孢素合用时，可增加其在小肠内的吸收。

（7）与阿朴吗啡并用，后者的中枢性与周围性效应均可被抑制。

（8）与西咪替丁、慢溶型剂型地高辛同用，后者的胃肠道吸收减少，如间隔 2 小时服用可以减少这种影响；本品还可增加地高辛的胆汁排出，从而改变其血浓度。

（9）与能导致锥体外系反应的药物，如吩噻嗪类药等合用，锥体外系反应发生率与严重性均可有所增加。

【不良反应】

（1）较常见的不良反应为：昏睡、烦躁不安、疲乏无力。

（2）少见的反应有：乳腺肿痛、恶心、便秘、皮疹、腹泻、睡眠障碍、眩晕、严重口渴、头痛、容易激动。

（3）用药期间出现乳汁增多，由于催乳素的刺激所致。

（4）大剂量长期应用可能因阻断多巴胺受体，使胆碱能受体相对亢进而导致锥体外系反应（特别是年轻人），可出现肌震颤、发音困难、共济失调等。

【制剂与规格】

（1）片剂：5mg。

（2）注射液：10mg（1ml）。

## 5 多潘立酮(Domperidone)

【其他名称】吗丁啉、度哌酮、哌双咪酮、氯哌酮、咪哌酮、胃得灵。

【适应症】本品对偏头痛、痛经、颅外伤及颅内病源、放疗以及左旋多巴、非甾体抗炎药等引起的恶心、呕吐均有效；对老年因各器质性或功能性胃肠道功能障碍引起的恶心、呕吐亦有效。但对术后或由于麻醉或化疗引起的呕吐无效。也用于慢性胃炎、慢性萎缩性胃炎、胆汁反流性胃炎、反流性食管炎；腹胀、上腹疼痛、恶心、嗳气、厌食等消化不良症。

【用法用量】

（1）肌注：每次 10mg，必要时可重复给药。

（2）口服：每次 10～20mg，每日 3 次，饭前服。

（3）直肠给药：每次 60mg，每日 2～3 次。儿童：每次每千克体重 0.3mg，每日 3～4 次。

【注意事项】

（1）本品不良反应轻微，有无锥体外系副反应尚未定论。

（2）偶有暂态性、轻度腹部痉挛。

（3）孕妇及小儿慎用。

（4）抗胆碱药物可能拮抗本品的作用。

（5）栓剂最好在直肠排空时插入。

【药物相互作用】

（1）不宜与唑类抗真菌药如酮康唑、伊曲康唑，大环内酯类抗生素如红霉素，HIV 蛋白酶抑制剂类抗艾滋病药物及奈法唑酮等合用。

（2）抗胆碱能药品如痛痉平、溴丙胺太林、山莨菪碱、颠茄片等会减弱本品的作用，不宜与本品同服。

（3）抗酸药和抑制胃酸分泌的药物可降低本品的生物利用度，不宜与本品同服。

（4）如与其他药物同时使用可能会发生药物相互作用，详情请咨询医师或药师。

【不良反应】

（1）偶见轻度腹部痉挛、口干、皮疹、头痛、腹泻、神经过敏、倦怠、嗜睡、头晕等。

（2）有时导致血清催乳素水平升高、溢乳、男子乳房女性化等，但停药后即可恢复正常。

【制剂与规格】

（1）片剂：10mg。

（2）栓剂：60mg。

（3）注射液：10mg（2ml）。

## 三、泻药与止泻药

泻药（laxatives，cathartics）是能增加肠内水分，促进蠕动，软化粪便或润滑肠道促进排便的药物。临床主要用于功能性便秘。分为容积性、刺激性和润滑性泻药三类。

泻药应用注意事项：

1. 治疗便秘，尤其是习惯性便秘，首先应从调节饮食、养成定时排便习惯着手。多吃蔬菜、水果等常能收到良好效果。

2. 应根据不同情况选择不同类型泻药。如排除毒物，应选硫酸镁、硫酸钠等盐类泻药。一般便秘，以接触性泻药较常用。老人、动脉瘤、肛门手术等，以润滑性泻药较好。

3. 腹痛患者在诊断不明情况下不能应用泻药。年老体弱、妊娠或月经期妇女不能用作用强烈的泻药。

止泻药是控制腹泻的药物。通过减少肠道蠕动或保护肠道免受刺激而达到止泻作用。适用于剧烈腹泻或长期慢性腹泻，以防止机体过度脱水、水盐代谢失调、消化及营养障碍。止泻药的分类：①阿片及其衍生物，如复方樟脑酊、地芬诺酯、盐酸洛哌丁胺（易蒙停）等；②吸附剂，如药用炭；③收敛剂，如鞣酸蛋白；④保护剂，如碱式碳酸铋等。应用止泻药治疗腹泻时，应注意针对病因进行治疗，以免延误。

## 1 硫酸镁( Magnesium Sulfate )

【其他名称】硫苦、泻盐。

【适应症】容积性泻药及利胆解痉药，用于导泻和治疗胆绞痛。

【用法用量】

（1）导泻，一次 10～40ml，清晨空腹服。

（2）利胆，一次 4～10ml，一日 3 次，饭前服。

【注意事项】

（1）肾功能不全者慎用，因肾功能下降导致镁排泄减少，镁蓄积而易发生镁中毒。

（2）小儿及老年人慎用。

（3）呼吸系统疾病患者，特别是呼吸功能不全者慎用。

（4）严重心血管疾病患者慎用。

（5）服用中枢抑制药中毒需导泻时，应避免使用硫酸镁，改用硫酸钠。

（6）本品的致泻作用一般在服药后 2～8 小时出现，故宜早晨空腹服药，并同时大量饮水以加强导泻作用，防止脱水。

【药物相互作用】与硫酸镁配伍禁忌的药物有硫酸多黏菌素 B、硫酸链霉素、葡萄糖酸钙、盐酸多巴酚丁胺、盐酸普鲁卡因、四环素、青霉素和萘夫西林（乙氧萘青霉素）。

【不良反应】可能引起嗳气、腹痛、食欲不振等。连续服用硫酸镁可引起便秘，部分患者可出现麻痹性肠梗阻，停药后好转。

【制剂与规格】33%。

## 2 开塞露( Kaiselu )

【适应症】用于小儿及老年体弱便秘者的治疗。

【用法用量】将瓶盖取下，瓶口涂以油脂少许，缓慢插入肛门，然后将药挤入直肠内，成人一次一支，儿童一次半支。

【注意事项】剪开处应光滑，以免损伤肛门和直肠黏膜。

【药物相互作用】无。

【不良反应】开塞露是通过刺激肠壁引起排便反射来帮助排便的，如果经常使用，直肠被刺激次数越多，它的敏感性就越差，一旦适应了该药物将不再有反应，特别是那些大便干结且量少的患者，长期依赖开塞露排便会更困难。开塞露造成肠壁干燥，经常使用会引起习惯性便秘，也会有依赖性的。

【制剂与规格】溶液剂：20ml。

### 3 酚酞( Phenolphthalein )

【其他名称】非诺呋他林、酚呋、果导。

【适应症】适用于习惯性顽固便秘。

【用法用量】

（1）口服，成人每次 0.05～0.2g。

（2）口服，小儿每次每千克体重 3mg，均为睡前顿服。

【注意事项】

（1）本品如与碳酸氢钠及氧化镁等碱性药并用，能引起变色。

（2）连用偶能引起发疹；也可出现过敏反应、肠炎、皮炎及出血倾向等。

（3）婴儿禁用，幼儿及孕妇慎用。

（4）老年人应忌用，因为它的持久作用可严重耗竭水和电解质。

（5）酚酞可使碱性尿或粪便呈粉红色。

【药物相互作用】本品如与碳酸氢钠或氧化镁等碱性药合用，能引起粪便变色。

【不良反应】由酚酞引起的过敏反应临床上罕见。

【制剂与规格】片剂：50mg；100mg。果导片：为含本品的片剂，每片 50mg。

### 4 蒙脱石( Smectite )

【适应症】消化道黏膜保护剂和止泻剂。

【用法用量】将本品倒入 50ml 温水中，摇匀后服用。

（1）儿童：1 岁以下，每日 1 袋，分 3 次服用；1 岁至 2 岁，每日 1～2 袋，分 3 次服用；2 岁以上，每日 2～3 袋，分 3 次服用或遵医嘱。

（2）成人：每日 3 次，每次 1 袋。治疗急性腹泻时立即服用本药品，且首剂量加倍。

【注意事项】治疗急性腹泻时应注意纠正脱水。

【药物相互作用】如正在服用其他药品，使用本品前请咨询医师或药师。

【不良反应】偶见便秘报道，可减小剂量继续服用。

【制剂与规格】每袋装 5g（蒙脱石 3g）。

## 四、肝胆疾病用药

### 1 熊去氧胆酸（Ursodeoxycholic Acid）

【适应症】用于预防及治疗胆固醇结石及结石所引起的胆囊炎、胆管炎、胆汁性消化不良、黄疸等。另可用于急慢性肝炎、高脂血症、回肠病变所致脂肪泻、胆汁反流性胃炎。

【用法用量】

（1）口服，50mg，每日 3 次。溶石：每次用 150～250mg，每日 2～3 次。

（2）口服，每日每千克体重 8～10mg，早、晚进餐时分次给予。疗程最短为 6 个月，6 个月后超声波检查及胆囊造影无改善者可停药。如结石已有部分溶解，则继续服药，直至结石完全溶解。如治疗中有反复胆绞痛发作，症状无改善甚至加重，或出现明显结石钙化时，则宜中止治疗，进行外科手术。

（3）胆固醇性胆结石用 10mg/（kg·d）。原发性胆汁淤积性肝硬化，原发性硬化性胆管炎用 15mg/（kg·d）。胆汁反流性胃炎用 250mg，睡前服。

【注意事项】

（1）不良反应主要为腹泻，发生率约 2%。其他罕见不良反应有便秘、过敏反应、瘙痒、头痛、头晕、胃痛、胰腺炎和心动过缓等。

（2）对肝脏毒性很小。胆道完全阻塞和严重肝功能减退者忌用。

（3）由于缺乏妊娠期服用本品的有效率和安全方面的资料，故孕妇不宜服用。

（4）孕妇、重症肝炎及胆道闭塞者忌用。

（5）本品不能溶解胆色素等其他类型结石，用本品溶石治疗6个月，胆固醇结石无缩小，应换用他法治疗。

【药物相互作用】

（1）避孕药可增加胆汁饱和度，用本品治疗时应尽量采取其他节育措施以免影响疗效。

（2）考来烯胺（Cholestyramine，消胆胺）、考来替泊（Colestipol，降胆宁）和含铝制酸剂都能与CDCA结合，减少其吸收，不宜同用。

【不良反应】可见恶心、呕吐、腹泻、皮肤瘙痒、头痛、胰腺炎、心动过速等。

【制剂与规格】

（1）片剂：50mg。

（2）胶囊剂：250mg。

## 2 联苯双酯（Bifendate）

【其他名称】合三。

【适应症】本品对肝炎主要症状如肝区痛、乏力、腹胀等的改善有一定疗效，但对肝脾肿大的改变无效。适用于迁延性肝炎及长期单项谷丙转氨酶异常者。

【用法用量】口服，每次25mg，1日量75～150mg。多采用一日3次。

【注意事项】本品不良反应少见而轻微，对造血系统无不良影响。服用本品后个别患者可出现轻度恶心。亦有报道本品在治疗过程中出现黄疸及病情恶化，应引起注重。

【药物相互作用】尚不明确。

【不良反应】个别病例服用后可出现轻度恶心，偶有皮疹发生。

【制剂与规格】

（1）片剂：25mg。

（2）滴丸：1.5mg。

（3）复方联苯双酯冲剂：为联苯双酯与肌苷的复合制剂。

## 五、助消化药

助消化药多为消化液中成分或促进消化液分泌的药物。能促进食物的消化，用于消化道分泌功能减弱、消化不良。有些药物能阻止肠道的过度发酵，也用于消化不良的治疗。

稀盐酸（dilute hydrochloric acid）为 10% 的盐酸溶液，服后使胃内酸度增加，胃蛋白酶活性增强。适用于慢性胃炎、胃癌、发酵性消化不良等。服后可消除胃部不适、腹胀、嗳气等症状。

胃蛋白酶（pepsin）得自牛、猪、羊等胃黏膜。常与稀盐酸同服用于胃蛋白酶缺乏症。

胰酶（pancreatin）得自牛、猪、羊等动物的胰腺。含胰蛋白酶、胰淀粉酶及胰脂肪酶。在酸性溶液中易被破坏，一般制成肠衣片吞服。

乳酶生（biofermin，表飞鸣）为干燥活乳酸杆菌制剂，能分解糖类产生乳酸，使肠内酸性增高，从而抑制肠内腐败菌的繁殖，减少发酵和产气。常用于消化不良、腹胀及小儿消化不良性腹泻。不宜与抗菌药或吸附剂同时服用，以免抗菌而降低疗效。

### 乳酶生（Lactasin）

【其他名称】表飞鸣，biofermine。

【适应症】本品用于消化不良、肠内过度发酵、肠炎、腹泻等。

用于肠道菌群失调或肠内异常发酵引起的腹胀、腹泻。

【用法用量】

（1）成人：口服 0.3～0.9g/ 次，一日 3 次，饭前服。

（2）儿童：5 岁以下 0.1～0.3g/ 次，5 岁以上 0.3～0.6g/ 次。

【注意事项】不宜与抗生素或吸附剂合用，必须用时间隔 2～3 小时。本品应在冷暗处保存，超过有效期后不宜再用。

【药物相互作用】

（1）抗酸药、磺胺类或抗生素与本品合用时，可减弱其疗效，故应分开服用（间隔 3 小时）。

（2）铋剂、鞣酸、药用炭、酊剂等能抑制、吸附或杀灭活肠球菌，故不能合用。

（3）如与其他药物同时使用可能会发生药物相互作用，详情请咨询医师或药师。

【不良反应】无。

【制剂与规格】片剂：0.1g；0.3g（含活乳酸菌数应不少于 300 万个）。

## 第十节　血液系统用药

### 一、抗贫血药

循环血液中红细胞数或血红蛋白量低于正常称为贫血。临床常见贫血为缺铁性贫血，也有巨幼细胞贫血和再生障碍性贫血。后者是骨髓造血功能抑制所致，治疗比较困难。缺铁性贫血可用铁剂，巨幼细胞贫血可用叶酸和维生素 $B_{12}$ 治疗。

1　硫酸亚铁（Ferrous Sulfate）

【适应症】主要用于慢性失血（月经过多、痔疮出血、子宫肌瘤出血、钩虫病失血等）、营养不良、妊娠、儿童发育期等引起的缺铁性贫血。用药后贫血症状迅速改善，用药一周左右即见网织红细胞增多，血红蛋白每日可增加0.1%～0.3%，4～8周可恢复至正常。由于恢复体内正常贮铁量需较长时间，故对重度贫血者需连续用药数月。

【用法用量】

（1）口服，成人每次0.3g，1日3次，饭后服用。

（2）口服，小儿每次0.1～0.3g，1日3次。

【注意事项】

（1）对胃肠道黏膜有刺激性，可致恶心、呕吐、上腹痛等，饭后服可减少胃肠道反应。

（2）铁与肠道内硫化氢结合，生成硫化铁，使硫化氢减少，减少了对肠蠕动的刺激作用，可致便秘，并排黑便。须预先对患者讲清，以免顾虑。

（3）大量口服可致急性中毒，出现胃肠道出血、坏死，严重时可引起休克。

【药物相互作用】复方硫酸亚铁片与抗酸药如碳酸氢钠、四环素类药物、磷酸盐类及含鞣酸的药物或饮料同用，易产生沉淀而影响吸收。

【不良反应】个别病例有轻度胃肠道反应，如恶心、呕吐、胃痛、腹泻，铁锈味等。

【制剂与规格】

（1）硫酸亚铁片：0.3g。

（2）硫酸亚铁缓释片：0.25g。

### 2 右旋糖酐铁(Iron Dextran)

【其他名称】葡聚糖铁、含糖氧化铁、右糖酐铁、右旋酐铁。

【适应症】适用于不能耐受口服铁剂的缺铁性贫血患者，或需要迅速纠正缺铁者。

【用法用量】深部肌内注射一次50～100mg（Fe），1～3日1次。小儿体重超过6kg者一次25mg（Fe），1日1次。小儿体重6kg以下者一次12.5mg（Fe），1日1次。

【注意事项】严重肝、肾功能减退者忌用，肌注可有局部疼痛，静注不可溢出静脉外。

【药物相互作用】右旋糖酐铁不能和口服铁制剂同时服用，因为口服铁的吸收会降低。该药物可能会导致血浆胆红素水平的提高和血浆钙水平的降低。

【不良反应】本品注射后，可产生局部疼痛及色素沉着。

【制剂与规格】注射剂250ml∶15g右旋糖酐40与2.25g氯化钠。

### 3 维生素 $B_{12}$( Vitamin $B_{12}$ )

【其他名称】钴胺素，钴胺。

【适应症】

（1）主要用于治疗恶性贫血，亦与叶酸合用用于治疗各种巨幼细胞贫血、抗叶酸药引起的贫血及脂肪泻。

（2）尚用于神经系统疾病（如神经炎、神经萎缩等）。

（3）肝脏疾病（肝炎、肝硬化等）、白细胞减少症、再生障碍性贫血等。

【用法用量】肌注：成人每次 50～200μg，每日或隔日 1 次。治疗神经系统疾病时，用量可酌增。

【注意事项】

（1）可致过敏反应，甚至过敏性休克，不宜滥用。

（2）对恶性肿瘤患者可促进肿瘤生长。

（3）遇维生素 C、重金属盐类均能使之失效。

【药物相互作用】

（1）应避免与氯霉素合用，否则可抵消维生素 $B_{12}$ 具有的造血功能。

（2）体外实验发现，维生素 C 可破坏维生素 $B_{12}$。同时给药或长期大量摄入维生素 C 时，可使维生素 $B_{12}$ 血浓度降低。

（3）氨基糖苷类抗生素、对氨基水杨酸类、苯巴比妥、苯妥英钠、扑米酮等抗惊厥药及秋水仙碱等可减少维生素 $B_{12}$ 从肠道的吸收。

（4）考来烯胺可结合维生素 $B_{12}$，减少其吸收。

【不良反应】有低血钾及高尿酸血症等不良反应报道。

【制剂与规格】针剂：0.05mg（1ml）；0.1mg（1ml）；0.25mg（1ml）；0.5mg（1ml）；1mg（1ml）。

## 4 叶酸（Folic Acid）

【其他名称】维生素 M，维生素 Bc，Vitamin M，Vitamin Bc。

【适应症】用于各种巨幼细胞贫血，尤适用于由于营养不良或婴儿期、妊娠期叶酸需要量增加所致的巨幼细胞贫血。在叶酸拮抗剂甲氨蝶呤、乙氨嘧啶等所致的巨幼红细胞贫血时，因二氢叶酸还原酶遭受抑制，四氢叶酸生成障碍，故需用亚叶酸钙治疗。用于治疗恶性贫血时，虽可纠正异常血象，但不能改善神经损害症状，故应以维生素 $B_{12}$ 为主，叶酸为辅。

【用法用量】

（1）成人，口服。一次 5～10mg，一日 15～30mg，直至血象恢复正常。

（2）儿童，口服。一次 5mg，一日 3 次（或一日 5～15mg，分 3 次）。

（3）预防用：一次 0.4mg，一日 1 次。

【注意事项】

（1）静脉注射较易致不良反应，故不宜采用；肌内注射时，不宜与维生素 $B_1$、维生素 $B_2$、维生素 C 同管注射。

（2）口服大剂量叶酸，可以影响微量元素锌的吸收。

（3）诊断明确后再用药。若为试验性治疗，应用生理量（一日 0.5mg）口服。

（4）营养性巨幼细胞贫血常合并缺铁，应同时补充铁，并补充蛋白质及其他 B 族维生素。

（5）恶性贫血及疑有维生素 $B_{12}$ 缺乏的患者，不单独用叶酸，因这样会加重维生素 $B_{12}$ 的负担和神经系统症状。

（6）一般不用维持治疗，除非是吸收不良的患者。

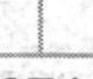

【药物相互作用】

（1）大剂量叶酸能拮抗苯巴比妥、苯妥英钠和扑米酮的抗癫痫作用，可使癫痫发作的临界值明显降低，并使敏感患者的发作次数增多。

（2）口服大剂量叶酸，可以影响微量元素锌的吸收。

【不良反应】不良反应较少，罕见过敏反应。静注较易致不良反应，故不宜采用。

【制剂与规格】片剂：0.4mg；5mg。

## 二、抗血小板药

抗血小板药又称血小板抑制药，即抑制血小板黏附、聚集以及释放等功能，从而防止血栓形成、延长已活化的血小板生存期，并且在治疗剂量范围内，不导致出血等不良反应。

抗血小板药的适应症是预防动脉血栓形成，如稳定性和不稳定性心绞痛、心肌梗死前、缺血性脑卒中、PCI和周围血管闭塞症等。抗血小板药也有应用于静脉血栓、心房纤颤的临床观察报告，但其效果不如抗凝血药。

抗血小板药物能够抗血小板黏附性和聚集性，防止血栓形成，有助于防止动脉粥样硬化和心肌梗死。20世纪60年代初发现二磷酸腺苷（ADP）可以引起血小板聚集，因此建立了比浊法测定血小板聚集性，为体外分析血小板功能开辟了新途径。当时，发现了不少可以促进血小板聚集的物质，如肾上腺素、凝血酶、5-羟色胺（血清素）和胶原等。随后，由于分子生物学、分子免疫学的发展，对血小板黏附聚集机制有了深入的了解。血小板膜有多种受体、如凝血酶受体、ADP受体、5-羟色胺受体等。凝血酶等与其相应受体结合可激活血小板，使血小板形成并释放$TXA_2$、ADP、5-羟色胺。它们都可使血小板聚集。血小板激活后，其膜糖蛋白Ⅰb-Ⅸ复合物和Ⅱb/Ⅲa复合物与各自的配基vWF和纤维蛋白原结合而发生血小板黏附和聚集。抗血小板药就是通过封闭血小板膜上的受体和（或）血小

板内 $TXA_2$ 合成途径等使血小板不被激活，从而抑制血小板的黏附和聚集。

根据作用机制可把这类药物分为：抑制血小板代谢的药物，如阿司匹林等；阻碍 ADP 介导的血小板活化的药物；凝血酶抑制剂；PⅡb/Ⅲa 受体阻断药。

## 1 阿司匹林( Aspirin )

【其他名称】乙酰水杨酸。

【适应症】临床上用于预防心、脑血管疾病的发作。

【用法用量】用于预防短暂性脑缺血：每日口服 1.3g。用于缺血性心脏病、心肌梗死，每日口服 0.3～0.6g。

【注意事项】

（1）6 岁以下儿童及年老体弱者慎用。

（2）有哮喘及其他过敏反应者，葡萄糖 -6- 磷酸脱氢酶缺陷者，痛风患者，心、肝、肾功能不全者，血小板减少者及其他出血倾向者应慎用。

（3）长期大量应用时应定期检查血细胞比容、肝功能及血清水杨酸含量。

（4）交叉过敏反应：对本品过敏时也可能对另一种水杨酸类药或另一种非水杨酸类的非甾体抗炎药过敏，必须警惕交叉过敏的可能性。

（5）对诊断的干扰。阿司匹林长期一日用量超过 2.4g 时，硫酸铜尿糖试验可出现假阳性，葡萄糖酶尿糖试验可出现假阳性。可干扰尿酮体试验；当血药浓度超过 130μg/ml 时，用比色法测定血尿酸可得假性高值，但用尿酸酶法则不受影响；用荧光法测定尿 5- 羟吲哚醋酸（5-HIAA）时可受阿司匹林干扰；尿香草基杏仁酸（VMA）的测定，由于所用方法不同，结果可高可低；由于阿司匹林抑制血小板聚集，可使出血时间延长；肝功能试验，当血药浓度 >250μg/ml，丙氨酸氨基转移酶、门冬氨酸氨基转移酶及血清碱性磷酸酶可有异常改变，剂量减小时可恢复正常；大剂量应用，尤其是血药浓度 >300μg/ml 时凝血酶原时间可延长；每天用量超过 5g 时血清胆固醇可降低；由于阿司匹林作用于肾小管，使钾排泄增多，可导致血钾降低；大剂量应用本品时，用放射免疫法测定血清甲状腺素（$T_4$）及三碘甲腺原氨酸（$T_3$）可得较低结果；由于阿司匹林与酚磺酞在肾小管竞争性排泄，而使酚磺酞排泄减少（即 PSP 排泄试验）。

【药物相互作用】

（1）本品不宜与抗凝血药（如双香豆素、肝素）及溶栓药（链激酶）同用。

（2）抗酸药如碳酸氢钠等可增加本品自尿中的排泄，使血药浓度下降，不宜同用。

（3）本品与糖皮质激素（如地塞米松等）同用，可增加胃肠道不良反应。

（4）本品可加强口服降糖药及甲氨蝶呤的作用，不应同用。

【不良反应】

（1）较常见的有恶心、呕吐、上腹部不适或疼痛等胃肠道反应。

（2）较少见或罕见的不良反应

1）胃肠道出血或溃疡，表现为血性或柏油样便，胃部剧痛或呕吐血性或咖啡样物，多见于大剂量服药患者。

2）支气管痉挛性过敏反应，表现为呼吸困难或哮喘。

3）皮肤过敏反应，表现为皮疹、荨麻疹、皮肤瘙痒等。

4）血尿、眩晕和肝脏损害。

【制剂与规格】

（1）阿司匹林片：25mg；50mg；100mg；200mg；300mg；500mg。

（2）阿司匹林咀嚼片：75mg；500mg。

（3）阿司匹林泡腾片：100mg；300mg；500mg。

（4）阿司匹林分散片：50mg。

### 2 双嘧达莫(Dipyridamole)

【适应症】血栓栓塞性疾病预防和治疗，单用或与阿司匹林合用。

【用法用量】口服一次200mg，一日2次。

【注意事项】

（1）严重冠脉病变患者使用本品后缺血可能加重。

（2）可引起外周血管扩张，故低血压患者应慎用。

（3）有出血倾向患者慎用。

（4）有报告本品可能引起肝酶升高。

【药物相互作用】与阿司匹林有协同作用。与肝素合用可引起出血倾向。与双香豆素类抗凝药同用时出血并不增多或增剧。

【不良反应】治疗剂量时不良反应轻而短暂，长期服用最初的副作用多消失。常见的不良反应有头晕、头痛、呕吐、腹泻、脸红、皮疹和瘙痒，罕见心绞痛和肝功能不全。不良反应持续或不能耐受者少见，停药后可消除。

【制剂与规格】缓释胶囊：25mg。

## 三、促凝血药

促凝血药（止血药）是能加速血液凝固或降低毛细血管通透性，使出血停止的药物。促凝血药（维生素K、凝血质、酚磺乙胺等）可通过影响某些凝血因子，促进或恢复凝血过程而止血；也可通过抑制纤维蛋白溶解系统而止血，后者亦称抗纤溶药、包括氨基己酸、氨甲苯酸、氨甲环酸等。能降低毛细血管通透性的药物（如卡巴克络）及某些蛇毒制剂（如巴曲酶）也常用作止血药。

### 1 凝血酶(Thrombin)

【适应症】局部止血药。可用于局部出血及消化道出血。

【用法用量】局部出血，以干燥粉末或溶液（50～250单位/ml）

洒或喷雾于创伤表面。消化道出血，以溶液（10～100 单位 /ml）口服或局部灌注。

【注意事项】

（1）本品严禁注射。如误入血管可导致血栓形成、局部坏死危及生命。

（2）本品必须直接与创面接触，才能起止血作用。

（3）本品应新鲜配制使用。

【药物相互作用】

（1）本品遇酸、碱、重金属发生反应而降效。

（2）为提高上消化道出血的止血效果，宜先服一定量抗酸剂中和胃酸后口服本品，或同时静脉给予抑酸剂。

（3）本品还可用磷酸盐缓冲液（pH7.6）或冷牛奶溶解。如用阿拉伯胶、明胶、果糖胶、蜂蜜等配制成乳胶状溶液，可提高凝血酶的止血效果，并可适当减少本品用量。

【不良反应】

（1）偶可致过敏反应，应及时停药。

（2）外科止血中应用本品曾有致低热反应的报道。

【制剂与规格】凝血酶无菌冻干粉末：200 单位；500 单位；1 000 单位；2 000 单位；5 000 单位；10 000 单位。

### 2 氨甲苯酸（Aminomethylbenzoic Acid）

【其他名称】止血芳酸、对羧基苄胺、抗血纤溶芳酸、PAMBA。

【适应症】适用于纤维蛋白溶解过程亢进所致出血，如肺、肝、胰、前列腺、甲状腺、肾上腺等手术时的异常出血，妇产科和产后出血以及肺结核咯血或痰中带血、血尿、前列腺肥大出血、上消化道出血等，对一般慢性渗血效果较显著，但对癌症出血以及创伤出血无止血作用。此外，尚可用于链激酶或尿激酶过量引起的出血。

【用法用量】口服给药：一次 250～500mg，一日 3 次，一日最大用量为 2 000mg。

【注意事项】用量过大可促进血栓形成。对有血栓形成倾向或有血栓栓塞病史者禁用或慎用。

【药物相互作用】

（1）与青霉素或尿激酶等溶栓剂有配伍禁忌。

（2）口服避孕药、雌激素或凝血酶原复合物浓缩剂与本品合用，有增加血栓形成的危险。

【不良反应】本品与6-氨基己酸相比，抗纤溶活性强5倍。不良反应极少见。长期应用未见血栓形成，偶有头昏、头痛、眼部不适。有心肌梗死倾向者应慎用。

【制剂与规格】片剂：125mg；250mg。

### 3 维生素 $K_1$( Vitamin $K_1$ )

【其他名称】维他命 $K_1$、叶绿醌、凝血维生素一。

【适应症】与维生素 $K_3$ 同。作用较 $K_3$、$K_4$ 迅速。

【用法用量】

（1）肌注或静注：每次10mg，1日1～2次，或根据具体病情而定。

（2）口服：成人10mg，1日3次。

【注意事项】

（1）本品为脂溶性，胆汁缺乏时口服吸收不良。注射后作用较 $K_3$、$K_4$ 迅速。

（2）静注出现面部潮红、出汗、胸闷。

（3）静注应缓慢（每分钟4～5mg）。

（4）新生儿应用本品后可能出现高胆红素血症。

【药物相互作用】尚不明确。

【不良反应】除个别病例有轻度一过性恶心或上腹部不适外，无明显副作用。

【制剂与规格】

（1）注射液：10mg（1ml）。

（2）片剂：5mg；10mg。

## 四、抗凝血药及溶栓药

抗凝血药可用于防治血管内栓塞或血栓形成的疾病，预防脑卒中或其他血栓性疾病。它是通过影响凝血过程中的某些凝血因子阻止凝血过程的药物。正常人由于有完整的血液凝固系统和抗凝及纤溶系统，所以血液在血管内既不凝固也不出血，始终自由流动完成其功能，但当机体处于高凝状态或抗凝及纤溶减弱时，则发生血栓栓塞性疾病。

临床使用频率最高的抗凝血药包括：非肠道用药抗凝血剂（如肝素）、香豆素抗凝血剂类（如华法林）、抗血小板凝集药物（如阿司匹林）等等。

### 1 华法林(Warfarin)

【其他名称】苄丙酮香豆素钠、Coumadin、Panawarfin、Warfilone、Warnerin。

【适应症】

（1）防治血栓栓塞性疾病，可防止血栓形成与发展，如治疗血栓栓塞性静脉炎，降低肺栓塞的发病率和死亡率，减少外科大手术、风湿性心脏病、髋关节固定术、人工置换心脏瓣膜手术等的静脉血栓发生率。

（2）心肌梗死的辅助用药。

【用法用量】口服，成人，第1日5～20mg，次日起用维持量，1日2.5～7.5mg。

【注意事项】

（1）主要不良反应是出血，最常见为鼻出血、齿龈出血、皮肤瘀斑、血尿、子宫出血、便血、伤口及溃疡处出血等。用药期间应定时测定凝血酶原时间，应保持在25～30秒，凝血酶原活性至少应为正常值的25%～40%。不能用凝血时间或出血时间代替上述两指标。无测定凝血酶原时间或凝血酶原活性的条件时，切勿随便使用本品，以防过量引起低凝血酶原血症，导致出血。凝血酶原时间超过正常的25倍（正常值为12秒）、凝血酶原活性降至正常值的15%以下或出现出血时，应立即停药。严重时可用维生素K，口服（4～20mg）或缓慢静注（10～20mg），用药后6小时凝血酶原时间可恢复至安全水平。必要时也可输入新鲜全血、血浆或凝血酶原复合物。

（2）手术后3天内、妊娠后期、哺乳期、有出血倾向患者（如血友病、血小板减少性紫癜）严重肝肾疾病，活动性消化性溃疡，脑、脊髓及眼科手术患者禁用。

（3）以下情况须慎用：恶病质、衰弱、发热、慢性酒精中毒、活动性肺结核、充血性心力衰竭、重度高血压、亚急性细菌性心内膜炎、月经过多、先兆流产等。

（4）在长期应用最低维持量期间，如需进行手术，可先静注维生素$K_1$ 50mg，但进行中枢神经系统及眼科手术前，应先停药。胃肠手术后，应检查大便潜血。

【药物相互作用】增强本品抗凝作用的药物有：阿司匹林、水杨酸钠、胰高血糖素、奎尼丁、吲哚美辛、保泰松、奎宁、依他尼酸、甲苯磺丁脲、甲硝唑、别嘌醇、红霉素、氯霉素、某些氨基糖苷类抗生素、头孢菌素类、苯碘达隆、西咪替丁、氯贝丁酯、右旋甲状腺素、对乙酰氨基酚等。降低本品抗凝作用的药物：苯妥英钠、巴比妥类、口服避孕药、雌激素、考来烯胺、利福平、维生素K类、氯噻酮、螺内酯、扑痛酮、皮质激素等。不能与本品合用的药物：盐酸肾上腺素、阿米卡星、维生素$B_{12}$、间羟胺、缩宫素、盐酸氯丙嗪、盐酸万古霉素等。本品与水合氯醛合用，其药效和毒性均增强，应减量慎用。维生素K的吸收障碍或合成下降也影响本品的抗凝作用。

【不良反应】过量易致各种出血。早期表现有瘀斑、紫癜、牙龈出血、鼻出血、伤口出血经久不愈，月经量过多等。出血可发生在任何部位，特别是泌尿和消化道。肠壁血肿可致亚急性肠梗阻，也可见硬膜下颅内血肿和穿刺部位血肿。偶见不良反应有恶心、呕吐、腹泻、瘙痒性皮疹，过敏反应及皮肤坏死。大量口服甚至出现双侧乳房坏死，微血管病或溶血性贫血以及大范围皮肤坏疽；一次量过大的尤其危险。

【制剂与规格】片剂：2.5mg；5mg。

## 2 肝素(Heparin)

【适应症】本品主要用于血液透析时预防血凝块形成，也可用于预防深部静脉血栓形成。易栓症或已有静脉血栓塞症的妊娠妇女为本品适应症。

【用法用量】

（1）本品给药途径为腹壁皮下注射或遵医嘱。

（2）血透时预防血凝块形成。应根据患者情况和血透技术条件选用最佳剂量。一般情况下每次透析开始时，应从血管通道动脉端注入5 000IU本品，透析中不再增加剂量或遵医嘱。

（3）预防深部静脉血栓形成。手术前1～2小时注射2 500IU，手术后每天皮下注射2 500IU，术后连续用药5天。

【注意事项】

（1）不能用于肌内注射（肌注可致局部血肿）。硬膜外麻醉方式者术前2～4小时慎用。

（2）下列情况慎用：有过敏史者；有出血倾向及凝血机制障碍者包括胃、十二指肠溃疡，脑卒中，严重肝、肾疾病，严重高血压，视网膜血管性病变。本品不宜用为体外循环术中抗凝剂。

（3）注意定期血小板计数及必要时监测血浆抗Xa因子活性测定。

【药物相互作用】本品与非甾体类抗类药、水杨酸类药、口服抗凝药、影响血小板功能的药物和血浆增容剂（右旋糖酐）等药物分别同时使用时，应注意观察，因这些药物能增加出血危险性。

【不良反应】对本品过敏者，急性细菌性心内膜炎，血小板减少症，事故性脑血管出血禁用。

【制剂与规格】注射剂：1 000U/ml；2 500U/ml；5 000U/ml；7 500U/ml；1 万 U/ml；1.25 万 U/ml；1.5 万 U/ml；2 万 U/ml；4 万 U/ml；1 000U/2ml。

### 3 尿激酶( Urokinase )

【其他名称】Uronase，Ukidan，Uk。

【适应症】可直接使纤维蛋白溶酶原转变为纤维蛋白溶酶，因而可溶解血栓。它对新鲜血栓效果较好。静注后 $t_{1/2}$ 约 15 分钟。用于急性心肌梗死、肺栓塞、脑血管栓塞、周围动脉或静脉栓塞、视网膜动脉或静脉栓塞等。也可用于眼部炎症、外伤性组织水肿、血肿等。

【用法用量】临用前加灭菌注射用水适量使溶解。急性心肌梗死，1 次 50 万～150 万单位，溶于氯化钠注射液或 5% 葡萄糖注射液 50～100ml 中静滴，或 20 万～100 万单位溶于氯化钠或 5% 葡萄糖注射液 20～60ml 中冠状动脉内灌注。近有采用大剂量冲击疗法；重症肺栓塞者尽早经静脉导管插至右心房，在 10 分钟内滴入 1.5 万单位 /kg，随即改用肝素。静注开始时（最初 2～3 日）每日 3 万～4 万单位，分 2 次静注，以后每日 1 万～2 万单位，维持 7～10 日。眼科应用时，其剂量按病情作全身静脉滴注或推注。眼科局部注射，1 次 150～500 单位，1 日 1 次。前房冲洗液为每毫升含 1 000 单位。

【注意事项】

（1）主要副作用为出血，在使用过程中需测定凝血情况，如发现有出血倾向，应立即停药，并给予抗纤维蛋白溶酶药。严重高血压、严重肝病及出血倾向者慎用。低纤维蛋白原血症及出血性素质者忌用。

（2）少数有过敏反应如头痛、恶心、呕吐、食欲不振等应立即停药。

（3）本品溶解后应立即应用，不得用酸性输液稀释，以免药效下降。

【药物相互作用】本品与其他药物的相互作用尚无报道。鉴于本品为溶栓药，因此影响血小板功能的药物如阿司匹林、吲哚美辛、保泰松等不宜合用；肝素和口服抗凝血药不宜与大剂量本品同时使用，以免出血危险增加。

【不良反应】本品临床最常见的不良反应是出血倾向，以注射或穿刺局部血肿最为常见，其次为组织内出血。发生率 5%～11%，多轻微，严重者可致脑出血。本品用于冠状动脉再通溶栓时常伴随血管再通后出现房性或室性心律失常，发生率高达 70% 以上，需严密进行心电监护。本品抗原性小，体外和皮内注射均未检测到诱导抗体生成，因此过敏反应发生率极低，但有报告曾用链激酶治疗的患者使用本品后少数人引发支气管痉挛、皮疹和发热。

【制剂与规格】注射用尿激酶：1 万单位；5 万单位；10 万单位；20 万单位；25 万单位；50 万单位；150 万单位；250 万单位。

### 4 链激酶( Streptokinase )

【其他名称】链球菌激酶、溶栓酶溶栓酶、Streptase。

【适应症】用于深静脉血栓形成、周围动脉血栓形成或血栓栓塞、血管外科手术后的血栓形成、肺栓塞、新鲜心肌梗死、中央视网膜动静脉血栓形成等。

【用法用量】

（1）给药前半小时，先肌注异丙嗪 25mg、静注地塞米松 2.5～5mg 或氢化可的松 25～50mg，以预防副反应（出血倾向、感冒样寒战、发热等）。

（2）初导剂量：将本品 50 万单位溶于 100ml 0.9% 氯化钠注射液或 5% 葡萄糖溶液中，静滴（30 分钟左右滴注完毕）。

（3）维持剂量：将本品 60 万单位溶于 250～500ml 5% 葡萄糖溶液中，加入氢化可的松 25～50mg 或地塞米松 1.25～2.5mg，静滴 6 小时，保持每小时 10 万单位水平。按此疗法 1 日 4 次，治疗持续 24～72 小时或直到血栓溶解或病情不再发展为止。疗程根据病情而定，视网膜血管栓塞一般用药12～24小时，新鲜心肌梗死用药18～20小时，周围动静脉血栓用药3日左右，至多5～6日，慢性动脉阻塞用药时间较长，但不宜超过6～7日。

（4）治疗结束时，可用低分子右旋糖酐作为过渡，以防血栓再度形成。

（5）儿童的初导剂量应根据抗链激酶值的高低而定，维持剂量根据血容量换算，保持在每小时每ml血容量20单位的水平。

【注意事项】

（1）人体常受链球菌感染，故体内常有链激酶（即溶栓酶）的抗体存在，使用时必须先给以足够的链激酶初导剂量将其抗体中和。新近患有链球菌感染的患者，体内链激酶抗体含量较高，在使用本品前，应先测定抗链激酶值，如大于100万单位，即不宜应用本品治疗。链球菌感染和亚急性心内膜炎患者禁用。

（2）出血为主要并发症，一般为注射部位出现血肿，不需停药，可继续治疗，严重出血可给予氨基己酸或氨甲苯酸对抗链激酶的作用，更严重者可补充纤维蛋白原或全血。在使用本品过程中，应尽量避免肌注及动脉穿刺，因可能引起血肿。

（3）新做外科手术者为相对禁忌，原则上3日内不得使用本品，但如产生急性栓塞必须紧急治疗时，亦可考虑应用高剂量的本品（高剂量可减少出血机会），但应严密注意手术部位的出血问题。

（4）怀孕6周内、产前2周内和产后3日内，在使用本品以前，必须充分估计到出血危险。有慢性胃溃疡、新近空洞型肺结核、严重肝病伴有出血倾向者，均应慎用。出血性疾病禁用。

（5）用过抗凝血药如肝素的患者，在用本品前，可用鱼精蛋白中和。如系双香豆素类抗凝血药，则须测定凝血状况，待正常后，方可使用本品。

（6）用本品后，少数患者可能有发热、寒战、头痛、不适等症状，可给予解热镇痛药对症处理。

（7）注入速度太快时，有可能引起过敏反应，故需给予异丙嗪、地塞米松等以预防其产生。

（8）溶解时，不可剧烈振荡，以免使活力降低。溶液在5℃左右可保持12小时，室温下要即时应用，放置稍久即可能减失活力。

（9）因是一种酶制剂，许多化学品如蛋白质沉淀剂、生物碱、消毒灭菌剂，都会使其活力降低，故不宜配伍使用。

【药物相互作用】同时或使用本药前使用肝素、抗凝剂及影响血小板功能的药物，可增加出血的危险。

【不良反应】心肌梗死患者用药后可出现低血压和心动过缓。注射部分或手术切口出血，妇女月经量过多。发热及其他过敏反应。

【制剂与规格】注射用冻干链激酶剂：10万单位；15万单位；20万单位；30万单位。

## 五、血容量扩充剂

血容量扩充剂又称血浆代用品，主要通过提高血浆胶体渗透压，扩充有效循环血容量。大量失血或失血浆（如烧伤）可引起血容量降低，导致休克。迅速补足以至扩充血容量是抗休克的基本疗法。除全血和血浆外，也可应用人工合成的血容量扩充剂。对血容量扩充剂的基本要求是能维持血液胶体渗透压，排泄较慢，无毒、无抗原性。目前最常用的是右旋糖酐。

### 右旋糖酐（Dextran）

【其他名称】低分子右旋糖酐，Low Molecular Dextran。

【适应症】各类右旋糖酐主要用于低血容量休克，包括急性失血、创伤和烧伤性休克。低分子右旋糖酐由于能改善微循环，抗休克效应更好。低、小分子右旋糖酐也用于DIC，血栓形成性疾病，如脑血栓形成、心肌梗死、心绞痛、血管闭塞性脉管炎、视网膜动静脉血栓等。

【用法用量】静滴，每次 250～500ml，成人和儿童每日不超过 20ml/kg。抗休克时滴注速度为 20～40ml/min，在 15～30 分钟内注入 500ml。对冠心病和脑血栓患者应缓慢静滴。疗程视病情而定，通常每日或隔日 1 次，7～14 次为 1 疗程。

【注意事项】

（1）少数患者用药后可出现皮肤瘙痒、荨麻疹、红色丘疹等皮肤过敏反应，也有引起哮喘发作。极少发生过敏性休克，多在首次输入本品数滴至数 ml 时，立即出现胸闷、面色苍白，以至血压下降，发生休克，及时抢救一般可恢复。故初次滴注时，应严密观察 5～10 分钟，发现症状，立即停注。

（2）偶见发热反应。一类为热原反应，多在用药 1～2 次出现，见寒战高热；另一类在多次用药或长期用药停药后，出现周期性高热或持续性低热，少数尚可见淋巴结肿大、关节痛。

（3）用量过大可致出血，如鼻出血、齿龈出血、皮肤黏膜出血、创面渗血、血尿、经血增多等。因此，每日用量不应超过 1 500ml。

（4）充血性心力衰竭和有出血性疾患者禁用。肝肾疾病者慎用。

【药物相互作用】

（1）维生素 C 与本品同服，有利于吸收。

（2）本品与磷酸盐类、四环素类及鞣酸等同服，可妨碍铁的吸收。

（3）本品可减少左旋多巴、卡比多巴、甲基多巴及喹诺酮类药物吸收。

（4）如正在服用其他药品，使用本品前请咨询医师或药师。

【不良反应】少数患者用药后出现皮肤过敏反应，极少数人可出现过敏性休克。故首次用药应严密观察 5～10 分钟，发现症状立即停药，及时抢救。用量过大可出现凝血障碍。禁用于血小板减少症及出血性疾病。心功能不全患者慎用。

【制剂与规格】

（1）10% 右旋糖酐 40 葡萄糖注射液：100ml（右旋糖酐 40 10g、葡萄糖 5g）；250ml（右旋糖酐 40 25g、葡萄糖 12.5g）；500ml（右旋糖酐 40 50g、葡萄糖 25g）。

（2）6% 右旋糖酐 40 葡萄糖注射液：100ml（右旋糖酐 40 6g、葡萄糖 5g）；250ml（右旋糖酐 40 15g、葡萄糖 12.5g）；500ml（右旋糖酐 40 30g、葡萄糖 25g）。

（3）10% 右旋糖酐 40 氯化钠注射液：100ml（右旋糖酐 40 10g、氯化钠 0.9g）；250ml（右旋糖酐 40 25g、氯化钠 2.25g）；500ml（右旋糖酐 40 50g、氯化钠 4.5g）。

（4）6% 右旋糖酐 40 氯化钠注射液：100ml（右旋糖酐 40 6g、氯化钠 0.9g）；250ml（右旋糖酐 40 15g、氯化钠 2.25g）；500ml（右旋糖酐 40 30g、氯化钠 4.5g）。

（5）右旋糖酐 70 氯化钠注射液 500ml（右旋糖酐 70 30g、氯化钠 4.5g）。

（6）右旋糖酐 70 葡萄糖注射液 500ml（右旋糖酐 70 30g、葡萄糖 25g）。

## 第十一节　激素及影响内分泌药

### 一、肾上腺皮质激素类药

肾上腺皮质激素类药物是指具有肾上腺皮质激素相似或相同生物活性的药物。

肾上腺皮质激素（adrenocortical hormones）是肾上腺皮质所分泌的激素的总称，属甾体类化合物。可分为三类：①盐皮质激素（mineralocorticoids），由球状带分泌，有醛固酮（aldosterone）和去氧皮质酮（desoxycortone，desoxycorticosterone）等；②糖皮质激素（glucocorticoids），由束状带合成和分泌，有氢化可的松

（hydrocortisone）和可的松（cortisone）等，其分泌和生成受促皮质素（ACTH）调节；③性激素，由网状带所分泌，通常所指肾上腺皮质激素，不包括后者。临床常用的皮质激素是指糖皮质激素。

肾上腺皮质激素的基本结构为甾核，构效关系非常密切：① C3 的酮基、C20 的羰基及 C4-5 的双键是保持生理功能所必需；②糖皮质激素的 C17 上有－OH；C11 上有＝O 或－OH；③盐皮质激素的 C17 上无－OH；C11 上无＝O 或有 O 与 C18 相联；④ C1～2 为双键以及 C6 引入$-CH_3$则抗炎作用增强、水盐代谢作用减弱；⑤ C9 引入－F，C16 引入$-CH_3$或－OH 则抗炎作用更强、水盐代谢作用更弱。

它们在临床上有广泛的用途，有时甚至是挽救濒危患者生命的重要手段，但也有许多不良反应，使用时应谨慎。

## 1 氢化可的松（Hydrocortisone）

【其他名称】氢可的松、可的索、皮质醇、Cortisol。

【适应症】主要用于肾上腺皮质功能减退症的替代治疗及先天性肾上腺皮质增生症。

【用法用量】

（1）口服：治疗成人肾上腺皮质功能减退症，每日剂量 20～30mg，清晨服 2/3，午餐后服 1/3。有应激情况时，应适当加量，可增至每日 80mg，分次服用。小儿的治疗剂量为按体表面积每日 20～25mg/m$^2$，分 3 次，每小时服一次。

（2）注射

1）静脉注射：肾上腺皮质功能减退及腺垂体功能减退危象、严重过敏反应、哮喘持续状态及休克，氢化可的松注射液一次 100mg（或氢化可的松琥珀酸钠 135mg），最大日剂量可达 300mg，疗程不超过 3~5 日。

2）静脉滴注：严重患者的抢救，一次 100～200mg（特殊危重患者一日可用至 1 000～2 000mg），稀释于生理盐水或葡萄糖注射液（5% 或 10%）500ml 中，混匀后滴注，可并用维生素 C

500～1 000mg。

3）肌内注射：醋酸氢化可的松注射液一日 20～40mg。

【注意事项】

（1）诱发感染：在激素作用下，原来已被控制的感染可活动起来，最常见者为结核感染复发。在某些感染时应用激素可减轻组织的破坏、减少渗出、减轻感染中毒症状，但必须同时用有效的抗生素治疗、密切观察病情变化，在短期用本药后，即应迅速减量、停药。

（2）对诊断的干扰

1）糖皮质激素可使血糖、血胆固醇和血脂肪酸、血钠水平升高，使血钙、血钾下降。

2）对外周血象的影响为淋巴细胞、真核细胞及嗜酸、嗜碱性粒细胞数下降，多核白细胞和血小板增加，后者也可下降。

3）长期大剂量服用糖皮质激素可使皮肤试验结果呈假阴性，如结核菌素试验、组织胞浆菌素试验和过敏反应皮试等。

4）还可使甲状腺 $^{131}$I 摄取率下降，减弱促甲状腺激素（TSH）对 TSH 释放素（TRH）刺激的反应，使 TRH 兴奋实验结果呈假阳性。干扰促黄体生成素释放素（LHRH）兴奋试验的结果。

5）使放射性核素脑和骨显像减弱或稀疏。

（3）下列情况应慎用：心脏病或急性心力衰竭、糖尿病、憩室炎、情绪不稳定和有精神病倾向、全身性真菌感染、青光眼、肝功能损害、眼单纯性疱疹、高脂蛋白血症、高血压、甲减（此时糖皮质激素反应增强）、重症肌无力、骨质疏松、胃溃疡、胃炎或食管炎、肾功能损害或结石、结核病等。

（4）随访检查：长期应用糖皮质激素者，应定期检查以下项目：

1）血糖、尿糖或糖耐量试验，尤其是糖尿病或糖尿病倾向者。

2）小儿应定期检测生长和发育情况。

3）眼科检查，注意白内障、青光眼或眼部感染的发生。

4）血清电解质和大便隐血。

5）高血压和骨质疏松的检查，尤其注意老年人。

6）用药过程中减量宜缓慢，不可突然停药。

【药物相互作用】

（1）非甾体消炎镇痛药可加强其致溃疡作用。

（2）可增强对乙酰氨基酚的肝毒性。

（3）与两性霉素 B 或碳酸酐酶抑制剂合用，可加重低钾血症，长期与碳酸酐酶抑制剂合用，易发生低血钙和骨质疏松。

（4）与蛋白质同化激素合用，可增加水肿的发生率，使痤疮加重。

（5）与抗胆碱能药（如阿托品）长期合用，可致眼压增高。

（6）三环类抗抑郁药可使其引起的精神症状加重。

（7）与降糖药如胰岛素合用时，因可使糖尿病患者血糖升高，应适当调整降糖药剂量。

（8）甲状腺激素可使其代谢清除率增加，故甲状腺激素或抗甲状腺药与其合用，应适当调整后者的剂量。

（9）与避孕药或雌激素制剂合用，可加强其治疗作用和不良反应。

（10）与强心苷合用，可增加洋地黄毒性及心律失常的发生。

（11）与排钾利尿药合用，可致严重低血钾，并由于水钠潴留而减弱利尿药的排钠利尿效应。

（12）与麻黄碱合用，可增强其代谢清除。

（13）与免疫抑制剂合用，可增加感染的危险性，并可能诱发淋巴瘤或其他淋巴细胞增生性疾病。

（14）可增加异烟肼在肝脏代谢和排泄，降低异烟肼的血药浓度和疗效。

（15）可促进美西律在体内代谢，降低血药浓度。

（16）与水杨酸盐合用，可减少血浆水杨酸盐的浓度。

（17）与生长激素合用，可抑制后者的促生长作用。

【不良反应】本品在应用生理剂量替代治疗时一般无明显不良

反应。不良反应多发生在应用药理剂量时，而且与疗程、剂量、用药种类、用法及给药途径等有密切关系。常见不良反应有以下几类：

（1）长程使用可引起以下副作用：医源性库欣综合征面容和体态、体重增加、下肢水肿、紫纹、易出血倾向、创口愈合不良、痤疮、月经紊乱、肱或股骨头缺血性坏死、骨质疏松及骨折（包括脊椎压缩性骨折、长骨病理性骨折）、肌无力、肌萎缩、低血钾综合征、胃肠道刺激（恶心、呕吐）、胰腺炎、消化性溃疡或穿孔，儿童生长受到抑制、青光眼、白内障、良性颅内压升高综合征、糖耐量减退和糖尿病加重。

（2）患者可出现精神症状：欣快感、激动、谵妄、不安、定向力障碍，也可表现为抑制。精神症状尤易发生于患慢性消耗性疾病的人及以往有过精神不正常者。

（3）并发感染为肾上腺皮质激素的主要不良反应。以真菌、结核杆菌、葡萄球菌、变形杆菌、铜绿假单胞菌和各种疱疹病毒为主。

（4）糖皮质激素停药综合征：有时患者在停药后出现头晕、昏厥倾向、腹痛或背痛、低热、食欲减退、恶心、呕吐、肌肉或关节疼痛、头疼、乏力、软弱，经仔细检查如能排除肾上腺皮质功能减退和原来疾病的复发，则可考虑为对糖皮质激素的依赖综合征。

【制剂与规格】

（1）片剂：20mg。

（2）注射剂：2ml∶10mg；3ml∶25mg；5ml∶25ml；10ml∶50mg；20ml∶100mg。

（3）滴眼剂：0.5%～1%（3ml）。

（4）眼膏剂：0.5%（2g）。

## 2 泼尼松（Prednisone）

【其他名称】强的松、去氢可的松。

【适应症】主要用于各种急性严重细菌感染，严重过敏性疾病，胶原性疾病（红斑狼疮、结节性动脉周围炎等），风湿病、类风湿性关节炎、肾病综合征，严重支气管哮喘、血小板减少性紫癜、粒细胞减少症、急性淋巴性白血病、各种肾上腺皮质功能不全症、剥脱性皮炎、天疱疮、神经性皮炎、湿疹等。

【用法用量】口服：用于治疗过敏性、炎症性疾病，成人开始每日 15～40mg，需要时可增加到 60mg，分次服用，病情稳定后逐渐减量。维持量每日 5～10mg。

【注意事项】本品需经肝脏代谢活化为氢化泼尼松才能有效，故严重肝功能不良者不宜使用，其余同氢化可的松。与降糖药、抗癫痫药、噻嗪类利尿药、水杨酸盐、抗凝血药、强心苷等合用须考虑相互作用，应适当调整剂量。

【药物相互作用】

（1）非甾体消炎镇痛药可加强其致溃疡作用。

（2）可增强对乙酰氨基酚的肝毒性。

（3）与两性霉素 B 或碳酸酐酶抑制剂合用，可加重低钾血症，长期与碳酸酐酶抑制剂合用，易发生低血钙和骨质疏松。

（4）与蛋白质同化激素合用，可增加水肿的发生率，使痤疮加重。

（5）与抗胆碱能药（如阿托品）长期合用，可致眼压增高。

（6）三环类抗抑郁药可使其引起的精神症状加重。

（7）与降糖药如胰岛素合用时，因可使糖尿病患者血糖升高，应适当调整降糖药剂量。

（8）甲状腺激素可使其代谢清除率增加，故甲状腺激素或抗甲状腺药与其合用，应适当调整后者的剂量。

（9）与避孕药或雌激素制剂合用，可加强其治疗作用和不良反应。

（10）与强心苷合用，可增加洋地黄毒性及心律失常的发生。

（11）与排钾利尿药合用，可致严重低血钾，并由于水钠潴留而减弱利尿药的排钠利尿效应。

（12）与麻黄碱合用，可增强其代谢清除。

（13）与免疫抑制剂合用，可增加感染的危险性，并可能诱发淋巴瘤或其他淋巴细胞增生性疾病。

（14）可增加异烟肼在肝脏代谢和排泄，降低异烟肼的血药浓度和疗效。

（15）可促进美西律在体内代谢，降低血药浓度。

（16）与水杨酸盐合用，可降低血浆水杨酸盐的浓度。

（17）与生长激素合用，可抑制后者的促生长作用。

【不良反应】长期大量服用引起库欣综合征，诱发神经精神症状以及消化系统溃疡、骨质疏松、生长发育受抑制、并发和加重感染。

【制剂与规格】片剂：5mg。

### 3 地塞米松(Dexamethasone)

【其他名称】德沙美松、氟甲强的松龙、氟甲去氢氢化可的松、氟美松、甲氟烯索。

【适应症】同泼尼松。主要作为危重疾病的急救用药和各类炎症及变态反应的治疗。

【用法用量】

（1）口服：1日0.75～6mg，分2～4次服用。维持剂量1日0.5～0.75mg。

（2）肌注（地塞米松醋酸酯注射液），1次8～16mg，间隔2～3周1次。

（3）静滴（地塞米松磷酸钠注射液），每次2～20mg，或遵医嘱。

（4）抗炎、抗过敏，每日1.5～3mg，每晨一次或早、午两次分服。

【注意事项】

（1）较大量服用，易引起糖尿及类库欣综合征。

（2）长期服用，较易引起精神症状及精神病，有癔病史及

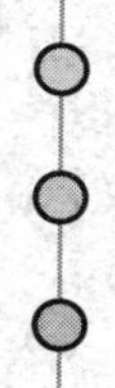

精神病史者最好不用。

（3）溃疡病、血栓性静脉炎、活动性肺结核、肠吻合术后病人忌用或慎用。

【药物相互作用】

（1）与巴比妥类、苯妥英、利福平同服，本品代谢加速，作用减弱。

（2）与水杨酸类药合用，可降低水杨酸盐的血药浓度。

（3）可减弱抗凝血剂、口服降糖药作用，应调整剂量。

（4）与利尿剂（保钾利尿剂除外）合用可引起低钾血症，应注意用量。

【不良反应】本品较大剂量易引起糖尿病、骨质疏松、消化道溃疡和类库欣综合征症状，对下丘脑－垂体－肾上腺轴抑制作用较强。并发感染为主要的不良反应。

【制剂与规格】

（1）醋酸地塞米松片：0.75mg。

（2）地塞米松磷酸钠注射液：1mg（1ml）；2mg（1ml）；5mg（1ml）。

## 二、胰岛素及口服降血糖药

### 1 胰岛素（Insulin）

【适应症】主要用于糖尿病，尤其是1型糖尿病：

（1）重型、消瘦、营养不良者。

（2）轻、中型经饮食和口服降血糖药治疗无效者。

（3）合并严重代谢紊乱（如酮症酸中毒、高渗性昏迷或乳酸酸中毒）、重度感染、消耗性疾病（如肺结核、肝硬化）和进行性视网膜、肾、神经等病变以及急性心肌梗死、脑血管意外者。

（4）合并妊娠、分娩及大手术者。也可用于纠正细胞内缺钾。

【用法用量】一般为皮下注射，1日3～4次。早餐前的1次用量最多。午餐前次之，晚餐前又次之，夜宵前用量最少。有时肌注。静注只有在急症时（如糖尿病性昏迷）才用。因患者的胰岛素需要量受饮食热量和成分、病情轻重和稳定性、体形胖瘦、体力活动强度、胰岛素抗体和受体的数目和亲和力等因素影响，使用剂量应个体化。可按患者尿糖多少确定剂量，一般24小时尿中每2～4g糖需注射1个单位。中型糖尿患者，每日需要量为5～40单位，于每次餐前30分钟注射（以免给药后发生血糖过低症）。较重患者用量在40单位以上。对糖尿病性昏迷，用量在100单位左右，与葡萄糖（50～100g）一同静脉注射。此外，小量（5～10单位）尚可用于营养不良、消瘦、顽固性妊娠呕吐、肝硬化初期（同时注射葡萄糖）。

【注意事项】

（1）胰岛素过量可使血糖过低。其症状视血糖降低的程度和速度而定，可出现饥饿感、精神不安、脉搏加快、瞳孔散大、焦虑、头晕、共济失调、震颤、昏迷，甚至惊厥。必须及时给予食用糖类。出现低血糖休克时，静注50%葡萄糖溶液50ml。必要时，再静滴5%葡萄糖液。注意必须将低血糖性昏迷与严重酮体血症相鉴别。有时在低血糖后可出现反跳性高血糖，即Somogyi反应。若睡前尿糖阴性，而次晨尿糖强阳性，参考使用胰岛素剂量，应想到夜间可能有低血糖症，此时应试行减少胰岛素剂量，切勿再加大胰岛素剂量。

（2）为了防止血糖忽然下降，来不及呼救而失去知觉，应给每一患者随身记有病情及用胰岛素情况的卡片，以便不失时机及时抢救处理。

（3）注射部位可有皮肤发红、皮下结节和皮下脂肪萎缩等局部反应。故需经常换注射部位。

（4）少数可发生荨麻疹等，偶有过敏性休克（可用肾上腺素抢救）。

（5）极少数患者可产生胰岛素耐受性：即在没有酮症酸中毒的情况下，每日胰岛素需用量高于200单位。其主要原因可能为感染、使用皮质激素或体内存在有胰岛素抗体，能和胰岛素结合。此时可更换用不同动物种属的制剂或加服口服降血糖药。

（6）低血糖、肝硬化、溶血性黄疸、胰腺炎、肾炎等患者忌用。

（7）注射液中多含有防腐剂，一般不宜用于静注。静注宜用针剂安瓿胰岛素制剂。

【药物相互作用】

（1）糖皮质类固醇、促肾上腺皮质激素、高血糖素、雌激素、口服避孕药、肾上腺素、苯妥英钠、噻嗪类利尿剂、甲状腺素等可不同程度地升高血糖浓度，同用时应调整这些药或胰岛素的剂量。

（2）口服降糖药与胰岛素有协同降血糖作用。

（3）抗凝血药、水杨酸盐、磺胺类药及抗肿瘤药甲氨蝶呤等可与胰岛素竞争血浆蛋白结合，从而使血液中游离胰岛素水平增高。非甾体消炎镇痛药可增强胰岛素降血糖作用。

（4）β受体阻滞剂如普萘洛尔可阻止肾上腺素升高血糖的反应，干扰机体调节血糖功能，与胰岛素同用可增加低血糖的危险，而且可掩盖低血糖的症状，延长低血糖时间。合用时应注意调整胰岛素剂量。

（5）中等量至大量的酒精可增强胰岛素引起的低血糖的作用，可引起严重、持续的低血糖，在空腹或肝糖原贮备较少的情况下更易发生。

（6）氯喹、奎尼丁、奎宁等可延缓胰岛素的降解，使血中胰岛素浓度升高从而加强其降血糖作用。

（7）升血糖药物如某些钙通道阻滞剂、可乐定、丹那唑、二氮嗪、生长激素、肝素、$H_2$受体拮抗剂、大麻、吗啡、尼古丁、磺吡酮等可改变糖代谢，使血糖升高，因此胰岛素同上述药物合用时应适当加量。

（8）血管紧张素酶抑制剂、溴隐亭、氯贝丁酯、酮康唑、锂、甲苯达唑、维生素 $B_6$、茶碱等可通过不同方式直接或间接致血糖降低，胰岛素与上述药物合用时应适当减量。

（9）奥曲肽可抑制生长激素、胰高血糖素及胰岛素的分泌，并使胃排空延迟及胃肠道蠕动减缓，引起食物吸收延迟，从而降低餐后高血糖，在开始用奥曲肽时，胰岛素应适当减量，以后再根据血糖调整。

（10）吸烟：可通过释放儿茶酚胺而拮抗胰岛素的降血糖作用，吸烟还能减少皮肤对胰岛素的吸收，所以正在使用胰岛素治疗的吸烟患者突然戒烟时，应观察血糖变化，考虑是否需适当减少胰岛素用量。

【不良反应】过敏反应、注射部位红肿、瘙痒、荨麻疹、血管神经性水肿。

（1）低血糖反应，出汗、心悸、乏力，重者出现意识障碍、共济失调、心动过速甚至昏迷。

（2）胰岛素抵抗，日剂量需超过 200 单位以上。

（3）注射部位脂肪萎缩、脂肪增生。

（4）眼屈光失调。

【制剂与规格】针剂：每瓶 400 单位（10ml）；800 单位（10ml）。

## 2 二甲双胍(Metformin)

【其他名称】迪化糖锭、降糖片、美迪康、新降糖片、盐酸二甲双胍、甲福明、格华止、立克糖、美福明。

【适应症】用于轻症糖尿病。主要用于非胰岛素依靠型糖尿病，其中肥胖患者可作为首选药，对于 1 型糖尿病亦可与胰岛素联合使用。

【用法用量】口服。成人开始一次 0.25g，一日 2～3 次，以后根据疗效逐渐加量，一般每日量 1～1.5g，最多每日不超过 2g。餐中或餐后即刻服用，可减轻胃肠道反应。

【注意事项】

（1）有恶心、呕吐、厌食、腹泻等胃肠道反应。

（2）肝、肾功能不全者、糖尿病昏迷、急性发热者等忌用。

（3）大剂量时可阻断三羧酸循环，导致丙酮酸在细胞内堆积，丙酮酸又部分转化为乳酸，可造成乳酸性酸中毒。由于糖利用不足，机体动用脂肪，故出现酮尿，肝、肾功能障碍者易发生。

（4）低氧血症、孕妇（通过胎盘影响胎儿发育）、糖尿病酮症酸中毒、充血性心衰患者忌用。

【药物相互作用】

（1）与胰岛素合用，降血糖作用加强，应调整剂量。

（2）本品可加强抗凝药（如华法林等）的抗凝血作用，可致出血倾向。

（3）西咪替丁可增加本品的生物利用度，减少肾脏清除率，故应减少本品剂量。

【不良反应】

（1）常见的有：恶心、呕吐、腹泻、口中有金属味。

（2）有时有乏力、疲倦、头晕、皮疹。

（3）乳酸性酸中毒虽然发生率很低，但应予注意。临床表现为呕吐、腹痛、过度换气、神志障碍，血液中乳酸浓度增加而不能用尿毒症、酮症酸中毒或水杨酸中毒解释。

（4）可减少肠道吸收维生素 $B_{12}$，使血红蛋白减少，产生巨幼红细胞贫血，也可引起吸收不良。

【制剂与规格】二甲双胍片剂：0.25g；0.50g；0.85g。

## 3 格列本脲（Glibenclamide）

【适应症】适用于单用饮食控制疗效不满意的轻、中度 2 型糖尿病，患者胰岛 β 细胞有一定的分泌胰岛素功能，并且无严重的并发症。

【用法用量】口服。开始 2.5mg，早餐前或早餐及午餐前各一次，轻症者 1.25mg，一日三次，三餐前服，7 日后每日递增 2.5mg。一般用量为每日 5～10mg，最大用量每日不超过 15mg。

【注意事项】

（1）少数患者有胃肠道不适、发热、皮肤过敏及低血糖症状，应减量或停药。

（2）肝功能不全者慎用。

（3）严重代偿失调性酸中毒、糖尿病性昏迷、肾功能不全、糖尿病酮症以及青年、儿童患者和妊娠者不宜应用。

（4）此药有轻度利尿作用。

（5）1 型糖尿病合并急性并发症、妊娠及肝肾功能不良者禁用。

【药物相互作用】

（1）与酒精同服时，可以引起腹部绞痛、恶心、呕吐、头痛、面部潮红和低血糖。

（2）与 β 受体阻滞剂合用，可增加低血糖的危险，而且可掩盖低血糖的症状，如脉率增快、血压升高；小量用选择性 β 受体阻滞剂如阿替洛尔（atenolol）和美托洛尔（metoprolol）造成此种情况的可能性较小。

（3）氯霉素、胍乙啶、胰岛素、单胺氧化酶抑制剂、保泰松、羟布宗、丙磺舒、水杨酸盐、磺胺类与本品同时用，可加强降血糖作用。

（4）肾上腺皮质激素、肾上腺素、苯妥英钠、噻嗪类利尿剂、甲状腺素可增加血糖水平，与本类药同用时，可能需增加本类药的用量。

（5）香豆素类抗凝剂与本类药同用时，最初彼此血浆浓度皆升高，但以后彼此血浆浓度皆减少，故需要调整两者的用量。

【不良反应】

（1）可有腹泻、恶心、呕吐、头痛、胃痛或不适。

（2）较少见的有皮疹。

（3）少见而严重的有黄疸、肝功能损害、骨髓抑制、粒细胞减少（表现为咽痛、发热、感染）、血小板减少症（表现为出血、紫癜）等。

【制剂与规格】片剂：2.5mg；5mg。

## 三、甲状腺激素及抗甲状腺药

甲状腺激素是甲状腺所分泌的激素。可由牛、羊、猪等的甲状腺中提取，或由人工合成。

抗甲状腺药常用的有硫脲类、碘和碘化物和β受体阻断药等三类。

（1）硫脲类：有硫氧嘧啶类（甲硫氧嘧啶和丙硫氧嘧啶）以及咪唑类（甲巯咪唑和卡比马唑）。

（2）碘及碘化物：常用复方碘溶液（卢戈液）。

（3）β受体阻断药：普萘洛尔等是甲亢及甲状腺危象的辅助治疗药。通过阻断β受体而改善甲亢所致的交感神经激活症状；普萘洛尔与氧烯洛尔还能减少 $T_3$ 生成。适用于不宜用其他抗甲状腺治疗者，并能改善甲状腺危象的症状。

### 1 甲状腺片（Thyroid Tablets）

【适应症】用于各种原因引起的甲状腺功能减退症。

【用法用量】

（1）成人常用量：口服。开始为每日10～20mg，逐渐增加，维持量一般为每日40～120mg，少数患者需每日160mg。

（2）婴儿及儿童完全替代量：1岁以内8～15mg；1～2岁20～45mg；2～7岁45～60mg；7岁以上60～120mg。开始剂量应为完全替代剂量的1/3，逐渐加量。由于本品 $T_3$、$T_4$ 的含量及两者比例不恒定，在治疗中应根据临床症状及 $T_3$、$T_4$、TSH 检查调整剂量。

【注意事项】

（1）动脉硬化、心功能不全、糖尿病、高血压患者慎用。

（2）对病程长、病情重的甲状腺功能减退症或黏液性水肿患者使用本类药应谨慎小心，开始用小剂量，以后缓慢增加直至生理替代剂量。

（3）伴有腺垂体功能减退症或肾上腺皮质功能不全患者应先服用糖皮质类固醇激素，待肾上腺皮质功能恢复正常后再用本类药。

【药物相互作用】

（1）糖尿病患者服用甲状腺激素应视血糖水平适当增加胰岛素或降糖药剂量。

（2）甲状腺激素与抗凝剂如双香豆素合用时，后者的抗凝作用增强，可能引起出血；应根据凝血酶原时间调整抗凝药剂量。

（3）本类药与三环类抗抑郁药合用时，两类药的作用及毒副作用均有所增强，应注意调整剂量。

（4）服用雌激素或避孕药者，因血液中甲状腺素结合球蛋白水平增加，合用时甲状腺激素剂量应适当调整。

（5）考来烯胺（cholestyramine）或考来替泊（colestipol）可以减弱甲状腺激素的作用，两类药伍用时，应间隔 4～5 小时服用，并定期测定甲状腺功能。

（6）β 肾上腺素受体阻滞剂可减少外周组织 $T_4$ 向 $T_3$ 的转化，合用时应注意。

【不良反应】甲状腺片如用量适当无任何不良反应。使用过量则引起心动过速、心悸、心绞痛、心律失常、头痛、神经质、兴奋、不安、失眠、骨骼肌痉挛、肌无力、震颤、出汗、潮红、怕热、腹泻、呕吐、体重减轻等类似甲状腺功能亢进症的症状。减量或停药可使所有症状消失。

【制剂与规格】片剂：10mg；40mg；60mg。

## 2 甲巯咪唑( Thiamazole )

【适应症】抗甲状腺药物。适用于各种类型的甲状腺功能亢进症，尤其适用于：①病情较轻，甲状腺轻至中度肿大患者；②青少年及儿童、老年患者；③甲状腺手术后复发，又不适于用放射性 $^{131}$I 治疗者；④手术前准备；⑤作为 $^{131}$I 放疗的辅助治疗。

【用法用量】成人。开始剂量一般为一日 30mg（6 片），可按病情轻重调节为15～40mg（3～8片），一日最大量60mg（12片），分次口服；病情控制后，逐渐减量，每日维持量按病情需要介于5～15mg（1～3片），疗程一般18～24个月。

【注意事项】

（1）服药期间宜定期检查血象。

（2）孕妇、肝功能异常、外周血白细胞数偏低者应慎用。

（3）对诊断的干扰：甲巯咪唑可使凝血酶原时间延长，并使血清碱性磷酸酶、门冬氨酸氨基转移酶（AST）和丙氨酸氨基转移酶（ALT）增高。还可能引起血胆红素及血乳酸脱氢酶升高。

【药物相互作用】

（1）与抗凝药合用，可增强抗凝作用。

（2）高碘食物或药物的摄入可使甲亢病情加重，使抗甲状腺药需要量增加或用药时间延长。故在服用本品前避免服用碘剂。

（3）磺胺类、对氨基水杨酸、保泰松、巴比妥类、酚妥拉明、妥拉唑林、维生素$B_{12}$、磺酰脲类等都有抑制甲状腺功能和甲状腺肿大的作用，故合用本品须注意。

【不良反应】较多见皮疹或皮肤瘙痒及白细胞减少；较少见严重的粒细胞缺乏症；可能出现再生障碍性贫血；还可能致味觉减退、恶心、呕吐、上腹部不适、关节痛、头晕头痛、脉管炎、红斑狼疮样综合征。罕致肝炎、间质性肺炎、肾炎和累及肾脏的血管炎，少见致血小板减少、凝血酶原减少或因子Ⅶ减少。

【制剂与规格】片剂：5mg。

### 3 丙硫氧嘧啶(Propylthiouracil)

【适应症】丙硫氧嘧啶片用于各种类型的甲状腺功能亢进症，尤其适用于：

（1）病情较轻，甲状腺轻至中度肿大患者。

（2）青少年及儿童、老年患者。

（3）甲状腺手术后复发，又不适于放射性 $^{131}I$ 治疗者。

（4）手术前准备。

（5）作为 $^{131}I$ 放疗的辅助治疗。

用于不适合手术或放射性碘治疗或轻中度甲状腺功能亢进者及术前准备。

【用法用量】

（1）常用量：一次 50～100mg（1～2 片），一日 3 次。

（2）极量：一次 200mg（4 片），一日 600mg（12 片）。

（3）甲状腺功能亢进内科治疗。

1）成人首次量一日 300～600mg（6～12 片），分 3～4 次服，待症状控制后减到维持量一日 25～100mg（0.5～2 片），疗程约一年半。

2）儿童首次量 5～10 岁，一日 100～300mg（2～6 片），分 2～3 次服；10～15 岁，一日 200～300mg（4～6 片），分 2～4 次服；维持量一日 50～100mg（1～2 片），分 1～2 次服，疗程较成人长。

（4）甲状腺手术前准备：减少麻醉和手术后并发症，防止诱发“甲状腺危象”，应于手术前先用本品，待甲状腺功能接近正常，改用复方碘溶液，一次 5～10 滴，一日 3 次，连用 10～14 日，再进行手术。

（5）甲状腺危象：一日 800～1 000mg（16～20 片），分 3～4 次服用，连服 7 日，待危象控制后，改用常用剂量。

【注意事项】

（1）应定期检查血象及肝功能。

（2）对诊断的干扰：可使凝血酶原时间延长，AST、ALT、ALP、Bil 升高。

（3）外周血白细胞偏低、肝功能异常患者慎用。

【药物相互作用】本品与口服抗凝药合用可致后者疗效增加。

磺胺类、对氨基水杨酸、保泰松、巴比妥类、酚妥拉明、妥拉唑林、维生素 $B_{12}$、磺酰脲类等都有抑制甲状腺功能和致甲状腺肿大的作用，故合用本品需注意。

此外，高碘食物或药物的摄入可使甲亢病情加重，使抗甲状腺药需要量增加或用药时间延长，故在服用本品前应避免服用碘剂。

【不良反应】常见有头痛、眩晕、关节痛，唾液腺和淋巴结肿大以及胃肠道反应；也有皮疹、药热等过敏反应，有的皮疹可发展为剥落性皮炎。个别患者可致黄疸和中毒性肝炎。最严重的不良反应为粒细胞缺乏症，故用丙硫氧嘧啶片期间应定期检查血象，白细胞低于 $4\times10^9/L$ 或中性粒细胞低于 $1.5\times10^9/L$ 时，应按医嘱停用或调整用药。

【制剂与规格】片剂：50mg。

## 四、雄激素及同化激素

雄激素由睾丸产生，另外，肾上腺皮质、卵巢也能分泌少量的雄激素。男性儿童进入青春期后，睾丸开始分泌雄激素，以促进生殖器官的发育，出现第二性征并产生性爱和性欲。雄激素还能刺激食欲，促进蛋白质合成，减少尿氮排出。

临床应用雄性激素虽有较强的同化作用，但用于女性或非性腺功能不全的男性，常可出现雄激素作用，从而限制了它的临床应用；因此，合成了同化作用较好，而雄激素样作用较弱的睾酮的衍生物，即同化激素（anabolic steroids），如苯丙酸诺龙（南诺龙，nandrolone phenylpropionate）、司坦唑（stanozolol，康力龙）及美雄酮（methandienone，去氢甲基睾丸素）等。

本类药物主要用于蛋白质同化或吸收不足，以及蛋白质分解亢进或损失过多等情况；如严重烧伤、手术后慢性消耗性疾病、老年骨质疏松和肿瘤恶病质等患者。服用时应同时增加食物中的蛋白质成分。是体育竞赛的一类违禁药。长期应用可引起水钠潴留及女性轻微男性化现象。有时引起肝内毛细胆管胆汁淤积而发生黄疸。肾炎、心力衰竭和肝功能不良者慎用，孕妇及前列腺癌患者禁用。

1 丙酸睾酮( Testosterone Propionate )

【适应症】

（1）原发性或继发性男性性功能低减。

（2）男性青春期发育迟缓。

（3）绝经期后女性晚期乳腺癌的姑息性治疗。

【用法用量】

（1）成人常用量，深部肌内注射。

1）男性性腺功能低下激素替代治疗：一次 25～50mg，每周 2～3 次。

2）绝经后女性晚期乳腺癌：一次 50～100mg，每周 3 次。

3）功能性子宫出血：配合黄体酮使用每次 25～50mg，每日 1 次，共 3～4 次。

（2）儿童常用量，男性青春发育延缓：一次 12.5～25mg，每周 2～3 次，疗程不超过 4～6 个月。

【注意事项】

（1）用于乳腺癌治疗时，治疗 3 个月内应有效果，若病情发展，应立即停药。

（2）应作深部肌内注射，不能静注。

（3）一般不与其他睾酮制剂换用，因它们的作用时间不同。

（4）男性应定期检查前列腺。

【药物相互作用】与口服抗凝药合用，可增强口服抗凝药的作用，甚至可引起出血；与胰岛素合用，对蛋白同化作用协同。

【不良反应】

（1）注射部位可出现疼痛、硬结、感染及荨麻疹。

（2）大剂量可致女性男性化，男性睾丸萎缩，精子减少。

（3）水肿、黄疸、肝功能异常。

（4）皮疹。

【制剂与规格】注射液：10mg（1ml）；25mg（1ml）；50mg（1ml）。

### 2 甲睾酮(Methyltestosterone)

【适应症】

（1）原发性或继发性男性性功能低减。

（2）绝经期后女性晚期乳腺癌的姑息性治疗。

【用法用量】成人常用量。

（1）男性性腺功能低下者激素替代治疗：口服或舌下含服，一次5mg，一日2次。

（2）绝经妇女晚期乳腺癌姑息性治疗：口服或舌下含服，一次25mg，一日1～4次，如果治疗有反应，2～4周后，用量可减至一日2次，每次25mg，口服或舌下含服。

【注意事项】心、肝、肾功能不良者、前列腺肥大、高血压患者慎用。

【药物相互作用】尚不明确。

【不良反应】

（1）长期大剂量应用易致胆汁淤积性肝炎，出现黄疸、肝功能异常。舌下给药可致口腔炎，表现为疼痛、流涎等症状。

（2）女性可能引起痤疮、多毛、声音变粗、闭经、月经紊乱，应停药。

（3）男性可出现睾丸萎缩、精子生成减少、精液减少，应停药。

（4）电解质：水钠潴留。

【制剂与规格】片剂：5mg。

## 五、雌激素及孕激素

女性激素分为两大类（均为类固醇激素），即雌激素（又称“动情激素”）和孕激素，是促进女性附性器官成熟及第二性征出现，并维持正常性欲及生殖功能的激素。雌激素主要由卵巢的卵泡细胞等分泌（睾丸、胎盘和肾上腺，也可分泌雌激素），主要为雌二醇。在肝脏中灭活，转化为雌三醇和雌酮，并与葡萄糖醛酸结合后由尿排出。而妊娠期间，胎盘可分泌大量雌三醇。肾上腺皮质也产生少量雌激素。雌激素具有以下功能：

（1）刺激女性外生殖器、阴道、子宫等附性器官的发育、成熟，并可促使阴道上皮细胞分化和角质化；增加上皮细胞内的糖原及糖原分解，保持阴道酸性环境，以提高其抗菌能力。

（2）增强输卵管与子宫平滑肌收缩。

（3）与孕激素配合，保持正常月经周期。

（4）刺激并维持女性第二性征，如：使脂肪和毛发分布具女性特征，乳腺发达、产生乳晕、骨盆宽大等。

（5）具有保水保钠作用，使细胞外液增多；并可促进肌肉蛋白质的合成，加强钙盐沉着等。

孕激素是由卵巢的黄体细胞分泌，以黄体酮（孕酮）为主。在肝脏中灭活成孕二醇后与葡萄糖醛酸结合经尿排出体外。孕激素往往在雌激素作用基础上产生效用，主要生理功能为：

（1）抑制排卵，促使子宫内膜增生，以利受精卵植入，并降低子宫肌肉兴奋度，保证妊娠的安全进行。

（2）促进乳腺腺泡的生长，为泌乳作准备。

（3）提高体温并使血管和消化道平滑肌松弛。

（4）由于孕激素是雄激素、雌激素、肾上腺皮质激素等生物合成的重要中间体，因此不同程度上具有上述各类激素的作用。人工合成的某些雌激素和孕激素及其类似物在临床上主要用于不孕症、先兆流产及习惯性流产、子宫内膜异位、功能性子宫出血、闭经、更年期综合征、骨质疏松等，并可用于子宫内膜癌和前列腺癌及癌症化疗时升高白细胞。

### 1 黄体酮（Progesterone）

【适应症】用于月经失调，如闭经和功能性子宫出血、黄体功能不足、先兆流产和习惯性流产（因黄体功能不足引起者）、经前期紧张综合征的治疗。

【用法用量】肌内注射。

（1）先兆流产，一般10～20mg，用至疼痛及出血停止。

（2）习惯性流产史者，自妊娠开始，一次10～20mg，每周2～3次。

（3）功能性子宫出血，用于撤退性出血。血色素低于7mg时，一日10mg，连用5天，或一日20mg连续3～4天。

（4）闭经，在预计月经前8～10天，每日肌注10mg，共5天；或每日肌注20mg，共3～4天。

（5）经前期紧张综合征，在预计月经前12天注射10～20mg，连续10天。

【注意事项】

（1）肾病、心脏病水肿、高血压的患者慎用。

（2）经前紧张症是否存在黄体酮缺乏尚无定论，故使用黄体酮治疗还有争议。

（3）对早期流产以外的患者投药前应进行全面检查，确定属于黄体功能不全再使用。

【药物相互作用】酮康唑是细胞色素P450 3A4抑制剂，可以减慢黄体酮在体内的代谢，从而增加黄体酮的生物利用度。进食时，服用本品也可提高黄体酮的生物利用度。

【不良反应】偶见恶心、头晕及头痛、倦怠感、荨麻疹、乳房肿胀，长期连续应用可月经减少或闭经、肝功能异常、水肿、体重增加等。

【制剂与规格】注射剂：1ml∶10mg；1ml∶20mg。

### 2 甲羟孕酮(Medroxyprogesterone)

【其他名称】醋酸甲羟孕酮、甲孕酮、口服黄体酮、安宫黄体酮。

【适应症】用于痛经、功能性闭经、功能性子宫出血、先兆流产或习惯性流产、子宫内膜异位症等。大剂量可用作长效避孕针，肌注1次150mg，可避孕3个月。

【用法用量】

（1）先兆流产：口服1次4～8mg，1日2～3次。对习惯性流产，开始 3 个月每日服 10mg，第 4～4.5 个月后每日 20mg，最后减量停药。

（2）痛经：月经周期第 6 日开始，每日口服 1 次 2～4mg，连服 20 日；或用于月经第 1 日开始，1 日 3 次，连服 3 日。

（3）功能性闭经：每日服 4～8mg，连用 5～10 日。

1）内膜异位症：从 6～8mg/d 开始，逐渐加量至每日 20～30mg，连用 6～8 周。

2）功能性出血、闭经：每日 4～10mg，共 7～10 天，周期性用药。

3）激素替代治疗：在用雌激素的基础上，加用本品 12～14 天，每日 4.0～8.0mg。

4）内膜癌辅助治疗：每周 400～1 000mg，或用注射剂。

【注意事项】

（1）部分妇女有不规则出血等反应。如发生出血，可根据出血量加服炔雌醇 0.05～0.1mg，连服 3 日，即可止血。肝病、肾炎患者慎用。

（2）偶有恶心、呕吐及头痛等不良反应。

（3）有时可致乳房胀痛、腹胀。

（4）有一定雄激素作用，妊娠期久用可导致女性胎儿男性化。

（5）血栓栓塞性疾病、肝肾功能不全、乳腺肿瘤及流产者禁用。

【药物相互作用】本品与化疗药物合并使用，可增强其抗癌作用效果。与肾上腺皮质激素合用可促进血栓症。

【不良反应】乳房疼痛、乳溢、闭经、子宫颈糜烂或子宫颈分泌改变，亦可能产生类似皮质激素的影响。手颤抖、出汗及夜间小腿痉挛。阻塞性黄疸。

【制剂与规格】

（1）片剂：2mg；4mg；10mg。

（2）注射剂：1ml∶150mg（醋酸酯）。

## 第十二节　泌尿系统用药

### 一、利尿药

利尿药(diuretics)是一类促进肾脏排尿功能从而增加尿量的药物。利尿作用可通过影响肾小球的滤过、肾小管的再吸收和分泌等功能而实现，主要是影响肾小管的再吸收。利尿药作用于肾脏，使肾小管在增加水排出的同时增加钠的排出，达到增加尿量、消除水肿的目的。

1. 分类

临床上根据其利尿效能将利尿药划分为高效能、中效能和低效能3个等级：①高效能利尿药。又称髓袢利尿药。最常用的是呋塞米(呋喃苯胺酸、速尿)，依他尼酸使用较少，可能因其副作用较大。布美他尼作用更强。②中效能利尿药。最常用的是噻嗪类利尿药，如氢氯噻嗪。③低效能利尿药。又称留钾利尿药，常与噻嗪类药物联合应用。一方面增加噻嗪类疗效，另一方面减少钾的排出。有螺内酯(又称安体舒通)、氨苯蝶啶、阿米洛利。另外尚有渗透性利尿药。有机汞利尿药(如汞撒利)因毒性大已被淘汰。碳酸酐酶抑制剂(如乙酰唑胺)利尿作用弱，目前眼科用于降低眼压，治疗青光眼等。

2. 临床应用

常用于不同病因引起的全身性水肿，如肾脏病引起的水肿、心力衰竭、肝硬化等。髓袢利尿药作用强，对各种病因引起的重度或顽固性水肿有效，尚可用于急性肾小球肾炎时的循环充血、急性肾衰竭无尿期的早期和抢救左心衰竭的急性肺水肿。噻嗪类还是一种降压药，可单独用于治疗早期高血压，或与其他降压药联合治疗中、重度高血压。噻嗪类尚用于治疗肾性尿崩症和特发性高钙尿症。

3．副作用

除了留钾利尿药外，多数利尿药在利尿同时排大量钾，可导致低钾血症。另外尚可引起低镁。有时引起低钠、低血压，甚至低血容量性休克。个别情况可致高钾血症和代谢性碱中毒。髓袢利尿药和留钾利尿药均可引起尿酸盐潴留而发生高尿酸血症，临床表现为痛风。用噻嗪类和呋塞米时也可发生糖尿病样的糖耐量曲线，此时甚至需按糖尿病治疗。患前列腺增生的患者急速利尿可引起急性尿潴留。应用大剂量髓袢利尿药，在肾衰患者更容易引起耳毒反应，表现为一时性或永久性耳聋。因此在应用利尿药期间应观察患者一般情况，定期测体重，查血压，检查电解质、二氧化碳结合力等。

4．常用利尿药的用法

常用的利尿药有氢氯噻嗪和呋塞米。①氢氯噻嗪。为口服药，可出现恶心、呕吐、头痛、皮疹及低钾，糖尿病、肝硬化为禁忌症，肾功能不全者慎用。②呋塞米。可口服、肌注或静脉注射。可有恶心、呕吐、腹泻、皮疹、瘙痒、疲倦、眩晕、视力模糊、肌肉痉挛、口渴等。水和电解质紊乱可更明显。糖尿病为禁忌。此外不要与头孢菌素或庆大霉素等同用。

1 呋塞米( Furosemide )

【适应症】临床上用于治疗心脏性水肿、肾性水肿、肝硬化腹水、功能障碍或血管障碍所引起的四周性水肿，并可促使上部尿道结石的排出。其利尿作用迅速、强大，多用于其他利尿药无效的严重患者。由于水、电解质丢失明显等原因，故不宜常规使用。静脉给药（20～80mg）可治疗肺水肿和脑水肿。药物中毒时可用以加速毒物的排泄。

【用法用量】

（1）肌注或静注：每次 20mg，隔日 1 次，必要时亦可 1 日 1～2 次。1 日量视需要可增至 120mg。静注必须缓慢，不宜与其他药物混合注射。儿童用量酌减。

（2）口服：开始时每日40mg，以后根据需要可增至每日80～120mg。当每日剂量超过40mg时，可以每4小时1次分服。儿童口服量开始按每千克体重1～2mg，再视情况酌增。长期（7～10日）用药后利尿作用消失，故需长期应用者，宜采取间歇疗法：给药1～3日，停药2～4日。

【注意事项】

（1）可能出现轻度恶心、腹泻、药疹、瘙痒、视力模糊等不良反应，有时可发生起立性眩晕、乏力、倦怠、肌肉痉挛、口渴，少数患者有白细胞减少，个别患者出现血小板减少，多形性红斑、直立性低血压。长期应用可致胃及十二指肠溃疡。

（2）由于能减少尿酸排出，故多次应用后能产生尿酸过多症，个别患者长期应用可产生急性痛风。

（3）糖尿病患者应用后可使血糖增高；尽管其升血糖作用远较噻嗪类利尿药弱，但与降血糖药合并应用时，仍有使血糖增高的可能。

（4）由于利尿作用迅速、强大，因而要注重把握开始剂量，防止过度利尿，引起脱水和电解质失衡。

（5）肝炎患者服用后，因电解质（非凡是钾离子）过度丢失，易产生肝性脑病。

（6）长期大量用药时，应注重检查血中电解质浓度。顽固性水肿患者尤其容易出现低钾症状，在同时使用洋地黄或排钾的甾体激素时，应注重补充钾盐。

（7）在脱水的同时，可出现可逆性血尿素氮水平升高。假如肌酐水平升高不显著和肾功能无损害时，可继续使用本品。

（8）使用第1个月，要定期检查血清电解质、二氧化碳和血中尿素氮水平。与其他利尿药一样，当治疗进展中的肾脏疾患而有血清尿素氮值增加和少尿现象发生时，应立即停止用药。

（9）能增强降压药的作用，故合并用药时，降压药的用量应适当减少。

（10）因结构上本品是与氯噻嗪结构相似的一类磺胺型化合物，能降低动脉对升压胺（如去甲肾上腺素）的反应，并能增加筒箭毒碱的肌松弛及麻痹作用，故手术前1周应停用。

（11）低钾血症、超量服用洋地黄、肝性脑病患者禁用。晚期肝硬化患者慎用。

（12）大剂量静注过快时，可出现听力减退或暂时性耳聋。与氨基糖苷类抗生素配伍应用，更易引起听力减退。

【药物相互作用】

（1）肾上腺糖、盐皮质激素、促肾上腺皮质激素及雌激素能降低本药的利尿作用，并增加电解质紊乱尤其是低钾血症的发生机会。

（2）非甾体类消炎镇痛药能降低本药的利尿作用，肾损害机会也增加，这与前者抑制前列腺素合成，减少肾血流量有关。

（3）与拟交感神经药物及抗惊厥药物合用，利尿作用减弱。

（4）与氯贝丁酯（安妥明）合用，两药的作用均增强，并可出现肌肉酸痛、强直。

（5）与多巴胺合用，利尿作用加强。

（6）饮酒及含酒精制剂和可引起血压下降的药物能增强本药的利尿和降压作用；与巴比妥类药物、麻醉药合用，易引起体位性低血压。

（7）本药可使尿酸排泄减少，血尿酸升高，故与治疗痛风的药物合用时，后者的剂量应作适当调整。

（8）降低降血糖药的疗效。

（9）降低抗凝药物和抗纤溶药物的作用，主要是利尿后血容量下降，致血中凝血因子浓度升高，以及利尿使肝血液供应改善、肝脏合成凝血因子增多有关。

（10）本药加强非去极化肌松药的作用，与血钾下降有关。

（11）与两性霉素、头孢霉素、氨基糖苷类等抗生素合用，肾毒性和耳毒性增加，尤其是原有肾损害时。

（12）与抗组胺药物合用时耳毒性增加，易出现耳鸣、头晕、眩晕。

（13）与锂合用肾毒性明显增加，应尽量避免。

（14）服用水合氯醛后静注本药可致出汗、面色潮红和血压升高，此与甲状腺素由结合状态转为游离状态增多，导致分解代谢加强有关。

（15）与碳酸氢钠合用发生低氯性碱中毒机会增加。

【不良反应】

（1）常见者与水、电解质紊乱有关，尤其是大剂量或长期应用时，如体位性低血压、休克、低钾血症、低氯血症、低氯性碱中毒、低钠血症、低钙血症以及与此有关的口渴、乏力、肌肉酸痛、心律失常等。

（2）少见者有过敏反应（包括皮疹、间质性肾炎甚至心脏停搏）、视觉模糊、黄视症、光敏感、头晕、头痛、纳差、恶心、呕吐、腹痛、腹泻、胰腺炎、肌肉强直等，骨髓抑制导致粒细胞减少，血小板减少性紫癜和再生障碍性贫血，肝功能损害，指（趾）感觉异常，高糖血症，尿糖阳性，原有糖尿病加重，高尿酸血症。耳鸣、听力障碍多见于大剂量静脉快速注射时（每分钟剂量大于4～15mg），多为暂时性，少数为不可逆性，尤其当与其他有耳毒性的药物同时应用时。在高钙血症时，可引起肾结石。尚有报道本药可加重特发性水肿。

【制剂与规格】

（1）注射液：20mg（2ml）。

（2）片剂：20mg；40mg。

## 2 氢氯噻嗪( Hydrochlorothiazide )

【其他名称】双氢克尿塞。

【适应症】

（1）水肿性疾病。排泄体内过多的钠和水，减少细胞外液容量，消除水肿。常见的包括充血性心力衰竭、肝硬化腹水、肾病综合征、急慢性肾炎水肿、慢性肾衰竭早期、肾上腺皮质激素和雌激素治疗所致的钠、水潴留。

（2）高血压。可单独或与其他降压药联合应用，主要用于治疗原发性高血压。

（3）中枢性或肾性尿崩症。

（4）肾石症。主要用于预防含钙盐成分形成的结石。

【用法用量】

（1）成人常用量，口服。

1）治疗水肿性疾病，每次25～50mg，每日1～2次，或隔日治疗，或每周连服3～5日。

2）治疗高血压，每日25～100mg，分1～2次服用，并按降压效果调整剂量。

（2）小儿常用量，口服。每日按体重1～2mg/kg或按体表面积30～60mg/m$^2$，分1～2次服用，并按疗效调整剂量。小于6个月的婴儿剂量可达每日3mg/kg。

【注意事项】

（1）交叉过敏：与磺胺类药物、呋塞米、布美他尼、碳酸酐酶抑制剂有交叉过敏反应。

（2）对诊断的干扰：可致糖耐量降低、血糖、尿糖、血胆红素、血钙、血尿酸、血胆固醇、甘油三酯、低密度脂蛋白浓度升高，血镁、钾、钠及尿钙降低。

（3）下列情况慎用

1）无尿或严重肾功能减退者，因本类药效果差，应用大剂量时可致药物蓄积，毒性增加。

2）糖尿病。

3）高尿酸血症或有痛风病史者。

4）严重肝功能损害者，水、电解质紊乱可诱发肝性脑病。

5）高钙血症。

6）低钠血症。

7）红斑狼疮，可加重病情或诱发活动。

8）胰腺炎。

9）交感神经切除者（降压作用加强）。

10）有黄疸的婴儿。

（4）随访检查：①血电解质；②血糖；③血尿酸；④血肌酶，尿素氮；⑤血压。

（5）应从最小有效剂量开始用药，以减少副作用的发生，减少反射性肾素和醛固酮分泌。

（6）有低钾血症倾向的患者，应酌情补钾或与保钾利尿药合用。

【药物相互作用】

（1）肾上腺皮质激素、促肾上腺皮质激素、雌激素、两性霉素B（静脉用药），能降低本药的利尿作用，增加发生电解质紊乱的机会，尤其是低钾血症。

（2）非甾体类消炎镇痛药尤其是吲哚美辛，能降低本药的利尿作用，与前者抑制前列腺素合成有关。

（3）与拟交感胺类药物合用，利尿作用减弱。

（4）考来烯胺（消胆胺）能减少胃肠道对本药的吸收，故应在口服考来烯胺1小时前或4小时后服用本药。

（5）与多巴胺合用，利尿作用加强。

（6）与降压药合用时，利尿降压作用均加强。

（7）与抗痛风药合用时，后者应调整剂量。

（8）使抗凝药作用减弱，主要是由于利尿后机体血浆容量下降，血中凝血因子水平升高，加上利尿使肝脏血液供应改善，合成凝血因子增多。

（9）降低降糖药的作用。

（10）洋地黄类药物、胺碘酮等与本药合用时，应慎防因低钾血症引起的副作用。

（11）与锂制剂合用，因本药可减少肾脏对锂的清除，增加锂的肾毒性。

（12）乌洛托品与本药合用，其转化为甲醛受抑制，疗效下降。

（13）增强非去极化肌松药的作用，与血钾下降有关。

（14）与碳酸氢钠合用，发生低氯性碱中毒机会增加。

【不良反应】大多不良反应与剂量和疗程有关。

（1）水、电解质紊乱所致的副作用较为常见。低钾血症较易发生与噻嗪类利尿药排钾作用有关，长期缺钾可损伤肾小管，严重失钾可引起肾小管上皮的空泡变化，以及引起严重快速性心律失常等异位心律。低氯性碱中毒或低氯、低钾性碱中毒，噻嗪类特别是氢氯噻嗪常明显增加氯化物的排泄。此外低钠血症亦不罕见，导致中枢神经系统症状及加重肾损害。脱水造成血容量和肾血流量减少亦可引起肾小球滤过率降低。上述水、电解质紊乱的临床常见反应有口干、烦渴、肌肉痉挛、恶心、呕吐和极度疲乏无力等。

（2）高血糖。本药可使糖耐量降低，血糖升高，此可能与抑制胰岛素释放有关。

（3）高尿酸血症。干扰肾小管排泄尿酸，少数可诱发痛风发作。由于通常无关节疼痛，故高尿酸血症易被忽视。

（4）过敏反应，如皮疹、荨麻疹等，但较为少见。

（5）血白细胞减少或缺乏症、血小板减少性紫癜等亦少见。

（6）其他，如胆囊炎、胰腺炎、性功能减退、光敏感、色觉障碍等，但较罕见。

【制剂与规格】片剂：10mg；25mg。

### 3 螺内酯(Spironolactone)

【适应症】

（1）水肿性疾病。与其他利尿药合用，治疗充血性水肿、肝硬化腹水、肾性水肿等水肿性疾病，其目的在于纠正上述疾病时伴发的继发性醛固酮分泌增多，并对抗其他利尿药的排钾作用。也用于特发性水肿的治疗。

（2）高血压。作为治疗高血压的辅助药物。

（3）原发性醛固酮增多症。螺内酯可用于此病的诊断和治疗。

（4）低钾血症的预防。与噻嗪类利尿药合用，增强利尿效应和预防低钾血症。

【用法用量】

（1）成人。

1）治疗水肿性疾病，每日 40～120mg，分 2～4 次服用，至少连服 5 日。以后酌情调整剂量。

2）治疗高血压，开始每日 40～80mg，分次服用，至少 2 周，以后酌情调整剂量，不宜与血管紧张素转换酶抑制剂合用，以免增加发生高钾血症的机会。

3）治疗原发性醛固酮增多症，手术前患者每日用量 100～400mg，分 2～4 次服用。不宜手术的患者，则选用较小剂量维持。

4）诊断原发性醛固酮增多症。长期试验，每日 400mg，分 2～4 次，连续 3～4 周。短期试验，每日 400mg，分 2～4 次服用，连续 4 日。老年人对本药较敏感，开始用量宜偏小。

（2）小儿。治疗水肿性疾病，开始每日按体重 1～3mg/kg 或按体表面积 30～90mg/$m^2$，单次或分 2～4 次服用，连服 5 日后酌情调整剂量。最大剂量为每日 3～9mg/kg 或 90～270mg/$m^2$。

【注意事项】

（1）下列情况慎用：①无尿；②肾功能不全；③肝功能不全，因本药引起电解质紊乱可诱发肝性脑病；④低钠血症；⑤酸中毒，一方面酸中毒可加重或促发本药所致的高钾血症，另一方面本药可加重酸中毒；⑥乳房增大或月经失调者。

（2）给药应个体化，从最小有效剂量开始使用，以减少电解质紊乱等副作用的发生。如每日服药一次，应于早晨服药，以免夜间排尿次数增多。

（3）用药前应了解患者血钾浓度，但在某些情况血钾浓度并不能代表机体内钾含量，如酸中毒时钾从细胞内转移至细胞外而易出现高钾血症，酸中毒纠正后血钾即可下降。

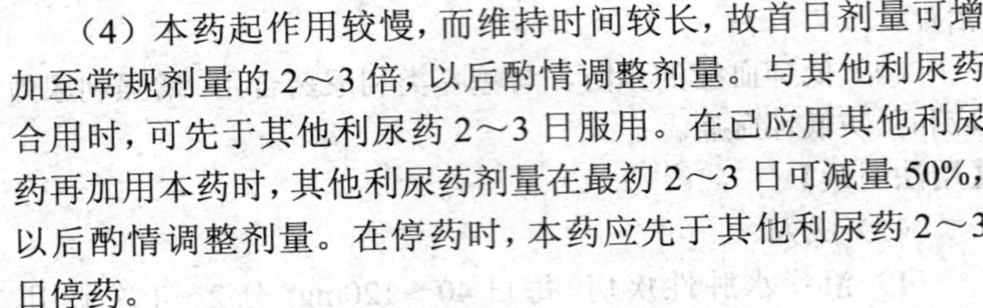

（4）本药起作用较慢，而维持时间较长，故首日剂量可增加至常规剂量的2～3倍，以后酌情调整剂量。与其他利尿药合用时，可先于其他利尿药2～3日服用。在已应用其他利尿药再加用本药时，其他利尿药剂量在最初2～3日可减量50%，以后酌情调整剂量。在停药时，本药应先于其他利尿药2～3日停药。

（5）用药期间如出现高钾血症，应立即停药。

（6）应于进食时或餐后服药，以减少胃肠道反应，并可能提高本药的生物利用度。

（7）对诊断的干扰：①使荧光法测定血浆皮质醇浓度升高，故取血前4～7日应停用本药或改用其他测定方法；②使下列测定值升高，血浆肌酐和尿素氮（尤其是原有肾功能损害时）、血浆肾素、血清镁、钾、尿钙排泄可能增多，而尿钠排泄减少。

【药物相互作用】

（1）肾上腺皮质激素尤其是具有较强盐皮质激素作用者，促肾上腺皮质激素能减弱本药的利尿作用，而拮抗本药的潴钾作用。

（2）雌激素能引起水钠潴留，从而减弱本药的利尿作用。

（3）非甾体类消炎镇痛药，尤其是吲哚美辛，能降低本药的利尿作用，且合用时肾毒性增加。

（4）拟交感神经药物降低本药的降压作用。

（5）多巴胺加强本药的利尿作用。

（6）与引起血压下降的药物合用，利尿和降压效果均加强。

（7）与下列药物合用时，发生高钾血症的机会增加，如含钾药物、库存血（含钾30mmol/L，如库存10日以上含钾高达65mmol/L）、血管紧张素转换酶抑制剂、血管紧张素Ⅱ受体拮抗剂和环孢素等。

（8）与葡萄糖胰岛素液、碱剂、钠型降钾交换树脂合用，发生高钾血症的机会减少。

（9）本药使地高辛半衰期延长。

（10）与氯化铵合用易发生代谢性酸中毒。

（11）与肾毒性药物合用，肾毒性增加。

（12）甘珀酸钠、甘草类制剂具有醛固酮样作用，可降低本药的利尿作用。

【不良反应】

（1）常见的有：①高钾血症，最为常见，尤其是单独用药、进食高钾饮食、与钾剂或含钾药物如青霉素钾等以及存在肾功能损害、少尿、无尿时。即使与噻嗪类利尿药合用，高钾血症的发生率仍可达 8.6%～26%，且常以心律失常为首发表现，故用药期间必须密切随访血钾和心电图；②胃肠道反应，如恶心、呕吐、胃痉挛和腹泻；尚有报道可致消化性溃疡。

（2）少见的有：①低钠血症，单独应用时少见，与其他利尿药合用时发生率增高；②抗雄激素样作用或对其他内分泌系统的影响，长期服用本药在男性可致男性乳房发育、阳痿、性功能低下，在女性可致乳房胀痛、声音变粗、毛发增多、月经失调、性功能下降；③中枢神经系统表现，长期或大剂量服用本药可发生行走不协调、头痛等。

（3）罕见的有：①过敏反应，出现皮疹甚至呼吸困难；②暂时性血浆肌酐、尿素氮升高，主要与过度利尿、有效血容量不足、引起肾小球滤过率下降有关；③轻度高氯性酸中毒；④肿瘤，有报道 5 例患者长期服用本药和氢氯噻嗪发生乳腺癌。

【制剂与规格】胶囊：20mg。

### 4 氨苯蝶啶( Triamterene )

【适应症】为保钾利尿药。用于治疗心力衰竭、肝硬化和肾炎等引起的水肿。

【用法用量】50～100mg，3 次 / 日，口服。小儿剂量：2～4mg/(kg·d)，分 1～2 次服用。

【注意事项】有轻度保钾作用，应注意高血钾。无尿患者禁用。有严重肾病和肝病者忌用。

【药物相互作用】避免与可能增加血钾的药物同用。

【不良反应】

（1）常见的主要是高钾血症。

（2）少见的有：①胃肠道反应，如恶心、呕吐、胃痉挛和腹泻等；②低钠血症；③头晕、头痛；④光敏感。

（3）罕见的有：①过敏，如皮疹、呼吸困难；②血液系统损害，如粒细胞减少症甚至粒细胞缺乏症、血小板减少性紫癜、巨幼细胞贫血（干扰叶酸代谢）；③肾结石，有报道长期服用本药者肾结石的发生率为1/1 500。其机制可能是由于本药及其代谢产物在尿中浓度过饱和，析出结晶并与蛋白基质结合，从而形成肾结石。

【制剂与规格】片剂：50mg。

## 二、良性前列腺增生用药

### 特拉唑嗪（Terazosin）

【其他名称】高特灵、降压宁、盐酸四喃唑嗪、四喃唑嗪。

【适应症】适用于高血压，亦可单独用于治疗良性前列腺增生症。

【用法用量】

（1）口服：首次剂量每日不超过1mg，临睡前服，以后第1周每晨服1mg，每周每日递增1mg，直至血压达到正常水平，即可改为维持量每日8～10mg，5周为1疗程。

（2）开始剂量每日1mg夜间服用，可减少副作用，三四天后如无直立性低血压反应，可改用维持量。在我国特拉唑嗪治疗前列腺增生维持量为2mg/d，夜间睡前服用。欧美人治疗前列腺增生维持量为5mg/d。根据国人情况2mg/d即可达到治疗目的。治疗高血压可和其他治疗药合用逐渐加量直到能控制血压，可达5mg/d，个别有达20mg/d。

【注意事项】

（1）不良反应轻微，主要有头痛、眩晕、嗜睡、乏力，偶有周围组织水肿、心慌、视力模糊等。服药后 2 周左右，上述不良反应常会自行消失。

（2）12 岁以下儿童及对本品过敏者禁用。

（3）注意避免发生体位性低血压。如患者感到头昏或心悸，应告诉医师以便重新考虑剂量，尤其是在开始用药时可以发生晕厥，在治疗中突然停药也可能发生晕厥。尤其是在开始服药时，应避免驾驶车辆和参加有危险的工作。

（4）第 1 次剂量不超过 1mg，且最好在临睡前服用。与其他降压药合用，会产生低血压。

【药物相互作用】临床试验中，合用本品和血管紧张素（ACE）抑制剂或利尿剂治疗的患者中报道眩晕或其他相关性不良反应的比例高于使用本品治疗的全体患者的比例。当本品与其他抗高血压药物合用时应当注意观察，以避免发生显著低血压。当在利尿剂或其他抗高血压药物合用时应当注意观察，以避免发生显著低血压。当在利尿剂或其他抗高血压药物中加入本品时，应当减少剂量并在必要时重新制定剂量。已知本品与镇痛剂 / 抗炎药物、强心甙、降糖药、抗心律失常药物、抗焦虑药 / 镇静药、抗细菌药、激素 / 甾体及治疗痛风药物不会产生相互作用。

【不良反应】最常见的有：体虚无力、心悸、恶心、外周水肿、眩晕、嗜睡、鼻充血 / 鼻炎和视觉模糊 / 弱视。

此外下列不良反应尚有报道：背痛、头痛、心动过速、体位性低血压、晕厥、水肿、体重增加、肢端疼痛、性欲降低、抑郁、神经质、感觉异常、眩晕、呼吸困难、鼻窦炎、阳痿。

临床试验中报道的其他不良反应及在市场反馈报道中与本品使用关系不太明确的不良反应：胸痛、面部水肿、发烧、腹痛、颈痛、肩痛、血管舒张、心律失常、便秘、腹泻、口干、消化不良、胃肠气胀、呕吐、痛风、关节痛、关节炎、关节失常、肌痛、焦虑、失眠、支气管炎、鼻出血、流感症状、咽炎、鼻炎、感冒症状、瘙痒、（皮）疹、咳嗽、出汗、视觉异常、结膜炎、耳鸣、尿频、尿道感染以及绝经后妇女早期尿失禁。

使用本品至少报道了两类过敏反应。

有报道使用本品出现血小板减少症和阴茎异常勃起，还报道有出现心房纤维性颤动；但尚未建立起因果关系。

实验室检查：在临床对照试验中发现血球容积、血红蛋白、白血球、总蛋白及白蛋白有少量减少，但具有统计意义。这些实验室结果表明存在血浆稀释的可能。连续使用本品治疗24个月以上对于前列腺特异性抗原（PSA）水平无显著性影响。

【制剂与规格】片剂或胶囊剂：1mg；2mg；5mg。

## 第十三节　抗变态反应药

变态反应也称为过敏反应。它是机体受抗原性物质（如细菌、病毒、寄生虫、花粉等）刺激后引起的组织损伤或生理功能紊乱，属于异常的或病理性的免疫反应。

用于防治变态反应性疾病的药物为抗变态反应药物，又称抗过敏药物。它包括：

（1）抗组胺药：主要是组胺 $H_1$ 受体拮抗剂，其他尚有组胺酸脱羧酶抑制剂等。组胺 $H_1$ 受体拮抗剂，如苯海拉明、异丙嗪等，能与组胺竞争效应细胞上的组胺 $H_1$ 受体，使组胺不能同 $H_1$ 受体结合，从而抑制其引起过敏反应的作用。

（2）过敏反应介质阻释剂：能稳定肥大细胞膜，阻止组胺及其他过敏反应介质（如慢反应物质、缓激肽等）的释放，产生抗过敏效应，如色甘酸钠、黄芩苷等。

（3）其他抗变态反应药：包括钙盐，如氯化钙、葡萄糖酸钙；脱敏制剂，如粉尘螨注射液，糖皮质激素的泼尼松等。

### 1　氯苯那敏（Chlorpheniramine）

【其他名称】氯苯比胺、氯苯比丙胺、氯非那敏、氯屈米通、马来那敏、马来酸氯苯比胺、马来酸氯苯那敏、曲吡那敏、扑尔敏、氯屈米通。

【适应症】为抗组胺药，主要作用与苯海拉明相同，但一般镇静作用较弱，副作用较苯海拉明小。主要用于各种过敏性疾病，如虫咬、药物过敏等。还可以与其他中、西药结合，治疗感冒等。

【用法用量】

（1）口服：①成人1次量4mg，1日3次。②小儿1日0.35mg/kg，分3～4次服。

（2）肌注：5～10mg/（次·d）；静注：10mg/（次·d）。

【注意事项】

（1）幽门梗阻、前列腺肥大、膀胱梗阻、青光眼、甲亢及高血压患者慎用。

（2）老年患者使用本品易致头晕、头痛、低血压等，故应慎用。

（3）本品易致中枢兴奋而诱发癫痫，故癫痫患者忌用。

【药物相互作用】本品与镇静药、催眠药合用时，均可加深中枢抑制作用。

【不良反应】不良反应与苯海拉明相似，但较其弱。氯苯那敏可诱发癫痫，故有癫痫病史的患者禁用。有轻微口干、眩晕、恶心、嗜睡，心悸或皮肤瘀斑，出血倾向，但较少见。用药期间不宜驾驶车辆或进行高度集中精力的工作。

【制剂与规格】片剂：4mg。针剂：10mg/1ml；20mg/2ml。

## 2 苯海拉明（Diphenhydramine）

【其他名称】苯那君、可那敏、苯那坐尔、Benadryl、Bidramine、Alledryl、Dibendrin、Diphenhydramine。

【适应症】

（1）皮肤黏膜的过敏，如荨麻疹、血管神经性水肿、过敏性鼻炎，其他的皮肤瘙痒症、肛门瘙痒症、外阴瘙痒症、药疹或黄疸时的瘙痒，对虫咬症和接触性皮炎也有效。

（2）急性过敏反应，可减轻输血或血浆所致的过敏反应。

（3）晕车晕船的防治，有较强的镇吐作用，也可用于防治放射病、手术后呕吐，药物引起的恶心呕吐。

（4）用于帕金森病和锥体外系症状。

（5）镇静，用于催眠和术前给药。

（6）牙科局麻，当患者对常用的局麻药高度过敏时，1%苯海拉明液可作为牙科用局麻药。

（7）镇咳，作为一种非成瘾性止咳药适用于治疗感冒或过敏所致咳嗽，但其止咳效应尚未肯定。

（8）其他，徐鹤定、薛士健、陆小兵等报道，每日睡前服用苯海拉明 50mg，连服 10～14 日，治疗氯氮平所致流涎症状，安全有效。

【用法用量】可口服、肌注及局部外用。但不能皮下注射，因有刺激性。

（1）口服：1 日 3～4 次，饭后服，每次 25mg。

（2）肌注：每次 20mg，1 日 1～2 次，极量为 1 次 0.1g，1 日 0.3g。

【注意事项】

（1）支气管哮喘患者服苯海拉明后可能使痰液黏稠，不易咳出而加重呼吸困难，应予重视。

（2）低血压、高血压、其他心血管病、甲状腺功能亢进、青光眼患者慎用。

（3）早期妊娠妇女、授乳期妇女、新生儿及早产儿忌用。

（4）长期应用本药可能引起溶血或造血功能障碍，尤其不宜长期注射用药。

（5）抗组胺药虽属抗变态反应药物，但此类药物本身亦可引起过敏。苯海拉明有引起药物过敏性皮疹的病例，故在用药期间如患者出现皮疹即停药或改用其他抗组胺药物。

（6）苯海拉明如与催眠、镇静、安定类药物合用，或同时饮酒可加重中枢抑制作用，应予避免。

（7）抗组胺药物常有快速减效反应（tachyphylaxis），或称耐药性反应。如苯海拉明用于习惯性变态反应病患者时，初期疗效往往非常显著，但随着用药时间的延长，效果即逐渐下降。当出现此类耐药性反应时，宜及早改用其他种类的抗组胺药物，以免耐药性发展影响疗效。

（8）超剂量服用可引起昏睡、心悸、肌震颤、视力模糊、精神错乱甚至惊厥等中毒反应。应予洗胃、给氧、控制惊厥等措施。

（9）老年人用药后容易发生长时间的呆滞或头晕等。

（10）肾衰竭时，给药的间隔时间应延长，本品的镇吐作用可给某些疾病的诊断造成困难，如阑尾炎和有些药源性中毒等。

（11）本品可影响神经肌肉接头的传导，重症肌无力患者禁用。

【药物相互作用】

（1）本品可短暂影响巴比妥类药和磺胺醋酰钠等的吸收。

（2）和对氨基水杨酸钠同用可降低后者血药浓度。

（3）可增强中枢神经抑制药的作用。

【不良反应】

（1）最常见的有：呆滞、思睡、注意力不集中、疲乏、头晕、头昏、共济失调、恶心、呕吐、食欲不振、口干等。

（2）少见的有：气急、胸闷、咳嗽、肌张力障碍等。有报道在给药后可发生牙关紧闭并伴喉痉挛、过敏性休克、心律失常。过量应用可致急性中毒、精神障碍。

【制剂与规格】片剂：25mg；50mg。注射剂：20mg（1ml）。

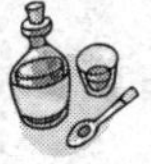

**小贴士**

### 药物过量及处理

本品的毒性主要是使中枢神经系统先抑制后兴奋，最后产生衰竭性抑制，严重程度视用量而定。一旦发现误服或过量服用本品时，应立即送医院急救处理。

表现为厌食、恶心、呕吐、便秘或腹泻，口渴、尿频或排尿困难、血尿，听觉障碍、视力模糊，运动失调，呼吸浅表，心动过速，发热及胸骨下疼痛；严重时可出现惊厥、昏迷、心脏抑制、呼吸麻痹。

解救时应立即送往医院，进行催吐、洗胃、导泻，静脉补液，吸氧和对症治疗。对兴奋期患者，除伴有惊厥外一般不用镇静剂，以免导致中枢抑制。发生惊厥时可给予10%水合氯醛液10～15ml保留灌肠，或静脉注射硫喷妥钠。出现抑制现象时，忌用中枢兴奋剂，对深度抑制者，特别是影响呼吸时，应酌情给予呼吸兴奋剂，但应密切观察，以防发生惊厥。

## 3 赛庚啶(Cyproheptadine)

【适应症】适用于过敏反应所引起的各种疾病，如荨麻疹、湿疹、接触性皮炎、鼻炎、支气管哮喘等。还可用于原发性醛固酮增多症、肢端肥大症及反馈性脑垂体瘤综合征。

【用法用量】

（1）成人及12岁以上儿童每次1～2片，每日3次；或晚上服用，每次2片。

（2）儿童每次1片，每日2次。

（3）用于库欣病的治疗量为每日2～4mg，一个疗程不少于3个月。

【注意事项】

（1）服药时避免用酒精饮料。

（2）对本品过敏者禁用。

（3）老年及2岁以下小儿慎用。

（4）驾驶机、车、船、从事高空作业、机械作业者工作期间禁用。

（5）儿童用量请咨询医师或药师。

（6）当本品性状发生改变时禁用。

（7）如服用过量或发生严重不良反应时应立即就医。

（8）儿童必须在成人监护下使用。

（9）请将此药品放在儿童不能接触的地方。

【药物相互作用】

（1）不宜与乙醇合用，因可增加其镇静作用。

（2）不宜与中枢神经系统抑制药合用。

（3）与吩噻嗪药物（如氯丙嗪等）合用可增加室性心律失常的危险性，严重者可致尖端扭转型心律失常。

【不良反应】嗜睡、口干、乏力、头晕、恶心等。

【制剂与规格】片剂：2mg。

## 4 异丙嗪( Promethazine )

【其他名称】非那根、抗胺荨、盐酸普鲁米近、Phenergan。

【适应症】

（1）皮肤黏膜的过敏：适用于长期的、季节性的过敏性鼻炎，血管运动性鼻炎，过敏性结膜炎，荨麻疹，血管神经性水肿，对血液或血浆制品的过敏反应，皮肤划痕症。

（2）晕动病：防治晕车、晕船、晕飞机。

（3）用于麻醉和手术前后的辅助治疗，包括镇静、催眠、镇痛、止吐。

（4）用于防治放射病性或药源性恶心、呕吐。

【用法用量】

（1）注射给药。

1）肌内注射，成人用量。

①抗过敏，一次 25mg，必要时 2 小时后重复；严重过敏时可用肌注 25～50mg，最高量不得超过 100mg。②在特殊紧急情况下，可用灭菌注射用水稀释至 0.25%，缓慢静脉注射。③止吐，12.5～25mg，必要时每 4 小时重复一次。④镇静催眠，一次 25～50mg。

2）肌内注射，小儿常用量。

①抗过敏，每次按体重 0.125mg/kg 或按体表面积 3.75mg/m$^2$，

每 4～6 小时一次。②抗眩晕，睡前可按需给予，按体重 0.25～0.5mg/kg 或按体表面积 7.5～15mg/m²。或一次 6.25～12.5mg，每日三次。③止吐，每次按体重 0.25～0.5mg/kg 或按体表面积 7.5～15mg/m²，必要时每 4～6 小时重复；或每次 12.5～25mg，必要时每 4～6 小时重复。④镇静催眠，必要时每次按体重 0.5～1mg/kg 或每次 12.5～25mg。

（2）口服给药。

1）抗过敏：一次 12.5mg，一日 4 次，餐后及睡前服用，必要时睡前可增至 25mg。

2）止吐：首次 25mg，必要时可每 4～6 小时服 12.5～25mg。

3）抗眩晕：一次 25mg，必要时一日 2 次。

4）镇静催眠：一次 25～50mg，必要时剂量加倍。

【注意事项】

（1）已知对吩噻嗪类药高度过敏的人，也对本品过敏。

（2）下列情况应慎用：急性哮喘，膀胱颈部梗阻，骨髓抑制，心血管疾病，昏迷，闭角型青光眼，肝功能不全，高血压，胃溃疡，前列腺肥大症状明显者，幽门或十二指肠梗阻，呼吸系统疾病（尤其是儿童，服用本品后痰液黏稠，影响排痰，并可抑制咳嗽反射），癫痫患者（注射给药时可增加抽搐的严重程度），黄疸，各种肝病以及肾衰竭，Reye 综合征（异丙嗪所致的锥体外系症状易与 Reye 综合征混淆）。应用异丙嗪时，应特别注意有无肠梗阻，或药物的过量、中毒等问题，因其症状体征可被异丙嗪的镇吐作用所掩盖。

【药物相互作用】

（1）对诊断的干扰：葡萄糖耐量试验中可显示葡萄糖耐量增加。可干扰尿妊娠免疫试验，结果呈假阳性或假阴性。

（2）乙醇或其他中枢神经抑制剂，特别是麻醉药、巴比妥类、单胺氧化酶抑制剂或三环类抗抑郁药与本品同用时，可增加异丙嗪或（和）这些药物的效应，用量要另行调整。

（3）抗胆碱类药物，尤其是阿托品类和异丙嗪同用时，后者的抗毒蕈碱样效应增加。

（4）溴苄铵、胍乙啶等降压药与异丙嗪同时用时，前者的降压效应增强。肾上腺素与异丙嗪同用时肾上腺素的 α 作用可被阻断，使 β 作用占优势。

（5）顺铂、巴龙霉素及其他氨基糖苷类抗生素、水杨酸制剂和万古霉素等耳毒性药与异丙嗪同用时，其耳毒性症状可被掩盖。

【不良反应】异丙嗪属吩噻嗪类衍生物，小剂量时无明显副作用，但大量和长时间应用时可出现吩噻嗪类常见的副作用。

（1）较常见的有嗜睡；较少见的有视力模糊或色盲（轻度），头晕目眩、口鼻咽干燥、耳鸣、皮疹、胃痛或胃部不适感、反应迟钝（儿童多见）、晕倒感（低血压）、恶心或呕吐（进行外科手术和〈或〉并用其他药物时），甚至出现黄疸。

（2）增加皮肤对光的敏感性，多噩梦、易兴奋、易激动、幻觉、中毒性谵妄，儿童易发生锥体外系反应。上述反应发生率不高。

（3）心血管的不良反应很少见，可见血压增高，偶见血压轻度降低。白细胞减少、粒细胞减少症及再生不良性贫血则属少见。

【制剂与规格】

（1）注射剂：2ml∶50mg。

（2）片剂：12.5mg。

## 第十四节　免疫系统用药

### 1　环孢素（Ciclosporin A）

【其他名称】环孢多肽 A、环孢灵、环孢霉素 A、赛斯平、山地明、新山地明、环孢素 A。

【适应症】主要用于肝、肾以及心脏移植的抗排异反应，可与肾上腺皮质激素同用，也可用于一些免疫性疾病的治疗。

【用法用量】

（1）口服：剂量依患者情况而定，一般器官移植前的首次量为每日每千克体重14～17.5mg，于术前4～12小时1次口服，按此剂量维持到术后1～2周，然后根据肌酐和环孢素血药浓度，每周减少5%，直到维持量为每日每千克体重5～10mg止。同时给激素辅助治疗。口服液在服用前一定要用所附的吸管，以牛奶、巧克力或橘子汁等稀释，温度最好为25℃。打开保护盖后，用吸管从容器内吸出所需环孢素量（一定要准确），然后放入盛有牛奶、巧克力或橘子汁的玻璃杯中（不可用塑胶杯），药液稀释搅拌后，立即饮用，并再用牛奶等清洗玻璃杯后饮用，确保剂量准确。用过的吸管放回原处前，一定要用清洁干毛巾擦干，不可用水或其他溶液清洗，以免造成环孢素药液混浊。

（2）静注法仅用于不能口服的患者，首次静脉注射量应在移植前4～12小时，每日每千克体重5～6mg（相当于口服量的1/3），按此剂量可持续到手术后，直到可以口服环孢素为止。使用前应以5%葡萄糖或等渗盐水稀释成1∶20至1∶100浓度，缓慢地于2～6小时内滴完。

【注意事项】

（1）肾毒性：肾小球血栓、肾小管受阻、蛋白尿、管型尿。

（2）肝毒性：低蛋白血症、高胆红素血症、血清转氨酶升高。

（3）神经系统：运动性脊髓综合征，小脑样综合征及精神紊乱、震颤、感觉异常等。

（4）胃肠道：厌食、恶心、呕吐。

（5）用于骨髓移植虽无禁忌症，但有不良反应。

（6）有高血压、多毛症。静脉给药偶可见胸、面部发红、呼吸困难、喘息及心悸等过敏反应。一旦发生应立即停药，严重者静注肾上腺素和给氧抢救。

（7）1岁以下儿童不宜用。

【药物相互作用】

（1）下述药物可以增加本品的肾毒性作用，故慎用。

1）在应用本品与其他已知有肾毒性作用（如阿昔洛韦、氨基苷类、两性霉素 B、环丙沙星、吲哚美辛、消旋苯丙氨酸氮芥、秋水仙素、磺胺甲噁唑、甲氧苄啶）的药物联用时应特别慎重。

2）与呋塞米和甘露醇联用时慎重。

（2）由于 NSAIDs 药物本身能够导致肾功能的损害，在与本品联用时，或增加 NSAIDs 药物剂量的初期，应特别进行密切监测。

（3）本品可增加使用洛伐他汀（lovastatin）和秋水仙素引发的肌中毒（包括肌痛和乏力）的风险。因此在决定与本品联合用药前要考虑周全。

（4）使用本品后有牙龈增生的患者不得服用同样可引发该症状的硝苯地平。

（5）相当多的药物可通过竞争性抑制增加或降低血浆或全血中环孢素水平，或诱导由肝脏酶系统进行的对本品的代谢和排除，特别是细胞色素 P450（CyP3A 家族）。

（6）增加血浆或全血中环孢素水平的药物有：酮康唑、某些大环内酯类抗生素（包括红霉素和交沙霉素）、多西环素、口服避孕药、苯丙酰苯心安及某些钙拮抗剂如地尔硫䓬、尼卡地平和维拉帕米。

（7）少数病例中别嘌醇也可增加血中环孢素的水平。

（8）降低血浆或全血中环孢素水平的药物有：圣约翰草（金丝桃属顶体）、巴比妥类药物、卡马西平、苯妥英、安乃近、利福平、萘夫西林和静注（非口服）磺胺二甲嘧啶和甲氧苄啶。

（9）已发现本品会降低泼尼松龙清除率，相反，大剂量的甲泼尼龙会增加血中环孢素水平。当联合用药不可避免，定期检查血中环孢素水平和相应调整本品的剂量非常重要。

【不良反应】

（1）肾毒性：肾小球血栓、肾小管受阻、蛋白尿、管型尿。

（2）肝毒性：低蛋白血症、高胆红素血症、血清转氨酶升高。

（3）神经系统：运动性脊髓综合征，小脑样综合征及精神紊乱、震颤、感觉异常等。

（4）胃肠道：厌食、恶心、呕吐。

（5）用于骨髓移植虽无禁忌症，但有不良反应。

（6）有高血压、多毛症。静脉给药偶可见胸、面部发红、呼吸困难、喘息及心悸等过敏反应。一旦发生应立即停药，严重者静注肾上腺素和给氧抢救。

【制剂与规格】

（1）口服液：每毫升 100mg × 50ml。

（2）丸剂：25mg；100mg。

## 2 雷公藤多苷( Tripterygium Glycosides )

【其他名称】雷公藤多甙片、雷公藤总甙。

【适应症】可用于类风湿性关节炎、原发性肾小球肾病、肾病综合征、紫癜性及狼疮性肾炎、红斑狼疮、亚急性及慢性重症肝炎、慢性活动性肝炎；亦可用于过敏性皮肤脉管炎、皮炎和湿疹，以及银屑病性关节炎、麻风反应、白塞病、复发性口疮、强直性脊柱炎等。

【用法用量】口服：每日每千克体重 1～1.5mg，分 3 次饭后服。一般首次应给足量，控制症状后减量。宜在医师指导下服用。

【注意事项】

（1）孕妇忌服。服此药时应避孕。

（2）老年有严重心血管病者慎用。

（3）偶有胃肠道反应，可耐受。

（4）罕有血小板减少，且程度较轻，一般无需停药。

（5）可致月经紊乱及精子活力降低，数量减少，上述不良反应停药可恢复正常。

【药物相互作用】暂无。

【不良反应】

（1）消化系统损害：呕吐、腹泻、肝脏损害、转氨酶升高，甚至出现消化道出血。

（2）生殖内分泌系统损害：女子月经紊乱，月经不规则或闭经，男子精子密度下降和活动能力减弱，部分患者性功能减退。

（3）皮肤、黏膜损害：皮疹或皮肤色素沉着、瘀点、紫癜。

（4）血液系统损害：红细胞、白细胞或血小板减少。

【制剂与规格】片剂：30mg；50mg；100mg。

### 3 硫唑嘌呤( Azathioprine )

【适应症】

（1）急慢性白血病，对慢性粒细胞型白血病近期疗效较好，作用快，但缓解期短。

（2）后天性溶血性贫血，特发性血小板减少性紫癜，系统性红斑狼疮。

（3）慢性类风湿性关节炎、慢性活动性肝炎（与自体免疫有关的肝炎）、原发性胆汁性肝硬化。

（4）甲状腺功能亢进，重症肌无力。

（5）其他：慢性非特异性溃疡性结肠炎、节段性肠炎、多发性神经根炎、狼疮性肾炎，增殖性肾炎，Wegener 肉芽肿等。

【用法用量】

（1）口服每日 1.5～4mg/kg，一日 1 次或分次口服。

（2）异体移植，每日 2～5mg/kg，一日 1 次或分次口服。

（3）白血病，每日 1.5～3mg/kg，一日 1 次或分次口服。

【注意事项】致肝功能损害，故肝功能差者忌用，亦可发生皮疹，偶致肌肉萎缩，用药期间严格检查血象。

【药物相互作用】别嘌醇可抑制巯嘌呤（后者是硫唑嘌呤的活性代谢物）代谢成无活性产物，结果使巯嘌呤的毒性增加，当两者必须同时服用时，硫唑嘌呤的剂量应该大大地减低。硫唑嘌呤可降低 6- 巯嘌呤的灭活率，6- 巯嘌呤的灭活通过下列方式：酶的 S- 甲基化，与酶无关的氧化，或是被黄嘌呤氧化酶转变成硫尿酸盐等。硫唑嘌呤能与巯基化合物如谷胱甘肽起反应，在组织中缓缓释出 6- 巯嘌呤而起到前体药物的作用。

【不良反应】较巯嘌呤相似但毒性稍轻，可致骨髓抑制、肝功能损害、畸胎，亦可发生皮疹，偶见肌萎缩。

【制剂与规格】片剂：50mg；100mg。

## 第十五节　维生素、矿物质类药

维生素又名维他命，是维持人体生命活动必需的一类有机物质，也是保持人体健康的重要活性物质。维生素在体内的含量很少，但在人体生长、代谢、发育过程中却发挥着重要的作用。各种维生素的化学结构以及性质虽然不同，但它们却有着以下共同点：①维生素均以维生素原（维生素前体）的形式存在于食物中；②维生素不是构成机体组织和细胞的组成成分，它也不会产生能量，它的作用主要是参与机体代谢的调节；③大多数的维生素，机体不能合成或合成量不足，不能满足机体的需要，必须经常通过食物中获得；④人体对维生素的需要量很小，日需要量常以毫克（mg）或微克（μg）计算，但一旦缺乏就会引发相应的维生素缺乏症，对人体健康造成损害。维生素与碳水化合物、脂肪和蛋白质三大物质不同，在天然食物中仅占极少比例，但又为人体所必需。有些维生素如 $B_6$、K 等能由动物肠道内的细菌合成，合成量可满足动物的需要。动物细胞可将色氨酸转变成烟酸（一种 B 族维生素），但生成量不能满足需要；维生素 C 除灵长类（包括人类）及豚鼠以外，其他动物都可以自身合成。植物和多数微生物都能自己合成维生素，不必由体外供给。许多维生素是辅基或辅酶的组成部分。

人和动物营养、生长所必需的某些少量有机化合物，对机体的新陈代谢、生长、发育、健康有极重要作用。如果长期缺乏某种维生素，就会引起生理功能障碍而发生某种疾病。一般由食物中取得。现在发现的有几十种，如维生素A、维生素B、维生素C等。

矿物质（又称无机盐），英文mineral。矿物质是人体内无机物的总称。是地壳中自然存在的化合物或天然元素。矿物质和维生素一样，是人体必需的元素，矿物质是无法自身产生、合成的，每天矿物质的摄取量也是基本确定的，但随年龄、性别、身体状况、环境、工作状况等因素有所不同。

人体重量：96%是有机物和水分，4%为无机元素组成。人体内约有50多种矿物质，在这些无机元素中，已发现有20种左右的元素是构成人体组织、维持生理功能、生化代谢所必需的，除C、H、O、N主要以有机化合物形式存在外，其余均称为无机盐或矿物质。大致可分为常量元素和微量元素两大类。

人体必需的矿物质有钙、磷、钾、钠、氯等需要量较多的宏量元素，铁、锌、铜、锰、钴、钼、硒、碘、铬等需要量少的微量元素。但无论哪种元素，和人体所需蛋白质相比，都是非常少量的。

### 1 维生素$B_1$(Vitamin $B_1$)

【适应症】

（1）维生素$B_1$缺乏的预防和治疗，如“脚气病”，周围神经炎及消化不良。

（2）妊娠或哺乳期、甲状腺功能亢进、烧伤、长期慢性感染、重体力劳动、吸收不良综合征伴肝胆疾病、小肠系统疾病及胃切除后维生素$B_1$的补充。

【用法用量】肌内注射前用10倍稀释液0.1ml皮试，以防止过敏反应。肌内或皮下注射，每次50～100mg，一日1次。不宜静注。维生素$B_1$在碱性溶液中易分解，与碱性药物如碳酸氢钠、枸橼酸钠配伍，易引起变质。

【注意事项】

（1）正常剂量对正常肾功能者几无毒性。大剂量静脉注射时，可能发生过敏性休克。

（2）大剂量用药时，可干扰血清茶碱浓度测定，测定尿酸浓度可呈假性增高，尿胆原可产生假阳性。

（3）建议治疗 Wernicke 脑病注射葡萄糖前，应先用维生素 $B_1$。

（4）肠胃外大剂量应用维生素 $B_1$ 产生的过敏性休克可用肾上腺素治疗。

【药物相互作用】

（1）维生素 $B_1$ 在碱性溶液中容易分解，与碱性药物如苯巴比妥钠、碳酸氢钠、枸橼酸钠等合用，易引起变质。

（2）含鞣质类的中药与维生素 $B_1$ 合用后，可在体内产生永久性的结合，使其排出体外而失去作用。若需长期服用含鞣质类中药，应适当补充维生素 $B_1$。

【不良反应】偶有头晕、眼花、焦虑不安、恶心等，注射时偶见过敏反应，个别甚至可发生过敏性休克。

【制剂与规格】注射液：1ml∶50mg；2ml∶100mg。

## 2 维生素 $B_6$( Vitamin $B_6$ )

【其他名称】吡多辛，Pyridoxine。

【适应症】

（1）适用于维生素 $B_6$ 缺乏（维生素 $B_6$ 缺乏可引起黄嘌呤酸尿、铁粒幼细胞贫血、神经系统病变、脂溢性皮炎及唇干裂）的预防和治疗，防治异烟肼中毒；也可用于妊娠放射病及抗癌药所致的呕吐、脂溢性皮炎等。

（2）全胃肠道外营养及因摄入不足所致营养不良、进行性体重下降时维生素 $B_6$ 的补充。

（3）治疗婴儿惊厥或给孕妇服用以防婴儿惊厥。

（4）白细胞减少症。

【用法用量】

皮下注射、肌内或静脉注射，1 次 50mg～100mg，1 日 1 次。

用于环丝氨酸中毒的解毒时，每日 300mg 或 300mg 以上。用于异烟肼中毒解毒时，每 1g 异烟肼给予 1g 维生素 $B_6$ 静注。

【注意事项】

（1）维生素 $B_6$ 对下列情况未能证实确实疗效，如痤疮及其他皮肤病、酒精中毒、哮喘、肾结石、精神病、偏头痛、经前期紧张、刺激乳汁分泌、食欲不振。不宜应用大剂量维生素 $B_6$ 治疗未经证实有效的疾病。

（2）维生素 $B_6$ 影响左旋多巴治疗帕金森病的疗效，但对卡比多巴的疗效无影响。

（3）对诊断的干扰：尿胆原试验呈假阳性。

【药物相互作用】

（1）氯霉素、环丝氨酸、乙硫异烟胺、烟酸、肼屈嗪、免疫抑制剂包括肾上腺皮质激素、环磷酰胺、环孢素、异烟肼、青霉胺等药物可拮抗维生素 $B_6$ 或增加维生素 $B_6$ 经肾排泄，可引起贫血或周围神经炎。

（2）服用雌激素时应增加维生素 $B_6$ 用量。

（3）左旋多巴与小剂量维生素 $B_6$（一日 5mg）合用，可拮抗左旋多巴的抗震颤作用。

【不良反应】维生素 $B_6$ 在肾功能正常时几乎不产生毒性。若每天服用 200mg，持续 30 天以上，曾报道可产生维生素 $B_6$ 依赖综合征。每日应用 2～6g，持续几个月，可引起严重神经感觉异常，进行性步态不稳至足麻木、手不灵活，停药后可缓解，但仍软弱无力。

【制剂与规格】注射剂：1ml∶25mg；1ml∶50mg；2ml∶100mg。

### 3 维生素 C（Vitamin C）

【其他名称】抗坏血酸。

【适应症】增强免疫系统，减少病毒感染如伤风感冒；防治维生素 C 缺乏症，如牙龈出血、消化不良、关节肿痛；辅助治疗疲倦，加速病后恢复；满足怀孕及哺乳期或吸烟者对维生素 C 的额外需求。

【用法用量】肌内或静脉注射。成人每次100～250mg，每日1～3次；小儿每日100～300mg，分次注射。

【注意事项】

（1）维生素C对下列情况的作用未被证实：预防或治疗癌症、牙龈炎、化脓、出血、血尿、视网膜出血、抑郁症、龋齿、贫血、痤疮、不育症、衰老、动脉硬化、溃疡病、结核、痢疾、胶原性疾病、骨折、皮肤溃疡、枯草热、药物中毒、血管栓塞、感冒等。

（2）对诊断的干扰。大量服用将影响以下诊断性试验的结果：大便隐血可致假阳性；能干扰血清乳酸脱氢酶和血清转氨酶浓度的自动分析结果；尿糖（硫酸铜法）、葡萄糖（氧化酶法）均可致假阳性；尿中草酸盐、尿酸盐和半胱氨酸等浓度增高；血清胆红素浓度下降；尿pH下降。

（3）下列情况应慎用：半胱氨酸尿症；痛风；高草酸盐尿症；草酸盐沉积症；尿酸盐性肾结石；糖尿病（因维生素C可能干扰血糖定量）；葡萄糖-6-磷酸脱氢酶缺乏症；血色病；铁粒幼细胞性贫血或地中海贫血；镰形红细胞贫血。

（4）长期大量服用突然停药，有可能出现坏血病症状，故宜逐渐减量停药。

【药物相互作用】

（1）大剂量维生素C可干扰抗凝药的抗凝效果。

（2）与巴比妥或扑米酮等合用，可促使维生素C的排泄增加。

（3）纤维素磷酸钠可促使维生素C代谢为草酸盐。

（4）长期或大量应用维生素C时，能干扰双硫仑对乙醇的作用。

（5）水杨酸类能增加维生素C的排泄。

（6）不宜与碱性药物（如氨茶碱、碳酸氢钠、谷氨酸钠等）、核黄素、三氯叔丁醇、铜、铁离子（微量）的溶液配伍，以免影响疗效。

（7）与维生素 $K_3$ 配伍，因后者有氧化性，可产生氧化还原反应，使两者疗效减弱或消失。

【不良反应】

（1）长期应用每日 2～3g 可引起停药后坏血病。

（2）长期应用大量维生素 C 偶可引起尿酸盐、半胱氨酸盐或草酸盐结石。

（3）快速静脉注射可引起头晕、晕厥。

【制剂与规格】注射剂：2ml∶0.1g；2ml∶0.25g；5ml∶0.5g；20ml∶2.5g。

### 4 葡萄糖酸钙(Calcium Gluconate)

【适应症】本品为补钙剂，用于预防和治疗钙缺乏症，如骨质疏松、手足抽搐症、骨发育不全、佝偻病，以及妊娠和哺乳期妇女、绝经期妇女钙的补充。

【用法用量】

（1）片剂：成人 1 次 0.5～2g，一日 3 次；儿童 1 次 0.5～1g，一日 3 次。

（2）含片：含化或咀嚼后服用，1 次 0.5～1g，一日 3 次。

（3）口服液：充分摇匀后口服，在医生指导下根据人体需要及膳食钙的供给情况酌情补充。成人一般每次 10～20ml，一日 2～3 次，小儿减半服用。

（4）注射液：用 10% 葡萄糖注射液稀释后缓慢注射，每分钟不超过 5ml。成人用于低钙血症，一次 1g，需要时可重复；用于高镁血症，一次 1～2g；用于氟中毒解救，静脉注射本品 1g，1 小时后重复，如有搐搦可静注本品 3g；如有皮肤组织氟化物损伤，每平方厘米受损面积应用 10% 葡萄糖酸钙 50mg。小儿用于低钙血症，按体重 25mg/kg（6.8mg 钙）缓慢静注。但因刺激性较大，本品一般情况下不用于小儿。

【注意事项】

（1）心肾功能不全者慎用。

（2）对本品过敏者禁用。

（3）服用洋地黄类药物期间禁用。

（4）当药品性状发生改变时禁止服用。

（5）儿童必须在成人监护下使用。

（6）请将此药品放在儿童不能接触的地方。

【药物相互作用】

（1）大量饮用含酒精和咖啡因的饮料以及大量吸烟，均会抑制口服钙剂的吸收。

（2）大量进食富含纤维素的食物，能抑制钙的吸收，因钙与纤维素结合成不易吸收的化合物。

（3）本品与苯妥英钠类以及四环素同用，两者吸收均减低。

（4）维生素D、避孕药、雌激素能增加钙的吸收。

（5）含铝的抗酸药与本品同服时，铝的吸收增多。

（6）与钙通道阻滞剂（如硝苯地平）同用，血钙可明显升高至正常以上，但盐酸维拉帕米等的作用则降低。

（7）本品与噻嗪类利尿药合用时，易发生高钙血症（因增加肾小管对钙的重吸收）。

（8）本品与含钾药物合用时，应注意心律失常。

（9）与氧化镁等有轻泻作用抗酸药合用或交叉应用，可减少嗳气、便秘等副作用。

（10）如正在服用其他处方药药品，使用本品前请咨询医师或药师。

【不良反应】偶见便秘。

【制剂与规格】

（1）片剂：每片0.1g；0.5g。

（2）含片：每片0.1g；0.15g；0.2g。

（3）口服液：10ml∶110mg（钙元素）。

（4）注射液：10ml∶1g。

## 5 维生素$D_2$（Vitamin $D_2$）

【其他名称】丁二素、钙化醇、骨化醇、抗佝偻素。

【适应症】用于防治佝偻病、骨软化症和婴儿手足搐搦症等。

【用法用量】

（1）治疗佝偻病：口服，1日2500～5000单位，1～2个月后待症状开始消失时即改用预防量。若不能口服者、重症患者肌注，1次30万～60万单位，如需要，1个月后再肌注1次，2次总量不超过90万单位。用大剂量维生素D时如缺钙，应口服10%氯化钙1次5～10ml，1日3次，用2～3日。

（2）婴儿手足搐搦症：口服，1日2000～5000单位，1个月后改为每日400单位。

（3）预防维生素D缺乏症：用母乳喂养的婴儿1日400单位，妊娠期必要时1日400单位。

【注意事项】

（1）大量久服，可引起高血钙、食欲不振、呕吐、腹泻，甚至软组织异位骨化等。若肾功能受损，可出现多尿、蛋白尿、肾功能减退等。应及时停用本品及钙剂。孕妇使用过量，可致胎儿瓣膜上主动脉狭窄、脉管受损、甲状旁腺功能抑制而使新生儿长期低血糖抽搐，故应予注意。市售鱼肝油制剂中，内含大量维生素A，长期大量使用，易引起维生素A慢性中毒，故治疗佝偻病时宜用纯维生素D制剂。此外，注射比口服易中毒。

（2）婴幼儿长期服用而又过多，可使身心发育迟缓、面容丑陋、肾衰竭以至死亡。

（3）还可引起烦渴、多尿、智力改变等。

【药物相互作用】

（1）抗酸药中的镁剂与维生素D同用，特别对慢性肾衰竭患者可引起高镁血症。

（2）巴比妥、苯妥英钠、抗惊厥药、扑米酮等可降低维生素$D_2$的效应，长期服用抗惊厥药时应补给维生素D以防骨软化症。

（3）降钙素与维生素D同用可抵消前者对高钙血症的疗效。

（4）大剂量钙剂或利尿药与常用量维生素D同用，有发生高钙血症的危险。

（5）考来烯胺、考来替泊、矿物油、硫糖铝等均能减少小肠对维生素 D 的吸收。

（6）洋地黄类与维生素 $D_2$ 同用时应谨慎，因维生素 $D_2$ 引起高钙血症，容易诱发心律失常。

（7）大量的含磷药物与维生素 D 同用，可诱发高磷血症。

【不良反应】

（1）便秘、腹泻、持续性头痛、食欲减退、口内有金属味、恶心呕吐、口渴、疲乏、无力。

（2）骨痛、尿混浊、惊厥、高血压、眼对光刺激敏感度增加、心律失常、偶有精神异常、皮肤瘙痒、肌痛、严重腹痛（有时误诊为胰腺炎）、夜间多尿、体重下降。

【制剂与规格】

（1）片剂：0.125mg（5 000 单位）；0.25mg（1 万单位）。

（2）胶丸剂：0.125mg（5 000 单位）；0.25mg（1 万单位）。

（3）注射剂：1ml∶5mg（20万单位）；1ml∶10mg（40万单位）。

## 第十六节　肠外营养药

### 1　复方氨基酸 18AA( Compound Amino Acid 18AA )

【适应症】本品是由 18 种氨基酸组成的含总氨基酸 7% 的灭菌水溶液，含氮量为 9.4g/L，约等于 60g 一级蛋白质。可以满足人体每日蛋白质的基本需要。适用于手术前后营养治疗、创伤、烧伤及肝硬化、糖尿病及胃肠疾患等引起的低蛋白血症和营养不良。

【用法用量】静脉输注：一般每日 500～2 000ml，滴速每分钟 40～55 滴。

【注意事项】极个别的用后可有恶心，一般无明显不良反应。严重肝损害及尿毒症者禁用。

【药物相互作用】目前尚无文献报道，药物相互作用尚不明确。

【不良反应】

（1）滴注速度过快可引起恶心、呕吐、胸闷、心悸、发冷、发热和头痛等不良反应。

（2）本品可致疹样过敏反应，一旦发生应停止用药。

【制剂与规格】注射液：500ml/ 瓶；250ml/ 瓶。

## 2 口服补液盐( Oral Rehydration Salts )

【其他名称】口服补液盐、再水化溶液。

【适应症】本品对急性腹泻脱水疗效显著，常作为静脉补液后的维持治疗用。

【用法用量】口服或胃管滴注：轻度脱水每日30～50ml/kg，中、重度脱水每日80～110ml/kg，于4～6小时内服完或滴完。腹泻停止，应立即停服，以防止出现高钠血症。对小儿或有恶心、呕吐而口服困难的患者，可采用直肠输注法，输注宜缓慢，一般于4～6小时内补完累积损失量。

【注意事项】

（1）应严格控制滴注速度。

（2）本品系盐酸盐，大量输入可能导致酸碱失衡。大量应用或并用电解质输液时，应注意电解质与酸碱平衡。

（3）用前必须详细检查药液，如发现瓶身有破裂、漏气、变色、发霉、沉淀、变质等异常现象时绝对不应使用。

（4）遇冷可能出现结晶，可将药液加热到60℃，缓慢摇动使结晶完全溶解后再用。

（5）开瓶药液一次用完，剩余药液不宜贮存再用。

【药物相互作用】尚不明确。

【不良反应】本品可致疹样过敏反应，一旦发生应停止用药。偶有恶心、呕吐、胸闷、心悸、发冷、发热或头痛等。

【制剂与规格】

（1）溶液剂：（临用前加水配制）。

口服补液盐Ⅰ

规格：每包重14.75g（大袋葡萄糖11g，氯化钠1.75g；小袋氯化钾0.75g，碳酸氢钠1.25g）。

口服补液盐Ⅱ

规格：1）每包5.58g（氯化钠0.7g，氯化钾0.3g，枸橼酸钠0.58g，无水葡萄糖4g）（临用前，加水500ml溶解）。

2）每包13.95g（氯化钠1.75g，氯化钾0.75g，枸橼酸钠1.45g，无水葡萄糖10g）（临用前，加水1 000ml溶解）。

3）每包27.9g（氯化钠3.5g，氯化钾1.5g，枸橼酸钠2.9g，无水葡萄糖20g）（临用前，加水2 000ml溶解）。

（2）散剂：5.5g/瓶（用时加200ml水溶解）。

## 第十七节　调节水、电解质及酸碱平衡药

### 一、水、电解质平衡调节药

水、电解质代谢紊乱在临床上十分常见。许多器官系统的疾病，一些全身性的病理过程，都可以引起或伴有水、电解质代谢紊乱；外界环境的某些变化，某些医源性因素如药物使用不当，也常可导致水、电解质代谢紊乱。如果得不到及时的纠正，水、电解质代谢紊乱本身又可使全身各器官系统特别是心血管系统、神经系统的生理功能和机体的物质代谢发生相应的障碍，严重时常可导致死亡。人体通过神经、内分泌等的调节作用，可以维持体液的容量、渗透压、各种电解质浓度和酸碱度处于正常范围。很多疾病在发生、发展过程中，如暑天高温下劳动、大量出汗、急性腹泻、呕吐等都可引起水、电解质平衡失调。为维护平衡、防止进一步紊乱，严重者需去医院治疗，一般情况可口服下面介绍的水、电解质平衡调节药物以调整。

## 1 氯化钠(Sodium Chloride)

【适应症】各种原因所致的失水，包括低渗性、等渗性和高渗性失水；高渗性非酮症糖尿病昏迷；低氯性代谢性碱中毒。

【用法用量】

（1）静脉滴注，剂量视病情需要及体重而定。常用剂量，一次 500～1 000ml。

（2）低氯性碱中毒，根据碱中毒量情况决定用量。

【注意事项】

（1）使用前应仔细检查溶液浑浊、有无异物、瓶盖松动、裂纹。

（2）根据临床需要，检查血清中钠、钾、钙及氯离子的浓度；血液中酸碱浓度平衡指标、肾功能及血压和心肺功能。

【药物相互作用】无特殊发现。

【不良反应】

（1）输液过多、过快，可致水钠潴留，引起水肿、血压升高、心率加快、胸闷、呼吸困难，甚至急性左心衰竭。

（2）过多、过快给予低渗氯化钠可致溶血、脑水肿等。

【制剂与规格】氯化钠注射剂：10ml∶1g。

## 2 葡萄糖氯化钠(Glucose and Sodium Chloride)

【适应症】补充热能和体液。用于各种原因引起的进食不足或大量体液丢失。

【用法用量】应同时考虑葡萄糖和氯化钠的用法用量。

（1）葡萄糖的用法用量

1）补充热能。患者因某些原因进食减少或不能进食时，一般可予 10%～25% 葡萄糖注射液静脉滴注，并同时补充体液。葡萄糖用量根据所需热能计算。

2）全静脉营养疗法。葡萄糖是此疗法最重要的能量供给物质。在非蛋白质热能中，葡萄糖与脂肪供给热量之比为 2∶1。

具体用量依临床热量需要量决定。根据补液量的需要，葡萄糖可配成25%～50%不同浓度，必要时加胰岛素，每5～10g葡萄糖加胰岛素1单位。由于本品常应用高渗溶液，对静脉刺激性较大，并需输注脂肪乳剂，故一般选用较深部的大静脉，如锁骨下静脉、颈内静脉等。

3）低糖血症。重者可先予用50%葡萄糖注射液20～40ml静脉注射。

4）饥饿性酮症。严重者应用5%～25%葡萄糖注射液静脉滴注，每日100g葡萄糖可基本控制病情。

5）失水。等渗性失水给予5%葡萄糖注射液静脉滴注。

6）高钾血症。应用10%～25%注射液，每2～4g葡萄糖加1单位胰岛素输注，可降低血清钾浓度。但此疗法仅使细胞外钾离子进入细胞内，体内总钾含量不变。如不采取排钾措施，仍有再次出现高钾血症的可能。

7）组织脱水。高渗溶液（一般采用50%葡萄糖注射液）快速静脉注射20～50ml。但作用短暂。临床上应注意防止高血糖，目前少用。用于调节腹膜透析液渗透压时，50%葡萄糖注射液20ml即10g葡萄糖可使1L腹膜透析液渗透压提高55mOsm/kg$H_2O$，亦即透析液中葡萄糖浓度每升高1%，渗透压提高55mOsm/kg$H_2O$。

（2）氯化钠的用法用量

1）高渗性失水。高渗性失水时患者脑细胞和脑脊液渗透浓度升高，若治疗使血浆和细胞外液钠浓度和渗透浓度过快下降，可致脑水肿。故一般认为，在治疗开始的48小时内，血浆钠浓度每小时下降不超过0.5mmol/L。

若患者存在休克，应先予氯化钠注射液，并酌情补充胶体，待休克纠正，血钠>155mmol/L，血浆渗透浓度>350mOsm/L，可予0.6%低渗氯化钠注射液。待血浆渗透浓度<330mOsm/L，改用0.9%氯化钠注射液。补液总量根据下列公式计算，作为参考：

所需补液量（L）=［血钠浓度（mmol/L）−142］×0.6×体重（kg）

一般第一日补给半量，余量在以后 2～3 日内补给，并根据心肺肾功能酌情调节。

2）等渗性失水。原则给予等渗溶液，如 0.9% 氯化钠注射液或复方氯化钠注射液，但上述溶液氯浓度明显高于血浆，单独大量使用可致高氯血症，故可将 0.9% 氯化钠注射液和 1.25% 碳酸氢钠或 1.86%（1/6M）乳酸钠以 7∶3 的比例配制后补给。后者氯浓度为 107mmol/L，并可纠正代谢性酸中毒。补给量可按体重或血细胞比容计算，作为参考。①按体重计算：补液量（L）=［体重下降（kg）×142］/154；②按血细胞比容计算：补液量（L）=（实际血细胞比容－正常血细胞比容）×体重（kg）×0.2/正常血细胞比容。正常血细胞比容男性为 48%，女性 42%。

3）低渗性失水。严重低渗性失水时，脑细胞内溶质减少以维持细胞容积。若治疗使血浆和细胞外液钠浓度和渗透浓度迅速回升，可致脑细胞损伤。一般认为，当血钠低于 120mmol/L 时，治疗使血钠上升速度在每小时 0.5mmol/L，不超过每小时 1.5mmol/L。

当血钠低于 120mmol/L 时或出现中枢神经系统症状时，可给予 3%～5% 氯化钠注射液缓慢滴注。一般要求在 6 小时内将血钠浓度提高至 120mmol/L 以上。补钠量（mmol/L）=［142－实际血钠浓度（mmol/L）］×体重（kg）×0.2。待血钠回升至 120～125mmol/L 以上，可改用等渗溶液或等渗溶液中酌情加入高渗葡萄糖注射液或 10% 氯化钠注射液。

4）低氯性碱中毒。给予 0.9% 氯化钠注射液或复方氯化钠注射液（林格液）500～1 000ml，以后根据碱中毒情况决定用量。

【注意事项】

（1）下列情况慎用：①水肿性疾病，如肾病综合征、肝硬化、腹水、充血性心力衰竭、急性左心衰竭、脑水肿及特发性水肿等；②急性肾衰竭少尿期，慢性肾衰竭尿量减少而对利尿药反应不佳者；③高血压；④低钾血症；⑤老年人和小儿补液量和速度应严格控制。

（2）随访检查：①血清钠、钾、氯浓度；②血液酸碱平衡指标；③肾功能；④血压和心肺功能。

（3）分娩时注射过多葡萄糖可刺激胎儿胰岛素分泌，发生产后婴儿低血糖。

（4）下列情况慎用：①周期性瘫痪、低钾血症患者；②应激状态或应用糖皮质激素时容易诱发高血糖；③水肿及严重心、肾功能不全、肝硬化腹水者易致水潴留，应控制输液量；心功能不全者尤应控制滴速。

【药物相互作用】尚不明确。

【不良反应】

（1）输注过多、过快，可致水钠潴留，引起水肿、血压升高、心率加快、胸闷、呼吸困难，甚至急性左心衰竭。

（2）不适当地给予高渗氯化钠可致高钠血症。

（3）过多、过快给予低渗氯化钠可致溶血、脑水肿等。

（4）静脉炎：发生于高渗葡萄糖注射液滴注时。改用大静脉滴注，静脉炎发生率下降。

（5）高浓度溶液注射若外渗可致局部肿痛。

（6）反应性低血糖：合并使用胰岛素过量，原有低血糖倾向及全静脉营养疗法突然停止时易发生。

（7）高血糖非酮症昏迷：多见于糖尿病、应激状态、使用大剂量糖皮质激素、尿毒症腹膜透析患者腹膜内给予高渗葡萄糖溶液及全静脉营养疗法时。

（8）电解质紊乱：长期单纯补给葡萄糖时易出现低钾、低钠及低磷血症。

【制剂与规格】本品为复方制剂，其组分为：

（1）每瓶（100ml）含葡萄糖 5g，氯化钠 0.9g。

（2）每瓶（250ml）含葡萄糖 12.5g，氯化钠 2.25g。

（3）每瓶（250ml）含葡萄糖 25g，氯化钠 2.25g。

（4）每瓶（500ml）含葡萄糖 25g，氯化钠 4.5g。

### 3 复方氯化钠( Compound Sodium Chloride )

【适应症】各种原因所致的失水，包括低渗性、等渗性和高渗性失水；高渗性非酮症糖尿病昏迷；低氯性代谢性碱中毒。

【用法用量】

（1）静脉滴注，剂量视病情需要及体重而定。常用剂量，一次 500～1 000ml。

（2）低氯性碱中毒，根据碱中毒量情况决定用量。

【注意事项】

（1）使用前应仔细检查溶液浑浊、有无异物、瓶盖松动、裂纹。

（2）根据临床需要，检查血清中钠、钾、钙及氯离子的浓度；血液中酸碱浓度平衡指标、肾功能及血压和心肺功能。

【药物相互作用】尚不明确。

【不良反应】

（1）输液过多、过快，可致水钠潴留，引起水肿、血压升高、心率加快、胸闷、呼吸困难，甚至急性左心衰竭。

（2）过多、过快给予低渗氯化钠可致溶血、脑水肿等。

【制剂与规格】复方氯化钠注射剂：500ml：氯化钠 4.25g，氯化钾 0.15g，氯化钙 0.165g。

### 4 氯化钾( Potassium Chloride )

【适应症】用于低钾血症（多由严重吐泻不能进食、长期应用排钾利尿剂或肾上腺皮质激素所引起）的防治，亦可用于强心苷中毒引起的阵发性心动过速或频发室性期外收缩。

【用法用量】补充钾盐大多采用口服 1 次 1g，1 日 3 次。血钾过低病情危急或吐泻严重而口服不易吸收时，可用静滴，每次用 10% 10ml，用 1%～10% 葡萄糖液 500ml 稀释或根据病情酌定用量。

【注意事项】

（1）静滴过量时，可出现疲乏、肌张力减低、反射消失、周围循环衰竭、心率减慢，甚至心脏停搏等不良反应。

（2）肾功能严重减退者而尿少时慎用，无尿或血钾过高时忌用。

（3）脱水病例一般先给不含钾的液体（也可给复方氯化钾液，因其含钾浓度低，不致引起高钾血症），等排尿后再补钾。

（4）静滴时，速度宜慢，浓度不可太高（一般不超过 0.2%～0.4%，治疗心律失常时可加至 0.6%～0.7%），否则不仅引起局部剧痛，还可导致心脏停搏。

（5）口服本品溶液或无糖衣片，对胃肠道有较强的刺激性，部分患者难以耐受。当患者服后出现腹部不适、疼痛等症状时，应加警惕。因服用氯化钾片等制剂时，有造成胃肠溃疡、坏死或狭窄等并发症的可能，宜采用本品的 10% 水溶液稀释于饮料中，在餐后服用，以减少刺激性。如有缓释氯化钾片，则更好。

【药物相互作用】

（1）肾上腺糖皮质激素类药尤其是具有较明显盐皮质激素作用者、肾上腺盐皮质激素和促肾上腺皮质激素（ACTH），因能促进尿钾排泄，与本品合用时降低钾盐疗效。

（2）抗胆碱药物能加重口服钾盐尤其是氯化钾的胃肠道刺激作用。

（3）非甾体类抗炎镇痛药加重口服钾盐的胃肠道反应。

（4）与库存血（库存 10 日以下含钾 30mmol/L，库存 10 日以上含钾 65mmol/L）、含钾药物和保钾利尿药合用时，发生高钾血症的机会增多，尤其是有肾损害者。

（5）血管紧张素转换酶抑制剂和环孢素能抑制醛固酮分泌，尿钾排泄减少，故合用时易发生高钾血症。

（6）肝素能抑制醛固酮的合成，尿钾排泄减少，合用时易发生高钾血症。另外，肝素可使胃肠道出血机会增多。

【不良反应】

（1）静脉滴注浓度较高，速度较快或静脉较细时，易刺激静脉内膜引起疼痛。

（2）滴注速度较快或原有肾功能损害时，应注意发生高钾血症。一旦出现高钾血症，应紧急处理。

【制剂与规格】

（1）片剂：0.25g；0.5g。

（2）针剂：1g（10ml）。

（3）颗粒剂：1.6g（相当于钾 0.524g）。

（4）缓释片：0.5g。

## 二、酸碱平衡调节药

人体内各种体液必须具有适宜的酸碱度，这是维持正常生理活动的重要条件之一。组织细胞在代谢过程中不断产生酸性和碱性物质；还有一定数量的酸性和碱性物质随食物进入体内。机体可通过一系列的调节作用，最后将多余的酸性或碱性物质排出体外，达到酸碱平衡。

### 1 乳酸钠林格( Sodium Lactate Ringer's )

【适应症】调节体液、电解质及酸碱平衡药。用于代谢性酸中毒或有代谢性酸中毒的脱水病例。

【用法用量】静脉滴注，成人一次 500～1 000ml（1～2 瓶），按年龄体重及症状不同可适当增减。给药速度：成人每小时 300～500ml。

【注意事项】

（1）下列情况应慎用

1）糖尿病患者服用双胍类药物（尤其是苯乙双胍），阻碍肝脏对乳酸的利用，易引起乳酸中毒。

2）水肿患者伴有钠潴留倾向时。

3）高血压患者可增高血压。

4）心功能不全。

5）肝功能不全时乳酸降解速度减慢，以致延缓酸中毒的纠正速度。

6）缺氧及休克，组织血供不足及缺氧时乳酸氧化成丙酮酸进入三羧酸循环代谢速度减慢，以致延缓酸中毒的纠正速度。

7）酗酒、水杨酸中毒、I型糖原沉积病时有发生乳酸性酸中毒倾向，不宜再用乳酸钠纠正酸碱平衡。

8）糖尿病酮症酸中毒时乙酰醋酸、β-羟丁酸及乳酸均升高，且常可伴有循环不良或脏器血供不足，乳酸降解速度减慢。

9）肾功能不全，容易出现水、钠潴留，增加心血管负荷。

（2）下列情况应禁用

1）心力衰竭及急性肺水肿。

2）脑水肿。

3）乳酸性酸中毒已显著时。

4）重症肝功能不全。

5）严重肾衰竭有少尿或无尿。

（3）用药时应做下列检查及观察

1）血 pH 及（或）二氧化碳结合力。

2）血氢钠、钾、钙、氯浓度测定。

3）肾功能测定，包括血肌酐、尿素氮等。

4）血压。

5）心肺功能状态，如浮肿、气急、发绀、肺部啰音、颈静脉充盈，肝-颈静脉反流等，按需作静脉压或中心静脉压测定。

6）肝功能不全表现黄疸、神志改变、腹水等，应用于乳酸钠前后及过程中，经常随时进行观察。

7）若遇药液混浊、异物、瓶身破裂、轧口松动等，请勿使用。一次使用不完，禁止再用。

【药物相互作用】与其他药物合用时，注意药物（如大环内酯类抗生素、生物碱、磺胺类）因 pH 及离子强度变化而产生配伍禁忌。由于本品含有钙离子，与含有枸橼酸钠的血液混合时会产生沉淀。

【不良反应】

（1）有低钙血症者（如尿毒症），在纠正酸中毒后易出现手足发麻、疼痛、搐搦、呼吸困难等症状，常因血清钙离子浓度降低所致。

（2）心率加速、胸闷、气急等肺水肿、心力衰竭表现。

（3）血压升高。

（4）体重增加、水肿。

（5）过量时出现碱中毒。

（6）血钾浓度下降，有时出现低钾血症表现。

【制剂与规格】乳酸钠林格注射剂：500ml/ 瓶。每瓶（500ml）中含乳酸钠 1.55g、氯化钠 3.00g、氯化钾 0.15g、氯化钙（$CaCl_2 \cdot 2H_2O$）0.10g。辅料为注射用水。

## 2 碳酸氢钠( Sodium Bicarbonate )

【适应症】

（1）治疗代谢性酸中毒。治疗轻至中度代谢性酸中毒，以口服为宜。重度代谢性酸中毒则应静脉滴注，如严重肾脏病、循环衰竭、心肺复苏、体外循环及严重的原发性乳酸性酸中毒、糖尿病酮症酸中毒等。

（2）碱化尿液。用于尿酸性肾结石的预防，减少磺胺等药物的肾毒性及急性溶血防止血红蛋白沉积在肾小管。

（3）作为抗酸药，治疗胃酸过多引起的症状。

（4）静脉滴注对某些药物中毒有非特异性的治疗作用，如巴比妥类、水杨酸类药物及甲醇等中毒。但本品禁用于吞食强酸中毒时的洗胃，因本品与强酸反应产生大量二氧化碳，导致急性胃扩张甚至胃破裂。

【用法用量】

（1）代谢性酸中毒，静脉滴注，所需剂量按下式计算：补碱量（mmol）=（24－实际测得的 BE 值）× 0.25 × 体重（kg），或补碱量(mmol)=(正常的 $CO_2CP$ − 实际测得的 $CO_2CP$)× 0.25 × 体重(kg)。除非体内丢失碳酸氢盐，一般先给计算剂量的 1/3～1/2，4～8 小时内滴注完毕。心肺复苏抢救时，首次 1mmol/kg，以后根据血气分析结果调整用量(每 1g 碳酸氢钠相当于 12mmol 碳酸氢根)。

（2）静脉用药还应注意下列问题

1）静脉应用的浓度范围为 1.5%(等渗)至 8.4%。

2）应从小剂量开始，根据血中 pH 值、碳酸氢根浓度变化决定追加剂量。

3）短时间大量静脉输注可致严重碱中毒、低钾血症、低钙血症。当用量超过每分钟 10ml 高渗溶液时可导致高钠血症、脑脊液压力下降甚至颅内出血，新生儿及 2 岁以下小儿更易发生。故以 5% 溶液输注时，速度不能超过每分钟 8mmol 钠。但在心肺复苏时因存在致命的酸中毒，应快速静脉输注。碱化尿液，成人：口服首次 4g，以后每 4 小时 1～2g。静脉滴注，2～5mmol/kg，4～8 小时内滴注完毕。小儿：口服，每日按体重 1～10mmol/kg。

【注意事项】

（1）对诊断的干扰：对胃酸分泌试验或血、尿 pH 测定结果有明显影响。

（2）下列情况慎用

1）少尿或无尿，因能增加钠负荷。

2）钠潴留并有水肿时，如肝硬化、充血性心力衰竭、肾功能不全、妊娠高血压综合征。

3）原发性高血压，因钠负荷增加可能加重病情。

（3）下列情况不作静脉内用药

1）代谢性或呼吸性碱中毒。

2）因呕吐或持续胃肠负压吸引导致大量氯丢失，而极有可能发生代谢性碱中毒。

3）低钙血症时，因本品引起碱中毒可加重低钙血症表现。

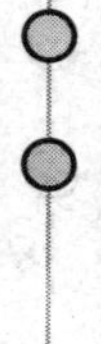

【药物相互作用】

（1）合用肾上腺皮质激素（尤其是具有较强盐皮质激素作用者）、促肾上腺皮质激素、雄激素时，易发生高钠血症和水肿。

（2）与苯丙胺、奎尼丁合用，后两者经肾排泄减少，易出现毒性作用。

（3）与抗凝药如华法林和抗胆碱酯酶药等合用，后者吸收减少。

（4）与含钙药物、乳及乳制品合用，可致乳一碱综合征。

（5）与西咪替丁、雷尼替丁等 $H_2$ 受体拮抗剂合用，后者的吸收减少。

（6）与排钾利尿药合用，增加发生低氯性碱中毒的危险性。

（7）本品可使尿液碱化，影响肾对麻黄碱的排泄，故合用时麻黄碱剂量应减小。

（8）钠负荷增加使肾脏排泄锂增多，故与锂制剂合用时，锂制剂的用量应酌情调整。

（9）碱化尿液能抑制乌洛托品转化成甲醛，从而抑制后者治疗作用，故不主张两药合用。

（10）本品碱化尿液可增加肾脏对水杨酸制剂的排泄。

【不良反应】

（1）大量注射时可出现心律失常、肌肉痉挛、疼痛、异常疲倦虚弱等，主要由于代谢性碱中毒引起低钾血症所致。

（2）剂量偏大或存在肾功能不全时，可出现水肿、精神症状、肌肉疼痛或抽搐、呼吸减慢、口内异味、异常疲倦虚弱等。主要由代谢性碱中毒所致。

（3）长期应用时可引起尿频、尿急、持续性头痛、食欲减退、恶心呕吐、异常疲倦虚弱等。

【制剂与规格】碳酸氢钠注射液：10ml∶0.5g；100ml∶5g；250ml∶12.5g。

## 三、其他

### 葡萄糖( Glucose )

【适应症】

（1）补充能量和体液；用于各种原因引起的进食不足或大量体液丢失（如呕吐、腹泻等），全静脉内营养，饥饿性酮症。

（2）低糖血症。

（3）高钾血症。

（4）高渗溶液用作组织脱水剂。

（5）配制腹膜透析液。

（6）药物稀释剂。

（7）静脉法葡萄糖耐量试验。

（8）供配制 GIK（极化液）液用。

【用法用量】

（1）补充热能：患者因某些原因进食减少或不能进食时，一般可予 25% 葡萄糖注射液静脉注射，并同时补充体液。葡萄糖用量根据所需热能计算。

（2）全静脉营养疗法：葡萄糖是此疗法最重要的能量供给物质。在非蛋白质热能中，葡萄糖与脂肪供给热量之比为 2∶1，具体用量依据临床热量需要而定。根据补液量的需要，葡萄糖可配制为 25%～50% 的不同浓度，必要时加入胰岛素，每 5～10g 葡萄糖加入胰岛素 1 单位。由于正常应用高渗葡萄糖溶液，对静脉刺激性较大，并需输注脂肪乳剂，故一般选用大静脉滴注。

（3）低糖血症：重者可先用 50% 葡萄糖注射液 20～40ml 静脉推注。

（4）饥饿性酮症：严重者应用 5%～25% 葡萄糖注射液静脉滴注，每日 100g 葡萄糖可基本控制病情。

（5）失水：等渗性失水给予 5% 葡萄糖注射液静脉滴注。

（6）高钾血症：应用10%～25%注射液，每2～4g葡萄糖加1单位胰岛素输注，可降低血清钾浓度。但此疗法仅使细胞外钾离子进入细胞内，体内总钾含量不变。如不采取排钾措施，仍有再次出现高钾血症的可能。

（7）组织脱水：高渗溶液（一般采用50%葡萄糖注射液）快速静脉注射20～50ml，但作用短暂。临床上应注意防止高血糖，目前少用。用于调节腹膜透析液渗透压时，50%葡萄糖注射液20ml即10g葡萄糖可使1L腹膜透析液渗透压提高55mOsm/kg$H_2O$。

【注意事项】

（1）分娩时注射过多葡萄糖可刺激胎儿胰岛素分泌，发生产后婴儿低血糖。

（2）下列情况慎用

1）胃大部分切除患者作口服糖耐量试验时易出现倾倒综合征及低血糖反应，应改为静脉葡萄糖试验。

2）周期性瘫痪、低钾血症患者。

3）应激状态或应用糖皮质激素时容易诱发高血糖。

4）水肿及严重心、肾功能不全、肝硬化腹水者，易致水潴留，应控制输液量。

5）心功能不全者尤应控制滴速。

（3）若遇药液混浊、异物、瓶身破裂、轧口松动等，请勿使用。一次使用不完，禁止再用。

【药物相互作用】尚不明确。

【不良反应】

（1）静脉炎，发生于高渗葡萄糖注射液滴注时。如用大静脉滴注，静脉炎发生率下降。

（2）高浓度葡萄糖注射液外渗可致局部肿痛。

（3）反应性低血糖：合并使用胰岛素过量，原有低血糖倾向及全静脉营养疗法突然停止时易发生。

（4）高血糖非酮症昏迷：多见于糖尿病、应激状态、使用大量的糖皮质激素、尿毒症腹膜透析患者腹腔内给予高渗葡萄糖溶液及全营养疗法时。

（5）电解质紊乱，长期单纯补给葡萄糖时易出现低钾、低钠及低磷血症。

（6）原有心功能不全者，小儿及老年人补液过快过多，可致心悸、心律失常，甚至急性左心衰竭。

（7）高钾血症，1型糖尿病患者应用高浓度葡萄糖时偶有发生。

【制剂与规格】葡萄糖注射剂：100ml∶5g；100ml∶10g；250ml∶12.5g；250ml∶25g；500ml∶25g；500ml∶50g。

## 第十八节　解　毒　药

### 一、氰化物中毒解毒药

氰化物是一类剧毒物，常见的有氰化氢、氰化钠、氰化钾、氰化钙及溴化氢等无机类和乙腈、丙腈、丙烯腈、正丁腈等有机类，另外某些植物果实中如苦杏仁、桃仁、李子仁、枇杷仁、樱桃仁及木薯等都含有氰苷，分解后可产生氢氰酸。

氰化物可经由口服、吸入及皮肤黏膜被吸收到体内。氰化物由于可以抑制多种酶，被吸收后和细胞中线粒体（mitochondria）上细胞色素氧化酶（cytochrome oxidase）三价铁离子产生络合物，抑制细胞氧化磷酸化作用（oxidative phosphorylation），阻断能量ATP（adenosine triphosphate）的生成，并使得细胞缺氧窒息。

一般而言，对于微量的氰化物人体可通过高铁血红蛋白（methemoglobin）作用，而不是与色素氧化酶结合的方式，而达到排除毒性的效果。而氰化高铁血红蛋白（Cyanomethemoglobin）之后与一种硫化物转移酶——硫氰酸生成酶（rhodanese）作用，形成硫氰化铵（thiocyanate）络合物。

硫氰化铵由肾脏排泄(也就是由尿液排出)。当过多的氰化物进入人体,前述反应机制无法负荷,因而产生毒性。

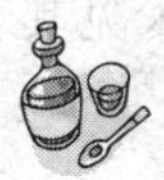

**小贴士**

### 家庭急救

(1) 口服中毒者,可用 1∶2 000 高锰酸钾溶液洗胃,并刺激咽后壁诱导催吐洗胃。

(2) 吸入中毒者,应立即撤离现场,移至空气新鲜、通风良好的地方休息。

(3) 用亚硝酸异戊酯 1～2 支击碎后倒入手帕中,放在中毒者的口鼻前吸入,每 2 分钟一次,连用 5～6 次。

(4) 对症抢救。发生循环、呼吸衰竭者给予强心剂、升压药、呼吸兴奋剂、吸氧、人工呼吸等;皮肤烧伤者,可用高锰酸钾溶液冲洗,然后用硫化铵溶液洗涤。

(5) 经上述现场急救之后,应立即送医院救治,切不可延误。

## 硫代硫酸钠( Sodium Thiosulfate )

【其他名称】大苏打、海波、次亚硫酸钠、无水硫代硫酸钠。

【适应症】主要用于氰化物中毒,也可用于砷、汞、铅、铋、碘等中毒。

【用法用量】成人常用量,氰化物中毒,缓慢静脉注射 12.5～25g。必要时可在 1 小时后重复半量或全量。洗胃:口服中毒者用 5% 溶液洗胃,并保留本品适量于胃中。

【注意事项】

(1) 静脉一次量容积较大,应注意一般的静注反应。

(2) 本品与亚硝酸钠从不同解毒机制治疗氰化物中毒,应先后作静脉注射,不能混合后同时静注。本品继亚硝酸钠静注后,立即由原针头注射本品,口服中毒者,须用 5% 溶液洗胃,

并保留适量于胃中。

【药物相互作用】药物过量可引起头晕、恶心、乏力等。

【不良反应】本品静注后除有暂时性渗透压改变外，尚未见其他不良反应。

【制剂与规格】注射剂：10ml∶0.5g；20ml∶1g。

## 二、有机磷酸酯类中毒解毒药

有机磷酸酯类为常用的杀虫剂，如内吸磷、对硫磷、敌百虫、敌敌畏、乐果和马拉硫磷等。还有毒力极大的则用作战争毒气，如沙林、梭曼和塔崩等。

有机磷酸酯类多易挥发，脂溶性高，可经消化道、呼吸道、皮肤、黏膜等途径进入人体，其分子中的磷原子以共价键与胆碱酯酶酯解部位的羟基牢固结合，生成有机磷与胆碱酯酶的复合物，进而生成难以水解的磷酰化胆碱酯酶，使胆碱酯酶失活，造成 ACh 在体内大量堆积，从而出现明显中毒症状。

### 氯解磷定( Pyraloxime Chloride )

【其他名称】氯化派姆、氯解磷定、氯磷定。

【适应症】本品用于中、重度有机磷中毒的解救，但其对胆碱酯酶的恢复作用根据有机磷的品种不同而不相等：对于对硫磷、内吸磷、甲拌磷、甲胺磷、特普等有良好疗效；对敌百虫、敌敌畏疗效较差；对乐果、马拉硫磷疗效可疑；对谷硫磷、二嗪农有不良作用。同时，本品还应与阿托品合用，消除乙酰胆碱在体内积蓄所产生的毒性。

【用法用量】

（1）轻度中毒者，肌内注射 0.25～0.50g。

（2）中度中毒者，肌内注射 0.50～0.75g，必要时 2～4 小时重复肌内注射 0.5g。

（3）重度中毒者，0.75～1.0g 用注射生理盐水 20～40ml 稀释后缓慢静注，30～60 分钟可重复注射 0.75～1.0g，以后如改为静脉滴注，每小时不得超过 0.5g。

【注意事项】静注需缓慢，大剂量使用时，可能引起癫痫样发作、昏迷等；口服有机磷中毒应维持使用本品 48～72 小时；与碱性药物配伍禁忌；老年人或肾功能障碍者应减量；本品对甲氟磷、乐果、丙氟磷等中毒无效；本品如变色不可使用。

【药物相互作用】

（1）氯解磷定注射液系胆碱酯酶复活剂，可间接减少乙酰胆碱的积蓄，对骨骼肌神经肌肉接头处作用明显。而阿托品有直接拮抗积聚乙酰胆碱的作用，对自主神经的作用较强，两药联合应用临床效果显著。氯解磷定注射液增强阿托品的生物效应，故在两药同时应用时要减少阿托品剂量。阿托品首次剂量一般中毒为 2～4mg，每 10 分钟一次，严重中毒为 4～6mg，每 5～10 分钟肌内或静脉注射，直到出现阿托品化。阿托品化要维持 48 小时，以后逐渐减少阿托品剂量或延长注射时间。

（2）氯解磷定注射液在碱性溶液中易分解，禁止与碱性药物配伍。

【不良反应】注射后可引起恶心、呕吐、心率增快、心电图出现暂时性 ST 段压低和 Q-T 间期时间延长。

注射速度过快引起眩晕、视力模糊、复视、动作不协调。剂量过大可抑制胆碱酯酶、抑制呼吸和引起癫痫样发作。

【制剂与规格】注射剂：2ml∶0.5g。

## 三、亚硝酸盐中毒解毒药

因误食亚硝酸盐而引起的中毒。也可因胃肠功能紊乱时，胃肠道内硝酸盐还原菌大量繁殖，食入富含硝酸盐的蔬菜，则硝酸盐在体内还原成亚硝酸盐，引起亚硝酸盐中毒，称为肠源性青紫症，多见于儿童。亚硝酸盐中毒量为 0.2～0.5g，致死量为 3g。一些蔬菜，如菠菜、大白菜、甘蓝、韭菜、萝卜、芹菜、甜菜含有大量硝酸盐，若存放于温度较高处，在硝酸盐还原酶作用下，硝酸盐可还原成亚硝酸盐。蔬菜在腌制过程中，其中的亚硝酸盐含量逐渐增高，在8～14天时有一高峰，以后又逐渐降低。煮熟的蔬菜存放于温度较高处，由于某些细菌的硝酸盐还原酶的作用，也可产生亚硝酸盐。有的井水含硝酸盐较多，俗称“苦井水”，食物用此种水烹调，并在不卫生的条件下存放，也极易引起亚硝酸盐中毒。中毒的机制是亚硝酸盐将血红蛋白的二价铁氧化为三价铁，使血红蛋白成为高铁血红蛋白，失去携带氧的能力，造成机体缺氧。

亚硝酸盐中毒潜伏期短，一般为数十分钟或1～3小时，症状以发绀为主。皮肤黏膜、口唇、指甲下最明显，除发绀外，并有头痛、头晕、心率加快、恶心、呕吐、腹痛、腹泻、烦躁不安。严重者有心律不齐、昏迷或惊厥，常死于呼吸衰竭。中毒的特效解毒剂为亚甲蓝。

## 亚甲蓝( Methylthioninium Chloride )

【适应症】本品对化学物亚硝酸盐、硝酸盐、苯胺、硝基苯、三硝基甲苯、苯醌、苯肼等和含有或产生芳香胺的药物(乙酰苯胺、对乙酰氨基酚、非那西丁、苯佐卡因等)引起的高铁血红蛋白血症有效。对先天性还原型二磷酸吡啶核苷高铁血红蛋白还原酶缺乏引起的高铁血红蛋白血症效果较差。对异常血红蛋白M伴有高铁血红蛋白血症无效。对急性氰化物中毒，能暂时延迟其毒性。

【用法用量】静脉注射。亚硝酸盐中毒，一次按体重1～2mg/kg；氰化物中毒，一次按体重5～10mg/kg，最大剂量为20mg/kg。

【注意事项】

(1) 本品不能皮下、肌内或鞘内注射，前者引起坏死，后者引起瘫痪。6-磷酸-葡萄糖脱氢酶缺乏患者和小儿应用本品剂量过大可引起溶血。对肾功能不全患者应慎用。

(2) 本品为1%溶液，应用时需用25%葡萄糖注射液40ml稀释，缓慢静脉注射(10分钟注射完毕)。对化学物和药物引起的高铁血红蛋白血症，若 30～60 分钟皮肤黏膜发绀不消退，可重复用药。先天性还原型二磷酸吡啶核苷高铁血红蛋白还原酶缺陷引起的高铁血红蛋白血症，每日口服 300mg 和大剂量维生素 C。

【药物相互作用】尚不明确。

【不良反应】本品静脉注射过速，可引起头晕、恶心、呕吐、胸闷、腹痛。剂量过大，除上述症状加剧外，还出现头痛、血压降低、心率增快伴心律失常、大汗淋漓和意识障碍。用药后尿呈蓝色，排尿时可有尿道口刺痛。

【制剂与规格】注射剂：2ml∶20mg；5ml∶50mg；10ml∶100mg。

## 四、阿片类中毒解毒药

阿片类药物包括阿片、吗啡、可待因、复方樟脑酊和罂粟碱等，以吗啡为代表（阿片含吗啡 10%）。吗啡大部分在肝内代谢，于 24 小时内经肾排出，48 小时后尿中仅有微量。吗啡对中枢神经系统作用为先兴奋，后抑制，以抑制为主，首先抑制大脑皮层的高级中枢，继之影响延髓，抑制呼吸中枢和兴奋催吐化学感受区。吗啡能兴奋脊髓，提高平滑肌及其括约肌张力，减低肠蠕动。大剂量吗啡可抑制延髓血管运动中枢，使周围血管扩张，导致低血压和心动过缓。吗啡中毒量在成人为 0.06g，致死量为 0.25g；干阿片的致死量为吗啡的 10 倍，其口服致死量为 2～5g。可待因毒性为吗啡 1/4，其中毒剂量为 0.2g，致死量为 0.8g。长期应用阿片类药物可引起欣快症和成瘾性。

### 纳洛酮(Naloxone)

【其他名称】纳络酮、烯丙羟吗啡酮、苏诺、盐酸丙烯吗啡、N-烯丙去甲羟吗啡酮、丙烯吗啡酮、那诺非、盐酸纳洛酮注射液。

【适应症】用于麻醉性镇痛药急性中毒解救，每次 0.4～0.8mg，肌注或静注，1～2 分钟即可解除呼吸抑制及其他中毒症状，可使患者从昏迷状态迅速恢复。此外，还可用于治疗精神分裂症、乙醇中毒及心脏停搏患者的复苏，并具有抗休克作用。可显著增强心肌收缩力，升高血压，改善组织的血流灌注，适用于治疗败血症性休克及其他休克经治疗无效时使用；也用于治疗垂体激素分泌亢进综合征，能抑制 ACTH 的过度分泌。

【用法用量】皮下、肌注、静注：用于麻醉性镇痛药急性中毒解救，每次 0.4～0.8mg。12 岁以下儿童：0.2mg/ 次。用于治疗精神分裂症：每次 4mg。用于心脏停搏急救，以 2mg/（kg·h）静滴。新生儿窒息：0.01mg/kg，首先给 0.02mg 试验剂量，如无反应可 3～5 分钟内重复使用。

【注意事项】对阿片类药物已耐受者，使用本品后会立即出现戒断症状，可用以研究镇痛药的作用部位、作用性质与强度等；孕妇、新生儿不宜使用。高血压及心功能障碍患者慎用，使用时应严格遵照医嘱。极少人数出现心动过速及肺水肿。

【药物相互作用】纳洛酮促进乙醇从胃肠道吸收，所以口服本品后不得再用乙醇。

【不良反应】本品有轻度嗜睡，偶见恶心、呕吐、心动过速、高血压及烦躁不安。

【制剂与规格】针剂：0.4mg/1ml。

## 五、鼠药解毒药

近年来，由于化学性药毒物种类的不断增加及滥用，由鼠药导致的突发性公共卫生中毒事件时常发生。这种中毒事件发生频率高、危害性较强、影响较坏，而由于其发生原因的复杂性，药毒物的剧毒性和痕量性，给卫生检验工作带来极大挑战。往往由于没有实验室及时准确的检验结果支持，致使临床无法采取及时有效的抢救措施，从而导致高死亡率，给人民的生命财产造成极大的危害。

### 乙酰胺( Acetamide )

【其他名称】乙酰胺、解氟灵。

【适应症】为氟乙酰胺（一种有机氟杀虫农药）中毒的解毒剂，具有延长中毒潜伏期、减轻发病症状或制止发病的作用。

【用法用量】肌注，每次2.5～5g，1日2～4次；或每日每千克体重0.1～0.3g，分2～4次注射。一般连续注射5～7日。

【注意事项】

（1）所有氟乙酰胺中毒患者，包括可疑中毒者，不管发病与否，都应及时给予本品，尤其在早期，应给予足量，危重患者1次可给予5.0～10g。

（2）本品pH低，刺激性较大，注射可引起局部疼痛，故本品1次量（2.5～5g）需加普鲁卡因20～40mg混合注射，以减轻疼痛。

（3）与解痉药、半胱氨酸合用，疗效较好。

【药物相互作用】尚不清楚。

【不良反应】

（1）注射时可引起局部疼痛，本品一次量（2.5～5g），注射时可加入盐酸普鲁卡因20～40mg混合使用，以减轻疼痛。

（2）剂量过大可引起血尿。

【制剂与规格】注射液：2.5g（5ml）。

## 第十九节　生物制品

### 1　破伤风抗毒素（Tetanus Antitoxin）

【适应症】用于预防和治疗破伤风。已出现破伤风或其可疑症状时，应在进行外科处理及其他疗法的同时，及时使用抗毒素治疗。开放性外伤（特别是创口深、污染严重者）有感染破伤风的危险时，应及时进行预防。凡已接受过破伤风类毒素免疫注射者，应在受伤后再注射1针类毒素加强免疫，不必注射抗毒素；未接受过类毒素免疫或免疫史不清者，须注射抗毒素预防，但也应同时开始类毒素预防注射，以获得持久免疫。

【用法用量】

（1）用法：皮下注射应在上臂三角肌附着处。同时注射类毒素时，注射部位须分开。肌内注射应在上臂三角肌中部或臀大肌外上部。只有经过皮下或肌内注射未发生反应者方可作静脉注射。静脉注射应缓慢，开始每分钟不超过 1ml，以后每分钟不宜超过 4ml。一次静脉注射不应超过 40ml，儿童每千克体重不应超过 0.8ml，亦可将抗毒素加入葡萄糖注射液、氯化钠注射液等输液中静脉点滴。静脉注射前将安瓿在温水中加热至接近体温，注射中发生异常反应，应立即停止。

（2）用量

1）预防：1 次皮下或肌内注射 1 500～3 000IU，儿童与成人用量相同；伤势严重者可增加用量 1～2 倍。经 5～6 日，如破伤风感染危险未消除，应重复注射。

2）治疗：第 1 次肌内或静脉注射 50 000～200 000IU，儿童与成人用量相同；以后视病情决定注射剂量与间隔时间，同时还可以将适量的抗毒素注射于伤口周围的组织中。初生儿破伤风，24 小时内分次肌内或静脉注射 20 000～100 000IU。

【注意事项】

（1）本品为液体制品。制品混浊、有摇不散的沉淀、异物或安瓿有裂纹、标签不清，过期失效者均不能使用。安瓿打开后应一次用完。

（2）每次注射须保存详细记录，包括姓名、性别、年龄、住址、注射次数、上次注射后的反应情况、本次过敏试验结果及注射后反应情况、所用抗毒素的生产单位名称及批号等。

（3）注射用具及注射部位应严格消毒。注射器宜专用，如不能专用，用后应彻底洗净处理，最好干烤或高压蒸汽灭菌。同时注射类毒素时，注射器须分开。

（4）使用抗毒素须特别注意防止过敏反应。注射前必须先做过敏试验并详细询问既往过敏史。凡本人及其直系亲属曾有支气管哮喘、花粉症、湿疹或血管神经性水肿等病史，或对某种物质过敏，或本人过去曾注射马血清制剂者，均须特别提防过敏反应的发生。

1）过敏试验：用氯化钠注射液将抗毒素稀释 10 倍（0.1ml 抗毒素加 0.9ml 氯化钠注射液），在前掌侧皮内注射 0.05ml，观察 30 分钟。注射部位无明显反应者，即为阴性，可在严密观察下直接注射抗毒素。如注射部位出现皮丘增大、红肿、浸润，特别是形似伪足或有痒感者，为阳性反应，必须用脱敏法进行注射。如注射局部反应特别严重或伴有全身症状，如荨麻疹、鼻咽刺痒、喷嚏等，则为强阳性反应，应避免使用抗毒素。如必须使用时，则应采用脱敏注射，并做好抢救准备，一旦发生过敏休克，立即抢救。无过敏史者或过敏反应阴性者，也并非没有发生过敏休克的可能。为慎重起见，可先注射小量于皮下进行试验，观察 30 分钟，无异常反应，再将全量注射于皮下或肌内。

2）脱敏注射法：在一般情况下，可用氯化钠注射液将抗毒素稀释 10 倍，分小量数次作皮下注射，每次注射后观察 30 分钟。第 1 次可注射 10 倍稀释的抗毒素 0.2ml，观察无发绀、气喘或显著呼吸短促、脉搏加速时，即可注射第 2 次 0.4ml，如仍无反应则可注射第 3 次 0.8ml，如仍无反应即可将安瓿中未稀释的抗毒素全量作皮下或肌内注射。有过敏史或过敏试验强阳性者，应将第 1 次注射量和以后的递增量适当减少，分多次注射，以免发生剧烈反应。

（5）门诊患者注射抗毒素后，须观察 30 分钟才可离开。

【药物相互作用】尚不清楚。

【不良反应】

（1）过敏休克：可在注射中或注射后数分钟至数十分钟内突然发生。患者突然表现沉郁或烦躁、脸色苍白或潮红、胸闷或气喘、出冷汗、恶心或腹痛、脉搏细速、血压下降、重者昏迷、虚脱，如不及时抢救可以迅速死亡。轻者注射肾上腺素后即可缓解；重者需输液输氧，使用升压药维持血压，并使用抗过敏药物及肾上腺皮质激素等进行抢救。

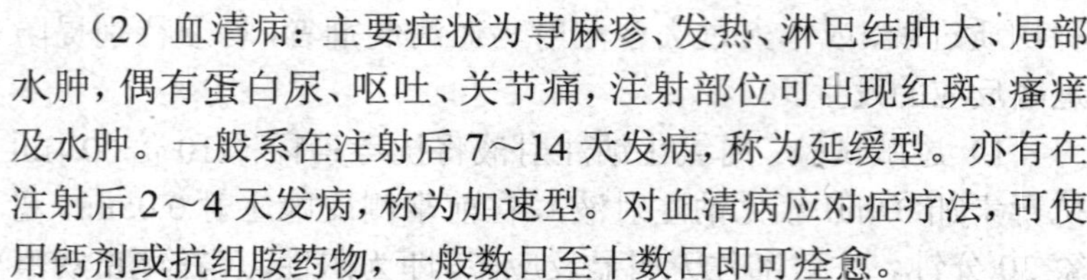

（2）血清病：主要症状为荨麻疹、发热、淋巴结肿大、局部水肿，偶有蛋白尿、呕吐、关节痛，注射部位可出现红斑、瘙痒及水肿。一般系在注射后 7～14 天发病，称为延缓型。亦有在注射后 2～4 天发病，称为加速型。对血清病应对症疗法，可使用钙剂或抗组胺药物，一般数日至十数日即可痊愈。

【制剂与规格】破伤风抗毒素注射剂：预防用 1 500IU/ 瓶；治疗用 10 000IU/ 瓶。

## 2 抗狂犬病血清( Rabies Antisera )

【适应症】用于配合狂犬病疫苗对被疯动物严重咬伤如头、脸、颈部或多部位咬伤者进行预防注射。被疯动物咬伤后注射愈早愈好。咬后 48 小时内注射本品，可减少发病率。对已有狂犬病症状的患者，注射本品无效。

【用法用量】

（1）用法：受伤部位应先进行处理。若伤口曾用其他化学药品处理过时，应冲洗干净。先在受伤部位进行浸润注射，余下的血清进行肌内注射（头部咬伤可注射于颈背部肌肉）。

（2）用量：注射量均按体重计算，每千克体重注射 40IU（特别严重可酌情增至 80～100IU），在 1～2 日内分次注射，注射完毕后开始注射狂犬病疫苗。亦可同时注射狂犬病疫苗。

【注意事项】

（1）制品混浊、有摇不散的沉淀、异物或安瓿有裂纹、标签不清，过期失效者均不能使用。安瓿打开后应一次用完。

（2）每次注射须保存详细记录，包括姓名、性别、年龄、住址、注射次数、上次注射后的反应情况、本次过敏试验结果及注射后反应情况、所用抗血清的生产单位名称及批号等。

（3）使用抗血清须特别注意防止过敏反应。注射前必须做过敏试验并详细询问既往过敏史。凡本人及直系亲属曾有支气管哮喘、花粉症、湿疹或血管神经性水肿等病史，或对某种物质过敏，或本人过去曾注射马血清制剂者，均须特别提防过敏反应的发生。

1）过敏试验：用氯化钠注射液将抗血清稀释10倍（0.1ml抗血清加0.9ml氯化钠注射液），在前掌侧皮内注射0.05ml，观察30分钟。注射部位无明显反应者，即为阴性，可在严密观察下直接注射抗血清。如注射部位出现皮丘增大、红肿、浸润，特别是形似伪足或有痒感者，为阳性反应，必须用脱敏进行注射。如注射局部反应特别严重或伴有全身症状，如荨麻疹、鼻咽刺痒、喷嚏等，为强阳性反应，则应采用脱敏注射，并做好抢救准备，一旦发生过敏休克，立即抢救。无过敏史者或过敏反应阴性者，也并非没有发生过敏休克的可能。为慎重起见，可先注射小量于皮下进行试验，观察30分钟，无异常反应，再将全量注射于皮下或肌内。

2）脱敏注射法：在一般情况下，可用氯化钠注射液将抗血清稀释10倍，分小量数次作皮下注射，每次注射后观察20～30分钟。第1次可注射1ml，观察无发绀、气喘或显著呼吸短促、脉搏加速时，即可注射第2次2ml，如注射量达到4ml仍无反应，可缓慢地将全量注入。

（4）门诊患者注射抗毒素后，须观察30分钟方可离开。

【药物相互作用】尚不清楚。

【不良反应】

（1）过敏休克：可在注射中或注射后数分钟至数十分钟内突然发生。患者突然表现沉郁或烦躁、脸色苍白或潮红、胸闷或气喘、出冷汗、恶心或腹痛、脉搏细速、血压下降、重者昏迷、虚脱，如不及时抢救可以迅速死亡。轻者注射肾上腺素后即可缓解；重者需输液输氧，使用升压药维持血压，并使用抗过敏药物及肾上腺皮质激素等进行抢救。

（2）血清病：主要症状为荨麻疹、发热、淋巴结肿大、局部水肿，偶有蛋白尿、呕吐、关节痛，注射部位可出现红斑、瘙痒及水肿。一般系在注射后7～14天发病，称为延缓型。亦有在注射后2～4天发病，称为加速型。对血清病应对症疗法，可使用钙剂或抗组胺药物，一般数日至十数日即可痊愈。

【制剂与规格】抗狂犬病血清注射剂：不低于400IU/瓶。

### 3 抗蛇毒血清（Snake Antivenins）

【适应症】用于蛇咬伤者的治疗，其中蝮蛇毒血清对竹叶青蛇和烙铁头蛇咬伤亦有疗效。咬伤后，应迅速注射本品，愈早愈好。

【用法用量】

（1）用法：通常采用静脉注射，也可作肌内或皮下注射，一次完成。

（2）用量：一般蝮蛇咬伤注射抗蝮蛇毒血清6 000U；五步蛇咬伤注射抗五步蛇毒血清8 000U；银环蛇或眼镜蛇咬伤注射抗银环蛇毒血清10 000U或抗眼镜蛇毒血清2 000IU。以上剂量约可中和一条相应蛇的排毒量。视病情可酌情增减。注射前必须做过敏试验，阴性者才可全量注射。

1）过敏试验方法：取0.1ml抗血清加1.9ml生理氯化钠注射液，即20倍稀释。在前臂掌侧皮内注射0.1ml，经20～30分钟，注射皮丘在2cm以内，且皮丘周围无红晕及蜘蛛足者为阴性，可严密观察下直接注射。若注射部位出现皮丘增大、红肿、浸润，特别是形似伪足或有痒感者，为阳性反应。阳性可疑者，预先注射氯苯那敏10mg（儿童根据体重酌减），15分钟后再注射本品，若阳性者应采用脱敏注射法。

2）脱敏注射法：取氯化钠注射液将抗血清稀释20倍。分数次做皮下注射，每次观察10～20分钟，第1次注射0.4ml。如无反应，可酌情增量注射。注射观察3次以上，无异常反应者，即可做静脉、肌内或皮下注射。注射前将制品在37℃水浴加温数分钟。注射时速度应慢，开始每分钟不超过1ml以后亦不宜超过4ml。注射时，如有异常反应，应立即停止注射。

【注意事项】

（1）制品重溶后混浊、有摇不散的沉淀、异物或安瓿有裂纹、标签不清者均不能使用。安瓿打开后应一次用完。

（2）每次注射须保存详细记录，包括姓名、性别、年龄、住址、注射次数、上次注射后的反应情况、本次过敏试验结果及注射后反应情况、所用抗血清的生产单位名称及批号等。

（3）注射用具及注射部位应严格消毒。注射器宜专用，如不能专用，用后应彻底洗净处理，最好干烤或高压蒸汽灭菌。同时注射类毒素时，注射器须分开。

（4）使用抗血清须特别注意防止过敏反应。注射前必须先做过敏试验并详细询问既往过敏史。凡本人及其直系亲属曾有支气管哮喘、花粉症、湿疹或血管神经性水肿等病史，或对某种物质过敏，或本人过去曾注射马血清制剂者，均须特别提防过敏反应的发生。遇有血清过敏反应，用抗过敏治疗，即肌内注射氯苯那敏。必要时，应用地塞米松 5mg 加入 25%（或 50%）葡萄糖注射液 20ml 中静脉注射或氢化可的松琥珀酸钠 135mg 或氢化可的松 100mg 加入 25%（或 50%）葡萄糖注射液 40ml 中静脉注射，亦可静脉滴注。

（5）对蛇咬伤者，应同时注射破伤风抗毒素 1 500～3 000IU。

（6）门诊患者注射抗血清后，需观察至少30分钟方可离开。

【药物相互作用】尚不清楚。

【不良反应】

（1）过敏休克：可在注射中或注射后数分钟至数十分钟内突然发生。患者突然表现沉郁或烦躁、脸色苍白或潮红、胸闷或气喘、出冷汗、恶心或腹痛、脉搏细速、血压下降、重者昏迷、虚脱，如不及时抢救可以迅速死亡。轻者注射肾上腺素后即可缓解；重者需输液输氧，使用升压药维持血压，并使用抗过敏药物及肾上腺皮质激素等进行抢救。

（2）血清病：主要症状为荨麻疹、发热、淋巴结肿大、局部水肿，偶有蛋白尿、呕吐、关节痛，注射部位可出现红斑、瘙痒及水肿。一般系在注射后 7～14 天发病，称为延缓型。亦有在注射后 2～4 天发病，称为加速型。对血清病应对症疗法，可使用钙剂或抗组胺药物，一般数日至十数日即可痊愈。

【制剂与规格】

（1）抗蝮蛇毒血清：6 000U/ 瓶。

（2）抗五步蛇毒血清：2 000U/ 瓶。

（3）抗眼镜蛇毒血清：1 000IU/ 瓶。

（4）抗银环蛇毒血清：10 000U/ 瓶。

## 第二十节　诊断用药

### 1　泛影葡胺( Meglumine Diatrizoate )

【适应症】静脉和逆行性尿路造影；脑、胸、腹及四肢血管造影，静脉造影及 CT。

泛影葡胺注射液不宜用于选择性冠状动脉造影。

泛影葡胺注射液还可用于关节腔造影、瘘管造影、子宫输卵管造影、内镜逆行性胰胆管造影（ERCP）、涎管造影及其他检查。

【用法用量】

（1）尿路造影：60% 或 76% 20ml。

（2）四肢血管造影：60% 或 76%，10～40ml。

（3）心血管造影：70% 40ml。

（4）脑血管造影：60% 20ml。

【注意事项】

（1）用后可有恶心、呕吐、流涎、眩晕、荨麻疹等不良反应。

（2）用前必须作过敏试验。

（3）肝肾功能严重减退、甲亢、活动性结核病患者忌用或慎用。

【药物相互作用】

（1）在服用胆囊造影剂后紧接着血管内注射本品，会增加对肾脏的毒性影响，尤其是在肝功能已有损害的患者中显著。

（2）在主动脉造影时应用血管加压药物虽可提高造影对

比度，但由于内脏血管收缩，迫使多量造影剂进入脊髓血管而增大本品的神经毒性，可致截瘫。

（3）本品忌与抗组胺药品混合注射，与盐酸异丙嗪、盐酸苯海拉明、马来酸氯苯那敏（扑尔敏）等混合可发生沉淀。

【不良反应】可能出现恶心、呕吐、流涎、眩晕、荨麻疹等反应。

【制剂与规格】注射液：60% 20ml；76% 20ml。

### 2 硫酸钡( Barium Sulfate )

【其他名称】重晶石。

【适应症】用于肠胃X线造影。

【用法用量】口服或灌肠：常用阿拉伯胶浆及糖浆制成混悬剂应用。

【注意事项】

（1）检查前1天晚餐后禁食。

（2）检查前1天禁用泻药、阿托品、铋剂、钙剂等。

【药物相互作用】检查前3天禁用高原子量药如铋及钙剂；检查前1天禁用对胃肠道有影响的药如阿托品及泻药。

【不良反应】偶见排便困难、便秘及一次性腹泻、腹痛、肛门疼痛、出血等症状。

【制剂与规格】无。

# 第二十一节　皮肤科用药

## 一、抗感染药

抗感染药物系指具有杀灭或抑制各种病原微生物的作用，可以口服、肌注、静注等全身应用的各种抗生素、磺胺类和喹诺酮类药以及其他化学合成药（异烟肼、甲硝唑、呋喃妥因、吡哌酸等）。

1 红霉素(Erythromycin)

【适应症】用于脓疱疮等化脓性皮肤并小面积烧伤、溃疡面的感染和寻常痤疮。

【用法用量】局部外用。取本品适量，涂于患处，一日2次。

【注意事项】

(1) 避免接触眼睛和其他黏膜(如口、鼻等)。

(2) 用药部位如有烧灼感、瘙痒、红肿等情况应停药，并将局部药物洗净，必要时向医师咨询。

(3) 孕妇及哺乳期妇女应在医师指导下使用。

(4) 对本品过敏者禁用，过敏体质者慎用。

(5) 本品性状发生改变时禁止使用。

(6) 请将本品放在儿童不能接触的地方。

(7) 儿童必须在成人监护下使用。

(8) 如正在使用其他药品，使用本品前请咨询医师或药师。

【药物相互作用】

(1) 与氯霉素及林可霉素有拮抗作用，应避免合用。

(2) 如与其他药物同时使用可能会发生药物相互作用，详情请咨询医师或药师。

【不良反应】偶见刺激症状和过敏反应。

【制剂与规格】软膏剂：1%。

2 阿昔洛韦(Aciclovir)

【适应症】

(1) 单纯疱疹病毒感染：用于生殖器疱疹病毒感染初发和复发病例，对反复发作病例口服阿昔洛韦用作预防。

(2) 带状疱疹：用于免疫功能正常者带状疱疹和免疫缺陷者轻症病例的治疗。

(3) 免疫缺陷者水痘的治疗。

【用法用量】取适量涂于患处，白天每3小时1次，一日4～6

次，连用7日。

【注意事项】

（1）对更昔洛韦过敏者也可能对阿昔洛韦过敏。

（2）脱水或已有肝、肾功能不全者需慎用。

（3）严重免疫功能缺陷者长期或多次应用阿昔洛韦治疗后可能引起单纯疱疹病毒和带状疱疹病毒对阿昔洛韦耐药。如单纯疱疹患者应用阿昔洛韦后皮损不见改善者应测试单纯疱疹病毒对阿昔洛韦的敏感性。

（4）随访检查：由于生殖器疱疹患者大多易患子宫颈癌，因此患者至少应一年检查一次，以早期发现。

（5）一旦疱疹症状与体征出现，应尽早给药。

（6）进食对血药浓度影响不明显。但在给药期间应给予患者充足的水，防止阿昔洛韦在肾小管内沉淀。

（7）生殖器复发性疱疹感染以间歇短程疗法给药有效。由于动物实验曾发现阿昔洛韦对生育的影响及致突变作用，因此口服剂量与疗程不应超过推荐标准。生殖器复发性疱疹的长程疗法也不应超过6个月。

（8）一次血液透析可使血药浓度减低60%，因此血液透析后应补给一次剂量。

（9）阿昔洛韦对单纯疱疹病毒的潜伏感染和复发无明显效果，不能根除病毒。

【药物相互作用】

（1）与齐多夫定（Zidovudine）合用可引起肾毒性，表现为深度昏睡和疲劳。

（2）丙磺舒竞争性抑制有机酸分泌，合用丙磺舒可使阿昔洛韦的排泄减慢，半衰期延长，体内药物蓄积。

【不良反应】偶有头晕、头痛、关节痛、恶心、呕吐、腹泻、胃部不适、食欲减退、口渴、白细胞下降、蛋白尿及尿素氮轻度升高、皮肤瘙痒等，长程给药偶见痤疮、失眠、月经紊乱。

【制剂与规格】软膏剂：3%（10g∶300mg）。

### 3 咪康唑(Miconazole)

【其他名称】达克宁、酶康唑、酶可乃除、酶可唑、密康唑、双氯苯咪唑硝酸盐、硝酸咪康唑。

【适应症】本品主要用于治疗深部真菌病，对耳鼻咽喉、阴道、皮肤等部位的真菌感染也有效。

【用法用量】

（1）静脉给药：治疗深部真菌病1日常用量为600～1 800mg（每千克体重10～30mg），分3次给予。治疗芽生菌病，每日可用200～1 200mg（疗程2～16周）；治疗白色念珠菌病，每日可用600～1 800mg（疗程1～20周）；治疗隐球菌病，每日可用1 200～2 400mg（疗程3～12周）；治疗球孢子病，每日可按1 800～3 600mg（疗程3～20周）。开始治疗时，可先给小剂量（200mg），以后可根据患者耐受情况加大用量。用大剂量时应慎重。1次药量用等渗盐水或5%葡萄糖注射液稀释，控制滴入时间30～60分钟。

（2）局部用药：常作为全身用药的补充，参考量如下：膀胱灌注：1次200mg，1日2～4次，将注射液稀释用。窦道灌注：1次200mg，1日2次，直接用注射液（不稀释）。气管滴入：1次100mg，1日4～8次，可将注射液用3倍量的等渗盐水稀释后滴入或喷雾吸入。感染创口：1日灌洗1～2次，取注射液适当稀释后用。鞘内注射：1次20mg（注射液2ml，不稀释），连用3～7日。阴道插入：每晚用栓剂1粒，插入阴道深处，一般连用10日。

【注意事项】

（1）静滴时，务必先将注射液稀释，因可致心脏停搏，应密切观察用药。

（2）偶可引起过敏反应，必须在住院严密观察下用药。

（3）不良反应以静脉炎为多见，常见的还有皮肤瘙痒、恶心、发热和寒战、眩晕、皮疹、呕吐等。瘙痒和皮疹严重者应停药。恶心和呕吐者可服抗组胺药或止吐药，并避开餐前、后给药，还可适当减少用量。

（4）可引起血细胞比容下降、血小板减少、血钠下降等。用药期间应检查血红蛋白、血细胞比容、电解质和血脂等，遇有异常应及时处理。

（5）1岁以下儿童不用本品，妊娠妇女禁用。

（6）不可与一些组成复杂的输液配伍。

【药物相互作用】如与其他药物同时使用可能会发生药物相互作用，详情请咨询医师或药师。

【不良反应】偶见过敏、水疱、烧灼感、充血、瘙痒或其他皮肤刺激症状。

【制剂与规格】

（1）注射液：200mg（20ml）。

（2）软膏剂：2%。阴道栓剂：100mg。

## 二、角质溶解药

### 1 尿素(Urea)

【其他名称】治裂膏。

【适应症】皮肤外用药。适用于皮肤角化症、手足皲裂、干皮症、鱼鳞病等。

【用法用量】涂擦于洗净的患处，一日1～3次。

【注意事项】

（1）避免接触眼睛。

（2）涂擦部位如有灼烧感、瘙痒、红肿等、应停止用药，洗净。必要时向医生咨询。

（3）当药品性状发生改变时禁止使用。

（4）请将此药品放置在儿童不能接触的地方。

【药物相互作用】

（1）抗真菌药可增强本品疗效。

（2）如与其他药物同时使用可能会发生药物相互作用，详情请咨询医师或药师。

【不良反应】偶见皮肤刺激和过敏反应。

【制剂与规格】软膏剂：10g∶1g。

### 2 鱼石脂( Ichthammol )

【适应症】用于疖肿。本品为消毒防腐药，具有温和刺激性和消炎、防腐及消肿作用。

【用法用量】外用，一日 2 次，涂患处。

【注意事项】

（1）不得用于皮肤破溃处。

（2）避免接触眼睛和其他黏膜（如口、鼻等）。

（3）连续使用一般不超过 7 日，如症状不缓解，请咨询医师。

（4）用药部位如有烧灼感、红肿等情况应停药，并将局部药物洗净，必要时向医师咨询。

（5）对本品过敏者禁用，过敏体质者慎用。

（6）本品性状发生改变时禁止使用。

（7）请将本品放在儿童不能接触的地方。

（8）儿童必须在成人监护下使用。

（9）如正在使用其他药品，使用本品前请咨询医师或药师。

【药物相互作用】鱼石脂遇酸生成树脂状团块，与碱性物质配伍可放出氨气，故忌与酸、碱、生物碱和铁盐等配合。当受高热时易膨胀炭化，在制备制剂时应注意。

【不良反应】偶见皮肤刺激和过敏反应。

【制剂与规格】软膏剂：10%。

### 3 水杨酸( Salicylic Acid )

【适应症】用于银屑病、皮肤浅部真菌病、脂溢性皮炎、痤疮、鸡眼、疣和胼胝等的治疗。

【用法用量】外用。不同皮肤病选用不同浓度的制剂：

（1）治疗脂溢性皮炎和银屑病，采用 2%～10% 浓度，每日外涂 1～2 次。对于较厚的痂皮，涂药后可封包过夜。

（2）治疗浅部真菌病，采用 3%～6% 浓度。对甲癣可用 15% 浓度，每日外涂 1～2 次。

（3）治疗疣，采用 5%～15% 浓度，用药前将病变部位清洁，并浸在热水中 5 分钟，组织松软后用刀片削除其上较厚角层，将药涂于皮损上，周围邻近正常皮肤涂一薄层凡士林保护，每日 1～2 次。

（4）治疗鸡眼或胼胝，采用 10%～15% 浓度，用药前将病变部位清洁，并浸在热水中 15～30 分钟，邻近正常皮肤涂凡士林保护，然后将药涂上，每日 1 次，直至病变去除。但在 14 日内用药不能超过 5 次。

（5）25%～60% 软膏具有腐蚀作用，需在医师指导下用药，避免接触周围正常皮肤。

【注意事项】有糖尿病、四肢周围血管疾患使用高浓度软膏应慎重。避免在生殖器部位、黏膜、眼睛和非病区（如疣周围）皮肤应用。炎症和感染的皮损上勿使用。勿与其他外用痤疮制剂或含有剥脱作用的药物合用。本品可经皮肤吸收，不宜长期使用，不宜作大面积应用，并应注意水杨酸盐的毒性表现如胃肠道不适、头昏、耳鸣和心理障碍。水杨酸遇铁呈紫色，遇铜呈绿色。多种金属离子能促使水杨酸氧化为醌式结构的有色物质，故本品的配制及贮存时，禁止与金属器皿接触。

【药物相互作用】本品与皮质类固醇合用可增加后者对皮肤的穿透力，从而增加疗效。本品与地蒽酚合用可增加后者的稳定性，防止地蒽酚氧化。本品与外用痤疮制剂或含有脱皮药物制剂如过氧化苯甲酰、间苯二酚或维 A 酸类等合用可引起或加重皮肤刺激作用。

【不良反应】本品可引起接触性皮炎。大面积使用吸收后可出现水杨酸全身中毒症状，如头晕、神志模糊、呼吸急促、持续性耳鸣、剧烈或持续头痛。
【制剂与规格】水杨酸软膏：2%；5%。

## 三、肾上腺皮质激素类药

### 氢化可的松( Hydrocortisone )

【适应症】用于过敏性皮炎、湿疹、神经性皮炎、脂溢性皮炎及瘙痒症等。
【用法用量】外用：一日2～4次，涂于患处，并轻揉片刻。
【注意事项】

（1）不宜长期使用，并避免全身大面积使用。

（2）涂布部位如有灼烧感、瘙痒、红肿等，应停止用药，洗净。

（3）当药品性状发生改变时，禁止使用。

【药物相互作用】无。
【不良反应】长期使用可引起局部皮肤萎缩，毛细血管扩张、色素沉着、毛囊炎、口周皮炎以及继发感染。
【制剂与规格】氢化可的松软膏剂：10g∶25mg；10g∶100mg。

## 四、其他

### 1 维A酸( Tretinoin )

【其他名称】全反式维A酸、维甲酸、维生素A酸（软膏）。
【适应症】寻常痤疮、特别是黑头粉刺皮损，老年性、日光性或药物性皮肤萎缩，鱼鳞病及各种角化异常及色素过度沉着性皮肤病、银屑病。
【用法用量】对痤疮皮损局部外用0.05%维A酸，对其他角化异常性痤疮皮损局部外用0.1%维A酸。每晚用温水清洁皮肤后涂药1次，或遵医嘱。

【注意事项】

（1）本品应远离眼部。

（2）不宜使用于皮肤皱褶部位。

（3）用药期间勿用其他可导致皮肤刺激及破损的药物、化妆品或清洁剂，以免加重皮肤反应、导致药物吸收增加及引起系统不良反应。

（4）日光可加重维A酸对皮肤的刺激导致维A酸分解，动物实验提示维A酸可增强紫外线致癌能力，因此本品最宜在晚间及睡前应用，治疗过程应避免日晒，或采用遮光措施。

（5）本品不宜大面积应用，日用量不应超过20g。

【药物相互作用】

（1）与光敏感药合用有增加光敏性的危险。

（2）与肥皂等清洁剂、含脱屑药制剂（如过氧苯甲酰、雷琐辛、水杨酸、硫黄等）、含乙醇制剂、异维A酸等合用，可加剧皮肤刺激或干燥，因此必须慎用。

（3）如与其他药物同时使用可能会发生相互作用，详情请咨询医师或药师。

【不良反应】用药部位可能发生红疹、肿胀、脱屑、结痂、色素增加或减退。偶见不良反应。

【制剂与规格】

（1）软膏剂：10g∶5mg；10g∶10mg。

（2）凝胶剂：10mg∶2.5mg；10g∶5mg；10g∶10mg。

## 2 氯霉素（Chloramphenicol）

【适应症】用于治疗由大肠埃希菌、流感嗜血杆菌、克雷伯菌属、金黄色葡萄球菌、溶血性链球菌和其他敏感菌所致眼部感染，如沙眼、结膜炎、角膜炎、眼睑缘炎等。

【用法用量】滴于眼睑内，一次1～2滴，一日3～5次。

【注意事项】

（1）大剂量长期使用（超过3个月）可引起视神经炎或视

神经乳头炎（特别是小儿）。长期应用本品的患者，应事先作眼部检查，并密切注意患者的视功能和视神经炎的症状，一旦出现即停药。同时服用维生素 C 和维生素 B。

（2）滴眼时瓶口勿接触眼睛，使用后应将瓶盖拧紧，勿使瓶口接触皮肤以免污染。

【药物相互作用】与林可霉素类或红霉素类等大环内酯类抗生素合用可发生拮抗作用，因此不宜联合应用。

【不良反应】可有眼部刺激、过敏反应等。

【制剂与规格】8ml∶20mg。

### 3 左氧氟沙星（Levofloxacin）

【其他名称】左旋氧氟沙星、可乐必妥片剂、利复星、左氧氟沙星片、可乐必妥、来立星、来立信、乳酸左旋氧氟沙星。

【适应症】适用于敏感菌引起的：

（1）泌尿生殖系统感染，包括单纯性、复杂性尿路感染、细菌性前列腺炎、淋病奈瑟菌尿道炎或宫颈炎（包括产酶株所致者）。

（2）呼吸道感染，包括敏感革兰阴性杆菌所致支气管感染急性发作及肺部感染。

（3）胃肠道感染，由志贺菌属、沙门菌属、产肠毒素大肠埃希菌、亲水气单胞菌、副溶血弧菌等所致。

（4）伤寒。

（5）骨和关节感染。

（6）皮肤软组织感染。

（7）败血症等全身感染。

【用法用量】口服。成人常用量为一日 0.3～0.4g，分 2～3 次服用，如感染较重或感染病原体敏感性较差者，如铜绿假单胞菌等假单胞菌属细菌感染的治疗剂量也可增至一日 0.6g，分 3 次服。

（1）支气管感染、肺部感染：一次 0.2g，一日 2 次，或一次

0.1g，一日 3 次，疗程 7～14 日。

（2）急性单纯性下尿路感染：一次 0.1g，一日 2 次，疗程 5～7 日；复杂性尿路感染：一次 0.2g，一日 2 次，或一次 0.1g，一日 3 次，疗程为 10～14 日。

（3）细菌性前列腺炎：一次 0.2g，一日 2 次，疗程为 6 周。

【注意事项】

（1）由于目前大肠埃希菌对氟喹诺酮类药物耐药者多见，应在给药前留取尿培养标本，参考细菌药敏结果调整用药。

（2）本品大剂量应用或尿 pH 值在 7 以上时可发生结晶尿。为避免结晶尿的发生，宜多饮水，保持 24 小时排尿量在 1 200ml 以上。

（3）肾功能减退者，需根据肾功能调整给药剂量。

（4）应用本品时应避免过度暴露于阳光，如发生光敏反应或其他过敏症状需停药。

（5）肝功能减退时，如属重度（肝硬化腹水）可减少药物清除，血药浓度增高，肝、肾功能均减退者尤为明显，均需权衡利弊后应用，并调整剂量。

（6）原有中枢神经系统疾患者，例如癫痫及癫痫病史者均应避免应用，有指征时需仔细权衡利弊后应用。

（7）偶有用药后发生跟腱炎或跟腱断裂的报告，如有上述症状发生，须立即停药，直至症状消失。

【药物相互作用】

（1）尿碱化剂可减低本品在尿中的溶解度，导致结晶尿和肾毒性。

（2）喹诺酮类抗菌药与茶碱类合用时可能由于与细胞色素 P450 结合部位的竞争性抑制，导致茶碱类的肝消除明显减少，血消除半衰期（$t_{1/2}$）延长，血药浓度升高，出现茶碱中毒症状，如恶心、呕吐、震颤、不安、激动、抽搐、心悸等。本品对茶碱的代谢虽影响较小，但合用时仍应测定茶碱类血药浓度和调整剂量。

（3）本品与环孢素合用，可使环孢素的血药浓度升高，必须监测环孢素血浓度，并调整剂量。

（4）本品与抗凝药华法林合用时虽对后者的抗凝作用增强较小，但合用时也应严密监测患者的凝血酶原时间。

（5）丙磺舒可减少本品自肾小管分泌约 50%，合用时可因本品血浓度增高而产生毒性。

（6）本品可干扰咖啡因的代谢，从而导致咖啡因消除减少，血消除半衰期（$t_{1/2\beta}$）延长，并可能产生中枢神经系统毒性。

（7）含铝、镁的抗酸药、铁剂均可减少本品的口服吸收，不宜合用。

（8）本品与非甾体类抗炎药芬布芬合用时，偶有抽搐发生，因此不宜与芬布芬合用。

（9）本品与口服降血糖药合用可能会引起血糖失调，因此用药过程中应注意监测血糖浓度，一旦发生低血糖时应立即停用本品，并给予适当处理。

【不良反应】

（1）胃肠道反应：腹部不适或疼痛、腹泻、恶心或呕吐。

（2）中枢神经系统反应可有头昏、头痛、嗜睡或失眠。

（3）过敏反应：皮疹、皮肤瘙痒，偶可发生渗出性多形性红斑及血管神经性水肿。光敏反应较少见。

（4）偶可发生

1）癫痫发作、精神异常、烦躁不安、意识混乱、幻觉、震颤。

2）血尿、发热、皮疹等间质性肾炎表现。

3）静脉炎。

4）结晶尿，多见于高剂量应用时。

5）关节疼痛。

（5）少数患者可发生血清氨基转移酶升高、血尿素氮增高及周围血象白细胞降低，多属轻度，并呈一过性。

【制剂与规格】片剂：0.1g。针剂：100mg/100ml。

# 第二十二节 眼科用药

## 一、抗感染药

### 氯霉素( Chloramphenicol )

【适应症】用于治疗由大肠埃希菌、流感嗜血杆菌、克雷伯菌属、金黄色葡萄球菌、溶血性链球菌和其他敏感菌所致眼部感染，如沙眼、结膜炎、角膜炎、眼睑缘炎等。

【用法用量】滴于眼睑内，一次 1～2 滴，一日 3～5 次。

【注意事项】

（1）大剂量长期使用（超过 3 个月）可引起视神经炎或视神经乳头炎（特别是小儿）。长期应用本品的患者，应事先作眼部检查，并密切注意患者的视功能和视神经炎的症状，一旦出现即停药。同时服用维生素 C 和维生素 B。

（2）滴眼时瓶口勿接触眼睛，使用后应将瓶盖拧紧，勿使瓶口接触皮肤以免污染。

【药物相互作用】与林可霉素类或红霉素类等大环内酯类抗生素合用可发生拮抗作用，因此不宜联合应用。

【不良反应】可有眼部刺激、过敏反应等。

【制剂与规格】氯霉素滴眼剂：8ml∶20mg。

## 二、青光眼用药

青光眼（glaucoma）是眼压调整功能发生障碍使眼压异常升高，因而视功能障碍，并伴有视网膜形态学变化的疾病。因瞳孔多少带有青绿色，故有此名。

青光眼是最常见的致盲性疾病之一，以眼压升高、视神经萎缩和视野缺损为特征。多数情况下，视神经损害的原因主要是高眼压，也有少数患者发生在正常眼压，称为正常眼压性青光眼。青光眼的临床特征虽然多样化，但最重要的危害是视功能损害，表现为视力下降和视野缺损。视力下降一般发生在急性高眼压时，视力下降初期是由于高眼压使角膜内皮不能将角膜内的水分正常排出，结果发生角膜上皮水肿；急性持续高眼压，可使视力降至光感，这是因为很高的眼压严重影响了视细胞的代谢。慢性高眼压及持续高眼压后期造成视神经萎缩，导致视野缺损。青光眼性视神经萎缩是多因素的，但最主要的原因是机械压迫和视乳头缺血。很高的眼内压迫使巩膜筛板向后膨隆，通过筛板的视神经纤维受到挤压和牵拉，阻断了视神经纤维的轴浆流，高眼压可能引起视乳头缺血，加重了视神经纤维的损伤，最终导致了视神经萎缩。由于视野缺损的产生具有隐匿性和渐进性，特别在原发性开角型青光眼，因早期临床表现不明显或没有特异性不易发觉，一旦发现视力下降而就诊时，往往已是病程晚期，视野缺损严重，且不可恢复。因此青光眼强调早期发现，及时治疗。

1 毛果芸香碱( Pilocarpine )

【其他名称】匹鲁卡品。

【适应症】为拟胆碱药，可缩瞳、降低眼压、调节痉挛，用于治疗青光眼。

【用法用量】滴眼液，点眼 1～2 滴 / 次，3～4 次 / 日或酌情增加次数。睡前用 1%～2% 眼膏。

【注意事项】长期应用时注意活动眼球，以防止后粘连，睫状环阻滞型青光眼禁用。

【药物相互作用】

（1）本品与 β 受体阻断剂、碳酸酐酶抑制剂、α 和 β 肾上腺能受体激动剂或高渗脱水剂联合使用有协同作用。

（2）硝酸毛果芸香碱滴眼液与拉坦前列素合用可降低葡萄膜巩膜途径房水流出的量，减低降眼压作用。

（3）与局部抗胆碱药物合用将干扰本品的降眼压作用。

与适量的全身抗胆碱药物合用，因全身用药到达眼部的浓度很低，通常不影响本品的降眼压作用。

【不良反应】可见眉弓部疼痛、暂时性近视、瞳孔后粘连、虹膜囊肿。

【制剂与规格】滴眼剂：1%～2%。注射剂：1ml∶10mg（硝酸盐）。

## 2 噻吗洛尔( Timolol )

【其他名称】噻吗心安、添慕宁。

【适应症】滴眼液点眼：1～2 滴 / 次，1～2 次 / 日。

【用法用量】成人用 0.25% 的眼药水，1 次每只眼滴 1 滴，1 日 2 次。如疗效不佳，可改用 0.5% 浓度的噻吗洛尔滴眼剂，1 次每眼 1 滴，1 日 1～2 次。如眼压已得到控制，则可改为每日 1 次维持。如原用其他药物进行治疗时，不宜突然停用原药，应自改用噻吗洛尔滴眼剂后第 2 日起逐渐停用。对病情较重者，更应谨慎。

【注意事项】心率慢、心脏传导阻滞、哮喘、呼吸道阻塞性疾病患者禁用。

【药物相互作用】

（1）与肾上腺素合用可引起瞳孔扩大。

（2）不主张两种局部 β 受体阻断剂同时应用。

（3）本品与钙通道拮抗剂合用应慎重，因可引起房室传导阻滞，左心室衰竭及低血压。对心功能受损的患者，应避免两种药合并使用。

（4）正在服用儿茶酚胺耗竭药（如利血平）者，使用本品时应严密观察，因可引起低血压和明显的心动过缓。

（5）本品与洋地黄类和钙通道拮抗剂合用可进一步延长房室传导时间。

（6）本品与奎尼丁合用能引起心率减慢等全身 β 受体阻断的副作用。可能的原因是奎尼丁可抑制 P450 酶和 CYPZD 6 对噻吗洛尔的代谢作用。

【不良反应】可见心率减慢、哮喘发作、头晕、眼干、烧灼感、点状角膜炎。

【制剂与规格】滴眼剂：0.25%；0.5%（马来酸盐）。

### 3 乙酰唑胺( Acetazolamide )

【其他名称】醋氮酰胺片、醋唑磺胺片。

【适应症】适用于治疗各种类型的青光眼，对各种类型青光眼急性发作时的短期控制是一种有效的降低眼压的辅助药物。开角型（慢性单纯性）青光眼，如用药物不能控制眼压，并用本品治疗可使其中大部分病例的眼压得到控制，作为术前短期辅助药物。闭角型青光眼急性期应用本品降压后，原则上应根据房角及眼压描记情况选择适宜的抗青光眼手术。本品也用于抗青光眼及某些内眼手术前降低眼压。抗青光眼术后眼压控制不满意者，仍可应用本品控制眼压。继发性青光眼也可用本品降低眼压。

【用法用量】成人常用量：

（1）开角型青光眼，口服首量 250mg（1 片），每日 1～3 次，维持量应根据患者对药物的反应决定，尽量使用较小的剂量使眼压得到控制；一般每日 2 次，每次 250mg（1 片）就可使眼压控制在正常范围。

（2）继发性青光眼和手术前降眼压，口服 250mg（1 片），每 4～8 小时 1 次，一般每日 2～3 次。

（3）急性病例，首次药量加倍给 500mg（2 片），以后用 125～250mg（0.5～1 片）维持量，每日 2～3 次。

【注意事项】

（1）询问患者有否磺胺过敏史，不能耐受磺胺类药物或其他磺胺衍生物利尿药的患者，也不能耐受本品。

（2）与食物同服可减少胃肠道反应。

（3）下列情况应慎用：①因本品可增高血糖及尿糖浓度，故糖尿病患者应慎用；②酸中毒及肝、肾功能不全者慎用。

（4）对诊断的干扰：①尿17-羟类固醇测定，因干扰Glenn-Nelson法的吸收，可产生假阳性结果；②尿蛋白测定，由于尿碱化，可造成如溴酚蓝试验等一些假阳性结果；③血氨浓度、血清胆红素、尿胆素原浓度都可以增高；④血糖浓度、尿糖浓度均可增高，非糖尿病者不受影响；⑤血浆氯化物的浓度可以增高，血清钾的浓度可以降低。

（5）随访检查：急性青光眼及青光眼急性发作时，每日应测眼压，慢性期应定期测量眼压，并定期检查视力、视野。眼压控制后应根据青光眼类型、前房角改变及眼压描记情况，调整用药剂量及选择适宜的抗青光眼手术。需延期施行抗青光眼手术的患者，较长期使用本品，除应加服钾盐外，在治疗前还需有24小时的眼压、视力、视野、血压、血象及尿常规等记录，以便在治疗过程中评价疗效及发现可能产生的不良反应，根据病情调整药量。

（6）某些不能耐受乙酰唑胺不良反应或久服无效者，可改用其他碳酸酐酶抑制剂，如双氯非那胺。

【药物相互作用】

（1）与促肾上腺皮质激素、糖皮质激素尤其与盐皮质激素联合使用，可以导致严重的低血钾，在联合用药时应注意监测血清钾的浓度及心脏功能。亦应估计到长期同时使用有增加低血钙的危险，可以造成骨质疏松，因为这些药都能增加钙的排泄。

（2）与苯丙胺、抗M胆碱药，尤其是和阿托品、奎尼丁联合应用时，由于形成碱性尿，本品排泄减少，会使不良反应加重或延长。

（3）与抗糖尿病药（如胰岛素）联合应用时，可以减少低血糖反应，因为本品可以造成高血糖和尿糖，故应调整剂量。

（4）与苯巴比妥、卡马西平或苯妥英等联合应用，可引起骨软化发病率上升。

（5）洋地黄苷类与本品合用，可提高洋地黄的毒性，并可发生低钾血症。

（6）与甘露醇或尿素联合应用，在增强降低眼压作用的同时，可增加尿量。

【不良反应】

（1）一般用药后常见的不良反应

1）四肢麻木及刺痛感。

2）全身不适综合征：疲劳、体重减轻、困倦抑郁、嗜睡、性欲减低等。

3）胃肠道反应：金属样味觉、恶心、食欲不振、消化不良、腹泻。

4）肾脏反应：多尿、夜尿、肾及泌尿道结石等。

5）可出现暂时性近视，也可发生磺胺样皮疹，剥脱性皮炎。

（2）少见的副作用

1）电解质紊乱：代谢性酸中毒、低钾血症，补充碳酸氢钠及钾盐有可能减轻症状。

2）听力减退。

3）最严重的不良反应是造血系统障碍：急性溶血性贫血、粒细胞减少症、血小板减少症、嗜伊红细胞增多症、再生障碍性贫血和肾衰竭。长期用药可加重低钾血症、低钠血症、电解质紊乱及代谢性酸中毒等症状。由于血钾下降可减弱本品的降眼压作用。对肾结石患者，本品可诱发或加重病情，如出现肾绞痛和血尿应立即停药。

【制剂与规格】片剂：0.25g。

## 三、其他

### 1 阿托品( Atropine )

（见第九节）

### 2 可的松( Cortisone )

【其他名称】考的松、皮质素。

【适应症】用于虹膜睫状体炎、虹膜炎、角膜炎、过敏性结膜炎等。

【用法用量】

（1）滴眼剂：一次1～2滴，一日3～4次。用前摇匀。

（2）眼膏剂：每晚睡前一次，涂于结膜囊内。

【注意事项】眼部细菌性或病毒性感染时应与抗菌药物合用。

【药物相互作用】目前尚无文献报道。

【不良反应】长期频繁用药可引起青光眼、白内障。

【制剂与规格】眼膏剂：1g∶2.5mg（0.25%）；1g∶5mg（0.5%）。

## 第二十三节　耳鼻喉科用药

### 1　麻黄碱( Ephedrine )

【适应症】中枢兴奋，毒性，抗休克。

【用法用量】

（1）支气管哮喘：口服：成人每次25mg，1日3次；儿童每千克体重每次0.5～1mg，1日3次。皮注或肌注：成人每次15～30mg。极量为1次60mg（口服）、50mg（注射）；1日150mg（口服）、120mg（注射）。

（2）蛛网膜下腔麻醉或硬膜外麻醉时维持血压，麻醉前皮注或肌注20～50mg。慢性低血压症，每次口服20～50mg，1日2次或3次。

（3）解除鼻黏膜充血、水肿，以0.5%～1%溶液滴鼻。每日3次，每次2～3滴。

【注意事项】麻黄碱的非法应用：它是合成苯丙胺类毒品也就是制作冰毒最主要的原料。由于大部分感冒药中含有麻黄碱成分，可能被不法分子大量购买用于提炼制造毒品。各药店对含麻黄碱成分的新康泰克、白加黑、日夜百服宁等数十种常用感冒、止咳平喘药限量销售，每人每次购买量不得超过5个最小零售包装。

【药物相互作用】

（1）本品不应与帕吉林等单胺氧化酶抑制剂合用，以免引起血压过高。

（2）不应与洋地黄类药物同用。

【不良反应】

（1）短期内反复使用可见药效逐渐减弱，此谓药物快速耐受现象，但只要停药数小时或3～4日即可以恢复原来对药物正常敏感的状态。由此可见，每日用药次数以不超过3次（正常给药次数以每日3次为宜，这样可使上述药物耐受现象减少到最低程度）。

（2）大量与长期使用，可产生震颤、焦虑、失眠、头痛、心悸、心动过速、出汗以及有发热感，故应注意防止大量与长期使用该药。

（3）老年人、前列腺肥大患者服药过多和时间过久则可引起排尿困难，故应注意避免过量和长久使用。

（4）凡是甲状腺功能亢进、高血压、动脉硬化和心绞痛等患者，应一律禁用该药。

（5）晚间服用该药可引起中枢神经兴奋和心悸等，故应加用适量镇静药用以防止失眠。

【制剂与规格】

（1）片剂：15mg；25mg；30mg。

（2）注射液：30mg（1ml）；50mg（1ml）。

（3）滴眼剂：1%。滴鼻剂：0.5%～1%。

### 2 氧氟沙星（Ofloxacin）

【适应症】用于葡萄球菌属、链球菌属、变形杆菌属、铜绿假单胞菌属、流感杆菌引起感染的中耳炎、外耳道炎、骨膜炎等。

【用法用量】滴耳：6～10滴/次，耳浴10min，2次/天。小儿适当减少用量。

【注意事项】

（1）限用于中耳黏液的中耳炎，如炎症波及鼓室周围，应配合口服给药。

（2）排出外耳道、中耳内的分泌物后，再滴药。鼓膜穿孔较小的可做吞咽动作。

（3）药液温度过低，可引起晕眩。

【药物相互作用】本品的药物相互作用不明显。

【不良反应】一过性刺激作用，主要为耳痛及瘙痒感。偶有过敏反应，可能产生耐药菌株。

【制剂与规格】滴耳剂：0.3%，5ml/ 支。

### 3 地芬尼多(Difenidol)

【其他名称】戴芬逸多、二苯哌丁醇、眩晕停。

【适应症】用于治疗各种原因引起的眩晕症（如椎基底动脉供血不全、内耳眩晕症、前庭神经炎、颈性眩晕等）、恶心呕吐、多发性硬化、自主神经功能紊乱、晕车晕船、运动病及外科麻醉手术后的呕吐等。

【用法用量】口服：每次 25～50mg，1 日 3 次。肌注：每次 10～20mg，眩晕发作剧烈者可每次肌注 40mg。

【注意事项】可有口干、过度兴奋、失眠、胃不适、耳鸣、药疹、复视、视力模糊、轻度黄疸、手足冷感、面部发热、厌食、轻度血压下降等。严重肾功能损害患者忌用；青光眼患者慎用。孕妇和乳妇不宜用。

【药物相互作用】先服用地芬尼多，可降低阿朴吗啡治疗中毒时的催吐作用。本品与其他增加脑供血的药物合用，可增强其抗眩晕的作用。

【不良反应】不良反应有口干，偶有胃不适感。无嗜睡或过度兴奋等副反应。

【制剂与规格】片剂：25mg。针剂：10mg/1ml。

# 第二十四节　妇产科用药

## 子宫收缩药

子宫收缩药选择性兴奋子宫平滑肌，根据药物用量大小和子宫生理状态，使子宫产生节律性收缩或强直性收缩。节律性收缩用于催产、引产，而强直性收缩用于产后止血或促进子宫复旧等。

### 1　缩宫素（Oxytocin）

【适应症】用于引产、催产、产后及流产后因宫缩无力或缩复不良而引起的子宫出血；了解胎盘储备功能（催产素激惹试验）。

【用法用量】

（1）引产或催产：静脉滴注，一次 2.5～5 单位，用氯化钠注射液稀释至每 1ml 中含有 0.01 单位。静滴开始时每分钟不超过 0.001～0.002 单位，每 15～30 分钟增加 0.001～0.002 单位，至达到宫缩与正常分娩期相似，最快每分钟不超过 0.02 单位，通常为每分钟 0.002～0.005 单位。

（2）控制产后出血：每分钟静滴 0.02～0.04 单位，胎盘排出后可肌内注射 5～10 单位。

【注意事项】

（1）下列情况应慎用：心脏病、临界性头盆不称、曾有宫腔内感染史、宫颈曾经手术治疗、宫颈癌、早产、胎头未衔接、孕妇年龄已超过 35 岁者，用药时应警惕胎儿异常及子宫破裂的可能。

（2）骶管阻滞时用缩宫素，可发生严重的高血压，甚至脑血管破裂。

（3）用药前及用药时需检查及监护：①子宫收缩的频率、持续时间及强度；②孕妇脉搏及血压；③胎儿心率；④静止期间子宫肌张力；⑤胎儿成熟度；⑥骨盆大小及胎先露下降情况；⑦出入液量的平衡（尤其是长时间使用者）。

【药物相互作用】无。

【不良反应】剂量过大易致子宫强直性收缩，有导致胎儿窒息或子宫破裂的危险，应严格掌握剂量。对产道异常、胎位不正、头盆不称、前置胎盘、三次以上妊娠的经产妇或有剖宫产史者禁用。

【制剂与规格】注射剂：0.5ml∶2.5 单位；1ml∶5 单位；1ml∶10 单位。

### 2 麦角新碱( Ergometrine )

【适应症】

（1）能直接作用于子宫平滑肌。大剂量时可使子宫强直性收缩，而能达到止血目的。

（2）临床用于治疗产后子宫出血、子宫复旧不良、月经过多等。

【用法用量】静注或肌注，1 次 0.2～0.5mg，也可直接注射于子宫肌层或宫颈。

【注意事项】

（1）胎儿及胎盘未娩出前禁用。

（2）高血压病及冠心病患者禁用。

【药物相互作用】

（1）避免与其他麦角碱同用。

（2）不得与血管收缩药（包括局麻药液中含有的）同用。

（3）与升压药同用，有出现严重高血压甚至脑血管破裂的危险。

（4）禁止吸烟过多，因可致血管收缩或挛缩。

【不良反应】

（1）由于产后或流产后子宫出血的用药时间较短，药物的某些不良反应较其他麦角生物碱少见。但静脉给药时，可出现头痛、头晕、耳鸣、腹痛、恶心、呕吐、胸痛、心悸、呼吸困难、心

率过缓；也有可能突然发生严重高血压，在用氯丙嗪后可以有所改善甚至消失。

（2）如使用不当，可能发生麦角中毒，表现为持久腹泻、手足和下肢皮肤苍白发冷、心跳弱、持续呕吐、惊厥。

（3）有轻度心动过缓，个别病例心动过速，血压升高。口服后可出现恶心、呕吐、出冷汗、面色苍白。

【制剂与规格】

（1）注射液：0.2mg（1ml）；0.5mg（1ml）。

（2）片剂：0.2mg；0.5mg。

### 3 垂体后叶注射液( Posterior Pituitary Injection )

【适应症】用于肺、支气管出血（如咯血）消化道出血（呕血、便血），并适用于产科催产及产后收缩子宫、止血等。对于腹腔手术后肠道麻痹等亦有功效。本品尚对尿崩症有减少排尿量之作用。

【用法用量】肌内、皮下注射或稀释后静脉滴注。引产或催产静脉滴注：

（1）一次 2.5～5 单位，用氯化钠注射液稀释至每 1ml 中含有 0.01 单位。静滴开始时每分钟不超过 0.001～0.002 单位，每 15～30 分钟增加 0.001～0.002 单位，至达到宫缩与正常分娩期相似，最快每分钟不超过 0.02 单位，通常为每分钟 0.002～0.005 单位。

（2）控制产后出血每分钟静滴 0.02～0.04 单位，胎盘排出后可肌内注射 5～10 单位。呼吸道或消化道出血：一次 6～12 单位产后子宫出血：一次 3～6 单位。

【注意事项】用药后如出现面色苍白、出汗、心悸、胸闷、腹痛、过敏性休克等，应立即停药。

【药物相互作用】

（1）环丙烷等碳氢化合物吸入全麻时，使用缩宫素可导致产妇出现低血压，窦性心动过缓或（和）房室节律失常。恩氟烷浓度 >1.5%，氟烷浓度 >1.0% 吸入全麻时，子宫对缩宫素的效应减弱。恩氟烷浓度 >3.0% 可消除反应，并可导致子宫出血。

（2）其他宫缩药与缩宫素同时用，可使子宫张力过高，产生子宫破裂或（和）宫颈撕裂。

【不良反应】无。

【制剂与规格】6 单位 / 支。

# 第二十五节　常用中成药

## 第一部分　内科用药

### 一、解表剂

#### （一）辛温解表

##### 1　九味羌活丸（颗粒）

【通用名称】九味羌活丸（颗粒）。

【作用类别】本品为感冒类非处方药。

【药品组成】羌活、防风、苍术、细辛、川芎、地黄、白芷、黄芩、甘草。

【功能主治】解表，散寒，除湿。用于外感风寒挟湿导致的恶寒发热，无汗，头痛且重，肢体酸痛。

【用法用量】

（1）丸剂：用姜葱汤或温开水送服，一次 6～9g，一日 2～3 次。

（2）颗粒剂：姜汤或开水冲服，一次 15g，一日 2～3 次。

【制剂与规格】

（1）丸剂。

（2）颗粒剂：每袋装 15g。

##### 2　感冒清热颗粒

【通用名称】感冒清热颗粒。

【作用类别】本品为感冒类非处方药。

【药品组成】荆芥穗、薄荷、防风、柴胡、紫苏叶、葛根、桔梗、苦杏仁、白芷、苦地丁、芦根。

【性　　状】本品为棕黄色的颗粒；味甜，微苦。

【功能主治】疏风散寒，解表清热。用于风寒感冒，头痛发热，恶寒身痛，鼻流清涕，咳嗽咽干。

【用法用量】开水冲服，一次1袋，一日2次。

【注意事项】

（1）忌烟、酒及辛辣、生冷、油腻食物。

（2）不宜在服药期间同时服用滋补性中药。

（3）糖尿病患者及有高血压、心脏病、肝病、肾病等严重慢性病者应在医师指导下服用。

（4）儿童、孕妇、哺乳期妇女、年老体弱者应在医师指导下服用。

（5）发热体温超过38.5℃的患者，应去医院就诊。

（6）服药3天症状无缓解，应去医院就诊。

（7）对本品过敏者禁用，过敏体质者慎用。

（8）本品性状发生改变时禁止使用。

（9）儿童必须在成人监护下使用。

（10）请将本品放在儿童不能接触的地方。

（11）如正在使用其他药品，使用本品前请咨询医师或药师。

【制剂与规格】每袋装12g。

### （二）辛凉解表

#### 1　柴胡注射液

【通用名称】柴胡注射液。

【药品组成】柴胡，辅料为氯化钠、聚山梨酯-80。

【性　　状】本品为无色或呈微乳白色的澄明液体；气芳香。

【功能主治】清热解表。用于治疗感冒、流行性感冒及疟疾等的发热。

【用法用量】肌内注射。一次2～4ml，一日1～2次。
【制剂与规格】每支装2ml。

## 2 银翘解毒丸(颗粒、片)

【通用名称】银翘解毒丸(颗粒、片)。
【作用类别】感冒类药。
【药品组成】金银花、连翘、薄荷、荆芥、牛蒡子(炒)、淡豆豉、桔梗、淡竹叶、甘草。
【性　　状】本品为棕褐色的浓缩蜜丸，气芳香，味微甜而苦，辛。
【功能主治】辛凉解表，清热解毒。用于风热感冒，发热头痛，咳嗽，口干，咽喉疼痛。
【用法用量】

(1)丸剂：用芦根汤或温开水送服。一次1丸，一日2～3次。

(2)颗粒剂：开水冲服。一次15g或5g(含乳糖)，一日3次；重症者加服1次。

(3)片剂：口服。一次4片，一日2～3次。

【注意事项】

(1)素有高血压、心脏病、肝病、糖尿病、肾病等严重慢性病者，孕妇或正在接受其他治疗的患者均应在医师指导下服用。

(2)应严格按照用法用量服用，婴幼儿、年老体虚患者应在医师指导下服用。

(3)服用3天后，症状无缓解，或发热加重，并出现其他严重症状时，应停药，并去医院就诊。

(4)除非在医师指导下，否则不得超过推荐剂量使用。

(5)该药应放置于儿童不能触及处。

(6)过敏体质者慎用。

(7)禁忌症：不适用于风寒感冒。不宜在服药期间同时服用滋补性中成药。

【制剂与规格】

（1）丸剂：每丸重3g。

（2）颗粒剂：每袋装15g或2.5g（含乳糖）。

（3）片剂：薄膜衣片每片重0.52g。

### （三）表里双解

#### 防风通圣丸（颗粒）

【通用名称】防风通圣丸（颗粒）。

【作用类别】本品为荨麻疹类非处方药。

【药品组成】防风、荆芥穗、薄荷、麻黄、大黄、栀子、连翘、黄芩、芒硝、桔梗、甘草等17味。

【性　　状】本品为白色至灰白色光亮的水丸；味甘、咸、微苦。

【功能主治】解表通里，清热解毒。用于外寒内热，表里俱实，恶寒壮热，头痛咽干，小便短赤，大便秘结，风疹湿疮。

【用法用量】

（1）丸剂：口服，一次6g，一日2次。

（2）颗粒剂：口服，一次1袋，一日2次。

【注意事项】

（1）忌烟、酒及辛辣、油腻、鱼虾海鲜类食物。

（2）不宜在服药期间同时服用滋补性中药。

（3）高血压、心脏病患者慎用。有肝病、糖尿病、肾病等严重慢性病者应在医师指导下服用。

（4）因服用或注射某种药物后出现荨麻疹等相似的皮肤症状者属于药物过敏（药疹），应立即去医院就诊。

（5）服药后大便次数增多且不成形者，应酌情减量。

（6）发热体温超过38.5℃的患者，应去医院就诊。

（7）孕妇慎用，儿童、哺乳期妇女、年老体弱及脾虚便溏者应在医师指导下服用。

（8）严格按用法用量服用，本品不宜长期服用。

（9）服药3天症状无缓解，应去医院就诊。

（10）对本品过敏者禁用，过敏体质者慎用。

（11）本品性状发生改变时禁止使用。

（12）儿童必须在成人监护下使用。

（13）请将本品放在儿童不能接触的地方。

（14）如正在使用其他药品，使用本品前请咨询医师或药师。

【制剂与规格】丸剂：每 20 丸重 1g。

**（四）扶正解表**

### 玉屏风颗粒

【通用名称】玉屏风颗粒。

【作用类别】本品为虚证类非处方药。

【药品组成】黄芪、防风、白术（炒），辅料为甘露醇、糊精、甜菊素、枸橼酸。

【性　　状】本品为棕色或棕红色颗粒；味涩而后甘。

【功能主治】辛益气，固表，止汗。用于表虚不固，自汗恶风，面色㿠白，或体虚易感风邪者。

【用法用量】开水冲服，一次 5g，一日 3 次。

【注意事项】

（1）忌油腻食物。

（2）本品宜饭前服用。

（3）按照用法用量服用，小儿、孕妇、高血压、糖尿病患者应在医师指导下服用。

（4）服药两周或服药期间症状无明显改善，或症状加重者，应立即停药并去医院就诊。

（5）对本品过敏者禁用，过敏体质者慎用。

（6）本品性状发生改变时禁止使用。

（7）儿童必须在成人监护下使用。

（8）请将本品放在儿童不能接触的地方。

（9）如正在使用其他药品，使用本品前请咨询医师或药师。

【制剂与规格】每袋装 5g。

## 二、祛暑剂

### （一）解表祛暑

#### 1 保济丸

【通用名称】保济丸。

【作用类别】本品为胃胀类非处方药。

【药品组成】广藿香、苍术、厚朴、葛根、钩藤、薄荷、白芷、神曲茶、茯苓、薏苡仁、木香、稻芽等16味。

【性　　状】本品为朱红色的水丸；气芳香，味微苦、辛。

【功能主治】解表，祛湿，和中。用于暑湿感冒，症见发热头痛、腹痛腹泻、恶心呕吐、肠胃不适；亦可用于晕车晕船。

【用法用量】口服，一次1.85～3.7g，一日3次。

【注意事项】

（1）忌烟、酒及辛辣、生冷、油腻食物。

（2）不宜在服药期间同时服用滋补性中药。

（3）外感燥热者不宜服用。

（4）有高血压、心脏病、肝病、糖尿病、肾病等严重慢性病者应在医师指导下服用。

（5）儿童、孕妇、哺乳期妇女、年老体弱者应在医师指导下服用。

（6）发热体温超过38.5℃的患者，应去医院就诊。

（7）吐泻严重者应及时去医院就诊。

（8）服药3天症状无缓解，应去医院就诊。

（9）对本品过敏者禁用，过敏体质者慎用。

（10）本品性状发生改变时禁止使用。

（11）儿童必须在成人监护下使用。

（12）请将本品放在儿童不能接触的地方。

（13）如正在使用其他药品，使用本品前请咨询医师或药师。

【制剂与规格】每瓶装3.7g。

### 2 藿香正气水

【通用名称】藿香正气水。
【作用类别】暑湿类药。
【药品组成】苍术、陈皮、厚朴(姜制)、白芷、茯苓、大腹皮、生半夏、甘草浸膏、广藿香油、紫苏叶油。
【性　　状】本品为深褐色的澄清液体(久贮略有浑浊),味辛、苦。
【功能主治】解表化湿,理气和中。用于暑湿感冒,头痛昏重,脘腹胀痛,呕吐泄泻。
【用法用量】口服,一次5～10ml,一日2次,用时摇匀。
【注意事项】

(1) 素有高血压、心律失常、心脏病、肝病、肾病等严重慢性病者,孕妇或正在接受其他治疗的患者均应在医师指导下服用。

(2) 应严格按照用法用量服用,婴幼儿、年老体虚患者应在医师指导下服用。

(3) 患者服用3天后,症状无缓解,或出现其他严重症状时,应停药,并去医院就诊。

(4) 连续服用应向医师咨询。

(5) 除非在医师指导下,否则不得超过推荐剂量使用。

(6) 该药应放置于儿童不能触及处。

(7) 过敏体质者慎用。

(8) 不宜同时服用滋补性中成药,饮食宜清淡。

【制剂与规格】

(1) 酊剂:10ml。

(2) 其他剂型:合剂、硬胶囊剂、软胶囊剂、颗粒剂(冲剂)、片剂、口服液、浓缩丸。

### (二) 健胃祛暑

#### 十滴水

【通用名称】十滴水。

【作用类别】本品为暑湿类非处方药。

【药品组成】樟脑、干姜、大黄、小茴香、肉桂、辣椒、桉油。

【性　　状】本品为棕红色至棕褐色的澄清液体；气芳香，味辛辣。

【功能主治】健胃，祛暑。用于因中暑而引起的头晕、恶心、腹痛、胃肠不适。

【用法用量】口服，一次 2～5ml。

【注意事项】

（1）饮食宜清淡，忌酒及辛辣、生冷、油腻食物。

（2）不宜在服药期间同时服用滋补性中药。

（3）有高血压、心脏病、肝病、糖尿病、肾病等严重慢性病者应在医师指导下服用。

（4）儿童、哺乳期妇女、年老体弱者应在医师指导下服用。孕妇忌服。

（5）驾驶员、高空作业者慎用。

（6）严格按用法用量服用，本品不宜长期服用。

（7）服药 3 天症状无缓解，应去医院就诊。

（8）对本品及酒精过敏者禁用，过敏体质者慎用。

（9）本品性状发生改变时禁止使用。

（10）儿童必须在成人监护下使用。

（11）请将本品放在儿童不能接触的地方。

（12）如正在使用其他药品，使用本品前请咨询医师或药师。

【药物相互作用】如与其他药物同时使用可能会发生药物相互作用，详情请咨询医师或药师。

## 三、泻下剂

### 润肠通便

#### 麻仁润肠丸( 软胶囊 )

【通用名称】麻仁润肠丸（软胶囊）。

【作用类别】本品为便秘类非处方药。
【药品组成】火麻仁、苦杏仁(炒)、大黄、木香、陈皮、白芍。
【性　　状】本品为黄褐色的大蜜丸；气微香，味苦、微甜。
【功能主治】润肠通便。用于肠胃积热，胸腹胀满，大便秘结。
【用法用量】口服，一次 1～2 丸，一日 2 次。
【注意事项】

(1) 饮食宜清淡，忌酒及辛辣食物。

(2) 不宜在服药期间同时服用滋补性中药。

(3) 有高血压、心脏病、肝病、糖尿病、肾病等严重慢性病者应在医师指导下服用。

(4) 胸腹胀满严重者应去医院就诊。

(5) 儿童、哺乳期妇女、年老体弱者应在医师指导下服用。

(6) 严格按用法用量服用，本品不宜长期服用。

(7) 服药 3 天症状无缓解，应去医院就诊。

(8) 对本品过敏者禁用，过敏体质者慎用。

(9) 本品性状发生改变时禁止使用。

(10) 儿童必须在成人监护下使用。

(11) 请将本品放在儿童不能接触的地方。

(12) 如正在使用其他药品，使用本品前请咨询医师或药师。

【制剂与规格】

(1) 丸剂：每丸重 6g。

(2) 其他剂型：软胶囊剂。

## 四、清热剂

### (一) 清热泻火

#### 1　黄连上清丸(颗粒、胶囊、片)

【通用名称】黄连上清丸(颗粒、胶囊、片)。
【作用类别】清热泻火剂。
【药品组成】黄连、栀子(姜制)、连翘、蔓荆子(炒)、防风、荆芥穗、白芷、黄芩、菊花、薄荷、大黄（酒炙）、黄柏（酒炒）、桔梗、川芎、石膏、旋覆花、甘草。辅料：蜂蜜。

【性　　状】本品为黑褐色的大蜜丸；气芳香、味苦。

【功能主治】散风清热，泻火止痛。用于风热上攻、肺胃热盛所致的头晕目眩、牙齿疼痛、口舌生疮、咽喉肿痛、耳痛耳鸣、大便秘结、小便短赤。

【用法用量】丸剂：口服。水丸或水蜜丸一次3～6g，大蜜丸一次1～2丸，一日2次。

【注意事项】

（1）忌烟、酒及辛辣食物。

（2）不宜在服药期间同时服用滋补性中药。

（3）有高血压、心脏病、肝病、糖尿病、肾病等严重慢性病者应在医师指导下服用。

（4）服药后大便次数增多且不成形者，应酌情减量。

（5）孕妇慎用，儿童、哺乳期妇女、年老体弱者应在医师指导下服用。

（6）严格按用法用量服用，本品不宜长期服用。

（7）服药3天症状无缓解，应去医院就诊。

（8）对本品过敏者禁用，过敏体质者慎用。

（9）本品性状发生改变时禁止使用。

（10）儿童必须在成人监护下使用。

（11）请将本品放在儿童不能接触的地方。

（12）如正在使用其他药品，使用本品前请咨询医师或药师。

【制剂与规格】

（1）丸剂：水丸每袋装6g；水蜜丸每40丸重3g；大蜜丸每丸重6g。

（2）其他剂型：颗粒剂，胶囊剂，片剂。

### 2　牛黄解毒丸（胶囊、软胶囊、片）

【通用名称】牛黄解毒丸（胶囊、软胶囊、片）。

【药品组成】牛黄、雄黄、石膏、大黄、黄芩、桔梗、冰片、甘草。

【功能主治】清热解毒，散风止痛。用于肺胃蕴热引起的头目眩晕，口鼻生疮，风火牙痛，咽喉疼痛，耳鸣肿痛，大便秘结，皮肤刺痒。

【用法用量】

（1）丸剂：口服，一次1丸，一日2～3次。

（2）片剂：口服，小片一次3片，大片一次2片，一日2～3次。

【注意事项】

（1）忌烟、酒及辛辣、油腻食物。

（2）不宜在服药期间同时服用滋补性中药。

（3）有高血压、心脏病、糖尿病、肝病、肾病等严重慢性病者应在医师指导下服用。

（4）本品不宜长期服用，服药3天症状无缓解，应去医院就诊。

（5）严格按用法用量服用，儿童、年老体弱者应在医师指导下服用。

（6）对本品过敏者禁用，过敏体质者慎用。

（7）本品性状发生改变时禁止使用。

（8）儿童必须在成人监护下使用。

（9）请将本品放在儿童不能接触的地方。

（10）如正在使用其他药品，使用本品前请咨询医师或药师。

【制剂与规格】

（1）丸剂：每丸重3g。

（2）其他剂型：片剂，胶囊剂，软胶囊剂。

### 3　牛黄上清丸(胶囊、片)

【药品名称】牛黄上清丸（胶囊、片）。

【作用类别】本品为头痛类非处方药。

【药品组成】牛黄、大黄、黄连、黄芩、黄柏、栀子、连翘、石膏、薄荷、菊花、荆芥穗、冰片等19味。

【性　状】本品为红褐色至黑褐色的大蜜丸；气芳香，味苦。

【功能主治】清热泻火，散风止痛。用于头痛眩晕，目赤耳鸣，咽喉肿痛，口舌生疮，牙龈肿痛，大便燥结。

【用法用量】

（1）丸剂：口服，水丸一次3g，大蜜丸一次1丸，一日2次。

（2）胶囊剂：口服，一次3粒，一日2次。

【注意事项】

（1）忌食辛辣食物。

（2）孕妇慎用。

（3）不宜在服药期间同时服用温补性中成药。

（4）有心律失常、心脏病、肝病、肾病等严重慢性病者或正在接受其他治疗的患者应在医师指导下服用。

（5）按照用法用量服用，小儿、年老体弱者、大便溏软者应在医师指导下服用。

（6）服药3天后症状未改善，应去医院就诊。

（7）对本品过敏者禁用，过敏体质者慎用。

（8）本品性状发生改变时禁止使用。

（9）儿童必须在成人监护下使用。

（10）请将本品放在儿童不能接触的地方。

（11）如正在使用其他药品，使用本品前请咨询医师或药师。

【制剂与规格】

（1）丸剂：水丸每16粒重3g；大蜜丸每丸重6g。

（2）胶囊剂：每粒装0.3g。

（3）其他剂型：片剂。

### （二）清热解毒

#### 1　双黄连合剂（颗粒、胶囊、片）

【通用名称】双黄连合剂（颗粒、胶囊、片）。

【作用类别】解表剂。

【功能主治】辛凉解表，清热解毒。

【用法用量】

（1）颗粒剂：口服或开水冲服，一次5g，一日3次；6个月以下，一次1.0～1.5g；6个月至一岁，一次1.5～2.0g；一岁至三岁，一次2.0～2.5g，三岁以上儿童酌量或遵医嘱。

（2）片剂：口服，一次4片，一日3次；小儿酌减或遵医嘱。

【注意事项】

（1）忌烟、酒及辛辣、生冷、油腻食物。

（2）不宜在服药期间同时服用滋补性中成药。

（3）风寒感冒者不适用，其表现为恶寒重，发热轻，无汗，头痛，鼻塞，流清涕，喉痒咳嗽。

（4）高血压、心脏病、肝病、糖尿病、肾病等严重慢性病者应在医师指导下服用。

（5）服药3天后或服药期间症状无改善，或症状加重，或出现新的严重症状如胸闷、心悸等应立即停药，并去医院就诊。

（6）按照用法用量服用，小儿、孕妇、年老体虚者应在医师指导下服用。

（7）对本品过敏者禁用，过敏体质者慎用。

（8）药品性状发生改变时禁止服用。

（9）儿童必须在成人的监护下使用。

（10）请将此药品放在儿童不能接触的地方。

（11）如正在服用其他药品，使用本品前请咨询医师或药师。

【制剂与规格】

（1）合剂：100ml。

（2）颗粒剂：每袋装5g无糖颗粒（相当于原药材60g）或含糖颗粒（相当于原药材30g）。

（3）片剂：每片重0.50g。

### 2 银黄颗粒(片)

【通用名称】银黄颗粒（片）。

【作用类别】本品为喉痹类非处方药。
【药品组成】金银花提取物、黄芩提取物，辅料为蔗糖。
【性　　状】本品为棕黄色颗粒；味甜、微苦。
【功能主治】清热，解毒，消炎。用于急慢性扁桃体炎，急慢性咽喉炎，上呼吸道感染。
【用法用量】开水冲服，一次1～2袋，一日2次。
【注意事项】

（1）忌辛辣、鱼腥食物。

（2）不宜在服药期间同时服用温补性中成药。

（3）脾胃虚寒症见有大便溏者慎用。

（4）扁桃体化脓及全身高热者应去医院就诊。

（5）服药3天后症状无改善，或出现其他症状，应去医院就诊。

（6）按照用法用量服用，糖尿病患者及儿童应在医师指导下服用。

（7）对本品过敏者禁用，过敏体质者慎用。

（8）本品性状发生改变时禁止使用。

（9）儿童必须在成人的监护下使用。

（10）请将本品放在儿童不能接触的地方。

（11）如正在使用其他药品，使用本品前请咨询医师或药师。

【制剂与规格】每袋装4g。

### 3　板蓝根颗粒

【药品名称】板蓝根颗粒。
【药品组成】板蓝根。辅料为糊精、蔗糖。
【性　　状】本品为棕色或棕褐色的颗粒；味甜、微苦。
【功能主治】清热解毒，凉血利咽。用于肺胃热盛所致的咽喉肿痛，口咽干燥；急性扁桃体炎见上述症候者。
【用法用量】一次5～10g，一日3～4次。
【注意事项】

（1）忌烟、酒及辛辣、生冷、油腻食物。

（2）不宜在服药期间同时服用滋补性中成药。

（3）风寒感冒者不适用，其表现为恶寒重，发热轻，无汗，鼻塞流清涕，口不渴，咳吐稀白痰。

（4）有高血压、心脏病、肝病、糖尿病、肾病等严重慢性病者，孕妇或正在接受其他治疗的患者，均应在医师指导下服用。

（5）服药3天后，症状无改善，或出现发热咳嗽加重，并有其他症状如胸闷、心悸等时应去医院就诊。

（6）按照用法用量服用，小儿、年老体虚者应在医师指导下服用。

（7）连续服用应向医师咨询。

（8）药品性状发生改变时禁止服用。

（9）儿童必须在成人的监护下使用。

（10）请将此药品放在儿童不能接触的地方。

（11）如正在服用其他药品，使用本品前请咨询医师或药师。

【制剂与规格】每袋装：5g；10g。

### （三）清肝解毒

#### 护肝片(胶囊、颗粒)

【通用名称】护肝片（胶囊、颗粒）。

【药品组成】见本书中药典同名品种。

【性　　状】本品为糖衣片，除去糖衣后显褐色；味苦。

【功能主治】疏肝理气，健脾消食。具有降低转氨酶作用。用于慢性肝炎及早期肝硬化等。

【用法用量】片剂：口服，一次4片，一日3次。

【制剂与规格】片剂：薄膜衣片，每片重0.36g。

### （四）清热祛湿

#### 1　茵栀黄颗粒(口服液)

【通用名称】茵栀黄颗粒（口服液）。

【药品组成】茵陈、栀子、黄芩苷、金银花。

【性　　状】本品为棕红色液体。味甜、微苦。

【功能主治】清热解毒，利湿退黄。用于湿热毒邪内蕴所致急性、迁延性、慢性肝炎和重症肝炎（Ⅰ型）。也可用于其他型重症肝炎的综合治疗。

【用法用量】口服。10ml/ 次，3 次 / 日。

### 2 复方黄连素片

【通用名称】复方黄连素片。

【药品组成】白芍、木香、吴茱萸、盐酸小檗碱。

【性　　状】本品为糖衣片，除去糖衣后显棕黄色至棕褐色；味苦、微辛。

【功能主治】清热燥湿，行气止痛，止痢止泻。用于大肠湿热，赤白下痢，里急后重或暴注下泻，肛门灼热；肠炎、痢疾见上述证候者。

【用法用量】口服，一次 4 片，一日 3 次。

【注意事项】

（1）服药期间忌食辛辣厚味，肠炎或痢疾属虚证或寒证者禁用本品。

（2）禁忌症尚不明确。

【制剂与规格】每片含盐酸小檗碱 30mg。

## 五、温里剂

### 温中健脾

### 1 附子理中丸（片）

【通用名称】附子理中丸（片）。

【药品组成】附子（制）、党参、白术（炒）、干姜、甘草。

【功能主治】温中健脾。用于脾胃虚寒，脘腹冷痛，呕吐泄泻，手足不温。

【用法用量】丸剂：口服，水蜜丸一次 6g，大蜜丸一次 1 丸，一日 2～3 次。

【注意事项】

（1）忌不易消化食物。

（2）感冒发热患者不宜服用。

（3）有高血压、心脏病、肝病、糖尿病、肾病等严重慢性病者应在医师指导下服用。

（4）孕妇慎用，哺乳期妇女、儿童应在医师指导下服用。

（5）吐泻严重者应及时去医院就诊。

（6）严格按用法用量服用，本品不宜长期服用。

（7）服药 2 周症状无缓解，应去医院就诊。

（8）对本品过敏者禁用，过敏体质者慎用。

（9）本品性状发生改变时禁止使用。

（10）儿童必须在成人监护下使用。

（11）请将本品放在儿童不能接触的地方。

（12）如正在使用其他药品，使用本品前请咨询医师或药师。

【制剂与规格】丸剂：大蜜丸，每丸重 9g。

### 2 香砂养胃丸(颗粒、片)

【通用名称】香砂养胃丸（颗粒、片）。

【作用类别】胃痛类药。

【药品组成】木香、砂仁、陈皮、半夏（制）、茯苓、甘草、白术、香附（醋制）、枳实（炒）、豆蔻（去壳）、厚朴（姜制）、广藿香。

【性　　状】本品为亮黑色的浓缩丸；气微，味辛、微苦。

【功能主治】温中和胃。用于不思饮食，胃脘满闷或吞吐酸水。

【用法用量】口服，一次 8 丸，一日 3 次。

【注意事项】

（1）本丸药宜用温开水送服。

（2）胃痛患者服用三天症状无改善，或出现症状加重现象者，应立即去医院诊治。

（3）长期连续服用本药，应向医师咨询。

（4）胃痛阴虚证，症见胃灼隐痛、口干舌燥者，不宜选用本药。

（5）该药应放置于儿童不能触及处。

（6）过敏体质者慎用。

（7）忌生冷、油腻饮食。

【制剂与规格】

（1）浓缩丸：每 8 丸相当于原药材 3g。

（2）其他剂型：颗粒剂（冲剂）、片剂、硬胶囊剂、软胶囊剂、乳剂、口服液。

## 六、止咳、平喘剂

### （一）散寒止咳

#### 通宣理肺丸（颗粒、胶囊、片）

【通用名称】通宣理肺丸（颗粒、胶囊、片）。

【作用类别】咳嗽类药。

【药品组成】紫苏叶、前胡、桔梗、苦杏仁、麻黄、甘草、陈皮、半夏（制）、茯苓、枳壳（炒）、黄芩。

【性　　状】本品为黑棕色至黑褐色的大蜜丸，味微甜、略苦。

【功能主治】解表散寒，宣肺止咳。用于风寒感冒咳嗽，咳痰不畅，发热恶寒，鼻塞流涕，头痛无汗，肢体酸痛。

【用法用量】大蜜丸，口服，一次 2 丸，一日 2～3 次。水丸，口服，一次 7g，一日 2～3 次。

【注意事项】

（1）有支气管扩张、肺脓疡、肺结核、肺炎、肺心病的患者，应在医生指导下服用。

（2）服用一周病证无改善，应停止服用，去医院就诊。

（3）服用本药治疗时，若患者出现高热，体温超过 38.5℃，咳喘气急者，应考虑肺部感染的可能，应到医院诊治。

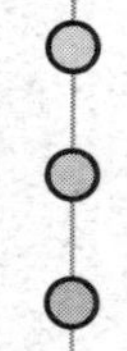

（4）长期服用，应向医生咨询。

（5）该药应放置于儿童不能触及处。

（6）过敏体质者慎用。

（7）禁忌症：①风热感冒咳嗽慎用；②忌食生冷、油腻食物。

【制剂与规格】

（1）大蜜丸：每丸重 6g。水丸：每 100 丸重 10g。

（2）其他剂型：浓缩丸、颗粒剂（冲剂）、片剂、煎膏剂（膏滋）、硬胶囊剂、口服液。

## （二）清肺止咳

### 1 蛇胆川贝液

【通用名称】蛇胆川贝液。

【作用类别】本品为咳嗽类非处方药。

【药品组成】蛇胆汁、平贝母。

【性　　状】本品为浅黄色至浅黄棕色的澄清液体；味甜、微苦，有凉喉感。

【功能主治】祛风止咳，除痰散结。用于肺热咳嗽，痰多，气喘，胸闷，咳痰不爽或久咳不止。

【用法用量】口服，一次 10ml，一日 2 次。

【注意事项】

（1）忌食辛辣、油腻食物。

（2）本品适用于肺热咳嗽，其表现为咳嗽，咳痰不爽，痰黏稠。

（3）支气管扩张、肺脓疡、肺心病、肺结核患者应在医师指导下服用。

（4）服用一周病证无改善，应停止服用，去医院就诊。

（5）服药期间，若患者出现高热，体温超过 38℃，或出现喘促气急者，或咳嗽加重，痰量明显增多者应到医院就诊。

（6）孕妇、体质虚弱者慎用。

（7）对本品过敏者禁用，过敏体质者慎用。

（8）药品性状发生改变时禁止服用。

（9）儿童必须在成人监护下使用。

（10）请将此药品放在儿童不能接触的地方。

（11）如正在服用其他药品，使用本品前请咨询医师或药师。

【制剂与规格】每支装10ml。

## 2 橘红丸(颗粒、胶囊、片)

【通用名称】橘红丸（颗粒、胶囊、片）。

【作用类别】祛痰剂。

【药品组成】化橘红、茯苓、苦杏仁（去皮炒）、款冬花、知母、石膏、陈皮、甘草、麦冬、桔梗、法半夏、紫苏子（炒）、紫菀、瓜蒌皮、地黄。

【性　　状】本品为棕褐色的水蜜丸、小蜜丸或大蜜丸；气微香，味甜、微苦。

【功能主治】清肺润燥，止嗽化痰。用于痰热咳嗽，痰多，色黄黏稠，胸闷口干。

【用法用量】丸剂：口服。水蜜丸一次7.2g，小蜜丸一次12g，大蜜丸一次2丸（每丸重6g）或4丸（每丸重3g），一日2次。

【注意事项】

（1）服药期间忌食辛辣、油腻食物。

（2）本品适用于肺热燥咳，其表现为干咳，咽痒，咽喉疼痛，鼻唇干燥，无痰或痰少而质黏，不易咳出，或痰中带有血丝，可伴有发热恶塞，鼻塞等寒热表证。舌质干而少津，脉浮或浮数。

（3）支气管扩张、肺脓疡、肺心病、肺结核患者应在医师指导下服用。

（4）服用一周病证无改善，应停止服用，去医院就诊。

（5）服药期间，若患者出现高热，体温超过38.5℃，或是出现喘促气急者，或是咳嗽加重，痰量明显增多，或是痰中带脓血者应到医院就诊。

（6）儿童、老人、孕妇、体质虚弱及胃肠功能差者慎用，不宜长期服用。

（7）对本品过敏者禁用，过敏体质者慎用。

（8）药品性状发生改变时禁止服用。

（9）儿童必须在成人监护下使用。

（10）请将此药品放在儿童不能接触的地方。

（11）如正在服用其他药品，使用本品前请咨询医师或药师。

【制剂与规格】丸剂：水蜜丸每 100 丸重 10g，大蜜丸每丸重 3g 或 6g。

### 3 小儿消积止咳口服液

【通用名称】小儿消积止咳口服液。

【药品组成】山楂（炒）、槟榔、枳实、瓜蒌、枇杷叶（蜜炙）、莱菔子（炒）、葶苈子（炒）、桔梗、连翘、蝉蜕。

【性　　状】本品为棕红色的液体；味甜、微苦。

【功能主治】清热疏肺、消积止咳。用于小儿食积咳嗽，属痰热证，症见：咳嗽，以夜重，喉间痰鸣，腹胀，口臭等。

【用法用量】口服，1 岁以内，每次 5ml；1～2 岁，每次 10ml；3～4 岁，每次 15ml；5 岁以上，每次 20ml；一日 3 次，疗程 5 天。

## （三）润肺止咳

### 养阴清肺丸

【通用名称】养阴清肺丸。

【作用类别】咳嗽类。

【药品组成】地黄、玄参、麦冬、川贝母、牡丹皮、白芍、薄荷、甘草。

【性　　状】本品为黑色的大蜜丸；味甜、微苦。

【功能主治】养阴润肺，清肺利咽。用于咽喉干燥疼痛，干咳少痰。

【用法用量】口服，一次 1 丸，一日 2 次。

【注意事项】

（1）不宜食用辛辣、油腻饮食。

（2）咳嗽痰多者慎用。

（3）孕妇慎用。

（4）急性、慢性气管炎，上述症见者可服用。

（5）咳嗽痰多，或舌苔厚腻者慎用。

【制剂与规格】

（1）丸剂：每丸重9g。

（2）其他剂型：煎膏剂（膏滋）、糖浆剂、合剂、口服液。

### （四）清肺平喘

#### 蛤蚧定喘丸

【通用名称】蛤蚧定喘丸。

【作用类别】本品为哮病类非处方药。

【药品组成】蛤蚧、瓜蒌子、麻黄、石膏、黄芩、黄连、苦杏仁（炒）、紫苏子（炒）、紫菀、百合、麦冬、甘草等14味。

【功能主治】滋阴清肺，止咳平喘。用于肺肾两虚，阴虚肺热所致的虚劳咳喘、气短烦热、胸满郁闷、自汗盗汗。

【用法用量】口服，水蜜丸一次5～6g，小蜜丸一次9g，大蜜丸一次1丸，一日2次。

【注意事项】

（1）忌烟、酒及辛辣、生冷、油腻食物。

（2）本品用于虚劳咳喘，咳嗽新发者不适用。

（3）支气管扩张、肺脓疡、肺心病、肺结核患者出现咳嗽时应去医院就诊。

（4）高血压、心脏病患者慎用。有肝病、糖尿病、肾病等严重慢性病者应在医师指导下服用。

（5）儿童、孕妇、哺乳期妇女、年老体弱及脾虚便溏者应在医师指导下服用。

（6）服药期间，若患者发热体温超过38.5℃，或出现喘促气急者，或咳嗽加重、痰量明显增多者应去医院就诊。

（7）若哮喘急性发作，或胸闷严重者应及时去医院就诊。

（8）服药7天症状无缓解，应去医院就诊。

（9）对本品过敏者禁用，过敏体质者慎用。

（10）本品性状发生改变时禁止使用。

（11）儿童必须在成人监护下使用。

（12）请将本品放在儿童不能接触的地方。

（13）如正在使用其他药品，使用本品前请咨询医师或药师。

【制剂与规格】小蜜丸：每 60 丸重 9g。

## 七、开窍剂

### （一）清热开窍

#### 1 清开灵颗粒（胶囊、片、注射液）

【通用名称】清开灵颗粒（胶囊、片、注射液）。

【作用类别】清热剂。

【功能主治】清热解毒，镇静安神。

【用法用量】

（1）口服：口服液，每次 10～20ml，每日 2～3 次，儿童酌减或遵医嘱。颗粒剂，一次 3～6g，一日 2～3 次，儿童酌减或遵医嘱。

（2）肌内注射：儿童每次 1～2ml，成人每次 2～4ml，每日 1～2 次；静脉滴入，用量遵医嘱。

【制剂与规格】注射液：肌注，每支 2ml。静滴，每支 10ml。口服液：每支 10ml。颗粒剂：每袋 3g。

#### 2 安宫牛黄丸

【通用名称】安宫牛黄丸。

【药品组成】牛黄、水牛角浓缩粉、麝香、珍珠、朱砂、雄黄、黄连、黄芩、栀子、郁金、冰片。

【性　　状】本品为包金衣的大蜜丸，除去金衣显黄橙色至红褐色；气芳香浓郁，味微苦。

【功能主治】清热解毒，镇惊开窍。用于热病，邪入心包，高热惊厥，神昏谵语；脑卒中昏迷及脑炎、脑膜炎、中毒性脑病、脑出血、败血症见上述证候者。

【用法用量】口服。一次1丸，一日1次；小儿3岁以内一次1/4丸，4～6岁一次1/2丸，一日1次；或遵医嘱。

【注意事项】

（1）本品为热闭神昏所设，寒闭神昏不得使用。

（2）本品处方中含麝香，芳香走窜，有损胎气，孕妇慎用。

（3）服药期间饮食宜清淡，忌食辛辣、油腻之品，以免助火生痰。

（4）本品处方中含朱砂、雄黄，不宜过量久服，肝肾功能不全者慎用。

（5）在治疗过程中如出现肢寒畏冷，面色苍白，冷汗不止，脉微欲绝，由闭证变为脱证时，应立即停药。

（6）高热神昏，脑卒中昏迷等口服本品困难者，当鼻饲给药。

（7）孕妇及哺乳期妇女、儿童、老年人使用本品应遵医嘱。

（8）过敏体质者慎用。

（9）儿童必须在成人的监护下使用。

（10）如正在服用其他药品，使用本品前请咨询医师。

（11）服用前应除去蜡皮、塑料球壳及玻璃纸；本品不可整丸吞服。

【制剂与规格】塑料球壳装，每丸重3g。

### （二）化痰开窍

#### 苏合香丸

【通用名称】苏合香丸。

【作用类别】本品为开窍剂类，内科用非处方药药品。

【药品组成】苏合香、安息香、冰片、水牛角浓缩粉、麝香、檀香、沉香、丁香、香附、木香、乳香（制）、荜茇等15味。

【性　　状】本品为褐色大蜜丸或褐红色水蜜丸；圆整均匀，色泽一致；细腻滋润，软硬适中。气芳香，味微苦、辛。

【功能主治】芳香开窍，行气止痛。用于脑卒中，中暑，痰厥昏迷，心胃气痛。
【用法用量】口服。一次 1 丸，一日 1～2 次，温开水送服。
【注意事项】孕妇忌用。热病与脱症者不宜用。
【制剂与规格】丸剂。

## 八、固涩剂

### 补肾缩尿

#### 缩泉丸（胶囊）

【通用名称】缩泉丸（胶囊）。
【作用类别】本品为内科虚证类非处方药药品。
【药品组成】山药、益智（盐炒）、乌药。
【性　　状】本品为淡棕色的水丸，味微咸。
【功能主治】补肾缩尿。用于肾虚之小便频数，夜卧遗尿。
【用法用量】口服，一次 3～6g，一日 3 次。
【注意事项】

（1）忌辛辣、生冷、油腻食物。

（2）感冒发热患者不宜服用。

（3）本品宜饭前服用。

（4）高血压、心脏病、肝病、糖尿病、肾病等慢性病患者应在医师指导下服用。

（5）服药 2 周症状无缓解，应去医院就诊。

（6）儿童、孕妇应在医师指导下服用。

（7）对本品过敏者禁用，过敏体质者慎用。

（8）本品性状发生改变时禁止使用。

（9）儿童必须在成人监护下使用。

（10）请将本品放在儿童不能接触的地方。

（11）如正在使用其他药品，使用本品前请咨询医师或药师。

【制剂与规格】每 20 粒重 1g。

## 九、扶正剂

### （一）健脾益气

#### 1 补中益气丸(颗粒)

【通用名称】补中益气丸(颗粒)。

【作用类别】虚证类药。

【药品组成】黄芪(蜜炙)、党参、甘草(蜜炙)、白术(炒)、当归、升麻、柴胡、陈皮。

【性　　状】本品为棕色的水丸,味微甜、辛。

【功能主治】补中益气。用于体倦乏力、内脏下垂。

【用法用量】丸剂:口服,小蜜丸一次9g,大蜜丸一次1丸,水丸一次6g,一日2～3次。

【注意事项】

（1）高血压患者慎服。

（2）严格按用法用量服用,儿童服用时需按年龄酌减。12岁以下儿童用半量,学龄前儿童用成人量的1/3至1/4量。

（3）服药期间若出现头痛、头晕、复视等症,以及血压在原有的基础上有上升趋势,应立即停药。

（4）服药期间出现皮疹、面红者,应立即停止服用。曾有口服补中益气丸过敏1例报道。

（5）服本药两周症状未改善者应暂停服药,长期服用此药,需由医师指导。

（6）本制剂中党参反藜芦,不宜同时应用。

（7）宜空腹或饭前服为佳,亦可在进食时服。

（8）该药应放置于儿童不能触及处。

（9）过敏体质者慎用。

（10）不适用于假虚真实症患者。表虚邪盛、气滞湿阻、食积内停、阴虚阳亢、痈疽初起或溃后热毒尚盛等证,均不宜用。

【制剂与规格】丸剂:大蜜丸,每丸重9g。浓缩丸:每8丸相当于原生药 3g。

2　参苓白术散（丸、颗粒）

【通用名称】参苓白术散（丸、颗粒）。
【作用类别】本品为虚证类非处方药。
【药品组成】人参、茯苓、白术（炒）、山药、白扁豆（炒）、莲子、薏苡仁（炒）、砂仁、桔梗、甘草。
【性　　状】本品为黄色至灰黄色的粉末；气香，味甜。
【功能主治】补脾胃，益肺气。用于脾胃虚弱，食少便溏，气短咳嗽，肢倦乏力。
【用法用量】口服，一次 6～9g，一日 2～3 次。
【注意事项】

（1）忌不易消化食物。

（2）感冒发热患者不宜服用。

（3）有高血压、心脏病、肝病、糖尿病、肾病等严重慢性病者应在医师指导下服用。

（4）儿童、孕妇、哺乳期妇女应在医师指导下服用。

（5）服药 4 周症状无缓解，应去医院就诊。

（6）对本品过敏者禁用，过敏体质者慎用。

（7）本品性状发生改变时禁止使用。

（8）儿童必须在成人监护下使用。

（9）请将本品放在儿童不能接触的地方。

（10）如正在使用其他药品，使用本品前请咨询医师或药师。

**（二）健脾和胃**

香砂六君丸

【通用名称】香砂六君丸。
【作用类别】伤食类药。
【功能主治】益气健脾，和胃。用于脾虚气滞，消化不良，嗳气食少，脘腹胀满，大便溏泻。

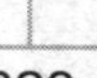

【用法用量】口服，一次 12 丸，一日 3 次。

【注意事项】

（1）不适用于口干、舌少津、大便干者。

（2）不适用于急性胃肠炎，主要表现为恶心、呕吐、大便水泻频频，脘腹作痛。

（3）孕妇忌服。

【制剂与规格】丸剂：每 8 丸相当于原生药 3g。

### （三）健脾养血

#### 归脾丸(合剂)

【通用名称】归脾丸(合剂)。

【作用类别】本品为虚证类非处方药。

【药品组成】党参、白术(炒)、炙黄芪、茯苓、远志(制)、酸枣仁(炒)、龙眼肉、当归、木香、大枣(去核)、炙甘草。

【性　　状】本品为棕色的浓缩丸，气微，味甘而后微苦、辛。

【功能主治】益气健脾，养血安神。用于心脾两虚，气短心悸，失眠多梦，头昏头晕，肢倦乏力，食欲不振。

【用法用量】用温开水或生姜汤送服，水蜜丸一次 6g，小蜜丸一次 9g，大蜜丸一次 1 丸，一日 3 次。

【注意事项】

（1）忌不易消化食物。

（2）感冒发热患者不宜服用。

（3）有高血压、心脏病、肝病、糖尿病、肾病等严重慢性病者应在医师指导下服用。

（4）儿童、孕妇、哺乳期妇女应在医师指导下服用。

（5）服药 4 周症状无缓解，应去医院就诊。

（6）对本品过敏者禁用，过敏体质者慎用。

（7）本品性状发生改变时禁止使用。

（8）儿童必须在成人监护下使用。

（9）请将本品放在儿童不能接触的地方。

（10）如正在使用其他药品，使用本品前请咨询医师或药师。
【制剂与规格】大蜜丸，每丸重 9g。

### （四）滋阴补肾

#### 六味地黄丸

【通用名称】六味地黄丸。
【作用类别】本品为虚证类非处方药药品。
【药品组成】熟地黄、山茱萸（制）、山药、牡丹皮、茯苓、泽泻。
【性　　状】为棕黑色的水蜜丸，黑褐色的小蜜丸或大蜜丸。味甜而酸。
【功能主治】滋阴补肾。用于肾阴亏损，头晕耳鸣，腰膝酸软，骨蒸潮热，盗汗遗精。
【用法用量】口服。小蜜丸一次 9g，一日 2 次。
【注意事项】

（1）忌不易消化食物。

（2）感冒发热患者不宜服用。

（3）有高血压、心脏病、肝病、糖尿病、肾病等严重慢性病者应在医师指导下服用。

（4）儿童、孕妇、哺乳期妇女应在医师指导下服用。

（5）服药 4 周症状无缓解，应去医院就诊。

（6）对本品过敏者禁用，过敏体质者慎用。

（7）本品性状发生改变时禁止使用。

（8）儿童必须在成人监护下使用。

（9）请将本品放在儿童不能接触的地方。

（10）如正在使用其他药品，使用本品前请咨询医师或药师。

### （五）滋阴降火

#### 知柏地黄丸

【通用名称】知柏地黄丸。
【作用类别】本品为虚证类非处方药药品。

【药品组成】熟地黄、山茱萸（制）、山药、牡丹皮、茯苓、泽泻、知母、黄柏。

【性　　状】本品为棕黑色的水蜜丸，黑褐色的小蜜丸或大蜜丸。味甜而带酸苦。

【功能主治】滋阴降火。用于阴虚火旺，潮热盗汗，口干咽痛，耳鸣遗精，小便短赤。

【用法用量】口服。小蜜丸一次 9g，一日 2 次。

【注意事项】

（1）忌不易消化食物。

（2）感冒发热患者不宜服用。

（3）有高血压、心脏病、肝病、糖尿病、肾病等严重慢性病者应在医师指导下服用。

（4）儿童、孕妇、哺乳期妇女应在医师指导下服用。

（5）服药 4 周症状无缓解，应去医院就诊。

（6）对本品过敏者禁用，过敏体质者慎用。

（7）本品性状发生改变时禁止使用。

（8）儿童必须在成人监护下使用。

（9）请将本品放在儿童不能接触的地方。

（10）如正在使用其他药品，使用本品前请咨询医师或药师。

### （六）滋肾养肝

#### 杞菊地黄丸（胶囊、片）

【通用名称】杞菊地黄丸（胶囊、片）。

【作用类别】本品为视疲劳类非处方药。

【药品组成】熟地黄、山茱萸（制）、山药、茯苓、牡丹皮、泽泻、枸杞子、菊花。

【性　　状】本品为棕色的浓缩丸；味甜而酸。

【功能主治】滋肾养肝。用于肝肾阴亏，眩晕耳鸣，羞明畏光，迎风流泪，视物昏花。

【用法用量】口服，一次 8 丸，一日 3 次。

【注意事项】

（1）忌不易消化食物。

（2）感冒发热患者不宜服用。

（3）有高血压、心脏病、肝病、糖尿病、肾病等严重慢性病者应在医师指导下服用。

（4）儿童、孕妇、哺乳期妇女应在医师指导下服用。

（5）服药4周症状无缓解，应去医院就诊。

（6）对本品过敏者禁用，过敏体质者慎用。

（7）本品性状发生改变时禁止使用。

（8）儿童必须在成人监护下使用。

（9）请将本品放在儿童不能接触的地方。

（10）如正在使用其他药品，使用本品前请咨询医师或药师。

### （七）温补肾阳

#### 1 金匮肾气丸(片)

【通用名称】金匮肾气丸（片）。

【作用类别】肾阳不足类。

【药品组成】地黄108g、山药27g、山茱萸（酒炙）27g、茯苓78g、牡丹皮27g、泽泻27g、桂枝27g、附子（炙）4.5g、牛膝（去头）27g、车前子（盐炙）27g。

【性　状】本品为黑褐色的水蜜丸或大蜜丸；味酸、微甘、苦。

【功能主治】温补肾阳，化气行水。用于肾虚水肿，腰膝酸软，小便不利，畏寒。

【用法用量】口服，一次1丸，一日2次。

【注意事项】孕妇禁服。忌房欲、气恼。忌食生冷食物。金匮肾气丸作为温补肾阳的药物，服用时应在饭前后相隔1小时左右，服用疗程一般为1个月。

#### 2 四神丸(片)

【通用名称】四神丸（片）。

【作用类别】虚证类药。

【药品组成】肉豆蔻（煨）、补骨脂（盐炒）、五味子（醋制）、吴茱萸（制）、大枣（去核）。

【性　　状】本品为浅褐色至褐色的水丸；气微香，味苦、咸而带酸、辛。

【功能主治】温肾散寒，涩肠止泻。用于肾阳不足所致的泄泻，症见肠鸣腹胀、五更溏泻、食少不化、久泻不止、面黄肢冷。

【用法用量】口服，一次 9g，一日 1～2 次。

【注意事项】

（1）实热泄泻、腹痛禁用。忌生冷、油腻食物。

（2）禁忌症：泄泻兼有大便不通畅，肛门有下坠感者忌服。

【制剂与规格】每袋装 9g。

**（八）益气养阴**

消渴丸

【通用名称】消渴丸。

【作用类别】消渴证。

【药品组成】葛根、地黄、黄芪、天花粉、玉米须、南五味子、山药、格列本脲。

【性　　状】本品为黑色的包衣浓缩丸；味甘、酸、微涩。

【功能主治】滋肾养阴，益气生津。用于气阴两虚型消渴病（非胰岛素依赖型糖尿病），症见：口渴喜饮、多尿、多食易饥、消瘦、体倦乏力、气短懒言等。

【用法用量】口服，一次 5～10 丸，一日 2～3 次，饭前 15～20 分钟用温开水送服。服用量根据病情从每次 5 丸逐渐递增。但每日不应超过 30 丸，当增至每日 20 丸时，至少分 2 次服用。至疗效满意时，逐渐减量或减少为每日 2 次的维持剂量，请由医生指导，进行服量控制。

【注意事项】

（1）本品含格列本脲，不良反应、禁忌及药物相互作用等项内容参阅格列本脲的有关规定。

（2）本品服用不当，可能会产生低血糖反应，应予注意，如发生低血糖应立即停药并请医生处理。本品与长效磺胺、保泰松、四环素、氯霉素、单胺氧化酶抑制剂等合用，可增强降血糖作用。

（3）用药期间应定期测定血糖和肝、肾功能、血象。

（4）偶见胃肠道反应及过敏症状。

（5）体质虚弱、高热、老年患者及非成年人慎用。

（6）禁忌症：①服用本品时禁加服磺酰脲类抗糖尿病药。若合用其他类型口服抗糖尿病药，必须在医生指导下服用。②孕妇、乳母、1 型糖尿病患者、不宜服用格列本脲患者禁用。③对磺胺类药物过敏者禁用。④伴有酮症酸中毒、昏迷、严重烧伤、感染、严重外伤和重大手术者禁用。⑤肝、肾功能不全者禁用。⑥白细胞减少、粒细胞缺乏、血小板减少等患者禁用。⑦忌酒。

【制剂与规格】每 10 丸重 2.5g（含格列本脲 2.5mg）。

### （九）益气复脉

#### 1 参麦注射液

【通用名称】参麦注射液。

【药品组成】红参、麦冬。

【性　　状】本品为微黄色至淡棕色的澄明液体。

【功能主治】益气固脱，养阴生津，生脉。用于治疗气阴两虚型之休克、冠心病、病毒性心肌炎、慢性肺心病、粒细胞减少症。能提高肿瘤患者的免疫功能，与化疗药物合用时，有一定的增效作用，并能减少化疗药物所引起的毒副反应。

【用法用量】

（1）肌内注射：一次 2～4ml，一日 1 次。

（2）静脉滴注：一次 10～60ml（用 5% 葡萄糖注射液 250～500ml 稀释后应用）或遵医嘱。

治疗休克：用本品 20ml 加入 50% 葡萄糖注射液 50ml 中，静脉注射，然后用本品 40ml 加入 5%～10% 葡萄糖注射液 500ml

中，静脉滴注维持。

治疗心血管疾病：用本品10～40ml加入5%～10%葡萄糖注射液250～500ml中，静脉滴注，每日一次，10～15天为一疗程。

治疗癌症患者，用本品40～60ml加入5%～10%葡萄糖注射液500ml中，静脉滴注，每日一次，10～15天为一疗程。

【注意事项】

（1）不宜在同一容器中与其他药物混用。

（2）本品是纯中药制剂，保存不当可能影响产品质量，所以使用前必须对光检查，发现药液出现混浊、沉淀、变色、漏气等现象时不能使用。

【制剂与规格】

（1）每支装2ml（相当于红参、麦冬各0.2g）。

（2）每支装5ml（相当于红参、麦冬各0.5g）。

（3）每支装10ml（相当于红参、麦冬各1g）。

（4）每支装20ml（相当于红参、麦冬各2g）。

（5）每瓶装50ml（相当于红参、麦冬各5g）。

（6）每瓶装100ml（相当于红参、麦冬各10g）。

### 2 生脉饮（颗粒、胶囊、注射液）

【通用名称】生脉饮（颗粒、胶囊、注射液）。

【作用类别】本品为虚证类非处方药。

【药品组成】人参、麦冬、五味子。

【性　　状】本品为黄棕色至淡红棕色的澄清液体，久置可有微量浑浊；气香，味酸甜、微苦。

【功能主治】益气，养阴生津。用于气阴两亏，心悸气短，自汗。

【用法用量】口服，一次10ml，一日3次。

【注意事项】

（1）忌不易消化食物。

（2）感冒发热患者不宜服用。

（3）糖尿病患者及有高血压、心脏病、肝病、肾病等严重慢性病者应在医师指导下服用。

（4）儿童、孕妇、哺乳期妇女应在医师指导下服用。

（5）心悸气短严重者应去医院就诊。

（6）服药 4 周症状无缓解，应去医院就诊。

（7）对本品过敏者禁用，过敏体质者慎用。

（8）本品性状发生改变时禁止使用。

（9）儿童必须在成人监护下使用。

（10）请将本品放在儿童不能接触的地方。

（11）如正在使用其他药品，使用本品前请咨询医师或药师。

【制剂与规格】每支装 10ml。

## 十、安神剂

### 养心安神

#### 天王补心丸(片)

【通用名称】天王补心丸(片)。

【作用类别】安神剂。

【药品组成】地黄、当归、茯苓、天冬、麦冬、丹参、桔梗、甘草、石菖蒲、五味子、酸枣仁、柏子仁、玄参、党参、远志、朱砂。

【性　　状】本品为棕黑色浓缩丸；气微香，味甘、苦。

【功能主治】滋阴，养血，补心安神。用于心阴不足，心悸健忘，失眠多梦，大便干燥。

【用法用量】口服，一次 8 丸，一日 3 次。

【制剂与规格】每 8 丸相当于原药材 3g。

## 十一、止血剂

### （一）凉血止血

#### 槐角丸

【通用名称】槐角丸。

【作用类别】本品为痔类非处方药药品。
【药品组成】槐角（炒）、地榆（炭）、黄芩、枳壳（炒）、当归、防风。
【性　　状】本品为黑褐色至黑色的小蜜丸。味苦、涩。
【功能主治】清肠疏风，凉血止血。用于血热所致的肠风便血、痔疮肿痛。
【注意事项】

（1）忌烟酒及辛辣、油腻、刺激性食物。

（2）保持大便通畅。

（3）儿童、孕妇、哺乳期妇女、年老体弱及脾虚大便溏者应在医师指导下服用。

（4）有高血压、心脏病、肝病、糖尿病、肾病等严重慢性病者应在医师指导下服用。

（5）内痔出血过多或原因不明的便血应去医院就诊。

（6）服药3天症状无缓解，应去医院就诊。

（7）对本品过敏者禁用，过敏体质者慎用。

（8）本品性状发生改变时禁止使用。

（9）儿童必须在成人监护下使用。

（10）请将本品放在儿童不能接触的地方。

（11）如正在使用其他药品，使用本品前请咨询医师或药师。

【制剂与规格】丸剂，每丸10g。

### （二）散瘀止血

#### 三七胶囊(片)

【通用名称】三七胶囊（片）。
【作用类别】慢性软组织扭挫伤类药。
【药品组成】三七。
【性　　状】胶囊剂，内容物为灰黄色粉末；味微苦。
【功能主治】散瘀止血，消肿定痛。用于外伤出血，跌仆肿痛。
【用法用量】

（1）胶囊剂：口服，一次6～8粒，一日2次。

（2）片剂：口服，一次小片4～12片，大片2～6片，一日3次。

【注意事项】

（1）6岁以下儿童慎用。

（2）该药应放置于儿童不能触及处。

（3）过敏体质者慎用。

（4）孕妇忌服。

【制剂与规格】

（1）胶囊剂：每粒装0.3g。

（2）片剂：每片含三七0.25g（小片）或0.5g（大片）。

## 十二、祛瘀剂

### （一）活血祛瘀

#### 1 血栓通注射液、注射用血栓通（冻干）

【通用名称】血栓通注射液。

【药品组成】三七总皂苷、氯化钠。

【性　　状】本品为淡黄色至黄色的澄明液体。

【功能主治】活血祛瘀，通脉活络。用于脑卒中偏瘫、瘀血阻络及脑血管疾病后遗症、视网膜中央静脉阻塞属瘀血阻滞证者，扩张血管，改善血液循环。用于视网膜中央静脉阻塞，脑血管病后遗症，内眼病，眼前房出血等。

【用法用量】

（1）静脉注射：一次2～5ml，以氯化钠注射液20～40ml稀释后使用，一日1～2次。

（2）静脉滴注：一次2～5ml，用10%葡萄糖注射液250～500ml稀释后使用，一日1～2次。

（3）肌内注射：一次2～5ml，一日1～2次。理疗：一次2ml，加注射用水3ml，从负极导入。

【注意事项】本品遇冷可能析出结晶，可置50～80℃热水中溶解，放冷至室温即可使用。

### 2 血塞通注射液、注射用血塞通(冻干)

【通用名称】血塞通注射液、注射用血塞通（冻干）。
【药品组成】三七总皂苷，每1ml含三七总皂苷50mg。
【性　　状】本品为淡黄色或黄色的澄明液体。
【功能主治】活血祛瘀，通脉活络。用于脑卒中偏瘫、瘀血阻络证，动脉粥状硬化性血栓性脑梗死、脑栓塞、视网膜中央静脉阻塞见瘀血阻络证者。
【用法用量】

（1）肌内注射：一次100mg，一日1～2次。

（2）静脉注射：一次200～400mg，以5%～10%葡萄糖注射液250～500ml稀释后缓缓滴注，一日1次。

【注意事项】孕妇慎用。
【制剂与规格】2ml∶100mg。

### 3 丹参注射液

【通用名称】丹参注射液。
【药品组成】丹参。
【性　　状】本品为棕色至棕红色的澄明液体。
【功能主治】活血化瘀，通脉养心。用于冠心病胸闷、心绞痛。
【用法用量】

（1）肌内注射，一次2～4ml，一日1～2次。

（2）静脉注射，一次4ml（用50%葡萄糖注射液20ml稀释后使用），一日1～2次。

（3）静脉滴注，一次10～20ml（用5%葡萄糖注射液100～500ml稀释后使用），一日1次。或遵医嘱。

【制剂与规格】每支装：2ml；10ml。

### （二）益气活血

#### 麝香保心丸

【通用名称】麝香保心丸。
【作用类别】寒凝血瘀类。
【药品组成】麝香、人参、牛黄、肉桂、苏合香、蟾酥、冰片。
【性　　状】本品为黑褐色有光泽的微丸，截面棕黄色；味苦、辛凉，有麻舌感。
【功能主治】芳香温通，益气强心。用于心肌缺血引起的心绞痛、胸闷及心肌梗死。
【用法用量】口服，一次 1～2 丸，一日 3 次；或症状发作时服用。
【注意事项】孕妇禁用。
【制剂与规格】丸剂。

### （三）理气活血

#### 1　复方丹参片(胶囊、颗粒、滴丸)

【通用名称】复方丹参片（胶囊、颗粒、滴丸）。
【作用类别】理气活血类。
【药品组成】丹参、三七、冰片。
【性　　状】本品为薄膜衣片，除去薄膜衣后显褐色；气芳香，味微苦。
【功能主治】活血化瘀，理气止痛。用于胸中憋闷，心绞痛。
【用法用量】

（1）小片剂：口服。一次 3 片，一日 3 次。

（2）滴丸剂：吞服或舌下含服。1 次 10 丸，1 日 3 次，28 天为一个疗程，或遵医嘱。

【注意事项】孕妇慎用。
【制剂与规格】

（1）小片剂：每片重 0.27g。

（2）滴丸剂：每丸重 25mg；薄膜衣滴丸，每丸重 27mg。

2 血府逐瘀丸(胶囊)

【通用名称】血府逐瘀丸(胶囊)。

【药品组成】柴胡、当归、地黄、赤芍、红花、桃仁、枳壳、甘草、川芎、牛膝、桔梗。

【性　　状】

(1)丸剂:为褐色的大蜜丸,味甜、辛。

(2)胶囊剂:内容物为棕褐色的粉末,气辛,味微苦。

【功能主治】活血祛瘀,行气止痛。用于瘀血内阻,胸痛或头痛,内热瞀闷,失眠多梦,心悸怔忡,急躁善怒,冠心病,心绞痛,血管及外伤性头痛。

【用法用量】

(1)丸剂:空腹,用红糖水送服,一次1~2丸,一日2次。

(2)胶囊剂:口服,一次6粒,一日2次,一个月为一疗程。

【注意事项】忌食辛冷食物。孕妇忌服。

【制剂与规格】

(1)丸剂:每丸重9g。

(2)胶囊剂:每粒重0.4g。

(四)滋阴活血

脉络宁注射液

【通用名称】脉络宁注射液。

【药品组成】金银花、牛膝、石斛、玄参。

【性　　状】本品为黄棕色至红棕色的澄明液体。

【功能主治】清热养阴,活血化瘀。用于血栓闭塞性脉管炎,静脉血栓形成,动脉硬化性闭塞症,脑血栓形成及后遗症等。

【用法用量】静脉滴注,一次10~20ml,一日1次,用5%葡萄糖注射液或氯化钠注射液250~500ml稀释后使用,10~14天为1个疗程,重症患者可连续使用2~3个疗程。

【注意事项】本品使用时无其他副作用或不良反应。

【制剂与规格】10ml。

### （五）化瘀宽胸

#### 1 冠心苏合丸(胶囊、软胶囊)

【通用名称】冠心苏合丸（胶囊、软胶囊）。
【作用类别】寒凝血瘀类。
【药品组成】苏合香、冰片、乳香（制）、檀香、土木香。
【性　　状】本品为深棕褐色的大蜜丸；气芳香，味苦、凉。
【功能主治】理气，宽胸，止痛。用于寒凝气滞、心脉不通所致的胸痹，症见胸闷、心前区疼痛；冠心病心绞痛见上述证候者。
【用法用量】嚼碎服。一次 1 丸，或遵医嘱。
【注意事项】孕妇禁用。
【制剂与规格】丸剂。

#### 2 速效救心丸

【通用名称】速效救心丸。
【作用类别】气滞血瘀类。
【药品组成】川芎、冰片。
【性　　状】本品为棕黄色的滴丸；气凉，味微苦。
【功能主治】行气活血，去瘀止痛，增加冠脉血流量，缓解心绞痛。用于气滞血瘀型冠心病，心绞痛。
【用法用量】含服，一次 4～6 粒，一日 3 次，急性发作时，一次 10～15 粒。
【制剂与规格】每粒重 40mg。

#### 3 地奥心血康胶囊

【通用名称】地奥心血康胶囊。
【药品组成】为地奥心血康经加工制成的胶囊。甾体总皂苷。
【性　　状】本品为胶囊剂，内容物为浅黄色或浅棕黄色的粉末；味微苦。

【功能主治】活血化瘀，行气止痛，扩张冠脉血管，改善心肌缺血。用于预防和治疗冠心病，心绞痛以及瘀血内阻之胸痹、眩晕、气短、心悸、胸闷或痛等病症。

【用法用量】口服，一次1～2粒，一日3次。

【注意事项】极少病例空腹服用有胃肠道不适。

【制剂与规格】每粒含甾体总皂苷100mg（相当于甾体总皂苷元35mg）。

### （六）化瘀通脉

#### 通心络胶囊

【通用名称】通心络胶囊。

【药品组成】人参、水蛭、全蝎、土鳖虫、蜈蚣、蝉蜕、赤芍、冰片等。

【性　　状】本品为胶囊剂，内容物为棕色粉末；具冰片香气、微腥，味微咸。

【功能主治】益气活血，通络止痛。用于冠心病心绞痛证属心气虚乏、血瘀络阻者。症见胸部憋闷，刺痛、绞痛，固定不移，心悸自汗，气短乏力，舌质紫暗或有瘀斑，脉细涩或结代。亦用于脑梗死恢复期，证属脑卒中中经络，气虚血瘀络阻型。症见半身不遂，偏身麻木，口舌㖞斜，言语不利等症。

【用法用量】口服，一次2～4粒，一日3次。4周为一疗程。对轻度、中度心绞痛患者可一次2粒，一日3次；对较重度、重度患者以一次4粒，一日3次为优，心绞痛等症状明显减轻或消失，心电图改善后，可改为一次2粒，一日3次。

【注意事项】服药后胃部不适者宜改为饭后服。出血性疾患、孕妇及妇女经期及阴虚火旺型脑卒中禁用。

【制剂与规格】胶囊剂。

## 十三、理气剂

### （一）疏肝解郁

#### 1 丹栀逍遥丸

【通用名称】丹栀逍遥丸。
【作用类别】郁病类。
【药品组成】牡丹皮、白芍（酒炒）、白术（土炒）、栀子（炒焦）、当归、薄荷、柴胡（酒制）、茯苓、甘草（蜜炙）。
【功能主治】舒肝解郁，清热调经。
【用法用量】口服，每次 6～9g，一日 2 次。
【注意事项】

（1）服药期间忌食生冷、辛辣食物。

（2）本药是在逍遥散的处方上加丹皮、栀子而组成。功能疏肝解郁，泄热调经。可适用于肝郁血虚，化火生热所致的胸胁胀痛，烦躁易怒，纳少潮热，或月经不调及更年期综合征等病症。

（3）若治疗 1 周，症状未见好转，且胸胁胀痛严重者，应及时到医院咨询医师，明确诊断后，在医生指导下服用。

（4）过敏体质者慎用。

（5）药品性状发生改变时禁止服用。

（6）儿童必须在成人监护下使用。

（7）请将此药品放在儿童不能接触的地方。

（8）如正在服用其他药品，使用本品前请咨询医师或药师。

【制剂与规格】丸剂。

#### 2 逍遥丸（颗粒）

【通用名称】逍遥丸（颗粒）。
【作用类别】和解剂。
【药品组成】柴胡、当归、白芍、白术、茯苓、甘草、薄荷、生姜。
【性　　状】本品为亮黑色的浓缩丸；气微，味甜、辛而后苦。

【功能主治】疏肝健脾，养血调经。

【用法用量】丸剂：口服。水丸：1次6～9g，1日1～2次。大蜜丸：1次1丸，1日2次。

【注意事项】

（1）忌食寒凉、生冷食物。

（2）孕妇服用时请向医师咨询。

（3）感冒时不宜服用本药。

（4）月经过多者不宜服用本药。

（5）平素月经正常，突然出现月经量少，或月经错后，或阴道不规则出血应去医院就诊。

（6）按照用法用量服用，长期服用应向医师咨询。

（7）服药2周症状无改善，应去医院就诊。

（8）对本药过敏者禁用，过敏体质者慎用。

（9）药品性状发生改变时禁止服用。

（10）请将此药品放在儿童不能接触的地方。

（11）如正在服用其他药品，使用本品前请咨询医师或药师。

【制剂与规格】丸剂：大蜜丸，每丸重9g。

### （二）疏肝和胃

#### 1 气滞胃痛颗粒（片）

【通用名称】气滞胃痛颗粒（片）。

【作用类别】本品为胃痛类非处方药药品。

【药品组成】柴胡、延胡索（炙）、枳壳、香附（炙）、白芍、甘草（炙）。

【性　　状】本品为淡棕色至棕黄色的颗粒；具特殊香气，味甜、微苦、辛。

【功能主治】舒肝和胃。用于慢性胃炎，胃脘胀痛。

【用法用量】用开水冲服：每次1袋，每日3次。

【注意事项】

（1）孕妇慎用。

（2）慢性胃炎，胃神经综合征，见上述症状者可服用。

（3）本品含蔗糖，糖尿病患者忌服。

【制剂与规格】每袋装 5g。

### 2 胃苏颗粒

【通用名称】胃苏颗粒。

【作用类别】胃痛类药。

【药品组成】紫苏梗、香附、陈皮、香橼、佛手、枳壳、槟榔、鸡内金（制）。

【性　　状】本品为棕色颗粒；味苦。

【功能主治】理气消胀，和胃止痛。主治胃脘胀痛。

【用法用量】口服，一次 1 袋，一日 3 次。15 天为一个疗程。

【注意事项】

（1）孕妇忌服。

（2）服药期间要保持情绪稳定，切勿恼怒。

（3）少吃生冷及油腻难消化的食品。

（4）常规用量效果不明显时，可在医师指导下增加剂量。糖尿病患者应在医师指导下服用。

（5）服药三天后症状未改善，应去医院就诊。

（6）药品性状发生改变时禁止服用。

（7）儿童必须在成人的监护下使用。

（8）请将此药品放在儿童不能接触的地方。

（9）如正在服用其他药品，使用本品前请咨询医师或药师。

【制剂与规格】颗粒剂。

## （三）理气止痛

### 1 元胡止痛片（胶囊、颗粒、滴丸）

【通用名称】元胡止痛片（胶囊、颗粒、滴丸）。

【作用类别】本品为痛经类非处方药。

【药品组成】延胡索（醋制）、白芷。

【性　　状】本品为色糖衣片（或薄膜衣片），除去包衣后，显棕褐色；气香，味苦。

【功能主治】疏气止痛。用于肝胃气痛，胃脘胀痛，胸肋痛，月经痛。

【用法用量】口服，一次 2～4 片，一日 3 次。

【注意事项】

（1）忌情绪激动及生闷气。

（2）孕妇慎用。

【制剂与规格】每片重 0.3g。

## 2 三九胃泰颗粒

【通用名称】三九胃泰颗粒。

【作用类别】本品为胃脘痛类非处方药。

【药品组成】白芍、地黄、茯苓、黄芩、九里香、两面针、木香、三桠苦。

【功能主治】清热燥湿，行气活血，柔肝止痛，消炎止痛，理气健脾。用于上腹隐痛，饱胀，反酸，恶心，呕吐，纳减，心口嘈杂。

【用法用量】口服，一次 2～4 粒，一日 2 次。

【注意事项】

（1）忌食辛辣刺激性食物。

（2）忌情绪激动或生闷气。

（3）浅表性、糜烂性、萎缩性等慢性胃炎应在医师指导下服用。

（4）孕妇及糖尿病患者（有糖型）应在医师指导下服用。

（5）慢性胃炎患者服药两周症状无改善，应立即停药并去医院就诊。

（6）按照用法用量服用，小儿、年老体弱者应在医师指导下服用。

（7）药品性状发生改变时禁止服用。

【制剂与规格】每袋装：20g；2.5g（无糖型）。

## 十四、消导剂

### 消食导滞

#### 保和丸（颗粒、片）

【通用名称】保和丸（颗粒、片）。
【作用类别】痞满类药。
【药品组成】山楂（焦）、六神曲（炒）、半夏（制）、茯苓、陈皮、连翘、莱菔子（炒）、麦芽（炒）。
【性　　状】本品为棕色至褐色的大蜜丸；气微香，味微酸、涩、甜。
【功能主治】消食，导滞，和胃。用于食积停滞，脘腹胀满，嗳腐吞酸，不欲饮食。
【用法用量】口服。一次1～2丸，一日2次；小儿酌减。
【注意事项】

（1）饮食宜清淡，忌酒及辛辣、生冷、油腻食物。

（2）不宜在服药期间同时服用滋补性中药。

（3）有高血压、心脏病、肝病、糖尿病、肾病等严重慢性病者应在医师指导下服用。

（4）儿童、孕妇、哺乳期妇女、年老体弱者应在医师指导下服用。

（5）服药3天症状无缓解，应去医院就诊。

（6）对本品过敏者禁用，过敏体质者慎用。

（7）本品性状发生改变时禁止使用。

（8）儿童必须在成人监护下使用。

（9）请将本品放在儿童不能接触的地方。

（10）如正在使用其他药品，使用本品前请咨询医师或药师。

【制剂与规格】每丸重9g。

## 十五、治风剂

### （一）疏散外风

#### 川芎茶调丸(散、颗粒、片)

【通用名称】川芎茶调丸（散、颗粒、片）。
【作用类别】头痛类药。
【药品组成】川芎、白芷、羌活、细辛、防风、荆芥、薄荷、甘草。
【性　　状】本品为暗褐色的水丸；气香，味辛、甘、微苦。
【功能主治】疏风止痛。用于风邪头痛，或有恶寒，发热，鼻塞。
【用法用量】饭后清茶送服，一次 3～6g，一日 2 次。
【注意事项】

（1）本药以治疗外感风邪引起的感冒头痛效果较好，也用于经过诊断明确的偏头痛、神经性头痛或外伤后遗症所致的头痛等。

（2）久痛气虚、血虚，或因肝肾不足，阳气亢盛之头痛不宜应用。

（3）素有较严重慢性病史者，应在医生指导下服药。

（4）孕妇慎服。

（5）服药三天后症状无改善，或病情加重者，应向医生咨询。

（6）除非在医生指导下，否则不得超过推荐剂量使用。

（7）过敏体质者慎用。

（8）药品性状发生改变时禁止服用。

（9）儿童必须在成人监护下服用。

（10）请将此药品放在儿童不能接触的地方。

（11）如正在服用其他药品，使用本品前请咨询药师或医师。

【制剂与规格】每 8 丸相当于原药材 3g。

## （二）祛风化瘀

### 正天丸（胶囊）

【通用名称】正天丸（胶囊）。
【作用类别】头痛类。
【药品组成】钩藤、白芍、川芎、当归、地黄、白芷、防风、羌活、桃仁红花、细辛、独活、麻黄、附片、鸡血藤。
【性　　状】本品为黑色的水丸；气微香，味微苦。
【功能主治】疏风活血，养血平肝，通络止痛。用于外感风邪、瘀血阻络、血虚失养、肝阳上亢引起的多种头痛，神经性头痛，颈椎病型头痛，经前头痛。对于痛经，中医认为与气滞、血淤、寒凝、湿热及肝肾或气血亏虚有关。正天丸具有行气、活血、驱寒、除湿、缓虚作用，起疏经通络、益气养血之功效，对痛经具有显著治疗效果。
【用法用量】饭后服用，一次 6g，一日 2～3 次，15 天为一个疗程。
【注意事项】

（1）忌烟、酒及辛辣、油腻食物。

（2）高血压、心脏病患者慎服。有肝病、糖尿病、肾病等严重慢性病者应在医师指导下服用。

（3）儿童、孕妇、哺乳期妇女及年老体弱者应在医师指导下服用。

（4）高血压头痛及不明原因的头痛，应去医院就诊。

（5）初发头痛服药 3 天症状无缓解，应去医院就诊。经常性头痛服药 15 天症状无缓解，应去医院就诊。

（6）严格按用法用量服用，本品不宜长期服用。

（7）对本品过敏者禁用，过敏体质者慎用。

（8）本品性状发生改变时禁止使用。

（9）儿童必须在成人监护下使用。

（10）请将本品放在儿童不能接触的地方。

（11）如正在使用其他药品，使用本品前请咨询医师或药师。

【制剂与规格】每瓶装 60g；每袋装 6g。

### （三）平肝息风

#### 松龄血脉康胶囊

【通用名称】松龄血脉康胶囊。

【作用类别】在高血压和高脂血症动物模型上，本品具有降压和调血脂作用。

【药品组成】鲜松叶、葛根、珍珠层粉。

【性　　状】本品为胶囊剂，内容物为浅褐色至褐色的粉末；气微，味苦。

【功能主治】平肝潜阳，镇心安神。用于高血压病及原发性高脂血症见有头痛眩晕、急躁易怒、心悸失眠等属肝阳上亢见症者。

【用法用量】口服。一次 3 粒，一日 3 次。4 周为一个疗程。

【制剂与规格】每袋装 0.5g。

### （四）祛风通络

#### 华佗再造丸

【通用名称】华佗再造丸。

【作用类别】瘀血阻络类。

【药品组成】本品为川芎、吴茱萸、冰片等药味经加工制成的浓缩水蜜丸。

【性　　状】为黑色的浓缩水蜜丸；气香，味苦。

【功能主治】活血化瘀，化痰通络，行气止痛。用于瘀血或痰湿闭阻经络之脑卒中瘫痪，拘挛麻木，口眼㖞斜，言语不清。

【用法用量】口服，一次 4～8g，一日 2～3 次；重症一次 8～16g；或遵医嘱。

【注意事项】

（1）孕妇忌服。

（2）服药期间如有燥热感，可用白菊花蜜糖水送服，或减半服用，必要时暂停服用1～2天。

（3）常用量：每次8g（48～50粒），早晚各服1次。连服10天，停药1天，30天为一疗程，可连服3个疗程。预防量与维持量每次4g，早晚各服1次。

【制剂与规格】目前有两种规格：每瓶装80g和每瓶装120g。

## 十六、祛湿剂

### （一）消肿利水

#### 五苓散（胶囊、片）

【通用名称】五苓散（胶囊、片）。

【药品组成】白术（炒）、茯苓、肉桂、泽泻、猪苓。

【性　　状】

（1）散剂：为淡黄色的粉末；气微香，味微辛。

（2）胶囊剂：内容物为灰色至灰褐色粉末，具吸湿性；气香，味微辛。

（3）片剂：为淡黄色的片，气香，味淡。

【功能主治】温阳化气，利湿行水。用于膀胱化气不利，水湿内聚引起的不便不利，水肿腹胀，呕逆泄泻，渴不思饮。

【用法用量】

（1）散剂：口服，一次6～9g，一日2次。

（2）胶囊剂：口服，一次3粒，一日2次。

（3）片剂：口服，一次4～5片，一日3次。

【注意事项】对本品过敏者禁用。

【制剂与规格】

（1）散剂：6g/袋；12g/袋。

（2）胶囊剂：每粒装0.45g。

（3）片剂：每片重0.35g。

### （二）益肾通淋

#### 普乐安胶囊(片)

【通用名称】普乐安胶囊(片)。

【作用类别】虚证类。

【药品组成】油菜花花粉。

【性　　状】本品为胶囊剂，内容物为黄色或棕黄色的颗粒；气微，味甜、微涩。

【功能主治】补肾固本。用于肾气不固，腰膝酸软，尿后余沥或失禁，及慢性前列腺炎、前列腺增生具有上述症候者。

【用法用量】口服，一次4～6粒，一日3次。

【注意事项】

（1）忌辛辣、生冷、油腻食物。

（2）感冒发热患者不宜服用。

（3）本品宜饭前服用。

（4）高血压、心脏病、肝病、糖尿病、肾病等慢性病患者应在医师指导下服用。

（5）服药2周症状无缓解，应去医院就诊。

（6）儿童、孕妇应在医师指导下服用。

（7）对本品过敏者禁用，过敏体质者慎用。

（8）本品性状发生改变时禁止使用。

（9）儿童必须在成人监护下使用。

（10）请将本品放在儿童不能接触的地方。

（11）如正在使用其他药品，使用本品前请咨询医师或药师。

【制剂与规格】每粒装0.375g。

### （三）化瘀通淋

#### 癃闭舒胶囊

【通用名称】癃闭舒胶囊。

【药品组成】补骨脂、益母草等。

【性　　状】本品为胶囊剂，内容物为黄棕色粉末；味微苦。

【功能主治】温肾化气，清热通淋，活血化瘀，散结止痛。用于肾气不足，湿热瘀阻之癃闭所致尿频、尿急、尿赤、尿痛、尿细如线，小腹拘急疼痛，腰膝酸软等症；前列腺增生有以上症候者也可应用。

【用法用量】口服，一次3粒，一日2次。

【注意事项】个别患者服药后有轻微的口渴感，胃部不适、轻度腹泻不影响继续服药。

【制剂与规格】每粒装0.3g。

### （四）扶正祛湿

#### 尪痹颗粒(片)

【通用名称】尪痹颗粒（片）。

【药品组成】地黄、熟地黄、续断、附子（制）、独活、骨碎补、桂枝、淫羊藿、防风、威灵仙、皂刺、羊骨、白芍、狗脊（制）、知母、伸筋草、红花。

【性　　状】本品为棕黄色或棕色的颗粒；味微苦。

【功能主治】补肝肾，强筋骨，祛风湿，通经络。用于久痹体虚，关节疼痛，局部肿大、僵硬畸形，屈伸不利及类风湿性关节炎见有上述证候者。

【用法用量】开水冲服，一次6g，一日3次。

【注意事项】孕妇慎用。

【制剂与规格】每袋装：3g；6g。

### （五）化浊降脂

#### 血脂康胶囊

【通用名称】血脂康胶囊。

【药品组成】红曲。

【性　　状】本品为胶囊剂，内容物为紫红色的粉末；气微酸，味淡。

【功能主治】除湿祛痰，活血化瘀，健脾消食。用于脾虚痰瘀阻滞症的气短、乏力、头晕、胸闷、腹胀、食少纳呆等；高脂血症；也可用于由高脂血症及动脉粥样硬化引起的心脑血管疾病的辅助治疗。

【用法用量】口服，一次2粒，一日2次，早晚饭后服用；轻、中度患者一日2粒，晚饭后服用。或遵医嘱。

【注意事项】

（1）用药期间应定期检查血脂、血清氨基转移酶和肌酸磷酸激酶；有肝病史者服用本品尤其要注意肝功能的监测。

（2）在本品治疗过程中，如发生血清氨基转移酶增高达正常高限3倍，或血清肌酸磷酸激酶显著增高时，应停用本品。

（3）不推荐孕妇及乳母使用。

（4）儿童用药的安全性和有效性尚未确定。

【制剂与规格】每粒装0.3g。

## 第二部分　外科用药

### 外科类

#### （一）清热利湿

消炎利胆片（颗粒、胶囊）

【通用名称】消炎利胆片（颗粒、胶囊）。

【作用类别】肝胆湿热药。

【药品组成】穿心莲、溪黄草、苦木。

【性　　状】本品为糖衣片，除去糖衣后显褐色或褐绿色；味苦。

【功能主治】本品功效为清热，祛湿，利胆。用于肝胆湿热引起的口苦、胁痛；急性胆囊炎、胆管炎。

【用法用量】口服，一次6片，一日3次。

### （二）清热消肿

#### 马应龙麝香痔疮膏

【通用名称】马应龙麝香痔疮膏。
【作用类别】为痔类非处方药药品。
【药品组成】麝香、牛黄、珍珠、炉甘石（煅）、硼砂、冰片。
【性　　状】为浅灰黄色或粉红色的软膏；气香，有清凉感。
【功能主治】清热解毒，活血化瘀，去腐生肌。用于各类痔疮、肛裂、肛周湿疹等病症。
【用法用量】肛门内用药，早晚各 1 次。用于外痔和肛裂时，将药膏直接涂于患处。
【注意事项】孕妇慎用。
【制剂与规格】10g/ 支。

### （三）清热解毒

#### 1　季德胜蛇药片

【通用名称】季德胜蛇药片。
【药品组成】蟾蜍皮、地锦草、七叶一枝花、蜈蚣。
【性　　状】本品为褐棕色片；味苦、辛。
【功能主治】清热，解毒，消肿止痛。用于毒蛇、毒虫咬伤。
【用法用量】内服，外用均可。

（1）内服：被毒蛇咬伤后，取本品 20 片，以温开水送服（如加少量酒更好）。以后每隔 6 小时续服 10 片，至中毒症状明显消失。

（2）外用：被毒虫咬伤后，以本品和水外搽，即可消肿止痛。

其他病症需服用时，请遵医嘱。

#### 2　连翘败毒丸（膏、片）

【通用名称】连翘败毒丸（膏、片）。
【作用类别】清热解毒剂。

【药品组成】金银花、连翘、大黄、紫花地丁、蒲公英、栀子、白芷、黄芩、赤芍、浙贝母、桔梗、玄参、关木通、防风、白鲜皮、甘草、蝉蜕、天花粉。

【性　　状】本品为棕色的水丸。味甘、苦。

【功能主治】清热解毒，消肿止痛。用于疮疖溃烂、灼热发热、流脓流水，丹毒疱疹，疥癣痛痒。

【用法用量】口服。每次 9g，每日 1 次。

【注意事项】疮疡阴证、气血两虚者忌用。

【制剂与规格】每袋装 9g。

### 3 如意金黄散

【通用名称】如意金黄散。

【作用类别】疖肿类非处方药药品。

【药品组成】姜黄、大黄、黄柏、苍术、厚朴、陈皮、甘草、生天南星、白芷、天花粉。

【性　　状】本品为黄色至金黄色的粉末；气微香，味苦、微甘。

【功能主治】消肿止痛。用于疮疡初起，红肿热痛。

【用法用量】外用。红肿，烦热，疼痛，用清茶调敷；漫肿无头，用醋或葱酒调敷；亦可用植物油或蜂蜜调敷；一日数次。

【注意事项】

（1）本药为外用药，不可内服。

（2）忌食辛辣食物。

（3）调敷本品时根据疮疡的不同表现，用不同的汁液调制后外敷。

（4）疮疡化脓或破溃时，应去医院就诊。

（5）应用本药三天后，症状无改善，应去医院就诊。

（6）药品性状发生改变时禁止使用。

（7）儿童必须在成人的监护下使用。

（8）请将此药品放在儿童不能接触的地方。

（9）如正在服用其他药品，使用本品前请咨询医师或药师。

【制剂与规格】9g×10 袋。

### （四）通淋消石

#### 排石颗粒

【通用名称】排石颗粒。
【作用类别】消化类双轨制中成药。
【药品组成】连钱草、车前子（盐水炒）、关木通、徐长卿、石韦、瞿麦、忍冬藤、滑石、苘麻子、甘草。
【性　　状】本品为黄棕色的颗粒；气微，味甜、略苦。或为灰色至灰棕色的颗粒；味微甜、微苦（无糖型）。
【功能主治】清热利水，通淋排石。用于肾脏结石、输尿管结石、膀胱结石等病属下焦湿热证者。
【用法用量】开水冲服，一次 1 袋，一日 3 次；或遵医嘱。
【注意事项】

（1）孕妇、过敏体质者慎用。
（2）药品性状发生改变时禁止服用。
（3）请将此药品放在儿童不能接触的地方。

### （五）软坚散结

#### 内消瘰疬丸

【通用名称】内消瘰疬丸。
【药品组成】夏枯草、玄参、海藻、浙贝母、天花粉、连翘、熟大黄、白蔹、枳壳、玄明粉等 17 味。
【性　　状】本品为灰黄色的水丸；气微香，味咸、苦。
【功能主治】软坚散结。用于球瘰疬痰核或肿或痛。
【用法用量】本品为糊丸，瓶装每瓶 100g，每天 3 次，每次 9g，温开水送下，口服。
【注意事项】大便稀溏者慎用。

# 第三部分　妇科用药

## 一、理气剂

### （一）养血舒肝

妇科十味片

【通用名称】妇科十味片。
【作用类别】本品为月经不调类非处方药药品。
【药品组成】当归、川芎、白芍、熟地黄、生白术、甘草、赤芍、香附、延胡索、红枣。
【性　　状】本品为黄褐色的片；气微香，味微苦。
【功能主治】行气解郁，养血活血，调经止痛。主治妇女月经不调，经期腹痛，月经量少，色暗，胸胁乳房胀痛，舌质淡有瘀斑，脉弦细。
【用法用量】口服，一次 4 片，一日 3 次。
【注意事项】

（1）忌食寒凉、生冷食物。

（2）感冒时不宜服用本药。

（3）月经过多者不宜服用本药。

（4）平素月经正常，突然出现月经量少，或月经错后，或阴道不规则出血应去医院就诊。

（5）按照用法用量服用，长期服用应向医师咨询。

（6）服药 2 周症状无改善，应去医院就诊。

（7）对本药过敏者禁用，过敏体质者慎用。

（8）药品性状发生改变时禁止服用。

（9）请将此药品放在儿童不能接触的地方。

（10）如正在服用其他药品，使用本品前请咨询医师或药师。

【制剂与规格】每盒 2 板，每板 12 片。

### （二）活血化瘀

#### 益母草膏（颗粒、胶囊、片）

【通用名称】益母草膏（颗粒、胶囊、片）。
【作用类别】本品为月经不调类非处方药。
【药品组成】益母草。
【性　　状】本品为棕黑色稠厚的半流体；气微，味苦、甜。
【功能主治】活血调经。用于血瘀所致的月经不调，症见经水量少。
【用法用量】口服，一次 10g，一日 1～2 次。
【注意事项】

（1）忌辛辣、生冷食物。

（2）糖尿病患者及有高血压、心脏病、肝病、肾病等严重慢性病者应在医师指导下服用。

（3）青春期少女及更年期妇女应在医师指导下服用。

（4）各种流产后腹痛伴有阴道出血应去医院就诊。

（5）平素月经正常，突然出现月经过少，或经期错后，或阴道不规则出血者应去医院就诊。

（6）服药 2 周症状无缓解，应去医院就诊。

（7）对本品过敏者禁用，过敏体质者慎用。

（8）本品性状发生改变时禁止使用。

（9）请将本品放在儿童不能接触的地方。

（10）如正在使用其他药品，使用本品前请咨询医师或药师。

【制剂与规格】每瓶装 250g。

## 二、清热剂

### 清热除湿

#### 妇科千金片（胶囊）

【通用名称】妇科千金片（胶囊）。

【作用类别】本品为妇科带下病类非处方药药品。
【药品组成】千斤拔、金樱根、穿心莲、功劳木、单面针、当归、鸡血藤等。
【性　　状】本品为胶囊剂，内容物为棕黄色至棕褐色粉末或颗粒；气微、味苦。
【功能主治】用于妇女急慢性盆腔炎、子宫内膜炎、宫颈炎、白带多等病症。
【用法用量】口服，一次 2 粒，一日 3 次，14 天为一疗程。
【注意事项】

（1）忌辛辣、生冷、油腻食物。

（2）有高血压、心脏病、肝病、糖尿病、肾病等严重慢性病者应在医师指导下服用。

（3）少女、绝经后患者应在医师指导下服用。

（4）伴有赤带者，应去医院就诊。

（5）腹痛较重者，应及时去医院就诊。

（6）服药 2 周症状无缓解，应去医院就诊。

（7）对本品过敏者禁用，过敏体质者慎用。

（8）本品性状发生改变时禁止使用。

（9）请将本品放在儿童不能接触的地方。

（10）如正在使用其他药品，使用本品前请咨询医师或药师。

【制剂与规格】每粒装 0.4g。

## 三、扶正剂

### （一）养血理气

#### 艾附暖宫丸

【通用名称】艾附暖宫丸。
【作用类别】本品为妇科痛经类非处方药药品。
【药品组成】艾叶（炭）、香附（醋制）、吴茱萸（制）、肉桂、当归、川芎、白芍(酒炒)、地黄、炙黄芪、续断。

【性　　状】本品为深褐色至黑色的水蜜丸；气微，味甘而后苦、辛。

【功能主治】理气养血，暖宫调经。用于血虚气滞、下焦虚寒所致的月经不调、痛经，症见行经后错、经量少、有血块、小腹疼痛、经行小腹冷痛喜热、腰膝酸痛。

【用法用量】口服，小蜜丸一次9g，大蜜丸一次1丸，一日2～3次。

【注意事项】

(1) 忌生冷食物，不宜洗凉水澡。

(2) 感冒发热患者不宜服用。

(3) 有高血压、心脏病、肝病、糖尿病、肾病等严重慢性病者应在医师指导下服用。

(4) 青春期少女及更年期妇女应在医师指导下服用。

(5) 平素月经正常，突然出现月经过少，或经期错后，或阴道不规则出血者应去医院就诊。

(6) 治疗痛经，宜在经前3～5天开始服药，连服1周。如有生育要求应在医师指导下服用。

(7) 服药后痛经不减轻，或重度痛经者，应去医院就诊。

(8) 治疗月经不调，服药1个月症状无缓解，应去医院就诊。

(9) 对本品过敏者禁用，过敏体质者慎用。

(10) 本品性状发生改变时禁止使用。

(11) 请将本品放在儿童不能接触的地方。

(12) 如正在使用其他药品，使用本品前请咨询医师或药师。

【制剂与规格】大蜜丸每丸重9g。

### (二) 益气养血

#### 1 八珍益母丸(胶囊)

【通用名称】八珍益母丸(胶囊)。

【作用类别】本品为妇科月经不调类非处方药药品。

【药品组成】白芍、白术、川芎、当归、党参、茯苓、甘草、熟地黄、益母草。

【性　状】本品为棕黑色的水蜜丸，小蜜丸或大蜜丸；微有香气，味甜而微苦。

【功能主治】补气血，调月经。用于妇女气血两虚，体弱无力，月经不调。

【用法用量】口服，水蜜丸一次6g，小蜜丸一次9g，大蜜丸一次1丸，一日2次。

【注意事项】

（1）忌辛辣、生冷食物。

（2）感冒发热患者不宜服用。

（3）有高血压、心脏病、肝病、糖尿病、肾病等严重慢性病者应在医师指导下服用。

（4）青春期少女及更年期妇女应在医师指导下服用。

（5）平素月经正常，突然出现月经过少，或经期错后，或阴道不规则出血者应去医院就诊。

（6）服药1个月症状无缓解，应去医院就诊。

（7）对本品过敏者禁用，过敏体质者慎用。

（8）本品性状发生改变时禁止使用。

（9）请将本品放在儿童不能接触的地方。

【制剂与规格】每瓶装48g。

## 2　乌鸡白凤丸(胶囊、片)

【通用名称】乌鸡白凤丸(胶囊、片)。

【作用类别】本品为妇科月经不调类非处方药药品。

【药品组成】乌鸡(去毛爪肠)、鹿角胶、当归、白芍、人参、黄芪、香附(醋制)、丹参、桑螵蛸、鹿角霜、牡蛎(煅)、鳖甲(制)、天冬、甘草、地黄、川芎、阴柴胡、山药、芡实(炒)。辅料为蜂蜜。

【性　　状】黑褐色至黑色的水蜜丸，小蜜丸或大蜜丸；味甜，微苦。

【功能主治】补气养血，调经止带。

【用法用量】口服，水蜜丸一次6g，小蜜丸一次9g，大蜜丸一次1丸，一日2次。

【注意事项】

（1）孕妇忌服。

（2）妇女更年期的综合征，人工流产后综合征，少女青春期经期紊乱，慢性盆腔炎，附件炎，女子不孕等见上述症状者可选用。

（3）还可用于男子气血两虚及男子性功能衰退。

【制剂与规格】丸剂：大蜜丸，每丸重9g。

### （三）滋阴安神

#### 更年安片

【通用名称】更年安片。

【作用类别】本品为妇科绝经前后诸证类非处方药。

【药品组成】地黄、泽泻、麦冬、熟地黄、玄参、茯苓、牡丹皮、仙茅、五味子、磁石、钩藤、珍珠母、浮小麦、首乌藤、制何首乌。辅料为硬脂酸镁、薄膜包衣剂。

【功能主治】滋阴清热，除烦安神。用于肾阴虚所致的绝经前后诸证，症见烘热出汗，眩晕耳鸣、手足心热、烦躁不安；更年期综合征见上述证候者。

【用法用量】口服，一次6片，一日2～3次。

【注意事项】

（1）忌食辛辣，少进油腻。

（2）感冒发热患者不宜服用。

（3）伴有月经紊乱或其他疾病如：高血压、心脏病、糖尿病、肾病等患者，应在医师指导下服用。

（4）眩晕症状较重者，应及时去医院就诊。

（5）严格按用法用量服用，服药2周症状无缓解，应去医院就诊。本品不宜长期服用。

（6）对本品过敏者禁用，过敏体质者慎用。

## 四、散结剂

### 消肿散结

乳癖消片（胶囊、颗粒）

【通用名称】乳癖消片（胶囊、颗粒）。
【作用类别】本品为调经活血散结类非处方药药品。
【药品组成】鹿角、蒲公英、昆布、夏枯草、鸡血藤、三七、赤芍、海藻、漏芦、木香、玄参、牡丹皮等15味。
【性　　状】本品为薄膜衣片，去除包衣后显棕黑色；气微，味苦、咸。
【功能主治】软坚散结，活血消痈，清热解毒。用于乳癖结块，乳痈初起；乳腺囊性增生病及乳腺炎前期。
【用法用量】片剂：口服，小片1次5～6片。大片1次3片，一日3次。
【注意事项】孕妇慎服。
【制剂与规格】片剂：薄膜衣片，每片重0.34g或0.67g。

# 第四部分　眼科用药

## 一、清热剂

### 清热散风

明目上清片

【通用名称】明目上清片。
【作用类别】本品为迎风流泪类非处方药药品。
【药品组成】熟大黄、黄连、黄芩、玄参、菊花、连翘、蝉蜕、蒺

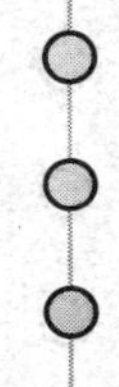

藜、车前子、赤芍、麦冬、当归、桔梗、天花粉、石膏、栀子、甘草、陈皮、枳壳、薄荷脑、荆芥油。辅料为淀粉、糊精。

【性　　状】本品为浅黄色的片；味苦。

【功能主治】清热散风，明目止痛。用于暴发火眼。

【用法用量】口服，一次 4 片，一日 2 次。

【注意事项】

（1）孕妇、年老体弱、白内障患者忌服。

（2）有高血压、心脏病、肾病、糖尿病等严重慢性病患者应在医师指导下服用。

（3）暴发火眼，表现为眼白充血发红，怕光、流泪、眼屎多，易起变证，常有角膜疾患并发，如出现头痛眼痛、视力明显下降，并伴有呕吐、恶心，应及时去医院就诊。

（4）应用本药时一般应配合治疗暴发火眼的外用眼药，不能仅用本药。

（5）服用三天后症状未改善者，应去医院就诊。

（6）按照用法用量服用，小儿应在医师指导下服用。

（7）药品性状发生改变时禁止服用。

（8）儿童必须在成人的监护下使用。

（9）请将此药品放在儿童不能接触的地方。

（10）如正在服用其他药品，使用本品前请咨询医师或药师。

【制剂与规格】每片重 0.6g。

## 二、扶正剂

### 滋阴养肝

#### 明目地黄丸

【通用名称】明目地黄丸。

【作用类别】本品为补益调节类非处方药药品。

【药品组成】熟地黄、山茱萸（制）、牡丹皮、山药、茯苓、泽泻、

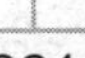

枸杞子、菊花、当归、白芍、蒺藜、石决明（煅）。

【性　　状】本品为黑色的大蜜丸；气微香，味先甜而后苦、涩。

【功能主治】滋肾，养肝，明目。用于肝肾阴虚，目涩畏光，视物模糊，迎风流泪。

【用法用量】口服。大蜜丸一次 1 丸，一日 2 次。

【注意事项】

（1）忌烟、酒、辛辣刺激性食物。

（2）感冒时不宜服用。有高血压、心脏病、肝病、糖尿病、肾病等严重慢性病者应在医师指导下服用。

（3）儿童、孕妇、哺乳期妇女、年老体弱、脾虚便溏者应在医师指导下服用。

（4）平时有头痛、眼胀、虹视或青光眼等症状的患者应去医院就诊。

（5）眼部如有炎症或眼底病者应去医院就诊。

（6）用药后如视力下降明显应去医院就诊。

（7）服药 2 周症状无缓解，应去医院就诊。

（8）对本品过敏者禁用，过敏体质者慎用。

（9）本品性状发生改变时禁止使用。

（10）儿童必须在成人监护下使用。

（11）请将本品放在儿童不能接触的地方。

【制剂与规格】大蜜丸每丸重 9g。

## 第五部分　耳鼻喉科用药

### 一、耳病

#### 滋肾平肝

耳聋左慈丸

【通用名称】耳聋左慈丸。

【作用类别】本品为耳鸣耳聋类非处方药药品。

【药品组成】磁石（煅）、熟地黄、山茱萸（制）、山药、牡丹皮、泽泻、茯苓、竹叶、柴胡。
【性　　状】本品为棕黑色的浓缩丸；味甘、微酸。
【功能主治】滋肾平肝。用于肝肾阴虚，耳鸣耳聋，头晕目眩。
【用法用量】口服，一次 8 丸，一日 3 次。
【注意事项】

（1）忌烟酒、辛辣刺激性食物。

（2）感冒时不宜服用。

（3）有高血压、心脏病、肝病、糖尿病、肾病等严重慢性病者应在医师指导下服用。

（4）儿童、孕妇、哺乳期妇女、年老体弱者应在医师指导下服用。

（5）本品只用于肝肾阴虚证之听力逐渐减退，耳鸣如蝉声者，凡属外耳、中耳病变而出现的耳鸣，如外耳道异物等，应去医院就诊。

（6）突发耳鸣耳聋者应去医院就诊。

（7）服药 2 周症状无缓解，应去医院就诊。

（8）对本品过敏者禁用，过敏体质者慎用。

（9）本品性状发生改变时禁止使用。

（10）儿童必须在成人监护下使用。

（11）请将本品放在儿童不能接触的地方。

（12）如正在使用其他药品，使用本品前请咨询医师或药师。

## 二、鼻病

### （一）宣肺通窍

#### 鼻炎康片

【通用名称】鼻炎康片。
【作用类别】本品为鼻窒、鼻鼽类非处方药药品。

【功能主治】清热解毒，宣肺通窍，消肿止痛。用于急慢性鼻炎，过敏性鼻炎。

【药品组成】广藿香、苍耳子、鹅不食草、野菊花、黄芩、麻黄、当归、猪胆粉、薄荷油、马来酸氯苯那敏。

【性　　状】本品为薄膜衣片，除去包衣后，显浅褐色至棕褐色，味微甘而苦涩，有凉感。

【用法用量】口服，一次4片，一日3次。

【注意事项】

(1) 忌辛辣、鱼腥食物。

(2) 孕妇慎用。

(3) 凡过敏性鼻炎属虚寒症者慎用。

(4) 高血压、心脏病等慢性病者，应在医师指导下服用。

(5) 急性鼻炎服药三天后症状无改善，或出现其他症状，应去医院就诊。

(6) 用药期间不宜驾驶车辆、管理机器及高空作业等。

(7) 按照用法用量服用，儿童应在医师指导下服用。

(8) 药品性状发生改变时禁止服用。

(9) 儿童必须在成人的监护下使用。

(10) 请将此药品放在儿童不能接触的地方。

(11) 如正在服用其他药物，使用本品前请咨询医师或药师。

### （二）清热通窍

#### 藿胆丸（片、滴丸）

【通用名称】藿胆丸（片、滴丸）。

【药品组成】广藿香叶、猪胆粉。

【性　　状】

(1) 丸剂：为黑色的水丸；气特异，味苦。

(2) 片剂：为糖衣片，除去糖衣后显淡褐色；具有引湿性，气芳香，味苦。

【功能主治】清热化浊，宣通鼻窍。用于风寒化热，胆火上攻引起的鼻塞欠通，鼻渊头痛。

【用法用量】

（1）丸剂：口服，一次3～6g，一日2次。

（2）片剂：口服，一次3～5片，一日2～3次；儿童酌减或遵医嘱，饭后服用。

（3）滴丸：口服，一次4～6粒，一日2次。

【注意事项】

（1）忌烟酒、辛辣、鱼腥食物。

（2）不宜在服药期间同时服用滋补性中药。

（3）有高血压、心脏病、肝病、糖尿病、肾病等严重慢性病者应在医师指导下服用。

（4）儿童、孕妇、哺乳期妇女、年老体弱、脾虚便溏者应在医师指导下服用。

（5）服药3天症状无缓解，应去医院就诊。

（6）对本品过敏者禁用，过敏体质者慎用。

（7）本品性状发生改变时禁止使用。

（8）儿童必须在成人监护下使用。

（9）请将本品放在儿童不能接触的地方。

（10）如正在使用其他药品，使用本品前请咨询医师或药师。

【制剂与规格】

（1）丸剂：每瓶装36g。

（2）滴丸：每丸重50mg。

## 三、咽喉病

### 化痰利咽

#### 黄氏响声丸

【通用名称】黄氏响声丸。

【作用类别】本品为喉痹类非处方药。

【药品组成】薄荷、浙贝母、连翘、蝉蜕、胖大海、大黄(酒炙)、川芎、儿茶、桔梗、诃子肉、甘草、薄荷脑。

【性　　状】本品为糖衣或炭衣浓缩丸，除去包衣后显褐色或棕褐色，味苦、清凉。

【功能主治】疏风清热，化痰散结，利咽开音。用于声音嘶哑，咽喉肿痛，咽干灼热，咽中有痰，或寒热头痛，或便秘尿赤；急、慢性喉炎。

【用法用量】口服，炭衣丸一次 8 丸(每丸重 0.1g)或 6 丸(每丸重 0.133g)，糖衣丸一次 20 丸，一日 3 次，饭后服用。

【注意事项】

(1) 忌辛辣、鱼腥食物。

(2) 孕妇慎用。

(3) 凡声嘶、咽痛，兼见恶寒发热、鼻流清涕等外感风寒者慎用。

(4) 不宜在服药期间同时服用温补性中成药。

(5) 胃寒便溏者慎用。

(6) 声哑、咽喉痛同时伴有其他症状，如心悸、胸闷、咳嗽气喘、痰中带血等，应及时去医院就诊。

(7) 用于声带小结、息肉之初起，凡声带小结、息肉较重者应当在医生指导下使用。

(8) 服药 10 天后症状无改善，或出现其他症状，应去医院就诊。

(9) 按照用法用量服用，儿童应在医师指导下服用。

(10) 药品性状发生改变时禁止服用。

(11) 儿童必须在成人的监护下使用。

(12) 请将此药品放在儿童不能接触的地方。

(13) 如正在服用其他药物，使用本品前请咨询医师或药师。

【制剂与规格】

(1) 炭衣丸：每丸重 0.1g；0.133g。

(2) 糖衣丸：每瓶装 400 丸。

# 第六部分　骨伤科用药

## 骨伤科

### （一）活血化瘀

#### 1　接骨七厘片

【通用名称】接骨七厘片。
【药品组成】大黄、当归、骨碎补、没药、硼砂、乳香、土鳖虫、血竭、自然铜。
【性　　状】本品为糖衣片，除去糖衣后显棕褐色；味苦。
【功能主治】活血化瘀，接骨止痛。用于跌打损伤，续筋接骨，血瘀疼痛。
【用法用量】口服，一次 5 片，一日 2 次，黄酒送下。
【注意事项】孕妇忌服。
【制剂与规格】片剂：60 片 / 瓶。

#### 2　伤科接骨片

【通用名称】伤科接骨片。
【药品组成】红花、土鳖虫、乳香（炙）、没药（炙）、三七、自然铜（锻）、马钱子粉、鸡骨（炙）、海星（炙）、朱砂、冰片、甜瓜子。
【性　　状】本品为薄膜衣片，除去包衣后显深褐色；味苦、腥。
【功能主治】活血化瘀，消肿止痛，舒筋壮骨。用于跌打损伤，闪腰岔气，伤筋动骨，瘀血肿痛，损伤红肿等症。对骨折患者需经复位后配合使用。
【用法用量】口服，成人一次 4 片；10～14 岁儿童一次 3 片。一日 3 次，以温开水或黄酒送服。
【注意事项】
（1）本品不可随意增加服量，增加时，需遵医嘱。

（2）孕妇忌服。

（3）10岁以下儿童禁服。

### 3 云南白药（胶囊、膏、酊、气雾剂）

【通用名称】云南白药（胶囊、膏、酊、气雾剂）。

【作用类别】肾伤科非处方药药品。

【药品组成】保密方。

【功能主治】化瘀止血，活血止痛，解毒消肿。用于跌打损伤，瘀血肿痛，吐血、咳血、便血、痔血、崩漏下血，手术出血，疮疡肿毒及软组织挫伤，闭合性骨折，支气管扩张及肺结核咳血，溃疡病出血，以及皮肤感染性疾病。

【用法用量】刀、枪、跌打诸伤，无论轻重，出血者用温开水送服；瘀血肿痛与未流血者用酒送服；妇科各症，用酒送服；但月经过多、红崩，用温开水送服。毒疮初起，服0.25g，另取药粉用酒调匀，敷患处，如已化脓，只需内服。其他内出血各症均可内服。口服，一次0.25～0.5g，一日4次（2～5岁按1/4剂量服用；5～12岁按1/2剂量服用）。凡遇较重的跌打损伤可先服保险子1粒，轻伤及其他病症不必服。

【注意事项】

（1）服药一日内，忌食蚕豆、鱼类及酸冷食物。

（2）外用前务必清洁创面。

（3）包装所附药勺为分剂量的用具。使用时先盛满药粉，沿瓶壁压紧，用瓶口刮平，每平勺约0.25g。

【制剂与规格】每瓶装4g，保险子1粒。

## （二）活血通络

### 1 活血止痛散（胶囊）

【通用名称】活血止痛散（胶囊）。

【作用类别】本品为急、慢性软组织扭挫伤类非处方药药品。

【药品组成】当归、三七、乳香(制)、冰片、土鳖虫、自然铜(煅)。
【性　　状】本品为灰褐色的粉末；气香，味辛、苦、凉。
【功能主治】活血散瘀，消肿止痛。用于跌打损伤，瘀血肿痛。
【用法用量】用温黄酒或温开水送服。一次 1.5g，一日 2 次。
【注意事项】

（1）忌生冷、油腻食物。

（2）儿童、经期及哺乳期妇女、年老体弱者应在医师指导下服用。

（3）有高血压、心脏病、肝病、糖尿病、肾病等严重慢性病者应在医师指导下服用。

（4）服药 3 天症状无缓解，应去医院就诊。

（5）对本品过敏者禁用，过敏体质者慎用。

（6）本品性状发生改变时禁止使用。

（7）儿童必须在成人监护下使用。

（8）请将本品放在儿童不能接触的地方。

（9）如正在使用其他药品，使用本品前请咨询医师或药师。

## 2 舒筋活血丸(片)

【通用名称】舒筋活血(片)。
【作用类别】舒筋活络活血散瘀类药品。
【药品组成】土鳖虫、桃仁、骨碎补、熟地黄、栀子、桂枝、乳香、自然铜、儿茶、当归、红花、怀牛膝、续断、白正、赤芍、三七。
【性　　状】本品为深褐色的大蜜丸；味苦，涩。
【功能主治】舒筋活络，活血止痛。用于跌打损伤、伤筋动骨、风寒湿痹等症。临床多用于软组织挫伤、挨伤、脱臼、骨折及风湿性关节炎、类风湿性关节炎。
【用法用量】黄酒或温开水送服，一次 1 丸，一日 2 次或遵医嘱。
【注意事项】不可过量，孕妇忌服。
【制剂与规格】每丸重 6g。

### 3 颈舒颗粒

【通用名称】颈舒颗粒。

【药品组成】三七、当归、川芎、红花、天麻、肉桂、人工牛黄。

【性　　状】本品为黄棕色至棕褐色颗粒，气味香，味苦。

【功能主治】活血化瘀，温经通窍止痛。适用于神经根型颈椎病瘀血阻络证，症见颈肩部僵硬、疼痛，患侧上肢窜痛等。

【用法用量】温开水冲服。一次 6g，一日 3 次。疗程 1 个月。

【注意事项】

（1）忌生冷、油腻食物。

（2）有高血压、心脏病、肝病、糖尿病、肾病等严重慢性病者应在医师指导下服用。

（3）儿童、经期及哺乳期妇女、年老体弱者应在医师指导下服用。

（4）服药 7 天症状无缓解，应去医院就诊。

【制剂与规格】每袋装 6g。

### 4 狗皮膏

【通用名称】狗皮膏。

【作用类别】寒湿阻络证。

【药品组成】生川乌、羌活、独活、青风藤、铁丝威灵仙、官桂、木瓜、油松节、续断、肉桂、冰片、樟脑等 29 味。

【性　　状】本品为摊于兽皮或布上的黑膏药。

【功能主治】祛风散寒，舒筋活血，止痛。用于急性扭挫伤，风湿痛，关节和肌肉酸痛。

【用法用量】贴患处。

【注意事项】

（1）本品为外用药。

（2）忌食生冷、油腻食物。

（3）皮肤破溃或感染处禁用。

（4）本品含盐酸苯海拉明。哺乳期妇女慎用。

（5）经期妇女慎用。儿童、年老体弱者应在医师指导下使用。

（6）本品不宜长期或大面积使用，用药后皮肤过敏如出现瘙痒、皮疹等现象时，应停止使用，症状严重者应去医院就诊。

（7）用药 3 天症状无缓解，应去医院就诊。

（8）对本品过敏者禁用，过敏体质者慎用。

（9）本品性状发生改变时禁止使用。

（10）儿童必须在成人监护下使用。

（11）请将本品放在儿童不能接触的地方。

（12）如正在使用其他药品，使用本品前请咨询医师或药师。

【制剂与规格】每张 8cm×4.5cm。

### （三）补肾壮骨

#### 仙灵骨葆胶囊

【通用名称】仙灵骨葆胶囊。

【作用类别】本品为骨伤科骨质疏松症类非处方药药品。

【药品组成】淫羊藿（加俄西）、续断（窝魁乃）、补骨脂等。

【性　　状】本品为胶囊剂，内容物为棕黄色至棕褐色粉末，味微苦。

【功能主治】滋补肝肾，活血通络，强筋壮骨。用于肝肾不足，瘀血阻络所致骨质疏松症，症见腰脊疼痛，足膝酸软，乏力。

【用法用量】口服，一次 3 粒，一日 2 次；4～6 周为一疗程。

【注意事项】

（1）忌食生冷、油腻食物。

（2）感冒时不宜服用。

（3）高血压、心脏病、糖尿病、肝病、肾病等慢性病严重者应在医师指导下服用。

（4）服药 2 周症状无缓解，应去医院就诊。

（5）对本品过敏者禁用，过敏体质者慎用。

（6）本品性状发生改变时禁止使用。

（7）请将本品放在儿童不能接触的地方。

（8）如正在使用其他药品，使用本品前请咨询医师或药师。

【制剂与规格】每粒装 0.5g。

# 第八章 药品相关法律知识

## 第一节 中华人民共和国药品管理法

### 一、药品管理法中与药店经营有关的内容是什么？

药品经营企业的管理、药品价格广告的管理、药品监督和法律责任。

### 二、开办药品批发企业和药品零售企业，必须取得的证件和具备的条件是什么？

第十四条 开办药品批发企业，须经企业所在地省、自治区、直辖市人民政府药品监督管理部门批准并发给《药品经营许可证》；开办药品零售企业，须经企业所在地县级以上地方药品监督管理部门批准并发给《药品经营许可证》，凭《药品经营许可证》到工商行政管理部门办理登记注册。无《药品经营许可证》的，不得经营药品。

《药品经营许可证》应当标明有效期和经营范围，到期重新审查发证。

药品监督管理部门批准开办药品经营企业，除依据本法第十五条规定的条件外，还应当遵循合理布局和方便群众购药的原则。

第十五条 开办药品经营企业必须具备以下条件：

（一）具有依法经过资格认定的药学技术人员；

（二）具有与所经营药品相适应的营业场所、设备、仓储设施、卫生环境；

（三）具有与所经营药品相适应的质量管理机构或者人员；

（四）具有保证所经营药品质量的规章制度。

## 三、药品经营企业对药品的定价原则是什么？

第五十五条　依法实行政府定价、政府指导价的药品，政府价格主管部门应当依照《中华人民共和国价格法》规定的定价原则，依据社会平均成本、市场供求状况和社会承受能力合理制定和调整价格，做到质价相符，消除虚高价格，保护用药者的正当利益。

药品的生产企业、经营企业和医疗机构必须执行政府定价、政府指导价，不得以任何形式擅自提高价格。

药品生产企业应当依法向政府价格主管部门如实提供药品的生产经营成本，不得拒报、虚报、瞒报。

第五十六条　依法实行市场调节价的药品，药品的生产企业、经营企业和医疗机构应当按照公平、合理和诚实信用、质价相符的原则制定价格，为用药者提供价格合理的药品。

药品的生产企业、经营企业和医疗机构应当遵守国务院价格主管部门关于药价管理的规定，制定和标明药品零售价格，禁止暴利和损害用药者利益的价格欺诈行为。

## 四、药品经营企业如何配合药品的监督管理？

第六十四条　药品监督管理部门有权按照法律、行政法规的规定对报经其审批的药品研制和药品的生产、经营以及医疗机构使用药品的事项进行监督检查，有关单位和个人不得拒绝和隐瞒。

药品监督管理部门进行监督检查时，必须出示证明文件，对监督检查中知悉的被检查人的技术秘密和业务秘密应当保密。

第六十五条　药品监督管理部门根据监督检查的需要，可以对药品质量进行抽查检验。抽查检验应当按照规定抽样，并不得收取任何费用。所需费用按照国务院规定列支。

药品监督管理部门对有证据证明可能危害人体健康的药品及其有关材料可以采取查封、扣押的行政强制措施，并在七日内作出行政处理决定；药品需要检验的，必须自检验报告书发出之日起十五日内作出行政处理决定。

第七十一条　国家实行药品不良反应报告制度。药品生产企业、药品经营企业和医疗机构必须经常考察本单位所生产、经营、使用的药品质量、疗效和反应。发现可能与用药有关的严重不良反应，必须及时向当地省、自治区、直辖市人民政府药品监督管理部门和卫生行政部门报告。具体办法由国务院药品监督管理部门会同国务院卫生行政部门制定。

对已确认发生严重不良反应的药品，国务院或者省、自治区、直辖市人民政府的药品监督管理部门可以采取停止生产、销售、使用的紧急控制措施，并应当在五日内组织鉴定，自鉴定结论作出之日起十五日内依法作出行政处理决定。

第七十二条　药品生产企业、药品经营企业和医疗机构的药品检验机构或者人员，应当接受当地药品监督管理部门设置的药品检验机构的业务指导。

## 五、未取得《药品经营许可证》的或从无《药品经营许可证》的企业购进药品的法律责任是什么？

第七十三条　未取得《药品生产许可证》、《药品经营许可证》或者《医疗机构制剂许可证》生产药品、经营药品的，依法予以取缔，没收违法生产、销售的药品和违法所得，并处违法生产、销售的药品（包括已售出的和未售出的药品，下同）货值金额二倍以上五倍以下的罚款；构成犯罪的，依法追究刑事责任。

第八十条　药品的生产企业、经营企业或者医疗机构违反本法第三十四条的规定，从无《药品生产许可证》、《药品经营许可证》的企业购进药品的，责令改正，没收违法购进的药品，并处违法购进药品货值金额二倍以上五倍以下的罚款；有违法所得的，没收违法所得；情节严重的，吊销《药品生产许可证》、《药品经营许可证》或者医疗机构执业许可证书。

（第三十四条　药品生产企业、药品经营企业、医疗机构必须从具有药品生产、经营资格的企业购进药品；但是，购进没有实施批准文号管理的中药材除外。）

## 六、销售或涉及假劣药的药品经营企业的法律责任是什么？

第七十四条　生产、销售假药的，没收违法生产、销售的药品和违法所得，并处违法生产、销售药品货值金额二倍以上五倍以下的罚款；有药品批准证明文件的予以撤销，并责令停产、停业整顿；情节严重的，吊销《药品生产许可证》、《药品经营许可证》或者《医疗机构制剂许可证》；构成犯罪的，依法追究刑事责任。

第七十五条　生产、销售劣药的，没收违法生产、销售的药品和违法所得，并处违法生产、销售药品货值金额一倍以上三倍以下的罚款；情节严重的，责令停产、停业整顿或者撤销药品批准证明文件、吊销《药品生产许可证》、《药品经营许可证》或者《医疗机构制剂许可证》；构成犯罪的，依法追究刑事责任。

第七十六条　从事生产、销售假药及生产、销售劣药情节严重的企业或者其他单位，其直接负责的主管人员和其他直接责任人员十年内不得从事药品生产、经营活动。

对生产者专门用于生产假药、劣药的原辅材料、包装材料、生产设备，予以没收。

第七十七条　知道或者应当知道属于假劣药品而为其提供运输、保管、仓储等便利条件的，没收全部运输、保管、仓储的收入，并处违法收入百分之五十以上三倍以下的罚款；构成犯罪的，依法追究刑事责任。

第九十七条　药品监督管理部门应当依法履行监督检查职责，监督已取得《药品生产许可证》、《药品经营许可证》的企业依照本法规定从事药品生产、经营活动。

已取得《药品生产许可证》、《药品经营许可证》的企业生产、销售假药、劣药的，除依法追究该企业的法律责任外，对有失职、渎职行为的药品监督管理部门直接负责的主管人员和其他直接责任人员依法给予行政处分；构成犯罪的，依法追究刑事责任。

此外，《刑法》第一百四十一条　生产、销售假药，足以严重危害人体健康的，处三年以下有期徒刑或者拘役，并处或者单处销售金额百分之五十以上二倍以下罚金；对人体健康造成严重危害的，处三年以上十年以下有期徒刑，并处销售金额百分之五十以上二倍以下罚金；致人死亡或者对人体健康造成特别严重危害的，处十年以上有期徒刑、无期徒刑或者死刑，并处销售金额百分之五十以上二倍以下罚金或者没收财产。

《刑法》第一百四十二条　生产、销售劣药，对人体健康造成严重危害的，处三年以上十年以下有期徒刑，并处销售金额百分之五十以上二倍以下罚金；后果特别严重的，处十年以上有期徒刑或者无期徒刑，并处销售金额百分之五十以上二倍以下罚金或者没收财产。

## 七、药品经营企业非法取得或利用《药品经营许可证》的法律责任是什么？

第八十二条　伪造、变造、买卖、出租、出借许可证或者药品批准证明文件的，没收违法所得，并处违法所得一倍以上三倍以下的罚款；没有违法所得的，处二万元以上十万元以下的罚款；情节严重的，并吊销卖方、出租方、出借方的《药品生产许可证》、《药品经营许可证》、《医疗机构制剂许可证》或者撤销药品批准证明文件；构成犯罪的，依法追究刑事责任。

第八十三条　违反本法规定，提供虚假的证明、文件资料样品或者采取其他欺骗手段取得《药品生产许可证》、《药品经营许可证》、《医疗机构制剂许可证》或者药品批准证明文件的，吊销《药品生产许可证》、《药品经营许可证》、《医疗机构制剂许可证》或者撤销药品批准证明文件，五年内不受理其申请，并处一万元以上三万元以下的罚款。

## 八、药品购销中，哪些获利行为是被禁止的？

第五十九条　禁止药品的生产企业、经营企业和医疗机构在药品购销中账外暗中给予、收受回扣或者其他利益。

禁止药品的生产企业、经营企业或者其代理人以任何名义给予使用其药品的医疗机构的负责人、药品采购人员、医师等有关人员以财物或者其他利益。禁止医疗机构的负责人、药品采购人员、医师等有关人员以任何名义收受药品的生产企业、经营企业或者其代理人给予的财物或者其他利益。

## 九、药品经营企业在药品购销中发生非法收入的法律责任是什么？

第九十条　药品的生产企业、经营企业、医疗机构在药品购销中暗中给予、收受回扣或者其他利益的，药品的生产企业、经营企业或者其代理人给予使用其药品的医疗机构的负责人、药品采购人员、医师等有关人员以财物或者其他利益的，由工商行政管理部门处一万元以上二十万元以下的罚款，有违法所得的，予以没收；情节严重的，由工商行政管理部门吊销药品生产企业、药品经营企业的营业执照，并通知药品监督管理部门，由药品监督管理部门吊销其《药品生产许可证》、《药品经营许可证》；构成犯罪的，依法追究刑事责任。

## 十、药品经营企业必须按照何种《规范》经营药品？

第十六条　药品经营企业必须按照国务院药品监督管理部门依据本法制定的《药品经营质量管理规范》经营药品。药品监督管理部门按照规定对药品经营企业是否符合《药品经营质量管理规范》的要求进行认证；对认证合格的，发给认证证书。

《药品经营质量管理规范》的具体实施办法、实施步骤由国务院药品监督管理部门规定。

## 十一、药品经营企业购进药品应建立并执行什么制度？

第十七条　药品经营企业购进药品，必须建立并执行进货检查验收制度，验明药品合格证明和其他标识；不符合规定要求的，不得购进。

## 十二、药品经营企业购销药品的购销记录和销售药品时应遵守哪些规定？

第十八条　药品经营企业购销药品，必须有真实完整的购销记录。购销记录必须注明药品的通用名称、剂型、规格、批号、有效期、生产厂商、购（销）货单位、购（销）货数量、购销价格、购（销）货日期及国务院药品监督管理部门规定的其他内容。

第十九条　药品经营企业销售药品必须准确无误，并正确说明用法、用量和注意事项；调配处方必须经过核对，对处方所列药品不得擅自更改或者代用。对有配伍禁忌或者超剂量的处方，应当拒绝调配；必要时，经处方医师更正或者重新签字，方可调配。

药品经营企业销售中药材，必须标明产地。

## 十三、药品经营企业在药品保管和出入库方面应制定、执行哪些制度？

第二十条　药品经营企业必须制定和执行药品保管制度，采取必要的冷藏、防冻、防潮、防虫、防鼠等措施，保证药品质量。

药品入库和出库必须执行检查制度。

### 十四、药品经营企业未按照规定实施《规范》的，如何处罚？

第七十九条　药品的生产企业、经营企业、药物非临床安全性评价研究机构、药物临床试验机构未按照规定实施《药品生产质量管理规范》、《药品经营质量管理规范》、《药物非临床研究质量管理规范》、《药物临床试验质量管理规范》的，给予警告，责令限期改正；逾期不改正的，责令停产、停业整顿，并处五千元以上二万元以下的罚款；情节严重的，吊销《药品生产许可证》、《药品经营许可证》和药物临床试验机构的资格。

## 第二节　药品经营质量管理规范

### 一、药店人员上岗应符合哪些条件？

第六十二条　企业的质量负责人应具有药学专业的技术职称。

第六十三条　药品零售中处方审核人员应是执业药师或有药师以上（含药师和中药师）的专业技术职称。

第六十四条　企业的质量管理和药品检验人员应具有药学或相关专业的学历，或者具有药学专业的技术职称。

第六十五条　企业从事质量管理、检验、验收、保管、养护、营业等工作的人员应经过专业培训，考核合格后持证上岗。国家有就业准入规定的岗位，工作人员需通过职业技能鉴定并取得职业资格证书后方可上岗。

第六十六条　企业每年应组织直接接触药品的人员进行健康检查，并建立健康档案。发现患有精神病、传染病和其他可能污染药品疾病的人员，应及时调离其工作岗位。

## 二、药店营业场所和仓库的要求及设备是什么？

第六十七条　药品零售企业应有与经营规模相适应的营业场所和药品仓库，并且环境整洁、无污染物。企业的营业场所、仓库、办公生活等区域应分开。

第六十八条　药品零售企业营业场所和药品仓库应配置以下设备：

（一）便于药品陈列展示的设备。

（二）特殊管理药品的保管设备。

（三）符合药品特性要求的常温、阴凉和冷藏保管的设备。

（四）必要的药品检验、验收、养护的设备。

（五）检验和调节温、湿度的设备。

（六）保持药品与地面之间有一定距离的设备。

（七）药品防尘、防潮、防污染和防虫、防鼠、防霉变等设备。

（八）经营中药饮片所需的调配处方和临方炮制的设备。

第六十九条　药品零售连锁企业应设立与经营规模相适应的配送中心，其仓储、验收、检验、养护等设施要求与同规模的批发企业相同。零售连锁门店的药品陈列、保管等设备要求应与零售企业相同。

## 三、对于进货和验收药店应做哪些工作？

第七十条　企业购进药品应以质量为前提，从合法的企业进货。对首营企业应确认其合法资格，并做好记录。

第七十一条　购进药品应有合法票据，并按规定建立购进记录，做到票、帐、货相符。购进票据和记录应保存至超过药品有效期一年，但不得少于两年。

第七十二条　购进药品的合同应明确质量条款。

第七十三条　购进首营品种，应进行药品质量审核，审核合格后方可经营。

第七十四条　验收人员对购进的药品，应根据原始凭证，严格按照有关规定逐批验收并记录。必要时应抽样送检验机构检验。

第七十五条　验收药品质量时，应按规定同时检查包装、标签、说明书等项内容。

## 四、药品应怎样陈列和储存？

第七十六条　在零售店堂内陈列药品的质量和包装应符合规定。

第七十七条　药品应按剂型或用途以及储存要求分类陈列和储存：

（一）药品与非药品、内服药与外用药应分开存放，易串味的药品与一般药品应分开存放。

（二）药品应根据其温湿度要求，按照规定的储存条件存放。

（三）处方药与非处方药应分柜摆放。

（四）特殊管理的药品应按照国家的有关规定存放。

（五）危险品不应陈列。如因需要必须陈列时，只能陈列代用品或空包装。危险品的储存应按国家有关规定管理和存放。

（六）拆零药品应集中存放于拆零专柜，并保留原包装的标签。

（七）中药饮片装斗前应做质量复核，不得错斗、串斗，防止混药。饮片斗前应写正名正字。

第七十八条　陈列和储存药品的养护工作包括：

（一）定期检查陈列与储存药品的质量并记录。近效期的药品、易霉变、易潮解的药品视情况缩短检查周期，对质量有疑问及储存日久的药品应及时抽样送检。

（二）检查药品陈列环境和储存条件是否符合规定要求。

（三）对各种养护设备进行检查。

（四）检查中发现的问题应及时向质量负责人汇报并尽快

处理。

第七十九条　库存药品应实行色标管理。

## 五、如何做好销售和服务工作?

第八十条　销售药品要严格遵守有关法律、法规和制度，正确介绍药品的性能、用途、禁忌及注意事项。

第八十一条　销售药品时，处方要经执业药师或具有药师以上（含药师和中药师）职称的人员审核后方可调配和销售。对处方所列药品不得擅自更改或代用。对有配伍禁忌或超剂量的处方，应当拒绝调配、销售，必要时，需经原处方医生更正或重新签字方可调配和销售。审核、调配或销售人员均应在处方上签字或盖章，处方按有关规定保存备查。

第八十二条　药品拆零销售使用的工具、包装袋应清洁和卫生，出售时应在药袋上写明药品名称、规格、服法、用量、有效期等内容。

第八十三条　销售特殊管理的药品，应严格按照国家有关规定，凭盖有医疗单位公章的医生处方限量供应，销售及复核人员均应在处方上签字或盖章，处方保存两年。

第八十四条　企业应在零售场所内提供咨询服务，指导顾客安全、合理用药。企业还应设置意见簿和公布监督电话，对顾客的批评或投诉要及时加以解决。

# 第三节　药品流通监督管理办法

## 一、药店对药品购销行为、购销人员及销售人员的规定是怎样的?

第五条　药品生产、经营企业对其药品购销行为负责，对其销售人员或设立的办事机构以本企业名义从事的药品购销行为承担法律责任。

第六条　药品生产、经营企业应当对其购销人员进行药品相关的法律、法规和专业知识培训，建立培训档案，培训档案中应当记录培训时间、地点、内容及接受培训的人员。

第七条　药品生产、经营企业应当加强对药品销售人员的管理，并对其销售行为作出具体规定。

第八条　药品生产、经营企业不得在经药品监督管理部门核准的地址以外的场所储存或者现货销售药品。

## 二、药品生产经营企业销售药品时应注意什么?

第十一条　药品生产企业、药品批发企业销售药品时，应当开具标明供货单位名称、药品名称、生产厂商、批号、数量、价格等内容的销售凭证。

药品零售企业销售药品时，应当开具标明药品名称、生产厂商、数量、价格、批号等内容的销售凭证。

第十二条　药品生产、经营企业采购药品时，应按本办法第十条规定索取、查验、留存供货企业有关证件、资料，按本办法第十一条规定索取、留存销售凭证。

药品生产、经营企业按照本条前款规定留存的资料和销售凭证，应当保存至超过药品有效期1年，但不得少于3年。

## 三、规定药品经营企业必须做的有哪些?

第十八条　药品零售企业应当按照国家食品药品监督管理局药品分类管理规定的要求，凭处方销售处方药。

经营处方药和甲类非处方药的药品零售企业，执业药师或者其他依法经资格认定的药学技术人员不在岗时，应当挂牌告知，并停止销售处方药和甲类非处方药。

第十九条　药品说明书要求低温、冷藏储存的药品，药品生产、经营企业应当按照有关规定，使用低温、冷藏设施设备运输和储存。

药品监督管理部门发现药品生产、经营企业违反本条前款规定的，应当立即查封、扣押所涉药品，并依法进行处理。

## 四、禁止药品经营企业进行的活动有哪些？

第十四条　药品生产、经营企业不得为他人以本企业的名义经营药品提供场所，或者资质证明文件，或者票据等便利条件。

第十五条　药品生产、经营企业不得以展示会、博览会、交易会、订货会、产品宣传会等方式现货销售药品。

第十六条　药品经营企业不得购进和销售医疗机构配制的制剂。

第十七条　未经药品监督管理部门审核同意，药品经营企业不得改变经营方式。药品经营企业应当按照《药品经营许可证》许可的经营范围经营药品。

第二十条　药品生产、经营企业不得以搭售、买药品赠药品、买商品赠药品等方式向公众赠送处方药或者甲类非处方药。

第二十一条　药品生产、经营企业不得采用邮售、互联网交易等方式直接向公众销售处方药。

第二十二条　禁止非法收购药品。

## 五、什么情况下对药品经营企业处以五千元以上二万元以下的罚款？

第三十条　有下列情形之一的，责令限期改正，给予警告；逾期不改正的，处以五千元以上二万元以下的罚款：

（一）药品生产、经营企业违反本办法第六条规定的；

（二）药品生产、批发企业违反本办法第十一条第一款规定的；

（三）药品生产、经营企业违反本办法第十二条，未按照规定留存有关资料、销售凭证的。

### 六、什么情况下没收违法销售的药品和违法所得，并处违法销售的药品货值金额二倍以上五倍以下的罚款？

第三十二条　有下列情形之一的，依照《药品管理法》第七十三条规定，没收违法销售的药品和违法所得，并处违法销售的药品货值金额二倍以上五倍以下的罚款：

（一）药品生产、经营企业违反本办法第八条规定，在经药品监督管理部门核准的地址以外的场所现货销售药品的；

（二）药品生产企业违反本办法第九条规定的；

（三）药品生产、经营企业违反本办法第十五条规定的；

（四）药品经营企业违反本办法第十七条规定的。

## 第四节　药品分类管理办法

### 一、什么是处方药和非处方药？

处方药是必须凭执业医师或执业助理医师处方才可调配、购买和使用的药品；非处方药是不需要凭医师处方即可自行判断、购买和使用的药品。处方药英语称 Prescription Drug，Ethical Drug，非处方药英语称 Nonprescription Drug，在国外又称之为“可在柜台上买到的药物”（Over The Counter），简称OTC，此已成为全球通用的名称。

处方药和非处方药不是药品本质的属性，而是管理上的界定。无论是处方药还是非处方药，都是经过国家药品监督管理部门批准的，其安全性和有效性是有保障的。其中非处方药主要是用于治疗各种消费者容易自我诊断、自我治疗的常见轻微疾病。

### 二、处方药和非处方药的广告宣传范围是什么？

《处方药与非处方药分类管理办法》

第十二条　处方药只准在专业性医药报刊进行广告宣传，非处方药经审批可以在大众传播媒介进行广告宣传。

## 三、经营非处方药需具备的条件有哪些?

第八条　根据药品的安全性，非处方药分为甲、乙两类。

经营处方药、非处方药的批发企业和经营处方药、甲类非处方药的零售企业必须具有《药品经营企业许可证》。

经省级药品监督管理部门或其授权的药品监督管理部门批准的其他商业企业可以零售乙类非处方药。

第九条　零售乙类非处方药的商业企业必须配备专职的具有高中以上文化程度，经专业培训后，由省级药品监督管理部门或其授权的药品监督管理部门考核合格并取得上岗证的人员。

第十条　医疗机构根据医疗需要可以决定或推荐使用非处方药。

## 四、处方药怎样购买和使用?

第二条　根据药品品种、规格、适应症、剂量及给药途径不同，对药品分别按处方药与非处方药进行管理。

处方药必须凭执业医师或执业助理医师处方才可调配、购买和使用；非处方药不需要凭执业医师或执业助理医师处方即可自行判断、购买和使用。

## 五、非处方药怎样购买和使用?

第十一条　消费者有权自主选购非处方药，并须按非处方药标签和说明书所示内容使用。

## 六、药店能否经营麻醉药品和精神药品?

《麻醉药品和精神药品管理条例》（国务院令第442号）

第二十二条　国家对麻醉药品和精神药品实行定点经营制度。

国务院药品监督管理部门应当根据麻醉药品和第一类精神药品的需求总量，确定麻醉药品和第一类精神药品的定点批发企业布局，并应当根据年度需求总量对布局进行调整、公布。

因此零售药店不能经营麻醉药品和第一类精神药品。

第三十一条 经所在地设区的市级药品监督管理部门批准，实行统一进货、统一配送、统一管理的药品零售连锁企业可以从事第二类精神药品零售业务。

第三十二条 第二类精神药品零售企业应当凭执业医师出具的处方，按规定剂量销售第二类精神药品，并将处方保存2年备查；禁止超剂量或者无处方销售第二类精神药品；不得向未成年人销售第二类精神药品。

因此，符合第三十一条规定的药品零售企业可以经营第二类精神药品。

第四十九条 第二类精神药品经营企业应当在药品库房中设立独立的专库或者专柜储存第二类精神药品，并建立专用账册，实行专人管理。专用账册的保存期限应当自药品有效期期满之日起不少于5年。

第三十三条 麻醉药品和精神药品实行政府定价，在制定出厂和批发价格的基础上，逐步实行全国统一零售价格。具体办法由国务院价格主管部门制定。

## 七、违反规定储存、销售或者销毁第二类精神药品的药品零售药店应负什么法律责任？

《麻醉药品和精神药品管理条例》

第七十条 第二类精神药品零售企业违反本条例的规定储存、销售或者销毁第二类精神药品的，由药品监督管理部门责令限期改正，给予警告，并没收违法所得和违法销售的药品；逾期不改正的，责令停业，并处5 000元以上2万元以下的罚款；情节严重的，取消其第二类精神药品零售资格。

第七十八条 定点生产企业、定点批发企业和第二类精神药品零售企业生产、销售假劣麻醉药品和精神药品的，由药品监督管理部门取消其定点生产资格、定点批发资格或者第二类精神药品零售资格，并依照药品管理法的有关规定予以处罚。

第八十条　发生麻醉药品和精神药品被盗、被抢、丢失案件的单位，违反本条例的规定未采取必要的控制措施或者未依照本条例的规定报告的，由药品监督管理部门和卫生主管部门依照各自职责，责令改正，给予警告；情节严重的，处5 000元以上1万元以下的罚款；有上级主管部门的，由其上级主管部门对直接负责的主管人员和其他直接责任人员，依法给予降级、撤职的处分。

第八十二条　违反本条例的规定，致使麻醉药品和精神药品流入非法渠道造成危害，构成犯罪的，依法追究刑事责任；尚不构成犯罪的，由县级以上公安机关处5万元以上10万元以下的罚款；有违法所得的，没收违法所得；情节严重的，处违法所得2倍以上5倍以下的罚款；由原发证部门吊销其药品生产、经营和使用许可证明文件。

### 八、哪些药品禁止在药店销售?

国家食品药品监督管理局公布了麻醉药品、第一类精神药品、终止妊娠药品、蛋白同化制剂、肽类激素品种、药品类易制毒化学品、放射性药品、疫苗八类药品禁止在零售药店销售。

## 第五节　药品包装、标签规范

### 一、《药品说明书和标签管理规定》对药品标签的要求是什么?

第十六条　药品的标签是指药品包装上印有或者贴有的内容，分为内标签和外标签。药品内标签指直接接触药品的包装的标签，外标签指内标签以外的其他包装的标签。

第十七条　药品的内标签应当包含药品通用名称、适应症或者功能主治、规格、用法用量、生产日期、产品批号、有效期、生产企业等内容。

包装尺寸过小无法全部标明上述内容的，至少应当标注药品通用名称、规格、产品批号、有效期等内容。

第十八条　药品外标签应当注明药品通用名称、成份、性状、适应症或者功能主治、规格、用法用量、不良反应、禁忌、注意事项、贮藏、生产日期、产品批号、有效期、批准文号、生产企业等内容。适应症或者功能主治、用法用量、不良反应、禁忌、注意事项不能全部注明的，应当标出主要内容并注明"详见说明书"字样。

第十九条　用于运输、储藏的包装的标签，至少应当注明药品通用名称、规格、贮藏、生产日期、产品批号、有效期、批准文号、生产企业，也可以根据需要注明包装数量、运输注意事项或者其他标记等必要内容。

第二十一条　同一药品生产企业生产的同一药品，药品规格和包装规格均相同的，其标签的内容、格式及颜色必须一致；药品规格或者包装规格不同的，其标签应当明显区别或者规格项明显标注。

同一药品生产企业生产的同一药品，分别按处方药与非处方药管理的，两者的包装颜色应当明显区别。

第二十二条　对贮藏有特殊要求的药品，应当在标签的醒目位置注明。

## 二、药品标签中的有效期如何标注?

根据《药品说明书和标签管理规定》

第二十三条　药品标签中的有效期应当按照年、月、日的顺序标注，年份用四位数字表示，月、日用两位数表示。其具体标注格式为"有效期至××××年××月"或者"有效期至

××××年××月××日”；也可以用数字和其他符号表示为“有效期至××××.××.”或者“有效期至××××/××/××”等。

预防用生物制品有效期的标注按照国家食品药品监督管理局批准的注册标准执行，治疗用生物制品有效期的标注自分装日期计算，其他药品有效期的标注自生产日期计算。

有效期若标注到日，应当为起算日期对应年月日的前一天，若标注到月，应当为起算月份对应年月的前一月。

## 第六节 药品说明书

### 一、药品说明书应包含的内容是什么？

根据《药品说明书和标签管理规定》

第九条 药品说明书应当包含药品安全性、有效性的重要科学数据、结论和信息，用以指导安全、合理使用药品。药品说明书的具体格式、内容和书写要求由国家食品药品监督管理局制定并发布。

第十条 药品说明书对疾病名称、药学专业名词、药品名称、临床检验名称和结果的表述，应当采用国家统一颁布或规范的专用词汇，度量衡单位应当符合国家标准的规定。

第十一条 药品说明书应当列出全部活性成份或者组方中的全部中药药味。注射剂和非处方药还应当列出所用的全部辅料名称。

药品处方中含有可能引起严重不良反应的成份或者辅料的，应当予以说明。

第十四条 药品说明书应当充分包含药品不良反应信息，详细注明药品不良反应。药品生产企业未根据药品上市后的安全性、有效性情况及时修改说明书或者未将药品不良反应在说明书中充分说明的，由此引起的不良后果由该生产企业承担。

第十五条　药品说明书核准日期和修改日期应当在说明书中醒目标示。

## 二、化学药品非处方药说明书格式与内容是什么?

### (一)化学药品非处方药说明书格式

非处方药、外用药品标识位置

×××说明书

请仔细阅读说明书并按说明使用或在药师指导下购买和使用

警示语位置

【药品名称】

【成份】

【性状】

【作用类别】

【适应症】

【规格】

【用法用量】

【不良反应】

【禁忌】

【注意事项】

【药物相互作用】

【贮藏】

【包装】

【有效期】

【执行标准】

【批准文号】

【说明书修订日期】

【生产企业】

如有问题可与生产企业联系

**（二）化学药品非处方药说明书各项内容书写要求**

非处方药、外用药品标识

非处方药、外用药品标识在说明书首页右上角标注。

外用药品专用标识为红色方框底色内标注白色“外”字。药品说明书如采用单色印刷，其说明书中外用药品专用标识亦可采用单色印刷。

非处方药专有标识按《关于公布非处方药专有标识及管理规定的通知》规定使用。

说明书标题

“××× 说明书”中的“×××”是指该药品的通用名称。

请仔细阅读说明书并按说明使用或在药师指导下购买和使用

该忠告语必须标注，采用加重字体印刷。

警示语

是指需特别提醒用药人在用药安全方面需特别注意的事项。

有该方面内容，应当在说明书标题下以醒目的黑体字注明。无该方面内容的，不列该项。

【药品名称】

按下列顺序列出：

通用名称：属《中国药典》收载的品种，其通用名称应当与药典一致；药典未收载的品种，其名称应当符合药品通用名称命名原则。

商品名称：未批准使用商品名称的药品不列该项。

英文名称：无英文名称的药品不列该项。

汉语拼音：

【成份】

处方组成及各成份含量应与该药品注册批准证明文件一致。成份含量按每一个制剂单位（如每片、粒、包、支、瓶等）计。

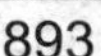

单一成份的制剂须写明成份通用名称及含量，并注明所有辅料成份。表达为“本品每×含××××××。辅料为：×××××××”。

复方制剂须写明全部活性成份组成及各成份含量，并注明所有辅料成份。表达为“本品为复方制剂，每×含×××××××。辅料为：××××××××”。

【性状】

包括药品的外观（颜色、外形）、气、味等，依次规范描述。性状应符合药品标准。

【作用类别】

按照国家食品药品监督管理局公布的该药品非处方药类别书写，如“解热镇痛类”。

【适应症】

按照国家食品药品监督管理局公布的非处方药适应症书写，不得超出国家食品药品监督管理局公布的该药品非处方药适应症范围。

【规格】

指每支、每片或其他每一单位制剂中含有主药的重量、含量或装量。生物制品应标明每支（瓶）有效成分效价（或含量）及装量（或冻干制剂的复溶体积）。计量单位必须以中文表示。

每一说明书只能写一种规格。

【用法用量】

用量按照国家食品药品监督管理局公布的该药品非处方药用量书写。数字以阿拉伯数字表示，所有重量或容量单位必须以汉字表示。

用法可根据药品的具体情况，在国家食品药品监督管理局公布的该药品非处方药用法用量和适应症范围内描述，用法不能对用药人有其他方面的误导或暗示。

需提示患者注意的特殊用法用量应当在注意事项中说明。老年人或儿童等特殊人群的用法用量不得使用“儿童酌减”或“老年人酌减”等表述方法，可在【注意事项】中注明“儿童用量（或老年人用量）应咨询医师或药师”。

【不良反应】

不良反应是指合格药品在正常用法用量下出现的与用药目的无关的或者意外的有害反应。

在本项目下应当实事求是地详细列出该药品已知的或者可能发生的不良反应。并按不良反应的严重程度、发生的频率或症状的系统性列出。

国家食品药品监督管理局公布的该药品不良反应内容不得删减。

【禁忌】

应列出该药品不能应用的各种情况，如禁止应用该药品的人群或疾病等情况。国家食品药品监督管理局公布的该药品禁忌内容不得删减。【禁忌】内容应采用加重字体印刷。

【注意事项】

应列出使用该药必须注意的问题，包括需要慎用的情况（如肝、肾功能的问题），影响药物疗效的因素（如食物、烟、酒等），孕妇、哺乳期妇女、儿童、老人等特殊人群用药，用药对于临床检验的影响，滥用或药物依赖情况，以及其他保障用药人自我药疗安全用药的有关内容。

必须注明“对本品过敏者禁用，过敏体质者慎用”、“本品性状发生改变时禁止使用”、“如正在使用其他药品，使用本品前请咨询医师或药师”、“请将本品放在儿童不能接触的地方”。

对于可用于儿童的药品必须注明“儿童必须在成人监护下使用”。处方中含兴奋剂的品种应注明“运动员应在医师指导下使用”。

对于是否适用于孕妇、哺乳期妇女、儿童、老人等特殊人群尚不明确的，必须注明相应人群应在医师指导下使用。

国家食品药品监督管理局公布的该药品注意事项内容不得删减。【注意事项】内容应采用加重字体印刷。

【药物相互作用】

应列出与该药产生相互作用的药物及合并用药的注意事项。未进行该项实验且无可靠参考文献的，应当在该项下予以说明。

必须注明“如与其他药物同时使用可能会发生药物相互作用，详情请咨询医师或药师。”

【贮藏】

按药品标准书写，有特殊要求的应注明相应温度。

【包装】

包括直接接触药品的包装材料和容器及包装规格，并按该顺序表述。

【有效期】

是指该药品在规定的储存条件下，能够保持质量稳定的期限。

有效期应以月为单位描述，可以表述为：×× 个月（× 用阿拉伯数字表示）。

【执行标准】

列出执行标准的名称、版本或药品标准编号，如《中国药典》2000 年版二部、国家药品标准 WS—10001（HD-0001）—2002。

【批准文号】

是指该药品的药品批准文号、进口药品注册证号或者医药产品注册证号。

【说明书修订日期】

是指经批准使用该说明书的日期。

【生产企业】

国产药品该项应当与《药品生产许可证》载明的内容一致，进口药品应当与提供的政府证明文件一致。按下列方式列出：

企业名称：

生产地址：

邮政编码：

电话号码：（须标明区号）

传真号码：（须标明区号）

网址：（如无网址可不写，此项不保留）

如有问题可与生产企业联系

该内容必须标注，并采用加重字体印刷在【生产企业】项后。

## 三、中成药非处方药说明书格式及内容是什么？

### （一）中成药非处方药说明书格式

非处方药、外用药品标识位置

×××说明书

请仔细阅读说明书并按说明使用或在药师指导下购买和使用

警示语位置

【药品名称】

【成份】

【性状】

【功能主治】

【规格】

【用法用量】

【不良反应】

【禁忌】

【注意事项】

【药物相互作用】

【贮藏】

【包装】

【有效期】

【执行标准】

【批准文号】

【说明书修订日期】

【生产企业】

如有问题可与生产企业联系

**（二）中成药非处方药说明书各项内容书写要求**

非处方药、外用药品标识

非处方药、外用药品标识在说明书首页右上角标注。

外用药品专用标识为红色方框底色内标注白色“外”字。药品说明书如采用单色印刷，其说明书中外用药品专用标识亦可采用单色印刷。

非处方药专有标识按《关于公布非处方药专有标识及管理规定的通知》规定使用。

说明书标题

“××× 说明书”中的“×××”是指该药品的通用名称。

请仔细阅读说明书并按说明使用或在药师指导下购买和使用

该忠告语必须标注，采用加重字体印刷。

警示语

是指需特别提醒用药人在用药安全方面需特别注意的事项。

有该方面内容的，应当在说明书标题下以醒目的黑体字注明。无该方面内容的，不列该项。

【药品名称】

按下列顺序列出：

通用名称：如该药品属《中华人民共和国药典》收载的品种，其通用名称应当与药典一致；药典未收载的品种，其名称应当符合药品通用名称命名原则。

汉语拼音：

【成份】

除《中药品种保护条例》第十三条规定的情形外，必须列出全部处方组成和辅料，处方所含成份及药味排序应与药品标准一致。

处方中所列药味其本身为多种药材制成的饮片，且该饮片为国家药品标准收载的，只需写出该饮片名称。

【性状】

包括药品的外观(颜色、外形)、气、味等，依次规范描述，性状应符合药品标准。

【功能主治】

按照国家食品药品监督管理局公布的非处方药功能主治内容书写，并不得超出国家食品药品监督管理局公布的该药品非处方药功能主治范围。

【规格】

应与药品标准一致。数字以阿拉伯数字表示，计量单位必须以汉字表示。

每一说明书只能写一种规格。

【用法用量】

用量按照国家食品药品监督管理局公布的该药品非处方药用量书写。数字以阿拉伯数字表示，所有重量或容量单位必须以汉字表示。

用法可根据药品的具体情况，在国家食品药品监督管理局公布的该药品非处方药用法用量和功能主治范围内描述，用法不能对用药人有其他方面的误导或暗示。

需提示用药人注意的特殊用法用量应当在注意事项中说明。

【不良反应】

不良反应是指合格药品在正常用法用量下出现的与用药目的无关的或者意外的有害反应。

在本项目下应当实事求是地详细列出该药品已知的或者可能发生的不良反应。并按不良反应的严重程度、发生的频率或症状的系统性列出。

国家食品药品监督管理局公布的该药品不良反应内容不得删减。

【禁忌】

应列出该药品不能应用的各种情况，如禁止应用该药品的人群或疾病等情况。国家食品药品监督管理局公布的该药品禁忌内容不得删减。【禁忌】内容应采用加重字体印刷。

【注意事项】

应列出使用该药必须注意的问题，包括需要慎用的情况（如肝、肾功能的问题），影响药物疗效的因素（如食物、烟、酒等），孕妇、哺乳期妇女、儿童、老人等特殊人群用药，用药对于临床检验的影响，滥用或药物依赖情况，以及其他保障用药人自我药疗安全用药的有关内容。

必须注明“对本品过敏者禁用，过敏体质者慎用。”、“本品性状发生改变时禁止使用。”、“如正在使用其他药品，使用本品前请咨询医师或药师。”、“请将本品放在儿童不能接触的地方。”

对于可用于儿童的药品必须注明“儿童必须在成人监护下使用”。处方中含兴奋剂的品种应注明“运动员应在医师指导下使用”。

对于是否适用于孕妇、哺乳期妇女、儿童、老人等特殊人群尚不明确的，必须注明“应在医师指导下使用”。

如有与中医理论有关的证候、配伍、饮食等注意事项，应在该项下列出。中药和化学药品组成的复方制剂，应注明本品含××（化学药品通用名称），并列出成份中化学药品的相关内容及注意事项。

国家食品药品监督管理局公布的该药品注意事项内容不得删减。【注意事项】内容应采用加重字体印刷。

【药物相互作用】

应列出与该药产生相互作用的药物及合并用药的注意事项。未进行该项实验且无可靠参考文献的，应当在该项下予以说明。

必须注明："如与其他药物同时使用可能会发生药物相互作用，详情请咨询医师或药师。"

【贮藏】

按药品标准书写，有特殊要求的应注明相应温度。

【包装】

包括直接接触药品的包装材料和容器及包装规格，并按该顺序表述。

【有效期】

是指该药品在规定的贮藏条件下，能够保持质量稳定的期限。

有效期应以月为单位描述，可以表述为：×× 个月（× 用阿拉伯数字表示）。

【执行标准】

列出执行标准的名称、版本或药品标准编号，如《中国药典》2000 年版二部、国家药品标准 WS—10001（HD-0001）—2002。

【批准文号】

是指该药品的药品批准文号、进口药品注册证号或者医药产品注册证号。

【说明书修订日期】

是指经批准使用该说明书的日期。

【生产企业】

国产药品该项应当与《药品生产许可证》载明的内容一致，进口药品应当与提供的政府证明文件一致。按下列方式列出：

企业名称：

生产地址：

邮政编码：

电话号码：（须标明区号）

传真号码：（须标明区号）

网址：（如无网址可不写，此项不保留）

如有问题可与生产企业联系

该内容必须标注，并采用加重字体印刷在【生产企业】项后。

## 四、药品英文说明书有哪些内容？

药品说明书旧称 description，instruction，direction. 今称 insert，package insert

美国 FDA 规定其应包括十项。

**（一）drug names（药物名称）**

1. 通常每种药物有三个名字

（1）proprietary name（商品名称）。

（2）popular name（俗名）。

（3）chemical name（化学名）。

2. 说明书标题多用商品名

其右上角标有 R 者，表示 registered trademark（注册商标）。

**（二）description（性状）（常用 description，introduction，composition）**

包括药品的 chemical structure（化学结构）、chemical composition

(化学成分)、physical and chemical properties(物理和化学性质)。

**(三) clinical pharmacology(临床药理)**

常用的还有：clinical data(临床数据)、clinical experience(临床经验)、clinical use(临床应用)、clinical observation(临床观察)、clinical effect(临床疗效)、clinical discussion(临床讨论)、mode of mechanism of action(临床机理及途径)、pharmacological actions(药理作用)、therapeutical actions(治疗作用)、bacteriology(细菌学)、microbiology(微生物学)、physiology(生理学)、toxicology(毒理学)。

**(四) indications and usage(适应症和用法)**

常用标题：indications, major indications, clinical indications, principal indications, condications, uses, treatment。

**(五) contraindications(禁忌症)**

1. 常用标题 :contraindications, restriction on use(限制使用)。

2. 常用词(组)

pregnant women 孕妇

women of childbeating age 育龄妇女

be hypersensitive to 对……过敏者

allergic reaction 变态反应

lactation, early infancy 乳期

heart, cardiac, myocardial 心脏，心脏的，心肌的

kidney, renal 肾，肾脏的

liver, hepatic 肝，肝脏的

insufficiency, impairment 功能不全

damage, danger, failure 损伤，危险，衰竭

**(六) precautions(注意事项)**

常用标题：cautions, remark, note, notice, attention, awakening, N.B.

（七）**warnings（警告）**

常用标题：additional warnings（告戒事项）

（八）**adverse reactions（不良反应）**

常用标题：side reaction（副反应）、untoward reaction（不良反应）、toxicity reaction（毒性反应）、anaphylactic reaction（过敏反应）、side effects，by-effects，after effects，undesirable effects（副作用）、double infection（双重感染）。

（九）**overdosage（用药过量）**

常用标题：treatment of overdosage（用药过量的治疗）

（十）**dosage and administration（剂量用法）**

# 参考文献


[1] 程华汉．店面销售情景训练．北京：北京大学出版社，2006

[2] 陈玉文．药店店员必备：素质、知识、技能．北京：中国医药科技出版社，2006

[3] 陈玉文．药店经营管理实务．北京：中国医药科技出版社，2006

[4] 陈玉文．药店服务营销．北京：中国医药科技出版社，2007

[5] 柳青，蓝天．有效的沟通技巧．北京：中国社会科学出版社，2006

[6] 肖凌．顾客沟通技巧．企业改革与管理，2003，10：54-55

[7] 王军云，刘彩虹．怎样和领导相处：与领导相处十条天规．北京：中国华侨出版社，2004

[8] 李端．药理学．北京：人民卫生出版社，2005

[9] 卫生部合理用药专家委员会．中国医师药师临床用药指南．重庆：重庆出版社，2009

[10] 郑友信，徐惠莉．药店如何提高顾客忠诚度．黑龙江医药，2005，18（3）：207

[11] 王献波．台阶背后的关爱．中国医药报，2007-09-21（A7）

[12] 李琳琳．投诉的顾客—药店的朋友．中国医药报，2007-07-09（A6）

[13] 《国家基本药物目录（基层医疗卫生机构配备使用部分）》（2009版）.http://www.gov.cn/gzdt/2009-08/18/content_1395524_3.htm.

[14] 高益民．安全使用＜中药非处方药＞．北京：化学工业出版社，2005

# 附录　国家基本药物目录（基层医疗卫生机构配备使用部分）（2009版）

## 第一部分　化学药品和生物制品

| 序号 | 品种名称 | 英文名称 | 剂型 | 备注 |
|---|---|---|---|---|
| 一、抗微生物药 | | | | |
| （一）青霉素类 | | | | |
| 1 | 青霉素 | Benzylpenicillin | 注射剂 | |
| 2 | 苯唑西林 | Oxacillin | 注射剂 | |
| 3 | 氨苄西林 | Ampicillin | 注射剂 | |
| 4 | 哌拉西林 | Piperacillin | 注射剂 | |
| 5 | 阿莫西林 | Amoxicillin | 口服常释剂型 | |
| 6 | 阿莫西林克拉维酸钾 | Amoxicillin and Clavulanate Potassium | 口服常释剂型 | |
| （二）头孢菌素类 | | | | |
| 7 | 头孢唑林 | Cefazolin | 注射剂 | |
| 8 | 头孢氨苄 | Cefalexin | 口服常释剂型、颗粒剂 | |

续表

| 序号 | 品种名称 | 英文名称 | 剂型 | 备注 |
| --- | --- | --- | --- | --- |
| 9 | 头孢呋辛 | Cefuroxime | 口服常释剂型、注射剂 | 注释 1 |
| 10 | 头孢曲松 | Ceftriaxone | 注射剂 | |
| （三）氨基糖苷类 | | | | |
| 11 | 阿米卡星 | Amikacin | 注射剂 | |
| 12 | 庆大霉素 | Gentamycin | 注射剂 | |
| （四）大环内酯类 | | | | |
| 13 | 红霉素 | Erythromycin | 口服常释剂型、注射剂 | |
| 14 | 阿奇霉素 | Azithromycin | 口服常释剂型、颗粒剂 | |
| （五）其他抗生素 | | | | |
| 15 | 克林霉素 | Clindamycin | 口服常释剂型、注射剂 | |
| 16 | 磷霉素 | Fosfomycin | 注射剂 | |
| （六）磺胺类 | | | | |
| 17 | 复方磺胺甲噁唑 | Compound Sulfamethoxazole | 口服常释剂型 | |
| （七）喹诺酮类 | | | | |
| 18 | 诺氟沙星 | Norfloxacin | 口服常释剂型 | |
| 19 | 环丙沙星 | Ciprofloxacin | 口服常释剂型、注射剂 | |

续表

| 序号 | 品种名称 | 英文名称 | 剂型 | 备注 |
| --- | --- | --- | --- | --- |
| 20 | 左氧氟沙星 | Levofloxacin | 口服常释剂型、注射剂 | |
| （八）硝基呋喃类 | | | | |
| 21 | 呋喃妥因 | Nitrofurantoin | 口服常释剂型 | |
| （九）抗结核病药 | | | | |
| 22 | 异烟肼 | Isoniazid | 口服常释剂型、注射剂 | |
| 23 | 利福平 | Rifampicin | 口服常释剂型 | |
| 24 | 吡嗪酰胺 | Pyrazinamide | 口服常释剂型 | |
| 25 | 乙胺丁醇 | Ethambutol | 口服常释剂型 | |
| 26 | 链霉素 | Streptomycin | 注射剂 | |
| 27 | 对氨基水杨酸钠 | Sodium Aminosalicylate | 口服常释剂型、注射剂 | |
| （十）抗麻风病药 | | | | |
| 28 | 氨苯砜 | Dapsone | 口服常释剂型 | |
| （十一）抗真菌药 | | | | |
| 29 | 氟康唑 | Fluconazole | 口服常释剂型 | |
| 30 | 制霉素 | Nysfungin | 口服常释剂型 | |
| （十二）抗病毒药 | | | | |
| 31 | 阿昔洛韦 | Aciclovir | 口服常释剂型 | |

续表

| 序号 | 品种名称 | 英文名称 | 剂型 | 备注 |
|---|---|---|---|---|
| 32 | 利巴韦林 | Ribavirin | 口服常释剂型、颗粒剂、注射剂 | |
| 33 | 抗艾滋病用药 | | | 注释2 |
| **二、抗寄生虫病药** | | | | |
| （一）抗疟药 | | | | |
| 34 | 氯喹 | Chloroquine | 口服常释剂型、注射剂 | |
| 35 | 伯氨喹 | Primaquine | 口服常释剂型 | |
| 36 | 青蒿素类药物 | | | 注释3 |
| （二）抗阿米巴病药及抗滴虫病药 | | | | |
| 37 | 甲硝唑 | Metronidazole | 口服常释剂型、注射剂 | |
| （三）抗利什曼原虫病药 | | | | |
| 38 | 葡萄糖酸锑钠 | Sodium Stibogluconate | 注射剂 | |
| （四）抗血吸虫病药 | | | | |
| 39 | 吡喹酮 | Praziquantel | 口服常释剂型 | |
| （五）驱肠虫药 | | | | |
| 40 | 阿苯达唑 | Albendazole | 口服常释剂型 | |
| **三、麻醉药** | | | | |
| （一）局部麻醉药 | | | | |
| 41 | 利多卡因 | Lidocaine | 注射剂 | |

续表

| 序号 | 品种名称 | 英文名称 | 剂型 | 备注 |
| --- | --- | --- | --- | --- |
| 42 | 布比卡因 | Bupivacaine | 注射剂 | |
| 43 | 普鲁卡因 | Procaine | 注射剂 | |
| (二) 全身麻醉药 | | | | |
| 44 | 氯胺酮 | Ketamine | 注射剂 | |
| **四、镇痛、解热、抗炎、抗风湿、抗痛风药** | | | | |
| (一) 镇痛药 | | | | |
| 45 | 芬太尼 | Fentanyl | 注射剂 | |
| 46 | 哌替啶 | Pethidine | 注射剂 | |
| (二) 解热镇痛、抗炎、抗风湿药 | | | | |
| 47 | 对乙酰氨基酚 | Paracetamol | 口服常释剂型、颗粒剂 | |
| 48 | 阿司匹林 | Aspirin | 口服常释剂型 | |
| 49 | 布洛芬 | Ibuprofen | 口服常释剂型 | |
| 50 | 双氯芬酸 | Diclofenac | 口服常释剂型、口服缓释剂型 | |
| 51 | 吲哚美辛 | Indometacin | 栓剂 | |
| (三) 抗痛风药 | | | | |
| 52 | 别嘌醇 | Allopurinol | 口服常释剂型 | |
| 53 | 秋水仙碱 | Colchicine | 口服常释剂型 | |

续表

| 序号 | 品种名称 | 英文名称 | 剂型 | 备注 |
| --- | --- | --- | --- | --- |
| **五、神经系统用药** | | | | |
| (一)抗帕金森病药 | | | | |
| 54 | 金刚烷胺 | Amantadine | 口服常释剂型 | |
| 55 | 苯海索 | Benzhexol | 口服常释剂型 | |
| (二)抗重症肌无力药 | | | | |
| 56 | 新斯的明 | Neostigmine | 注射剂 | |
| (三)抗癫痫药 | | | | |
| 57 | 卡马西平 | Carbamazepine | 口服常释剂型 | |
| 58 | 丙戊酸钠 | Sodium Valproate | 口服常释剂型 | |
| 59 | 苯妥英钠 | Phenytoin Sodium | 口服常释剂型、注射剂 | |
| 60 | 苯巴比妥 | Phenobarbital | 口服常释剂型、注射剂 | |
| (四)脑血管病用药及降颅压药 | | | | |
| 61 | 尼莫地平 | Nimodipine | 口服常释剂型 | |
| 62 | 麦角胺咖啡因 | Ergotamine and Caffeine | 口服常释剂型 | |
| 63 | 甘露醇 | Mannitol | 注射剂 | |
| (五)镇静催眠药 | | | | |
| 64 | 地西泮 | Diazepam | 口服常释剂型、注射剂 | |

续表

| 序号 | 品种名称 | 英文名称 | 剂型 | 备注 |
|---|---|---|---|---|
| （六）其他 | | | | |
| 65 | 胞磷胆碱 | Citicoline | 注射剂 | |
| 66 | 尼可刹米 | Nikethamide | 注射剂 | |
| 67 | 洛贝林 | Lobeline | 注射剂 | |
| | | **六、治疗精神障碍药** | | |
| （一）抗精神病药 | | | | |
| 68 | 奋乃静 | Perphenazine | 口服常释剂型、注射剂 | |
| 69 | 氯丙嗪 | Chlorpromazine | 口服常释剂型、注射剂 | |
| 70 | 氟哌啶醇 | Haloperidol | 口服常释剂型、注射剂 | |
| （二）抗焦虑药 | | | | |
| 71 | 艾司唑仑 | Estazolam | 口服常释剂型 | |
| （三）抗抑郁药 | | | | |
| 72 | 阿米替林 | Amitriptyline | 口服常释剂型 | |
| 73 | 多塞平 | Doxepin | 口服常释剂型 | |
| | | **七、心血管系统用药** | | |
| （一）抗心绞痛药 | | | | |
| 74 | 硝酸甘油 | Nitroglycerin | 口服常释剂型、注射剂 | |

续表

| 序号 | 品种名称 | 英文名称 | 剂型 | 备注 |
|---|---|---|---|---|
| 75 | 硝酸异山梨酯 | Isosorbide Dinitrate | 口服常释剂型、注射剂 | |
| 76 | 硝苯地平 | Nifedipine | 口服常释剂型 | |
| （二）抗心律失常药 | | | | |
| 77 | 美西律 | Mexiletine | 口服常释剂型 | |
| 78 | 普罗帕酮 | Propafenone | 口服常释剂型、注射剂 | |
| 79 | 普鲁卡因胺 | Procainamide | 注射剂 | |
| 80 | 普萘洛尔 | Propranolol | 口服常释剂型 | |
| 81 | 阿替洛尔 | Atenolol | 口服常释剂型 | |
| 82 | 美托洛尔 | Metoprolol | 口服常释剂型、注射剂 | |
| 83 | 胺碘酮 | Amiodarone | 口服常释剂型、注射剂 | |
| 84 | 维拉帕米 | Verapamil | 口服常释剂型、注射剂 | |
| （三）抗心力衰竭药 | | | | |
| 85 | 地高辛 | Digoxin | 口服常释剂型、注射剂 | |
| 86 | 去乙酰毛花苷 | Deslanoside | 注射剂 | |
| （四）抗高血压药 | | | | |
| 87 | 卡托普利 | Captopril | 口服常释剂型 | |

续表

| 序号 | 品种名称 | 英文名称 | 剂型 | 备注 |
|---|---|---|---|---|
| 88 | 依那普利 | Enalapril | 口服常释剂型 | |
| 89 | 硝普钠 | Sodium Nitroprusside | 注射剂 | |
| 90 | 硫酸镁 | Magnesium Sulfate | 注射剂 | |
| 91 | 尼群地平 | Nitrendipine | 口服常释剂型 | |
| 92 | 吲达帕胺 | Indapamide | 口服常释剂型、口服缓释剂型 | |
| 93 | 酚妥拉明 | Phentolamine | 注射剂 | |
| 94 | 复方利血平 | Compound Reserpine | 口服常释剂型 | |
| 95 | 复方利血平氨苯蝶啶 | Compound Hypotensive | 口服常释剂型 | |
| （五）抗休克药 | | | | |
| 96 | 肾上腺素 | Adrenaline | 注射剂 | |
| 97 | 去甲肾上腺素 | Noradrenaline | 注射剂 | |
| 98 | 异丙肾上腺素 | Isoprenaline | 注射剂 | |
| 99 | 间羟胺 | Metaraminol | 注射剂 | |
| 100 | 多巴胺 | Dopamine | 注射剂 | |
| 101 | 多巴酚丁胺 | Dobutamine | 注射剂 | |
| （六）调脂及抗动脉粥样硬化药 | | | | |
| 102 | 辛伐他汀 | Simvastatin | 口服常释剂型 | |

续表

| 序号 | 品种名称 | 英文名称 | 剂型 | 备注 |
|---|---|---|---|---|
| **八、呼吸系统用药** | | | | |
| (一)祛痰药 | | | | |
| 103 | 溴己新 | Bromhexine | 口服常释剂型 | |
| 104 | 氨溴索 | Ambroxol | 口服常释剂型、口服溶液剂 | |
| (二)镇咳药 | | | | |
| 105 | 喷托维林 | Pentoxyverine | 口服常释剂型 | |
| 106 | 复方甘草 | Compound Liquorice | 口服常释剂型、口服溶液剂 | |
| (三)平喘药 | | | | |
| 107 | 沙丁胺醇 | Salbutamol | 气雾剂、雾化溶液剂 | |
| 108 | 氨茶碱 | Aminophylline | 口服常释剂型、口服缓释剂型、注射剂 | |
| 109 | 茶碱 | Theophylline | 口服常释剂型、口服缓释剂型 | |
| **九、消化系统用药** | | | | |
| (一)抗酸药及抗溃疡病药 | | | | |
| 110 | 复方氢氧化铝 | Compound Aluminium Hydroxide | 口服常释剂型 | |
| 111 | 雷尼替丁 | Ranitidine | 口服常释剂型、注射剂 | |

续表

| 序号 | 品种名称 | 英文名称 | 剂型 | 备注 |
|---|---|---|---|---|
| 112 | 法莫替丁 | Famotidine | 口服常释剂型、注射剂 | |
| 113 | 奥美拉唑 | Omeprazole | 口服常释剂型 | |
| 114 | 枸橼酸铋钾 | Bismuth Potassium Citrate | 口服常释剂型 | |
| （二）助消化药 | | | | |
| 115 | 乳酶生 | Lactasin | 口服常释剂型 | |
| （三）胃肠解痉药及胃动力药 | | | | |
| 116 | 颠茄 | Belladonna | 口服常释剂型、酊剂 | |
| 117 | 山莨菪碱 | Anisodamine | 口服常释剂型、注射剂 | |
| 118 | 阿托品 | Atropine | 口服常释剂型、注射剂 | |
| 119 | 多潘立酮 | Domperidone | 口服常释剂型 | |
| 120 | 甲氧氯普胺 | Metoclopramide | 口服常释剂型、注射剂 | |
| （四）泻药及止泻药 | | | | |
| 121 | 开塞露 | | 灌肠剂 | |
| 122 | 酚酞 | Phenolphthalein | 口服常释剂型 | |
| 123 | 蒙脱石 | Smectite | 口服散剂 | |

续表

| 序号 | 品种名称 | 英文名称 | 剂型 | 备注 |
| --- | --- | --- | --- | --- |
| （五）肝胆疾病用药 | | | | |
| 124 | 熊去氧胆酸 | Ursodeoxycholic Acid | 口服常释剂型 | |
| 125 | 联苯双酯 | Bifendate | 口服常释剂型、滴丸剂 | |
| （六）其他 | | | | |
| 126 | 小檗碱（黄连素） | Berberine | 口服常释剂型 | |
| **十、泌尿系统用药** | | | | |
| （一）利尿药 | | | | |
| 127 | 呋塞米 | Furosemide | 口服常释剂型、注射剂 | |
| 128 | 氢氯噻嗪 | Hydrochlorothiazide | 口服常释剂型 | |
| 129 | 螺内酯 | Spironolactone | 口服常释剂型 | |
| 130 | 氨苯蝶啶 | Triamterene | 口服常释剂型 | |
| （二）良性前列腺增生用药 | | | | |
| 131 | 特拉唑嗪 | Terazosin | 口服常释剂型 | |
| **十一、血液系统用药** | | | | |
| （一）抗贫血药 | | | | |
| 132 | 硫酸亚铁 | Ferrous Sulfate | 口服常释剂型、口服缓释剂型 | |
| 133 | 右旋糖酐铁 | Iron Dextran | 注射剂 | |

续表

| 序号 | 品种名称 | 英文名称 | 剂型 | 备注 |
|---|---|---|---|---|
| 134 | 维生素 $B_{12}$ | Vitamin $B_{12}$ | 注射剂 | |
| 135 | 叶酸 | Folic Acid | 口服常释剂型 | |
| （二）抗血小板药 | | | | |
| *（48） | 阿司匹林 | Aspirin | 口服常释剂型 | |
| 136 | 双嘧达莫 | Dipyridamole | 口服常释剂型 | |
| （三）促凝血药 | | | | |
| 137 | 凝血酶 | Thrombin | 外用冻干粉 | |
| 138 | 维生素 $K_1$ | Vitamin $K_1$ | 注射剂 | |
| 139 | 氨甲苯酸 | Aminomethylbenzoic Acid | 口服常释剂型 | |
| （四）抗凝血药及溶栓药 | | | | |
| 140 | 肝素 | Heparin | 注射剂 | |
| （五）血容量扩充剂 | | | | |
| 141 | 右旋糖酐（40，70） | Dextran（40，70） | 注射剂 | |
| **十二、激素及影响内分泌药** | | | | |
| （一）下丘脑垂体激素及其类似物 | | | | |
| 142 | 绒促性素 | Chorionic Gonadotrophin | 注射剂 | |

续表

| 序号 | 品种名称 | 英文名称 | 剂型 | 备注 |
|---|---|---|---|---|
| (二)肾上腺皮质激素类药 | | | | |
| 143 | 氢化可的松 | Hydrocortisone | 口服常释剂型、注射剂 | |
| 144 | 泼尼松 | Prednisone | 口服常释剂型 | |
| 145 | 地塞米松 | Dexamethasone | 口服常释剂型、注射剂 | |
| (三)胰岛素及口服降血糖药 | | | | |
| 1. 胰岛素 | | | | |
| 146 | 胰岛素 | Insulin | 注射剂 | 注释4 |
| 2. 口服降血糖药 | | | | |
| 147 | 二甲双胍 | Metformin | 口服常释剂型 | |
| 148 | 格列本脲 | Glibenclamide | 口服常释剂型 | |
| 149 | 格列吡嗪 | Glipizide | 口服常释剂型 | |
| (四)甲状腺激素及抗甲状腺药 | | | | |
| 150 | 甲状腺片 | Thyroid Tablets | 口服常释剂型 | |
| 151 | 甲巯咪唑 | Thiamazole | 口服常释剂型 | |
| 152 | 丙硫氧嘧啶 | Propylthiouracil | 口服常释剂型 | |
| (五)雄激素及同化激素 | | | | |
| 153 | 丙酸睾酮 | Testosterone Propionate | 注射剂 | |

续表

| 序号 | 品种名称 | 英文名称 | 剂型 | 备注 |
| --- | --- | --- | --- | --- |
| 154 | 甲睾酮 | Methyltestosterone | 口服常释剂型 | |
| （六）雌激素及孕激素 | | | | |
| 155 | 黄体酮 | Progesterone | 注射剂 | |
| 156 | 甲羟孕酮 | Medroxyprogesterone | 口服常释剂型 | |
| 十三、抗变态反应药 | | | | |
| 157 | 氯苯那敏 | Chlorphenamine | 口服常释剂型 | |
| 158 | 苯海拉明 | Diphenhydramine | 口服常释剂型、注射剂 | |
| 159 | 赛庚啶 | Cyproheptadine | 口服常释剂型 | |
| 160 | 异丙嗪 | Promethazine | 口服常释剂型、注射剂 | |
| 十四、免疫系统用药 | | | | |
| 161 | 雷公藤多苷 | Tripterygium Glycosides | 口服常释剂型 | |
| 162 | 硫唑嘌呤 | Azathioprine | 口服常释剂型 | |
| 十五、维生素、矿物质类药 | | | | |
| （一）维生素 | | | | |
| 163 | 维生素 $B_1$ | Vitamin $B_1$ | 注射剂 | |
| 164 | 维生素 $B_2$ | Vitamin $B_2$ | 口服常释剂型 | |

续表

| 序号 | 品种名称 | 英文名称 | 剂型 | 备注 |
|---|---|---|---|---|
| 165 | 维生素 $B_6$ | Vitamin $B_6$ | 注射剂 | |
| 166 | 维生素 C | Vitamin C | 注射剂 | |
| 167 | 维生素 $D_2$ | Vitamin $D_2$ | 口服常释剂型、注射剂 | |
| （二）矿物质 | | | | |
| 168 | 葡萄糖酸钙 | Calcium Gluconate | 口服常释剂型、注射剂 | |
| （三）肠外营养药 | | | | |
| 169 | 复方氨基酸 18AA | Compound Amino Acid 18AA | 注射剂 | |
| **十六、调节水、电解质及酸碱平衡药** | | | | |
| （一）水、电解质平衡调节药 | | | | |
| 170 | 口服补液盐 | Oral Rehydration Salts | 口服散剂 | |
| 171 | 氯化钠 | Sodium Chloride | 注射剂 | |
| 172 | 葡萄糖氯化钠 | Glucose and Sodium Chloride | 注射剂 | |
| 173 | 复方氯化钠 | Compound Sodium Chloride | 注射剂 | |
| 174 | 氯化钾 | Potassium Chloride | 口服常释剂型、口服缓释剂型、颗粒剂、注射剂 | |

续表

| 序号 | 品种名称 | 英文名称 | 剂型 | 备注 |
|---|---|---|---|---|
| （二）酸碱平衡调节药 | | | | |
| 175 | 乳酸钠林格 | Sodium Lactate Ringer's | 注射剂 | |
| 176 | 碳酸氢钠 | Sodium Bicarbonate | 口服常释剂型、注射剂 | |
| （三）其他 | | | | |
| 177 | 葡萄糖 | Glucose | 注射剂 | |
| 十七、解毒药 | | | | |
| （一）氰化物中毒解毒药 | | | | |
| 178 | 硫代硫酸钠 | Sodium Thiosulfate | 注射剂 | |
| （二）有机磷酸酯类中毒解毒药 | | | | |
| 179 | 氯解磷定 | Pralidoxime Chloride | 注射剂 | |
| （三）亚硝酸盐中毒解毒药 | | | | |
| 180 | 亚甲蓝 | Methylthioninium Chloride | 注射剂 | |
| （四）阿片类中毒解毒药 | | | | |
| 181 | 纳洛酮 | Naloxone | 注射剂 | |
| （五）鼠药解毒药 | | | | |
| 182 | 乙酰胺 | Acetamide | 注射剂 | |
| 十八、生物制品 | | | | |
| 183 | 破伤风抗毒素 | Tetanus Antitoxin | 注射剂 | |

续表

| 序号 | 品种名称 | 英文名称 | 剂型 | 备注 |
|---|---|---|---|---|
| 184 | 抗狂犬病血清 | Rabies Antiserum | 注射剂 | |
| 185 | 抗蛇毒血清 | Snake Antivenin | 注射剂 | 注释 5 |
| 186 | 国家免疫规划用疫苗 | | | 注释 6 |
| **十九、诊断用药** | | | | |
| 187 | 泛影葡胺 | Meglumine Diatrizoate | 注射剂 | |
| 188 | 硫酸钡 | Barium Sulfate | 干混悬剂 | 注释 7 |
| **二十、皮肤科用药** | | | | |
| （一）抗感染药 | | | | |
| *（13） | 红霉素 | Erythromycin | 外用软膏剂型 | |
| *（31） | 阿昔洛韦 | Aciclovir | 外用软膏剂型 | |
| 189 | 咪康唑 | Miconazole | 外用软膏剂型 | |
| （二）角质溶解药 | | | | |
| 190 | 尿素 | Urea | 外用软膏剂型 | |
| 191 | 鱼石脂 | Ichthammol | 外用软膏剂型 | |
| 192 | 水杨酸 | Salicylic Acid | 外用软膏剂型 | |
| （三）肾上腺皮质激素类药 | | | | |
| *（143） | 氢化可的松 | Hydrocortisone | 外用软膏剂型 | |

续表

| 序号 | 品种名称 | 英文名称 | 剂型 | 备注 |
|---|---|---|---|---|
| （四）其他 | | | | |
| 193 | 维 A 酸 | Tretinoin | 外用软膏剂型、凝胶剂 | |
| | | **二十一、眼科用药** | | |
| （一）抗感染药 | | | | |
| 194 | 氯霉素 | Chloramphenicol | 滴眼剂 | |
| *（20） | 左氧氟沙星 | Levofloxacin | 滴眼剂 | |
| *（31） | 阿昔洛韦 | Aciclovir | 滴眼剂 | |
| *（13） | 红霉素 | Erythromycin | 眼膏剂 | |
| （二）青光眼用药 | | | | |
| 195 | 毛果芸香碱 | Pilocarpine | 注射剂、滴眼剂 | |
| 196 | 噻吗洛尔 | Timolol | 滴眼剂 | |
| 197 | 乙酰唑胺 | Acetazolamide | 口服常释剂型 | |
| （三）其他 | | | | |
| *（118） | 阿托品 | Atropine | 滴眼剂、眼膏剂 | |
| 198 | 可的松 | Cortisone | 滴眼剂、眼膏剂 | |
| | | **二十二、耳鼻喉科用药** | | |
| 199 | 麻黄碱 | Ephedrine | 滴鼻剂 | |
| 200 | 氧氟沙星 | Ofloxacin | 滴耳剂 | |
| 201 | 地芬尼多 | Difenidol | 口服常释剂型 | |

续表

| 序号 | 品种名称 | 英文名称 | 剂型 | 备注 |
|---|---|---|---|---|
| **二十三、妇产科用药** | | | | |
| (一)子宫收缩药 | | | | |
| 202 | 缩宫素 | Oxytocin | 注射剂 | |
| 203 | 麦角新碱 | Ergometrine | 注射剂 | |
| 204 | 垂体后叶注射液 | Posterior Pituitary Injection | 注射剂 | |
| (二)其他 | | | | |
| *(189) | 咪康唑 | Miconazole | 栓剂 | |
| *(37) | 甲硝唑 | Metronidazole | 阴道泡腾片剂、栓剂 | |
| **二十四、计划生育用药** | | | | |
| 205 | 避孕药 | | | 注释8 |

注释1：目录第9号“头孢呋辛”包括头孢呋辛酯。

注释2：目录第33号“抗艾滋病用药”是指国家免费治疗艾滋病的药品。

注释3：目录第36号“青蒿素类药物” 是指卫生部办公厅印发的《抗疟药使用原则和用药方案(修订稿)》中所列的以青蒿素类药物为基础的复方制剂、联合用药的药物和青蒿素类药物注射剂。

注释4：目录第146号“胰岛素”是指动物源胰岛素，包括短效、中效、长效及预混胰岛素。

注释5：目录第185号“抗蛇毒血清”包括抗蝮蛇毒血清、抗五步蛇毒血清、抗银环蛇毒血清、抗眼镜蛇毒血清。

注释6：目录第186号“国家免疫规划用疫苗”是指纳入国家免疫规划的疫苗。

注释7：目录第188号“硫酸钡”包括Ⅰ型、Ⅱ型。

注释8：目录第205号“避孕药”是指纳入中华人民共和国人口和计划生育委员会印发的《计划生育避孕药具政府采购目录》中的避孕药。

# 第二部分　中成药

| 序号 | 功能 | 药品名称 | 备注 |
| --- | --- | --- | --- |
| 一、内科用药 | | | |
| （一）解表剂 | | | |
| 1 | 辛温解表 | 九味羌活丸（颗粒） | |
| 2 | | 感冒清热颗粒 | |
| 3 | 辛凉解表 | 柴胡注射液 | |
| 4 | | 银翘解毒丸（颗粒、片） | |
| 5 | 表里双解 | 防风通圣丸（颗粒） | |
| 6 | 扶正解表 | 玉屏风颗粒 | |
| （二）祛暑剂 | | | |
| 7 | 解表祛暑 | 保济丸 | |
| 8 | | 藿香正气水 | |
| 9 | 健胃祛暑 | 十滴水 | |
| （三）泻下剂 | | | |
| 10 | 润肠通便 | 麻仁润肠丸（软胶囊） | |
| （四）清热剂 | | | |
| 11 | 清热泻火 | 黄连上清丸（颗粒、胶囊、片） | |
| 12 | | 牛黄解毒丸（胶囊、软胶囊、片） | 注释 1 |
| 13 | | 牛黄上清丸（胶囊、片） | 注释 2 |

续表

| 序号 | 功能 | 药品名称 | 备注 |
| --- | --- | --- | --- |
| 14 | 清热解毒 | 双黄连合剂(颗粒、胶囊、片) | |
| 15 | | 银黄颗粒(片) | |
| 16 | | 板蓝根颗粒 | |
| 17 | 清肝解毒 | 护肝片(胶囊、颗粒) | |
| 18 | 清热祛湿 | 茵栀黄颗粒(口服液) | |
| 19 | | 复方黄连素片 | |
| (五)温里剂 | | | |
| 20 | 温中健脾 | 附子理中丸(片) | |
| 21 | | 香砂养胃丸(颗粒、片) | |
| (六)止咳、平喘剂 | | | |
| 22 | 散寒止咳 | 通宣理肺丸(颗粒、胶囊、片) | |
| 23 | 清肺止咳 | 蛇胆川贝液 | |
| 24 | | 橘红丸(颗粒、胶囊、片) | |
| 25 | | 小儿消积止咳口服液 | |
| 26 | 润肺止咳 | 养阴清肺丸 | |
| 27 | 清肺平喘 | 蛤蚧定喘丸 | |
| (七)开窍剂 | | | |
| 28 | 清热开窍 | 清开灵颗粒(胶囊、片、注射液) | |
| 29 | | 安宫牛黄丸 | 注释3 |

续表

| 序号 | 功能 | 药品名称 | 备注 |
|---|---|---|---|
| 30 | 化痰开窍 | 苏合香丸 | |
| （八）固涩剂 | | | |
| 31 | 补肾缩尿 | 缩泉丸（胶囊） | |
| （九）扶正剂 | | | |
| 32 | 健脾益气 | 补中益气丸（颗粒） | |
| 33 | | 参苓白术散（丸、颗粒） | |
| 34 | 健脾和胃 | 香砂六君丸 | |
| 35 | 健脾养血 | 归脾丸（合剂） | |
| 36 | 滋阴补肾 | 六味地黄丸 | |
| 37 | 滋阴降火 | 知柏地黄丸 | |
| 38 | 滋肾养肝 | 杞菊地黄丸（胶囊、片） | |
| 39 | 温补肾阳 | 金匮肾气丸（片） | |
| 40 | | 四神丸（片） | |
| 41 | 益气养阴 | 消渴丸 | |
| 42 | 益气复脉 | 参麦注射液 | |
| 43 | | 生脉饮（颗粒、胶囊、注射液） | |
| （十）安神剂 | | | |
| 44 | 养心安神 | 天王补心丸（片） | |
| （十一）止血剂 | | | |
| 45 | 凉血止血 | 槐角丸 | |

续表

| 序号 | 功能 | 药品名称 | 备注 |
|---|---|---|---|
| 46 | 散瘀止血 | 三七胶囊（片） | |
| （十二）祛瘀剂 | | | |
| 47 | 活血祛瘀 | 血栓通注射液、注射用血栓通（冻干） | |
| 48 | | 血塞通注射液、注射用血塞通（冻干） | |
| 49 | | 丹参注射液 | |
| 50 | 益气活血 | 麝香保心丸 | 注释4 |
| 51 | 理气活血 | 复方丹参片（胶囊、颗粒、滴丸） | |
| 52 | | 血府逐瘀丸（胶囊） | |
| 53 | 滋阴活血 | 脉络宁注射液 | |
| 54 | 化瘀宽胸 | 冠心苏合丸（胶囊、软胶囊） | |
| 55 | | 速效救心丸 | |
| 56 | | 地奥心血康胶囊 | |
| 57 | 化瘀通脉 | 通心络胶囊 | |
| （十三）理气剂 | | | |
| 58 | 疏肝解郁 | 丹栀逍遥丸 | |
| 59 | | 逍遥丸（颗粒） | |
| 60 | 疏肝和胃 | 气滞胃痛颗粒（片） | |

续表

| 序号 | 功能 | 药品名称 | 备注 |
| --- | --- | --- | --- |
| 61 | | 胃苏颗粒 | |
| 62 | 理气止痛 | 元胡止痛片（胶囊、颗粒、滴丸） | |
| 63 | | 三九胃泰颗粒 | |
| （十四）消导剂 | | | |
| 64 | 消食导滞 | 保和丸（颗粒、片） | |
| （十五）治风剂 | | | |
| 65 | 疏散外风 | 川芎茶调丸（散、颗粒、片） | |
| 66 | 祛风化瘀 | 正天丸（胶囊） | |
| 67 | 平肝息风 | 松龄血脉康胶囊 | |
| 68 | 祛风通络 | 华佗再造丸 | |
| （十六）祛湿剂 | | | |
| 69 | 消肿利水 | 五苓散（胶囊、片） | |
| 70 | 益肾通淋 | 普乐安胶囊（片） | |
| 71 | 化瘀通淋 | 癃闭舒胶囊 | |
| 72 | 扶正祛湿 | 尪痹颗粒（片） | |
| 73 | 化浊降脂 | 血脂康胶囊 | |
| 二、外科用药 | | | |
| 74 | 清热利湿 | 消炎利胆片（颗粒、胶囊） | |
| 75 | 清热消肿 | 马应龙麝香痔疮膏 | 注释 5 |

续表

| 序号 | 功能 | 药品名称 | 备注 |
|---|---|---|---|
| 76 | 清热解毒 | 季德胜蛇药片 | |
| 77 | | 连翘败毒丸（膏、片） | |
| 78 | | 如意金黄散 | |
| 79 | 通淋消石 | 排石颗粒 | |
| 80 | 软坚散结 | 内消瘰疬丸 | |
| 三、妇科用药 | | | |
| （一）理气剂 | | | |
| 81 | 养血舒肝 | 妇科十味片 | |
| 82 | 活血化瘀 | 益母草膏（颗粒、胶囊、片） | |
| （二）清热剂 | | | |
| 83 | 清热除湿 | 妇科千金片（胶囊） | |
| （三）扶正剂 | | | |
| 84 | 养血理气 | 艾附暖宫丸 | |
| 85 | 益气养血 | 八珍益母丸（胶囊） | |
| 86 | | 乌鸡白凤丸（胶囊、片） | |
| 87 | 滋阴安神 | 更年安片 | |
| （四）散结剂 | | | |
| 88 | 消肿散结 | 乳癖消片（胶囊、颗粒） | |

续表

| 序号 | 功能 | 药品名称 | 备注 |
|---|---|---|---|
| 四、眼科用药 | | | |
| （一）清热剂 | | | |
| 89 | 清热散风 | 明目上清片 | |
| （二）扶正剂 | | | |
| 90 | 滋阴养肝 | 明目地黄丸 | |
| 五、耳鼻喉科用药 | | | |
| （一）耳病 | | | |
| 91 | 滋肾平肝 | 耳聋左慈丸 | |
| （二）鼻病 | | | |
| 92 | 宣肺通窍 | 鼻炎康片 | |
| 93 | 清热通窍 | 藿胆丸（片、滴丸） | |
| （三）咽喉病 | | | |
| 94 | 化痰利咽 | 黄氏响声丸 | |
| 六、骨伤科用药 | | | |
| 95 | 活血化瘀 | 接骨七厘片 | |
| 96 | | 伤科接骨片 | |
| 97 | | 云南白药（胶囊、膏、酊、气雾剂） | |
| 98 | 活血通络 | 活血止痛散（胶囊） | |
| 99 | | 舒筋活血丸（片） | |

续表

| 序号 | 功能 | 药品名称 | 备注 |
| --- | --- | --- | --- |
| 100 | | 颈舒颗粒 | 注释 6 |
| 101 | | 狗皮膏 | |
| 102 | 补肾壮骨 | 仙灵骨葆胶囊 | |

注释 1、注释 2、注释 6：目录第 12 号“牛黄解毒丸(胶囊、软胶囊、片)”、第 13 号“牛黄上清丸(胶囊、片)”、第 100 号“颈舒颗粒”处方中的“牛黄”为人工牛黄。

注释 3：目录第 29 号“安宫牛黄丸”处方中的“麝香”为人工麝香,“牛黄”为天然牛黄、体内培植牛黄或体外培育牛黄。

注释 4、注释 5：目录第 50 号“麝香保心丸”、第 75 号“马应龙麝香痔疮膏”处方中“麝香”为人工麝香,“牛黄”为人工牛黄。

## 第三部分　中药饮片

颁布国家标准的中药饮片为国家基本药物,国家另有规定的除外。